Spätergebnisse
in der Orthopädie

Herausgegeben von
Walter Blauth und Hans-Wolfram Ulrich

Mit 270 Abbildungen und 365 Tabellen

Springer-Verlag Berlin Heidelberg New York
London Paris Tokyo

Professor Dr. Walter Blauth
Dr. Hans-Wolfram Ulrich
Orthopädische Klinik
der Universität Kiel
Klaus-Groth-Platz 4
2300 Kiel

ISBN 3-540-16279-8 Springer-Verlag Berlin Heidelberg New York
ISBN 0-387-16279-8 Springer-Verlag New York Heidelberg Berlin

CIP-Kurztitelaufnahme der Deutschen Bibliothek
Spätergebnisse in der Orthopädie/hrsg. von W. Blauth u. H.-W. Ulrich. –
Berlin; Heidelberg; New York; Tokyo: Springer, 1986.
NE: Blauth, Walter [Hrsg.]

Das Werk ist urheberrechtlich geschützt. Die dadurch begründeten Rechte, insbesondere die der Übersetzung, des Nachdrucks, der Entnahme von Abbildungen, der Funksendung, der Wiedergabe auf photomechanischem oder ähnlichem Wege und der Speicherung in Datenverarbeitungsanlagen bleiben, auch bei nur auszugsweiser Verwertung, vorbehalten. Die Vergütungsansprüche des § 54, Abs. 2 UrhG werden durch die „Verwertungsgesellschaft Wort", München, wahrgenommen.

© by Springer-Verlag Berlin Heidelberg 1986
Printed in Germany

Die Wiedergabe von Gebrauchsnamen, Handelsnamen, Warenbezeichnungen usw. in diesem Werk berechtigt auch ohne besondere Kennzeichnung nicht zu der Annahme, daß solche Namen im Sinne der Warenzeichen- und Markenschutz-Gesetzgebung als frei zu betrachten wären und daher von jedermann benutzt werden dürften.

Produkthaftung: Für Angaben über Dosierungsanweisungen und Applikationsformen kann vom Verlag keine Gewähr übernommen werden. Derartige Angaben müssen vom jeweiligen Anwender im Einzelfall anhand anderer Literaturstellen auf ihre Richtigkeit überprüft werden.

Satz: Brühlsche Universitätsdruckerei, Gießen
Druck: Ruksaldruck, Berlin · Bindearbeiten: Schöneberger Buchbinderei, Berlin
2124/3020/543210

Vorwort

Bei der Überprüfung von therapeutischen Konzepten sind Beobachtungen von Langzeitergebnissen unverzichtbar. Sie beeinflussen unsere Indikationen sowie Operationstechniken und ermöglichen klare prognostische Aussagen. Außerdem fördern sie Selbstkritik, tragen zur Bescheidenheit bei und können Einblicke in erstaunliche Anpassungsvorgänge des Organismus vermitteln. Leider nehmen Analysen dieser Art in unserem Schrifttum nur einen sehr bescheidenen Platz ein.
Aus diesem Grunde wurde den „Spätergebnissen" operativer Behandlungsverfahren ein Hauptthema bei der 35. Jahrestagung Nordwestdeutscher Orthopäden in Kiel, im Juni 1985, gewidmet. Über $2\,^1/_2$ Tage stellten zahlreiche Referenten ihre mehr als 10jährigen Behandlungsergebnisse aus den verschiedensten Bereichen der Orthopädie vor und teilten wertvolle Erkenntnisse sowie Erfahrungen mit.
In den Diskussionen bestand ausreichend Zeit und Gelegenheit, Unklarheiten auszuräumen, angedeutete Probleme zu vertiefen und Anregungen zur Verbesserung von Behandlungsmethoden vorzuschlagen. Die Vorträge und Aussprachen stießen auf großes Interesse. Dies hat uns veranlaßt, die Manuskripte mit den überarbeiteten Diskussionsbeiträgen in monographischer Form einem breiten Kreis von Interessenten zugängig zu machen.
Wir möchten allen Autoren für ihre Mitarbeit danken. Den Damen und Herren des Springer-Verlages danken wir für die zuvorkommende und reibungslose Zusammenarbeit.
Besonderer Dank gebührt auch Frau L. Breyer und Frau H. Krammetbauer, die unermüdlich Manuskripte und Diskussionen geschrieben haben.

Kiel, Juli 1986   W. Blauth
                                                                                H.-W. Ulrich

Mitarbeiterverzeichnis

Aeckerle, J., Dr. med.
Orthopädische Universitätsklinik und Poliklinik, D-6650 Homburg/Saar

Altekruse, Fr., Dr. med.
Orthopädische Universitäts- und Poliklinik (Hüfferstiftung), Hüfferstr. 27,
D-4400 Münster

Bartsch, H., Dr. med.
Paracelsus-Klinik, Lippenweg 11, D-4370 Marl

Bartsch, M.
Paracelsus-Klinik, Lippenweg 11, D-4370 Marl

Bastians, M., Dr. med.
Chirurgische Universitätsklinik und Berufsgenossenschaftliche Krankenanstalten
„Bergmannsheil", Hunscheidtstr. 1, D-4630 Bochum

Beutler, Karlheinrich, Dr. med.
Orthopädische Universitätsklinik und Poliklinik Köln, Josef-Stelzmann-Str. 9,
D-5000 Köln

Bilinski, P. J.
Orthop. Klinik der Medizinischen Akademie, Pl. 1-go Maja 8, PL-50-043 Wroclaw

Birnbaum, R., Dr. med.
Orthopädische Universitätsklinik Bonn, Sigmund-Freud-Str. 25, D-5300 Bonn 1

Blauth, W., Prof. Dr. med., Direktor
Orthopädische Klinik der Universität Kiel, Klaus-Groth-Platz 4, D-2300 Kiel

Bracker, W., Dr. med.
Staatliche Orthopädische Klinik, Harlachinger Str. 51, D-8000 München 90

Breitner, St., Dr. med.
Orthopädische Klinik und Poliklinik der Ludwig-Maximilians-Universität
München, Klinikum Großhadern, Marchioninistr. 15, D-8000 München 70

Brückl, R., Priv.-Doz. Dr. med.
Leitender Oberarzt der Orthopädischen Abteilung, Städtisches Krankenhaus,
Robert-Koch-Str. 1, D-8300 Landshut

Brunner, H., Dr. med.
Orthopädische Klinik Johanna-Etienne-Krankenhaus Neuß, Am Hasenberg 46,
D-4040 Neuß

Dahmen, G., Prof. Dr. med., Direktor
Orthopädische Universitätsklinik und Poliklinik Hamburg-Eppendorf,
Martinistr. 52, D-2000 Hamburg 20

Döhler, R., Dr. med.
Princess Margaret Rose Orthop. Hospital, Fairmilehead, GB-Edinburgh
EH 107 ED

Ekkernkamp, A., Dr. med.
Chirurgische Universitätsklinik und berufsgenossenschaftliche Krankenanstalten
„Bergmannsheil", Hunscheidtstr. 1, D-4630 Bochum

Endler, Fr., Prof. Dr. med.
Wiedner Hauptstr. 36, A-1040 Wien IV

Engelbrecht, E., Dr. med.
Endo-Klinik, Abt. I, Holstenstr. 2, D-2000 Hamburg 50

Engelhardt, A., Dr. med., Leiter
Orthopädische Versorgungsstelle Frankfurt am Main, Adickesallee 36,
D-6000 Frankfurt/M. 1

Farid F. Dr. med.
Abteilung für Orthopädie und Sporttraumatologie
Klinik an der Wallwiese 12–14, D-5450 Neuwied 23

Felske-Adler, C., Dr. med.
Albert-Schweitzer-Str. 33, D-4400 Münster

Ferdini, R., Dr. med., Chefarzt
Orthopädische Klinik Johanna-Etienne-Krankenhaus Neuß, Am Hasenberg 46,
D-4040 Neuß

Fritsch, E., Dr. med.
Orthopädische Universitätsklinik und Poliklinik, D-6650 Homburg/Saar

Gärtner, D., Dr. med.
Orthopädische Klinik König-Ludwig-Haus, Universitätsklinik und Poliklinik der
Universität Würzburg, Brettreichstr. 11, D-8700 Würzburg

Gerstmann, K. J., Dr. med.
Orthopädische Klinik der Städt. Kliniken Dortmund, Akademisches
Lehrkrankenhaus, Beurhausstr. 40, D-4600 Dortmund

Götze, H. G., Prof. Dr. med., Chefarzt
Orthopädische Abteilung Marienhospital Hamm, Nassauer Str. 13–19,
D-4700 Hamm 1

Golke, F., Dr. med.
Orthopädische Klinik König-Ludwig-Haus, Universitätsklinik und Poliklinik der
Universität Würzburg, Brettreichstr. 11, D-8700 Würzburg

Grob, D., Dr. med.
Klinik Wilhelm Schulthess, Neumünsterallee 3, CH-8008 Zürich

Hackenbroch, M. H., Prof. Dr. med., Direktor
Orthopädische Universitätsklinik und Poliklinik Köln, Josef-Stelzmann-Str. 9,
D-5000 Köln 41

Hagena, Fr., Dr. med.
Staatliche Orthopädische Klinik, Harlachinger Str. 51, D-8000 München 90

Haike, H.-J.
Krankenhaus Detmold der Krankenanstalten des Kreises Lippe,
Lehrkrankenhaus der Universität Münster, Röntgenstr. 18, D-4930 Detmold

Hassinger, M.
Orthopädische Klinik Johanna-Etienne-Krankenhaus Neuß, Am Hasenberg 46,
D-4040 Neuß

Hefti, F., Dr. med., Oberarzt
Kinderorthopädische Abteilung der Orthopädischen Universitätsklinik,
Römergasse 8, CH-4005 Basel

Hegemann, B., Dr. med.
Krankenhaus Detmold der Krankenanstalten des Kreises Lippe,
Lehrkrankenhaus der Universität Münster, Röntgenstr. 18, D-4930 Detmold

Heimkes, B., Dr. med.
Orthopädische Poliklinik der Universität München, Pettenkofer Str. 8a,
D-8000 München 2

Hein, C., Dr. med.
Orthopädische Klinik der Universität Kiel, Klaus-Groth-Platz 4, D-2300 Kiel

Heine, J., Prof. Dr. med., Geschäftsführender Oberarzt
Orthopädische Universitätsklinik und Poliklinik (Hüfferstiftung), Hüfferstr. 27,
D-4400 Münster

Heinecke, A.
Orthopädische Klinik der Städtischen Kliniken Dortmund, Akademisches
Lehrkrankenhaus, Beurhausstr. 40, D-4600 Dortmund

Heinert, K., Dr. med.
Endo-Klinik, Holstenstr. 2, D-2000 Hamburg 50

Heisel, J., Dr. med., Oberarzt
Orthopädische Universitätsklinik und Poliklinik, D-6650 Homburg/Saar

Henßge, J., Prof. Dr. med., Direktor
Orthopädische Abt. der Medizinischen Hochschule, Ratzeburger Allee 160,
D-2400 Lübeck

Hierholzer, G., Prof. Dr. med., Direktor
Berufsgenossenschaftliche Unfallklinik, Duisburg-Buchholz,
Großenbaumer Allee 250, D-4100 Duisburg 28

Hild, P., Dr. med.
Klinik für Unfallchirurgie der Justus-Liebig-Universität, Klinikstr. 29,
D-6300 Gießen

Hobräck, K.-P., Dr. med.
Orthopädische Universitätsklinik und Poliklinik Tübingen, Calwer Str. 7,
D-7400 Tübingen

Hofmann, D.
Klinik für Unfallchirurgie der Justus-Liebig-Universität, Klinikstr. 29,
D-6300 Gießen

Hofmann, G. O., Dr. med.
Klinik für Unfallchirurgie der Justus-Liebig-Universität, Klinikstr. 29,
D-6300 Gießen

Hughes, S. P. F., MD.
Princess Margaret Rose Orthopaedic Hospital, Fairmilehead, GB-Edinburgh
EH 107ED

Jäger, M.
Orthopädische Klinik und Poliklinik der Ludwig-Maximilians-Universität
München, Klinikum Großhadern, Marchioninistr. 15, D-8000 München 70

Joller, R., Dr. med., Oberarzt
Klinik Wilhelm Schulthess, Neumünsterallee 3, CH-8008 Zürich

Jostes, H., Dr. med.
Kreiskrankenhaus Detmold, Röntgenstr. 18, D-4930 Detmold

Kaelin, L., Dr. med.
Traumatologische Abteilung der Kinderchirurgischen und Orthopädischen Klinik
des Kinderhospitals, Römergasse 8, CH-4005 Basel

Kalchschmidt, K., Dr. med., Oberarzt
Orthopädische Klinik der Städt. Kliniken Dortmund, Akademisches
Lehrkrankenhaus, Beurhausstr. 40, D-4600 Dortmund

Kapitza, N., Dr. med.
Orthopädische Klinik der Universität Kiel, Klaus-Groth-Platz 4, D-2300 Kiel

Kaps, H.-P., Dr. med., Oberarzt
Orthopädische Klinik und Poliklinik der Universität Heidelberg, Schlierbacher
Landstr. 200a, D-6900 Heidelberg

Kirgis, A., Dr. med.
Orthopädische Klinik im Rehabilitationskrankenhaus, Oberer Eselsberg 45,
D-7900 Ulm

Kowalski, M.
Chirurgische Klinik, Institut für Hämatologie, Chocimska 5,
PL-00-957 Warschau

Krödel, A., Dr. med.
Orthopädische Klinik der Medizinischen Hochschule, Klinik III im Annastift,
Heimchenstr. 1-6, D-3000 Hannover 61

Küsswetter, W., Prof. Dr. med., Leitender Oberarzt
Orthopädische Klinik König-Ludwig-Haus, Universitäts- und Poliklinik der
Universität Würzburg, Brettreichstr. 11, D-8700 Würzburg

Kunze, K., Dr. med.
Klinik für Unfallchirurgie der Justus-Liebig-Universität, Klinikstr. 29,
D-6300 Gießen

Kuś, H., Prof. Dr. med.
Aleja Akacjowa 3, PL-53-134 Warschau

Laer von, L., Priv.-Doz. Dr. med.
Traumatologische Abteilung der Kinderchirurgie und Orthopädische Klinik des
Kinderhospitals, Römergasse 8, CH-4005 Basel

Landry, W., Dr. med.
Staatliche Orthopädische Klinik, Harlachinger Str. 51, D-8000 München 90

Lehrberger, K., Dr. med.
Staatliche Orthopädische Klinik, Harlachinger Str. 51, D-8000 München 90

Limmer, F., Dr. med.
Orthopädische Klinik des Landeswohlfahrtsverbandes Hessen, Wilhelmshöher
Allee 345, D-3500 Kassel

Löer, F., Dr. med.
Rheinische Orthopädische Landesklinik, Horionstr. 2, D-4060 Viersen 12

Löffler, L., Dr. med.
Staatliche Orthopädische Klinik, Harlachinger Str. 51, D-8000 München 90

Lubinus, H. H., Dr. med., Leitender Arzt
Chirurgische und Orthopädische Klinik Dr. Lubinus, Steenbecker Weg 8–12,
D-2300 Kiel

Ludolph, E., Priv.-Doz. Dr. med.
Berufsgenossenschaftliche Unfallklinik, Duisburg-Buchholz,
Großenbaumer Allee 250, D-4100 Duisburg 28

Lücke, R., Dr. med.
Orthopädische Klinik und Poliklinik der Universität Heidelberg, Schlierbacher
Landstr. 200a, D-6900 Heidelberg 1

Mann, M., Dr. med., Oberarzt
Orthopädische Klinik der Universität Kiel, Klaus-Groth-Platz 4, D-2300 Kiel

Mau, H., Prof. Dr. med., Direktor
Orthopädische Universitätsklinik und Poliklinik Tübingen, Calwer Str. 7,
D-7400 Tübingen

May, E., Prof. Dr. med., Chefarzt
Unfallchirurgische Abteilung Kreiskrankenhaus, D-4930 Detmold

Melzer, Chr., Dr. med.
Orthopädische Klinik der Medizinischen Hochschule, Klinik III im Annastift,
Heimchenstr. 1–6, D-3000 Hannover 61

Merz, R., Dr. med.
Orthopädische Universitätsklinik und Poliklinik Tübingen, Calwer Str. 7,
D-7400 Tübingen

Meßler, H., Dr. med.
Orthopädische Universitätsklinik, Sigmund-Freud-Str. 25, D-5300 Bonn 1

Milachowski, K. A., Priv.-Doz. Dr.
Orthopädische Klinik und Poliklinik, Klinikum Großhadern, Marchioninistr. 15,
D-8000 München 70

Misiak, A.
Chirurgische Klinik, Institut für Hämatologie, Chocimska 5,
PL-00-957 Warschau

Mittelmeier, H., Prof. Dr. med., Direktor
Orthopädische Universitätsklinik, D-6650 Homburg/Saar

Mitzkat, K., Dr.
Orthopädische Universitätsklinik und Poliklinik, Calwer Str. 7,
D-7400 Tübingen 1

Moos, H., Dr. med., Oberarzt
Orthopädische Klinik Johanna-Etienne-Krankenhaus Neuß, Am Hasenberg 46,
D-4040 Neuß

Morasiewicz, L.
Orthopädische Klinik der Medizinischen Akademie, Pl. 1-go Maja 8,
PL-50-043 Wroclaw

Moulin, B., Dr. med.
Kinderorthopädische Abteilung, Orthopädische Universitätsklinik,
Römergasse 8, CH-4005 Basel

Muhr, G., Prof. Dr. med., Direktor
Chirurgische Universitätsklinik, Berufsgenossenschaftliche Krankenanstalten
„Bergmannsheil", Hunscheidtstr. 1, D-4630 Bochum

Neumann, K., Dr. med.
Chirurgische Universitätsklinikund Berufsgenossenschaftliche Krankenanstalten
„Bergmannsheil", Hunscheidtstr. 1, D-4630 Bochum

Olason, A. G.
Orthopädische Klinik der Universität Kiel, Klaus-Groth-Platz 4, D-2300 Kiel

Ortonowski, G.
Chirurgische Klinik, Institut für Hämatologie, Chocimska 5,
PL-00-957 Warschau

Pawlikowski, J.
Chirurgische Klinik, Institut für Hämatologie, Chocimska 5,
PL-00-957 Warschau

Pförringer, W., Priv.-Doz., Oberarzt
Staatliche Orthopädische Klinik, Harlachinger Str. 51, D-8000 München 90

Piehler, J., Dr. med.
Orthopädische Klinik und Poliklinik der Ludwig-Maximilians-Universität,
Marchioninistr. 15, D-8000 München 70

Pohl, V.
Staatliche Orthopädische Klinik, Harlachinger Str. 51, D-8000 München 90

Prang, L., Priv.-Doz. Dr. med.
Berufsgenossenschaftliche Unfallklinik, Duisburg-Buchholz,
Großenbaumer Allee 250, D-4100 Duisburg 28

Püschel, K.
Orthopädische Abteilung des Krciskrankenhauses, Röntgenstr. 18,
D-4930 Detmold

Puhl, W., Prof. Dr. med., Direktor
Orthopädische Universitätsklinik, Oberer Eselsberg 45, D-7900 Ulm

Rabenseifner, L., Dr. med.
Orthopädische Klinik König-Ludwig-Haus, Universitätsklinik und Poliklinik der Universität Würzburg, Brettreichstr. 11, D-8700 Würzburg

Ramotowski, W.
Orthopädische Universitätsklinik, Warschau/Polen

Recklinghausen, P. von, Dr. med.
Orthopädische Universitätsklinik, Albert-Schweitzer-Str. 33, D-4400 Münster

Resch, T., Dr. med.
Orthopädische Klinik König-Ludwig-Haus, Universitätsklinik und Poliklinik der Universität Würzburg, Brettreichstr. 11, D-8700 Würzburg

Rosemeyer, B., Prof. Dr. med.
Staatliche Orthopädische Klinik, Harlachinger Str. 51, D-8000 München 90

Rudowski, W. J.
Chirurgische Klinik, Institut für Hämatologie, Chocimska 5,
PL-00-957 Warschau

Rütt, A., Prof. Dr. med., Direktor
Orthopädische Klinik König-Ludwig-Haus, Universitätsklinik und Poliklinik der Universität Würzburg, Brettreichstr. 11, D-8700 Würzburg

Rütt, J., Dr. med.
Orthopädische Universitätsklinik und Poliklinik Köln, Josef-Stelzmann-Str. 9,
D-5000 Köln 41

Salamon, Z., Priv.-Doz. Dr. med.
Orthopädische Universitätsklinik, Warschau/Polen

Frhr. v. Salis-Soglio, G., Priv.-Doz., Leitender Oberarzt
Klinik für Orthopädie der Medizinischen Hochschule Lübeck,
Ratzeburger Allee 160, D-2400 Lübeck

Scharf, H. P., Dr. med.
Orthopädische Klinik im RKU, Oberer Eselsberg 45, D-7900 Ulm

Scharf, R.
Chirurgische Klinik, Institut für Hämatologie, Chocimska 5,
PL-00-957 Warschau

Scheier, H., Prof. Dr. med.
Wilhelm-Schulthess-Klinik, Neumünsterallee 3, CH-8008 Zürich

Schlepckow, P., Dr. med.
Zentrum Chirurgie der Universitätskliniken Freiburg, Hugstetter Str. 55,
D-7800 Freiburg

Schmidt, J. M., Dr. med.
Orthopädische Klinik und Poliklinik der Ludwig-Maximilians-Universität
München, Klinikum Großhadern, Marchioninistr. 15, D-8000 München 70

Schmitt, E., Prof. Dr. med., Leitender Arzt
Orthopädische Universitätsklinik und Poliklinik „Friedrichsheim", Abteilung für
klinische Rehabilitation und Wirbelsäulenerkrankungen, Marienburgstr. 2,
D-6000 Frankfurt/M.-Niederrad

Schmitt, E., Priv.-Doz. Dr. med., Oberarzt
Orthopädische Universitätsklinik, D-6650 Homburg/Saar

Schmitt, O., Priv.-Doz. Dr. med., Oberarzt
Orthopädische Universitätsklinik, D-6650 Homburg/Saar

Schneider, E., Dr. med.
Orthopädische Klinik und Poliklinik der Universität Heidelberg, Schlierbacher
Landstr. 200a, D-6900 Heidelberg 1

Schnittker, F.-J., Dr. med.
Orthopädische Abteilung des Kreiskrankenhauses, Röntgenstr. 18,
D-4930 Detmold

Schöllner, D., Prof. Dr. med., Chefarzt
Orthopädische Abteilung des Krankenhauses der Augusterinnen, Jakobstr. 27,
D-5000 Köln 1

Schwarz, B., Dr. med.
Orthopädische Universitätsklinik und Poliklinik, D-6650 Homburg/Saar

Serafin, J., Dr. med.
Orthopädische Universitätsklinik, Warschau/Polen

Sijbranij, S., Prof. Dr. med.
Catharijnesingel 101, NL-3511 GV Utrecht

Stotz, S., Prof. Dr. med.
Orthopädische Poliklinik der Universität München, Pettenkofer Str. 8a,
D-8000 München 2

Synder, M., Dr. med.
Elsnera 13/50, PL-92-504 Lodz

Szczepanik, A. B.
Chirurgische Klinik, Institut für Hämatologie, Chocimska 5,
PL-00-957 Warschau

Szulc, W., Prof. Dr. med., Direktor
Klinika ortopedyzna a. M., Ul. Lindleya nr. 4, PL-02005 Warschau

Tascher, H., Dr. med.
Orthopädische Universitätsklinik und Poliklinik Homburg/Saar,
D-6650 Homburg/Saar

Tönnis, D., Prof. Dr. med., Chefarzt
Orthopädische Klinik der Städtischen Kliniken Dortmund, Akademisches
Lehrkrankenhaus, Beurhausstr. 40, D-4600 Dortmund

Träger, D., Dr. med.
Orthopädische Klinik des Landeswohlfahrtsverbandes Hessen,
Wilhelmshöher Allee 345, D-3500 Kassel

Tritschler, A.
Orthopädische Klinik und Poliklinik der Ludwig-Maximilians-Universität
München, Klinikum Großhadern, Marchioninistr. 15, D-8000 München 70

Wall, A., Dr. med.
Orthopädische Klinik der Medizinischen Akademie, Pl. 1-go Maja 8,
PL-50-043 Wroclaw

Wasmer, G., Dr. med.
Staatliche Orthopädische Klinik, Harlachinger Str. 51, D-8000 München 90

Weh, L., Dr. med.
Orthopädische Universitätsklinik, Martinistr. 52, D-2000 Hamburg 20

Wirth, C. J., Prof. Dr. med., Stellvertretender Klinikdirektor
Orthopädische Klinik und Poliklinik der Ludwig-Maximilians-Universität
München, Klinikum Großhadern, Marchioninistr. 15, D-8000 München 70

Witwity, T., Dr. med., Ärztlicher Direktor
Klinik am Burggraben, D-2160 Stade

Zak, K., Dr. med.
Paracelsus-Klinik, Lippenweg 11, D-4370 Marl

Zichner, L., Prof. Dr. med., Leitender Oberarzt
Orthopädische Universitäts- und Poliklinik „Friedrichsheim", Marienburgstr. 2,
D-6000 Frankfurt/M.-Niederrad

Ziemski, J. M.
Chirurgische Klinik, Institut für Hämatologie, Chocimska 5,
PL-00-957 Warschau

Zilkens, J., Prof. Dr. med., Leitender Arzt
Rheinische Orthopädische Landesklinik, Horionstr. 2, D-4060 Viersen 12

Zilkens, K.-W.
Rheinische Orthopädische Landesklinik, Horionstr. 2, D-4060 Viersen 12

Zwack, L., Dr. med.
Orthopädische Klinik König-Ludwig-Haus, Universitätsklinik und Poliklinik der Universität Würzburg, Brettreichstr. 11, D-8700 Würzburg

Zwierzchowska, D., Dr. med.
Orthopädische Klinik der Medizinischen Akademie, ul. Drewnowska 75, PL-91-002 Lodz

Zwierzchowski, H., Dr. med.
Orthopädische Klinik der Medizinischen Akademie, ul. Drewnowska 75, PL-91-002 Lodz

Inhaltsverzeichnis

Schiefhals

Spätergebnisse nach operativer Therapie des muskulären Schiefhalses
F.-W. Hagena und C. J. Wirth 3

Langzeitergebnisse bei muskulären Schiefhalsoperationen
K. P. Hobräck und K. Mitzkat 15

Diskussion 22

Habituelle Schulterluxation

Die Bedeutung von anatomischen Formvarianten bei rezidivierenden
Schultergelenkluxationen – Untersuchungen bei Patienten 10 und mehr
Jahre nach operativer Behandlung
F.-J. Schnittker, E. May, H. Jostes und K. Püschel 27

Spätergebnisse der operativen Behandlung der Schultergelenkluxation nach
der Technik von Eden-Hybinette, modifiziert nach M. Lange
T. Resch und A. Rütt 33

Langzeitergebnisse nach operativer Versorgung der habituellen
Schultergelenkluxation in der Technik nach Eden-Hybinette-Lange
A. Krödel und C. Melzer 39

Diskussion 42

Arthrolyse und Arthroplastik

Langzeitergebnisse nach Arthrolyse und Arthroplastik des Ellbogengelenks
C. J. Wirth, M. Jäger und J. M. Schmidt 47

Die Radiusköpfchenresektion nach frischen und veralteten
Radiusköpfchenverletzungen: 10–20 Jahre später
H. P. Kaps 53

Spätergebnisse der Arthroplastik des Ellbogens
Z. Salamon, J. Serafin und W. Ramotowski 61

Spätergebnisse nach operativer Behandlung des Schulterblatthochstandes
G. Dahmen und L. Weh 67

Diskussion 73

Wirbelsäule

Die konservative Behandlung der Skoliose mit dem Milwaukee-Korsett
J. Heine und H. G. Götze 77

Diskussion 86

Langzeitergebnisse der konservativen Behandlung der Skoliose durch Elektrostimulation
J. Heine und F. Altekruse 89

Diskussion 95

Operative Behandlung idiopathischer Skoliosen (Zehnjahresresultate)
R. Joller, H. J. G. Scheier und D. Grob 99

Diskussion 104

Lähmungsbedingte Spätinstabilität der Wirbelsäule nach traumatischer Querschnittslähmung (Kasuistik)
A. Kirgis, H. P. Scharf und W. Puhl. 109

Diskussion 115

Langzeitergebnisse nach lumbaler Bandscheibenoperation
E. Fritsch, O. Schmitt, E. Schmitt und M. Hassinger 117

Diskussion 125

Endoprothesen des Hüft- und Schultergelenks

Langzeitergebnisse von Totalendoprothesen des Hüftgelenks –
St. Georg- und Wittebol-Endoprothesen im Vergleich
B. Hegemann, F.-J. Schnittker und H.-J. Haike 131

Zehnjahresergebnisse von 620 Hüftgelenktotalendoprothesen vom Typ Müller-Charnley
R. Ferdini, N. Moos und H. Brunner 137

Diskussion 143

Langzeitergebnisse nach Implantation von
1366 Kurzschafttotalendoprothesen des Hüftgelenks
H. H. Lubinus 147

Langzeitergebnisse von zementierten Hüftendoprothesen
K. Heinert 153

Diskussion 157

Resektionsarthroplastik nach Girdlestone bei infizierter Hüfttotalprothese (Spätergebnisse)
A. Ekkernkamp, K. Neumann und G. Muhr 159

Diskussion 168

Mehr als 10jährige Erfahrungen mit unverblockten Schulterendoprothesen
E. Engelbrecht und K. Heinert 171

Diskussion 178

Ergebnisse kraftflußorientierter, keramisch beschichteter Endoprothesen
nach über 10 Jahren (Humerusdefektüberbrückungsimplantate)
A. Engelhardt 181

Anatomisches und funktionelles Ergebnis der kompletten
Tibiadiaphysenresektion wegen fibröser Dysplasie
E. J. Henßge 193

Verlaufsbeobachtungen nach Wiederaufbau großer Röhrenknochen bei
langstreckigen Defekten
K. Kunze, D. Hofmann und *P. Hild* 197

Die modifizierte Juvara-Plastik (Langzeitergebnisse)
J. Piehler, F.-W. Hagena, M. Jäger und *C. J. Wirth* 207

Diskussion 215

Funktionelles Ergebnis der subtotalen Skapularesektion wegen
Chondrosarkoms
E. J. Henßge 219

Spätergebnisse in der Behandlung von Chondrosarkomen
C. Hein und *W. Blauth* 221

Zwölfjahresergebnis nach Implantation einer Beckenendoprothese
wegen Chondrosarkoms
D. Schöllner 229

Resektion von Knochentumoren im Kniegebiet und Rekonstruktion mit
gekochtem Autotransplantat. Spätergebnisse
S. Sijbrandj 233

Diskussion 239

Chronische idiopathische Hyperphosphatasie
J. R. Döhler 241

Fibröse Knochendysplasie und Weil-Albright-Syndrom
J. R. Döhler und *S. P. F. Hughes* 245

Spätergebnisse der orthopädischen Eingriffe bei Hämophiliepatienten
*J. M. Ziemski, M. Kowalski, G. Ortonowski, W. J. Rudowski, A. Misiak,
A. B. Szczepanik, R. Scharf* und *J. Pawlikowski* 247

Hüftgelenkdysplasie und -luxation

Langzeitverlaufsbeobachtungen der kongenitalen Hüftdysplasie
mit Hilfe des Hüftwerts
R. Brückl, B. Rosemeyer, S. Stotz, B. Heimkes, A. Tritschler und *W. Landry* 261

Die blutige Reposition des luxierten Hüftkopfes mit und ohne
Pfannendachplastik bei Kindern jenseits des 4. Lebensjahres
L. Rabenseifner und *F. Gohlke* 267

Spätergebnisse nach Colonna-Plastik
B. Schwarz, J. Heisel und *H. Mittelmeier* 275

Die Beurteilung der Spätergebnisse nach kapsulärer Azetabulumplastik
nach Colonna in der Behandlung der angeborenen Hüftluxation
H. Zwierzchowski, D. Zwierzchowska und M. Synder 285

Diskussion 290

Langzeitergebnisse der Beckenosteotomie nach Chiari
R. Brückl, W. Pförringer und B. Rosemeyer 293

Spätergebnisse der Beckenosteotomie nach Chiari
O. Schmitt, E. Schmitt und H. J. Tascher 299

Spätergebnisse der perikapsulären Iliumosteotomie nach Pemberton
J. Heine und P. von Recklinghausen 309

Diskussion 316

Zehn- bis Zwanzigjahresergebnisse der Beckenosteotomie nach Salter
H. Mau und R. Merz 319

Spätergebnisse der Beckenosteotomie nach Salter
J. Heine und C. Felske-Adler 333

Zehnjahresergebnisse der Beckenosteotomie nach Salter
M. Mann und N. Kapitza 341

Diskussion 347

Azetabulumfrakturen, Hüftarthrodese, Koxarthrose

Indikationskriterien zur konservativen Behandlung von
Azetabulumfrakturen anhand von Spätergebnissen
K. Neumann, M. Bastians und G. Muhr 355

Spätergebnisse nach Hüftarthrodesen
L. Prang, E. Ludolph und G. Hierholzer 365

Die Hüftarthrodese – eine Alternative zur Behandlung von Koxarthrosen
junger Patienten
A. Wall, P. J. Bilinski und L. Morasiewicz 369

Der Einfluß der versteiften Hüfte auf die Wirbelsäule, das Kniegelenk
und die Oppositionshüfte
W. Szulc und J. Serafin 373

Diskussion 378

Spätergebnisse der intertrochanteren Femurosteotomie
J. Rütt, M. H. Hackenbroch und K. H. Beutler 383

Spätergebnisse nach intertrochanteren Umstellungsosteotomien bei
Koxarthrose (12–17 Jahre)
W. Bracker, B. Rosemeyer und F.-W. Hagena 389

Langzeitergebnisse nach entspannenden Weichteileingriffen an der Hüfte
H. Meßler und R. Birnbaum 399

Langzeitresultate der valgisierenden Entspannungsosteotomie
nach Pauwels (P II)
F. Endler 407

Diskussion 423

Oberschenkel, Kniegelenk

Gibt es ein Genu recurvatum nach Apophysenabtragung bei M. Schlatter?
K. Zak, H. Bartsch und M. Bartsch 429

Die Behandlung der Oberschenkelschaftfraktur im Wachstumsalter
(unter dem Aspekt der Effizienz)
L. Kaelin und L. von Laer 433

Schicksal und klinische Bedeutung des posttraumatischen Rotationsfehlers
nach Oberschenkelschaftfrakturen im Wachstumsalter
L. von Laer 437

Diskussion 440

Zehnjahresergebnisse nach Tibiakopfpendelosteotomie zur Behandlung von
Varus- und Valgusgonarthrosen des älteren Menschen
K. A. Milachowski, G. Wasmer und B. Rosemeyer 443

Diskussion 447

Spätergebnisse nach lateraler Retinakulumspaltung bei der Chondromalazie
der Patella
K. Lehrberger, V. Pohl, B. Rosemeyer und W. Bracker 449

Diskussion 457

Spätergebnisse nach operativer Behandlung der rezidivierenden oder
habituellen Patellaluxation
J. Aeckerle und J. Heisel 461

Spätergebnisse nach Patellektomie
S. Breitner und C. J. Wirth 469

Diskussion 472

Langzeitergebnisse nach Arthrolyse und Arthroplastik am Kniegelenk
J. M. Schmidt, C. J. Wirth und M. Jäger 475

Langzeitergebnisse nach Kreuzbandersatzplastiken mit dem Meniskus
20–30 Jahre postoperativ
D. Gärtner 483

Diskussion 488

Spätergebnisse nach Meniskektomie im Kindes- und Jugendalter
J. Heisel und B. Schwarz 491

Spätergebnisse nach Meniskektomie
P. Schlepckow 501

Diskussion 507

Komplikationen einer arteriovenösen Fistel nach Schußverletzung der
Kniekehle. Eine Beobachtung von 46 Jahren
H. Kuś 513

Die homologe Knorpeltransplantation in der Behandlung des
Knorpeldefektes am Kniegelenk
L. Zichner 519

Diskussion 524

Erfahrungen mit der Walldius-Knieprothese. Ergebnisse nach 10–15 Jahren
G. O. Hofmann und *F.-W. Hagena* 527

Langzeiterfahrungen mit verschiedenen Schlittenprothesen
(Zehnjahresergebnisse)
D. Tönnis, K. J. Gerstmann, A. Heinecke und *K. Kalchschmidt* 535

Diskussion 540

Spätergebnisse nichtoperierter Epiphysenlösungen
J. Zilkens, F. Löer und *K.-W. Zilkens* 543

Diskussion 549

Fußdeformitäten

Langzeitergebnisse in der Behandlung des kongenitalen Klumpfußes
P. Moulin und *F. Hefti* 555

Spätergebnisse nach operativer Klumpfußbehandlung
L. Löffler und *B. Rosemeyer* 565

Spätergebnisse der Rückverlagerung des M. tibialis anterior (Operation
nach Müller-Niederecker) beim kindlichen Pes planovalgus
W. Küsswetter, L. Zwack und *A. Rütt* 579

Diskussion 584

Langzeitergebnisse nach ambulanter operativer Behandlung fibularer
Bandrupturen am oberen Sprunggelenk in Peroneus-Suralis-Blockade
F. Farid und *T. Witwity* 587

Diskussion 595

Spätergebnisse bei der Hallux-valgus-Operation nach Brandes
R. Lücke und *E. Schneider* 597

Diskussion 602

Spätergebnisse nach Arthrodese des Großzehengrundgelenks bei
Hallux valgus oder Hallux rigidus
G. Freiherr von Salis-Soglio 605

Langzeitergebnisse bei der Hallux-valgus-Operation nach Hüter-Gocht
D. Träger und *E. Limmer* 609

Spätergebnisse nach operativer Behandlung von Polydaktylien der Füße
A. T. Olason 615

Diskussion 623

Sachverzeichnis 625

Schiefhals

Spätergebnisse nach operativer Therapie des muskulären Schiefhalses

F.-W. Hagena und C.J. Wirth

Einleitung

Der muskuläre Schiefhals ist primär durch die pathologischen Veränderungen des M. sternocleidomastoideus gekennzeichnet. Innerhalb der 2.–15. Lebenswoche post partum wird bei den Säuglingen eine sog. „Kopfnickergeschwulst" oder der „Sternomastoidtumor" beobachtet. Nach intensiven konservativen Maßnahmen innerhalb des 1. Lebensjahrs wird ein Persistieren in 4,9% der Fälle beschrieben (Tabelle 1). Nach dem 4.–6. Lebensmonat wird lediglich noch die Kontraktur des M. sternocleidomastoideus beobachtet (Fielding et al. 1978). Bernau (1977) gab eine Rückbildungsrate von 50–90% innerhalb des 1. Lebensjahres an.

Tabelle 1. Persistieren des Schiefhalses nach konservativer Therapie

Autor	Jahr	Fallzahl	Persistieren des Schiefhalses
Sippel	1920	2	–
Harrenstein	1931	12	6
Coventry u. Harris	1959	24	–
Cozen u. Herzer	1961	12	2
Reske	1961	209	–
MacDonald	1969	50	7
Gesamt		309	15
(%)		(100)	(4,9)

Der muskuläre Schiefhals führt durch die Kontraktur des M. sternocleidomastoideus (MSCM) zur Einschränkung der Kopfbeweglichkeit. Zusätzlich werden Sekundärveränderungen beobachtet: Gesichtsasymmetrie oder Gesichtsskoliose und Wirbelsäulenskoliose. Wegen der Progredienz der Sekundärveränderungen und ihrer später verminderten Rückbildungsfähigkeit wird die operative Behandlung des muskulären Schiefhalses gefordert. Hierzu sind grundsätzlich differentialdiagnostische Möglichkeiten durch Zusatzuntersuchungen auszuschließen:
1) Handelt es sich um einen angeborenen Schiefhals, sind vorrangig knöcherne Veränderungen im Sinne eines Klippel-Feil-Syndroms, Spina bifida, Halbwirbel oder Halsrippen auszuschließen.
2) Bei den erworbenen Formen ist vorrangig die „Schiefhalshaltung" ebenso wie die transiente Torticollis rheumatica und der paroxysmale oder auch lagerungsbedingte Schiefhals abzugrenzen.

Selbstverständlich ist anamnestisch die traumatische Genese zu beachten und durch weitere Konsiliaruntersuchungen auf HNO-, augen- oder nervenärztlichem Fachgebiet die Diagnose abzusichern (Tabelle 2).

Im Rahmen der operativen Behandlung wurden verschiedene Methoden der plastischen Verlängerung des kontrakten MSCM angegeben, u. a. von Föderl (1900) und von Rowlands (1908). Auch die Totalexstirpation des MSCM von Mikulicz (1895) ist im wesentlichen verlassen worden. Berichte über subkutane Tenotomien stammen schon von Minnius (1913, zitiert nach Bauer). Cheselden (1749) wird die erste offene Tenotomie zugeschrieben. Lange prägte 1951 den Begriff der „biterminalen Tenotomie".

Tabelle 2. Differentialdiagnose des Schiefhalses

Angeboren	Muskulär		Säuglingsskoliose
			Siebener-Syndrom (Mau)
	Ossär/ strukturell	Klippel-Feil-Syndrom Halsrippe Spina bifida Halbwirbel	Skoliose (ossär bedingt)
	Neurogen	Erb-Lähmung	
Erworben	Muskulär	Schiefhalshaltung (psychogen/hysterisch) Transiente Torticollis rheumatica Lagerungsfehler (Bernbeck u. Dahmen) Paroxysmal	
	Entzündlich	Lymphadenitis colli Mastoiditis Neuritis Retropharyngealabszeß	Spondylitis der Halswirbelsäu Juvenile chronische Polyarthr Postinfektiös (Griesel-Syndro
	Traumatisch	Halswirbelkörperfraktur Nervenverletzung Augenverletzung	
	Okulär	Visusdefekt Lähmung des M. obliquus sup. Lähmung des M. abducens	
	Vestibulär otogen aurikulär	Einseitige Taubheit Retroaurikulärer Abszeß Otitis media	
	Dermatogen	Verbrennungen Narben	
	Neurogen	Lähmungsschiefhals paralytisch Lähmungsschiefhals spastisch	
	Iatrogen	Medikamentös (Phenothiazinderivate)	
	Tumorbedingt	ZNS Muskel Knochen Lymphsystem Gefäße	
	Pterygium colli Sandifer-Syndrom (mit Hiatushernie) Myositis ossificans Dystonia musculorum deformans		

Insbesondere der Zeitpunkt des operativen Eingriffs wird in der Literatur unterschiedlich bewertet. Anhand der hier durchgeführten Untersuchungen von Langzeitergebnissen wird vorwiegend zu diesem Problem Stellung genommen werden.

Material und Methodik

Eigenes Patientengut

An der Staatlichen Orthopädischen Klinik waren zwischen 1950 und 1984 insgesamt 167 Schiefhalsoperationen durchgeführt worden. Von diesem Kollektiv konnten 60 Patienten nach mindestens 10 Jahren Beobachtungszeit kontrolliert und die Langzeitergebnisse ausgewertet werden. Die Nachuntersuchung erstreckte sich auf das subjektive und objektive klinische Ergebnis; zudem wurden die Funktion und der röntgenologische Befund untersucht. Die längste Nachuntersuchungszeit betrug 27 Jahre, durchschnittlich ergab sich eine Nachuntersuchungszeit von 15,8 Jahren. Das Geschlechtsverhältnis betrug männlich zu weiblich 35:25, das Seitenverhältnis wies ein Überwiegen der rechten Seite von 4:2 auf. Ein besonders häufiges Auftreten von rechtsseitigem Schiefhals bei 40% der männlichen Patienten war auffällig (Tabellen 3 und 4).

Tabelle 3. Schiefhalsoperationen, Nachuntersuchung >10 Jahre

1950–1984 Gesamt	n = 167
>10 Jahre Anzahl der Nachuntersuchungen	n = 60
Mittlere Nachuntersuchungszeit	15,8 Jahre
Kleinste Nachuntersuchungszeit	10 Jahre
Größte Nachuntersuchungszeit	27 Jahre
♂:♀	35:25
Rechts:Links	40:20

Tabelle 4. Schiefhalsoperationen, Nachuntersuchung >10 Jahre. Seitenverteilung/Geschlecht

	n	[%]
Rechts ♂	24	40
Links ♂	11	18
Rechts ♀	16	27
Links ♀	9	15
Gesamt	60	100

Operationstechnik

Im Vordergrund der operativen Behandlung stand die biterminale Tenotomie (94%). Die Durchtrennung des MSCM im sehnigen Ansatzbereich am Mastoid wurde dabei in allen Fällen unter Sicht des Auges nach offener Präparation durchgeführt. Hierbei konnte eine Läsion des N. facialis und N. accessorius ver-

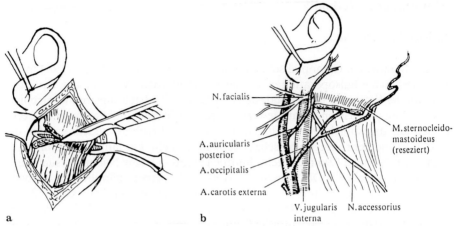

Abb. 1 a, b. Technik der offenen mastoidalen Tenotomie des M. sternocleidomastoideus **a** und benachbarter Gebilde **b**

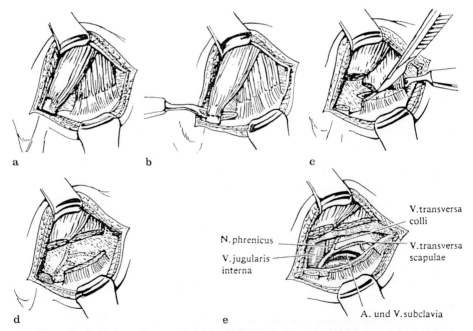

Abb. 2 a–e. Technik der offenen sternoklavikulären Tenotomie des M. sternocleidomastoideus (MCSM). **a** Nach querem, supraklavikulärem Hautschnitt und Durchtrennung des Platysmas werden die sehnigen Ansätze des MSCM dargestellt. **b** Der sternale Ansatz wird mit der Kocher-Sonde unterfahren und scharf durchtrennt. **c** Entsprechend erfolgt die Tenotomie des klavikulären Ansatzes. **d** Die Muskelbäuche weichen spontan zurück. **e** Nach Durchtrennung der tiefen Halsfaszie kommt das Gefäß-Nerven-Bündel zur Darstellung

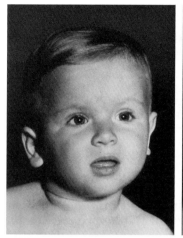 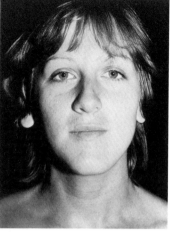

a b

Abb. 3. a Das klinische Bild eines Kindes mit muskulärem Schiefhals rechts. **b** Langzeitergebnis 23 Jahre nach biterminaler offener Tenotomie ohne Gesichtsasymmetrie und ohne Narbenstränge

Tabelle 5. Schiefhalsoperationen, Nachuntersuchung > 10 Jahre. Operationstechnik Tenotomie

Biterminal:	Mastoidal und sternal	klavikulär	Sternal und klavikulär
Offen	5	6	30
Geschlossen	1	3	12
Gesamt	6	9	42
Isoliert:	Mastoidal		1
	Sterna und klavikulär		2

mieden werden. In über zwei Drittel der Fälle (n = 41, 68%) war eine biterminale offene Tenotomie durchgeführt worden (Abb. 1–3). Bei 30 Patienten (50%) erfolgte die Kombination mit offener Tenotomie des sternalen *und* klavikulären Ansatzes. Diese komplette biterminale Tenotomie wurde kaudal in 12 Fällen (20%) subkutan vorgenommen – von insgesamt 16 subkutanen Tenotomien (27%). Lediglich sternal *oder* klavikulär wurde je nach Ausprägungsgrad der kontrakten MSCM-Anteile tenotomiert (25%). Die isolierte kaudale offene Tenotomie war bei Säuglingen im Alter von 6–8 Monaten und in einem Fall mit nur einer mastoidalen Durchtrennung des MSCM durchgeführt worden (Tabelle 5).

Operationsalter

Das Alter der Patienten zum Zeitpunkt der an unserer Klinik durchgeführten Operation (10% Zweiteingriffe) betrug im Mittel 7,8 Jahre. Immerhin 5 Patienten

Tabelle 6. Schiefhalsoperationen, Nachuntersuchung >10 Jahre. Operationsalter (n=60)

Operationsalter (Jahre)	n	[%]
< 1	5	8
1– 5	18	30
6–10	24	40
>10	13	22
Gesamt	60	100

Tabelle 7. Schiefhalsoperationen, Nachuntersuchung >10 Jahre. Subjektives Ergebnis

	n	[%]
Zufrieden	52	87
Bedingt zufrieden	5	8
Unzufrieden	3	5

waren vor dem 1. Lebensjahr operiert worden, ein Drittel bis einschließlich zum 5. Lebensjahr unterzog sich der Tenotomie. Die zweite Hauptgruppe bis zum 10. Lebensjahr war mit 40% (n=24) vertreten (Tabelle 6).

Ergebnisse

Subjektive Beurteilung

52 Patienten (87%) waren subjektiv mit dem Operationsergebnis bei einem mittleren Nachuntersuchungszeitraum von 15,8 Jahren zufrieden. Häufig gaben die Patienten an, die Operation, die in der Kindheit vorgenommen war, bereits vergessen zu haben. Sie waren erst durch die Aufforderung zur Nachuntersuchung wieder an die Operation erinnert worden. Nur bedingt zufrieden bzw. unzufrieden waren die Patienten vorrangig wegen störender Hautnarben und wegen verbleibender störender Muskel- bzw. Narbenstränge. Die noch bestehende Gesichtsasymmetrie wurde von den Patienten ebenso wie eine geringe Einschränkung der Beweglichkeit der Halswirbelsäule kaum wahrgenommen. Ein Patient wies zum Zeitpunkt der Nachuntersuchung ein echtes Rezidiv auf (Tabelle 7).

Beweglichkeit der Halswirbelsäule

Objektiv wurde zunächst mit einem gesondert angefertigten Winkelmeßgerät das exakte Bewegungsausmaß der Halswirbelsäule bestimmt. Eine eingeschränkte Beweglichkeit zeigte sich bei einem Drittel der Patienten insbesondere hinsichtlich der Fähigkeit, den Kopf zur Operationsseite zu neigen und auch zur Gegenseite zu drehen. Dieses ist als verbleibende Kontrakturkomponente zu werten (s. auch Abschn. über Wirbelsäulenskoliose) (Tabelle 8).

Tabelle 8. Schiefhalsoperationen, Nachuntersuchung >10 Jahre. Beweglichkeit der Halswirbelsäule

	Einschränkung			
	0°	−10°	−20°	>20°
Flexion/Extension	60	0	0	0
Neigung zur Operationsseite	40	14	6	0
Drehung zur Gegenseite	45	9	4	2

Muskel- und Narbenstrangbildungen

Bei 32 der nachuntersuchten Patienten waren z. T. auch nur diskrete Muskel- oder Narbenstränge tastbar; diese waren in der Mehrzahl von den Patienten nicht als störend empfunden worden. In Relation zu den unterschiedlichen Operationstechniken konnte festgestellt werden, daß bei biterminaler offener Tenotomie mit kompletter bzw. partieller kaudaler Tenotomie (50% bzw. 45%) die Strangbildungen seltener nachweisbar waren als bei der subkutanen Tenotomie (30% bzw. 36%) (Tabelle 9, Abb. 4).

Gesichtsasymmetrie

Eine Gesichtsasymmetrie bestand präoperativ in 96% der Fälle; sie konnte aufgrund vorliegender Vergleichsfotos dokumentiert werden. Nach der Operation

Tabelle 9. Schiefhalsoperationen, Nachuntersuchung >10 Jahre. Strangbildungen/Operationstechnik

Ohne Strangbildungen (%) Biterminale Tenotomie: mastoidal und		
Offen:	Sternal *und* klavikulär	50
	Sternal *oder* klavikulär	45
Geschlossen:	Sternal *und* klavikulär	30
	Sternal *oder* klavikulär	36

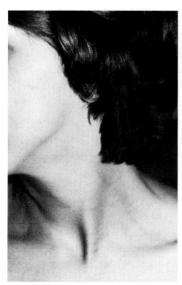 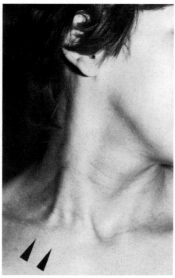

Abb. 4. Persistierende Narbenstränge nach Schiefhalsoperation rechts

Tabelle 10. Schiefhalsoperationen
Nachuntersuchung >10 Jahre. Gesichtsasymmetrie (n=60)

	Präoperativ		Postoperativ	
	n	[%]	n	[%]
Keine	2	4	21	35
Leicht	29	48	26	43
Deutlich	29	48	11	18
Umkehr	0	0	2	4

Tabelle 11. Schiefhalsoperationen
Nachuntersuchung >10 Jahre
Gesichtsasymmetrie/Operationsalter (n=60)

Gesichts-asymmetrie	Operationsalter (Jahre)			
	0,5–5	6–10	>10	Gesamt
Unverändert	6	13	7	26
Gebessert	18	10	4	32
Umkehr	0	2	0	2
Gesamt	24	25	11	60

konnte sich diese Sekundärveränderung bei 21 Patienten (35%) vollständig und in weiteren 26 Fällen (43%) bis auf eine leichte Gesichtsasymmetrie zurückbilden. Während eine deutliche Gesichtsasymmetrie in 30% der Fälle verbessert wurde, kam es in 2 Fällen zur Umkehr (Tabelle 10).

Eine mögliche Beeinflussung der Gesichtsasymmetrie durch die Operation steht in unmittelbarem Zusammenhang mit dem Operationsalter. Kinder, die bis zum 5. Lebensjahr operiert wurden, wiesen in 60% der Fälle eine Verbesserung der Gesichtsasymmetrie auf. Dieser Prozentsatz verringerte sich in der Altersgruppe 6–10 Jahre (Operationsalter) mit zweimaliger Asymmetrieumkehr und bei einem Operationsalter über 10 Jahre auf 36% (Tabelle 11).

Wirbelsäulenskoliose

Die Tenotomie des kontrakten MSCM im Kindesalter kann auch die Wirbelsäulenskoliose beeinflussen. Je nach Ausprägungsgrad wird die Skoliose als C-förmig („Typ I") oder als S-förmig („Typ II") nach Lorenz (1891) bezeichnet.

Bei der Auswertung der verfügbaren Röntgenunterlagen von 35 Patienten konnte eine wesentliche Verbesserung nachgewiesen werden. Lediglich 15% der Kontrollröntgenaufnahmen ließen noch S-förmige Skoliosen erkennen. Dieser schwere Ausprägungsgrad der S-förmigen Skoliose hatte sich zugunsten der C-förmigen Skoliose geändert bzw. bei 31% der Patienten vollständig normalisiert. So konnte in Abhängigkeit von der Nachuntersuchungszeit insgesamt eine Verbesserung der Wirbelsäulenverkrümmungen in 80% der Fälle (!) festgestellt werden (Tabellen 12 und 13).

Tabelle 12. Schiefhalsoperationen Nachuntersuchung >10 Jahre. Skoliosen der Wirbelsäule (n = 35)

	Keine		S-förmig		C-förmig	
	n	[%]	n	[%]	n	[%]
Präoperativ	11	31	18	51	6	18
Bei Nachuntersuchung	22	62	5	15	8	23

Tabelle 13. Schiefhalsoperationen Nachuntersuchung >10 Jahre. Änderung der Skoliose in Relation zum Nachuntersuchungszeitraum (n = 35)

	10–15	16–20	>20 Jahre
Skoliose			
Unverändert	3	1	1
Gebessert	16	8	4
Verschlechtert	1	1	0

Vor- und Reoperationen

Im Rahmen der Gesamtzahl von 167 Schiefhalsoperationen waren 10% der Patienten bereits voroperiert worden; dabei waren in 3 Fällen 2 und in 1 Fall 3 Voroperationen durchgeführt worden. Von den hier untersuchten 60 Patienten mußten 5 Patienten (8%) einer Reoperation zugeführt werden. Abgesehen von den eingetretenen Rezidiven wegen unzureichender kaudaler Tenotomie – der sternale Anteil war in 2 Fällen belassen und auch in 3 Fällen waren zweifache Voroperationen erfolgt –, ist das gemeinsame Kennzeichen für beide Gruppen, daß in der überwiegenden Prozentzahl von 75% die Erstoperation im Alter von über 6 Jahren durchgeführt worden war (Tabelle 14).

Tabelle 14. Schiefhalsoperationen, Nachuntersuchung >10 Jahre. Reoperationen/Alter (n = 60)

Voroperationen	n = 6 (10%)
Alter bei Erstoperation	
<3 Jahre	n = 2
≧6 Jahre	n = 4
Reoperationen	n = 5 (8%)
Alter bei Erstoperation	
5 Jahre	n = 1
≧6 Jahre	n = 4
75% der Rezidive, wenn Erstoperation ≧6 Jahre!	

Synopsis

Nachfolgend eine Zusammenfassung des Vorgehens bei der Operation eines Schiefhalses: Bei gesicherter Diagnose sollte die Therapie des muskulären Schiefhalses innerhalb des 1. Lebensjahres konservativ bleiben. Eine hohe Rückbildungsrate bei entsprechender Krankengymnastik, Lagerung und Dehnungsübungen durch die Mütter gilt als gesichert. Nach den hier vorliegenden Langzeitergebnissen scheint das operative Vorgehen innerhalb des 3.–5. Lebensjahres am erfolgreichsten zu sein. Hier ist mit einer guten Mitarbeit insbesondere im Rahmen der der postoperativ erforderlichen 6wöchigen Gipsfixation folgenden krankengymnastischen Übungsbehandlung zu rechnen. Für das operative Vorgehen ist die biterminale Tenotomie mit offener Durchtrennung des mastoidalen, klavikulären *und* sternalen Anteils des MSCM die Methode der Wahl. Dabei ist regelmäßig nach möglichen Varianten und akzessorischen Muskelansätzen im Bereich der Clavicula zu tasten, da insbesondere diese als mögliche Ursachen für Rezidive verantwortlich sein können (Abb. 5) (Wirth u. Hagena, 1983). Bei konsequenter Durchführung der erforderlichen Maßnahmen zum richtigen Zeitpunkt ist durch die biterminale Tenotomie ein sicheres Therapieverfahren für den muskulären Schiefhals gegeben.

Operationsalter: 3.–5. Lebensjahr
Operationstechnik: biterminale *offene* Tenotomie
– mastoidal
– sternal
– klavikulär
Nachbehandlung: 6 Wochen Diademgips
Krankengymnastik

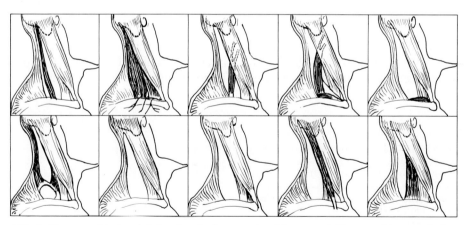

Abb. 5. Topographisch wichtige Sonderformen des M. sternocleidomastoideus und des M. trapezius

Literatur

Bauer A (1913) Der Schiefhals. Ergebn Chir Orthop 5:191
Bernau A (1977) Langzeitresultate nach Schiefhalsoperation. Z Orthop 115:875
Bernbeck R, Dahmen G (1976) Kinderorthopädie. Thieme Verlag, Stuttgart, S 210
Cheselden W (1749) The operations in surgery by F. W. Le Dran with remarks, plates of the operations and a set of instruments by William Cheselden. Translated by Thomas Gataker. Hitch & Dodsley, London, p 454
Coventry M, Harris L (1959) Congenital muscular torticollis in infanci. J. Bone Joint Surg [Am] 41:815
Cozen L, Herzer F (1961) Congenital torticollis. Obstet Gynecol 69:245
Fielding JW, Heusinger R, Hawkins RJ (1978) The cervical spine. In: Lorell WK, Winter RB (eds) Pediatric orthopaedics. Lippincott, Philadelphia, p 558
Föderl O (1900) Über plastische Operation des Caput obstipum. Wien Klin Wochenschr 18:413
Harrenstein RJ (1931) Über den Schiefhals bei Säuglingen und dessen Behandlung. Z Orthop Chir 53:190–195
Lange M (1951) Orthopädisch-chirurgische Operationslehre. Bergmann, München
Lorenz A (1891) Zur Pathologie und Therapie des muskulären Schiefhalses. Wien Klin Wochenschr, S 17
MacDonald D (1969) Sternomastoid turn out and muscular torticollis. J Bone Joint Surg [Br] 51:532
Mau H (1963) Begleiterscheinungen und Verlauf der sogenannten Säuglingsskoliose. Beiheft Z Orthop 97:464
Mikulicz J (1895) Über die Exstirpation des Kopfnickers beim muskulären Schiefhals. Zentralbl Chir 22:1
Minnius I (1641) Zitat nach Bauer, A. 1913
Reske W (1961) Der muskuläre Schiefhals und seine Behandlungserfolge. Arch Orthop Unfallchir 53:297
Rowlands (1908) Treatment of wry-neck by lengthening the sternomastoid. Practitioner 3:41
Sippel P (1920) Der angeborene muskuläre Schiefhals. Dtsch Z Chir 155:1–48
Wirth CJ, Hagena F-W (1983) Der muskuläre Schiefhals. Aktuel Probl Chir Orthop, Bd 27:13, 67

Langzeitergebnisse bei muskulären Schiefhalsoperationen

K. P. Hobräck und K. Mitzkat

Schon in früheren Zeiten wurde von Marktschreiern der schiefe Hals geschnitten. Seither sind viele Methoden zur Behandlung des Schiefhalses erprobt und durchgeführt worden. Man versuchte eine apparative Versorgung, Extensionsbretter (Lorenz) oder Extensionsapparate wie von Petralli, Redard, Tiemann und Mathieu, um nur einige zu nennen, bis hin zum Watteverband von Schanz und dem heutigen Diademgips. Als operative Methode empfahl Mikulicz bei schwerem Schiefhals die Totalexstirpation des M. sternocleidomastoideus. Lange (1971) griff die von Putti-Hellstadius angewandte Methode einer offenen Tenotomie unter Einbeziehung der mastoidalen, sternalen und klavikulären Anteile (biterminale Tenotomie) wieder auf. 1886 hatten Volkmann, Hadra und de Wildt die partielle Exstirpation des M. sternocleidomastoideus vorgenommen. An weiteren kosmetischen Verfahren zur Behebung des Schiefhalses wurde, wie etwa stellvertretend für andere, die von Wullstein angegebene kontralaterale Verkürzung des M. sternocleidomastoideus um das Jahr 1903 durchgeführt. Dieses Verfahren hat sich jedoch nicht durchsetzen können.

Der muskuläre Schiefhals stellt eine dauerhafte Schiefstellung des Kopfes aufgrund pathologischer Veränderungen des M. sternocleidomastoideus dar. Histologische Untersuchungen, hier vornehmlich der post partum auftretenden Geschwulst, zeigten lediglich kleine Einblutungen in den rückwärtigen Anteilen des Muskels. Die Geschwulst wies degenerative Veränderungen, Untergang des Muskelgewebes sowie Bindegewebeneubildungen auf (Hohmann (1928).

Schiefhalsdeformitäten können auch auf dem Boden knöcherner oder skelettärer Veränderungen entstehen. Von den permanenten *Schiefhalsdeformitäten* ist die *Schiefhalshaltung* abzugrenzen, die nur ein vorübergehend zeitlich befristetes Krankkeitsbild darstellt. Abzugrenzen von den angeborenen Deformitäten, wie der muskuläre und der ossäre strukturelle Schiefhals (Klippel-Feil-Syndrom, Halsrippe, Spina bifida), ist der erworbene Schiefhals, wie er *muskulär* (durch Verspannung der Hals-Nacken-Muskulatur und nur passager) oder *entzündlich* durch Neuritis und Lymphadenitis, *traumatisch* (Nerven-, Augenverletzung, Halswirbelkörperfraktur), *okulär* (Lähmung des M. obliquus superior und M. abducens), *otogen* (durch Otitis media oder retroaurikulären Abszeß), *dermatogen* (durch Verbrennungen, Narben), *neurogen* (paralytisch, spastisch) oder *tumorbedingt* auftreten kann (Wirth u. Hagena 1981).

Röntgenuntersuchung

Eine wesentliche Hilfe zur Entscheidung für ein operatives Vorgehen stellt die Röntgenuntersuchung der Halswirbelsäule in 2 Ebenen, ggf. auch der gesamten Wirbelsäule dar. Eine operative Indikation ist nur gegeben bei eindeutigem muskulären Schiefhals, der – bedingt durch die Verkürzung einer Muskelseite – mannigfaltige sekundäre Skelettveränderungen nach sich ziehen kann, wie Gesichtsasymmetrie, Gesichtsskoliose und Halswirbelsäulenskoliose.

Operationsverfahren und Nachbehandlung

Die subkutane Tenotomie ist aufgrund der relativ hohen Rezidiv- und Komplikationsrate weitgehend verlassen worden. An ihre Stelle ist
- die *offene kaudale Tenotomie* getreten, bei der beide Muskelbäuche des M. sternocleidomastoideus, die Pars sternalis und die Pars clavicularis nach vorhergehender Durchtrennung des Platysmas tenotomiert werden. Zur Vermeidung von Rezidiven sollte u. U. auch die tiefe Halsfaszie gespalten werden (Vorsicht: Gefäß-Nerven-Bündel!). Außerdem steht
- die *offene kraniale Tenotomie* zur Verfügung, beliebt wegen ihrer besseren ästhetischen Ergebnisse, da die Halskulisse erhalten bleibt und Narben unterhalb des Haaransatzes nicht zu sehen sind. An Komplikationen können Schädigungen des N. facialis und des N. accessorius sowie der V. jugularis interna auftreten. Schließlich kennen wir
- die *biterminale Tenotomie* beim schweren Schiefhals. Sie führt zu den wenigsten Rezidiven. Die Komplikationen sind die gleichen wie bei den beiden o.. Operationsverfahren.

Die postoperative *Nachbehandlung* des muskulären Schiefhalses besteht in einem Diademgips. (Der Kopf wird leicht rekliniert zur gesunden Seite geneigt, das Kinn zur kranken Seite hin rotiert.) Anschließend kann evtl. eine partielle Ruhigstellung mit einer „Schanz-Krawatte" oder „Teufelbinde" erfolgen, in Verbindung mit isometrischen Übungen zur Kräftigung der Hals-Nacken-Muskulatur und einer Haltungsschulung für etwa ½ Jahr.

Das Operationsalter wird allgemein nach dem 1.–3. Lebensjahr angesetzt, damit eine bessere funktionelle Nachbehandlung durchgeführt werden kann (Bernau 1977).

Zum Operationsalter gibt es keine eindeutige zeitliche Festlegung. Ein frühzeitiges operatives Vorgehen kann zumindest sekundäre Skelettveränderungen verhindern.

An der Orthopädischen Universitätsklinik Tübingen wurden im Zeitraum von 1963–1983 insgesamt 74 Schiefhalsoperationen durchgeführt. Bei 48 Patienten lag der Beobachtungszeitraum mehr als 10 Jahre zurück. Von 35 erreichbaren Patienten konnten 16 mit einer Mindestbeobachtungszeit von 12 Jahren nachuntersucht werden. Der jüngste Patient war bei der Operation ½ Jahr, der älteste 22 Jahre alt. Neben dem muskulären Schiefhals bestand bei 3 Patienten eine Hüftdysplasie, bei einem eine Hüftluxation, einmal ein Hackenfuß, eine Bogenschlußstörung, bei 8 Patienten skoliotische Fehlhaltungen und bei 7 Patienten Haltungsschwächen. Mit Ausnahme von 2 Patienten, bei denen ein muskulärer Schiefhals erstmals mit 6 Jahren und 11 Jahren aufgefallen war, bestand er nach Angaben aller anderen Patienten schon bei Geburt.

Bei 6 Patienten wurde der muskuläre Schiefhals durch Krankengymnastik, Lagerung und Injektionsbehandlung therapiert.

Von den 16 nachuntersuchten Patienten waren 12 Mädchen (9 rechts-, 3 linksseitige muskuläre Schiefhälse) und 4 Jungen (linksseitiger muskulärer Schiefhals).

Das operative Vorgehen bei den 16 Nachuntersuchten entsprach ausschließlich dem von Volkmann (1885) angegebenen Verfahren einer distalen Durchtrennung der Sehne des sternalen und klavikularen Teils des M. sternocleidomastoideus.

Postoperativ fixierten wir den Kopf in typischer Überkorrekturstellung in einem Diademgips für 6 Wochen. Anschließend verwendeten wir 2 Wochen lang eine Schanz-Krawatte und leiteten eine rein isometrische krankengymnastische Übungsbehandlung ein. *Komplikationen* traten weder nach der Operation noch nach der Gipsfixation auf, mit Ausnahme eines Falles, bei dem es nach Anlegen des Diademgipses zu einer oberen Einflußstauung kam, die sich nach Spaltung desselben sofort zurückbildete.

Bei der Nachuntersuchung legten wir das Hauptaugenmerk auf die Beweglichkeit der Halswirbelsäule, auf die Kopfhaltung und die Rezidivstränge sowie eine sicherlich nur subjektiv beurteilbare Asymmetrie des Gesichts.

Ergebnisse

Tabelle 1 zeigt die Beurteilung der Operationsergebnisse (Kriterien).

Die 16 nachuntersuchten Patienten wurden nach Ippolito et al. (1985) zeitlich in 3 Gruppen bezüglich ihres Operationsalters eingegliedert (Tabelle 2). Das Durchschnittsalter bei der Operation betrug 7,1 Jahre.

Unsere aufgeschlüsselten Ergebnisse ergeben sich aus nachfolgender Tabelle 3.

Tabelle 1. Beurteilung der Operationsergebnisse (Kriterien)

	Gut	Befriedigend	Schlecht
Halswirbelsäulenbeweglichkeit	Frei	> als 20° eingeschränkt	< als 20° eingeschränkt
Kopfhaltung	Leicht geneigt	Geneigt	Schiefhaltung
Strangbildung (Verkürzung des Muskels)	Leicht	Mittel	Stark
Gesichtsasymmetrie	Diskret	Deutlich	Skoliose

Tabelle 2. Einteilung in 3 Gruppen bezüglich des Operationsalters

	Männlich		Weiblich	
	Rechts	Links	Rechts	Links
Gruppe I 6 Monate–6 Jahre	–	–	5	2
Gruppe II 7 Jahre–11 Jahre	–	3	2	3
Gruppe III Älter als 12 Jahre	–	1	–	–

Tabelle 3. Aufgeschlüsselte Operationsergebnisse in den 3 Gruppen

	Gut	Befriedigend	Schlecht
Gruppe I	5 ⎫ 0,62%	1 ⎫ 0,25%	1 ⎫ 0,13%
Gruppe II	5 ⎭	2 ⎬	1 ⎭
Gruppe III	–	1 ⎭	–

Gruppe I

Fibrotische Narbenstränge wiesen alle Patienten dieser Gruppe auf, wobei der klavikuläre Anteil in allen Fällen mehr betroffen war und deutlicher in den Vordergrund trat als der sternale. Meist imponierte der klavikuläre Anteil als eine gefächerte, fibrotische „Strangplatte", die weit nach laterokranial gewandert war. Bezüglich der Funktion und des kosmetischen Ergebnisses waren alle Patienten zufrieden.

Der Untersuchung zufolge zeigten 5 Patienten eine sehr gute, nichteingeschränkte Funktion der Halswirbelsäule. Bei einer mit befriedigend eingestuften Patientin bestand eine um 20° verringerte Seitneigung der Halswirbelsäule nach links bei Tortikollis rechts. Bei dieser Patientin fand sich in normaler Stellung eine gute kosmetische Halskulisse, jedoch bei Seitneigung ein stark fibrotisch vorspringender klavikulärer und sternaler Anteil. Bei einer weiteren Patientin war das funktionelle Ergebnis bezüglich Rotation nach rechts und Seitneigung nach links als schlecht einzustufen wegen eines Bewegungsverlustes bezüglich Rotation von 30° und einem Seitneigungsverlust von $-35°$, während Deklination und Reklination unauffällig waren. Bei der letzteren Patientin bestand auch ein derber fibrotisch sternaler Anteil, der nach lateral gewandert war. Alle Patienten zeichneten sich durch eine diskrete Seithaltung des Kopfes sowie einer subjektiven leichten Gesichtsasymmetrie aus, die leider auch aufgrund fehlender Voraufnahmen nicht zur Beurteilung herangezogen werden konnte.

Die Operationsergebnisse der 7 Patienten der Gruppe I waren bei 5 Patienten gut, 1 Patienten mittel bis befriedigend (2 Jahre alt), 1 Patienten schlecht (Operationsalter ½ Jahr).

Gruppe II

Die Patienten der Gruppe II zeigten, wie die Patienten der Gruppe I, v. a. im klavikulären Anteil, fibrotische Stränge. Auch hier imponierte bei den ohne Einschränkung zufriedenen Patienten eine habituelle Schiefhaltung des Kopfes, die bis in die Normalstellung manuell korrigierbar war und gehalten werden konnte.

Von insgesamt 8 Patienten hatten 5 Patienten ein gutes funktionelles Ergebnis. Bei 2 Patienten bestand eine jeweils einseitige Funktionseinschränkung bei der Rotation mit Bewegungsverlust von ca. 20° bei vorwiegend nach lateral gezogenem fibrotisch derbem Strang der Pars clavicularis.

Bei 1 Patienten, der bezüglich der Funktion als schlecht eingestuft wurde, bestand sowohl bei Rotation, Seitneigung, wie Deklination und Reklination, eine erhebliche Einschränkung. Bei diesem Patienten fand sich auch hinsichtlich der Narbe ein kosmetisch unbefriedigendes Ergebnis. Auch hier war der klavikuläre Anteil überwiegend schuld an der geringen Seitneigung und in leichterem Maße auch der sternale Anteil bei der Rotation. Bei dieser Gruppe imponierte eine stärkere Gesichtsveränderung als in der Gruppe I.

Die Operationsergebnisse der 8 Patienten in Gruppe II waren bei 5 gut, bei 2 befriedigend (10,8 Jahre alt) und bei 1 Patienten mit einem Operationsalter von 10 Jahren schlecht.

Gruppe III

Wie in den vorangegangenen Gruppen war der Patient mit dem Ergebnis insgesamt zufrieden, obwohl eine bestehende Bewegungseinschränkung als hinderlich bzw. störend angegeben wurde. Es herrschte eine deutliche Gesichtsasymmetrie vor. Das funktionelle Ergebnis war bezüglich Seitneigung um 20° verringert. In der Gruppe III fand sich 1 Patient mit befriedigendem Ergebnis.

In allen 3 Gruppen sahen wir eine leichte, als habituell zu bezeichnende Kopfschiefhaltung, die passiv immer auskorrigiert und aktiv gehalten werden konnte, wobei jedoch die Patienten das Gefühl der Überkorrektur hatten. Vom ästhetischen Effekt der Operation waren die Patienten durchaus zufriedengestellt. Die Röntgenaufnahmen der Halswirbelsäule zeigten im Vergleich zu den präoperativen Aufnahmen bei einem Drittel der Patienten aus allen Gruppen eine unveränderte Seitkrümmung der Halswirbelsäule und bei einem eine Umkehr der Halswirbelsäulenseitschwingung (Abb. 1 und 2). Eine deutliche mittelstarke Steilstellung der Halswirbelsäule und Abnahme der Halswirbelsäulenlordose im Vergleich zur Voraufnahme, z. T. mit angedeuteter kyphotischer Knickkomponente, sahen wir bei über der Hälfte der nachuntersuchten Patienten (Abb. 3 und 4).

Eine eindeutige gesetzmäßige Beziehung zwischen Operationsalter und postoperativer Gesichtsasymmetrie konnten wir wie Bernau (1977) und entgegen den Darstellungen von Mc Donald (1969) nicht sehen. Ebenso sahen wir bei allen Patienten Narbenstränge, die unabhängig vom Alter in mehr oder weniger starker Form auftraten, jedoch mithalfen, eine ordentliche Halskulisse zu bilden.

Die Volkmann-Operation erscheint uns unabhängig vom Alter des Patienten geeignet zu sein, den muskulären Schiefhals auch mit gutem kosmetischen und

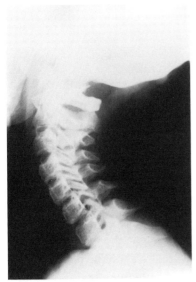

Abb. 1. Präoperative Aufnahme der Halswirbelsäule eines 10jährigen Mädchens mit linksseitigem muskulären Schiefhals und regelrechter Halswirbelsäulenordose

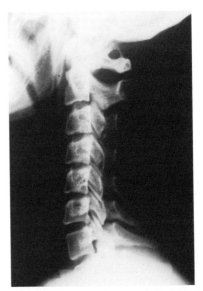

Abb. 2. Gleiche Patientin wie in Abb. 1. Jetzt 23jährig mit Aufhebung der Halswirbelsäulenlordose und kyphotischer Knickbildung

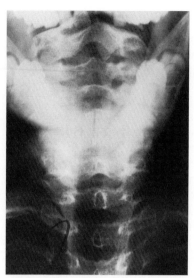

Abb. 3. Präoperative Aufnahme der Halswirbelsäule eines 7jährigen Jungen mit linksseitigem muskulären Schiefhals und diskreter linkskonvexer Seitschwingung der Halswirbelsäule

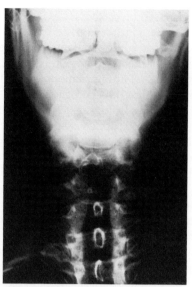

Abb. 4. Gleicher Patient wie in Abb. 3 Jetzt 18jährig mir Umkehr der Halswirbelsäulenseitschwingung im Sinne einer Rechtskonvexität

funktionellen Ergebnis zu beseitigen, wenn auch fibrotische Narbenstränge in Kauf genommen werden müssen. Die Nachbehandlung mit 6wöchigem Diademgips, 2wöchiger Schanz-Krawatte und anschließender krankengymnastischer Übungsbehandlung hat sich als sinnvoll erwiesen und sollte durch eine konsequente Haltungskontrolle, die die habituelle Kopfschiefhaltung beseitigen helfen könnte, ergänzt werden.

Zusammenfassung

16 Patienten (12 weiblich und 4 männlich) mit mehr als 10jähriger postoperativer Beobachtungszeit konnten nachuntersucht werden. Neben dem muskulären Schiefhals bestand bei 3 Patienten eine Hüftdysplasie und jeweils bei 1 Patienten eine Hüftluxation, ein Hackenfuß, eine Bogenschlußstörung sowie bei 8 Patienten eine skoliotische Fehlhaltung, und 7mal fand sich eine Haltungsschwäche. Die von uns ausschließlich durchgeführte Volkmann-Operationsmethode führte postoperativ ebenso wie die Nachbehandlung mit Diademgips, Schanz-Krawatte und Krankengymnastik bis auf einen Fall, bei dem es zu einer oberen Einflußstauung kam, die sich jedoch nach Spaltung des Gipses sofort wieder zurückbildete, zu keinen Komplikationen.

Bei der Nachuntersuchung wurde das Hauptaugenmerk auf die Beweglichkeit der Halswirbelsäule, die Gesichtsasymmetrie, die Kopfhaltung und die Bildung von Narbensträngen gelegt. Nach der Gruppeneinteilung von Ippolito et al. (1985) konnte das Ergebnis 10mal als gut, 4mal als befriedigend und 2mal als schlecht eingestuft werden. In allen Fällen wiesen die Nachuntersuchten eine habituelle Kopfschiefhaltung sowie fibrotische, nach laterodorsal verlaufende Narbenstränge auf, die die Halskulisse mitformten. Ein Einfluß des Operationsalters auf die Gesichtsasymmetrie ließ sich nicht nachweisen. Die Volkmann-Operation erschien uns als die einfachste Methode, den muskulären Schiefhals sinnvoll zu beseitigen. Das oben angegebene Nachbehandlungsschema sollte durch eine kontinuierliche Haltungsschulung und -kontrolle ergänzt werden.

Literatur

Bauer A (1913) Der Schiefhals. Ergeb Chir Orthop 5:191
Bernau A (1977) Langzeitresultate nach Schiefhalsoperation. Z Orthop 115:875–890
Hellstadius A (1927) Torticollis congenita. Acta Chir Scand 62:586
Hirschfelder U, Hirschfelder H, Schnitzlein B (1981) Veränderungen des Gesichtsschädels beim Schiefhals aus orthopädischer und kieferorthopädischer Sicht. Z Orthop 119:744–745
Hohmann G (1928) Über den muskulären Schiefhals. Verh Dtsch Orthop Ges 23:116–143
Ippolito E, Tudisco C, Massobrio M (1985) Long-term results of open sternocleidomastoid tenotomy for idiopathic muscular torticollis. J Bone Joint Surg [Am] 67:30–38
Lange M (1971) Lehrbuch der Orthopädie und Traumatologie, Bd 1. Enke, Stuttgart
Lorenz A (1895) Zur Therapie des muskulären Schiefhalses. Zbl Chir 22:105
Mau H (1979) Die Ätiopathogenese von Skoliose, Hüftdysplasie und Schiefhals im Säuglingsalter. Z Orthop 117:784–789
Mc Donald D (1969) Sternomastoid tumour and muscular torticollis. J Bone Joint Surg [Br] 51:432
Mikulicz J (1985) Über die Exstirpation des Kopfnickers beim muskulären Schiefhals. Zentralbl Chir 22:1
Redard P (1892) Traité pratique de chirurgie orthopédique. Paris, Octave Doin
Redard P (1898) Le torticollis et son traitement. Paris, Carréet Naud
Reske W (1961) Der muskuläre Schiefhals und seine Behandlungserfolge. Arch Orthop Trauma Surg 53:297
Scale D, Schmitt E, Maronna U (1981) Langzeitergebnisse nach operativer Behandlung des operativen Schiefhalses. Z Orthop 119:752–754
Schanz A (1901) Die Behandlung des angeborenen Schiefhalses mit offener Durchschneidung des Kopfnickers und Watteredressionsverband. Münch Med Wochenschr 42:1653
Schanz A (1904) Über das Rezidiv nach Schiefhalsoperation. Z Orthop Chir 13:658
Volkmann R (1885) Das sogenannte Caput obstitum und die offene Durchschneidung des sternocleidomastoideus. Zentralbl Chir 12:233
Wirth CJ, Hagena F (1981) Die Therapie des muskulären Schiefhalses. Z Orthop 119:745–748
Wirth CJ, Hagena F (1983) Der muskuläre Schiefhals. In: Aktuelle Probleme in Chirurgie und Orthopädie, Bd 27. Huber, Bern Stuttgart Wien

Diskussion

Hackenbroch, Köln: Es hat sich gezeigt, daß doch erhebliche Unterschiede im Krankengut bestehen, z. B. bezüglich der Operationstechnik. In der letzten Gruppe ist nur einmal biterminal operiert worden, während es im Münchener Krankengut die Regel war, daß sowohl am Mastoid als auch sternoklavikular operiert wurde. Die Ergebnisse wiederum weichen nach meinem Eindruck nicht gravierend voneinander ab. Es würde sich also die Frage erheben: Ist es wirklich erforderlich, daß man sowohl peripher als auch zentral vorgeht, zumal gerade bei mastoidnahen Maßnahmen die Komplikation der Faszialisschädigung droht, zu der kein Referent Zahlen angegeben hat. Deswegen möchte ich gerne im Lauf der Diskussion Herrn Hagena bitten, doch noch einmal dazu Stellung zu nehmen.

Steinhäuser, Cottbus: Die Behandlung des Schiefhalses ist für mich seit 19 Jahren eine rein konservative. Diese Auffassung ist folgendermaßen entstanden: Meine jetzt 19jährige Tochter wurde in Steißlage mit einem schweren Schiefhals geboren. Die Mutter hatte auch einen Schiefhals, der im Alter von 2 Jahren von einem damals bekannten Herrn Wagener in Reichenberg im Sudetenland operiert worden ist. Eine Operation konnte von mir aufgrund eines Kopfnickerhämatoms nicht durchgeführt werden. Ich habe also gleich in der 3. Woche meine Tochter auf dem Bauch liegen und Tag und Nacht alle 1–2 h Packungen machen lassen. Zunächst mit Leinsamen; da Leinsamen aber etwas giftig ist, habe ich übergewechselt zu Kartoffelbreiumschlägen. Das wurde so Tag und Nacht gemacht, nachts meist mit Salbenverbänden, da das Kind dann schlafen wollte; inzwischen ist der Schiefhals völlig ausgeheilt! Ich bin während der ganzen Jahre skeptisch gewesen und habe meine Tochter alle paar Jahre nachuntersucht. Inzwischen habe ich 6 Fälle bis zum 7. Lebensjahr genauso konservativ behandeln lassen; sie sind alle ohne Operation ausgeheilt. Ich habe in diesen Jahren einen einzigen Schiefhals operieren müssen, und zwar bei einer Frau von 41 Jahren. Der Schiefstand des Kopfes wurde bei der Frau immer als rheumatisch angesehen, sogar von Orthopäden. Als sie zu mir kam, diagnostizierte ich einen angeborenen Schiefhals. Ich habe sie vor 3 Jahren erfolgreich operiert.

Hackenbroch, Köln: Vielen Dank, Herr Steinhäuser, für diesen Beitrag. Ich darf jetzt aber auf die Frage von Herrn Hagena zurückkommen, denn die Operateure bewegt doch immer die Frage der möglichen Nervenverletzungen.

Hagena, München: Darf ich ganz kurz Stellung nehmen zu dem, was Herr Steinhäuser gesagt hat: In der Literatur sind tatsächlich Rückbildungsmöglichkeiten zwischen 50 und 90% beschrieben. Es ist aber durchaus auch bekannt, daß bei einer großen Zahl von Patienten der muskuläre Schiefhals bleibt. Die Frage ist: Zu welchem Zeitpunkt soll der muskuläre Schiefhals überhaupt operiert werden? Was die Nervenschädigung angeht und die sonstigen Komplikationsmöglichkeiten in unserem großen Krankengut, so war eine Schädigung der V. jugularis dabei, die eine massive Nachblutung nach sich zog. Fazialislähmungen waren in 2

Fällen eingetreten, die aber nur vorübergehender Natur waren. Es ist durchaus so, daß man daran denken muß, daß man hier eine Schädigung verursachen kann, aber in der Regel ist der anatomische Verlauf sowohl des Fazialis als auch des Akzessorius so, daß der Akzessorius etwa in der Mitte des Muskelbauchs schräg verläuft, und wenn man den sehnigen Anteil proximal tenotomiert, der Nerv nicht geschädigt wird. Man muß das aber wissen und darauf achten.

Salamon, Warschau: Ich wurde von der Behauptung meines Vordiskutanten provoziert, daß man ohne Operation einen Schiefhals ausreichend behandeln kann. Ja, natürlich, aber das hängt von der Ursache ab. Wenn es ein Schiefhals ist, der während der Geburt entsteht, eine Blutung im Muskel, kann man ihn natürlich konservativ behandeln. Aber bei einer Arthrogrypose muß man doch operieren. Und dann noch zur Frage der Fazialislähmung:

Wir sind vom Schnitt am Mastoid weggegangen, machen jetzt die Tampel-Operation und haben keine Lähmungen mehr.

Hackenbroch, Köln: Ich glaube, wir müssen daran denken, daß der Schiefhals zunächst ein Symptom ist, welches diagnostisch genau aufgearbeitet werden muß. Abgesehen davon, daß ossäre Deformitäten auszuschließen sind, müssen auch andere Formen, wie z. B der okuläre Schiefhals analysiert werden. Ich denke, daß diejenigen, die ein solides anatomisches Substrat am Sternokleidomastoideusmuskel haben, i. allg. operativ behandelt werden müssen.

Willert, Göttingen: Ich denke, auch bei dieser Indikation empfiehlt es sich, eine konservative Vorbehandlung zu machen, die sich aber nach unserer Einstellung nicht länger als 2 Jahre hinziehen sollte. Wenn sich also nach 2 Jahren keine Besserungstendenz eingestellt hat, nehmen wir die Operation vor. Wir haben allerdings kürzlich einen Schiefhals operiert, der 5 Jahre lang konservativ behandelt wurde und den man eben doch operieren mußte, weil sich schließlich die Leute überzeugen ließen, daß er sich nicht gebessert hätte. Ich glaube aber, daß sicher etliche Kinder von der Operation verschont bleiben, wenn eine konsequente Vorbehandlung durchgeführt wird.

Hackenbroch, Köln: Vielen Dank, ich bin absolut Ihrer Meinung.

Collath, Kiel: Ich bin Krankengymnastin in Kiel, und diese Bemerkung kann ich bestätigen. Ich habe in den letzten 5 Jahren 4 geburtstraumatische Schiefhälse behandelt, die alle 4 ausgezeichnet heilten. Nach einer Behandlung ohne Erfolg blieb immer noch die Möglichkeit der Operation. Zumindest sollte man vorher versuchen, konservativ zu behandeln. Die durchschnittliche Behandlungsdauer lag bei etwa 6–8 Monaten, bei täglicher Behandlung durch die Eltern.

Hackenbroch, Köln: Vielen Dank. Ich glaube, das bestätigt genau das, was eben schon angeklungen ist. Nach meiner Erfahrung ist es so, daß die meisten Eltern geradezu wünschen, daß zunächst ein konservativer Versuch gemacht wird, und sie sind nicht begeistert, wenn man sehr schnell von der Operation spricht. In diesem Fall haben die Eltern recht.

Dörr, Stolberg: Also nicht operieren vor dem 3. Lebensjahr? Ist das allgemeine Meinung? Kann man das mitnehmen?

Hackenbroch, Köln: So etwa ja. Voraussetzung ist eine Vorbehandlung bis zum Erreichen des 3. Lebensjahrs. Darin sind wir uns völlig einig.

Hagena, München: Ich möchte noch etwas zum operativen Vorgehen sagen. Bei Herrn Markwort waren es 20 Patienten mit 3 Rezidiven, also $^1/_6$ der Patienten, etwa 15%. Ein Patient wurde inzwischen reoperiert, er hat 2 Rezidive. Ich habe an unserem Patientengut dargestellt, daß 10% der Patienten schon voroperiert waren. Auch da war es doch das Gros der Patienten, das nicht biterminal tenotomiert worden war. Ich meine schon, daß man konsequent an 3 Punkten tenotomieren sollte, um wirklich eine Kontraktur und ein Rezidiv zu vermeiden.

Steinhäuser, Cottbus: Zum Rezidiv möchte ich eines sagen: Ich habe während meiner früheren Tätigkeit als Chef bei meinen Assistenten immer dann ein Rezidiv gesehen, wenn jemand nicht exakt operierte. Es muß also die Blutstillung exakt sein. Wenn irgendeine Nachblutung erfolgt, gibt es immer ein Rezidiv.

Markwort, Kiel: Ich muß noch korrigieren. Es sind nicht 3 Rezidive gewesen, sondern 2.

Habituelle Schulterluxation

Die Bedeutung von anatomischen Formvarianten bei rezidivierenden Schultergelenkluxationen – Untersuchungen bei Patienten 10 und mehr Jahre nach operativer Behandlung

F.-J. Schnittker, E. May, H. Jostes und K. Püschel

Die rezidivierende Schultergelenkluxation bietet eine große Palette operativer Behandlungsmöglichkeiten. Nach Saha (1978) sind weltweit etwa 250 Operationsmethoden beschrieben worden.

In den Abteilungen für Orthopädie und Unfallchirurgie des Kreiskrankenhauses Detmold wurden zwischen 1970 und 1983 64 rezidivierende vordere bzw. vordere untere Schultergelenkluxationen bei 62 Patienten operativ behandelt. In 2 Fällen waren beide Schultergelenke betroffen. Insgesamt haben wir 35 linke und 29 rechte Schultergelenke operativ behandelt. Männer waren annähernd 5mal häufiger betroffen als Frauen (51:11). Bei den beidseitig Operierten handelte es sich je um einen Mann und eine Frau. Das Durchschnittsalter bei der Operation betrug 29,2 Jahre (16,3–52,0 Jahre).

Wir haben überwiegend ein Verfahren angewandt, das dem nach Lange-Eden-Hybinette (Lange 1962; Eden 1918; Hybinette 1932) am nächsten kommt. Die Methode ist von Bauermeister u. Friedrich (1964) eingehend beschrieben worden.

44 Patienten mit 46 nach diesem Operationsverfahren behandelten Schultergelenken konnten wir 1985 nachuntersuchen. Bei der Kontrolle interessierten insbesondere die Frage nach prädisponierenden Faktoren der rezidivierenden Schultergelenkluxation und nach Spätergebnissen (mehr als 10 Jahre) des angewandten operativen Verfahrens.

54,2% der bis 1975 behandelten Patienten konnten wir klinisch und röntgenologisch nachuntersuchen (Tabelle 1).

In 2 Fällen handelte es sich um Rezidiveingriffe. 1 Patient war in unserer Klinik voroperiert worden und hatte ein erneutes adäquates Trauma erlitten, 1 Patient war außerhalb voroperiert worden und hatte ebenfalls ein erneutes adäquates Trauma als Rezidivursache angegeben. Nach 1975 ist ein echtes Rezidiv ohne entsprechendes Trauma aufgetreten (Bewertung nach Anschütz 1936).

Die röntgenologische Kontrolle zeigte, daß der heterologe Knochenspan zum Untersuchungszeitpunkt in keinem Fall noch vollständig nachweisbar war. Im

Tabelle 1. Rezidivierende Schulterluxationen – Operation nach Lange-Eden-Hybinette 1970–1975. Postoperative Nachuntersuchung 1985 (n = 24)

	n	[%]
Untersuchungen – gesamt	17	70,8
– klinisch	13	54,2
– nur Fragebogen	4	16,6
Verstorben	1	4,2
Unbekannt verzogen	6	25,0

Tabelle 2. Rezidivierende Schultergelenkluxationen – Operation nach Lange-Eden-Hybinette 1970–1975. Röntgenologische Nachuntersuchungsergebnisse zum postoperativen Spanverhalten (n = 14)

	n	[%]
Negatives Spanverhalten	0	0,0
Keine Operationsfolge nachweisbar	5	35,7
Strukturunregelmäßigkeiten am unteren Pfannenrand	4	28,6
Randwulst	3	21,4
Spanrest erkennbar	2	14,3
Span vollständig erhalten	0	0,0

Gegensatz zu den Ergebnissen von May et al. (1975) fanden wir in unserem Kollektiv keinen Fall mit negativem Spanverhalten (Tabelle 2).

Omarthrosen in unterschiedlicher Ausprägung fanden wir 5mal (35,7%). In einem Fall muß von einer erheblichen Omarthrose bei einer jetzt 52jährigen Patientin gesprochen werden. Je 2mal ist die arthrotische Veränderung als mäßiggradig bzw. minimal zu bezeichnen.

Die subjektive Beurteilung (Tabelle 3) des Operationsergebnisses zeigte eine deutlich positive Tendenz gegenüber der objektiven Beurteilung (Tabelle 4) durch die Untersucher. So waren 88,2% der befragten Patienten auch 10 Jahre nach der Operation noch mit dem Ergebnis zufrieden. 2 Patienten klagten über ein Instabilitätsgefühl, in einem Fall bei Überkopfarbeiten (Beruf: Anstreicher). Bei dem zweiten Patienten stand wohl ein Rentenbegehren im Vordergrund, nähere Angaben zur geklagten Instabilität konnten nicht erfragt werden. Bei beiden Patienten war eine Luxationsneigung nicht objektivierbar.

Tabelle 3. Rezidivierende Schultergelenkluxationen – Operation nach Lange-Eden-Hybinette 1970–1975. Subjektive Beurteilung des Operationsergebnisses (n = 18)

	n	[%]
Instabilitätsgefühl	2	11,1
Bewegungseinschränkung	1	5,6
Normale Beweglichkeit	15	83,3
Kraftverminderung	2	11,1

Tabelle 4. Rezidivierende Schultergelenkluxationen – Operation nach Lange-Eden-Hybinette 1970–1975. Objektive Bewertung des Operationsergebnisses (n = 14)

	n	[%]
Luxationsneigung	0	0,0
Bewegungseinschränkung (Außenrotation > 10° eingeschränkt)	3	21,4
Bewegungseinschränkung (Außenrotation < 10° eingeschränkt)	3	21,4
Normale Beweglichkeit	8	57,2
Kraftverminderung (> 10 Kp)	4	28,6

Bei 43% der nachuntersuchten Gelenke waren 10 Jahre nach operativer Behandlung Bewegungseinschränkungen nachweisbar. Eine wesentliche Behinderung wurde allerdings nur einmal angegeben. In diesem Fall betrug das Außenrotationsdefizit 30°, Elevation, Flexion und Extension waren bei dieser Patientin ebenfalls deutlich eingeschränkt. In 2 weiteren Fällen bestanden neben einer geringgradigen Außenrotationseinschränkung zusätzlich minimale Einbußen bei der Elevation.

Das Erstluxationsereignis erfolgte 9mal sicher nach adäquatem Trauma. 5mal handelte es sich um Spontanluxationen oder Luxationen ohne adäquates Trauma. In den übrigen Fällen waren in der Anamnese epileptische Anfälle oder chronischer Alkoholismus nachweisbar, bei wenigen Patienten war die Ursache der Erstluxation nicht mehr exakt zu erfahren.

Zur Beantwortung der Frage nach prädisponierenden Faktoren der rezidivierenden Schultergelenkluxation standen uns bei der Nachuntersuchung 46 klinisch und röntgenologisch kontrollierte, nach Lange-Eden-Hybinette operierte Schultergelenke und 20 Scapulapräparate zur Verfügung.

Bei den genannten Kollektiven haben wir mit Hilfe standardisierter a. p.-Röntgenaufnahmen den durchschnittlichen sog. vertikalen Pfannenneigungswinkel bestimmt. Der nach kaudal offene Winkel wird von der vertikalen Pfannenachse und der Spina scapulae gebildet. Zum Vergleich wurde ein sog. Normalkollektiv (n=50) herangezogen, bei dem in keinem Fall in der Anamnese eine Schultergelenkluxation nachweisbar war (Abb. 1).

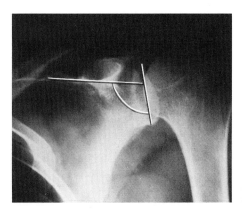

Abb. 1. Vertikaler Pfannenneigungswinkel. a.p.-Standardröntgenaufnahme

Tabelle 5. Vertikaler Pfannenneigungswinkel (n=116). Winkelgrade und Standardabweichungen

Kollektiv	n	Winkelgrade und Standardabweichungen
Scapulapräparate	20	99,05° ± 5,89°
Normalkollektiv	50	106,70° ± 6,48°
Rezidivierende Schulterluxation		
– gesamt	46	103,84° ± 6,89°
– traumatisch	17	105,88° ± 7,31°
– spontan	15	100,20° ± 6,14°
– unbekannt	14	103,71° ± 6,91°

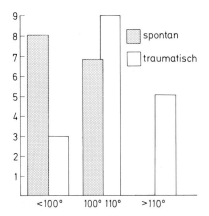

Abb. 2. Rezidivierende Schultergelenkluxationen – Ursache der Erstluxation in Abhängigkeit vom vertikalen Pfannenneigungswinkel (n=32)

Bei vergleichender Auswertung unserer Meßergebnisse zeigte sich, daß die Winkelangaben der isolierten Scapulapräparate erheblich von denen des sog. Normalkollektivs differierten; d. h. die in der Klinik als standardisiert anzusehenden a. p.-Röntgenaufnahmen lassen sich mit entsprechenden Aufnahmetechniken am isolierten Knochenpräparat nicht vergleichen.

Demgegenüber waren die Werte aus unserem sog. Normalkollektiv mit denen mit nachgewiesener traumatisch bedingter Erstluxation annähernd identisch (Tabelle 5).

Es fiel ferner auf, daß im Kollektiv der rezidivierenden Schultergelenkluxationen ein durchschnittlich kleinerer Winkel bei Patienten mit spontaner Erstluxation vorlag.

Bei Winkelgraden oberhalb 110° fand sich in keinem Fall eine spontane Erstluxation (Abb. 2).

Zusammenfassung

1) Die nach Lange-Eden-Hybinette operativ behandelten und nachuntersuchten vorderen bzw. vorderen unteren Schultergelenkluxationen wiesen 10–15 Jahre post operationem eine Rezidivquote von 5,6% auf.
2) Der heterogene Knochenspan (Kieler Span) ist nur noch in 14,3% der Fälle röntgenologisch nachweisbar. Ein negatives Spanverhalten haben wir in keinem Fall beobachtet. Die Omarthroserate beträgt 35,7%.
3) Die Beurteilung des Operationsergebnisses durch den Patienten ist positiver als das objektive Spätergebnis. In 43% der Fälle resultieren operationsbedingte Bewegungseinschränkungen unterschiedlichen Ausmaßes.
4) Hinsichtlich des vertikalen Pfannenneigungswinkels ist festzustellen, daß der röntgenologisch bestimmte Winkel 106,70° beträgt. Bei kleineren Pfannenneigungswinkeln kommen spontane Erstluxationen relativ häufiger vor, während bei Winkelgraden oberhalb 110° keine spontane Erstluxation nachgewiesen werden konnte.

Danksagung

Herrn Professor Dr. med. H.-J. Dieterich, Anatomisches Institut der Universität Münster, sei an dieser Stelle für seine freundliche Mithilfe herzlich gedankt.

Literatur

Anschütz W (1936) Bericht über die Operation bei gewohnheitsmäßiger Schulterverrenkung innerhalb der nordwestdeutschen Chirurgenvereinigung. Zentralbl Chir 63:1020

Bauermeister A, Friedrich K (1964) Die Anwendung des Kieler Knochenspanes zur Plastik nach Eden-Hybinette bei habitueller Schulterluxation. Zentralbl Chir 40:1500–1510

Eden R (1918) Zur Operation der habituellen Schulterluxation. Dtsch Z Chir 144:269

Hybinette S (1932) De la transplàntation d'un fragment osseux pour remédier aux luxations de l'épaule. Acta Chir Scand 71:411–445

Lange M (1962) Die Behandlung der habituellen Schulterluxation. Med Klin 57:1602–1605

May E, Lüdde L, Holland C (1975) Zur Behandlung habitueller Schulterluxationen (Spätergebnisse nach Eden Hybinette'scher Operation). Hefte Unfallheilkd 126:118–121

Saha AK (1978) Rezidivierende Schulterluxation. Bücherei des Orthopäden, Bd 22. Enke, Stuttgart

Spätergebnisse der operativen Behandlung der Schultergelenkluxation nach der Technik von Eden-Hybinette, modifiziert nach M. Lange

T. Resch und A. Rütt

Bereits 1940 führten Magnuson u. Stack (zit. nach Saha 1978) für die operative Behandlung der habituellen Schulterluxation mehr als 250 Operationsmethoden an.

Drei Verfahren gelangen heute im europäischen und angloamerikanischen Raum hauptsächlich zur Anwendung:

Die Operation nach Putti-Platt (Osmond-Clarke 1948) stellt einen reinen Weichteileingriff mit Raffung der vorderen Kapsel und Verlagerung der Subscapularissehne dar.

Die subkapitale Rotationsosteotomie nach Weber (1969, 1971) versucht als knöcherner Eingriff, die luxationsbegünstigende Hill-Sachs-Delle aus der Gefahrenzone des vorderen Pfannenrandes zu drehen.

Zweifach am Pathomechanismus der Luxation greift die kombinierte Technik nach Eden-Hybinette (Eden 1918, 1920; Hybinette 1932), in der Modifikation nach Lange (1957), an: Einmal wird durch Knochenspanimplantation am vorderen, unteren Pfannenrand dieser direkt angehoben und durch dauerhafte Spanlage ein Gegenhalt geschaffen. Zum anderen kommt es durch Lateralverlagerung der Subscapularissehne zu einer muskulären Kapselverstärkung.

Eigenes Krankengut

Im Zeitraum von 1960–1975 wurden an der Orthopädischen Klinik Würzburg, König-Ludwig-Haus, 57 Patienten mit habitueller Schulterluxation nach Eden-Hybinette, modifiziert nach Lange, operiert.

21 Patienten mit 22 operierten Schultern konnten wir nachuntersuchen.

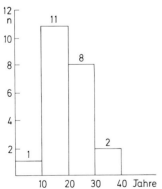

Abb. 1. Lebensalter bei Erstluxation (anamnestische Angaben) (n = 22)

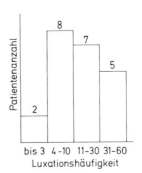

Abb. 2. Luxationshäufigkeit präoperativ (anamnestische Angaben) (n = 22)

In allen Fällen handelte es sich um Luxationen nach vorn. Bei einem Nachuntersuchungszeitraum von 10–25 Jahren betrug die durchschnittliche Nachuntersuchungszeit 16 Jahre. Geschlechtsverteilung sowie Alter bei der Erstluxation (8–34 Jahre, durchschnittlich 21 Jahre) (Abb. 1) entsprachen den Literaturangaben.

Überdurchschnittlich häufig war die nicht dominante Seite betroffen (68%).

Lediglich bei 50% unserer Patienten führte ein adäquates Trauma zur Erstluxation.

Abbildung 2 zeigt die präoperative Luxationshäufigkeit nach Angaben unserer Patienten.

Ergebnisse

Die Beurteilung unserer nachuntersuchten Fälle berücksichtigt zum einen die subjektive Einschätzung des Ergebnisses durch die Patienten mit Wertung von Schmerzfreiheit, Bewegungseinschränkung sowie Belastungsstabilität der Schulter bei Arbeit und Sport. Als subjektiv schmerzfrei stuften sich dabei 15 (68%) unserer Patienten ein, 6 (27%) gaben gelegentliche, z. B. witterungsabhängige Beschwerden an, 1 Patient (4,5%) klagte über häufige Schmerzen (Tabelle 1). 7 (32%) der Patienten bezeichneten ihre postoperative Schulterbeweglichkeit als

Tabelle 1. Subjektive Bewertung nach Operationen nach Eben-Hybinette-Lange (n = 22) – Schmerz

	n	[%]
Schmerzfrei	15	68
Gelegentlich Schmerzen	6	27
Häufig Schmerzen	1	4,5

Tabelle 2. Subjektive Bewertung nach Operationen nach Eben-Hybinette-Lange (n = 22) – Beweglichkeit

	n	[%]
Frei beweglich	7	32
Leicht eingeschränkt	13	59
Erheblich eingeschränkt	2	9

Tabelle 3. Subjektive Bewertung nach Operationen nach Eben-Hybinette-Lange (n = 22) – Belastbarkeit

	n	[%]
Voll belastbar	17	77
Gelegentlich unsicher	4	18
Rezidiv	1	4,5

frei, 13 (59%) als leicht eingeschränkt, lediglich 2 (9%) als erheblich eingeschränkt (Tabelle 2). Für voll belastungsstabil hielten ihre Schulter 17 (77%) der Patienten, 4 (18%) gaben gelegentliche Unsicherheit bei Belastung in Extremstellung an. 1 Patient erlitt 2, 5 und 10 Jahre postoperativ jeweils eine echte Rezidivluxation ohne Trauma. Seit 12 Jahren besteht jedoch Rezidivfreiheit ohne erneute Operation.

Als Rezidivquote resultiert somit 1 Fall oder 4,5% (Tabelle 3).

Des weiteren nahmen wir eine Bewertung und Klassifizierung der Ergebnisse nach folgenden, objektivierbaren Parametern vor: Schmerzfreiheit bei Untersuchung, meßbare Bewegungseinschränkung, fortbestehende Schulterinstabilität, Veränderungen des skapulohumoralen Zusammenspiels sowie röntgenmorphologische Veränderungen.

Als objektiv sehr gut oder gut sind danach 15 (68%) unserer nachuntersuchten Patienten einzustufen.

4 (18%) weisen ein mäßiges, 3 (14%) ein schlechtes Ergebnis auf. Einstufungskriterien für die Kategorien „mäßig" oder „schlecht" sind u. a.: mäßige oder deutliche Schmerzhaftigkeit der Schulter, Unsicherheitsgefühl oder Instabilität sowie Bewegungseinschränkung über 10° (Tabelle 4).

Die resultierende Bewegungseinschränkung, insbesondere der Außenrotation, zeigt Tabelle 5. Betroffen sind jedoch auch alle anderen angegebenen Bewegungsqualitäten.

Tabelle 4. Objektive Bewertung nach Operationen nach Eben-Hybinette-Lange (n = 22)

	n	[%]
I. Sehr gut	9	41
II. Gut	6	27
III. Mäßig	4	18
IV. Schlecht	3	14

Tabelle 5. Bewegungseinschränkung nach Operationen nach Eben-Hybinette-Lange (n = 22)

	Freie Beweglichkeit		Bewegungseinschränkung			
			Unter 10°		Über 10°	
	n	[%]	n	[%]	n	[%]
Außenrotation	11	50	5	23	6	27
Innenrotation	13	59	5	23	4	18
Abduktion						
– bis 90°	18	82	2	9	2	9
– über 90°	14	64	3	14	5	18
Vorheben	15	68	3	14	4	18
Rückheben	20	91	–	–	2	9

Tabelle 6. Radiologische Befunde nach Operationen nach Eben-Hybinette-Lange (n = 22)

	n	[%]
Span nachweisbar	18	82
Span nicht nachweisbar (Lyse)	2	9
Span postoperativ entfernt	2	9
Ventrokaudaler Pfannenrand angehoben	14	64
Sekundäre Arthrose	5	23

Tabelle 7. Knöcherne Begleitverletzungen

	n	[%]
Dorsale Humeruskopfimpression	15	68
Ventrokaudale Pfannenrandfraktur	2	9

Tabelle 8. Peri- und postoperative Komplikationen (n = 22)

	[%]
1 Infektion mit Fistelbildung 4 Monate postoperativ	4,5
1 Infektion 14 Tage postoperativ	4,5
1 Infraktion der Tibia am Ort der Spanentnahme	4,5
1 distale Ulnarisschädigung, fraglich durch Gipsdruck	4,5

Zur radiologischen Diagnostik fertigten wir, gemäß der von Johner et al. (1982 a, b) empfohlenen Technik, jeweils eine Serie von 5 Aufnahmen: betroffene Schulter a. p. in Innenrotation, beide Schultern tangential 20°/20° sowie Pfannenprofilaufnahmen nach Bernageau beidseits; ergänzend Röntgenaufnahme der betroffenen Schulter nach Hermodsson (1934).

In 18 (82%) der röntgenologisch nachuntersuchten Fälle war der am Scapulahals eingebrachte, kortikospongiöse Tibiaspan weitgehend dauerhaft erkennbar. In je 2 Fällen (9%) war er lysiert oder wegen Infektion entfernt.

Der ventrokaudale Pfannenrand erschien in 14 Fällen (64%) angehoben. In 5 Fällen (23%) fanden wir eine sekundäre Omarthrose (Tabelle 6).

An knöchernen Begleitverletzungen konnten wir die Hill-Sachs-Impression in 68% und eine vordere Pfannenrandfraktur in 9% der Fälle nachweisen (Tabelle 7) (Hill u. Sachs, 1940).

Tabelle 8 zeigt schließlich eine Zusammenstellung unserer peri- und postoperativen Komplikationen.

Zusammenfassung

Die Operation der habituellen Schulterluxation nach Eden-Hybinette-Lange gewährleistet, im Vergleich mit den anderen, gängigen Methoden, ein hohes Maß an Rezidivfreiheit.

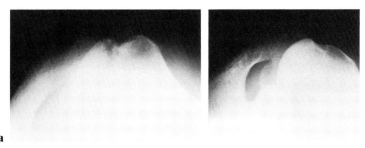

Abb. 3. a Hill-Sachs-Läsion: Tangentialaufnahme nach Hermodsson. **b** Hill-Sachs-Läsion: Tangentialaufnahme 20°/20° nach Johner und Burch

Eine nahezu unwesentliche, funktionelle Beeinträchtigung resultiert aus einer endgradigen Einschränkung aller Bewegungsqualitäten, insbesondere der Außenrotation. Eine Indikation für das Verfahren sehen wir nach wie vor auch bei der habituellen Luxation mit radiologisch nachweisbarer, dorsaler Humeruskopfimpression (Hill-Sachs-Malgaigne) (Abb. 3), für die heute zunehmend der Rotationsosteotomie nach Weber der Vorzug gegeben wird.

Im eigenen Krankengut ergibt sich eine Rezidivquote von 4,5% bei sicher nachweisbarer Hill-Sachs-Läsion in 68% der Fälle.

Literatur

Eden R (1918) Zur Operation der habituellen Schulterluxation unter Mitteilung eines neuen Verfahrens bei Abriß am inneren Pfannenrand. Dtsch Z Chir 144:269

Eden R (1920) Zur operativen Behandlung der habituellen Schulterluxation. Zentralbl Chir 47:1002

Figner G (1978) Behandlungsergebnisse bei der habituellen Schulterluxation, operiert nach Eden-Lange-Hybinette. Orthopäde 7:199

Gauwerky F (1951) Traumatische Deformierungen am Humeruskopf als Folge von Schulterluxationen. Fortschr Röntgenstr 75:607

Hehne HJ, Meyer S, Hubner H (1980) Treatment of recurrent shoulder dislocation by the method of Putti, Platt and Bankart and that of Eden, Hybinette and Lange. Orthop Prax 16:331–335

Hermodsson I (1934) Röntgenologische Studien über die traumatischen und habituellen Schultergelenkverrenkungen nach vorn und unten. Acta Radiol [Suppl] (Stockh) 20:1

Hill HA, Sachs MD (1940) The grooved defect of the humeral head. A frequently unrecognized complication of dislocation of the shoulder joint. Radiology 35:690

Hybinette S (1932) De la transplantation d'un fragment osseux pour rémédier aux luxations recidivantes de l'épaule; constatations et résultats opératoires. Acta Chir Scand 71:441

Johner R, Joz-Roland P, Burch HB (1982a) Luxation antérieur de l'épaule: Nouveaux aspects diagnostiques et thérapeutiques. Rev Méd Suisse Romande 102:1143–1150

Johner R, Binz P, Stäubli HU (1982b) Neue diagnostische, therapeutische und prognostische Aspekte der Schulterluxation. Schweiz Z Sportmed 30/2:48

Keyl W (1969) Erfahrungen bei der Behandlung der habituellen Schulterluxation nach M. Lange. Z Orthop 106:745

Lange M (1957) Die habituelle Schulterluxation. Wiederherstellungschir Traumatol 4:32

Lange M (1962) Die Behandlung der habituellen Schulterluxation. Med Klin 57:1602

Lange M (1965) Lehrbuch der Orthopädie und Traumatologie, Bd 2/2. Enke, Stuttgart

Legal H (1976) Zur operativen Behandlung der habituellen Schulterluxation mittels subkapitaler Humerusosteotomie nach Weber. Hefte Unfallheilkd 126:112

Osmond-Clarke H (1948) Habitual dislocation of the shoulder. The Putti-Platt operation. J Bone Joint Surg [Br] 30:19

Patte D, Debeyre J, Bernhageau J (1978) Die Bedeutung des vorderen Pfannenrandes bei den rezidivierenden Schulterluxationen. Orthopäde 7:194–198

Saha AK (1978) Rezidivierende Schulterluxation. Bücherei des Orthopäden, Bd 22. Enke, Stuttgart

Weber BG (1969) Operative treatment for recurrent dislocation of the shoulder. Injury 1:107

Weber BG (1971) Humerusosteotomie bei habitueller Schulterluxation. Ther Umsch 28:292

Weber BG (1976) Indikation, Technik und Ergebnisse verschiedener Operationsverfahren bei habitueller Schulterluxation. Hefte Unfallheilkd 126:104

Weber BG (1979) Die gewohnheitsmäßige Schulterverrenkung. Monatsschr Unfallheilkd 82:413

Langzeitergebnisse nach operativer Versorgung der habituellen Schultergelenkluxation in der Technik nach Eden-Hybinette-Lange

A. Krödel und C. Melzer

Die mit einer Muskel- und Kapselraffung kombinierte Spanplastik nach Eden-Hybinette-Lange ist eine im deutschen Sprachraum verbreitete Methode zur Therapie der habituellen Schultergelenkluxation.

In der Zeit von Januar 1968 bis Januar 1975 wurden in dieser Weise 32 von 35 habituellen Schultergelenkluxationen an der Orthopädischen Klinik Annastift operativ versorgt.

10–17 Jahre postoperativ konnten aus diesem Krankengut 23 Schultergelenke von 21 Patienten nachuntersucht werden.

Die operative Versorgung erfolgt in 20 Fällen nach Eden-Hybinette-Lange unter Verwendung eines sterilisierten und enteiweißten, heterologen Knochenspans sowie 2mal in der Technik nach Putti-Platt. In einem Fall mußte bei veralteter, irreponibler Luxation eine Arthrodese durchgeführt werden.

Die nun folgenden Nachuntersuchungsergebnisse beziehen sich auf die 20 nach Eden-Hybinette-Lange operierten Schultergelenke.

Zum Zeitpunkt der Nachuntersuchung waren die Patienten in 18 von 20 Fällen mit dem Ergebnis der Operation subjektiv sehr zufrieden oder zufrieden.

Reluxationen traten bei 4 von 20 Schultergelenken auf, wobei einmal ein erneutes adäquates Trauma nachweisbar war. Nach Reposition kam es zur folgenlosen Ausheilung der Verletzung.

Beiderseitige Reluxationen nach ventral, kaudal und dorsal betrafen einen 16jährigen Patienten mit beiderseitiger multidirektionaler Instabilität. In diesem Fall war wegen der vorwiegend nach dorsal gerichteten Luxation beiderseits eine dorsale Spanplastik mit Kapselraffung durchgeführt worden.

Eine Patientin berichtete über mehrere Reluxationen, die sie selbst reponiert habe.

11 Schultergelenke waren zum Zeitpunkt der Nachuntersuchung schmerzfrei, 8mal lagen Belastungsschmerzen, einmal Ruheschmerzen vor. In 14 Fällen ließen sich Funktionseinschränkungen nachweisen, wobei insbesondere die Rotationsbewegungen betroffen waren (Tabelle 1).

Tabelle 1. Häufigkeit eines Innen- und Außenrotationsdefizits (n = 20)

	Innenrotationsdefizit	Außenrotationsdefizit
≦ 10°	4	4
10°–20°	1	4
20°–30°	–	2
30°–40°	–	2
40°–50°	1	1
Gesamt	6 (30%)	13 (65%)

Tabelle 2. Häufigkeit einer Pfannenanhebung durch Einbau eines Spans und Häufigkeit des Auftretens einer Arthrose (n = 20)

	n	[%]
Gesamt	11	55
Davon Span eingebaut	6	54,5
unvollständiger Spaneinbau	5	45,5
Davon keine Arthrose	2	18,2
beginnende Arthrose	4	36,4
fortgeschrittene Arthrose	5	45,4

Bei der röntgenologischen Nachuntersuchung konnten bei 12 Schultergelenken Arthrosezeichen festgestellt werden, wobei 5mal eine beginnende und 7mal eine fortgeschrittene Omarthrose diagnostiziert wurde.

In 6 von 7 Fällen ging die fortgeschrittene Omarthrose mit Belastungs- und/oder Ruheschmerzen einher.

In 11 Fällen führte die Spanimplantation zur von Lange angestrebten Pfannenanhebung. Sie ging allerdings 9mal mit arthrotischen Veränderungen unterschiedlichen Ausmaßes einher (Tabelle 2). Den vollständigen Einbau des heterologen Knochenspans sahen wir in 12 von 20 Fällen, 8mal waren noch Reste des implantierten Spans nachweisbar (Abb. 1).

Mit der operativen Versorgung der habituellen Schulterluxation in der Technik nach Eden-Hybinette-Lange steht ein standardisiertes Operationsverfahren zur Verfügung, das gute Langzeitergebnisse garantiert.

So waren in 90% der Fälle die Patienten unseres Krankenguts 10–17 Jahre postoperativ mit dem Operationsergebnis zufrieden.

Ähnlich gute Ergebnisse wurden nach einem postoperativen Verlauf von 1–14 Jahren von Keyl (1984) sowie Hehne et al. (1980) publiziert.

Im Vergleich zu den Ergebnissen anderer Untersucher, die Reluxationsraten unter 10% der Fälle angaben (Hehne et al. 1980; Jäger u. Wirth 1978; Keyl 1984; May et al. 1975; Schreiber et al. 1984; Seyfarth u. Irlenbusch 1984; Weller et al.

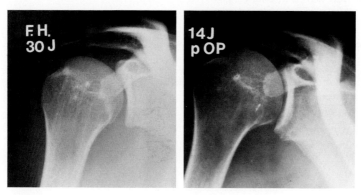

Abb. 1. 30jähriger Patient mit habitueller Schulterluxation rechts. 14 Jahre postoperativ beschwerdefrei. Röntgenologisch Spaneinbau und Pfannenanhebung

1984) erscheint die Reluxationsrate in den von uns nachkontrollierten Fällen sehr hoch (in 4 Fällen, 20%).

Zu berücksichtigen ist jedoch, daß hierin eine sichere traumatische Reluxation enthalten ist, die nicht als Therapieversager zu werten ist. Im Fall des 16jährigen Patienten mit beiderseitiger multidirektionaler Instabilität ist davon auszugehen, daß die alleinige dorsale Kapselraffung und Spanplastik nicht geeignet war, Reluxationen bei fortbestehender Instabilität nach ventral und kaudal zu verhindern. Die Reluxation ist somit in diesem Fall auf einen Fehler bei der Indikationsstellung zurückzuführen und nicht der Methode anzulasten.

Wir sind heute der Meinung, daß im Vordergrund der Therapie der multidirektionalen Schulterinstabilität die gezielte Kräftigung der Schultergürtelmuskulatur stehen muß und daß erst nach Ausschöpfen aller konservativen Behandlungsmaßnahmen eine operative Therapie zu erwägen ist.

Mit der von Lange angestrebten ventrokaudalen Pfannenanhebung ging in der Mehrzahl unserer Fälle eine Schultergelenkarthrose einher.

Möglicherweise ist dies Folge einer durch die partielle Pfannenanhebung entstandenen Inkongruenz der Gelenkflächen des Schultergelenks.

Aus diesem Grund geben wir heute in Fällen, bei denen eine Weichteiloperation mit Muskelkapselraffung und Limbusrefixation ausreichend erscheint, dieser den Vorzug. Es läßt sich hierdurch die individuelle, physiologische Gelenkmechanik weitgehend erhalten.

Lediglich bei eindeutiger Pfannendysplasie oder Vorliegen eines größeren ventrokaudalen Pfannendefekts ist zur Optimierung des Operationsresultates die Pfannenanhebung durch Spaneinbolzung notwendig.

Literatur

Apel J (1969) Ergebnisse der operativen Behandlung der habituellen Schulterluxation nach der Methode von Eden-Hybinette. Beiträge Orthop 16:622–668

Gotzen L, Ennker J (1984) Spanplastik bei der habituellen Schulterluxation. Hefte Unfallheilkd 170:193–205

Hehne HJ, Meyer IT, Hübner H (1980) Die Behandlung der rezidivierenden Schulterluxation nach Putti-Platt-Bankart und Eden-Hybinette-Lange. Orthop Praxis 4:331–335

Jäger M, Wirth CJ (1978) Schulterluxation. In: Jäger M, Wirth CJ (Hrsg) Kapselbandläsionen. Thieme, Stuttgart, S 84–96

Keyl W (1984) Ergebnisse der Operationen nach M. Lange und Putti-Platt. Hefte Unfallheilkd 170:215–220

May E, Lüdde L, Holland C (1975) Zur Behandlung habitueller Schulterluxationen. Hefte Unfallheilkd 126:118–120

Schreiber A, Rodriguez M, Lücke R (1984) Die habituelle Schulterluxation. In: Chapchal G (Hrsg) Verletzungen und Erkrankungen der Schulterregion. Thieme, Stuttgart

Seyfarth H, Irlenbusch U (1984) Indikation und Technik unterschiedlicher Operationsverfahren bei habituellen und rezidivierenden Schulterluxationen. In: Chapchal G (Hrsg) Verletzungen und Erkrankungen der Schulterregion. Thieme, Stuttgart

Weller S, Pfister U, Meeder PJ (1984) Ergebnisse der Operation bei gewohnheitsmäßiger Schulterverrenkung. In: Burri C, Rüter A (Hrsg) Posttraumatische Schäden des Schultergürtels. Springer, Berlin Heidelberg New York Tokyo

Zenker H, Hackbroch M, Bliemel K (1975) Unserer Ergebnisse nach operativer Behandlung der habituellen Schulterluxation. Hefte Unfallheilkd 126:123–125

Diskussion

Roggatz, Koblenz: Mir fiel auf, daß relativ häufig Spanveränderungen und Komplikationen aufgetreten sind. Das mag daran liegen, daß entweder ein Kieler Span oder ein Tibiaspan genommen wurde. Wir nehmen grundsätzlich einen Span von der Außenseite des Beckens. Er heilt sehr gut ein und bietet sich in seiner physiologischen Formung von der Außenkante des Beckens der Pfanne an, indem er etwa die gleiche Biegung hat wie die Pfanne und dadurch günstiger den Pfannenrand heben kann. Die relativ hohe Rate von postoperativen Arthrosen möchte ich darauf zurückführen, daß bei dieser Operation nach Lange die Gefahr der intraartikulären Verletzung besteht. Wenn man sich die Mühe macht und den Span bei eröffneter Gelenkkapsel plaziert, findet man, daß der Meißel in seinem kranialen Anteil leicht in die Gelenkpfanne hineinrutscht und eine unangenehme Scharte hinterläßt. Ich glaube nicht, daß die Arthrose dadurch entsteht, daß der Pfannenrand gehoben wird, sondern daß hier Verletzungen auftreten, die man bei Nichteröffnung des Gelenks nicht erkennen kann. Die Bewegungseinschränkung der Außenrotation halte ich für sinnvoll und erforderlich. Man sollte sie den Patienten von vorherein als notwendiges Resultat der operativen Behandlung nahebringen, weil sie die Reluxationstendenz verhindert. Die Bewegungseinschränkung der Schulter ist wahrscheinlich von 2 Dingen abhängig: einmal davon, wie weit man den Subscapularis nach kraniolateral zieht, und die zweite Ursache ist wahrscheinlich eine nicht intensiv und lange genug durchgeführte postoperative krankengymnastische Behandlung aus Angst vor möglichen Reluxationen.

Willert, Göttingen: Vielen Dank, Herr Roggatz. Darf ich vielleicht an Herrn Schnittker die Frage richten, ob er in seinem Material die Arthrosehäufigkeit beurteilt hat? Bei ihm werden ja fast nur heterologe Späne verwendet, die sich resorbiert haben.

Schnittker, Detmold: Eine Arthrosehäufigkeit von bis zu 50% konnten wir nicht feststellen. Sie liegt bei uns also deutlich niedriger, wir haben aber das Operationsverfahren ein wenig abgewandelt. Wir eröffnen das Gelenk immer, Verletzungen des Gelenkknorpels durch den Meißel werden damit verhindert. Das mag als Erklärung dazu dienen. Wir halten es nicht für notwendig, daß der Span auf Dauer an seinem Ort verbleibt, das ist gar nicht erstrebenswert. Wenn er sich umbaut, die Pfanne aber ausreichend angehoben hat und eine stabilisierende Narbe gebildet ist, dann ist nichts dagegen zu sagen, wenn er bei der Nachuntersuchung resorbiert ist.

Resch, Würzburg: Vielleicht noch eine Überlegung zur Entwicklung der Arthrose. Sie wird fast immer als Folge der veränderten Gelenkverhältnisse durch Operation und Spanimplantation angesehen. Man sollte aber bedenken, und das haben wir an unserem Krankengut gesehen, daß es präoperativ häufig zu einer großen Anzahl von Luxationen kommt. Wir haben 5 Patienten nachuntersucht, die vor der Operation mehr als 60 Luxationen erlitten. Daß diese Patienten verstärkt

Diskussion

arthrotische Zeichen entwickeln, ist an sich selbstverständlich und nicht der Operation anzulasten. In der Verwendung von Tibiaspan oder Beckenspan sehe ich keinen wesentlichen Unterschied. Es handelt sich in beiden Fällen um autologe Späne, mit wohl gleicher Einheilungstendenz.

Willert, Göttingen: Herr Resch, ich danke Ihnen sehr für diese zusätzlichen Bemerkungen; einmal, was den Span betrifft und zweitens, was die Präarthrose betrifft. Ich hatte Gelegenheit, während meiner Zeit an der Pathologie einige Schultergelenke mit habituellen Luxationen zu sehen. Es ist erschreckend, wie ausgeprägt die knöchernen Veränderungen dort bereits bei jungen Menschen sind.

Dörr, Stolberg: Wir nehmen Beckenkammspäne aus dem einfachen Grund, weil wir bei der Entnahme aus dem Schienbeinkopf einmal eine Spontanfraktur gesehen haben. Wir haben nachgelesen und gefunden, daß dies auch schon anderen passiert ist.

Kaps, Heidelberg: Wir haben gesehen, daß bei habituellen und rezidivierenden Schulterluxationen die Ergebnisse mit der Operation nach Lange und Eden-Hybinette gut sind. Probleme gibt es bei den willkürlichen Schulterluxationen. Das ist hier nur von Herrn Krödel angesprochen worden. Ich glaube, daß bei willkürlichen Luxationen in eine Richtung mit der Operation nach Eden-Hybinette und Lange Probleme bestehen. Es handelt sich hier um eine Störung des muskulären Innervationsmusters. Ich frage, ob andere auch diesbezüglich Erfahrungen haben?

Melzer, Hannover: Ich wollte kurz auf die Frage von Herrn Kaps eingehen in bezug auf die konstitutionelle Schulterluxation. Wir können nur unterstützen, daß das Verfahren nach Max Lange und überhaupt ein operatives Verfahren sehr kritisch angewandt werden sollte. Ich glaube, im Vordergrund steht sicher die Psychotherapie. Auch als Orthopäden sollten wir daran denken. Wenn auch sie nicht zum Erfolg führt, dann, glaube ich, kommt die kaudale Kapselraffung in Frage.

Willert, Göttingen: Wobei eine gute Krankengymnastik schon ein Großteil der Psychotherapie für den Patienten ist, da er dadurch das Muskelgefühl wiederbekommt.

Melzer, Hannover: Noch eine Bemerkung zur Nachbehandlung. Es handelte sich um ein älteres Krankengut. Damals wurde grundsätzlich 6 Wochen im Thorax-Arm-Gips ruhiggestellt. Die Patienten wurden dann wieder stationär aufgenommen und krankengymnastisch beübt. Wir sind inzwischen dazu übergegangen, bei dem Verfahren nach Max Lange 4 Wochen im Thorax-Arm-Gips ruhigzustellen. Wir führen die Nachbehandlung weiterhin stationär durch, wobei im Anfang selbstverständlich die Außenrotation nicht geübt wird.

Willert, Göttingen: Ich würde noch die Herren Schnittker und Resch bitten, zur Nachbehandlung kurz Stellung zu nehmen.

Schnittker, Detmold: Wir stellen 6 Wochen im Thorax-Arm-Gips ruhig und nehmen die Patienten anschließend stationär zur krankengymnastischen Übungsbehandlung auf.

Resch, Würzburg: Zu unserer Nachbehandlung: 4 Wochen Thorax-Arm-Gips, danach stationäre Aufnahme; Übungen aus der Schale, bis der Arm aktiv gehalten werden kann, dann Versorgung mit Abduktionsschiene. Für 12 Wochen keine Außenrotation und Elevation.

Arthrolyse und Arthroplastik

Langzeitergebnisse nach Arthrolyse und Arthroplastik des Ellbogengelenks

C. J. Wirth, M. Jäger und J. M. Schmidt

Arthrolyse und Arthroplastik haben nach wie vor ihren Stellenwert in der Behandlung der Gelenksteifen des Ellbogens. Wenn wegen der Destruktion der Gelenkflächen die Arthrolyse nicht ausreichend ist, wird die Operation um die Gelenkflächenresektion und fakultative Interposition zur Arthroplastik erweitert.

Die Indikation zur Arthrolyse am Ellbogengelenk ist frühestens 6 Monate nach erfolgloser intensiver Übungsbehandlung dann gegeben, wenn eine Rechtwinkelbeugung nicht erreicht wird.

Als Zugänge zum Ellbogengelenk empfehlen sich insbesondere bei der Arthroplastik der dorsale und ventrale S-förmige Schnitt oder der ulnare und radiale Kantenschnitt. Bei Strecksteifen des Ellbogengelenks ist die Trizepssehnendurchtrennung und Verlängerung erforderlich. Diese kann entweder zungenförmig oder frontal Z-förmig gestaltet werden. Der N. ulnaris sollte dargestellt und ggf. verlagert werden. Eine Radiusköpfchenresektion ist nur bei stärkerer Destruktion der Gelenkflächen oder Achsenfehlstellung nötig. Die Seitenbänder sollten erhalten werden. Wichtig ist eine einwandfreie Ausräumung der Fossa coronoidea und Fossa olecrani. Bei der Arthroplastik werden die Gelenkflächen modellierend reseziert. Die Trochlea wird mit einer autologen oder homologen Bindegewebetextur überzogen. Die Nachbehandlung sollte frühestmöglich begonnen werden. Hier hat sich die aktive Übungsbehandlung auf dem Bewegungsbrett oder mit der motorisierten Schiene ab dem 3. postoperativen Tag bewährt.

Schwerwiegende Komplikationen ergaben sich weder nach Arthrolyse noch nach Arthroplastik. Vordergründig waren v. a. eine zögernde postoperative Mobilisierung mit Tendenz zur Wiedereinsteifung sowie Irritationen des N. ulnaris.

Spätergebnisse nach Arthrolyse

Von 57 zwischen 1955 und 1969 durchgeführten Arthrolysen am Ellbogengelenk bei posttraumatischen Steifen konnten 18 Arthrolysen nach 10–20,5 Jahre, durchschnittlich nach 13,5 Jahren postoperativ nachuntersucht werden.

Subjektiv beurteilten 17 Patienten die Gebrauchsfähigkeit ihres operativ versorgten Ellbogengelenks als verbessert. Über Schmerzen wurde nicht geklagt. Die Kraftleistung genügte im Regelfall zur Ausführung der alltäglichen und beruflichen Aufgaben. Die Körperhygiene konnte immer durchgeführt werden.

Die funktionellen Ergebnisse der Arthrolyse wurden als relativer Gewinn gewertet:

$$\text{Relativer Gewinn} = \frac{\text{Absoluter Gewinn}}{\text{Möglicher Gewinn}} \cdot 100$$

Möglicher Gewinn = 140°-Ausgangsbeweglichkeit (Grad).

Tabelle 1. Bewertungsschema (Angaben in Prozent). *r.G.* relativer Gewinn

Sehr gut	r.G. ≥ 70
Gut	70 > r.G. ≥ 40
Befriedigend	40 > r.G. ≥ 20
Schlecht	20 > r.G. ≥ 0
Verschlechterung	Bewegungsverlust

Tabelle 2. Funktionelle Ergebnisse nach Arthrolysen (n = 18)

Bewertung	Fallzahl	Amplitude Extension/Flexion	Absoluter Gewinn	Relativer Gewinn (%)
Sehr gut	5	0-20-134	83°	78
Gut	8	0-13-129	53°	56
Befriedigend	3	0-42-115	33°	32
Schlecht	2	0-56- 98	10°	9

Durch die Arthrolyse konnte fast ausnahmslos eine Verbesserung der Beuge-Streck-Fähigkeit erzielt werden. Allein zwei Drittel der Gelenke wiesen einen so bedeutenden funktionellen Zugewinn auf, daß sie als sehr gut bis gut eingestuft werden konnten. Zusätzlich bestehende Drehsteifen des Unterarms konnten in zwei Drittel der Fälle wesentlich gebessert werden. Eine Abhängigkeit von der Resektion oder Belassung des Radiusköpfchens konnte dabei nicht festgestellt werden (Tabellen 1 und 2; Abb. 1).

Wesentliche Einflüsse auf das postoperative Ergebnis hatten:
- die Dauer der Ellbogengelenksteife,
- die Dauer der Immobilisation nach Arthrolyse,
- der Schweregrad und die Position der Ellbogensteife,
- die postoperative Arthroseentwicklung.

Die Prognose einer Arthrolyse verschlechtert sich mit zunehmender zeitlicher Dauer einer Ellbogengelenksteife. Während bei einem Zeitraum zwischen Trauma bzw. Erkrankungsbeginn und Operation von weniger als 1 Jahr fast regelmäßig sehr gute und gute Ergebnisse erzielt werden konnten, reduziert sich diese Erfolgsquote bei längerem Intervall auf die Hälfte der operativ versorgten Ellbogengelenke (Tabelle 3).

Die Dauer der Immobilisation nach Arthrolyse hat einen entscheidenden Einfluß auf das funktionelle Endergebnis. Je länger die Ruhigstellung war, desto schlechter waren die funktionellen Endergebnisse (Tabelle 4). Dabei konnte der intraoperativ erzielte Bewegungszuwachs postoperativ in der Regel nicht gehalten werden. Er verschlechterte sich um durchschnittlich 30°. Diesem Faktor muß bei der Arthrolyse Rechnung getragen werden.

Ein altersabhängiger Einfluß auf das funktionelle Endergebnis ergibt sich nur bei Kindern. Hier kommt es im Verhältnis häufiger zu schlechten Ergebnissen als bei Erwachsenen.

Schweregrad und Position einer Ellbogensteife bestimmen den funktionellen Zuwachs nach Arthrolyse. Der am schwersten behinderte Patient wird auch den

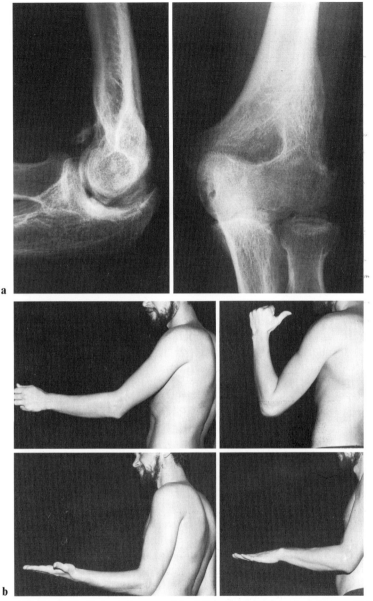

Abb. 1 a, b. Radiologisches **a** und funktionelles **b** Endergebnis knapp 10 Jahre nach Arthrolyse des rechten Ellbogens. Vorausgegangen war eine traumatische Ellbogengelenkluxation mit geschlossener Reposition und Immobilisation für 3 Wochen mit konsekutiver Einsteifung. Erzielt wurde ein relativer Bewegungsgewinn von 44%

Tabelle 3. Abhängigkeit des funktionellen Ergebnisses von der Dauer der Gelenksteife

Zeitraum	Fallzahl	Sehr gut	Gut	Befriedigend	Schlecht
Kürzer als 1 Jahr	12	3	6	1	2
Länger als 1 Jahr	6	1	2	3	

Tabelle 4. Abhängigkeit des funktionellen Ergebnisses vom Beginn der Nachbehandlung

Beginn der Nachbehandlung	Fallzahl	Sehr gut und gut	Befriedigend	Schlecht
1.– 3. postoperativer Tag	4	4		
4.– 7. postoperativer Tag	6	4	1	1
8.–21. postoperativer Tag	8	4	3	1

größten funktionellen Nutzen aus dem Eingriff ziehen. Wir konnten bei Schwer- und Schwerststeifen einen mittleren Bewegungsgewinn von 61° feststellen, bei Mittel- und Geringgradigen lediglich einen solchen von durchschnittlich 21°.

Was die postoperative Arthroseentwicklung anbelangt, so konnten wir in zwei Dritteln der Fälle eine Zunahme der bereits bestehenden Arthrose feststellen, um 1° bei 7 Patienten, um 2° bei 11 Patienten. Die Zunahme der Ellbogenarthrose war proportional zur Beobachtungsdauer.

Spätergebnisse nach Arthroplastik

Von 19 durchgeführten Arthroplastiken am Ellbogengelenk konnten 6 Arthroplastiken 10–23 Jahre, im Mittel 14 Jahre postoperativ untersucht werden. Darunter befanden sich 4 Teilarthroplastiken mit Modellierung nur einer Gelenkfläche. Subjektiv beurteilten lediglich 4 von 6 Patienten den Zustand ihres operativ versorgten Ellbogengelenks als gebessert. Nur bei 2 Patienten konnte eine Schmerzbefreiung erreicht werden. Die Kraftleistung war jeweils ausreichend, Körperhygiene und Alltagsverrichtungen waren möglich.

Funktionell gesehen konnten 3 Arthroplastiken als gut, 2 als befriedigend und 1 als schlecht eingestuft werden. Die Arthroplastiken, die bei den 2 ossären Steifen durchgeführt wurden, ergaben insgesamt schlechtere Ergebnisse als die Teilarthroplastiken bei den fibrösen Steifen mit destruiertem Gelenk.

Die in 4 Fällen vorbestandene Drehsteife des Unterarms konnte nur in 2 Fällen gebessert werden.

Lediglich Ausprägungsgrad und Position der Gelenksteifen hatten einen Einfluß auf das funktionelle Endergebnis. Ossäre Steifen haben dabei eine schlechtere Prognose als fibröse Steifen wegen der ausgeprägten Atrophie der Weichteile einschließlich der Muskulatur. Strecksteifen weisen eine Tendenz zu schlechteren Ergebnissen auf im Gegensatz zu Steifen in Gelenkmittelstellung.

Insgesamt sind die funktionellen Spätresultate der Arthroplastiken im Vergleich zu den Arthrolysen generell ungünstiger. Bemerkenswert ist jedoch die Dauerhaftigkeit guter und befriedigender Ergebnisse, was v. a. für die Teilarthroplastiken zutrifft (Abb. 2).

Zusammenfassung

18 Arthrolysen und 6 Arthroplastiken bei posttraumatischen Ellbogengelenksteifen wurden nach mehr als 10 Jahren, im Mittel nach 13,5 bzw. 14 Jahren nachuntersucht.

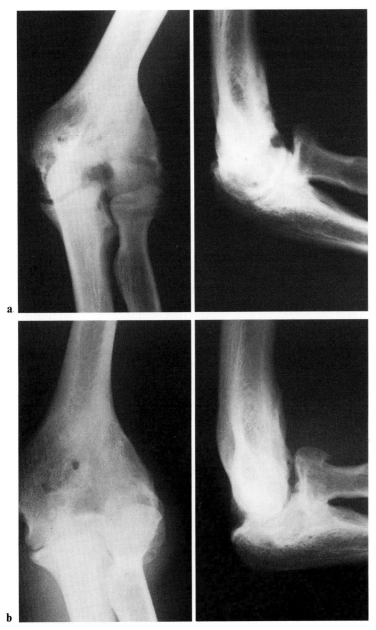

Abb. 2. a Fibröse Strecksteife seit 3 Jahren nach auswärts operativ versorgter diakondylärer Humerusfraktur rechts und mehreren Beugeversuchen in Narkose. **b** 10 Jahre nach Teilarthroplastik mit Zurichtung lediglich des humeralen Gelenkanteils und Teilresektion des Olekranons resultiert ein relativer Bewegungsgewinn von 34% mit einer Beugefähigkeit von 110°

Die Arthrolyse des Ellbogengelenks erbringt in über 60% der Fälle ein sehr gutes bis gutes funktionelles Endergebnis. Dieses Endergebnis wird beeinflußt durch die Zeitdauer der postoperativen Immobilisation, die zeitliche Dauer der bestehenden Gelenksteife, das Alter des Patienten, den Schweregrad und die Position der Gelenksteife sowie den Ausprägungsgrad der vorbestandenen Arthrose.

Die Resultate der Arthroplastiken sind im Vergleich zu denen der Arthrolysen generell ungünstiger. Bemerkenswert ist jedoch hierbei die Dauerhaftigkeit der guten und befriedigenden Ergebnisse.

Literatur

Balay B, Setiey L (1975) Les raiderus du coude. Traitement orthopedique et chirurgical. Acta Orthop Belg 41:415

Blauth W, Hepp WR (1978) Die Arthrolyse des Ellbogengelenkes. Orthop Prax 14:143

Estève P, Valentin P (1971) Raideurs et enkyloses post-traumatiques du coude. Rev Chir Orthop [Suppl 1] 57:26

Hackenbroch M (1946) Kontrakturen und Gelenksteifen. Z Orthop 76:79

Hass J (1925) Neue Gesichtspunkte zur Arthroplastik. Zentralbl Chir 52:2702

Herbert JJ (1958) Traitement des ankyloses du coud dans le rheumatisme. Rev Chir Orthop 44:87

Jäger M, Wirth CJ (1981) Die Arthrolyse und Arthroplastik des Ellenbogen- und Kniegelenkes. Huber, Bern Stuttgart Wien

Lange F (1917) Die operative Behandlung der Kontrakturen und Ankylosen. Z Orthop 36:495

Ollier L (1882) Demonstration anatomique de la reconstitution du coude apres la resection sous-perioste. Examen d'une serie de 106 cas de cette operation. Zentralbl Chir 33:548

Witt AN (1966) Die Gelenksteifen. Langenbecks Arch Klin Chir 316:398

Die Radiusköpfchenresektion nach frischen und veralteten Radiusköpfchenverletzungen: 10–20 Jahre später

H. P. Kaps

Sowohl in der älteren Literatur (Murray 1946; Pfab 1935; Walcher 1966; Steinhäuser 1968) als auch in neueren Publikationen (Morrey et al. 1979; Hertz u. Scharf 1982) werden überwiegend günstige Ergebnisse nach Radiusköpfchenresektionen angegeben.

Dies beruht u. E. auf den überwiegend kurzen Nachuntersuchungsintervallen, die bei den zitierten Autoren nie über 10 Jahre betrugen, meist im Schnitt unter 5 Jahren lagen. Aber schon Carstam (1950) weist auf zunehmende Beschwerden im distalen Radioulnargelenk nach Radiusköpfchenresektionen hin, besonders bei länger beobachteten Verläufen. Auch wir kommen zu ähnlichen Ergebnissen, wie im folgenden dargelegt wird.

Insgesamt konnten bei 55 Patienten nach Radiusköpfchenresektion Nachuntersuchungen durchgeführt werden. Folgende Ergebnisse wurden über Geschlechtsverteilung, Altersgipfel bei Resektion und durchschnittliches Nachuntersuchungsintervall festgestellt:

Patientenzahl: 55
♂: 34
♀: 21
Nachuntersuchungszeit: ~10 Jahre (1–23 Jahre)
Alter bei Resektion: ~30 Jahre (6–73 Jahre)

Wie aus Abb. 1 ersichtlich, dominierten bei Radiusköpfchenresektionen infolge Radiusköpfchenfrakturen ohne Begleitverletzungen die Radiusköpfchenmei-

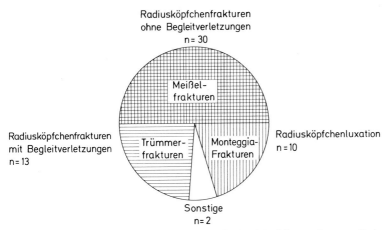

Abb. 1. Aufschlüsselung der verschiedenen Radiusköpfchenverletzungsformen, die zur Radiusköpfchenresektion führten

ßelfrakturen, bei den Radiusköpfchenfrakturen mit Begleitverletzungen die Radiusköpfchentrümmerfrakturen, und bei den Radiusköpfchenluxationen die Monteggia-Frakturen.

Ergebnisse

Im folgenden wird unterteilt in funktionelles Ergebnis und Gesamtergebnis. Dabei wird bei dem funktionellen Ergebnis im wesentlichen die Beweglichkeit, Belastbarkeit und grobe Kraft eingeschätzt, beim Gesamtergebnis zusätzlich noch das subjektive Beschwerdebild und der röntgenologische Befund.

Bewertungskriterien (funktionell):
Sehr gut:
Keine Bewegungseinschränkung, normale Belastbarkeit und Kraft.
Gut:
Geringe endgradige Bewegungseinschränkung und leichte Kraftminderung.
Mäßig:
Bei deutlicher Einschränkung von Beweglichkeit, grober Kraft und Belastbarkeit sowie Zeichen der Muskelatrophie.
Schlecht:
Massive Minderung von Belastbarkeit, grober Kraft sowie minimale Beweglichkeit.

Gesamtergebnis:
Sehr gut:
Keine subjektiven Beschwerden, sehr gute Funktion, nur geringe Kraftminderung und geringe arthrotische Veränderungen.
Gut:
a) Keine Beschwerden und mäßige Funktion.
b) Leichte Beschwerden, Wetterfühligkeit und gute Funktion.
c) Deutliche Beschwerden bei sehr guter Funktion bei allgemein mittelgradiger Arthrose.
Mäßig:
a) Leichte Beschwerden, aber radioulnare Synostose, oder bei gleichzeitiger mäßiger bis schlechter Funktion oder guter Funktion, aber zusätzlichen Sensibilitätsstörungen.
b) Deutliche Beschwerden bei gleichzeitig guter bis mäßiger Funktion.
c) Starke Beschwerden bei gleichzeitig sehr guter Funktion.
Schlecht:
a) Bei starken Beschwerden und guter bis schlechter Funktion.
b) Bei deutlichen Beschwerden und mäßiger Funktion mit erheblicher Kraftminderung oder Durchblutungsstörung.
c) Bei deutlichen Beschwerden und gleichzeitiger radioulnarer Synostose.

In Abhängigkeit vom Nachuntersuchungsintervall zeigt sich bezüglich des funktionellen Ergebnisses (Tabelle 1) eine deutliche Verschlechterung des Befundes bei einer Beobachtung über 10 Jahre postoperationem hinaus. Zeigten in den ersten 10 Jahren noch knapp die Hälfte der Patienten ein gutes Ergebnis, so war dies über 10 Jahre hinaus nur noch bei einem knappen Fünftel der Fall.

Tabelle 1. Funktionelles Ergebnis nach Radiusköpfchenresektion in Abhängigkeit vom Nachuntersuchungsintervall

	Gut		Befriedigend		Schlecht	
	n	[%]	n	[%]	n	[%]
1–10 Jahre (n=28)	13	46	13	46	2	8
>10 Jahre (n=27)	5	19	19	70	3	11

Tabelle 2. Gesamtergebnis nach Radiusköpfchenresektionen in Abhängigkeit vom Nachuntersuchungsintervall

	Gut		Befriedigend		Schlecht	
	n	[%]	n	[%]	n	[%]
1–10 Jahre (n=28)	11	39	14	50	3	11
>10 Jahre (n=27)	6	22	15	56	6	22

Tabelle 3. Entwicklung arthrotischer Veränderungen im Ellenbogengelenk nach Radiusköpfchenresektion in Abhängigkeit vom Nachuntersuchungsintervall. ∅/+ keine bzw. leichte Arthrose (die leichte Arthrose überwog in diesem Kollektiv); + + mittelgradige Arthrose; + + + massive Arthrose

Arthrose:	∅/+		+ +		+ + +	
	n	[%]	n	[%]	n	[%]
1–10 Jahre (n=26)	14	54	9	35	3	11
>10 Jahre (n=26)	8	31[a]	8	31	10	38[b]

[a] Überwiegend von isolierten Radiusköpfchenverletzungen.
[b] Radiusköpfchenverletzungen mit zusätzlichen Verletzungen am Ellenbogengelenk.

Auch hinsichtlich des Gesamtergebnisses (Tabelle 2) zeigt sich eine ähnliche Tendenz wie bei der Beurteilung der Funktion; allerdings sind die Unterschiede zwischen den Ergebnissen innerhalb der ersten 10 Jahre und denen über 10 Jahre hinaus nicht mehr so ausgeprägt. Dies ist bedingt durch die sich schon relativ früh einstellenden subjektiven Beschwerden und die sich ebenso früh schon einstellenden arthrotischen Veränderungen. Es spielt im übrigen für das funktionelle wie auch das Gesamtergebnis keine wesentliche Rolle, ob eine primäre Radiusköpfchenresektion, d.h. eine Resektion innerhalb der ersten 4 Wochen nach Verletzung, oder eine sekundäre Radiusköpfchenresektion zu einem späteren Zeitpunkt vorgenommen wurde.

Folgende Faktoren sind nun für die zunehmende Verschlechterung des Befundes im Laufe der Jahre verantwortlich:

a) Ellbogengelenkarthrose

Wie aus Tabelle 3 ersichtlich, ist die Rate der schweren Ellbogengelenkarthrosen bei einem Beobachtungszeitraum über 10 Jahre mit 38% deutlich höher als bei

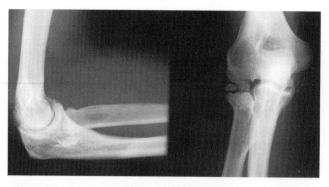

Abb. 2. Panarthrose im Ellbogengelenk 20 Jahre nach Radiusköpfchenresektion wegen isolierter Radiusköpfchenfraktur

Tabelle 4. Entwicklung der Arthrose in distalen Radioulnargelenk in Abhängigkeit vom Nachuntersuchungsintervall. ∅ keine Arthrose; +/++ leichte bzw. mittelgradige Arthrose

Arthrose:	∅		+/++	
	n	[%]	n	[%]
1–10 Jahre (n=19)	16	84	3	16
>10 Jahre (n=25)	13	52	12	48

einem kürzeren Beobachtungszeitraum (11%). Die geringgradigen Arthrosen fanden sich bei längerem Beobachtungszeitraum vorwiegend bei den Radiusköpfchenfrakturen ohne Begleitverletzung, die ausgeprägten Arthrosen bei solchen mit Begleitverletzung (Olekranonfrakturen, Luxationen des Ellbogengelenks). Abbildung 2 zeigt eine typische Panarthrose des Ellbogengelenks 20 Jahre nach Radiusköpfchenresektion wegen isolierter Radiusköpfchenmeißelfraktur.

b) Arthrose im distalen Radioulnargelenk

Wenn auch nicht in dem gleichen Ausprägungsgrad wie am Ellbogengelenk, kommt es zunehmend im Laufe der Jahre auch zu einer Arthrose im distalen Radioulnargelenk (Tabelle 4). Zwar zeigte nur knapp die Hälfte der Patienten bei einem Beobachtungszeitraum von über 10 Jahren eine solche Arthrose, unterhalb eines Nachuntersuchungsintervalls von 10 Jahren war dies jedoch nur bei einem Fünftel der Handgelenke nachweisbar.

Abbildung 3 zeigt eine typische Arthrose im distalen Radioulnargelenk infolge Verschiebung des Radius nach proximal.

c) Progrediente Radiusproximalverschiebung

Die Arthrose im distalen Radiusulnargelenk ist, zumindest teilweise, durch eine zunehmende Radiusproximalverschiebung bedingt. Diese zeigt mit einem zunehmenden Nachuntersuchungsintervall ein progredientes Ausmaß, in dem Ver-

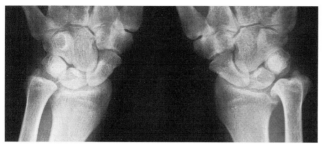

Abb. 3. Deutliche Arthrose im distalen Radioulnargelenk durch Radiusulnarverschiebung 18 Jahre nach Radiosköpfchenresektion

Tabelle 5. Ausmaß der Radiusproximalverschiebung nach Resektion von Radiusköpfchenfrakturen ohne Begleitverletzung in Abhängigkeit vom Nachuntersuchungsintervall

Verschiebung (mm)	0–2	>2
Nachuntersuchungsintervall	n	n
1–10 Jahre	8	2
>10 Jahre	5	9

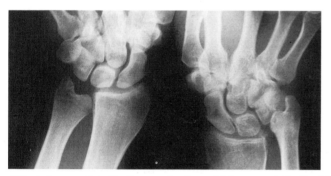

Abb. 4. Ausgeprägte Radiusproximalverschiebung nach Radiusköpfchenresektion 12 Jahre post operationem

schiebungen über 2 mm nach 10 Jahren signifikant häufiger auftreten (Tabelle 5). Berücksichtigt wurden hier nur Radiusköpfchenfrakturen ohne Begleitverletzung, um andere mechanische Frakturen, die zu einer Proximalverschiebung infolge einer Begleitverletzung führen könnten, auszuschließen.

Abbildung 4 zeigt eine massive Radiusproximalverschiebung 12 Jahre nach Radiusköpfchenresektion.

Entsprechend dem Ausmaß der Proximalverschiebung ist eine Zunahme der Arthrose im distalen Radioulnargelenk als auch eine Zunahme der Beschwerden im Handgelenk feststellbar (Tabelle 6). Bestand keine Arthrose des distalen Radioulnargelenks, betrug die durchschnittliche Radiusproximalverschiebung

Tabelle 6. Korrelation von Arthrose, Beschwerden und Radiusproximalverschiebung im distalen Radioulnargelenk (RPV). ∅ keine Arthrose; + leichte Arthrose; + + mittelgradige Arthrose

Arthrose	n=29 ∅	n=11 +	n=4 ++
Beschwerden (%)	34	64	75
RPV (mm)	~ 3	~ 4	~ 6

3 mm bei Beschwerden in 34% der Fälle. Bei leichten arthrotischen Veränderungen lag im Mittel eine Proximalverschiebung von 4 mm vor. Beschwerden im Handgelenk wurden doppelt so häufig beklagt. Bei mittelgradiger Arthrose, allerdings nur bei einer geringen Fallzahl, lag die durchschnittliche Radiusproximalverschiebung bei 6 mm. Drei Viertel der Patienten klagten über Handgelenkbeschwerden.

Die vorliegenden Ergebnisse sind insofern von Bedeutung, weil trotz fortgeschrittener Osteosynthesetechnik bei der Behandlung von Radiusköpfchenfrakturen der Orthopäde immer wieder mit der Frage einer evtl. Radiusköpfchenresektion konfrontiert wird, sei es wegen Funktionseinschränkungen infolge nicht optimal versorgter Frakturen sowohl im Rahmen konservativer als auch operativer Maßnahmen oder auch infolge übersehener Radiusköpfchenluxation nach Monteggia-Frakturen. Für die Radiusköpfchenresektion spricht die Verbesserung der Beweglichkeit im Ellbogengelenk und Unterarm als auch die Beeinflussung einer lokalen Schmerzsymptomatik, zum anderen die Unterbindung einer zunehmenden Arthrose im radiohumeralen als auch proximalen Radioulnargelenk.

Aufgrund der nachgewiesenen progredienten Proximalverschiebung des Radius im Laufe der Jahre ist jedoch mit zunehmenden Beschwerden im Ellbogen- und Handgelenk zu rechnen, zudem können arthrotische Veränderungen im Ellbogengelenk und distalen Radioulnargelenk auf die Dauer nicht vermieden werden. Die Radiusköpfchenresektion ist somit eine Maßnahme mit begrenzter Wirkungsdauer, die wenn möglich vermieden werden sollte.

Zusammenfassung

In den ersten 10 Jahren nach Radiusköpfchenresektion sind die Patienten relativ beschwerdefrei, entwickeln aber bei über 10jährigem Verlauf aufgrund einer zunehmenden Arthrose im Ellbogen- und Handgelenk, letztere mitbedingt durch eine vermehrte Proximalverschiebung des Radius, eine erhebliche Funktionseinbuße. Die Radiusköpfchenresektion stellt somit eine operative Maßnahme mit begrenzter Wirkungsdauer dar, sowohl bei Resektionen infolge frischer Frakturen als auch bei sekundären Resektionen infolge veralteter Verletzungen. Aufgrund dessen ist bei Radiusköpfchenverletzungen, wenn möglich primär, immer eine optimale rekonstruktive Maßnahme angezeigt.

Literatur

Carstam M (1950) Operative treatment of fractures of the head and neck of the radius. Acta Orthop Scand 19:502–526

Hertz H, Scharf W (1982) Spätergebnisse nach Speichenköpfchenresektion. Aktuel Traumatol 12:181–184

Morrey BF, Chao EY, Hoi FC (1979) Biomechanical study of the elbow following excision of the radial hand. J Bone Joint Surg [Am] 61:63–68

Murray RC (1946) Fractures of the head and neck of the radius. Br J Surg 28:80–93

Pfab B (1935) Über Radiusköpfchenverletzungen. Arch Orthop Unfallchir 34:97–110

Steinhäuser J (1968) Die Totalresektion des Radiusköpfchens bei Brüchen am oberen Speichenende. Arch Orthop Unfallchir 63:162–175

Walcher K (1966) Beitrag zur Frage von Veränderungen im distalen Radioulnargelenk nach Radiusköpfchenresektion. Arch Orthop Unfallchir 59:197–204

Spätergebnisse der Arthroplastik des Ellbogens

Z. Salamon, J. Serafin und W. Ramotowski

Operationen, die aufgrund der modernen Gelenkendoprothetik an Popularität verloren hatten, sind die Arthroplastiken des Ellbogens. In den 50er und 60er Jahren sind jedoch über diese Operationsmethoden, die bei Einsteifungen des Ellbogens angezeigt sind, positive Berichte veröffentlicht worden (Albert 1949; Blauth u. Donner 1979; Knight u. van Zandt 1952; Serafin u. Ramotowski 1970). Die Techniken, Indikationen und Kontraindikationen der Arthroplastik des Ellbogens sind von Payr (1910), MacAusland (1921), Campbell (1922), Lange (1928) und Gruca (1931) bearbeitet worden.

In Abhängigkeit von der Grundkrankheit, die zur Ellbogeneinsteifung führte, wandte Gruca (1931) 2 verschiedene arthroplastische Eingriffe an, die Resektionsarthroplastik und die Interpositionsarthroplastik mit der Fascia lata. Die Resektionsarthroplastik wurde besonders bei der tuberkulösen Ellbogensteife angewandt, während die Interpositionsarthroplastik den restlichen Gelenkeinsteifungen vorbehalten war.

Alle zuvor genannten Autoren waren sich darüber einig, daß eine genaue Rekonstruktion des Ellbogengelenks zu unbefriedigenden Resultaten führt und die Ellbogenarthroplastik ein anatomisch vereinfachtes Gelenk schaffen muß. Aus diesem Grund wurde die distale Humerusepiphyse keilförmig zugerichtet, das Radiusköpfchen reseziert und die Incisura semilunaris stark erweitert, um die Kontaktfläche der Gelenkenden möglichst klein zu halten. Bei der Interpositionsarthroplastik wurde die Humerusepiphyse und der Radiushals mit Fascia lata umhüllt.

Dem Namen nach wurde bei der Resektionsarthroplastik mehr Knochengewebe entfernt, jedoch nur soviel, daß der Seitenbandapparat intakt blieb, um ein Schlottergelenk zu vermeiden.

Nach dem Eingriff wurde eine Ruhigstellung im Gipsverband für 10–42 Tage vorgenommen, danach wurde eine selbsttätige Übungsbehandlung verordnet.

Ramotowski u. Serafin (1970) haben den Bewegungsmechanismus nach Ellbogenarthroplastik untersucht und festgestellt, daß eine gute Funktion des Gelenks nur dann besteht, wenn nicht nur Dreh-, sondern auch Schiebebewegungen in der erweiterten Incisura semilunaris ulnae vorhanden sind, was durch die erweiterte Resektion der Gelenkenden gewährleistet wird (Abb. 1).

Im Zeitraum zwischen 1946 und 1965 sind an unserer Klinik 86 Ellbogenarthroplastiken durchgeführt worden, davon 40 Resektionsarthroplastiken und 46

Abb. 1. Dreh- und Schiebebewegungen

Interpositionsarthroplastiken. Zur Nachuntersuchung erschienen leider nur 34 Kranke (16 Frauen und 18 Männer), bei denen die Operation im Durchschnittsalter von 24 Jahren durchgeführt worden war und zwischenzeitlich im Mittel 28 Jahre zurückliegt. Bei 16 Kranken wurde eine Resektionsarthroplastik und bei den übrigen eine Interpositionsarthroplastik durchgeführt.

In unserem Krankengut war die häufigste Indikation zur Arthroplastik die Ellbogentuberkulose bei insgesamt 23 Kranken, das entspricht 67,6% der Fälle. Die Resektionsarthroplastik wurde im 2. und 3. Stadium der Erkrankung bei Entzündungsherden und Strukturveränderungen der Gelenkenden vorgenommen. Kalte Abszesse und Fisteln waren keine Kontraindikationen für diesen Eingriff.

Die Interpositionsarthroplastik wurde im 3. und 4. Stadium der Tuberkulose vorgenommen, die vor und nach der Operation mit Tuberkulostatika behandelt wurde, weiterhin bei Ellbogensteifen nach Infekten, Frakturen und Luxationen, rheumatischen Entzündungen und ischämischer Kontraktur.

Bei der Beurteilung der Spätergebnisse haben wir die Abheilung der Infekte, die Funktion des Gelenks, den Zustand der Muskulatur und die Schmerzen besonders berücksichtigt. Mit „gut" wurde ein Resultat beurteilt, wenn die Entzündung ausgeheilt war, das Gelenk schmerzfrei und funktionsfähig war, der Bewegungssektor zwischen Beugung und Streckung größer als 90° war und die Einschränkung der Handumwendebewegungen 20° nicht überschritt. Als „befriedigend" wurde ein Resultat beurteilt, wenn die Entzündung bei denen ausgeheilt war, die zeitweilig über mittelmäßige Gelenkschmerzen ohne bedeutende Funktionsbehinderung klagten, und bei denen der Bewegungssektor zwischen Beugen und Strecken kleiner als 90° war und eine Einschränkung der Handumwendebewegungen über 20° vorlag. Alle anderen Fälle, die diese Voraussetzungen nicht erfüllten, wurden als schlechtes Ergebnis eingestuft.

Tabelle 1 zeigt, daß beide Methoden der Arthroplastik ähnliche Resultate aufweisen, die in 64,7% der Fälle als „gut" und „befriedigend" eingestuft wurden. Die Analyse der Röntgenbilder hat gezeigt, daß Gelenke, die eine relativ anatomische Form behalten haben, oft in ihrer Bewegung eingeschränkt waren. Im Gegensatz dazu konnte man bei Kranken mit guter Ellbogenfunktion ausgeprägte Gelenkveränderungen sehen (Abb. 2 und 3).

Bei 14 Kranken fand sich bei der Analyse der Röntgenbilder eine Ursache der Bewegungseinschränkung. 5 Kranke hatten eine zu tief ausgebildete Incisura semilunaris und ein langes Olekranon, das die Extension einschränkte (Abb. 4), bei 5 Kranken war die Beugung eingeschränkt durch einen zu stark ausgeprägten Processus coronoideus (Abb. 5). 3 Kranke hatten eine ungünstige Form der Hu-

Tabelle 1. Spätergebnisse der Ellbogengelenkplastik

Indikation	Resektionsarthroplastik			Interpositionsarthroplastik			Gesamt
	Gut	Befriedigend	Schlecht	Gut	Befriedigend	Schlecht	
Tbc	8	3	3	4	1	4	23
Eiterung			1	2			3
Trauma				2	1	1	4
Andere			1		1	2	4
Gesamt	8	3	5	8	3	7	34

Spätergebnisse der Arthroplastik des Ellbogens 63

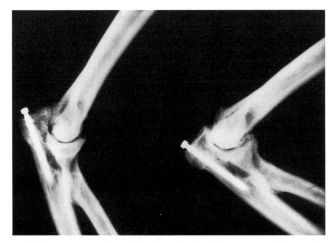

Abb. 2. Bewegungseinschränkung bei relativ anatomischem Zustand des Gelenks

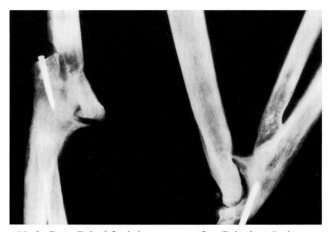

Abb. 3. Gute Gelenkfunktion trotz großer Gelenkveränderungen

merusepiphyse (Abb. 6) und 1 Kranker paraartikuläre Ossifikationen (Abb. 7). Bei der Gegenüberstellung der klinischen und radiologischen Befunde haben wir festgestellt, daß für eine gute Gelenkfunktion einige operationstechnische Punkte berücksichtigt werden müssen, so z. B. eine leichte Volarkippung und keilförmige Verjüngung der distalen Humerusepiphyse, die Ausbildung einer langen Incisura semilunaris sowie eine ausreichende Resektion der Gelenkflächen, um eine entsprechende Lockerheit im Gelenk zu gewährleisten. Neben dem alloplastischen Gelenkersatz hat nach Blauth u. Donner (1979) die Resektions- und Interpositionsarthroplastik an den Gelenken der oberen Extremität, wo geringere Beanspruchungen einwirken, auch heute noch eine große praktische Bedeutung. Sie treten bei geeigneter Indikation durchaus in Konkurrenz mit künstlichen Gelenken und sind diesen auf lange Sicht wahrscheinlich überlegen (Morrey et al. 1981).

Unsere Kranken haben nach durchschnittlich 28jähriger Beobachtungszeit diese Annahme bestätigt.

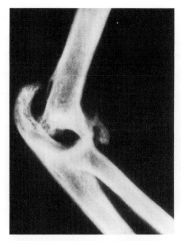

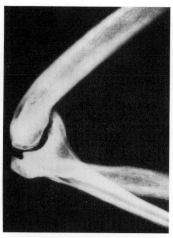

Abb. 4. Zu tief ausgebildete Incisura semilunaris und zu langes Olekranon

Abb. 5. Flexioneinschränkung wegen zu sehr ausgeprägtem Processus coronoideus

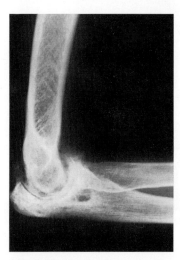

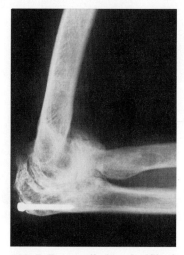

Abb. 6. Ungünstige Form der Humerusepiphyse

Abb. 7. Extraartikuläre Ossifikationen

Schlußfolgerungen

1) Spätergebnisse der Ellbogenarthroplastik können als positiv beurteilt werden.
2) Resektions- und Interpositionsarthroplastiken des Ellbogengelenks können als gleichwertig angesehen werden.
3) Die Ellbogengelenkplastiken sind insbesondere bei entzündlich bedingten Einsteifungen indiziert.
4) Bei geeigneter Indikation kann die Ellenbogengelenkarthroplastik als Alternative zum alloarthroplastischen Gelenkersatz gesehen werden.

Literatur

Albert E (1949) Die wiederherstellenden Operationen am Ellbogengelenk. Z Orthop 78:339

Blauth W, Donner K (1979) Zur Geschichte der Arthroplastik. Z Orthop 17:997

Campbell WC (1922) Arthroplasty of the elbow. Ann Surg 76:615

Gruca A (1931) Le traitement de la tuberculose du coude par resection modellante. Bull Soc Nat Chir 3

Knight RA, van Zandt IL (1952) Arthroplasty of the elbow an end-result study. J Bone Joint Surg [Am] 34:610

Lange F (1928) Über Ellenbogenarthroplastik. In: Lange M (Hrsg) Lehrbuch der Orthopädie, 3. Aufl. Fischer, Jena, S 431

MacAusland WR (1921) The mobilisation of elbow by free fascia transplantation, with report of 31 cases. Surg Gynecol Obstet 33:223

Morrey BF, Bryan RS, Dobyns JH et al. (1981) Total elbow arthroplasty. A five-year experience at the Mayo Clinic. J Bone Joint Surg [Am] 63:1050

Payr E (1910) Die Technik der Mobilisierung des ankylotischen Ellbogengelenkes. Verh Dtsch Orthop Ges 9:354

Ramotowski W, Serafin J (1970) Mechanics of the elbow joint after reconstructive operations (in Polish). Chir Narzadow Ruchu Ortop Pol 35:757

Serafin J, Ramotowski W (1970) End clinical results after arthroplasty and resection of the elbow joint (in Polish). Chir Narzadow Ruchu Ortop Pol 35:763

Spätergebnisse nach operativer Behandlung des Schulterblatthochstandes

G. Dahmen und L. Weh

Einleitung und Begriffsbestimmung

Der Schulterblatthochstand wurde erstmalig von Eulenberg (1863 b) beschrieben. Benannt wurde das Syndrom nach dem deutschen Chirurgen Otto Karl Sprengel (1852–1915). Es handelt sich dabei um einen angeborenen, meist einseitigen Hochstand mit knöcherner oder bindegewebiger Fixierung der Scapula an der Wirbelsäule.

Die Krankheit geht mit einer Bewegungsbehinderung im Schultergelenk und einer lokalisierten Wirbelsäulenstarre einher.

Es handelt sich dabei oft um ein familiär-erbliches Leiden, bei dem der normalerweise von der Höhe des 4. Halswirbels kaudalwärts gerichtete Descensus der Scapulaanlage unterbleibt. Es besteht wohl auch die Möglichkeit einer exogenen Entstehung im Sinne einer Embryopathie. Das Aussehen verschlechtert sich häufig während der Wachstumsschübe.

Kombinierte Syndrome

Der Schulterblatthochstand ist oft nur eine Komponente komplexer Fehlbildungen.

Er tritt häufig mit dem *Klippel-Feil-Syndrom* gemeinsam auf (Klippel u. Feil 1912). Dies beinhaltet zusätzlich Block- und Keilwirbel, Spaltbildungen der Bögen sowie Halsrippen. Eine Spina bifida aperta oder occulta sowie Kyphoskoliosen werden gesehen.

Das klinische Bild ist durch eine ungewöhnliche Kürze des Halses („Froschhals, Kurzhals") gekennzeichnet; der Kopf scheint direkt zwischen den Schultern zu sitzen. Der Nacken ist eingezogen („Hommes sans cou"). Die Nackenhaargrenze liegt tief. Der Thorax ist meist faßförmig und zeigt einen hohen Rundbukkel. Beim Zusammentreffen der Klippel-Feil-Deformität mit Platyspondylie spricht man von einem *Ostrum-Furst-Syndrom*.

Zuweilen bestehen Kombinationen mit dem *Arnold-Chiari-Syndrom*, mit einer in den Zervikalkanal reichenden Kleinhirntonsille und entsprechend erweitertem Spinalkanal.

Klinische Ausprägungen der Sprengel-Deformität

Die Sprengel-Deformität kann anhand der Differenz der Scapulahöhe quantifiziert werden (Sprengel 1863). Für praktische und therapeutische Gesichtspunkte hat sich die Einteilung nach Cavendish in 4 Schweregrade gut bewährt.

Grad 1: Die Schultergelenke stehen seitengleich hoch, die Deformität ist unsichtbar, wenn der Patient angezogen ist.
Grad 2: Die Schulterhöhe ist ebenfalls seitengleich, die Deformität ist als Vorwölbung am Nacken (bei bekleidetem Patienten) erkennbar.
Grad 3: Das Schultergelenk ist um 2–5 cm angehoben und macht die Deformität deutlich.
Grad 4: Die Schulter hat sich dem Occiput angenähert und verursacht eine Kurzhalsausbildung.
Die funktionelle Beeinträchtigung besteht meist in einer erheblichen Limitierung der Schulterabduktion.

Therapieindikation

Bei der Patientenauswahl und bei der Stellung der Operationsindikation würdigen wir folgende Gesichtspunkte:
1) die funktionelle Störung der oberen Extremität,
2) kosmetische Beeinträchtigungen,
3) Schmerzhaftigkeit im Schultergürtelbereich,
4) weitere, ein Operationsergebnis beeinflussende Fehlbildungen,
5) das Alter des Patienten.

Operationstechniken

Es wurden mehrere Operationsmethoden angegeben (Schrock 1926; Green 1957; Woodward 1961; König 1914).
Die operativen Maßnahmen lassen sich in *4 Haupttypen* einteilen:
1) Exzision des Os. omovertebrale,
2) zusätzliche Entfernung des Angulus medialis,
3) die subtotale Skapulektomie und
4) die Verlagerung der Scapula nach kaudal, entweder durch Ablösung der Muskelansätze am Schulterblatt oder durch Kaudalversetzung der spinalen Ursprünge des M. trapezius oder M. rhomboideus.

Keine dieser Operationen kann ein ideales Ergebnis erzielen. Auch wenn die Scapula nach unten gebracht werden kann, bleibt sie klein und beeinflußt die Schultersilhouette.
Bewährt haben sich Verfahren mit Kombinationen dieser Einzelschritte.

Eigene bevorzugte Technik

An der Orthopädischen Universitätsklinik Eppendorf bevorzugen wir eine Methode, welche Einzelmerkmale der oben genannten Techniken beinhaltet (Abb. 1) (Dahmen 1966). Die Schnittführung ist paravertebral längsverlaufend. Zunächst resezieren wir das Lig. bzw. Os. omovertebrale. Nachfolgend führen wir die Scapulalängsosteotomie (entsprechend der Methode nach König (1914)) durch. Die Scapulaanteile werden in der neuen Position vernäht. Nachfolgend wird der su-

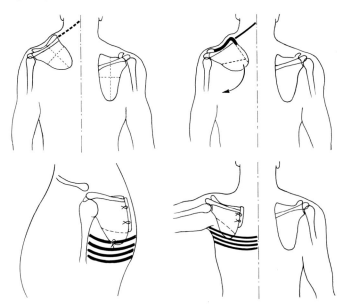

Abb. 1. Operationsverfahren bei Schulterblatthochstand (s. Text)

praspinale Scapulaanteil bis zur Inzisur (entsprechend der Methode nach Green 1957) entfernt. Wir achten auf eine vollständige Resektion zusammen mit dem Periost, um die Gefahr einer luxurierenden Kallusbildung zu vermeiden. Die Lösung der Mm. subscapularis, infraspinatus und supraspinatus erfolgt partiell, d. h. nur soweit, als es für eine ausreichende Kaudalverlagerung und Rotation der Scapula erforderlich ist. Der nächste Schritt besteht in einer Fixation des kaudalen Scapulapoles mittels einer Naht am M. latissimus dorsi. Bei medial abstehendem Scapularand wird dieser zusätzlich durch eine schräg verlaufende Schnittführung an die Thoraxwand geklappt. Postoperativ wird ein Thoraxgips für etwa 4 Wochen angelegt, welcher im Bedarfsfall eine allmähliche Redression der Schulter nach kaudal ermöglicht.

Fallbeschreibungen

Wir haben in den letzten Jahren 25 Operationen in der beschriebenen Technik durchgeführt. Der längste Beobachtungszeitraum beträgt 17 Jahre. In allen Fällen wurde eine deutliche bis wesentliche Besserung der Schultersilhouette und der Funktion erzielt. Wir haben 2 vorübergehende, jedoch keine bleibenden Paresen gesehen. Eine statistische Auswertung der Fälle ist uns aufgrund der Seltenheit des Syndroms und der durchgeführten Operation nicht möglich. Eine weitere Schwierigkeit der Auswertung und Erfahrungsbildung liegt in der hohen Variation der Ausprägungsgrade und Kombination mit anderen Fehlbildungen. Diese Darstellung soll dazu beitragen, Erfahrungen und Richtlinien für ein günstiges Vorgehen zu entwickeln.

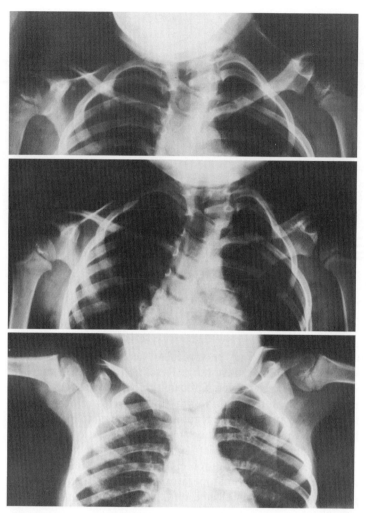

Abb. 2. 8 jähriges Mädchen mit Schulterblatthochstand vor der Operation (*oberes Bild*) und nach dem Eingriff (*mittleres* und *unteres Bild*)

Schlußfolgerung

Aus der Auswertung unseres Patientengutes ergeben sich folgende Gesichtspunkte:
1) Der Erfolg der operativen Behandlung des angeborenen Schulterblatthochstandes in funktioneller und kosmetischer Hinsicht ist um so besser, je jünger der Patient ist.
2) Bei einer geringgradigen Ausprägung der Erkrankung kann von der Operation kein wesentlicher Nutzen erwartet werden.
3) Patienten mit schweren Veränderungen können nicht völlig normal aussehend gemacht werden.

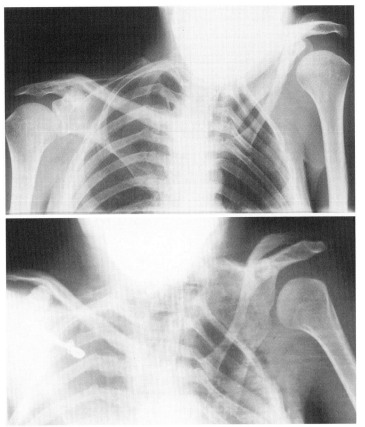

Abb. 3. 23jähriges Mädchen, prä- und postoperativer Zustand bei hochgradigem Klippel-Feil-Syndrom mit Schulterblatthochstand links. Der Schulterblatthochstand verursachte Druckschäden an der Ohrmuschel

4) Hauptziele der Behandlung sind die kosmetische und funktionelle Verbesserung. Das Ausmaß der funktionellen Verbesserung bleibt im Einzelfall unsicher.
5) Die Exzision des mediokranialen Anteils der Scapula und des Os. omovertebrale ist erforderlich. Die Ergebnisse sind besser bei einer Kombination mit einer Längsspaltung der Scapula und kaudalen Fixation am M. latissimus dorsi.
6) Der therapeutische Nihilismus ist nicht gerechtfertigt. Sowohl ein Funktionsgewinn der Schulter als auch eine wesentliche kosmetische Besserung kann durch eine operative Therapie mit genügend langer krankengymnastischer Nachbehandlung erwartet werden.

Literatur

Cavendish ME (1972) Congenital elevation of the scapula. Journal of Bone and Joint Surgery, 54-B, 395–408
Dahmen G (1966) Erfahrungen in der operativen Behandlung des angeborenen Schulterblatthochstandes. Verh Dtsch Orthop Ges 52. Kongress, Stuttgart 1965. Enke, Stuttgart

Eulenburg (1863 b) Beitrag zur Dislocation der Scapula. Amtlicher Bericht über die Versammlung deutscher Naturforscher und Ärzte, 37:291–294

Green WT (1957) The surgical correction of congenital elevation of the scapula (Sprengel's deformity). J Bone Joint Surg [Am] 39:1439

Klippel M, Feil A (1912) Un cas d'absence des vertebres cervicales. Nouv Iconogr Salpetriere (Paris) 25:223

König F (1914) Eine neue Operation des angeborenen Schulterblatthochstandes. Beitr Klin Chir 94:530

Schrock RD (1926) Congenital elevation of the scapula. J Bone Joint Surg 8:207–215

Sprengel OK (1863) Die angeborene Verschiebung des Schulterblattes nach oben. Arch Klin Chir 42:304

Woodward JW (1961) Congenital elevation of the scapula. J Bone Joint Surg [Am] 43:219–228

Diskussion

Winkelmann, Düsseldorf: Zunächst einmal zu der wichtigen Fragestellung, was Arthrolyse und Arthroplastik des Ellbogengelenks heute noch bedeuten, gerade im Hinblick auf die Alternative des endoprothetischen Gelenkersatzes. Man hat doch gesehen, daß sehr unterschiedliche Ergebnisse bezüglich der Arthrolyse und bei den unterschiedlichen Formen der Arthroplastik festgestellt wurden. Bestehen Fragen zu den Vorträgen von Herrn Wirth und Herrn Salamon?

Dahmen, Hamburg: Es war für mich eigentlich sehr überraschend zu hören, daß bei Herrn Salamon eine große Zahl von Patienten als Indikation zur Arthrolyse die tuberkulöse Einsteifung des Ellbogengelenks aufwies. Von welchen Kriterien machen Sie es abhängig, bei einem tuberkulös veränderten Gelenk die Arthrolyse anzustreben?

Salamon, Warschau: Sie müssen die Nachkriegszeit berücksichtigen, in der es in Polen sehr viele Knochentuberkulosen gab. In dieser Zeit mußte eine Lösung gefunden werden. Damals bearbeitete insbesondere Prof. Gruca, der sehr aktiv in der Tuberkuloseforschung war, die erweiterte Resektionsarthroplastik, nicht nur des Ellbogengelenks, sondern auch anderer Gelenke. Er war ein Gegner der Arthrodese und damals Leiter der Klinik. Aus diesem Grund wurden an unserer Klinik so viele Arthroplastiken in dieser Zeit gemacht. Er war ein Meister in der Operationstechnik und hat es fertiggebracht, sogar Gelenke mit Eiterungen und kalten Abszessen funktionsfähig zu machen und die tuberkulösen Herde auszuheilen. Zum Schluß hat er die Gelenkplastiken nicht nur bei der Tuberkulose vorgenommen, sondern auch bei Eiterungen und Osteomyelitis. Ich erinnere mich an 4 Fälle, die operiert wurden, 3 davon sind ausgeheilt, bei einem Fall kam es leider zu einer Entzündung und später dann zur Einsteifung.

Winkelmann, Düsseldorf: Beim Vortrag von Herrn Salamon fiel auch eine lange Zeit der Ruhigstellung auf, wahrscheinlich bedingt durch den Zustand nach Entzündungen – oder warum haben Sie so lange ruhiggestellt?

Salamon, Warschau: Wie ich gezeigt habe, handelte es sich um verschiedene Fälle, und die Zeit der Ruhigstellung betrug zwischen 10 und 42 Tagen. Die durchschnittliche Ruhigstellung betrug zwischen 2 und 3 Wochen, aber im 2. Stadium der Tuberkulose z. B. konnte man nicht so früh mit der Bewegung beginnen.

Schmitt, Homburg: Warum unterscheiden Sie zwischen Resektionsarthroplastik und Interpositionsarthroplastik, und wie ist jeweils Ihre Indikation?

Salamon, Warschau: Wegen der Kürze des Referats konnte ich das nicht genau vorstellen. Bei der Knochentuberkulose wurde eine ausgedehnte Resektion der Gelenkflächen vorgenommen. Es kam zu einem sehr kleinen Kontakt der Gelenkflächen, die distale Humerusepiphyse wurde keilförmig zugerichtet. Das Radiusköpfchen wurde reseziert und die Incisura semilunaris erweitert. Anschließend wurde das Gelenk im Gipsverband durch Extension entlastet, um eine Lockerung im Gelenk zu erhalten. In allen anderen Fällen einer „normalen" Versteifung konnte man die Interposition mit Fascia lata vornehmen. Wenn jedoch Entzündungen und Abszesse vorlagen, konnte man die Interposition mit Fascia lata nicht machen.

Winkelmann, Düsseldorf: Es fiel auf, daß in dem Krankengut nur wenige Rheumatiker waren.

Salamon, Warschau: Es waren sehr wenige Rheumatiker, insgesamt 5 von 86.

Winkelmann, Düsseldorf: Vielleicht noch eine Frage zur Instabilität und zum Ausmaß der knöchernen Resektion in beiden Kollektiven von Herrn Wirth.

Wirth, München: Es bestand natürlich nach der Arthroplastik jeweils eine gewisse Instabilität. Man muß dabei bedenken, daß am Ellbogengelenk die Instabilität nicht die große Bedeutung hat, wie am Knie. Am Knie steht im Vordergrund weniger die Beweglichkeit, dafür mehr die Stabilität, während am Ellbogengelenk ich eher umgekehrt mehr die Beweglichkeit im funktionsgünstigen Sektor sehen würde, vielleicht auch einmal auf Kosten der Instabilität.

Schwägerl, Wien: Ich möchte nur der Vollständigkeit halber darauf hinweisen, daß die Technik, die Herr Salamon angegeben hat, auf eine Publikation von Julius Hass zurückgeht, der das 1930 mitgeteilt hat.

Winkelmann, Düsseldorf: Wenn zu diesem Themenkreis keine weiteren Fragen sind, sollten wir den Vortrag von Herrn Kaps über die „Radiusköpfchenresektion" diskutieren.

Meltzer, Hannover: Wenn ich Sie richtig verstanden habe, haben Sie auch vor Abschluß des Wachstums in Einzelfällen das Radiusköpfchen reseziert. Sie haben danach eine proximale radioulnare Synostose gesehen. In wie vielen Fällen haben Sie vor Abschluß des Wachstums das Radiusköpfchen reseziert? Haben Sie auch andere Fehlstellungen gesehen, und machen Sie das auch jetzt noch im Wachstumsalter?

Kaps, Heidelberg: Es waren insgesamt 6 Kinder, zweimal sahen wir eine radioulnare Synostose. Eventuell lag das an einer unvollkommenen Technik der Operation. Wir sahen im Gegensatz zu vielen Publikationen bei Kindern nicht immer das schwere Ausmaß von Fehlstellungen, wie z. B. Valgusfehlstellung im Ellbogengelenk; erstaunlicherweise bei einigen Fällen auch nicht eine so massive Verschiebung des Radius nach proximal. Die Ergebnisse fielen sehr unterschiedlich aus. Natürlich versuchen wir heutzutage, die Radiusköpfchenresektion bei Kindern zu vermeiden. Es handelt sich bei den erwähnten Fällen z. T. auch um Kollektive, die von etwa 1955 bis 1965 operiert wurden, als die Osteosynthesetechnik noch nicht so weit entwickelt und man etwas unkritisch bezüglich der Indikationsstellung zur Radiusköpfchenresektion war.

Wirbelsäule

Die konservative Behandlung der Skoliose mit dem Milwaukee-Korsett

J. Heine und H. G. Götze

Das Milwaukee-Korsett hat sich in den 60er Jahren zur konservativen Behandlung idiopathischer Skoliosen in den USA durchgesetzt. Es galt als *die* wirksame Orthese schlechthin. Auf dem Ersten Workshop zur konservativen Skoliosebehandlung 1970 in Münster berichteten uns Blount (Blount u. Schmidt 1953) und Moe (Moe u. Kettleson 1979) über ihre Ergebnisse.

Ihre Verlaufsbeobachtungen zeigten, daß bei konsequent durchgeführter Therapie und guter Kooperation der Patienten in der Regel eine weitere Progredienz der Skoliose aufgehalten werden konnte. In einem Teil der Fälle waren auch röntgenologisch nachweisbare Aufrichtungen der skoliotischen Fehlstellung der Wirbelsäule gelungen.

Beeindruckt von den guten Behandlungsergebnissen von Blount (Blount u. Schmidt 1953) sowie Moe u. Kettleson (1979) haben wir in den nachfolgenden Jahren 125 Patienten mit einem Milwaukee-Korsett behandelt und meist über mehrere Jahre im Rahmen der Skolioseambulanz betreut.

Über die mittelfristigen Ergebnisse der konservativen Skoliosebehandlung haben wir berichtet (Götze et al. 1979). Es wurde dabei herausgestellt, daß die funktionelle Behandlung mit dem Milwaukee-Korsett unterschiedliche Ergebnisse brachte. In etwa der Hälfte unserer Fälle konnte die Progredienz aufgehalten werden, in etwa 30% wurden klinisch und röntgenologisch Korrekturen erreicht, 20% der Fälle waren Versager.

Besonders günstige Voraussetzungen brachten diejenigen Patienten mit, welche mit flexiblen Skoliosen unter 30° zur Behandlung kamen.

Die vorliegende Veröffentlichung beschreibt unsere Ergebnisse unter der Korsettbehandlung. Fragen nach der endgültig erreichten Korrektur nach Abschluß des Wachstums bzw. nach Abschluß der Skelettreife blieben offen.

Inzwischen sind die Patienten erwachsen, somit waren jetzt die Voraussetzungen gegeben, sie erneut zu einer Nachuntersuchung einzubestellen und zu den Endergebnissen der Behandlung mit dem Milwaukee-Korsett Stellung zu nehmen.

Patientengut

In der Orthopädischen Universitätsklinik Münster wurden in den Jahren 1970–1975 125 Patienten mit einem Milwaukee-Korsett behandelt. 13 dieser Patienten mußten bereits während der Behandlung infolge einer weiteren Progredienz der Krümmungen operativ therapiert werden. Bei ihnen bestanden bereits vor Beginn der Korsett-Therapie hohe Ausgangswinkel, in der Regel über 45°, welche eigentlich nicht mehr in den Indikationsbereich fielen.

62 der verbliebenen 112 Patienten folgten unserer Einladung zu einer Kontrolluntersuchung. 54 dieser Patienten waren weiblichen, 8 männlichen Geschlechts.

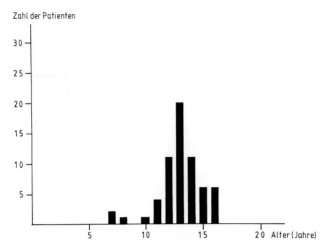

Abb. 1. Alter der Patienten bei Korsettversorgung

In 27 Fällen bestanden einbogige Skoliosen mit unterschiedlicher Lage des Scheitelpunktes (thorakal, thorakolumbal und lumbal), in 35 Fällen doppelbogige. 18 einbogige Skoliosen lagen im Thorakalbereich, 4 im Thorakolumbalbereich und 5 im Lumbalbereich.

Das Durchschnittsalter der Patienten bei Abgabe des Milwaukee-Korsetts lag bei 13 Jahren und 6 Monaten. Aus Abb. 1 ergibt sich, daß bei 45 Patienten die Korsettversorgung jenseits des 12. Lebensjahres erfolgte. Zum Zeitpunkt des Beginns mit der Abschulung vom Korsett waren die Patienten durchschnittlich 16 Jahre und 6 Monate alt. Die Abschulung erfolgte schrittweise für zunächst 3–4 h täglich, wobei die korsettfreie Zeit in vierteljährlichen Abständen um weitere 3–4 h erweitert wurde. Somit war die Freistellung vom Korsett etwa 9–12 Monate nach Beginn der Abschulung erreicht. Bei Abschluß der Behandlung waren die Patienten im Mittel 17 Jahre und 5 Monate alt.

Bei der letzten Kontrolluntersuchung lag das Durchschnittsalter der untersuchten Patienten bei 23 Jahren und 6 Monaten. Durchschnittlich waren also etwa 10 Jahre seit Beginn mit der Behandlung und 6 Jahre seit Abschluß der Behandlung vergangen.

Röntgenbefunde

Wir übersehen heute also die Endergebnisse von 62 Patienten mit 97 strukturellen Krümmungen. Der durchschnittliche Ausgangswinkel der Krümmungen – ohne Berücksichtigung der Lokalisation – betrug 35°. Im Korsett gelang eine primäre Korrektur auf 32°. Bei Beginn der Abschulung war der Ausgangswinkel von 35° wieder erreicht. In der Abschulungsphase kam es zu einer Verschlechterung auf 39°. Bei der Nachuntersuchung – 6 Jahre nach Beendigung der Behandlung – betrug der Krümmungswinkel im Durchschnitt 42°.

Diese errechneten Durchschnittswerte sind zwar ganz eindrucksvoll hinsichtlich einer globalen Beurteilung der Wirksamkeit des Korsetts, müssen andorer-

Die konservative Behandlung der Skoliose mit dem Milwaukee-Korsett

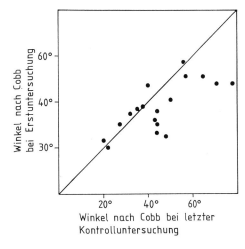

Abb. 2. Korrelation der Krümmungswinkel der einbogigen thorakalen Skoliosen bei der Erstuntersuchung und bei der letzten Kontrolluntersuchung. Oberhalb der Indifferenzlinie finden sich die Krümmungswinkel der Patienten, bei denen eine Verbesserung erzielt wurde

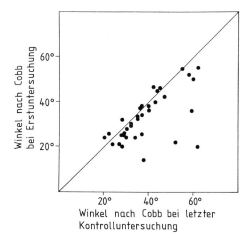

Abb. 3. Korrelation zwischen den Krümmungswinkeln der thorakalen Krümmungen der doppelbogigen Skoliosen bei der Erstuntersuchung und bei der letzten Kontrolluntersuchung

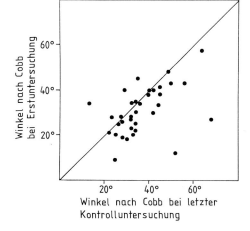

Abb. 4. Korrelation zwischen den Krümmungswinkeln der lumbalen Krümmungen der doppelbogigen Skoliosen bei der Erstuntersuchung und bei der letzten Kontrolluntersuchung

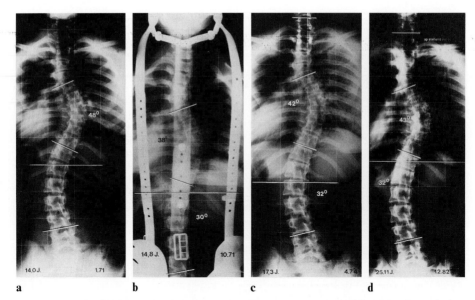

Abb. 5 a–d. a Eine 14 jährige Patienten vor der Korsettversorgung. **b** Die Patientin nach der Korsettversorgung. **c** Die Patienten nach Abschulung vom Milwaukee-Korsett. **d** Die Patientin bei der Kontrolluntersuchung

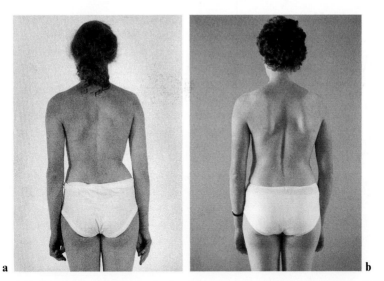

Abb. 6 a und b. a Die Patientin der Abb. 5 vor der Korsettversorgung. **b** Die Patientin bei der letzten Kontrolluntersuchung

seits aber mit Einschränkung bewertet werden. Die Behandlungsergebnisse im Korsett sind individuell unterschiedlich. Man muß daher die Winkelwerte im Einzelfall berücksichtigen, da die Mittelwertbildung immer unter dem Einfluß einiger negativ verlaufender Fälle leidet.

Die Abb. 2 zeigt eine Gegenüberstellung der Winkelwerte von 18 Patienten mit einbogigen thorakalen Krümmungen vor Behandlungsbeginn und bei der durch-

Die konservative Behandlung der Skoliose mit dem Milwaukee-Korsett

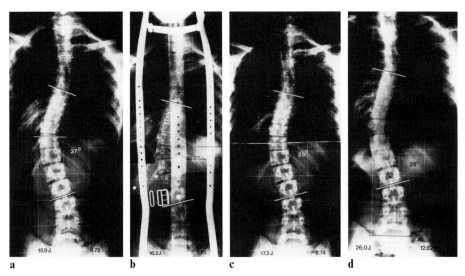

Abb. 7 a–d. a Eine knapp 16jährige Patientin mit einer linkskonvexen Thorakolumbalskoliose vor der Korsettversorgung. **b** Die Patientin nach der Versorgung mit dem Milwaukee-Korsett. **c** Die Patientin bei Beginn der Abschulung vom Korsett. **d** Die Patientin bei der letzten Kontrolluntersuchung

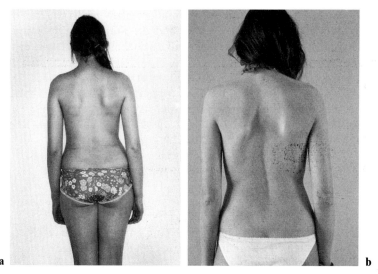

Abb. 8 a und b. a Die Patientin der Abb. 7 vor der Korsettversorgung. **b** Die Patientin bei der letzten Kontrolluntersuchung

geführten Kontrolluntersuchung. Punkte auf der Indifferenzlinie beschreiben eine Konstanz der Winkelwerte, Punkte oberhalb der Linie eine Verbesserung im Sinne einer Winkelkorrektur, Punkte unterhalb eine Verschlechterung.

Die Abb. 3 zeigt eine Gegenüberstellung der Winkelwerte vor Behandlung und bei der letzten Kontrolluntersuchung bei Patienten mit thorakalen Krümmungen bei doppelbogigen Skoliosen.

Die Abb. 4 zeigt die Winkelwerte von Patienten mit lumbalen Krümmungen bei doppelbogigen Skoliosen.

Man erkennt, daß in Einzelfällen Korrekturen der Winkelwerte möglich waren und im großen und ganzen die Progredienz aufgehalten wurde.

Beispielhaft sollen 2 Röntgenverlaufsserien vorgestellt werden:

Eine 14jährige Patientin erhielt wegen einer doppelbogigen Krümmung mit führender thorakaler Ausbiegung im Januar 1971 ihr Milwaukee-Korsett.

Zu diesem Zeitpunkt bestand ein thorakaler Krümmungswinkel von 48°, ein lumbaler von 37° (Abb. 5a). Wir hatten die Indikation zur dorsalen Distraktionsspondylodese gestellt, der Eingriff wurde von den Eltern jedoch nicht akzeptiert.

Im Korsett kam es zu einer spontanen Aufrichtung der thorakalen Krümmung auf 38°, der lumbalen Krümmung auf 30° (Abb. 5b). Nach Abschulung vom Milwaukee-Korsett betrugen die Krümmungswinkel im April 1974 42° bzw. 32° (Abb. 5c), bei der Kontrolluntersuchung im Dezember 1982 43° bzw. 32° (Abb. 5d). Das klinische Erscheinungsbild ist akzeptabel (Abb. 6a, b).

Eine damals 15jährige Patientin mit einer linkskonvexen Thorakolumbalskoliose wurde mit einem Milwaukee-Korsett versorgt, der Krümmungswinkel richtete sich spontan von 37° auf 28° auf (Abb. 7a, b). Diese Korrektur konnte bis zum Beginn der Abschulung gehalten werden (Abb. 7c) und war auch bei der letzten Kontrolluntersuchung stabil (Abb. 7d). Das kosmetische Ergebnis ist gut (Abb. 8a, b).

Klinische Befunde

Es ist zur Genüge bekannt, daß der klinische Aspekt, also die skoliotische Rumpfdeformität, nicht allein von der Stärke des Krümmungswinkels im Röntgenbild bestimmt wird. Weitere entscheidende Faktoren sind die Stärke der Rotation und die Gesamtstatik der Wirbelsäule. Beides muß zusätzlich zur Analyse des Röntgenbildes bewertet werden.

Die Stärke der thorakalen und lumbalen Rumpfdeformität wurde mit Hilfe des Rotationsindexes (Götze 1973) bestimmt. Die Messungen bei der Kontrolluntersuchung ergaben keine Korrektur gegenüber den Ausgangsbefunden.

Einzelne Fälle hatten sich verschlechtert, so daß sich bei durchschnittlicher Berechnung der Ausgangs- und Kontrollwerte eine geringe Verschlechterung der einbogigen thorakalen Skoliosen und auch bei Patienten mit doppelbogigen Skoliosen ergab. Die skoliotische Rotationsdeformität war durch das Korsett also nicht wirksam korrigiert worden.

Erstaunlicherweise fanden sich auch relativ häufig statisch instabile Wirbelsäulen:

Bei 35 von 62 Patienten bestand ein Rumpfüberhang zur linken oder rechten Seite. Dieser korrespondierte bei Patienten mit einbogigen Krümmungen mit der Konvexität der strukturellen Krümmungen, bei Patienten mit doppelbogigen Krümmungen mit der Konvexität der lumbalen Krümmungen. Ein Vergleich mit den Ausgangsbefunden zeigte, daß bei keinem Patienten eine Seitenänderung eingetreten war.

Der Rumpfüberhang wird im wesentlichen durch die muskuläre Koordination bestimmt. Erstaunlich ist jedoch die Tatsache, daß das Korsett in etwa der Hälfte der Fälle keinen nachhaltigen Einfluß im Sinne einer Korrektur hatte.

Diskussion

Über die funktionelle Skoliosebehandlung mit dem Milwaukee-Korsett liegen in der Literatur nur vereinzelt Mitteilungen vor:

Mellenkamp et al. berichteten 1977 über 47 Patienten, welche mit einem Milwaukee-Korsett behandelt worden waren und deren Abschulung vom Korsett mindestens 5 Jahre zurücklag. Sie beschrieben bei einem durchschnittlichen Ausgangswinkel von 44° eine durchschnittliche primäre Korrektur auf 34°, welche jedoch in den Jahren nach der Abschulung vom Korsett weitgehend verlorenging, so daß letztlich bei einem durchschnittlichen Krümmungswinkel von 40° ein Korrekturgewinn von 4° erhalten blieb.

Sie beschrieben erhebliche Unterschiede in den individuellen Verläufen.

Carr et al. veröffentlichten 1980 die Endergebnisse von 74 Patienten 8 Jahre nach der Abschulung vom Milwaukee-Korsett. Sie berichteten über geringfügige Korrekturen, welche bei thorakalen Krümmungen durchschnittlich 2°, bei thorakolumbalen und lumbalen Krümmungen durchschnittlich 4° gegenüber den Ausgangswinkeln betrugen. Von ihnen wurde betont, wie unterschiedlich die einzelnen Verläufe sind.

Es war eigentlich das Bestreben der durchgeführten Nachuntersuchungen an unserem Kollektiv, Näheres zu diesen Faktoren zu erfahren, welche den Verlauf der funktionellen Skoliosebehandlung mit dem Korsett günstig oder ungünstig beeinflussen. Man muß jedoch feststellen, daß dieses Vorhaben retrospektiv unmöglich zu lösen ist. Man kann nur einige allgemeine Feststellungen treffen:

Einmal ist der Zeitpunkt des Behandlungsbeginnes für die weitere Entwicklung einer Skoliose sicher entscheidend. Die Therapie mit dem Milwaukee-Korsett erfolgt nach dem Prinzip der Wuchslenkung. Es muß also noch eine ausreichend lange Zeit des Wachstums zu erwarten sein. Nach Blount u. Schmidt (1953) sollte sie mindestens 2 Jahre betragen.

Das Milwaukee-Korsett korrigiert eindeutig besser bei jüngeren Patienten mit noch ausreichend flexiblen Skoliosen als bei Jugendlichen, welche den pubertären Wachstumsschub hinter sich haben.

Ein weiterer wesentlicher Faktor scheint in der Flexibilität der Skoliose zu liegen. Diese wiederum bestimmt die sog. Primäraufrichtung.

Nach unserer Erfahrung sind die Verläufe derjenigen Skoliosen als günstig einzuschätzen, die sich unter der Korsettversorgung auf Winkelwerte zwischen 20° und 25° nach Cobb (1948) aufrichten. In diesem Bereich ist nämlich die körpereigene Muskulatur in der Lage, die Wirbelsäule zu halten.

Leider war die Möglichkeit in vielen Fällen unseres Kollektivs nicht gegeben. Die Patienten kamen zu spät mit Krümmungswinkeln, die bereits über 40° lagen. In diesen Fällen war eine Aufrichtung meist kaum oder nur in geringem Umfang möglich. Bei Winkelgraden über 35° ist aber die paraspinale Rückenmuskulatur einer erheblichen Belastungsasymmetrie ausgesetzt. Dies haben elektromyographische Untersuchungen von Güth et al. (1976) bestätigt.

Die Korrekturverluste nach Abschulung vom Korsett sind unterschiedlich. Ein entscheidender Faktor ist hier wahrscheinlich die Stabilität der Wirbelsäule. Dieser Terminus ist noch gar nicht ausreichend durchleuchtet und definiert. Verschiedene Faktoren sind ausschlaggebend: die Form der Skoliose, die Haltungsleistungsfähigkeit der Muskulatur und sicherlich auch das Stadium der Skelettreife.

Die Parameter der Skelettreife sind bekannt. Sicherlich ist für die Wirbelsäule selbst das Stadium der Verknöcherung der Ringapophysen wesentlich. Bei der retrospektiven Durchsicht der Röntgenverlaufsserien unserer Patienten stellten wir nun fest, daß zu einem Teil die Ringapophysen noch nicht verknöchert waren. Die Indikation zur Abschulung vom Korsett hat sich aber nach der Verknöcherung der Ringapophysen zu richten. Erfolgt die Entwöhnung zu früh, ist mit erhöhtem Korrekturverlust zu rechnen. Dies gilt insbesondere für den dorsolumbalen Bereich, welcher für die Stabilität einbogiger, also statisch schlecht ausgewogener Krümmungen wichtig ist.

Insgesamt sind die Endergebnisse der Milwaukee-Korsettbehandlung nicht befriedigend. Sie stehen eigentlich in keiner Relation zu dem erheblichen Personal-, Zeit- und Kostenaufwand der Therapie. Noch muß man offen lassen, ob man mit den sog. Derotationsorthesen letztlich bessere Ergebnisse erzielen kann. Wir wissen nur, daß die für uns doch sehr wichtigen primären Korrekturen wirksamer sind als mit dem Milwaukee-Korsett und diese mehr passiv wirksamen Orthesen auch wirksam derotieren (Matthiaß u. Heine 1984).

Es stellt sich daher die Frage, ob aus der Sicht unserer heutigen Erfahrungen überhaupt noch die Indikationen für den Einsatz des Milwaukee-Korsetts bestehen und – wenn ja – unter welchen Voraussetzungen ein Behandlungserfolg zu erwarten ist.

Wir meinen, daß das Milwaukee-Korsett durchaus noch seinen Indikationsbereich bei kleineren Kindern und jüngeren Schulkindern bis etwa zum 10. Lebensjahr hat. Es hat in dieser Zeit erhebliche Vorteile gegenüber den Derotationsorthesen:

Einmal behindert es relativ wenig die motorische Entwicklung. Dies gilt besonders für die Kleinkinder. Ferner läßt es sich orthopädietechnisch gut handhaben und v. a. leichter als das Chêneau-Korsett an die Größenänderung des Rumpfes adaptieren. Der Halsring behindert die kleinen Kinder unwesentlich.

Die Korrekturen bei flexiblen Skoliosen mit Winkelwerten zwischen 20° und 30° sind gut. Zum Teil konnten wir primäre Korrekturen nach Anpassung des Korsetts von 30–40% des Ausgangswinkels erreichen (Götze et al. 1979). Es ist also häufig so, daß wir bei Kleinkindern und Schulkindern bis zum 10. Lebensjahr zunächst mit einem Milwaukee-Korsett beginnen und erst nach dem 10. Lebensjahr auf eine Derotationsorthese übergehen.

Eine besondere Indikation für das Milwaukee-Korsett ergibt sich bei den doppelbogigen thorakalen Skoliosen mit hochsitzender, meist linkskonvexer thorakaler Krümmung. Diese obere strukturelle Krümmung ist durch Derotationsorthesen nicht beeinflußbar. Eine gewisse Wirksamkeit ergibt sich bei der Verwendung des Milwaukee-Korsetts mit dem Schulterring.

Das Milwaukee-Korsett korrigiert nicht die Rotationsdeformität des Rumpfes, d. h. den Rippenbuckel oder Lendenwulst. Dies ist durch Verlaufsbeobachtungen in ausreichendem Maße bestätigt. Es sollte daher bei Kindern mit idiopathischen Skoliosen nur dann gegeben werden, wenn die Rotationsdeformität gering ist und eine ausreichende Flexibilität der skoliotischen Krümmung besteht. Beides ist klinisch durch den Rumpfvorneigetest und die Betrachtung der Rumpfkonturen beim Seitneigen nach rechts und links prüfbar.

Alle einzelnen Erfahrungen lassen sich in der Feststellung zusammenfassen, daß man im Rahmen einer funktionellen Skoliosebehandlung durch Krankengymnastik und Korsett nur einen relativ begrenzten Spielraum zur Verfügung hat.

Wie auch die Nachuntersuchungsergebnisse von Edmondson u. Morris (1973) sowie von Nordwall (1973) zeigen, muß das Korsett rechtzeitig gegeben werden, um die Progredienz einer Skoliose aufzuhalten. Dies gilt unabhängig von der Überlegung, ob man sich für die Versorgung mit einem Milwaukee-Korsett oder mit den wirksamer redressierenden, aber doch im wesentlichen passiv arbeitenden Derotationskorsetten entscheidet. So hatten Watts et al. (1977) mit dem Boston-Korsett schon deshalb günstigere Voraussetzungen für eine erfolgreiche Behandlung, weil die durchschnittlichen Krümmungswinkel bei Behandlungsbeginn um 25° lagen.

Betrachtet man die Endergebnisse der konservativen Behandlung mit der Orthese, über welche Hall (1979) berichtete, so wird offensichtlich, daß auch mit diesen Orthesen auf Dauer nur begrenzte Korrekturen möglich sind.

So bleibt die Feststellung von Blount (Blount u. Schmidt 1953) bestätigt, daß die rechtzeitige Erkennung der Skoliose und die rechtzeitige Einleitung einer Korsettbehandlung die entscheidenden Voraussetzungen für ein erfolgreiches und befriedigendes Endergebnis sind.

Literatur

Blount WP, Schmidt AC (1953) Das Milwaukee-Korsett. Verh Dtsch Orthop Ges, 41. Kongr, S 221

Carr WS, Moe JE, Winter RB, Lonstein JE (1980) Treatment of idiopathic scoliosis in the Milwaukee-brace. J Bone Joint Surg [Am] 62:599

Cobb JR (1948) Outline for the study of scoliosis. Instructional course lectures. Am Acad Orthop Surg 5:261

Edmonson AS, Morris JT (1973) Follow-up study of Milwaukee-brace treatment in patients with idiopathic scoliosis. J Bone Joint Surg [Am] 55:439

Götze HG (1973) Der Rotationsindex bei idiopathischen Thoracalskoliosen. Z Orthop 111:737

Götze HG, Wenger D, Heine J (1979) Langzeitergebnisse der funktionellen Skoliosebehandlung mit dem Milwaukee-Korsett. Med Orthop Techn 99:45

Güth V, Abbink F, Götze HG, Heinrichs W (1976) Kinesiologische und elektromyographische Untersuchungen über die Wirkung des Milwaukee-Korsetts. Z Orthop 114:480

Hall JE (1979) Endergebnisse der Behandlung der Skoliose mit dem Boston-Brace. Vortrag gehalten anläßlich eines Fortbildungskurses in Nymwegen (Niederlande) am 10. und 11.10.1979

Matthiaß HH, Heine J (1984) Erste Langzeitergebnisse der Behandlung der Skoliose mit dem Chêneau-Korsett. Med Orthop Techn 104:69

Mellenkamp DD, Blount WP, Anderson AJ (1977) Milwaukee-brace treatment of idiopathic scoliosis. Clin Orthop 126:47

Moe JH, Kettleson DE (1979) Idiopathic scoliosis. J Bone Joint Surg [Am] 51:1149

Nordwall A (1973) Studies in idiopathic scoliosis. Acta Orthop Scand [Suppl] 150:1973

Watts HG, Hall JE, Stanish WM (1977) The Boston-brace system for the treatment of low thoracic and lumbar scoliosis by the use of girdle without superstructure. Clin Orthop 126:87

Diskussion

Götze, Hamm: Unter dem Aspekt unserer heutigen Erfahrungen in der konservativen Skoliosebehandlung erhebt sich die Frage, ob wir noch einen *Indikationsbereich für das Milwaukee-Korsett* sehen und welche Faktoren für einen befriedigenden Therapieerfolg ausschlaggebend sind. Denn wir wissen inzwischen, daß wir mit den sog. Derotationsorthesen wirksamer korrigieren und aufrichten können als mit dem Milwaukee-Korsett.

Dennoch gehört das Milwaukee-Korsett noch nicht „zum alten Eisen". So gebe ich es gerne *bei Kleinkindern und Schulkindern bis etwa zum 10. Lebensjahr,* weil in dieser Altersgruppe Vorteile gegenüber den Derotationsorthesen bestehen: Das Korsett behindert die motorische Entwicklung der Kleinkinder minimal und ist auch orthopädietechnisch leicht zu handhaben. Die Kinder wachsen schnell, und in dieser Wachstumsphase „wächst das Milwaukee-Korsett mit". Es ist relativ *leicht an die Größenänderung des Rumpfes zu adaptieren.*

Dies ist mit Derotationsorthesen nur in geringem Umfange möglich.

Die Wirksamkeit des Milwaukee-Korsetts ist zudem in dieser Altersgruppe gut. Winkelkorrekturen unter einer mindestens 2jährigen Therapie in Abhängigkeit vom Alter des Behandlungsbeginnes lassen erkennen, daß in der Gruppe bis zu den 10 Jahre alten Kindern die Behandlungsergebnisse am besten sind, in der Gruppe zwischen 10 und 13 Jahren zeigt sich ein divergentes Verhalten der Krümmungswinkel. Jenseits des 13. Lebensjahres ist das Milwaukee-Korsett nicht ausreichend wirksam.

Für den Therapieerfolg sind mehrere Faktoren ausschlaggebend; man darf nicht nur den Krümmungswinkel betrachten. Ein wesentlicher Faktor ist die *Flexibilität* der bestehenden Skoliose. Man kann sie klinisch in Rumpfvorwärtsbeuge prüfen, indem man den Patienten auffordert, sich zur Konvexität hin zu neigen. Der Patient biegt also die strukturelle Krümmung auf. Verschwindet unter dieser Bewegungsprüfung der Rippenbuckel, ist das Milwaukee-Korsett geeignet, bleibt jedoch der Rippenbuckel erhalten, ist die Indikation zur Korsettversorgung sicher nicht die richtige. Man müßte dann mit stärker redressierenden Orthesen arbeiten.

Ein weiterer wichtiger Punkt ist die *Rumpfdeformität* an sich. Man kann sie mit Hilfe des *Rotationsindexes* klinisch-metrisch erfassen. Man mißt mit einem speziellen Gerät den Höhenunterschied korrespondierender Punkt rechts und links der Mittellinie des Rumpfes und setzt die Korrelation zur Länge der Meßstrecke.

Wir haben immer feststellen können, daß bei geringen Rotationsdeformitäten auch die Endergebnisse bei mehrjähriger Therapie gut waren. Hatten wir a priori eine starke Rumpfdeformität, waren die Endergebnisse schlecht.

Kurz gesagt: Ich sehe noch eine Indikation für das Milwaukee-Korsett im Alter zwischen 3 und 10 Jahren. Voraussetzung ist eine relativ geringe Rumpfdeformität und eine ausreichende Flexibilität der skoliotischen Krümmung.

Schöllner, Köln: Ich finde es auch sehr wichtig, daß Sie auf die immer noch gegebene Indikation dieses Korsetts hingewiesen haben, und zwar gerade deswegen, weil diese Orthese darunter „leidet", daß die Akzeptanz wegen ihrer Sichtbarkeit nicht so groß ist wie bei jenen Korsetts, die man unter der Kleidung verbergen kann. Die Akzeptanz ist ja nicht nur eine Frage, die von der Optik her zu beantworten ist, sondern sie ist ebenfalls eine Sache ärztlicher Überzeugungskraft.

Langzeitergebnisse der konservativen Behandlung der Skoliose durch Elektrostimulation

J. Heine und F. Altekruse

1977 berichteten Axelgaard et al. über ihre Erfahrungen mit der lateralen elektrischen Oberflächenstimulation bei der Behandlung progredienter idiopathischer Skoliosen. Nach Kenntnis dieser erfolgversprechenden ersten Behandlungsergebnisse haben wir 1979 mit der Elektrostimulationsbehandlung der Skoliose begonnen.

Heute können wir über unsere Erfahrungen bei 106 Patienten, 80 Mädchen und 26 Jungen, berichten. Die Patienten wurden nach folgenden Kriterien ausgewählt:

Es sollte eine idiopathische progrediente Skoliose über 15° vorliegen. Bei einem Risser-Zeichen von nicht über 2 sollte ein Restwachstum von mindestens einem Jahr zu erwarten sein. Als Progredienz bezeichneten wir eine Zunahme der Krümmung von mindestens 5° in einem halben Jahr.

Das Durchschnittsalter der Patienten bei Behandlungsbeginn betrug 11,3 Jahre (Abb. 1). Der durchschnittliche Krümmungswinkel lag bei 21° (Abb. 2). Die Patienten wurden im Mittel 20,2 Monate lang behandelt.

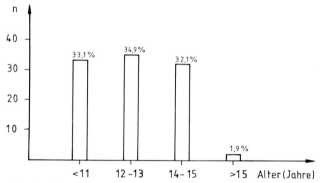

Abb. 1. Alter der Patienten bei Behandlungsbeginn

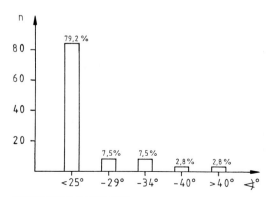

Abb. 2. Krümmungswinkel bei Behandlungsbeginn

Behandlungsergebnisse

Betrachten wir das Kurvenverhalten aller Krümmungen, dann haben sich 43 – entsprechend 40,6% – verbessert, 44 – entsprechend 41,5% – zeigten keine Änderung. Einer Verschlechterung unterlagen lediglich 19 Skoliosen, das entspricht 17,5% (Abb. 3). Als unverändert haben wir die Krümmungen bezeichnet, die

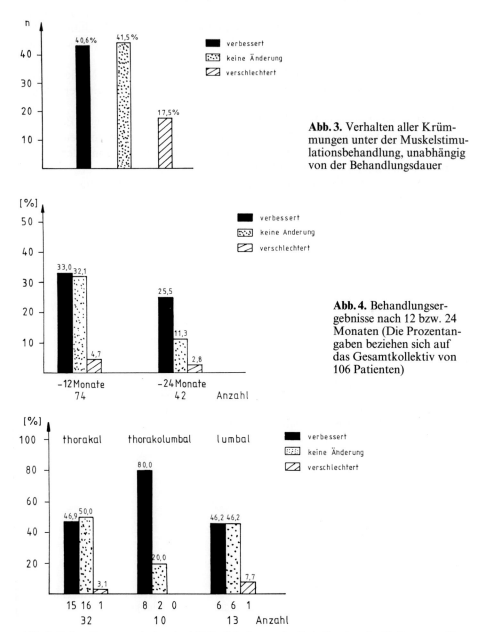

Abb. 3. Verhalten aller Krümmungen unter der Muskelstimulationsbehandlung, unabhängig von der Behandlungsdauer

Abb. 4. Behandlungsergebnisse nach 12 bzw. 24 Monaten (Die Prozentangaben beziehen sich auf das Gesamtkollektiv von 106 Patienten)

Abb. 5. Behandlungsergebnisse in Abhängigkeit von der Lokalisation der Krümmung (Ergebnisse nach 18 Monaten)

während der Behandlung im Rahmen von ±5° zum Ausgangswert konstant geblieben sind.

74 unserer Patienten wurden für die Dauer von 12 Monaten behandelt. Lediglich bei 5 dieser Patienten kam es zu einer Verschlechterung, 35 Krümmungen hingegen zeigten eine deutliche Besserung (Abb. 4). Nach einem Behandlungszeitraum von 24 Monaten waren 27 Krümmungen verbessert und 3 Krümmungen verschlechtert. 12 Skoliosen zeigten einen unveränderten Befund.

Untersucht man die Behandlungsergebnisse in Abhängigkeit von der Lokalisation der Krümmungen, so ergibt sich, daß die thorakolumbalen Skoliosen am besten zu beeinflussen waren (Abb. 5). So zeigten beispielsweise sämtliche thorakolumbalen Krümmungen, die wir nach einem Behandlungszeitraum von 18 Mona-

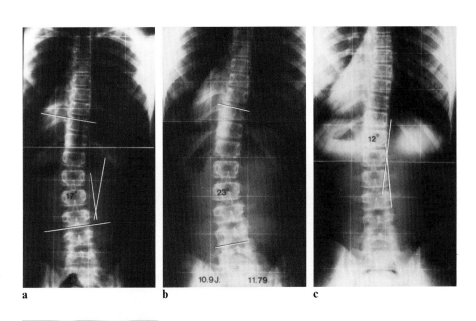

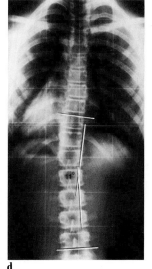

Abb. 6 a–d. a Bei einer 10 jährigen Patientin lag eine linkskonvexe Lumbalskoliose von 17° vor. **b** Vor Beginn der Muskelstimulationsbehandlung kam es zu einer Progredienz dieser Krümmung auf 23°. **c** Durch die Muskelstimulationsbehandlung gelang es innerhalb weniger Monate, die Krümmung auf 12° aufzurichten. **d** 4 Jahre nach Behandlungsbeginn betrug der Krümmungswinkel der linkskonvexen Lumbalskoliose 11°

ten erfassen konnten, keinerlei Verschlechterung. Die lumbalen Krümmungen zeigten in demselben Behandlungszeitraum in gleicher Häufigkeit eine Verbesserungstendenz wie auch eine Stagnation. Bei den thorakalen Krümmungen sind – wie auch bei den lumbalen – nur wenige verschlechtert. Allerdings ist bei ihnen schon ein höherer Anteil nur als unverändert zu bezeichnen.

Betrachtet man die Behandlungsergebnisse im Hinblick auf das Alter der Patienten, so gelangt man zu folgendem Ergebnis:

Während bei den Patienten unter 13 Jahren noch eine Verbesserung in 70,6% der Fälle möglich war, konnte bei den Patienten über 13 Jahre nur in 37,5% der Fälle eine Verbesserung erzielt werden. Die Auswertung basiert auf den Daten, die bei Patienten gewonnen wurden, die mindestens für die Dauer von 24 Monaten behandelt worden waren.

In einer noch sehr geringen Zahl von Fällen wurde die Behandlung bereits abgeschlossen. Bei diesen Patienten kam es innerhalb der ersten 12 Monate nach Abschluß der Behandlung zu keinerlei Korrekturverlust.

Komplikationen traten nur sehr selten auf. Nur in einigen wenigen Fällen sahen wir Hautreizungen an der Elektrodenauflagestelle. Andere Schwierigkeiten sind nicht bekannt.

Zu den genannten Ergebnissen sollen 2 Röntgenverlaufsserien vorgestellt werden:

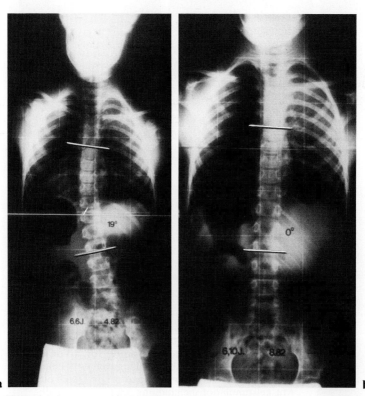

Abb. 7. a Bei einem 6 jährigen Mädchen lag eine linkskonvexe Thorakolumbalskoliose von 19° vor. **b** Durch die Elektrostimulationsbehandlung gelang es innerhalb von 4 Monaten, die Wirbelsäule voll zu begradigen

Bei einer 10jährigen Patientin lag eine linkskonvexe Lumbalskoliose von 17° vor (Abb. 6a). Vor Beginn der Muskelstimulationsbehandlung war es zu einer Progredienz um 6° auf 23° gekommen (Abb. 6b). Es wurde daraufhin die Muskelstimulationsbehandlung eingeleitet, und es kam in der darauffolgenden Zeit zu einer Besserung auf 12° (Abb. 6c). 4 Jahre nach Behandlungsbeginn war die Krümmung mit 11° stabil geblieben (Abb. 6).

Ein weiteres Beispiel:

Bei einem 6jährigen Mädchen konnte eine linkskonvexe Thorakolumbalskoliose von 19° innerhalb von 4 Monaten durch die Elektrostimulationsbehandlung auf 0° aufgerichtet und somit voll begradigt werden (Abb. 7a, b).

Diskussion

Kritiker der Behandlungsmethode mögen sicherlich einwenden, daß die Elektrostimulationsbehandlung der idiopathischen Skoliosen nicht mehr zu leisten vermag, als den natürlichen Verlauf unbehandelter idiopathischer Skoliosen nachzuahmen. Gerade in den letzten Jahren wurde in der Literatur von mehreren Autoren darauf hingewiesen, daß doch eine größere Anzahl von Skoliosen mit Krümmungswinkel um 20° konstant bleibt oder sich spontan zurückbildet.

Wir haben allerdings bei den Patienten mit Behandlungsbeginn unter 13 Jahren im Durchschnitt eine Besserung in 70,6% der Fälle, bei den Patienten jenseits von 13 Jahren noch in 37,5% der Fälle gesehen. Über eine derartige Aufrichtungsquote von unbehandelten, bisher progredienten Skoliosen ist in der Literatur unseres Wissens bisher nicht berichtet worden. Auch die Häufigkeit der Befundbesserung bei den Skoliosen unter 30° mit 62,2% nach 2jähriger Behandlungsdauer ist zu groß, als daß sie auf eine spontane Rückbildungstendenz zurückzuführen wäre. Die durchschnittliche Verlaufskurve der Krümmungswinkel schließlich zeigt, daß die Aufrichtung in den ersten 3 Monaten mit 5° im Mittel am stärksten ist (Abb. 8). Danach stabilisieren sich die Krümmungen. Diese rasche Aufrichtung in den ersten Monaten kann nicht anders als ein Erfolg der Stimulationsbehandlung interpretiert werden.

Die Bedeutung der Elektrostimulationsbehandlung der Skoliose liegt u. E. darin, daß sie es ermöglicht, Patienten, die durch Screeninguntersuchungen auffällig geworden waren, frühzeitig zu behandeln, ohne daß sie mit einer kosmetisch so störenden Orthese versorgt werden müssen.

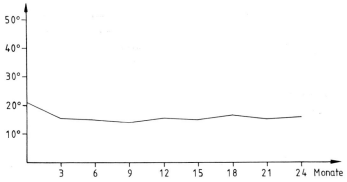

Abb. 8. Die durchschnittlichen Krümmungswinkel aller behandelten Patienten im Verlaufe der ersten 24 Monate der Therapie

Sicherlich ist nicht ausgeschlossen, daß bei der von uns gewählten Indikation eine größere Zahl von Kindern behandelt wird, als notwendig ist. Dieses Vorgehen rechtfertigt sich aber dadurch, daß es gelingt, in einem wahrscheinlich sehr viel höheren Prozentsatz eine Progredienz aufzuhalten, als es ohne die Behandlung der Fall wäre. Das Verfahren ist somit eine Präventivbehandlung. Die Beurteilung der Wirksamkeit von Präventivmaßnahmen ist schwierig, so lange keine ganz sicheren Aussagen über die spontane Entwicklung unbehandelter Skoliosen vorliegen.

Zusammenfassung

Seit 1979 führen wir an der Orthopädischen Universitätsklinik Münster die Elektrostimulationsbehandlung von idiopathischen Skoliosen nach Axelgaard et al. (1977) durch. Wir können heute über unsere Erfahrungen bei 106 Patienten berichten. Es konnten 43 Krümmungen verbessert werden, während 19 auch unter der Behandlung schlechter wurden. 44 Krümmungen zeigten keine Änderung. Das Durchschnittsalter der Patienten bei Behandlungsbeginn betrug 11,3 Jahre, der Durchschnittswinkel der Krümmungen lag bei 21°. Es zeigte sich, daß thorakolumbale Krümmungen am besten zu beeinflussen waren. Weiterhin waren die Behandlungsergebnisse bei Ausgangswinkeln unter 30° besser als bei Winkeln über 30°. Schließlich konnten Patienten unter 13 Jahren erfolgreicher behandelt werden als Patienten über 13 Jahre. Es ergibt sich somit eine Indikation zur Muskelstimulation im Sinne einer Frühbehandlung bei geringgradigen Skoliosen.

Literatur

Axelgaard J, Brown J, Harada Y, McNeal DR, Nordwall A (1977) Lateral surface stimulation for the correction of scoliosis. Scoliosis Research Society Meeting, Hongkong

Diskussion

Schmitt, Homburg: Wir haben eine *Tagesstimulationsbehandlung* (20 min/Tag) entwickelt und überblicken jetzt Behandlungsergebnisse über etwa 5 Jahre bei 50 Patienten. Die Kurvenverläufe sehen annähernd ähnlich aus. Wir haben nur in 6% der Fälle eine Progredienz beobachten können. Es erhebt sich die Frage: muß man nachts stimulieren? Stimulieren wir mit den richtigen „Parametern"? Axelgaard stimuliert mit einer Niedrigfrequenz von 20–25 Hz. Wir sind der Meinung, daß es aus muskelphysiologischen Gründen besser ist, mit Hochfrequenz zu stimulieren.

Heine, Münster: Wir haben ja schon oft über die Wirksamkeit der beiden verschiedenen Methoden diskutiert. Wir haben nie recht verstanden, wie es Ihnen möglich war, durch diese kurzzeitige Behandlung von 20 min am Tag die Krümmung so wirkungsvoll aufzurichten, und wir haben mit Ihrer Methode keine Erfahrung. Wir können nur von unserer Methode sagen, daß sich die Patienten durch die *nächtliche Stimulationsbehandlung nicht beeinträchtigt* fühlen. Ich selbst finde das unverständlich, da ich mir vorstelle, daß der Schlaf dadurch gestört ist; weil wir – im Gegensatz zu Ihnen – mit anderen Parametern arbeiten und deshalb eine längere Behandlungszeit brauchen, ist nach unserem Konzept die nächtliche Behandlung indiziert. Inwieweit man die ganzen „Parameter" tatsächlich abändern kann, vermag ich als Mediziner nicht zu beurteilen, das müßte man sicherlich mit Physiologen und Physikern diskutieren.

Schmitt, Homburg: Daß die Nachtstimulation gut vertragen wird, können wir nicht uneingeschränkt bestätigen. Viele Eltern haben uns mitgeteilt, daß die Kinder nachts nicht so tief schlafen und die Schulleistungen dadurch etwas abnehmen würden. Der Erfolg der Tagesstimulation liegt, trotz kürzerer Behandlungszeit, neben den unterschiedlichen Stimulationsparametern wohl auch darin, daß wir tagsüber intensiver stimulieren können, im Sinne des Maximaltrainings nach Hettinger. Außerdem konnten wir auch einen elektromyographisch nachweisbaren Trainingseffekt feststellen, den wir bei der Methode der nächtlichen Stimulation nicht gesehen haben.

Schöllner, Köln: Mich würde interessieren, ob es durch die unterschiedlichen Behandlungszeiten – Tag oder Nacht – auch Schwierigkeiten in der Übertragung des elektrischen Stroms gibt durch Änderung der Hautfeuchtigkeit. Könnte Herr Heine dazu noch einmal Stellung nehmen?

Heine, Münster: Bei der Oberflächenstimulation gibt es grundsätzlich 2 Probleme: 1. Die richtige Anlage der Elektroden. Die Elektroden müssen an der richtigen Stelle angelegt werden. Das ist natürlich nie 100%ig gewährleistet und dadurch wird den Befürwortern implantierter Elektroden auch ein wesentliches Argument für die Implantation zugespielt. Wir übersehen beispielsweise in unserem Krankengut einen Verlauf, bei dem wir zeigen können, daß sich eine Sekundärkrümmung zur Gegenseite ausbildete, weil die Elektroden falsch lagen. Aus diesem Grunde muß man die Eltern ganz genau einweisen. Man muß ihnen sagen und zeigen, wie die Elektroden „sitzen" müssen. Häufig gibt es ja kleine Hautmerkmale, die man als Bezugspunkte nehmen kann.

Der 2. Punkt: Sicherlich gibt es Hautreizungen. Wir hatten sie bei 4 Patienten gesehen. Meistens ist es möglich, die Elektroden etwas nach lateral oder kranial zu verschieben und so die Hautläsionen zum Ausheilen zu bringen. Notfalls muß die Behandlung 1 oder 2 Tage unterbrochen werden. Das ist also keine wesentliche Komplikation. Andere Komplikationen haben wir nicht gesehen.

Schneider-Sickert, Braunschweig: Zwei Fragen: Habe ich Sie richtig verstanden, daß Sie keine Fälle erlebt haben, bei denen wegen starker Progredienz die Behandlung durch Oberflächenstimulation abgebrochen werden mußte, oder waren diese Fälle in der Statistik nicht erfaßt? Und zum anderen: In welchem Umfang haben Sie bei diesen Fällen Krankengymnastik parallel durchgeführt?

Heine, Münster: Wir hatten insgesamt 5 Patienten, bei denen wir später auf eine Korsettbehandlung übergegangen sind. Diese Patienten konnten aber auch im Korsett nicht gehalten werden. Vier davon sind operiert worden. Wir haben die Verläufe nur so lange hier aufgenommen, wie die Patienten elektrisch stimuliert worden sind.

Die Patienten absolvieren ihr krankengymnastisches Übungsprogramm genauso wie Korsettpatienten, d. h. ½ h täglich. Einmal wöchentlich wird das Programm durch eine Krankengymnastin kontrolliert.

Dahmen, Hamburg: Herr Heine, bis zu welchem Skoliosewinkel nach Cobb sehen Sie eine Indikation zur Elektrostimulation?

Heine, Münster: Das ist schwierig zu sagen. Sie haben gesehen, daß wir auch bei Krümmungswinkeln über 30° noch bei einer großen Zahl von Fällen Verbesserungen nachweisen konnten. Ich meine allerdings, daß die Behandlung in erster Linie ihre Indikation in Verbindung mit Screeninguntersuchungen hat. Stellen wir beispielsweise durch Screeninguntersuchungen bei einem 10- oder 11jährigen Kind eine Skoliose von 18° fest, dann müssen wir mit einer Wahrscheinlichkeit von 70–80% mit einer Progredienz rechnen. Bei diesen Patienten wollen wir die Elektrostimulation durchführen. Ich glaube, es hat sich doch herauskristallisiert, daß es insbesondere diese Patienten sind, die so behandelt werden sollten. Ansonsten würde ich Patienten mit einem Skoliosewinkel über 30° nach Cobb mit einem Korsett behandeln und auch den Rahmen nach oben nicht weiter ausdehnen, sondern sicherlich schon ab 40° operieren.

N. N.: Noch eine Frage zum Krümmungswinkel. Bis wann oder ab wann geben Sie ein Korsett? Das hängt m. E. doch ganz entscheidend davon ab, wie weit das Wachstum fortgeschritten ist, ob die Menstruation schon begonnen hat oder bevorsteht. Eine Skoliose mit 38° und „abgeschlossener" Menstruation ist prognostisch sicherlich völlig anders einzuschätzen als eine mit dem gleichen Krümmungswinkel im Alter von 12 Jahren und noch bevorstehender Menstruation. Ich meine, daß bei 38° Skoliose und „abgeschlossener" Menstruation in den Risser-Stadien II und III durchaus stimuliert werden kann. Bei Mädchen im gleichen Alter und gleichem Risser-Stadium mit bevorstehender Menstruation wäre ich bezüglich des Erfolgs einer Stimulationsbehandlung nicht so zuversichtlich. Ich meine, daß man hier sofort mit Korsett – auch aus Kostenersparnisgründen – behandeln sollte.

Schöller, Köln: Trotzdem sollte auch immer ein Augenmerk auf die nachgewiesene oder nicht nachgewiesene Progredienz der Skoliose gerichtet werden. Auch davon muß man die Therapie abhängig machen, nicht nur vom Status, den man gerade feststellt.

Altekruse, Münster: Ich möchte noch etwas zur Indikation ergänzen. Es ist bisher viel vom Winkel gesprochen worden, nicht jedoch vom Rotationsgrad. Ich halte es für sehr wichtig, daß diese Komponente auch mit in die Therapie eingeht. Dabei muß man davon ausgehen, daß durch die Stimulation die Rotation kaum beeinflußt wird. Meines Erachtens sollte bei der Indikation für die Stimulation der Rotationsindex nach Moe nicht mehr als Grad I betragen. Wenn eine Rotationsstellung von Grad II vorliegt, sollte man auch bei geringgradigen Skoliosen nicht mehr die Stimulation ansetzen; dann würde ich doch eher zu einem Korsett greifen. Anders herum würde ich bei einem Skoliosewinkel um 30° bei geringer Rotation doch noch die Elektrostimulation bevorzugen.

Schöllner, Köln: Vielen Dank, das ist ein wichtiger Hinweis für unsere Indikation, denn wir sind ja alle noch etwas unsicher, wann man stimulieren soll und wann eine Korsettbehandlung anzusetzen ist. Einigkeit besteht hingegen über den Zeitpunkt, zu dem man operieren soll.

Matthiaß, Münster: Die noch bestehende Indikation, die Herr Götze genannt hat, nämlich daß man im Kleinkindalter das Milwaukee-Korsett einsetzen kann, möchte ich als eine relative Indikation bezeichnen. Man kann genausogut mit der Derotationsorthese auch Kleinkinder behandeln. Das Nachstellen ist wohl problematischer, aber man kann auch nachstellbare Orthesen einsetzen. Auch die Chêneau-Orthese hat diesbezüglich Wandlungen erfahren, so daß sie Nachstellungen besser erlaubt. Neben dieser relativen Indikation gibt es jedoch eine absolute Indikation, und das ist die zervikothorakale Skoliose. Hier kann man entweder das Boston- oder Chêneau-Korsett mit Halsaufbau einsetzen, oder man kann die Milwaukee-Orthese einsetzen. Wir bevorzugen immer mehr die Boston- oder Chêneau-Orthese mit "superstructure". Man sollte den Halsaufbau nicht verteufeln, denn bei gewissen Indikationen ist er einfach unerläßlich. Man nimmt sich ein wertvolles Instrument der konservativen Behandlung, wenn man den Halsaufbau ganz aufgibt.

Schöllner, Köln: Vielen Dank, das ist auch unsere Ansicht. Wir müssen gerade in diesen Fällen gewaltige ärztliche Überzeugungsarbeit leisten, damit die Eltern und das Kind diese Vorrichtung akzeptieren. Die ablehnende Haltung ist oft sehr groß, und wenn man sich nicht die Zeit nimmt, Eltern und Patienten von der Notwendigkeit einer solchen Behandlung zu überzeugen, dann muß man sich nicht wundern, wenn die ganze Skoliosetherapie in einer Klinik in Frage gestellt wird.

Operative Behandlung idiopathischer Skoliosen (Zehnjahresresultate)

R. Joller, H. J. G. Scheier und D. Grob

Wir haben uns mit dieser Arbeit das Ziel gesetzt, uns über die Auswirkung von Skolioseoperationen auf das weitere Leben der betroffenen Patienten ein Bild zu machen. Möglichst genaue Kenntnisse über diese Entwicklung sind neben den Kenntnissen der Prognose der unbehandelten Skoliose schließlich die wichtigsten Grundlagen für die Indikationsstellung.

Wir haben daher Patienten ausgesucht, deren Operation möglichst weit zurückliegt, und uns auf Operationen beschränkt, die zwischen April 1968 und Dezember 1973 durchgeführt wurden. Um eine gewisse Einheitlichkeit zu erlangen, haben wir nur idiopathische Krümmungen in die Untersuchung einbezogen.

An der Klinik Wilhelm Schulthess, Zürich, wurden im oben genannten Zeitraum 64 Patienten mit idiopathischer Skoliose operiert. Davon konnten 43 durchschnittlich 12,2 Jahre postoperativ nachuntersucht werden. Das Alter bei der Operation lag zwischen 11 und 34 Jahren (Abb. 1). Das durchschnittliche Alter bei der Nachuntersuchung betrug 29,1 Jahre. 88% der Patienten waren weiblichen Geschlechts. Bei 88% lag der Scheitelpunkt der Hauptkrümmung zwischen Th_8 und Th_{10} bei einem präoperativen Skoliosewinkel nach Cobb (1948) zwischen 40° und 140° (Tabelle 1).

Die beiden ersten Patienten der Serie wurden noch ohne innere Fixation nach Hibbs et al. (1931) spondylodesiert, bei allen übrigen kam das Harrington-Instrumentarium (Harrington 1962) zur Anwendung. 31mal wurde ein einzelner Distraktionsstab, 8mal zusätzlich ein Kompressionsstab und 2mal wurden 2 Distrak-

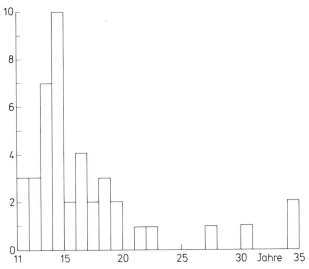

Abb. 1. Altersverteilung (n = 43). Durchschnittliches Alter bei der Operation 16,94 Jahre

Tabelle 1. Scheitelwirbel

Niveau	Rechts	Links
Th_7	4	
Th_8	9	2
Th_9	15	1
Th_{10}	11	
L_1		1
Gesamt	43	

Tabelle 2. Operationsmethode

Distraktionsstab	30
Distraktionsstab + Kompressionsstab	8
2 Distraktionsstäbe	2
Distraktionsstab + Cerclage	1
Hibbs-Risser	2
Gesamt	43

Tabelle 3. Spondylodesierte Bewegungssegmente

Segmente	Anzahl
6	3
7	2
8	12
9	12
10	9
11	4
13	1

Mittel: 8,88 Segmente

Tabelle 4. Komplikationen

Zunahme Skoliose oberhalb Spondylodese	1
Stabbruch	1
Hakenausriß	1
Infekt	1

Tabelle 5. Sekundäroperationen

Erweiterte Spondylodese	1
Metallentfernung	2
Rippenbuckelresektion	1

tionsstäbe eingesetzt. Versteift wurden zwischen 6 und 13, im Mittel 8,9 Bewegungssegmente (Tabellen 2 und 3).

Schwere postoperative Komplikationen und neurologische Ausfälle an der unteren Extremität traten nicht auf. Wegen einer Infektion und eines Stabbruchs mußten 2 Metallentfernungen durchgeführt werden. Ein zweiter asymptomatischer Stabbruch erforderte keine Behandlung. Wegen Zunahme der kranialen Gegenkrümmung war einmal die Erweiterung der Spondylodese nötig (Tabellen 4 und 5).

Resultate

Der präoperative Skoliosewinkel von durchschnittlich 71° konnte auf einen postoperativen Winkel von 38° verbessert werden, was einer mittleren Korrektur des ursprünglichen Winkels um 47% entspricht. Bei der Nachkontrolle maßen wir im Durchschnitt 43,5°, entsprechend einem Verlust von 17% der erreichten Korrektur. Es verblieb somit eine Korrektur des ursprünglichen Winkels von 38,6% (Abb. 2).

Bei der klinischen Kontrolle fanden wir einen Restgibbus von durchschnittlich 3,2 cm, einen Schulterschrägstand von 1,1 cm und einen Überhang C_7/S_1 von 1,1 cm.

Die Lungenfunktion wurde durch die Operation nicht verbessert. Die Vitalkapazität betrug sowohl präoperativ wie bei der Nachkontrolle 78% der individuellen Norm, der Atemgrenzwert verbesserte sich nicht signifikant von 78,5% auf 86%.

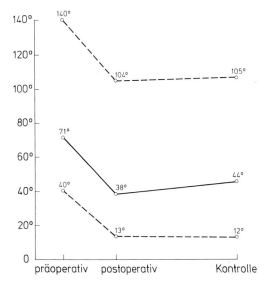

Abb. 2. Skoliosewinkel nach Cobb

Tabelle 6. Resultate: Schmerz

Keine Schmerzen	19
Leicht, gelegentlich	17
Mittelstark, gelegentlich	5
Mittelstark, dauernd	1
Sehr stark, gelegentlich	1
Gesamt	43

Tabelle 7. Resultate: Schmerzlokalisation

Lumbosakral	8
Thorakolumbal	7
Interskapulär	4
Thorakal	3
Zervikal	2
Lumbal	2
Ganze Wirbelsäule	1
Beckenkamm	1

Tabelle 8. Resultate: Arbeitsfähigkeit

Arbeitsfähigkeit 100%	40
Reduziert arbeitsfähig	1
Arbeitsfähigkeit 0%	2
Gesamt	43

Tabelle 9. Ausgeübte Berufe

Hausfrau	16
Büro	11
Service	3
Verkauf	3
Paramedizinische Berufe	2
Laborant	2
Handwerker	2
Andere	2
Gesamt	41

Subjektiv hatten 36 Patienten keine oder nur gelegentlich leichte Schmerzen, die übrigen 7 klagten über mittlere bis starke Schmerzen. Nur 2 nahmen jedoch deswegen Medikamente ein (Tabellen 6 und 7).

Im folgenden möchten wir besonders auf die sozialen Resultate der Operation eingehen:

41 Patienten waren bei der Nachkontrolle voll arbeitsfähig, hauptsächlich als Hausfrau oder als Büroangestellte, z. T. aber auch in stehenden Berufen (Tabellen 8 und 9). Nur 2 Patienten waren nicht arbeitsfähig, wobei in beiden Fällen andere Ursachen als die Skoliose wesentlich für die Rente mitverantwortlich waren.

Tabelle 10. Resultate: Sport

Kein Sport	15
Sportfähigkeit nicht eingeschränkt	25
Sportfähigkeit eingeschränkt	3
Gesamt	43

Tabelle 11. Sportarten

Schwimmen	16
Ski alpin	9
Ski nordisch	6
Tennis	6
Turnen, Gymnastik	6
Fahrrad	3
Andere	8

Tabelle 12. Frauen: Familienstand

Verheiratet	21
Nicht verheiratet	17
Gesamt	38

Tabelle 13. Frauen: Geburten

Keine	21
1	10
2	4
3	3
Gesamt	38

Tabelle 14. Frauen: Rückenschmerzen und Sectio

Rückenschmerzen in Schwangerschaft	2
Rückenschmerzen unter Geburt	1
Sectio wegen Skoliose	2
Gesamt	38

Tabelle 15. Resultate: Aussehen subjektiv

Gut	24
Zufrieden	14
Unbefriedigt	5
Gesamt	43

Tabelle 16. Resultate: Gesamtbeurteilung Patient

Sehr gut	29
Gut	11
Zufrieden	1
Mäßig	1
Schlecht	1
Gesamt	43

15 Patienten betrieben keinen Sport. 3 fühlten sich in der sportlichen Betätigung eingeschränkt. Die restlichen 25 waren voll sportfähig, wobei das Spektrum der betriebenen Sportarten vom Schwimmen als meistgenanntem Sport bis zum Wildwasserkanufahren und Extremalpinismus reichte (Tabellen 10 und 11). Von den 38 Frauen sind 21 verheiratet. 17 davon haben 1–3 Kinder geboren, wobei 2 Frauen eine Sectio caesarea benötigten. Ebenfalls nur 2 klagten über vermehrte Rückenbeschwerden während der Schwangerschaft (Tabellen 12–14). Das Aussehen beurteilten 38 Patienten als zufriedenstellend bis gut, 5 Patienten als unbefriedigend (Tabelle 15). Das Gesamtresultat bezeichneten 40 Patienten als gut bis sehr gut, 1 als knapp befriedigend und 2 als mäßig bis schlecht (Tabelle 16). Mit einer Ausnahme würden sich alle wieder operieren lassen.

Diskussion

Aufgrund unserer Untersuchung können wir aussagen, daß die große Mehrzahl dieser Patienten 12 Jahre nach der Korrektur und Spondylodese ein weitgehend normales Leben führt und durch die Skoliose in Beruf und Freizeitgestaltung nicht wesentlich eingeschränkt ist. Wir können also die Ergebnisse 12 Jahre nach der Operation aus der Sicht der Patienten als gut bis sehr gut betrachten, was für die weitere Behandlung der Skoliosen durch Korrektur und Spondylodese recht optimistisch stimmt. Einschränkend muß man allerdings sagen, daß dieses Patientenkollektiv mit durchschnittlich 29,1 Jahren noch recht jung ist und somit auch diese Zwölfjahresergebnisse streng genommen immer noch als „Frühergebnisse" bezeichnet werden müßten.

Die Korrekturergebnisse haben sich im wesentlichen gehalten. Bei einem ursprünglichen Krümmungswinkel von 71° beträgt die heute noch verbleibende Krümmung 44°, was einer verbleibenden Korrektur von 27° oder 38,6% entspricht.

Ein weiterer, sicher sehr entscheidender Schritt zur Verbesserung der Resultate liegt bei der Indikationsstellung. Die Ausgangskrümmung betrug bei unseren Patienten 71°. Dies besagt, daß von der Krümmung her gesehen mehr als die Hälfte der Patienten schon wesentlich früher, nämlich sicher bei einem Winkel irgendwo zwischen 50° und 60° hätte operiert werden sollen. Denselben Schluß müssen wir aus dem durchschnittlichen Alter von 16,9 Jahren bei der Operation ziehen. Wenigstens für Mädchen besagt dies, daß sie erst bei Wachstumsabschluß operiert wurden, daß also diese Skoliosen zuerst ihre ganze „Progressionspotenz" ausschöpfen konnten. Unsere ganze Aufmerksamkeit muß also weiterhin der Frage gelten, durch welche Maßnahmen diese Patienten rechtzeitig zur Behandlung gebracht werden können.

Zusammenfassung

Von 64 Patienten, bei denen in den Jahren 1968–1973 eine Spondylodese wegen idiopathischer Skoliose durchgeführt wurde, konnten 43 nachkontrolliert werden. Die durchschnittliche Zeit seit der Operation betrug gute 12 Jahre. Im Durchschnitt konnte bei einem Ausgangswert von 71° eine Korrektur von 27,5° resp. 38% gehalten werden.

Die große Mehrzahl der Patienten ist weitgehend beschwerdefrei und ist weder in beruflicher Hinsicht noch bei der Gestaltung der Freizeit wesentlich eingeschränkt.

Literatur

Cobb JR (1948) Outline for the study of scoliosis. In: Edwards JW (ed) American Academy of Orthopaedic Surgeons: Instructional course lectures, vol 5. Ann Arbor

Harrington PR (1962) Treatment of scoliosis. Correction and international fixation by spine instrumentation. J Bone Joint Surg 44 A:591

Hibbs RA, Risser JC, Ferguson AB (1931) Scoliosis treated by the fusion operation. J Bone Joint Surg 13:91

Diskussion

Dahmen, Hamburg: Die Herren Joller, Scheier und Grob berichten über Schmerzen bei einigen Patienten und haben im Rahmen ihres Vortrags dafür keine Begründung angegeben. Sehen Sie in diesen Fällen eigentlich Verdachtsmomente für *Pseudarthrosen?*

Joller, St. Gallen: Wir konnten radiologisch keine Pseudarthrosen nachweisen, wobei jedoch das Problem bekannt ist, diese im Röntgenbild zu sehen. Wir haben darauf geachtet, wo die Patienten Schmerzen haben. Bei den meisten war dies interskapulär, in Höhe des oberen Hakens und leicht proximal davon, z. T. auch lumbosakral. Wir haben auch danach gesucht, ob in 10 Jahren die freien lumbalen Segmente stärker degenerieren, aber wir konnten dies radiologisch nicht sicher nachweisen. Im Bereich der Spondylodesestrecke hatten fast keine Patienten Beschwerden.

Dahmen, Hamburg: Haben Sie bei den Patienten, die über Schmerzen klagten, eine Vergrößerung des operativ korrigierten Skoliosewinkels beobachtet?

Joller, St. Gallen: Sie meinen vermehrten *Korrekturverlust?* Das haben wir bei dieser Untergruppe nicht speziell ausgemessen.

Rodegerdts, Bremerhaven: Ich habe eine Frage sowohl an Herrn Heine als auch an die beiden jetzt diskutierten Vorträge: Alle drei Herren haben größere Zahlen genannt, dabei in der Gesamtauswertung ihrer Kollektive aber immer nur 60% wirklich nachuntersucht. Die Erstwerte der Patienten, die nicht zur Nachuntersuchung erscheinen konnten, aus welchen Gründen auch immer, würden die Ihren Eindrücken nach in das Kollektiv hineinpassen, oder würden Sie das Kollektiv aus den Erstuntersuchungen eher in Richtung „verbessert" oder „verschlechtert" korrigieren?

Joller, St. Gallen: In unserem Patientenkollektiv war es so, daß wie viele Ausländer hatten, denen einfach die Reise zur Nachuntersuchung nicht zugemutet werden konnte. Wir haben aber alle telefonisch befragt, und sie würden einigermaßen in unser Resultatschema hineinpassen. Es ging ihnen nämlich relativ gut.

Schöllner, Köln: Herr Joller, der überwiegende Anteil der Patienten war ja mit dem Operationsergebnis zufrieden. Mich würde interessieren, welche Patienten mit dem Ergebnis nicht zufrieden waren; waren es diejenigen, die Schmerzen hatten, oder waren es diejenigen, die mit dem kosmetischen Ergebnis, beispielsweise mit einem großen Rippenbuckel, unglücklich waren?

Joller, St. Gallen: Einerseits war der Patient mit dem *proximalen Hakenausriß* unzufrieden, obwohl dieser objektiv gesehen kein so schlechtes Resultat hatte und keinen starken Korrekturverlust aufwies; andererseits waren es Mädchen und Frauen, die sich durch den Rippenbuckel gestört fühlten.

Schöllner, Köln: Eine weitere Frage: Führen Sie in solchen Fällen auch *Rippenbuckelresektionen* durch, ergänzend zur Skolioseoperation?

Joller, St. Gallen: Relativ selten und nur sekundär, wenn sich die Patienten nach Wachstumsabschluß durch den Rippenbuckel noch gestört fühlen.

Heine, Münster: Ich möchte noch gerne etwas zur Frage von Herrn Rodegerdts sagen: Es ist ja immer ein wunder Punkt bei *Nachuntersuchungen,* daß man nie 100% der Patienten erreichen kann. Ich meine, daß man durchaus zufrieden sein kann, wenn man bei der Vorstellung von Zehnjahresergebnissen über 50% der behandelten Patienten nachuntersuchen konnte. Ich habe ja wiederholt über die Lumbalskoliose berichtet und über Schmerzen bei Lumbalskoliose, und da war es auch so, daß wir 50–55% unserer Patienten, die ehemals wegen Lumbalskoliose bei uns behandelt worden sind, erreichen konnten. Von Kritikern wurde dann immer gesagt: Das ist klar, es sind die Patienten zur Nachuntersuchung gekommen, die Rückenschmerzen haben, und deshalb haben Sie ein so hohes Kollektiv von Patienten mit Rückenschmerzen. Wenn man das entsprechend auf das Milwaukee-Korsett übertragen würde, müßte man sagen, es sind sogar nur die Patienten zur Nachuntersuchung gekommen, die schlechte Ergebnisse haben. Das kann man in dieser Form sicher nicht tun, aber das ist die Problematik von allen Nachuntersuchungen.

Bei der Elektrostimulationsbehandlung haben wir fast alle erfaßt, und da war der Zeitraum auch relativ kurz. Wir haben Harrington-Spondylodesen nachuntersucht (wir hatten 600 Patienten operiert und haben über 480 nachuntersuchen können), und ich meine, wenn wir bei dem Milwaukee-Korsett 60 von 100 erreicht haben, ist das doch eine ganze Menge. Es ist tatsächlich so, daß viele Patienten überhaupt nicht mehr daran erinnert werden möchten, daß sie eine Skoliose haben und so lange mit Korsett behandelt worden sind. Das ist für sie ein Kapitel, das sie einfach abgeschlossen haben möchten. Es gibt einige, die gesagt haben, ich will gar nicht wissen, was ich heute für einen Krümmungswinkel habe, und ich lasse mich deshalb auch nicht röntgen. Man muß dann recht lange verhandeln und erklären, aus welchen Gründen es doch interessant sei, bis sie sich schließlich röntgen lassen.

Schöllner, Köln: Herr Heine, mich würde noch folgendes interessieren: Sie haben Ihren ersten Vortrag „Endergebnisse der konservativen Behandlung" genannt, und wir hören jetzt von Spätergebnissen und Lanzeitergebnissen. Wie weit kann man die jetzt festgestellten Ergebnisse also als endgültig bezeichnen? Wir wissen ja, daß Skoliosen auch nach Ausreifung des Skeletts noch weiter progredient bleiben können. Haben Sie Erkenntnisse darüber, welche Skoliosen es sind, die auch nach dem Erreichen des Erwachsenenalters noch zur Progredienz neigen, und wieviel Grad? Diese Frage richtet sich an Herrn Heine, Herrn Götze und eigentlich an alle, die sich mit der Therapie der Skoliose beschäftigen. Für die konservative Therapie wird es noch keine Spätergebnisse geben, man wird sie kaum beurteilen können.

Heine, Münster: Sie meinen, inwiefern sich die unbehandelten Skoliosen verschlechtern?

Schöllner, Köln: Nein, ich meine die unbehandelten und die operativ behandelten Skoliosen.

Heine, Münster: Bei den operativ behandelten kann man es sicher schwer sagen. Wir haben 1968 die ersten Patienten nach Harrington operiert und sie vor 2 Jahren nachuntersucht. Dabei gewinnt man den Eindruck, daß sich auch *jenseits* des Alters *von 18 Jahren Verschlechterungen* einstellen, die aber nicht wesentlich sind. Aber es ist doch evtl. noch ein Korrekturverlust von 3–5° zu sehen, wenn man die Patienten 13 Jahre nach der Operation kontrolliert. Das muß man ganz eindeutig feststellen. Das also zu den operierten Fällen.

Bei den Nichtoperierten ist der Skoliosewinkel von 50° ein entscheidendes Kriterium, und da muß man sagen, daß Patienten mit einem Krümmungswinkel über 50° unbehandelt sicher weiter progredient sind, wobei mit einer jährlichen Progredienz von ½–1° zu rechnen ist. Der Zeitraum vom 20. bis zum 30. Lebensjahr ist relativ stabil, aber ab dem 30. Lebensjahr wird die Progredienz wieder zunehmen. Ab dem 40. Lebensjahr und beim Einsetzen des Klimakteriums haben wir sogar ganz erhebliche Progredienzen gesehen, auch wieder bei Lumbalskoliosen, wo es dann zum Drehgleiten kam und innerhalb kürzester Zeit zu sehr starken Verschlechterungen.

Schöllner, Köln: Ja, wir kennen auch diese Patienten, die erhebliche Schmerzen haben, gerade dann, wenn sich die Skoliose im Lumbalbereich befindet und bei denen auch im höheren Alter Versteifungsoperationen durchgeführt worden sind. Interessant war es für mich, daß Sie auch bei dem Kollektiv der jüngeren operierten Patienten pro Jahr einen Korrekturverlust von etwa ½° gesehen haben.

Dahmen, Hamburg: Ich habe an beide Gruppen der Vortragenden über die operative Behandlung folgende Frage: Wir haben zum Zeitpunkt, als wir nach Risser-Hibbs oder Harrington zu operieren begannen, lediglich den dorsalen Zugang zur Verfügung gehabt und haben die Kyphoskoliosen auch nur von dorsal operiert. Haben auch Sie die Beobachtung machen müssen – ich habe es in einer Reihe von Fällen –, daß es trotz korrekter Operation, trotz vollständiger Fusion der beabsichtigten Fusionsstrecke zu einem, nennen wir es einmal kalten Fluß der Spondylodesestrecke mit *Progredienz* des Skoliosewinkels, v. a. aber zu einer Progredienz des Kyphosewinkels gekommen ist? Wir versuchen das ja heute mit der vorhergehenden ventralen Spondylodese zu korrigieren und abzufangen.

Kreischer, Frankfurt: Mit unserem Krankengut in Frankfurt können wir das, was Sie eben angesprochen haben, bestätigen. Wir haben aus diesem Grund zu früheren Zeiten häufiger *Resektionen* des *Rippenbuckels* gemacht, um dem kosmetischen Ergebnis ein bißchen „Nachhilfe" zu geben. Bei uns in Frankfurt waren zu Anfang der Harrington-Spondylodesen als Zweiteingriff relativ viele Rippenbuckelresektionen erforderlich.

Schöllner, Köln: Wobei man ja sagen muß, daß die Rippenbuckelresektion immer nur ein begrenztes Ergebnis haben kann. Man kann den Rippenbuckel zwar vollständig resezieren, aber die herausgedrehten Querfortsätze der Wirbelkörper imponieren wie ein Rippenbuckel, und da ist irgendwo ein Ende mit der Korrekturmöglichkeit.

Kreischer, Frankfurt: Wir haben die Patienten mit reseziertem Rippenbuckel 1982 nachuntersucht und konnten feststellen, daß wir weder auf die Vitalkapazität noch auf die Kosmetik einen wesentlichen Effekt ausüben konnten. In letzter Zeit ist auch bei uns diese Indikation sehr, sehr selten geworden.

Schöllner, Köln: Da habe ich doch etwas andere Erfahrungen. Nicht, was die Vitalkapazität anbelangt, die bleibt gleich. Man kann aber doch fotografisch nachweisen, und auch die Patienten erleben das subjektiv sehr intensiv, daß eine Verminderung des Rippenbuckels in seiner Höhe um 1–2 cm als ganz wesentlicher Fortschritt betrachtet wird und das optische Ergebnis auf jeden Fall deutlich besser ist. Man sollte also deshalb diese Ergänzungsoperation nicht völlig aus den Augen verlieren.

Lähmungsbedingte Spätinstabilität der Wirbelsäule nach traumatischer Querschnittlähmung (Kasuistik)

A. Kirgis, H. P. Scharf und W. Puhl

Die Spätinstabilität der Wirbelsäule nach traumatischer Querschnittlähmung hat in der Mehrzahl der Fälle ossäre, ligamentäre oder neuromuskuläre Ursachen. Der neurogenen Osteoarthropathie, als sehr seltener Ursache der Wirbelsäulenspätinstabilität, gebührt besondere Beachtung, da sie Jahre oder Jahrzehnte nach knöcherner Ausheilung einer Wirbelfraktur binnen kurzer Zeit zu gravierenden Veränderungen an der Wirbelsäule mit kompletter Segmentinstabilität führen kann.

Während eine ganze Reihe aktueller englischsprachiger Beiträge das Thema der neurogenen Osteoarthropathie der Wirbelsäule erörtern (Briggs u. Freehafer 1967; Feldman et al. 1974; Johnson 1967; McNeel u. Ehni 1969; Wirth et al. 1980), scheint dieses Krankheitsbild im deutschsprachigen Schrifttum während der letzten 50 Jahre weitgehend in Vergessenheit geraten zu sein. Dabei berichtete der Deutsche Kronig im Jahre 1884 erstmals über einen derartigen Fall.

Die Pathogenese der Charcot-Gelenke konnte bis heute nicht definitiv geklärt werden, wenngleich Eloesser (1917) der tierexperimentelle Nachweis gelang, daß unphysiologische Belastungen und wiederholtes Trauma an sensibel denervierten Gelenken zu progredienter Destruktion anatomischer Strukturen und damit zur neurogenen Osteoarthropathie führen.

Die Charcot-Erkrankung der Wirbelsäule spielt sich fast ausschließlich in Höhe der Lendenwirbelsäule und des thorakolumbalen Übergangs ab (Feldman et al. 1974; McNeel u. Ehni 1959; Pape 1929; Wirth et al. 1980). Klinisch stehen kyphotische oder skoliotische Deformität und Instabilität der Wirbelsäule im Vordergrund, die sich gelegentlich in dumpfer Krepitation bei Bewegung ausdrücken (Briggs u. Freehafer 1967; Key 1932; Steindler 1931; Wirth et al. 1980). Schmerz, Schwellung und Überwärmung können fehlen (Briggs u. Freehafer 1967; Feldman et al. 1974; Steindler 1931; Wirth et al. 1980; Johnson 1967; Key 1932).

Als pathognomonisch kann die Diskrepanz zwischen geringer klinischer Beschwerdesymptomatik und gravierendem Röntgenbefund angesehen werden (Briggs u. Freehafer 1967; Feldman et al. 1974; Johnson 1967; Key 1932; Pape 1929; Wirth et al. 1980).

Röntgenologisch hat die neurogene Osteoarthropathie der Wirbelsäule 2 Gesichter:

Die häufiger zu beobachtende hypertrophische Form bietet ein buntes Bild reparativer und destruktiver Veränderungen. Auftreibung des Wirbelkörpers mit Auflösung der Wirbelkörpergrenzen, marginale Osteophyten, paravertebrale Ossifikationen und spinale Stenose sind im Röntgenbild und in der Aufnahme des Computertomogramms gut erkennbar (Abb. 1 und 2). Im Gegensatz dazu stehen bei der seltenen atrophischen Form resorptive Veränderungen im Vordergrund (Feldman et al. 1974; Johnson 1967; Key 1932; Pape 1929; Steindler 1931; Storey 1964; Wirth et al. 1980).

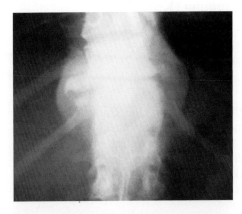

Abb. 1. Röntgenschichtaufnahme der Wirbelsäule in Höhe des thorakolumbalen Übergangs. U. N., geb. 09. 05. 1951: hypertrophische Form der neurogenen Osteoarthropathie der Wirbelsäule

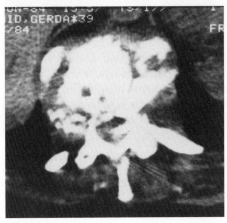

Abb. 2. Computertomogramm des 11. Brustwirbelkörpers. G. S., geb. 28. 02. 1939: hypertrophische Form der neurogenen Osteoarthropathie der Wirbelsäule

Charcot-Gelenke der Wirbelsäule werden in abnehmender Häufigkeit im Rahmen der Tabes dorsalis, der Syringomyelie und anderer erworbener oder angeborener Schädigungen des Rückenmarks und der peripheren Nerven beobachtet (Briggs u. Freehafer 1967; Cleveland u. Wilson 1959; Feldman et al. 1974; Steindler 1931; Storey 1964; Wirth et al. 1980). Ihr seltenes Auftreten nach traumatischer Querschnittslähmung beansprucht wegen der Möglichkeit der Fehlinterpretation auch differentialdiagnostisches Interesse.

Wir hatten die Gelegenheit, bei einer 45jährigen Frau eine extreme Form der neurogenen Wirbelsäuleninstabilität mit Drehgleiten und Wirbelkörperluxation, mehrere Segmente unterhalb der ehemaligen Fraktur, zu diagnostizieren und in ihrem Verlauf zu dokumentieren.

G. S., geb. 28. 2. 1939, hatte 1967 bei einem PKW-Unfall Frakturen des 7. und 9. Brustwirbelkörpers mit kompletter Paraplegie unterhalb Th_9 erlitten. Die konservative Frakturenbehandlung führte zur knöchernen Konsolidierung in mäßiger Fehlstellung, wie die Röntgenkontrollaufnahme 1 Jahr nach Unfall bestätigt (Abb. 3 a). 15 Jahre danach fiel erstmals klinisch eine Seitverbiegung der Wirbelsäule auf. In der Aufsicht zeigt die Röntgenaufnahme der Wirbelsäule eine rechtskonvexe Seitverbiegung mit Scheitel in Höhe des 12. Brustwirbelkörpers, d. h. 3 Segmente unterhalb der ehemaligen Fraktur (Abb. 3 b). Im

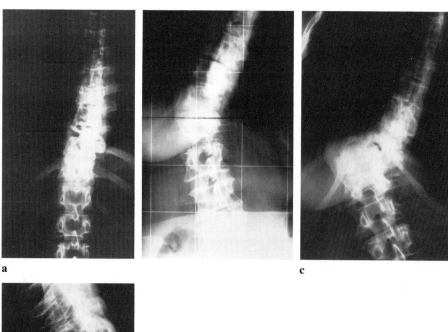

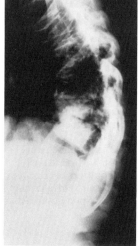

Abb. 3 a–d. Röntgenaufnahmen der Brustwirbelsäule mit Frakturen des 7. und 9. Brustwirbelkörpers. G. S., geb. 28. 02. 1939. **a** Knöcherne Konsolidierung der Wirbelkörperfrakturen 1 Jahr nach dem Unfall. **b** Posttraumatische Skoliose 15 Jahre nach dem Unfall. **c, d** Luxation bei neuropathischer Wirbelsäulenpseudarthrose zwischen 11. und 12. Brustwirbelkörper 16 Jahre nach dem Unfall

folgenden Jahr kam es zur Dekompensation dieser Skoliose mit Luxation zwischen 11. und 12. Brustwirbelkörper (Abb. 3 c, d). Röntgenaufnahme (Abb. 3 c) und dazugehöriges Computertomogramm (Abb. 2) zeigen den Befund einer hypertrophischen Form der neurogenen Osteoarthropathie mit buntem Nebeneinander destruktiver und appositiver Veränderungen. Klinisch korrelierte das Bild mit einer vollständigen Segmentinstabilität. Reklination, Inklination und Seitneigen der Wirbelsäule gingen mit sichtbarer Verformung und Krepitation einher. Klinische und laborchemische Hinweise für eine Osteitis oder einen malignen Tumor fehlten. Die Luesserologie war negativ. Differentialdiagnostisch wurden Tuberkulose und Morbus Paget ausgeschlossen.

Am 19.11.1984 wurde von einem dorsalen Zugang aus ein Fixateur interne implantiert und die Reposition des instabilen Segmentes über Schanz-Schrauben erreicht, die transpedikulär im 10. Brustwirbelkörper und 1. Lendenwirbelkörper verankert wurden. Da der intraoperative Befund gegen einen infektiösen oder malignen Krankheitsprozeß sprach, erfolgte die primäre Auffüllung der kürettierten Defekthöhle zwischen 11. und 12. Brustwirbelkörper mit autologer Beckenkammspongiosa.

Der Eingriff wurde mit einer dorsolateralen Anlagerung kortikospongiöser Späne abgeschlossen. Der histologische Befund war mit der Diagnose eines Charcot-Gelenks vereinbar: Es handelte sich um ein buntes Bild, wie man es bei einer Pseudarthrose zu sehen gewohnt ist. Neben osteoklastischen Resorptionszonen wurden Inseln metaplastischer Knochenneubildung, Knorpelregenerate und avitale Zwischenknochen im umgebenden Bindegewebe beobachtet.

Steindler (1931), Key (1932), Johnson (1967) und Feldman et al. (1974) berichten über ähnliche histologische Untersuchungsergebnisse an Charcot-Gelenken. Röntgenaufnahmen, 4 Monate nach Implantation des Fixateur interne, zeigen die knöcherne Konsolidierung der kurzstreckigen Fusion (Abb. 4). Die Patientin ist, im Rahmen ihrer Paraplegie, ohne Korsett voll mobilisiert.

Einen ähnlichen Verlauf einer neuropathischen Wirbelsäuleninstabilität beobachteten wir bei einer 34jährigen Patientin.

U. N., geb. 9. 5. 1951, hatte sich 1974, bei einem PKW-Unfall, Frakturen des 8. und 12. Brustwirbelkörpers mit inkompletter Paraplegie unterhalb Th_8 zugezogen. 5 Jahre nach

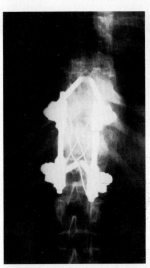
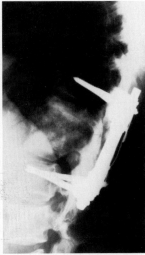

Abb. 4. Postoperative Röntgenaufnahmen der Wirbelsäule in Höhe des thorakolumbalen Überganges. G. S., geb. 28.02.1939: knöcherne Fusion 4 Monate nach Implantation des Fixateur interne mit ventraler und dorsaler Spongiosaplastik

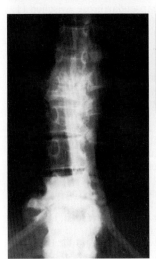
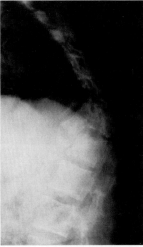

Abb. 5. Röntenaufnahmen der Wirbelsäule. U. N., geb. 09.05.1951: instabile Kyphose in Höhe des 11. und 12. Brustwirbelkörpers, 5 Jahre nach knöchern verheilten Frakturen des 8. und 12. Brustwirbelkörpers

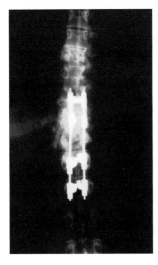 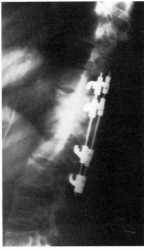

Abb. 6. Postoperative Röntgenaufnahmen der Wirbelsäule in Höhe des thorakolumbalen Überganges. U. N., geb. 09.05.1951: knöcherne Fusion der neuropathischen Wirbelsäulenpseudarthrose nach ventraler und dorsaler Spondylodese mit dem Harrington-Kompressionsinstrumentarium

konservativer Ausheilung der Frakturen in befriedigender Stellung entwickelte sich innerhalb weniger Monate das klinische Bild einer instabilen Kyphose. Röntgenologisch korrelierte dazu eine Luxation zwischen 11. und 12. Brustwirbelkörper (Abb. 5).

Die Wirbelsäulenpseudarthrose konnte in zweizeitigem Vorgehen durch eine ventrale und dorsale Spondylodese mit dem Harrington-Kompressionsinstrumentarium stabilisiert werden (Abb. 6).

Die neurogene Osteoarthropathie muß auch bei traumatischer Querschnittslähmung als Ursache ätiologisch ungeklärter Spätinstabilitäten der Wirbelsäule in Erwägung gezogen werden. Dabei führen Anamnese und klinischer und röntgenologischer Befund zur Diagnose. Möglichkeiten konservativer Behandlung mit Rumpforthesen sind bei Querschnittsgelähmten limitiert, in der Operation ist die einzige erfolgversprechende Therapie bei Wirbelsäuleninstabilität zu sehen.

Zusammenfassung

Die neurogene Osteoarthropathie als Ursache einer gravierenden Spätinstabilität der Wirbelsäule nach traumatischer Querschnittslähmung wird anhand zweier Beispiele in ihrem klinischen und röntgenologischen Verlauf vorgestellt. Eine Fusion des instabilen Wirbelsäulenabschnittes gelang in beiden Fällen durch dorsale und ventrale Spondylodese unter Verwendung des Fixateur interne bzw. des Harrington-Kompressionsinstrumentariums.

Literatur

Briggs JR, Freehafer AA (1967) Fusion of the Charcot spine: Report of 3 cases. Clin Orthop 53:83

Cleveland M, Wilson HJ (1959) Charcot disease of the spine. J Bone Joint Surg [Am] 41:336

Eloesser L (1917) On the nature of neuropathic affections of the joints. Ann Surg 55:201

Feldman F, Johnson AM, Walter JF (1974) Acute axial neuroarthropathy. Diagn Radiol 111:1

Johnson JTH (1967) Neuropathic fractures and joint injuries. J Bone Joint Surg [Am] 49:1
Key JA (1932) Clinical observations on tabetic arthropathies (Charcot joints). Am J Syph 16:429
Kronig G (1884) Spondylolisthese bei einem Tabiker. Z Klin Med [Suppl] 7:165
McNeel DP, Ehni G (1969) Charcot joint of the lumbar spine. J Neurosurg 30:55
Pape R (1929) Über die Differentialdiagnose tabischer Wirbelveränderungen. Fortschr Röntgenstr 39:1066
Steindler A (1931) The tabetic arthropathies. JAMA 96:250
Storey G (1964) Charcot joints. Br J Vener Dis 40:109
Wirth CR, Richard LJ, Rolander SD (1980) Neuropathic spinal arthropathy: A review of the Charcot spine. Spine 5/6:558

Diskussion

Schöllner, Köln: Ich finde es sehr interessant, daß die beiden Fälle, die Herr Kirgis gezeigt hat, doch verhältnismäßig spät zur Therapie der Sekundärveränderungen gekommen sind. Sicher hätte man das auch früher feststellen können, und möglicherweise hat man das auch früher festgestellt, nur die Patienten wurden verhältnismäßig spät zu Ihnen geschickt, und das ist doch ein wichtiger Punkt. Wir dürfen Patienten mit Querschnittslähmungen, mit Zerstörung von Wirbelkörperstrukturen nicht aus unserer Beobachtung entlassen, wenn sie einmal bei uns gewesen sind, sondern wir müssen sie von vornherein darauf hinweisen, daß solche sekundären Veränderungen eintreten können und daß sie im Fall einer subjektiven Verschlechterung möglichst schnell einen kompetenten Orthopäden oder Unfallchirurgen aufsuchen sollen, der in einem Frühstadium der Komplikation eingreifen kann. Auch die sehr guten Ergebnisse, die Sie uns vorstellen konnten, trotz fortgeschrittener Destruktionen, sprechen nicht dagegen, daß es besser wäre, viel früher zu operieren.

Matthias, Münster: Darf ich fragen, ob Sie, Herr Kirgis, das heute auch noch so machen würden, oder ob Sie heute grundsätzlich transpedikuläre Schrauben verwenden würden und vielleicht dann eine Roy-Camille-Platte nehmen würden oder eine AO-Platte oder irgend etwas anderes?

Kirgis, Ulm: Wir würden heute, nachdem mit dem *Fixateur interne*, den Herr Dick aus der Orthopädischen Universitätsklinik Basel entwickelt hat, ein sehr gut zu handhabendes Implantat zur Verfügung steht, das eine sichere Reposition erlaubt, dieses Implantat bevorzugen, zumal bereits im ersten Operationsschritt Stabilität zu erzielen ist. Später wird man sehen, ob zusätzlich eine Spondylodese von einem ventralen Zugang notwendig ist. Im Falle der 45jährigen Patientin mit der hypertrophischen Form der Osteoarthropathie der Wirbelsäule, anläßlich deren Operation Herr Dick den Fixateur interne an unserer Klinik einführte, konnte die Defekthöhle vom dorsalen Zugang aus, am zerstörten Myelon vorbei, kürettiert und aufgefüllt werden, so daß es mit einem einzeitigen Vorgehen getan war.

Dahmen, Hamburg: Herr Kirgis, Sie brachten in Ihrem Vortrag ein Dia mit dem Begriff des „Charcot spine". Wenn ich Sie recht verstanden habe, sind dies Deformierungen der Wirbel, das Abschmelzen von Wirbeln etliche Jahre nach der Querschnittslähmung. Gibt es irgendwelche Erklärungsmöglichkeiten für den pathophysiologischen Ablauf derartiger Knochenveränderungen?

Kirgis, Ulm: Es existieren in der englischsprachigen Literatur Fallbeispiele, auch Sammelstatistiken, z. B. eine Sammelstatistik aus dem Jahre 1980 von Wirth et al. aus den USA über 23 beobachtete Fälle mit diesen Veränderungen an der Wirbelsäule. Die Pathogenese der Veränderungen ist, ähnlich wie bei den Charcot-Gelenken an den Extremitäten, unklar. Nach wie vor steht die Theorie von Charcot, der einen neurotrophischen Faktor postuliert, der Theorie von Volkmann und Virchow gegenüber, die eher die traumatische Genese in den Vordergrund rükken. Heute wird davon ausgegangen, daß es über lange Zeit ausgeführte unphysiologische Bewegungen sind, die bei gleichzeitiger Störung sensibler Qualitäten diese Veränderungen auslösen, also traumatische plus neurogene Ursache.

Schöllner, Köln: Eine ergänzende Frage dazu: Sind die Veränderungen immer am Übergang von der Brust- zur Lendenwirbelsäule zu beobachten, also an der Stelle, an der wir eine mechanische Fehlbelastung haben, wenn die muskuläre Steuerung nicht mehr vorhanden ist?

Kirgis, Ulm: Die Veränderungen liegen immer in dem Bereich, der in Höhe der neurologischen Schädigung oder darunter liegt. Gehäuft treten die Veränderungen im Lumbalbereich, aber auch am thorakolumbalen Übergang auf. Das letzte Fallbeispiel der atrophischen Form hat sich in Höhe des 4. Lendenwirbelkörpers abgespielt. Ich erinnere mich auch an einen von Cutting 1949 beschriebenen Einzelfall mit tabischer Arthropathie im Zervikalbereich.

Langzeitergebnisse nach lumbaler Bandscheibenoperation

(Bericht über 560 Fälle mit 191 Nachuntersuchungen aus den Jahren 1965–1972 im Vergleich mit 877 Fällen und 434 Nachuntersuchungen aus den Jahren 1973–1980)

E. Fritsch, O. Schmitt, E. Schmitt und M. Hassinger

Einleitung

Seit der Beschreibung der pathogenetischen Zusammenhänge durch Mixter u. Barr (1934) werden zunehmend häufiger lumbale Bandscheibenoperationen durchgeführt. Zahlreiche Mitteilungen über Behandlungsergebnisse liegen z.Z. vor (Jochheim et al. 1961; Biehl u. Peters 1971; Bösch 1974; Gröger 1976; Schmitt et al. 1984).

Seltener wird jedoch über umfassende klinische und gleichzeitige röntgenologische Nachuntersuchungsergebnisse unter Berücksichtigung eines postoperativen Zeitraums von mehr als 5 Jahren berichtet.

Im folgenden werden Ergebnisse einer retrospektiven Studie mit klinischer und röntgenologischer Nachuntersuchung mit einem Beobachtungszeitraum von bis zu 17 Jahren mitgeteilt. Insbesondere soll durch den Vergleich von Langzeitverläufen (17–10 Jahre post operationem) mit mittellangen bis kurzen Verläufen (9–2 Jahre post operationem) die zeitliche Veränderung der verschiedenen erfaßten Parameter (subjektive Ergebnisbeurteilung, klinische und neurologische Restsymptomatik, röntgenologische Veränderungen) dargestellt werden.

Krankengut und Methode

An unserer Klinik wurden in den Jahren 1965–1980 bei 1550 Patienten lumbale Bandscheibenoperationen durchgeführt. 1982 konnten insgesamt 625 Patienten nachuntersucht werden. Die Zahl der 1965–1972 operierten Patienten (17–10 Jahre postoperativer Nachbeobachtungszeitraum) betrug 560 (70% männlich, 30% weiblich), davon konnten 191 Patienten (71% männlich, 29% weiblich) nachuntersucht werden. Die Zahl der übrigen Patienten (9–2 Jahre postoperativer Beobachtungszeitraum) betrug 877 (62% männlich, 38% weiblich), die Zahl der Nachuntersuchungen betrug 434 (67% männlich, 33% weiblich).

Zur Ergebnisbeurteilung wurde ein Fragebogen mit Schwerpunkt auf der subjektiven Beurteilung des Operationsergebnisses verwandt sowie eine klinische und röntgenologische Nachuntersuchung durchgeführt.

Kasuistik

Das *Durchschnittsalter zum Zeitpunkt der Operation* betrug bei den Patienten der Langzeitergebnisgruppe 40 Jahre, der jüngste Patient war 18 Jahre alt, der älteste Patient 71 Jahre. In der Gruppe mit der kürzeren postoperativen Beobachtungszeit lag das Durchschnittsalter bei 42 Jahren, die Extreme lagen hier bei 14 und 69 Jahren.

Bei der Bestimmung der *Altersverteilung zum Operationszeitpunkt* zeigte sich, daß bei der Langzeitergebnisgruppe das Maximum etwas zu den jüngeren Altersgruppen verschoben war (Abb. 1).

Die *durchschnittliche Dauer der präoperativen Lumbago- bzw. Ischiasanamnese* betrug bei den Langzeitverläufen 4,3 Jahre (1 Woche bis über 19 Jahre). Bei der Vergleichsgruppe fanden sich diesbezüglich keine wesentlichen Unterschiede. In beiden Gruppen war die *Bandscheibe L_4/L_5 ohne signifikanten Unterschied am häufigsten betroffen*. Bei der Langzeitergebnisgruppe, mit geringfügigem Überwiegen der jüngeren Patienten, befand sich der Prolaps um 10% häufiger bei L_5/S_1. Bei den Patienten mit kürzerem Beobachtungszeitraum und höherem Anteil älterer Patienten (über 50 Jahre) war demgegenüber ein gleichzeitiger Befall von L_4/L_5 und L_5/S_1 häufiger (Abb. 2).

Bei den 1965–1972 operierten Patienten wurde bei 14% eine vollständige *Laminektomie* durchgeführt. Bei der Gruppe mit kürzerem Beobachtungszeitraum nahm die Frequenz der *kompletten Hemilaminektomie* zugunsten der *Fensterotomie* deutlich ab. In beiden Gruppen war eine *Revision der Nachbarbandscheiben* gleich häufig erforderlich geworden, meist bei myelographisch auffälligem Befund (Tabelle 1).

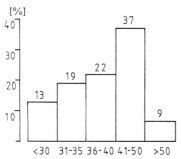
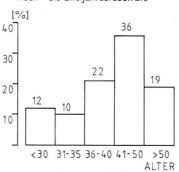

Abb. 1. Altersverteilung

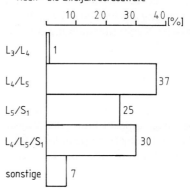

Abb. 2. Läsionshöhenverteilung

Tabelle 1. Operationstechniken

Siebzehn- bis Zehnjahresresultate (1965–1972)	[%]	Neun- bis Zweijahresresultate (1973–1980)	[%]
Laminektomie	14	Laminektomie	1,4
Hemilaminektomie	77	Hemilaminektomie	50
Fenesterotomie	9	Fenesterotomie	43
Revision der Nachbaretage	62	Revision der Nachbaretage	62
Zusätzliche Spondylodese 1 Patient		Zusätzliche Spondylodese 4 Patienten	

Ergebnisse

Die Ermittlung der *Sozialanamnese* ergab, daß 19% der Patienten der Langzeitergebnisgruppe vorzeitig aufgrund ihres Bandscheibenleidens berentet wurden (7% BU-Rente, 12% EU-Rente). Bei den Patienten mit kürzerer Beobachtungszeit wurden 22% vorzeitig berentet (6% BU-Rente, 16% EU-Rente). Die *subjektive Beurteilung des Operationsergebnisses* zeigte bei den Siebzehn- bis Zehnjahresresultaten in 90% der Fälle eine sehr gute bis zufriedenstellende Besserung. Bei zeitlich differenzierter Betrachtung läßt sich ein Anstieg sehr guter bis befriedigender Ergebnisse von 73% in der Gruppe der Fünf- bis Zweijahresresultate auf 90% in der Gruppe der Siebzehn- bis Zehnjahresresultate feststellen (Abb. 3).

Bei der Analyse noch vorhandener *Restbeschwerden* zeigt sich, daß der Prozentsatz noch andauernder Restbeschwerden bei den Langzeitergebnissen zugunsten nur noch zeitweilig auftretender Beschwerden abnahm.

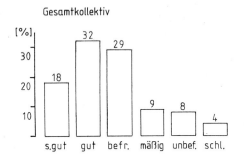
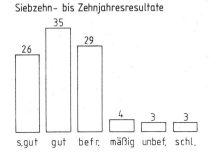
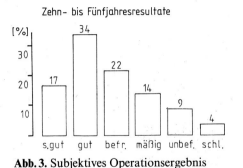
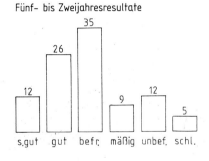

Abb. 3. Subjektives Operationsergebnis

Tabelle 2. Restbeschwerden nach der Operation

Siebzehn- bis Zehnjahresresultate (1965–1972)	[%]	Neun- bis Zweijahresresultate (1973–1980)	[%]
Zeitweilige Restbeschwerden		Zeitweilige Restbeschwerden	
Männer	71	Männer	64
Frauen	29	Frauen	36
Gesamtkollektiv	58	Gesamtkollektiv	45
Dauernde Restbeschwerden	[%]	Dauernde Restbeschwerden	[%]
Männer	77	Männer	70
Frauen	23	Frauen	30
Gesamtkollektiv	36	Gesamtkollektiv	47

Bezüglich der Restbeschwerden konnte ein eindeutiger geschlechtsspezifischer Unterschied festgestellt werden: Frauen klagten in beiden Gruppen über weitaus weniger Restbeschwerden als Männer (Tabelle 2).

Die *klinische Nachuntersuchung* ergab noch bei 68% der Patienten der Langzeitergebnisgruppe *Rückenschmerzen*. In der Vergleichsgruppe waren es noch 75%. Über noch vorhandene *Ausstrahlungsschmerzen* klagten 53% der Siebzehn- bis Zehnjahresgruppe und 58% der Neun- bis Zweijahresgruppe. *Heftige Schmerzen* waren bei den Patienten mit kürzerer Beobachtungszeit um 12% bzw. 10% häufiger als bei der Langzeitergebnisgruppe. Eine *belastungsabhängige Schmerzverstärkung* war bei den Neun- bis Zweijahresresultaten um 7% bzw. 14% häufiger zu beobachten als bei den Siebzehn- bis Zehnjahresresultaten (Tabelle 3). Die *Beweglichkeit der Lendenwirbelsäule,* gemessen anhand des Schober-Zeichens der Lendenwirbelsäule, war bei 21% der Patienten mit kürzerem Beobachtungszeitraum eingeschränkt (Schober-Zeichen 10–11 bis 10–13 cm). Dieser Prozentsatz stieg bei der Langzeitergebnisgruppe auf 25% an.

Tabelle 3. Schmerzsymptomatik zum Nachuntersuchungszeitpunkt

Siebzehn- bis Zehnjahresresultate	[%]	Neun- bis Zweijahresresultate	[%]
Schmerzen auf die LWS-Region beschränkt			
Vorhanden	68	Vorhanden	75
Intensität:		Intensität:	
Weniger heftig	39	Weniger heftig	40
Heftig	15	Heftig	27
Keine Angabe	46	Keine Angabe	33
Verstärkung bei Bewegung/Belastung	57	Verstärkung bei Bewegung/Belastung	64
Ausstrahlungsschmerzen	[%]		[%]
Vorhanden	53	Vorhanden	58
Intensität:		Intensität:	
Weniger heftig	26	Weniger heftig	23
Heftig	9	Heftig	19
Keine Angabe	65	Keine Angabe	58
Verstärkung bei Bewegung/Belastung	37	Verstärkung bei Bewegung/Belastung	51

Ein *positives Lasêque-Zeichen* ließ sich bei 15% der Langzeitergebnisgruppe nachweisen, bei der Gruppe mit kürzerem Beobachtungszeitraum war dies noch bei 21% der Fall. Bei der Überprüfung noch vorhandener *Reflexstörungen* fanden sich keine eindeutigen Unterschiede zwischen beiden Untersuchungsgruppen. Eine Störung des Achillessehnenreflexes war in beiden Gruppen mehr als doppelt so häufig wie eine Störung des Patellarsehnenreflexes (Tabelle 4).

Die Analyse der noch vorhandenen *Sensibilitätsstörungen* ergab das gleiche Ergebnis. Eine komplette Analgesie meist im Segment der vorgefallenen Bandschei-

Tabelle 4. Reflexstörungen zum Nachuntersuchungszeitpunkt

Siebzehn- bis Zehnjahresresultate	[%]	Neun- bis Zweijahresresultate	[%]
ASR:			
Abschwächung	25	*ASR:*	
Ausfall	29	Abschwächung	24
Normal	46	Ausfall	27
		Normal	49
PSR:		*PSR:*	
Abschwächung	16	Abschwächung	11
Ausfall	8	Ausfall	8
Normal	76	Normal	81

Tabelle 5. Sensibilitätsstörungen zum Nachuntersuchungszeitpunkt

Siebzehn- bis Zehnjahresresultate		Neun- bis Zweijahresresultate	
Schmerzempfindungsstörung	[%]		[%]
Hypalgesie	42	Hypalgesie	45
Analgesie	4	Analgesie	2
Keine Störung	54	Keine Störung	51
Berührungsempfindungsstörung	[%]		[%]
Hypästhesie	43	Hypästhesie	46
Anästhesie	3	Anästhesie	2
Keine Störung	53	Keine Störung	50

Tabelle 6. Motorische Prüfung

Siebzehn- bis Zehnjahresresultate (1965–1972)		Neun- bis Zweijahresresultate (1973–1980)	
M. quadriceps femoris	[%]	M. quadriceps femoris	[%]
Schwäche	1	Schwäche	1
Parese	1 Patient	Parese	Keine
Zehenflexoren	[%]	Zehenflexoren	[%]
Schwäche	11	Schwäche	7
Parese	Keine	Parese	3 Patienten
Fußsenker	[%]	Fußsenker	[%]
Schwäche	11	Schwäche	12
Parese	1 Patient	Parese	2 Patienten
Fußheber	[%]	Fußheber	[%]
Schwäche	19	Schwäche	14
Parese	2	Parese	4

be bzw. eine komplette Anästhesie waren nur in 2–4% der Fälle zu beobachten (Tabelle 5).

Motorische Innervationsstörungen zum Nachuntersuchungszeitpunkt waren selten zu beobachten, sie waren dann meist geringgradig ausgeprägt. Größere Unterschiede zwischen den Gruppen waren lediglich bei den Zehenflexoren und den Fußhebern zu beobachten. Hier hatte der Prozentsatz der Innervationsstörungen in der Langzeitergebnisgruppe um 4–5% zugenommen (Tabelle 6).

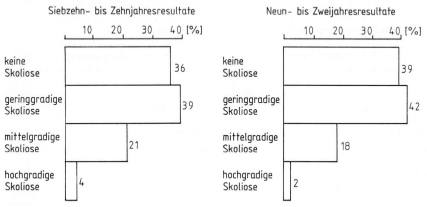

Abb. 4. Skoliose der Lendenwirbelsäule

Tabelle 7. Hyperlordosierung – Streckstellung der Lendenwirbelsäule (LWS)

Siebzehn- bis Zehnjahresresultate [%] (1965–1972)		Neun- bis Zweijahresresultate [%] (1973–1980)	
Streckstellung der LWS	44	Streckstellung der LWS	33
Hyperlordose der LWS	18	Hyperlordose der LWS	14

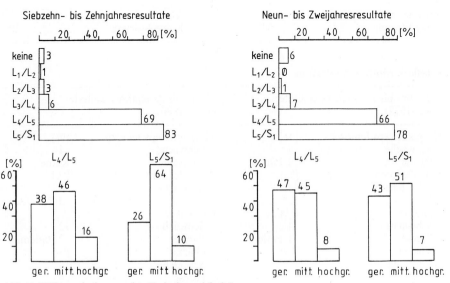

Abb. 5. Höhenminderung der Zwischenwirbelräume

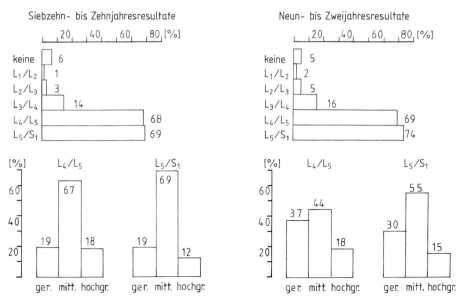

Abb. 6. Osteochondrose der Zwischenwirbelräume

Eine *Wirbelsäulenfehlhaltung* im Sinne einer *Skoliose* wiesen 64% der Patienten der Langzeitergebnisgruppe auf, gegenüber 61% bei der Gruppe mit dem kürzeren Beobachtungszeitraum. In beiden Gruppen waren geringgradig ausgeprägte Skoliosen am häufigsten, ohne eindeutige Unterschiede bezüglich der Skolioseausprägung zwischen den Gruppen (Abb. 4). Eine *Hyperlordosierung* bzw. *Streckstellung* der Lendenwirbelsäule hingegen war bei den Patienten der Langzeitergebnisgruppe häufiger zu beobachten als in der Vergleichsgruppe, insbesondere war eine Streckstellung der Lendenwirbelsäule um 11% häufiger (Tabelle 7). Die Gesamthäufigkeit der *postoperativen Höhenminderung* sowie der *Osteochondrose* der einzelnen Segmente zeigte keine signifikanten Unterschiede zwischen beiden Gruppen. Höhenminderung und Osteochondrose waren jedoch, besonders in den am häufigsten betroffenen Segmenten L_4/L_5 und L_5/S_1, bei den Langzeitverläufen wesentlich stärker ausgeprägt (Abb. 5 und 6).

Diskussion

Durch die Nukleotomie konnte somit an unserem Krankengut insbesondere auf lange Sicht in einem hohen Prozentsatz ein sehr gutes bis zufriedenstellendes Ergebnis erzielt werden.

Die weitere Verbesserung der subjektiven Ergebnisse sowie der geringere Prozentsatz an beobachteten Rücken- und Ausstrahlungsschmerzen bei den 1965–1972 operierten Patienten läßt sich dadurch erklären, daß bei vielen Patienten, insbesondere solchen, die auch nach der Nukleotomie über Restbeschwerden klagten, inzwischen das Endstadium der zugrunde liegenden „Diskose" (Krämer 1978) erreicht ist, welches mit einer Besserung der Beschwerden einhergeht. Für diese Annahme spricht der höhere Anteil an Patienten mit eingeschränkter Wirbelsäulenbeweglichkeit und fortgeschrittenen degenerativen Veränderungen an der Lendenwirbelsäule bei der Langzeitergebnisgruppe. Eine ähnliche Zunahme der degenerativen Wirbelsäulenveränderungen mit zunehmendem zeitlichen Abstand von der Operation wurde auch von anderen Autoren berichtet (Alfred 1951; Heidensohn 1969; Schulitz 1970; Klemens 1974).

Im Gegensatz zu den degenerativen Veränderungen an der Wirbelsäule verändern sich postoperativ verbliebene neurologische Störungen im Lauf der Zeit nur geringfügig, sie nehmen eher geringgradig zu und betreffen lediglich die motorischen Innervationsstörungen.

Literatur

Alfred KS (1951) Chirurgische Behandlung vorgefallener lumbaler Bandscheiben. Am J Surg 81:390
Biehl G, Peters G (1971) Behandlungsergebnisse bei 450 Bandscheibenoperationen. Orthopäde 109:836–847
Bösch J (1974) Indikationsstellung aus der Erfahrung von 1506 Bandscheibenoperationen. Z Orthop 112:796–797
Fritsch E (1985) Epikritische Langzeitergebnisstudie nach lumbaler Bandscheibenoperation. Inaugural Dissertation Universität Homburg/Saar
Groeger B (1976) Spätergebnisse nach operativer Therapie des lumbalen Bandscheibenvorfalls. Inaugurale Dissertation Universität Aachen
Heidensohn P (1969) Veränderungen im Röntgenbild der Lendenwirbelsäule bei Hemilaminektomie. Inaugurale Dissertation Universität Berlin
Jochheim KA, Loew F, Rütt A (1961) Lumbaler Bandscheibenvorfall, konservative und operative Behandlung. Springer, Berlin Göttingen Heidelberg
Klemens H, Weigert M (1974) Die kleinen Wirbelgelenke nach Nukleotomie. Z Orthop 112:856–859
Krämer J (1978) Bandscheibenbedingte Erkrankungen. Thieme, Stuttgart
Mixter WJ, Barr JS (1934) Rupture of invertebral disc with involvement of spinal cannal. N Engl J Med 211:210–215
Schmitt O, Fritsch E, Hassinger M, Schmitt E (1984) Epikritische Langzeitergebnisstudie nach lumbaler Bandscheibenoperation. In: Neuroorthopädie, Bd 2. Springer, Berlin Heidelberg New York Tokyo
Schmitt O, Schmitt E, Fritsch E, Hassinger M (1985) Röntgenologische Veränderungen im Bereich der Lendenwirbelsäule nach Nukleotomie. Orthop Praxis 4/85:305–317
Schulitz KP (1970) Zur Frage der degenerativen Wirbelsäulenveränderungen nach Hemilaminektomie. Orthop Praxis 6:246–251

Diskussion

Henßge, Lübeck:
1. Aus welchem Grund machen Sie so häufig die Laminektomie?
2. Wie sieht es mit der beruflichen Wiedereingliederung dieser Patienten aus, oder, andersherum gefragt, wie viele Frührentner sind „entstanden"? Ihre Ergebnisse lassen mich vor Neid erblassen, das muß ich ganz offen sagen.
3. Interessiert die Zahl der Nachoperationen, die noch vor 10 Jahren notwendig waren.

Fritsch, Homburg: Zur Frage der Hemilaminektomie habe ich schon gesagt, daß dies u. a. darauf zurückzuführen ist, daß wir hier Spätergebnisse dargestellt haben. In den Jahren 1965–1972 wurde an unserer Klinik überwiegend komplett hemilaminektomiert. Inzwischen wird der partiellen Hemilaminektomie oder Fenestrotomie der Vorzug gegeben, oder es wird lediglich flavektomiert. Die Zahl der Berentungen in unserem Kollektiv lag bei 20%, wobei zu sagen ist, daß bei kürzeren Beobachtungszeiten die Zahl der Berentungen um 4–5% höher liegt. Die Zahl der Nachoperationen lag im Gesamtkollektiv bei ungefähr 4,6%.

Schmitt, Homburg: Ich darf zum Ausmaß der Hemilaminektomie vielleicht noch ergänzend hinzufügen: Wir haben versucht, die Ergebnisse aufzuschlüsseln bezüglich des Ausmaßes der Hemilaminektomie, insbesondere ob ausgedehnte Hemilaminektomien einen ungünstigeren Einfluß auf die Langzeitergebnisse haben. Wir haben die flavektomierten, partiell hemilaminektomierten und komplett hemilaminektomierten miteinander verglichen und haben keine wesentlichen Unterschiede feststellen können. Natürlich versuchen wir trotzdem, mit möglichst wenig eingreifenden Maßnahmen auszukommen, aber statistisch konnten wir keine wesentlichen Unterschiede in der Ergebnisbeurteilung sehen.

Schöllner, Köln: Das ist interessant, und trotzdem muß natürlich das Bestreben dahin gehen, so wenig zu traumatisieren wir irgend möglich. Mir fiel auf, daß Sie erwähnten, bei den Langzeitpatienten seien häufiger Streckstellungen oder Hyperlordosierungen beobachtet worden. Führen Sie das auf die Operationsfolgen zurück, oder ist es nicht vielmehr so, daß es Langzeitpatienten in jetzt schon fortgeschrittenem Alter sind, da man bei Patienten, die an einer Bandscheibenerkrankung leiden, häufig eine Hyperlordose oder Kyphose feststellt?

Schmitt, Homburg: Ja, ich würde mich genau dem anschließen, was Sie sagten. Unserer Ansicht nach hängt es u. a. damit zusammen, daß viele dieser Patienten ein höheres Lebensalter erreicht haben, welches mit einer funktionellen Einsteifung der Wirbelsäule einhergeht. Zu vergleichen ist das wohl mit den Arthrosen an den Extremitätengelenken, wo ein Funktionsverlust im Endstadium mit einer relativen Beschwerdebesserung einhergeht. Und daher würde ich die höhere Zahl an Streckstellungen und Hyperlordosierung u. a. auf das höhere Lebensalter zurückführen.

Stabel, Bad Iburg: Ich habe noch eine Frage: 4,7% Nachoperationen, das halte ich für traumhaft! Haben Sie eigentlich nur die erfaßt, die bei Ihnen nachoperiert worden sind, oder haben Sie auch die erfaßt, die woanders nachoperiert wurden? Erfahrungsgemäß „wandert" ja der Bandscheibenpatient. 4,7% – das kann ich nicht glauben!

Schmitt, Homburg: Wir haben nicht nur die erfaßt, die bei uns nachoperiert worden sind, dann wären es nur 2,6%, sondern über den Fragebogen haben wir alle Patienten befragt, wievielmal sie operiert worden sind, und da gaben eben 4,6 oder 4,7% an, mehr als einmal operiert worden zu sein. Somit wurden auch die erfaßt, die anderswo operiert wurden.

Schöllner, Köln: Es ist wirklich interessant, denn ich erinnere mich an den Kongreß in Köln, als das Thema „Nukleotomiefehlergebnisse" abgehandelt wurde, daß wir etwa 10% Reoperationen erleben mußten.

Matthiaß, Münster: Die Zahl von 4,5% entspricht exakt mehreren großen amerikanischen Statistiken über mehr als 2000–2500 Operationen. Das hängt von vielen anderen Faktoren ab, u. a. aber auch vom Anlaß zur Reoperation. Sind es wirklich echte Rezidive? Nur die haben Sie ja wahrscheinlich gezählt. Es gibt aber sicher auch Operationsanlässe wegen Facettenproblemen oder wegen der Spondylarthrose. Die haben Sie wahrscheinlich nicht mitgezählt. Ich glaube aber, daß diese Zahl bei diesem Patientengut korrekt sein kann, es sind ja auch viele jüngere Patienten gewesen, das ist mir aufgefallen, und da ist wahrscheinlich die Prognose günstiger.

Schöllner, Köln: Mich würde noch interessieren, ob aus dem Kollektiv der Reoperierten jene herausfallen, die später einmal in einer anderen Etage operiert werden mußten. Oder lautete die Frage an die Patienten nur: „Wurden Sie noch einmal operiert?"

Fritsch, Homburg: Wir haben auch diejenigen berücksichtigt, die an einer anderen Etage einen Vorfall aufwiesen.

Schmitt, Homburg: Die Zahlen sind nun einmal nicht anders. Was die Repräsentanz der Ergebnisse angeht, muß man vielleicht den Prozentsatz derer, die geantwortet haben, und derer, die zur Nachuntersuchung kamen, berücksichtigen. Wir hatten den Eindruck, daß bei der klinischen und röntgenologischen Nachuntersuchung eher eine negative Auslese vorgelegen hat.

Fritsch, Homburg: Wir haben speziell die Patienten untersucht, die den Fragebogen geschickt hatten und zur Nachuntersuchung kamen, und diejenigen, die nur den Fragebogen schickten, und wir haben herausgefunden, daß diejenigen, die nur den Fragebogen geschickt hatten, zu 10–15% in der Beurteilung besser waren, als diejenigen, die zur Nachuntersuchung kamen.

Schöllner, Köln: Sicher waren die Patienten unterschiedlich motiviert. Wer zufrieden ist, neigt nicht so sehr dazu, die Reise nach Homburg anzutreten.

Dahmen, Hamburg: Haben Sie eine Möglichkeit gesehen, die Restbeschwerden aufzuschlüsseln? Finden sie sich häufiger bei Patienten mit der Steilstellung der Lendenwirbelsäule oder mehr bei der Hyperlordose?

Fritsch, Homburg: Wir haben das analysiert und herausgefunden, daß die Restbeschwerden u. a. mit der Osteochondrose und Spondylose der Wirbelsäule korrelieren. Eine Steilstellung oder Hyperlordosierung wirkt sich, zumindest statistisch gesehen, nicht aus.

Rodegerdts, Bremerhaven: Mich interessiert die Frage nach den Zwei-Etagen-Operationen. Vor 10 und mehr Jahren kam es ja relativ häufig vor, daß in 2 Etagen operiert wurde. Was hat eigentlich überhaupt zur Indikation der 2 Etagen geführt? Das präoperative Myelogramm und die Klinik dazu oder das Enttäuschtsein über einen nicht so ausgedehnten Befund in der zuerst operierten Etage?

Schmitt, Homburg: Wir haben die Indikation zur Nukleotomie klar vom Myelogramm und vom klinischen Befund abhängig gemacht. Sie wissen, daß in einem gewissen Prozentsatz, teilweise bis zu 10%, durch die Myelographie falsch-positive Ergebnisse gezeigt werden, und auch das Computertomogramm ist nicht 100%ig aussagekräftig. Wenn in der zuerst operierten Etage keine Erklärung für einen pathologischen Befund vorlag, haben wir die Nachbaretage revidiert. Hier haben wir aber nicht aus reiner Enttäuschung nukleotomiert, sondern nur dann, wenn wir einen positiven Befund hatten.

Hedtmann, Bochum: Haben Sie auch die Frage geklärt, bei wie vielen Patienten Sie primär versehentlich die falsche Etage eröffnet haben? Nach den Erfahrungen von Leuten, die sehr versiert sind, kommt es immerhin in der Größenordnung von bis zu 5% vor, selbst in Verbindung mit radiologischer Etagendiagnostik präoperativ.

Fritsch, Homburg: Ja, wir haben die Frage der Übereinstimmung intraoperativer Befunde und myelographischer Befunde analysiert und in 80% eine positive Übereinstimmung gefunden, so daß es bei den 20% möglich sein kann, daß in der falschen Etage begonnen wurde zu operieren. Genauer haben wir dies nicht aufgeschlüsselt.

Schöllner, Köln: Können Sie aus dem Literaturstudium beurteilen, wie Sie mit den 20% Nichtübereinstimmung liegen?

Fritsch, Homburg: Da liegen wir im durchschnittlichen Rahmen. Es wird in 70–90% eine Übereinstimmung zwischen Myelographie und intraoperativem Befund beschrieben.

Schöllner, Köln: Bei den kurzfristig Nachuntersuchten sind aber sicher schon Computertomographierte dabei; haben Sie da auch eine Korrelation in der Übereinstimmung von computertomographischem Befund und operativem Befund feststellen können?

Fritsch, Homburg: Wir haben leider noch keine computertomographischen Voruntersuchungen vorliegen, weil in Homburg erst seit 1983 ein Computertomograph zur Verfügung steht.

Schöllner, Köln: Es wird also sicher in Zukunft eine interessante Frage sein.

Endoprothesen des Hüft- und Schultergelenks

Langzeitergebnisse von Totalendoprothesen des Hüftgelenks – St. Georg- und Wittebol-Endoprothesen im Vergleich

B. Hegemann, F.-J. Schnittker und H.-J. Haike

In der Bundesrepublik Deutschland bieten z. Z. 15 Hersteller ca. 45–50 verschiedene Prothesenmodelle für den endoprothetischen Hüftgelenkersatz an; weltweit sind es sogar 45 Anbieter mit 200 Prothesentypen.

Im Kreiskrankenhaus Detmold wurden in der Abteilung für Orthopädie zwischen 1970 und 1974 insgesamt 516 Hüftgelenktotalendoprothesen bei 482 Patienten implantiert. 251mal oder in 48,6% der Fälle wurde der Typ St. Georg und 265mal oder in 51,4% der Fälle der Typ Wittebol verwendet. Der letztgenannte Typ wurde von Dr. P. Wittebol, Chef der Klinik University Surgical Clinic Binnenlasthuis, Amsterdam, entworfen.

Beide Modelle sind mit einem 165 mm langen Standardschaft, mittleren Hals und Prothesenkragen ausgerüstet und wurden beide in Kombination mit der gleichen Kunststoffpfanne vom Typ St. Georg mit Refobacin-Palacos implantiert (Abb. 1). Der wesentliche Unterschied beider Prothesen liegt im Halsbereich, hier zeigt die Wittebold-Prothese einen vorgegebenen Anteversionswinkel von 10° nach rechts bzw. links. Außerdem wurde die Wittebol-Prothese nachträglich unterhalb des Prothesenkragens nach lateral abgeschliffen, um die Trochanterosteotomie bei seitlichem Zugang zu vermeiden (Abb. 2). Im übrigen wurde bei beiden Prothesentypen ein relativ einheitliches Implantationskonzept verfolgt.

Von den im Zeitraum zwischen 1970 und 1974 implantierten 516 Hüfttotalendoprothesen konnten im Rahmen der Nachuntersuchung insgesamt 173 nicht erfaßt werden, 89 waren gestorben und 84 nicht erreichbar (Tabelle 1).

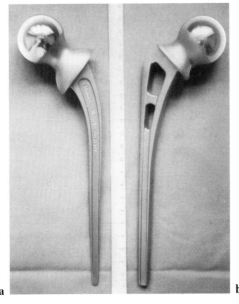

Abb. 1. a St. Georg-Hüftendoprothese, b modifizierte Wittebol-Hüftendoprothese

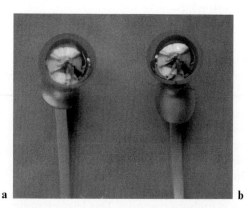

Abb. 2. a Wittebol-Hüftendoprothese mit Anteversionswinkel, **b** St. Georg-Hüftendoprothese

Tabelle 1. Anzahl der gestorbenen oder nicht erreichten Patienten (n = 173)

	n	[%]
Gestorben	89	17,25
Nicht erreicht	84	16,28

Eine Aussage über den Operationserfolg war in 23,9% der Fälle nur über einen verschickten Fragebogen und in 76,1% der Fälle über den Fragebogen einschließlich einer gezielten klinischen und röntgenologischen Untersuchung möglich (Tabelle 2).

In ca. zwei Drittel der Fälle handelte es sich präoperativ um eine Koxarthrose. Bei ca. einem Viertel der Eingriffe waren nicht alloplastische oder posttraumatische Voroperationen durchgeführt worden (Tabelle 3). Von den 516 Hüfttotalendoprothesen waren bis 1984 40 Austauschoperationen erforderlich, also 7,75%. Bis 10 Jahre nach Implantation waren es exakt 33 bzw. 6,4%. Auf den Typ Wit-

Tabelle 2. Anzahl der verschickten Fragebogen

	n	[%]
Fragebogen insgesamt	343	66,47
Davon Fragebogen sowie klinische und röntgenologische Untersuchung	261	76,1
Nur Fragebogen	82	23,9

Tabelle 3. Diagnose bei der Implantation (n = 516)

	n	[%]
Koxarthrose	322	62,40
Alloplastische Voroperation	11	2,13
Nicht alloplastische und posttraumatische Voroperation	113	21,90
Hüftkopfnekrose	24	4,60
Dysplasie – Koxarthrose	46	8,92

Tabelle 4. Wechsel bei den Hüftgelenktotalendoprothesen (n = 40)

Typ Wittebol	9	22,50
Typ St. Georg	31	77,50

tebol entfielen 9 bzw. 22,5%, auf die St. Georg-Prothese 31 oder 77,5% (Tabelle 4).

Die Analyse der Komplikationen ergab einen überwiegenden Anteil an aseptischen Lockerungen im Pfannenbereich, wobei 5mal die Wittebol- und 11mal die St. Georg-Prothese betroffen waren (Tabelle 5).

Ein etwa identisches Verteilungsmuster zeigte sich bei der Lockerung beider Anteile, Prothesenschaft und Pfanne.

Auffällig war die Zahl der Prothesenstielbrüche bei den St. Georg-Prothesen. Diese zeigten sich überwiegend im proximalen Drittel. Zwei wurden nach einem Unfall diagnostiziert. Einmal handelte es sich sicher um einen Materialfehler.

Nach Auswertung der Fragebogen, erstellt in Anlehnung an das Bewertungsschema von Merle d'Aubigné, sowie Zusammenfassung der klinischen Nachuntersuchungsergebnisse gaben die mit einer St. Georg-Prothese versorgten Patienten in 77,3% der Fälle keine und in 16,5% nur geringe Restbeschwerden an. Die mit einer Wittebol-Prothese versorgten Patienten wiesen in 30,5% der Fälle geringe Schmerzen auf (Tabelle 6).

Bei der Einschätzung der Funktion des operierten Gelenks stellten sich ebenfalls für die St. Georg-Prothese deutliche Vorteile heraus. 23,9% der Patienten beurteilten sie mit sehr gut und 42,6% mit gut. Die mit einer Wittebol-Prothese versorgten Patienten bewerteten das postoperative Bewegungsvermögen in 16,2% der Fälle mit sehr gut und in 32,9% mit gut (Tabelle 7).

Tabelle 5. Anzahl der Komplikationen. *W* Wittebol-Prothese, *St. G.* St. Georg-Prothese

	W	St. G.	Gesamt	[%]
Infektion	2	2	4	10,0
Pfannenlockerung	5	11	16	40,0
Schaftbrüche	0	11	11	27,5
Lockerung der Prothese (beide Anteile)	3	2	5	12,5
Nur Schaftlockerungen	1	3	4	10,0

Tabelle 6. Einschätzung der Beschwerden. *St. G.* St. Georg-Prothese, *W.* Wittebol-Prothese

	St. G. (n = 176) [%]	W. (n = 167) [%]	Gesamt (n = 343) [%]
Keine Schmerzen	77,3	61,1	69,4
Geringe Schmerzen	16,5	30,5	23,3
Erhebliche Schmerzen	6,2	8,4	7,3

Tabelle 7. Einschätzung des Bewegungsvermögens. *St. G.* St. Georg-Prothese, *W.* Wittebol-Prothese

	St. G. (n=176)	W. (n=167)	Gesamt (n=343)
Sehr gut	23,9	16,2	20,1
Gut	42,6	32,9	37,9
Befriedigend	25,6	43,7	34,4
Schlecht	7,9	7,2	7,6

Ob durch die vorgegebene Anteversion der Wittebol-Prothese im Halsbereich die Entfernung der Achse des Implantates von derjenigen des Knochens vermindert und damit eine geringere, durch Belastungsdeformation bedingte Relativbewegung erzeugt wird (Schneider 1982), konnte auch nach sorgfältiger Auswertung der Röntgenbilder nicht festgestellt werden.

Ebenfalls konnten wir den im Kragenbereich der Prothese lokalisierten Nulldurchgang (Müller 1970) in seiner progressiven dekompensierten Form mit Resorption des Calcars (Schneider 1982) und Einsinken der Schaftprothese nur in einigen Fällen röntgenologisch nachweisen. Hingegen zeigten sich Osteolysen der Schaftkortikalis (Willert u. Puls 1972) im Kontaktbereich wesentlich häufiger, ohne evidente Prädisposition für eine der beiden Prothesentypen.

Daß der klinische und röntgenologische Befund nicht selten auseinandergehen, zeigt das Bild einer bei einer 66jährigen Patientin 1974 implantierten Wittebol-Prothese (Abb. 3). Die Röntgenkontrolle nach einem halben Jahr zeigt bereits eine sich anbahnende Lockerung, die z. Z. der Nachuntersuchung, 10 Jahre später

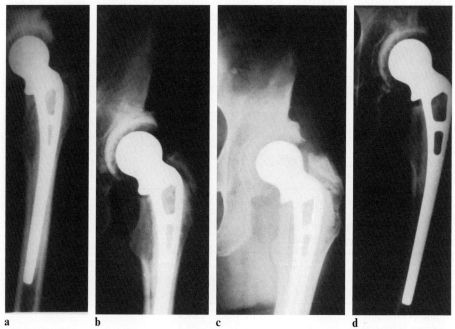

Abb. 3a–d. Röntgenaufnahmen einer implantierten modifizierten Wittebol-Hüftendoprothese bei einer 66jährigen Patientin. **a** 1974, **b** 0,5 Jahre post operationem, **c** 1980, **d** 1984

(Bild rechts), noch deutlicher wird. Trotz Trochanterpseudarthrose und markanter konzentrischer Bewegungseinschränkung gab die Patientin keine Schmerzen im operierten Hüftgelenk an und beurteilte das postoperative Ergebnis mit gut.

Zusammenfassung

Im Rahmen der Nachuntersuchung der von 1970–1974 implantierten 251 St. Georg- und 265 Wittebol-Hüfttotalendoprothesen war eine Aussage über den Operationserfolg in 23,9% der Fälle nur über einen verschickten Fragebogen und in 76,1% über den Fragebogen einschließlich einer gezielten klinischen und röntgenologischen Untersuchung möglich. 173 (33,53%) Implantate konnten nicht erfaßt werden.

Bei den 516 Hüfttotalendoprothesen waren bis 1984 40 (7,75%) Austauschoperationen erforderlich, bei 9 (22,5%) Wittebol- und bei 31 (77,5%) St. Georg-Prothesen.

In 11 Fällen handelte es sich um einen Schaftbruch der St. Georg-Prothese. Aseptische Pfannenlockerungen fanden sich in 11 Fällen bei dem St. Georg-Modell; 5mal war die Wittebol-Prothese betroffen, obwohl beide Prothesentypen in Kombination mit der gleichen Pfanne implantiert wurden. Ausschließlich Prothesenschaftlockerungen waren insgesamt in 10% der Gesamtkomplikationsrate nachweisbar, in 3 Fällen bei der St. Georg- und in einem Fall bei der Wittebol-Prothese. In 12,5% der Fälle handelte es sich um eine Lockerung beider Anteile, Schaft und Pfanne.

4mal (10%) kam es zu einer Infektion; hier waren beide Prothesentypen in gleicher Anzahl betroffen.

Das Durchschnittsalter der Patienten lag ei 62,3 Jahren. Von den Patienten der 343 nachuntersuchten Hüfttotalendoprothesen wurden in 69,4% der Fälle keine Schmerzen angegeben, 77,3% von den mit einer St. Georg- und 61,1% von den mit einer Wittebol-Prothese versorgten Patienten. Geringe Schmerzen wurden in 23,3% der Fälle geäußert, d. h. bei 30,5% der Wittebol-Prothesen und bei 16,5% der St. Georg-Prothesen. In 58% der Fälle wurde das postoperative Bewegungsvermögen mit sehr gut und gut angegeben, bei 66,5% der St. Georg- und bei 49,1% der Wittebol-Prothesen. Mit befriedigend beurteilten 25,6% der mit einer St. Georg-Prothese und 43,7% der mit einer Wittebol-Prothese versorgten Patienten ihr Bewegungsvermögen. Demnach zeigte der Typ St. Georg in bezug auf Restbeschwerden und Funktion deutliche Vorteile.

Literatur

Müller ME (1970) Total hip prothesis. Clin Orthop 72:p 46
Schneider R (1982) Die Totalendoprothese der Hüfte. Aktuel Probl Chir Orthop 24:13–57
Willert HG, Puls P (1972) Die Reaktion des Knochens auf Knochenzement bei der Allo-Arthroplastik der Hüfte. Arch Orthop Unfallchir 72:33

Zehnjahresergebnisse von 620 Hüftgelenktotalendoprothesen vom Typ Müller-Charnley

R. Ferdini, N. Moos und H. Brunner

Die endoprothetische Versorgung des Hüftgelenks ist, wie zahlreiche Neuentwicklungen in den letzten Jahren zeigen, noch keienswegs zum Stillstand gekommen.

Selbst die Frage – Verankerung der Endoprothese mit oder ohne Knochenzement – ist zum jetzigen Zeitpunkt noch nicht so befriedigend zu beantworten, wie dies von vielen Operateuren gerne gewünscht wäre.

Immerhin werden in der Bundesrepublik jedes Jahr 55 000 Hüftgelenkendoprothesen implantiert. Da noch immer eine Designprüfung im Rahmen eines Zulassungsverfahrens fehlt, erscheint es besonders wichtig, vom Entwickler unabhängige Prüfstatistiken zu erarbeiten.

Wir haben seit dem Jahre 1964 die von Müller entwickelte Hüftgelenktotalendoprothetik benutzt und in unserer Abteilung über 2000 Endoprothesen des Typs Müller-Charnley (Müller-Standard, sog. „Bananenform") unter Fixation mit Palakos implantiert (Müller 1970).

Im folgenden berichten wir über das mittelfristige Schicksal der Prothesen – Zehnjahresresultate – des Implantationszeitraumes von 1970 bis 1975. In diesem Zeitraum wurden 620 Müller-Standardhüftendoprothesen implantiert.

Die Überprüfung erfolgte mit einem standardisierten, 5 Seiten langen Fragebogen, dessen Auswertung mit der uns zur Verfügung stehenden EDV-Anlage 27 900 Einzelinformationen umfaßte.

Das relativ hohe Durchschnittsalter der befragten Patienten, das zum Zeitpunkt der Operation bereits 64,2 Jahre betrug, erschwerte naturgemäß die statistische Auswertung einer solchen Untersuchung, so daß wir uns mit einer Fragebogenrücklaufquote von 53,9% begnügen mußten.

In der Zwischenzeit waren 90 Patienten gestorben, so daß eine vollständige Auswertung in 244 Fällen möglich war.

Der durchschnittliche Zeitraum zwischen Operation und Nachuntersuchungsstichtag betrug 12 Jahre.

Indikationen

Folgende Krankheiten lagen vor:

Anzahl der Patienten	620
Idiopathische Koxarthrose	56%
Dysplasiekoxarthrose	26%
Posttraumatische Koxarthrose	8%
Chronische Polyarthritis	5%
Idiopathische Hüftkopfnekrose	5%.

Altersverteilung

Unser ältester Patient war zum Zeitpunkt der Operation 82 Jahre, unser jüngster 33 Jahre (Hüftkopfnekrose) alt. Das Durchschnittsalter betrug 64,2 Jahre.

Ergebnisse

Sie wurden durch Fragebogen ermittelt. Auswertbar waren 244 Fragebögen. Von den ausgewerteten 244 Patienten mußten 28 Fälle (11,5%) aufgrund einer Lockerung nachoperiert werden.

Von diesen 28 Reoperationen wurden 19 in unserer eigenen Abteilung durchgeführt. Unter diesen fand sich kein Früh- oder Spätinfekt, wobei wir jedoch nicht ausschließen können, daß in den 9 Fällen, welche andernorts reoperiert wurden, eine septische Lockerung ursächlich war.

Zusätzlich kam es in 6 Fällen zu einer Reoperation aufgrund schmerzhafter, heterotoper Ossifikationen mit weitgehender Einsteifung der operierten Hüfte.

In einem Fall erfolgte nach einem Sturz vom Fahrrad eine Femurschaftfraktur unterhalb der Prothesenspitze, 9 Jahre nach der Erstoperation.

Hier wurde eine Femurosteosynthese unter Belassung des Implantates durchgeführt.

Die Zehnjahreslockerungsrate von 11,5% (28 Fälle) läßt sich wie folgt spezifizieren:

Schaftbruch	1	(0,4%)
Pfannenlockerung	12	(4,9%)
Schaftlockerung	7	(2,9%)
Pfannen- und Schaftlockerung	8	(3,3%)
Gesamt	28	(11,5%).

Bei den isolierten Schaftlockerungen ergaben sich hierbei 5 Schaftlockerungen im Zementverbund und 2 Lockerungen an der Zement-Knochen-Grenze.

Es zeigt sich somit eine etwas höhere Lockerungsrate der Pfanne mit 8,2% als bei den Komplikationen, bei denen der femorale Endoprothesenanteil beteiligt ist (6,6%).

Wir haben versucht, die Lockerungsrate in Relation zur Implantationsdauer zu errechnen. Im Gegensatz zu anderen Autoren (Lehmann 1979; Morscher u. Schmassmann 1983) kommen wir hierbei jedoch zu keiner charakteristischen, exponentiellen Verteilungskurve, vielmehr finden wir fast regelmäßig eine jährliche Lockerungsrate von ca. 1,2%, wobei wir lediglich eine – statistisch nicht signifikante – Häufung von 2,0% im 2. Implantationsjahr finden.

Weiter finden wir keine statistische Signifikanz der Lockerungsrate zur Indikation, zum Geschlecht oder zum Alter der Patienten.

Postoperative Röntgenanalysen scheinen jedoch den von anderen Autoren (Dietschi 1979; Morscher u. Schmassmann 1983; Müller 1970; Müller u. Elmiger 1979) ebenfalls geäußerten Verdacht zu bestätigen, daß zu tiefe Pfannendispositionen, varische Schaftpositionierungen und insuffiziente Knochenzementauffüllungen zur Lockerung disponieren.

Schmerzen

Von den ausgewerteten, nicht nachoperierten 209 Fällen waren nach dem Untersuchungszeitraum 89% völlig schmerzfrei. Stärkere Schmerzen wurden von 8% der Patienten beklagt. Keine Angaben machten 3%.

Die Analyse dieser Schmerzzustände zeigt eine Hauptverursachung durch eine postoperativ aufgetretene Myositis ossificans und (oder) eine lumbosakrale Schmerztopik. Röntgenologisch ergibt sich in 2 Fällen der Verdacht auf eine Implantatlockerung.

Gehfähigkeit

Ohne oder nur gelegentlich mit Stockhilfe	156 (75%)
ständig mit Stockhilfe	50 (24%)
keine Angaben	3 (1%)

Gehstrecke

2000 m und darüber	71 (34%)
500–2000 m	102 (49%)
unter 500 m	23 (11%)
keine Angaben	13 (6%)

Treppensteigen ohne Hilfsmittel

Ja	109 (52%)
mit Schwierigkeiten	85 (41%)
nein	10 (5%)
keine Angaben	5 (2%)

Schuhe binden

Ja	100 (48%)
mit Schwierigkeiten	74 (36%)
nein	30 (14%)
keine Angaben	5 2%)

Selbsteinschätzung der Beweglichkeit

Frei und ungehindert	85 (41%)
mit geringer oder mittlerer Einschränkung	97 (46%)
mit stärkerer Einschränkung	12 (6%)
keine Angaben	15 (7%).

Wir finden hier, bei ansonsten befriedigender Beweglichkeit, erneut die 12 Patienten mit schmerzhafter, verstärkter Bewegungseinschränkung, bei denen eine periartikuläre Ossifikation vorliegt oder eine Lockerung zu vermuten ist.

Selbsteinschätzung der Aktivität

Sehr aktiv, sportlich, rege	15 (7%)
gelegentlich aktiv, manchmal Sport	48 (23%)
selten aktiv, sportlich träge	115 (55%)
keine Angaben	31 (15%).

Subjektive, persönliche Bewertung des Operationsergebnisses

Sehr gut	151 (72%)
befriedigend	48 (23%)
unbefriedigend	10 (5%).

Der Aufwand einer Hüftgelenktotalendoprothesenimplantation findet sich bei der Frage bestätigt, ob sich die Operation für den Patienten gelohnt habe:

Sie wird von 197 Patienten (94%) mit „ja" beantwortet, und von 6 Patienten (3%) verneint.

Die Frage: „Würden Sie sich noch einmal operieren lassen?" wurde von 119 Patienten (91%) bejaht und von 13 Patienten (6%) verneint. Keine Angaben machten 6 Patienten (3%).

Diskussion

Die qualitative Auswertung unserer Operationsergebnisse zeigt, vorbehaltlich statistischer Verfälschungen aufgrund der Fragebogenrücklaufquote von 53,9%, insbesondere bei der Lockerungsrate ein relativ günstiges Resultat.

Wir glauben, daß dies neben der geringen Infektrate auf einer Variation der Operationstechnik beruht, die wir seit 1968 konsequent und durchgehend verfolgen. Dazu gehört:

1) Abweichend von der Operationsempfehlung von Müller, der nur jeweils 3 Haftlöcher vorsieht, das Einbringen von möglichst vielen kreisrunden Haftlöchern in das Pfannenlager (Abb. 1).
2) Das manuelle Eindrücken des Knochenzements in jedes einzelne Haftloch.
3) Das feste Einschlagen der Pfanne mit kräftigen Hammerschlägen, so daß der Knochenzement in jede Vertiefung eindringen kann.

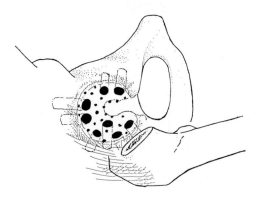

Abb. 1. Einbringen von möglichst vielen kreisrunden Haftlöchern in das Pfannenlager

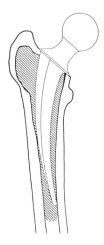

Abb. 2. Maximale Spongiosaausräumung des Trochanter major und Auffüllung mit manuell verdichtetem Knochenzement

4) Die maximale Spongiosaausräumung des Trochanter major und seiner Auffüllung mit manuell verdichtetem Knochenzement (Abb. 2).

Das Einbringen möglichst vieler Haftlöcher kann nur erfolgen, wenn das Pfannenlager die medialseitige Beckenkortikalis nicht perforiert. Bei einem ausreichenden knöchernen Pfannenlager erwarten wir aufgrund der zylindrischen Form der Bohrkanäle keine statische Schwächung der Pfannentrabekel, vielmehr dürfen wir um das Bohrloch herum eine elastische Umverteilung der Belastungskräfte erwarten, welche ein Einbrechen der Pfanne verhindern.

Abbildung 3 zeigt die Verteilung von Biegespannungen im Bereich des femoralen Endoprothesenanteils beim nachuntersuchten Prothesentyp.

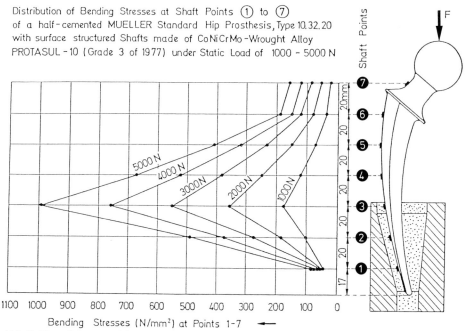

Abb. 3. Verteilung von Biegespannungen im Bereich des femoralen Endoprothesenanteils beim nachuntersuchten Prothesentyp. (Nach Semlitsch 1980)

Hier zeigen sich die für die Lockerung wesentlichen Verformungsmomente im Bereich des medialen Drittels der Endoprothese. Sie konnten bei diesem Endoprothesentyp nur durch eine konsequente umseitige Knochenzementeinbettung im proximalen Drittel gering gehalten werden.

Nicht zuletzt wegen der hier auftretenden Biegespannungen sind wir nun ebenfalls zur Implantation der Müller-Geradschafthüftgelenkendoprothese übergegangen.

Zusammenfassung

In unserer Klinik wurden in den Jahren 1970–1975 620 Müller-Standardhüftgelenktotalendoprothesen (sog. Bananenform) implantiert.

Zur Ermittlung der Zehnjahresergebnisse wurde eine Nachuntersuchung mit Fragebogen durchgeführt. Da zum Operationszeitpunkt das Durchschnittsalter unserer Patienten bereits 64,2 Jahre betrug, erhielten wir naturgemäß eine deutlich reduzierte Rücklaufquote von n = 244.

Die Zehnjahreslockerungsrate betrug 11,5%. Von den nicht nachoperierten 209 Fällen waren 89% völlig schmerzfrei. Insgesamt 95% unserer Patienten bewerteten das Operationsergebnis mit sehr gut bis befriedigend. Es wird auf eine etwas abweichende Operationstechnik zu den Empfehlungen von Müller hingewiesen, die in einer Füllung des Trochanter major mit Knochenzement und einer vermehrten Anzahl von Haftlöchern im Pfannenimplantatlager besteht.

Literatur

Dietschi C (1979) 10-Jahres-Resultate. Hüfttotalendoprothesen Balgrist 1962–1968. Orthopäde 8:87–90
Lehmann A (1979) 10-Jahres-Kontrolle der Hüfttotalendoprothesen. Orthopäde 8:75–58
Morscher E, Schmassmann A (1983) Failures of total hip arthroplasty and probable incidence of revision surgery in future. Arch Orthop Trauma Surg 101:137–143
Müller ME (1970) Total hip prostheses. Clin Orthop 72:46–68
Müller ME, Elmiger B (1979) 10-Jahres-Ergebnisse der sog. Setzholz-Totalprothese. Orthopäde 8:73–74
Semlitsch M (1980) Probleme und technische Fortschritte bei künstlichen Hüftgelenken. Medita 9:3–16

Diskussion

Engelhardt, Frankfurt: Ich möchte nach dem Durchschnittsalter ihrer Patienten zum Zeitpunkt der Operationen fragen.

Brunner, Neuß: Das Durchschnittsalter unserer Patienten betrug 64,2 Jahre.

Schnittker, Detmold: Bei uns lag das Durchschnittsalter zum Zeitpunkt der Operation bei 61,3 Jahren.

Schwägerl, Wien: Herr Hegemann, was waren eigentlich die *unterschiedlichen Indikationen* in den beiden Patientenkollektiven, die Sie uns hier gezeigt haben? Beide Prothesen ähneln sich doch sehr mit Ausnahme der Antetorsion der Wittebohl-Prothese. Bei beiden handelt es sich um Langschaftprothesen, beide haben gerade Schäfte und sitzen dem Calcar femorale auf. Haben Sie bei der Wittebohl-Prothese die Pfanne anders als bei der St.-Georg-Prothese implantiert? Wenn Sie dies aber nicht getan haben sollten – traten häufiger *Luxationen* beim Wittepohl-Modell auf?

Hegemann, Detmold: Wir haben weder bei der einen noch bei der anderen Prothese Luxationen erlebt. Die Wahl der Modelle blieb im wesentlichen den Operateuren überlassen. Daß es zu einer etwa gleich großen Anzahl von implantierten Prothesen für jedes Einzelmodell kam, ist reiner Zufall.

Schwägerl, Wien: Mir ist trotzdem nicht klar, warum Sie 2 Prothesentypen verwendet haben. Meine Frage ist nicht ganz beantwortet.

Hegemann, Detmold: Wir haben bei den *St.-Georg-Prothesen* wesentlich *mehr Schaftbrüche* erlebt, und deshalb ist in unserer Abteilung gleichzeitig noch eine andere Prothese verwendet worden. Beide Typen kommen heute nicht mehr zum Einbau. Wir haben die Patienten nachuntersucht, um Auskunft über die Haltbarkeit der Schäfte zu bekommen.

Henßge, Lübeck: Ich möchte Herrn Hegemann fragen, ob er bei den Patienten, die er röntgenologisch nachuntersucht hat, etwas über die Entwicklung der *Osteoporose* im Lauf der 10 und mehr Jahre aussagen kann.

Hegemann, Detmold: Die Osteoporose kam relativ häufig vor. Wir haben auf diese Erscheinung aber nicht so speziell geachtet, sondern mehr die röntgenologischen Lockerungszeichen im Auge gehabt. Röntgenologisch waren bis zu 40% Lockerungen bei beiden Prothesen nachzuweisen. Die klinischen Befunde stimmten damit aber nicht überein.

Henßge, Lübeck: Eine Frage an Herrn Brunner: Sie haben die *Zementverdichtung* als einen wichtigen Schritt zur Dauerhaltbarkeit erwähnt. Ich meine, wenn man mit kräftigen Hammerschlägen die Prothese einbringt, ergibt sich doch auch ein Rückstoßeffekt und damit die Möglichkeit, daß Schichtungen im Zement zustande kommen. Ich bin deshalb nicht so ganz von ihren Argumenten überzeugt.

Brunner, Neuß: Man sollte soviel wie möglich Unregelmäßigkeiten der Knochenoberfläche mit dem Zement in Verbindung bringen. Wir meinen, daß unsere relativ guten Spätergebnisse auch damit zusammenhängen könnten, daß wir die Pfannen sehr fest eingeschlagen haben.

Holz, Stuttgart: Herr Hegemann hat von recht vielen *Schaftbrüchen* berichtet und festgestellt, daß diese Vorkommnisse im *Zusammenhang mit Unfällen* gestanden haben. Mich interessiert nun, ob die Schäfte metallurgisch untersucht worden sind und ob es sich bei dem Material um Gußlegierungen oder um Schmiedelegierungen gehandelt hat.

Mir ist außerdem aufgefallen, daß Sie empfohlen haben, in den Pfannengrund mehrere, ja möglichst viele *Verankerungslöcher* zu bohren. Wie groß sollen diese Verankerungslöcher sein? Warum legen Sie die Löcher in den Pfannengrund und nicht in die obere hintere Pfannenregion?

Hegemann, Detmold: Wie ich dargestellt habe, kamen Schaftbrüche überwiegend bei St.-Georg-Prothesen vor. Daraufhin wurden die Schäfte geändert, und zwar wurden sie verbreitert. Außerdem handelt es sich um eine Gußlegierung. Wir haben die gebrochenen Prothesen eingeschickt. In einem Fall lag ein sicherer Materialfehler vor.

Holz, Stuttgart: Handelte es sich bei den restlichen Prothesenbrüchen um Ermüdungsbrüche oder um regelrechte Gewaltbrüche? Letzteres wäre ja sehr ungewöhnlich.

Hegemann, Detmold: In einem Fall kann wohl ein traumatischer Bruch des Materials angenommen werden. Die Patientin, die es betraf, war aus dem Fenster des 1. Stockwerks heruntergesprungen.

Schnittker, Detmold: Zu den *Haftlöchern* in der Pfanne: Wir bringen diese Vertiefungen aus mechanischen Gründen an. Im Prinzip geht man ja auch so im Schaft vor. Man hat den „Markraumstopper" und damit die Möglichkeit, daß der Zement besser in die Spalträume der Spongiosa und in die Unebenheiten des Knochens eingepreßt wird. Wir bohren etwa 4–6 Löcher in die ausgefräste Pfanne, und zwar mit einem 9-mm-Bohrer für Verankerungslöcher.

Holz, Stuttgart: Aus Langzeitbeobachtungen von Prothesenpfannen, die mit Hilfe des Knochenzements verankert worden sind, wissen wir, daß sehr häufig eine *Pfannenprotrusion* entsteht. Aus diesem Grund bemühen wir uns seit 10–15 Jahren, den Pfannengrund möglichst intakt zu halten. Verankerungslöcher sind dort anzubringen, wo die meiste Knochensubstanz vorhanden ist. Dies ist kranial und dorsokranial. Deshalb wundere ich mich nach wie vor, daß Sie im Pfannengrund, im Bereich der schwächsten Stelle der Pfanne, Löcher bohren.

Schnittker, Detmold: Hier liegt offenbar ein Mißverständnis vor. Wir bringen die Haftlöcher nicht im Pfannengrund an, sondern in den Hauptbelastungszonen des Pfannendachs. Den Fundus perforierten wir früher nur gelegentlich, wenn wir keine andere Möglichkeit sahen. Die Sklerosezonen im Pfannenbereich lassen wir natürlich bestehen.

Skripitz, Koblenz: Ich stimme mit Herrn Holz überein, daß man den Pfannenboden nicht durchbohren sollte, und möchte hinzufügen, daß man auch im „Zugbereich", also zum Sitzbein hin, keine Verankerungslöcher benötigt. Sie sind nur im

Diskussion

kranialen Pfannenbereich sinnvoll. Nun sind dies technische Probleme. Wir sprechen aber über Langzeitergebnisse. In diesem Zusammenhang interessiert mich bei beiden Referenten noch ein radiologisches Problem. Von keinem von beiden ist der *Calcar femorale* erwähnt worden. Wir wissen aber, daß es dort *resorptive Vorgänge* gibt. Können Sie dazu noch etwas sagen?

Ferdini, Neuß: Wir können auf eine geschlossene Serie von röntgenologisch nachuntersuchten Patienten leider nicht zurückgreifen. Aus Kostengründen sind wir gezwungen, Nachkontrollen nur mit Hilfe von Fragebogenaktionen vorzunehmen. Nur von den Patienten, die nach 10–15 Jahren zu uns kommen, wissen wir, wie die röntgenologischen Veränderungen aussehen. Sie haben recht, der Calcar femorale unterliegt auch bei exakter Implantation der Hüfte in den meisten Fällen einem Knochenabbau und sieht oft arrodiert aus.

Hegemann, Detmold: Bei unseren Nachuntersuchungen haben wir die Röntgenaufnahmen in verschiedenen Jahren verglichen und überwiegend Resorptionssäume im Schaftbereich, nicht so sehr im Kalkarbereich gesehen.

Engelhardt, Frankfurt: Wenn Sie eine konventionelle Endoprothese betrachten, so sollte aus biomechanischen und biokybernetischen Gründen eine Krafteinleitung in den Kalkar und den Femurschaft erfolgen. Das bedingt einen primären Kontakt zwischen Knochen und Implantat, der erhalten bleiben muß.

Nach den Konstruktionsmerkmalen einer konventionellen Endoprothese ist diese aber überbestimmt. Dieser Terminus besagt folgendes: 1. Ist ein temporärer oder dauernder fester Verbund im Schaftbereich erzielt, kommt es zur absoluten Kalkarentlastung und Resorption. 2. Tritt eine Kalkarbelastung ein, ist der Schaft nicht fest verankert.

Daraus folgt, daß sich schon aus einem temporären festen Sitz des Implantats im Schaft eine Kalkarresorption ergibt. Ein Aufliegen des Implantatkragens ist dann grundsätzlich ein Zeichen für ein Einsinken der Endoprothese, also Lockerung und Relativbewegung. Die Schlußfolgerung ist ein weiterer Beweis für die unphysiologischen Konstruktionsmerkmale konventioneller Implantate. Das Ergebnisgeht nicht zu Lasten des Operateurs.

Langzeitergebnisse nach Implantation von 1366 Kurzschafttotalendoprothesen des Hüftgelenks

H. H. Lubinus

Im Zeitraum von 1967 bis 1972 wurden 1366 Koxarthrosen mit einer Kurzschaftprothese vom Typ Thompson kombiniert mit einer heute noch als Lubinus-Schnapp-Pfanne bezeichneten Polyäthylenpfanne in der Lubinus-Klinik, Kiel, versorgt. Die Endoprothesen wurden mit nicht schattengebendem Simplex-Zement eingebettet (sog. Brunswik-Hüfte).

In den Jahren 1983 und 1984 konnten von den 1366 operierten Hüftgelenken 730 (53,5%) nachuntersucht werden, 241 (17,6%) Patienten waren inzwischen gestorben.

Bei der Auswertung derjenigen Patienten, die 11–15 Jahre nach der Operation noch lebten, zeigten sich etwa $^2/_3$ aller Patienten mit dem Spätresultat ihrer künstlichen Hüfte zufrieden und weitgehend schmerzfrei, so daß sie ein normales Leben führen konnten (Tabelle 1).

Unter den 27,7% der Fälle mit schlechten Resultaten fanden wir in 20,7% biomechanisch bedingte Auslockerungen, und zwar Auslockerungen beider Komponenten in 50%, Auslockerungen nur der femoralen Komponente in 35% und isolierte Pfannenlockerungen in 15% dieser Fälle. Die durchschnittliche Standzeit der Endoprothese in dieser Gruppe betrug 7,82 Jahre.

Abbildung 1 zeigt die zeitliche Verteilung der Auslockerungen mit einem kleinen Gipfel im 4. Jahr und einer noch deutlicheren Häufung um das 10. Jahr post operationem.

Legt man die heutigen Kriterien in der Bewertung der Implantationstechnik an, so sind in rund 80% der ausgelockert befundenen Endoprothesen operativ-technische Implantationsmängel feststellbar. Am häufigsten finden sich
– Varusfehlstellung,
– „schwalbennestartige" Implantation der Pfanne,
– zu große Zementschichtdicke im Pfannenbereich,
– Pfannenbodenperforation
als Ursache insuffizienter Lastübertragung (Abb. 2).

Von den 151 ausgelockerten Fällen wünschten 15,2% keine weitere Operation oder waren inzwischen inoperabel. In 41,1% der Fälle wurde ein totaler TEP-

Tabelle 1. Funktionelle Ergebnisse derjenigen Patienten, die nach 11–15 Jahren noch lebten (n = 730)

	[n]	[%]
Sehr gut	251	34,4
Gut	220	30,1
Ausreichend	57	7,8
Mangelhaft	202	27,7

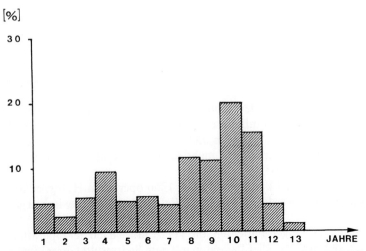

Abb. 1. Zeitliche Verteilung der biomechanischen Auslockerung der Hüftendoprothese von 151 Patienten 1967–1972

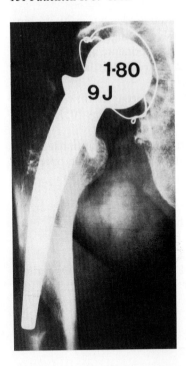

Abb. 2. Typische biomechanisch-bedingte Auslockerung 9 Jahre p. OP. bei primärer Varusfehlstellung

Wechsel vorgenommen. In 4% der Fälle wurde die Endoprothese endgültig entfernt und nur in 2% ein isolierter Pfannenwechsel durchgeführt. Eine akzeptable Funktion nach TEP-Wechseloperationen konnte in 94% der reoperierten Fälle 1–4 Jahre post operationem festgestellt werden.

Die Infektionsrate betrug in dem Zeitraum von 1967–1972 durchschnittlich 4,02%, und zwar trat die Infektion innerhalb des ersten Jahres post operationem in 2,19% der Fälle auf; ein tiefer, schleichender Infekt mit klinischer Manifestation ab 2.–11. Jahr post operationem wurde in 25 Fällen (1,83%) festgestellt.

Implantation von 1366 Kurzschafttotalendoprothesen des Hüftgelenks 149

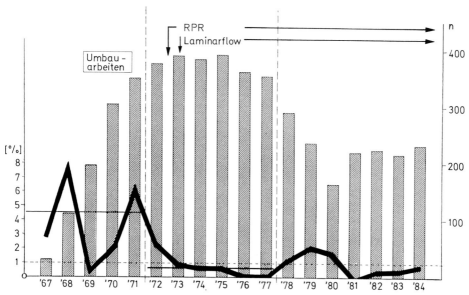

Abb. 3. Infektionsrate konventioneller Hüftendoprothesen in Prozent sowie Anzahl jährlich durchgeführter Operationen von 4850 Patienten 1967–1984. Maximum der Infektionsrate 8,03%, Durchschnitt 1,71%

Abbildung 3 zeigt graphisch die auf das jeweilige Operationsjahr bezogene Infektionsrate in Prozent sowie die Anzahl der jährlich durchgeführten Operationen. Das Auftreten einer postoperativen Infektion schwankt in diesen Jahreskollektiven sehr stark, es erreichte 1968 ein Maximum von 8% und 1971 nochmals eine Häufung mit über 6%. Diese sehr hohe Infektionsrate erklärt sich aus hygienischen Mängeln im Operationsbereich, insbesondere im Zusammenhang mit baulichen Veränderungen im Bereich der Operationsabteilung. Erst im Juni 1973 wurde eine Reinraumkabine installiert. Bis 1972 bestand darüber hinaus keine wirksame Antibiotikaprophylaxe, lediglich in den Jahren 1969–1971 wurde dem Simplex-Zement Erycin-Colistin beigemischt.

Im weiteren Verlauf der Kurve erkennt man, daß bei steigender jährlicher Operationsrate (bis über 400 Totalendoprothesen pro Jahr), Inbetriebnahme einer neuen Operationsabteilung und Installation eines Raumes mit Laminar flow (horizontale Verdrängungsströmung) sowie routinemäßiger Verwendung von Refobacin-Palacos-R ein Absinken der Infektionsrate auf akzeptable Werte um oder unter 1% erfolgte.

Abbildung 4 zeigt das zeitliche Auftreten von 25 Spätinfektionen. In 3 dieser 25 Fälle konnten wir mit Sicherheit nachweisen, daß es sich nicht um eine iatrogene Infektion, sondern um einen hämatogenen Infektionsweg gehandelt hat.

Das Keimspektrum geht aus Tabelle 2 hervor. Von den 55 infizierten Hüfttotalendoprothesen wurden 20 (35,2%) nicht nachoperiert (Verweigerung einer erneuten Operation, erträglicher Zustand, Inoperabilität). In 15 Fällen wurde ein totaler TEP-Wechsel vorgenommen; davon konnten 8 Fälle (55%) zur Ausheilung gebracht werden, während in 7 Fällen ein Rezidiv der Infektion auftrat. Besonders bemerkenswert fanden wir bei der retrospektiven Analyse unserer Fälle, daß die Tatsache einer tiefen Infektion in 9 Fällen (16,3%) erst durch Auswertung

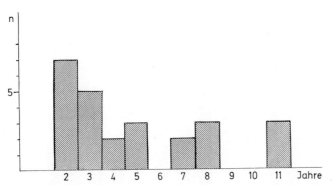

Abb. 4. Zeitliches Auftreten von Spätinfektionen bei Hüftendoprothesen von 25 Patienten 1967–1972

Tabelle 2. Keimspektrum von 55 Infektionen 1967–1972

	[%]
Staphylococcus aureus	45,3
E. coli	15,2
Pyoceaneus	18,2
Streptokokken	6,0
Mischinfektionen	15,3

des intraoperativ entnommenen bakteriologischen Abstrichs verifiziert wurde. In all diesen Fällen erwies sich bei Prüfung der Festigkeit nur eine der beiden Endoprothesenkomponenten als locker, und deshalb wurde nur eine der beiden Komponenten – nämlich Pfanne *oder* femorale Komponente – ausgetauscht. Daß dies zu einem Rezidiv der Infektionen führen muß, ist selbstverständlich. Die tiefe, schleichende Infektion muß deshalb unbedingt *vor* einer Reoperation mit an Sicherheit grenzender Wahrscheinlichkeit ausgeschlossen sein. Sonst ist im Zweifelsfall ein totaler TEP-Wechsel vorzunehmen (Abb. 5).

Dies ist eine der wichtigsten Lehren, die wir aus der Analyse der Langzeitergebnisse ziehen konnten. Weitere Ergebnisse sind
– Beachtung optimaler Positionierung,
– optimale Zementtechnik,
– Erfahrung des Operateurs,
– Reinraumtechnik,
– optimales Design der Endoprothese.

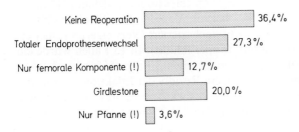

Abb. 5. Prozentualer Anteil der verschiedenen Reoperationen bei Infektion der Hüftendoprothese von 55 Patienten 1967–1972

Zusammenfassung

Langzeitergebnisse von 1366 Kurzschafttotalendoprothesen des Hüftgelenks: 1967–1972 wurden an unserer Klinik 1366 Hüftgelenke mit einer TEP vom Typ Brunswik versorgt. Das durchschnittliche Alter der 1184 Patienten betrug 70,5 Jahre. Der jüngste Patient war 21, der älteste 89 Jahre alt. Als operativen Zugang verwendeten wir ausschließlich den dorsolateralen Weg mit Luxation nach dorsal. In 337 Fällen (bis Dezember 1969) wurde dem Knochenzement kein Antibiotikum, danach in 308 Fällen Anabactyl und in 721 Fällen Erycin-Colistin beigemischt. – 1983 und 1984 konnten 342 operierte Hüftgelenke (25,0%) persönlich nachuntersucht werden. In 388 Fällen wurde das Ergebnis aufgrund einer Fragebogenauswertung ermittelt (28,4%). Darüber hinaus konnten wir in 17,6% der Fälle (205 Patienten mit 241 operierten Hüftgelenken) auswertbare Informationen über die Funktion der Endoprothese bis zum zwischenzeitlich eingetretenen Lebensende erhalten. Dies ergibt eine Nachuntersuchungsrate von 71,0%. In 64,5% der nachuntersuchten Patienten wurde das funktionelle Ergebnis mit „sehr gut" oder „gut" bewertet, 7,8% der Patienten wurden als „befriedigend" und 27,7% als „ungenügend" klassifiziert.

Langzeitergebnisse von zementierten Hüftendoprothesen

K. Heinert

Seit über 20 Jahren liegen Erfahrungen mit Hüftendoprothesen vor. In den vergangenen 15 Jahren stieg die Zahl der Primäroperationen ständig an. Hauptkomplikation ist die aseptische Lockerung der Prothesenkomponenten. Über die Höhe dieser Komplikationsraten besteht weithin noch Ungewißheit. Hier dürfte einer der wesentlichen Gründe für die weit verbreitete Auffassung liegen, daß generell nur mit einer begrenzten Haltbarkeit zu rechnen sei. Die Zielgröße einer prospektiven Langzeitstudie über 2293 zementierte Hüftendoprothesen war die Überlebenszeit einer Prothese bis zum Eintritt einer mechanischen Lockerung bzw. Nichtlockerung bei der letzten Beobachtung. Zweck der Untersuchung war die Identifikation von Risikogruppen und die Abschätzung des Verlaufs nach mindestens 10 Jahren realer Belastungszeit.

Bei der Auswertung von Langzeitergebnissen ist die Wahl der statistischen Methode von großer Bedeutung. In der Gelenkersatzchirurgie bietet sich als analytisches Instrument zur Betrachtung realer Verhältnisse die Überlebensdatenanalyse an. Konventionelle Statistiken maskieren den genauen Stand der im Verlauf eingetretenen Ereignisse und vernachlässigen Daten gestorbener oder nicht erreichter Patienten.

Bleibt ein größerer, homogener Datensatz zur Analyse, d. h. liegen einheitliche Kriterien für die Merkmale Operationstechnik, Operationsmethode, Prothesensystem, Verlaufszeit und Nachkontrollbedingungen vor, so können spezielle Patientengruppen hinsichtlich ihrer Verteilung des Prothesenlockerungsrisikos überprüft werden (Heinert 1982).

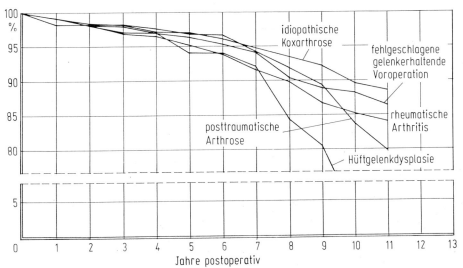

Abb. 1. Überlebenskurven von 5 Diagnosegruppen

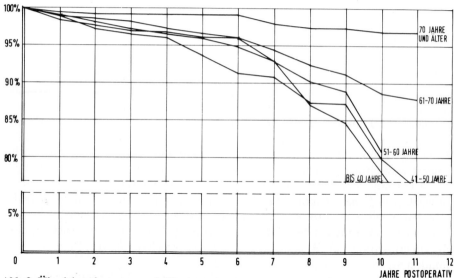

Abb. 2. Überlebenskurven von 5 Altersgruppen

In Abb. 1 sind die kumulierten Überlebenswahrscheinlichkeiten der einzelnen Verlaufsjahre in Form von Überlebenskurven der Diagnosegruppen gegeneinander aufgetragen. Daraus ergibt sich, daß bei der Hüftgelenkdysplasie die schlechtesten Ergebnisse beobachtet wurden, gefolgt von rheumatischer Arthritis und posttraumatischer Arthrose. Der Unterschied im Lockerungsverhalten ist signifikant ($p < 0,01$). Als statistischer Test wurde der Log-rank-Test benutzt. Der Vergleich der Altersgruppen zeigt ein schlechteres Abschneiden der jüngeren Patienten im Vergleich zu den älteren (Abb. 2).

Bei der Interpretation der Kurven ist es wichtig, überlagernde Effekte kennenzulernen. Deshalb wurde mit der Regressionsanalyse nach Cox (1972) der Einfluß mehrerer Variablen wie Alter, Diagnose, beidseitiger Eingriff, Geschlecht und Voroperationen auf das Lockerungsverhalten geprüft.

Das Ergebnis bestätigt signifikant die Annahme, daß unabhängig von der Diagnose eine Altersabhängigkeit im Lockerungsverhalten besteht.

Ferner errechnet sich, daß einseitig Operierte häufiger von der Lockerung betroffen sind als beidseitig Operierte. Sobald bei beidseitig Operierten allerdings die eine Seite locker ist, steht die andere unter erhöhtem Risiko.

Diese Aussagen gelten vornehmlich für die Daten nach dem 7. Belastungsjahr. Insofern ist die Länge der Verlaufszeit ein weiterer prognostischer Faktor und bei Auswertungen von Hüftendoprothesen zu berücksichtigen.

Das wichtigste Ergebnis ergibt sich u. E. aus dem Vergleich der Ergebnisse der Operationsjahre 1968–1971 (Abb. 3).

Der Kurvenverlauf und die Überlebenswahrscheinlichkeiten zeigen in späteren Implantationsjahren signifikant bessere Lockerungsraten ($p < 0,01$).

Geht man davon aus, daß jedes Folgejahr den Stand der eingebrachten Erfahrungen reflektiert, so führt dieses Ergebnis zu dem Schluß, daß der Erfahrungsstand der Operateure mit einem Prothesensystem der ausschlaggebende Faktor auf die Haltbarkeitsdauer ist.

Langzeitergebnisse von zementierten Hüftendoprothesen

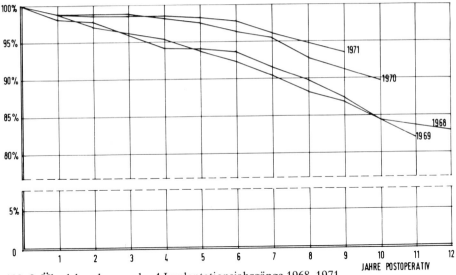

Abb. 3. Überlebenskurven der 4 Implantationsjahrgänge 1968–1971

Legt man die Ergebnisse des Jahres 1971 als untere Richtwerte für zukünftige Versagensraten dieses Prothesensystems und dieser Implantationstechnik zugrunde, ergeben sich nach 10 Jahren Belastungszeit Ausfallraten wegen mechanischer Lockerung weit unter 10% auch bei Risikogruppen. Die Auswirkungen der günstigeren Prothesenschaftgestaltungen sind in diesen Resultaten noch nicht enthalten.

Für die Beratung der Patienten und die Operationsindikation haben die Ergebnisse dieser Studie grundsätzliche Bedeutung. Bei richtiger Technik durch einen erfahrenen Operateur mit einem ausgereiften Prothesensystem ist ein Versagen der Hüftendoprothese nach mehr als 10 Jahren vertretbar niedrig.

Zur Datentransparenz und permanenten Kontrolle dieser Ergebnisse wurde ein Datenbanksystem für diese und andere Statistikroutinen entwickelt. In der

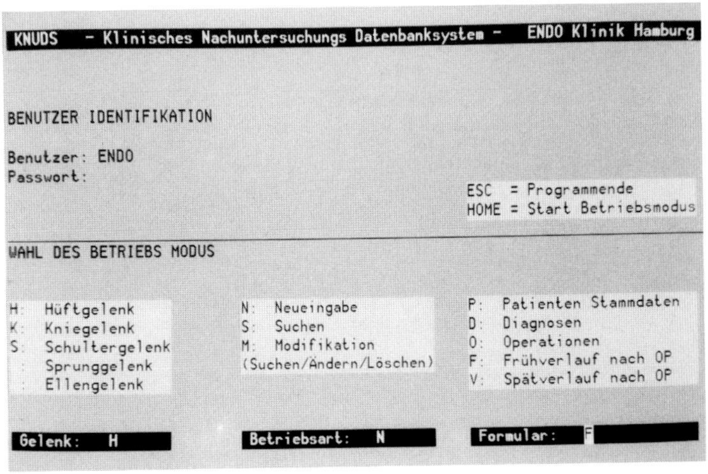

Abb. 4. Menue-Maske

Organisation wurde besonderer Wert auf Informationsnähe gelegt, damit die Nachteile retrospektiver Studien gemindert werden: Der Operateur hat unmittelbar im Anschluß nach Beendigung der Operation wichtige Grunddaten in das Programmsystem einzufüttern. Abbildung 4 zeigt die Menue-Maske des Programms, welches auf Strukturen von Langzeitverläufen der Gelenkendoprothesen ausgerichtet ist und Statistikroutinen zensierter Daten zuläßt.

Literatur

Cox DR (1972) Regressions models and life tables. J R Statist Soc 34:187–220
Engelbrecht E, Heinert K, Nieder E (1983) Überlegungen nach Abschluß von Fallkontrollstudien mit Hüft- und Kniegelenkersatz. Chirurg 54:221–225
Heinert K (1982) Langzeitergebnisse von Hüftendoprothesen nach einer durchschnittlichen Verlaufszeit von 10 Jahren. Dissertation, Universität Hamburg
Kaplan EL, Meier P (1958) Non-parametric estiamtion from incomplete observation. J Am Stat Assoc 53:457–481

Diskussion

Skripitz, Koblenz: Herr Lubinus, mich interessiert Ihre höhere *Infektionsrate* ab dem Jahr 1979, obwohl Sie unter Laminar-flow-Bedingungen operiert haben und auch Gentamicin-Palacos verwendet haben. Trotzdem kam es zu einem Anstieg der Infektionen weit über 1%. Worin liegen Ihres Erachtens die Ursachen?

Lubinus, Kiel: Ich weiß den Grund nicht. Wir haben noch einmal nach 1979 bei guten baulichen Verhältnissen einen Anstieg der Infektionen festgestellt. Das Kollektiv der jährlich operierten Patienten ist stark gesunken. Früher haben wir etwa 400–420 Hüftgelenke pro Jahr operiert, die Zahl sank dann auf unter 300.

Skripitz, Koblenz: *Welche Bakterien* waren für die Infektionen verantwortlich?

Lubinus, Kiel: Es waren *Staphylokokken* und *Pyozyaneus*bakterien.

Skripitz, Koblenz: Wiesen vielleicht Personen im Operationssaal einen Streuherd auf? Es ist ja ungewöhnlich, daß man unter gleichen personellen und räumlichen Bedingungen plötzlich einen so hohen Anstieg an Infektionen erlebt.

Lubinus, Kiel: Ihr Hinweis mit dem OP-Personal ist interessant. Wir haben in dieser Hinsicht keine Nachforschungen angestellt.

N. N.: Herr Heinert hat erwähnt, daß bei seinen Nachuntersuchungen schlechtere Ergebnisse ab dem 7. Jahr nach der Implantation aufgefallen seien. Haben Sie dazu Materialuntersuchungen, z. B. am Polyäthylen, gemacht? Ist der Grund für die Verschlechterungen nach 7 Jahren darin zu suchen oder in Problemen der Verankerung?

Heinert, Hamburg: Materialuntersuchungen, speziell bei gelockerten Pfannen, sind von mir nicht vorgenommen worden. Sie meinen wahrscheinlich den Pfannenabrieb. Man kann davon ausgehen, daß etwa 0,2 mm Abrieb in der Pfanne pro Jahr kontinuierlich erfolgt. Wir haben in keinem Fall Lockerungen erlebt, bei denen eine Pfanne durch Abrieb in der Polyäthylenpfanne hätte gewechselt werden müssen.

Engelbrecht, Hamburg: Nach einer gerade abgeschlossenen Untersuchung an 293 ausgebauten Polyäthylenhüftpfannen liegt die mittlere Verschleißrate bei *0,18 mm pro Jahr*. Ich sehe hierin keinen wesentlichen Faktor für die Induktion einer mechanischen Lockerung. Dagegen kann durch falsche Pfannenposition ein stärkerer Abrieb am hinteren, unteren Pfannenrand zustande kommen. Die dadurch anfallenden großen Mengen von Polyäthylenpartikeln können resorptive Vorgänge induzieren und auf diese Weise Teilursache für Lockerungsvorgänge sein.

Schwägerl, Wien: Die Analyse von Langzeitergebnissen mit zementierten Prothesen ist heute für uns alle von sehr großer Wichtigkeit. Wir stehen in einem Entscheidungsprozeß, ob wir Prothesen einzementieren oder nicht. Ich möchte Herrn

Lubinus fragen, wie er sich in seinem Krankengut mit *periartikulären Ossifikationen* verhalten hat. Von den zementfrei implantierten Prothesen wissen wir, daß es in einem höheren Prozentsatz zu solchen Ossifikationen kommt.

Lubinus, Kiel: Wir teilen unsere ektopischen ossifizierenden Prozesse in 4 Grade ein. Bewegungslimitierende und hochgradig einsteifende massive Verkalkungen haben wir in 2,3% der Fälle gesehen. Sie finden sich auch bei den ungenügenden Resultaten und sind in den insgesamt 27,7% mangelhaften Resultaten enthalten.

Schwägerl, Wien: Sind diese 27,7% ungünstige Resultate ein Grund für Sie, das Prothesensystem zu wechseln?

Lubinus, Kiel: Ja, wir haben längst gewechselt. Wir sind auf die Langschaftprothese übergegangen, wir haben aber auch die Anzahl der Operateure reduziert und verschärfte Implantationskriterien sowie bessere Zementtechniken eingeführt. Heute zementieren wir nur noch Prothesen bei älteren Patienten ein. Patienten unter 60 Jahren werden mit zementfreien Prothesen versorgt.

Schwägerl, Wien: Herr Heinert, haben Sie das Modell gewechselt?

Heinert, Hamburg: Ja, auch wir haben die Modelle gewechselt. Zunächst wurde der Prothesenschaft aufgerichtet, die Schaftlänge blieb. 1980 wurde die Prothese erneut geändert. Später entstand eine weitere Modifikation, um Spannungsspitzen zu reduzieren. Zur Zeit benutzen wir einen 4. Prothesentyp, die Endomark-III-Prothese.

Schwägerl, Wien: Werden sie alle noch zementiert?

Heinert, Hamburg: Ja, sie werden grundsätzlich einzementiert.

Schwägerl, Wien: Ich möchte auch Herrn Ferdini fragen, ob er zu einem anderen Prothesentyp übergegangen ist. Wenn ich mich recht erinnere, berichteten Sie über nur 7,4% Lockerungen.

Ferdini, Neuß: Nein, wir hatten 11,4% Lockerungen. Den Prothesentyp haben wir nicht gewechselt. Es handelte sich um eine Serie mit dem sog. Bananenschaft. Auch die Operateure haben nicht gewechselt.

Schwägerl, Wien: Verwenden Sie noch die Müller-Charnley-Prothese?

Ferdini, Neuß: Wir verwenden die Geradschaftprothese von Müller und sind insofern umgestiegen. Diese Prothese ist biomechanisch logischer, und man darf von ihr bessere Langzeitergebnisse erwarten.

Resektionsarthroplastik nach Girdlestone bei infizierter Hüfttotalprothese (Spätergebnisse)

A. Ekkernkamp, K. Neumann und G. Muhr

Trotz strenger Asepsis und des Einsatzes moderner Techniken wie Operationskabinen und Laminar flow beträgt die Rate tiefer Infekte bei Totalendoprothesen am Hüftgelenk unverändert 1–2%. In der Literatur finden sich Angaben tiefer Infektionen nach Totalendoprothese zwischen 0 und 11% (Boitzy u. Zimmermann 1969; Buchholz u. Noack 1973; Charnley 1970; Coventry et al. 1974; Dandy u. Theodorou 1975; Eftekhar u. Stinchfield 1973; Hessert et al. 1972; McKee u. Chen 1973; Müller 1980; Nicholson 1973; Owen u. Pal 1971; Ring 1973; Smith u. Turner 1973; Wilson et al. 1972).

Vielversprechend wird über den Erfolg der Wechsel infizierter Prothesen mit antibiotikahaltigem Zement (70% nach Buchholz et al. 1979, 1981) und parenteraler Langzeitantibiose berichtet. Grundbedingung für dieses Vorgehen ist jedoch die nur geringe Ausprägung des Infekts, die bestehende Abwehrkraft des Organismus und ausreichende anatomische und pathologische Gegebenheiten, die das Reimplantieren eines alloplastischen Hüftgelenks erlauben.

Hunter u. Dandy fragten 1977 nach der Effizienz der Wechseloperation. Sie fanden im Rahmen einer nationalen Untersuchung in Kanada, daß nur 13% von 135 Patienten die Prothese ohne Fortbestehen der Infektion auf Dauer behalten konnten.

In allen anderen Fällen kam es nicht zur Ausheilung der tiefen Infektion. Bei den nachuntersuchten Patienten war die Resektionsarthroplastik der einzige Ausweg.

Dieses Operationsverfahren weist eine medizinhistorische Vergangenheit auf. 1769 wurde diese Operation erstmals von Charles White in Manchester vorgeschlagen und an der Leiche geübt (Tabelle 1, zitiert nach Refior 1977).

Durch Girdlestone wurde 1923 die Kopf-Hals-Resektion in der Linea intertrochanterica erneut propagiert. Seither ist diese Methode umstritten (Ahlgren et al. 1980; Buchholz u. Noack 1973; Campbell et al. 1978; Clegg 1977; Fremont-Smith 1974; Mallory 1978; Müller 1974; Patterson u. Brown 1972).

Tabelle 1. Die verschiedenen Arthroplastiken im Verlauf der Geschichte der Medizin

White	1769
Schmalz	1817
Fock	1860
Ollier	1881
Volkmann	1885
Blenke	1895
Schanz	1922
Girdlestone	1923

Als Hauptnachteil gelten die Instabilität an Bein und Becken beim Stehen und Gehen sowie die z. T. erhebliche Beinverkürzung.

Von 1970–1984 mußten im „Bergmannsheil Bochum" insgesamt 78 Resektionsarthroplastiken nach infizierten Hüftprothesen durchgeführt werden.

43 Patienten wurden einbestellt und konnten durchschnittlich 6,7 Jahre nach dem Eingriff untersucht werden. Patienten, die aus anderen Gründen – wie seniler Osteoporose, abnormer Knochenerweichung oder wegen hochgradiger Knochenzerstörung – Kopf-Hals reseziert worden waren, wurden in der Studie nicht berücksichtigt.

In 23 Fällen (53,5%) führte die primäre Koxarthrose zur Erstimplantation einer Totalendoprothese. Weitere Indikationen waren Schenkelhalsfrakturen (30,2%), Pseudarthrosen (2,3%) und sekundäre Koxarthrosen nach p.c.P. (7,0%), Hüftpfannenbruch (2,3%) und Coxa valga (4,7%).

Der Zeitraum zwischen Erstimplantation und Resektionsarthroplastik betrug durchschnittlich 51,5 Monate; im längsten Falle bildete sich 24 Jahre nach Implantation einer Judetprothese ein Spätinfekt aus.

Operativ wurde in allen Fällen unter Benutzung des alten Zuganges ausgiebig debridiert und gründlich gespült. Eine Trochanterosteotomie wurde in 12 Fällen (27,9%) durchgeführt. Durch sie wird die Gefahr der Fraktur des vorgeschädigten Oberschenkelknochens deutlich reduziert, das Operationsfeld wird übersichtlicher, auch die Entfernung des Knochenzements aus dem Oberschenkel wird erleichtert. Zur Refixierung benutzten wir die von Weber und Charnley angegebene rucksackartige Zuggurtung.

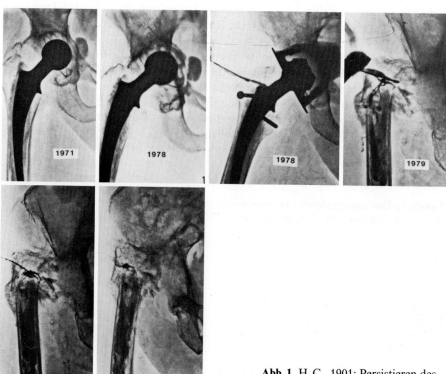

Abb. 1. H. C., 1901: Persistieren des Infekts wegen verbliebenen Zements

Mit Ausnahme von 2 Fällen konnte der Knochenzement bei der Resektion komplett entfernt werden. Nach übereinstimmender Literaturmeinung wirkt verbliebener Zement immer als Sequester (Abb. 1). Um einer mühsamen und zeitraubenden Ausräumung durch die Markhöhle und damit der Gefahr der mehrfachen Kortikalisperforation mit möglicher Spontanfraktur des Schaftes zu entgehen, wurde in 20 von 43 Fällen an der Ventralseite des Femurs ein Kortikalisfenster angelegt. Auf die Ergänzung des Resektionszustandes durch eine Angulationsosteotomie (Batchelor 1945; Milch 1963), durch die eine bessere Abstützung am Becken garantiert werden soll, auf die von Albee (1935, zitiert nach Refior 1977) empfohlene Trochanterversetzung sowie auf das Einschlagen von Weichteilinterponaten wurde in allen Fällen verzichtet.

Auch zur Raffung zwischen der am Trochanter major ansetzenden Glutäalmuskulatur und dem proximalen Anteil des Vastus lateralis, im Sinne des Zuggurtungseffektes, liegen im vorgestellten Krankengut keine Erfahrungen vor.

In 81% der Fälle konnte die Wunde primär verschlossen werden. Nur 8mal wurde eine offene Wundbehandlung durchgeführt. In das Wundgebiet wurden großlumige Saugdrainagen und bei Erregerempfindlichkeit Gentamycin-PMMA-Ketten eingelegt. Auf eine postoperative Extension mittels Steinman-Nagel wurde mit 2 Ausnahmen verzichtet. In seltenen Fällen mußte wegen erheblicher Außenrotationstendenz ein Gipsstiefel mit Querbalken in leichter Innenrotation angelegt werden, einmal eine Lagerungsschiene.

Ergebnisse

Unter den 43 Patienten (19 Männer und 24 Frauen) betrug das Durchschnittsalter bei der Nachuntersuchung 70 (69,6) Jahre, bei Durchführung der Resektionsarthroplastik 63 (62,9) Jahre.

Alle nachuntersuchten Patienten waren an dem betroffenen Hüftgelenk bereits mehrfach voroperiert worden, in den meisten Fällen bis zu 3mal, in 19% der Fälle sogar 5mal (Tabelle 2).

Bei Entfernung der infizierten Totalendoprothese konnte nur in 3 Fällen kein Keim angezüchtet werden. Hier fand sich zwar putrides Sekret, dieses mußte jedoch als „steriler Eiter" gewertet werden. Das Spektrum der bei den übrigen 40 Patienten aufgetretenen Keime ist der Tabelle 3 zu entnehmen.

Tabelle 2. Anzahl der Operationen vor Resektion (n=43)

Operationen	Patienten	[%]
1	10	23,3
2	9	20,9
3	10	23,3
4	6	13,9
5	8	18,6

Tabelle 3. Spektrum der Keime bei 43 Patienten

Staphylococcus aureus	30
Pseudomonas aeruginosa	10
Proteus mirabilis	7
Streptococcus	7
Enterococcus	4
Enterobacter	2
Escherichia coli	2
Klebsiella	2
Serratia marcescens	1
Staphylococcus albus	1
Staphylococcus epidermidis	1
Keime gesamt	67

In 39 von 43 Fällen kam es dauerhaft zur Infektberuhigung. Eine Fistel oder andere Zeichen örtlicher oder fortgeleiteter Entzündung waren nicht mehr auszumachen. 4mal persistierte der Infekt mit mehr oder weniger Eiterentleerung und der Notwendigkeit weiterer stationärer Behandlung. Neben dem bereits angeschuldigten verbliebenen Knochenzement waren resistente Keime und Multimorbidität der Patienten mit generalisierter Abwehrschwäche die Ursache.

Tabelle 4. Subjektive Angaben der Patienten zur Schmerzbefreiung nach Resektionszustand (n = 43)

	n	[%]
Sehr gut	8	18,6
Gut	25	58,1
Unverändert	7	16,3
Unzufrieden	3	6,9

Tabelle 5. Subjektive Beurteilung der Patienten über die postoperative Beweglichkeit nach Resektionszustand (n = 43)

	n	[%]
Sehr gut	4	9,3
Gut	23	53,5
Keine Besserung	9	20,9
Unzufrieden	7	16,3

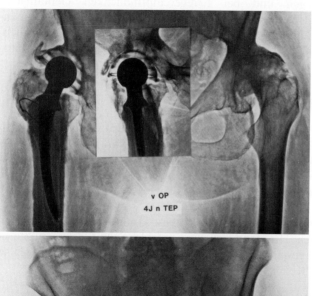
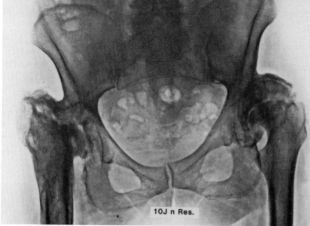

Abb. 2. C. U., 1914: 1975 Prothese infektbedingt gelockert, Prothesenschaft in Oberschenkel eingesunken. 1985 linkes Hüftgelenk vollständig eingesteift, rechts Beugefähigkeit von 30°. Gut zu sehen: Nearthros zwischen Trochantermassiv und oberem Pfannenrad

Nach Ruhe-, Belastungs- und Nachtschmerz sowie nach Wetterfühligkeit und Einnahme von Analgetika befragt, gaben 38 von 43 Patienten an, sie bevorzugten den Jetztzustand gegenüber der Situation vor der Resektion.

Insbesondere die Schmerzen hätten deutlich nachgelassen. Das Ergebnis zeigte, daß bei mehr als ¾ der befragten Patienten eine deutlich positive Beeinflussung der Schmerzen eingetreten war (Tabelle 4).

Zufriedenheit mit der Funktion der Girdlestone-Hüfte äußerten immerhin noch 27 Patienten (Tabelle 5). Sie begründeten dieses mit der schmerzarmen Verbesserung des aktiven Bewegungsausmaßes sowie der deutlich verlängerten Gehstrecke (Abb. 2).

Wegen der relativen Instabilität mußte - mit einer Ausnahme - in allen Fällen auf die Benutzung einer Stockhilfe zurückgegriffen werden. 70% der Patienten waren auf die Hilfe zweier Unterarmgehstützen angewiesen, in 9 Fällen genügte eine Gehhilfe, wobei das hohe Durchschnittsalter der Patienten (70 Jahre) zu berücksichtigen ist (Abb. 3). Bei allen Nachuntersuchten fand sich eine Beinverkürzung, diese betrug bei der Nachuntersuchung zwischen 2 und 7 cm, durchschnittlich 4,75 cm (Abb. 4). Reichelt fand 1979 bei 59 Patienten mit primärer Hüftkopfresektion nach Girdlestone und primärer Resektionsangulationsosteotomie ebenfalls Beinverkürzungen zwischen 1 und 9 cm. Thelen u. Steinhäuser stellten 1979 bei 18 Fällen von ersatzlos entfernten Hüfttotalendoprothesen Beinverkürzungen von 2,5–7 cm, durchschnittlich von 5 cm, Holz 1980 von 6 cm fest. Bourne et al. fanden 1984 eine Beinlängendifferenz zwischen 2,5 und 6 cm, durchschnittlich von 4 cm. Eine positive Beeinflussung der Beinlänge durch mehrwöchige Extension ist, wenn überhaupt, nur bei der Resektion als Ersteingriff sinnvoll. Diese Meinung wird durch die Untersuchungen anderer Autoren unterstützt (Ahlgren et al. 1980; Bourne et al. 1984; Nelson 1971; Parr et al. 1971).

Das Trendelenburg-Zeichen war bei allen nachuntersuchten Patienten positiv.

Zur Objektivierung wurde von jedem Patienten eine Beckenübersichtsaufnahme im anterior-posterioren Strahlengang bei maximaler Ab- und Adduktion sowie eine axiale Aufnahme des betroffenen Hüftgelenks durchgeführt. Soweit möglich wurde diese Dokumentation durch Röntgenaufnahmen im Einbeinstand ergänzt. Refior wies 1977 auf die Bedeutung der Neigung der Resektionsfläche zum Femurschaft hin. Bei einem Winkel größer als 25° postulierte er eine optimale Abstützung und damit Belastbarkeit der betroffenen unteren Extremität. In dem untersuchten Krankengut konnte eine Korrelation zwischen radiologischem Ergebnis und funktionellem Befund nicht bestätigt werden.

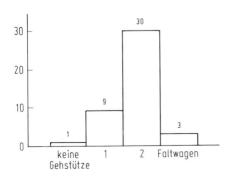

Abb. 3. Gehhilfen nach Resektionsarthroplastik

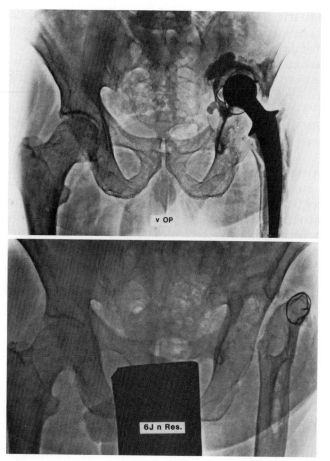

Abb. 4. H. R., 1980: Beinverkürzung von 6 cm, die bereits vor der Resektion bestand. Heute: schmerzfreies unbegrenztes Gehen an 2 Stöcken

In 2 Fällen konnte nach Beruhigung der lokalen Verhältnisse (1 bzw. 12 Monate nach Resektion) eine neue Totalendoprothese implantiert werden.

In allen Fällen wurde eine intensive, physiotherapeutische Nachbehandlung durchgeführt. Die Krankengymnastik setzt am 1. postoperativen Tag mit Atemgymnastik ein. Hier gilt die Aufmerksamkeit dem Kreislauf sowie der Kräftigung und aktiven Mobilisation der oberen Extremität und des nicht behandelten Beines. Von Anfang an sollen die Patienten Bewegungen im Knie- und Sprunggelenk des operierten Beines durchführen. Am 1. postoperativen Tag beginnt das isometrische Training für die Quadrizeps- und Hüftmuskulatur. Möglichst bald werden die Patienten trainiert, zur Verbesserung der Hüftextension die Bauchlage einzunehmen, zur Kräftigung der Hüftabduktoren die Seitenlage. Soweit es der Allgemeinzustand der überwiegend älteren Patienten zuläßt, wird bei komplikationslosem Verlauf möglichst bald mit der Gehschulung und aktiven Mobilisation der operierten Hüfte begonnen. Eine Extension würde dieses Vorgehen limitieren. Vor der Entlassung aus dem Krankenhaus wird durch die Physiotherapeuten Sorge getragen, daß die Patienten eine entsprechende Schuherhöhung bekommen.

Baumgartner (1980) warnte dringend davor, den Fuß des operierten Beines spitzfüßig einzustellen. Durch die Einstellung des Fußes in Neutralstellung, also rechtwinklig, kommt es in der Standphase rascher zu einer Stabilisierung dieses Gelenks und damit indirekt auch zu einer solchen von Knie und Hüfte. Der Verkürzungsausgleich an der Sohle soll daher höchstens um 1 cm geringer sein als am Absatz.

Diskussion

Kriterium der Beurteilung dieses Verfahrens, das den Ausweg aus einer schwierigen Situation darstellt, muß der Einfluß auf Schmerz und Infekt sein. Auch wenn man berücksichtigt, daß das positive Urteil der Betroffenen vor dem Hintergrund der früher dauernd schmerzenden Koxarthrose und der später nicht belastbaren infizierten Totalprothese und den häufigen Operationen und Krankenhausaufenthalten zu sehen ist, kam es objektiv in 90,7% der Fälle zur dauerhaften Infektberuhigung.

Die deutlichen Funktionseinschränkungen und Behinderungen durch Beinverkürzung und Instabilität treten gegenüber dem Infektstillstand und der Schmerzbefreiung eindeutig in den Hintergrund. Auf die Bedeutung der Physiotherapie nach Krankenhausentlassung und einer Versorgung mit technischen Hilfen (Toilettensitzerhöhung, ausreichend hohe Bestuhlung, Strumpf- und Schuhanzieher) sowie auf die psychische Motivation der Patienten sei besonders hingewiesen.

Zusammenfassend kann aufgrund der vorgelegten Erfahrungen gesagt werden, daß der Resektionszustand des koxalen Femurendes nach mißlungener Prothese eine annehmbare Rückzugsmöglichkeit darstellt.

Zusammenfassung

43 Patienten mit einem Resektionszustand des Hüftgelenks nach Entfernung einer infizierten Totalendoprothese konnten durchschnittlich 6,7 Jahre nach dem Eingriff untersucht werden. Über die subjektiven Angaben der Patienten und die objektiven Befunde wird berichtet.

Alle nachuntersuchten Patienten waren an dem betroffenen Hüftgelenk bereits mehrfach voroperiert.

In 91% der Fälle kam es zur dauerhaften Infektberuhigung.

Der Minderung der Stabilität und der deutlichen Beinlängenverkürzung von durchschnittlich 4,75 cm steht eine weitgehende Schmerzbefreiung nach Resektionszustand sowie eine subjektive Verbesserung der Gelenkfunktion gegenüber. Das Trendelenburg-Zeichen war bei allen nachuntersuchten Patienten positiv; unter Benutzung einer Stockhilfe verlängerte sich die Gehstrecke deutlich. Auf die Bedeutung von Physiotherapie, Versorgung mit technischen Hilfsmitteln und auf die psychische Motivation der Patienten wird hingewiesen. Die Girdlestone-Hüfte gewinnt als Rückzugsmöglichkeit nach mehrfachen Prothesenwechseln wieder zunehmend an Bedeutung.

Literatur

Ahlgren S-A, Gudmundsson G, Bartholdsson E (1980) Function after removal of a septic total hip prosthesis. Acta Orthop Scand 51:541–545

Batchelor JS (1945) Excision of the femoral head and neck in cases of ankylosis and osteoarthritis of the hips. Proc R Soc Med 38:689–690

Baumgartner R (1980) Künstlicher Gelenkersatz an der unteren Extremität – was danach? Therapiewoche 30:6479–6484

Boitzy A, Zimmermann H (1969) Komplikationen bei Totalprothesen der Hüfte. Arch Orthop Unfallchir 66:192

Bourne RB, Hunter GA et al. (1984) A six-year-follow-up of infected total hip replacements managed by Girdlestone's arthroplasty. J Bone Joint Surg [Br] 66:340–343

Buchholz HW, Noack G (1973) Results of the total hip prosthesis disign "St. George". Clin Orthop 95:201–210

Buchholz HW, Elson R, Lodenkämper H (1979) The infected joint implant. In: McKibbin B (ed) Recent advances in orthopaedics, No 3. Livingstone, Edingburgh, pp 139–161

Buchholz HW et al. (1981) Management of deep infection of total hip replacement. J Bone Joint Surg [Br] 63:342–353

Campbell A et al. (1978) Girdlestone pseudarthrosis for failed total hip replacement. J Bone Joint Surg [Br] 60:441–442

Charnley J (1970) Management of infected cases. In: Acrylic cement in orthopaedic surgery. Livingstone, Edinburg, pp 115–118

Clegg J (1977) The results of the pseudarthrosis after removal of an infected total hip prosthesis. J Bone Joint Surg [Br] 59:298–301

Coventry MB, Beckenbaugh RD, Nolan DR, Ilstrup DM (1974) 2012 total hip arthroplasties, a study of postoperative course and early complications. J Bone Joint Surg [Am] 56:273–284

Dandy DJ, Theodorou BC (1975) The management of local complications of total replacements by the McKee-Farrar technique. J Bone Joint Surg [Br] 57:30–35

Eftekhar NS, Stinchfield FE (1973) Experience with low-friction arthroplasty. Clin Orthop 95:60–68

Fremont-Smith P (1974) Antibiotic management of septic total hip replacement; a therapeutic trial. In: Harris WH (ed) Proceedings of the second open scientific meeting of the hip society. Mosby, St. Louis, pp 301–307

Haw CS, Gray DH (1976) Excision arthroplasty of the hip. J Bone Joint Surg [Br] 58:44–47

Hessert GR, Jäger M, Krippendorf B (1972) Ergebnisse der totalen Hüftendoprothese. Arch Orthop Unfallchir 72:305

Holz U (1980) Chirurgische Auswege nach dem künstlichen Gelenkersatz. Therapiewoche 30:6487–6496

Hunter G, Dandy D (1977) The natural history of the patient with an infected total hip replacement. J Bone Joint Surg [Br] 59:293–297

Mallory TH (1978) Excision arthroplasty with delayed wound closure for the infected total hip replacement. Clin Orthop 137:106–111

McKee GK, Chen SC (1973) The statistics of the McKee-Farrar method of total hip replacement. Clin Orthop 95:26

Milch H (1963) Surgical treatment of the stiff, painful hip – the resection – angulation operation. Clin Orthop 31:48–57

Müller EM (1980) Komplikationen nach künstlichem Gelenkersatz der Hüfte. Med. Dissertation, Universität Tübingen

Müller ME (1974) Preservation of septic total hip replacement versus Girdlestone operation. In: Harris WH (ed) Proceedings of the second open scientific meeting of the hip society. Mosby, St. Louis, pp 308–313

Nelson CL (1971) Femoral head and neck excision arthroplasty. Orthop Clin North Am 2:127–137

Nicholson OR (1973) Total hip replacement. Clin Orthop 95:217–223

Owen R, Pal AK (1971) The Charnley low-friction arthroplasty. J Bone Joint Surg [Br] 53:149

Parr PL, Croft C, Enneking WF (1971) Resection of the head and neck of the femur with and without angulation osteotomy. J Bone Joint Surg [Am] 53:935–944

Patterson FP, Brown CS (1972) The McKee-Farrar total hip replacement. J Bone Joint Surg [Am] 54:257–275

Refior HJ (1977) Endergebnisse nach Ausbau von Totalprothesen unter besonderer Berücksichtigung der Girdlestone-Hüfte. In: Bericht Unfallmed. Tagung 31. Landesverband Bayern gewerbl. BG, S 119–124

Reichelt A (1979) Die Resektion des Schenkelhalses und die Resektions-Angulations-Osteotomie in der Behandlung der Coxarthrose. Z Orthop 117:446–447

Ring PA (1973) Total replacement of the hip joint. Clin Orthop 95:34–37

Smith RE, Turner RJ (1973) Total hip replacement using methymethacrylate cement. Clin Orthop 95:231–238

Thelen E, Steinhäuser J (1979) Funktionelle Ergebnisse der sogenannten Gelenkruine nach notwendiger operativer Entfernung von Hüfttotalendoprothesen. Z Orthop 117:468–469

Wilson PD Jr et al. (1972) Total hip replacement with fixation by acrylic cement. J Bone Joint Surg [Am] 54:207–236

Diskussion

Skripitz, Koblenz: Ich möchte das Thema *„Infizierte Hüfte"* mit einer „Reizfrage" eröffnen: Ist tatsächlich die Girdlestone-Hüfte, die ja einen verstümmelnden Eingriff darstellt, eine notwendige Operation, oder ist nicht ein ausgedehntes Débridement mit der Implantation einer zementlosen Prothese die bessere Lösung? Damit gewinnt eine Hüfte doch ihre Stabilität wieder zurück.

Ekkernkamp, Bochum: Mit der Implantation einer zementlosen Prothese nach mehreren Prothesenwechseln sind wir zurückhaltend. Dieses liegt sicherlich auch darin begründet, daß wir mit der *Girdlestone-Hüfte* keine so schlechten Ergebnisse erzielt haben. Natürlich ist dieser Eingriff eine verstümmelnde Operation, natürlich wirkt er belastend. Er stellt eben eine *Rückzugsmöglichkeit* dar. Nach unseren Erfahrungen, besonders auf unserer Sonderstation für Osteomyelitiskranke, ist die Girdlestone-Hüfte für die Patienten eine recht akzeptable Lösung.

Engelbrecht, Hamburg: Infizierte Totalendoprothesen *tauschen* wir unter Verwendung von antibiotikahaltigem Zement *aus*. Ich möchte betonen, daß wir dem Zement nicht nur das Gentamicin, sondern auch andere Antibiotika, entsprechend dem Antibiogramm, gezielt zumischen. Unsere Langzeituntersuchungen haben gezeigt, daß nach über 10jährigem Verlauf die Erfolgsrate bei etwa 60% liegt, wenn Infektionsrezidive und mechanische Lockerungen als Versager bewertet werden. Die Girdlestone-Hüfte sehen wir als letzten Ausweg an. Sie ist bei alten Patienten, denen man höchstens einen Eingriff zumuten kann oder bei Infektionen mit sog. Problemkeimen, bei denen eine oder mehrere Wechseloperationen fehlgeschlagen sind, indiziert. Die klinischen Ergebnisse *gewechselter,* infizierter *Hüftendoprothesen* sind eindeutig *günstiger*. Außerdem muß man bedenken, daß bei einer Resektionsarthroplastik durchaus nicht immer mit einer Beruhigung des Infekts gerechnet werden kann.

Lubinus, Kiel: Wir machen es ähnlich wie eben schon angedeutet. Bei *alten Patienten,* denen man nicht mehrere Eingriffe zumuten kann, bevorzugen wir die Girdlestone-Hüfte. Bei alten Leuten mit relativ guten knöchernen Verhältnissen pflegen wir gleichzeitig auch eine *subtrochantäre Angulationsosteotomie* auszuführen. Die Patienten erhalten für 4 Wochen einen Becken-Bein-Gipsverband, was natürlich auch belastend ist. Wir haben aber den Eindruck, daß das funktionelle Resultat bei gleichzeitiger subtrochantärer Angulationsosteotomie eindeutig besser ist. Die Girdlestone-Prozedur benötigt doch eine lange Anpassungszeit.

Einen primären Prothesenwechsel im septischen Milieu sollte man auf jeden Fall bei *jüngeren Patienten* versuchen. Wir haben nur ein einziges Mal den Prothesenwechsel in 2 Schritten vorgenommen. Auch die Schweden gehen meines Wissens zweizeitig vor. Wir konnten uns von diesem Procedere nicht so recht überzeugen. Es geht auch in einem Schritt. Der Prothesenwechsel im septischen

Milieu führt bei uns in etwa 55% der Fälle zum Erfolg. Es gibt also auch eine ganze Reihe von Versagern.

Skripitz, Koblenz: Eine Frage an Herrn Ekkernkamp zur *Nachbehandlung:* Sie haben Bilder gezeigt, auf denen man sah, daß die Patienten mit Unterarmgehstützen gegangen sind. Geben Sie auch *Rotationsbandagen?*

Eine zweite Frage: Wie gehen Sie nach Ausbau des künstlichen Hüftgelenks unmittelbar postoperativ vor?

Ekkernkamp, Bochum: Im Schrifttum wird, wie Sie wissen, auch die Steinmann-Nagel-*Extension* empfohlen. Wir sind der Meinung, daß die Extension im Milieu der Infektion einen ungünstigen Faktor darstellt. Außerdem müssen die Patienten ja streng immobilisiert werden. Wenn die Außenrotationsstellung im Hüftgelenk zu stark wird, verwenden wir Lagerungsschienen und, in Extremfällen, auch einen Gipsstiefel mit einem Quengel. Wir bemühen uns, *möglichst früh eine krankengymnastische Übungsbehandlung* einzuleiten. Nach Abschluß der Wundheilung empfehlen wir vermehrt Bauchlage. Dies ist ganz wichtig und hat einen günstigen Einfluß auf das spätere Gangbild.

Holz, Stuttgart: Auch wir sind heute der Auffassung, daß man eine infizierte Hüfte zunächst ausbauen sollte, die Gliedmaße anschließend mehrere Wochen extendieren sollte, um dann unter sicheren Bedingungen eine neue Prothese einzusetzen, wenn das Knochenlager dies erlaubt.

Skripitz, Koblenz: Es findet nach 3–4 Wochen stationärer Behandlung keine weitere Nachbehandlung mehr statt.

Schöllner, Köln: Ich sehe gar keine Notwendigkeit, eine infizierte Endoprothese sofort durch eine neue zu ersetzen. Ich bin mehr der Auffassung, man soll die Hüfte ausbauen und extendieren und erst nach 4 oder 8 Wochen unter sicheren Bedingungen eine neue Prothese implantieren.

Henßge, Lübeck: Auch m. E. ist die Nachoperation wenige Wochen nach dem Prothesenausbau doch eine riskante Angelegenheit. Ich frage mich auch, ob man an der apodiktischen Benutzung des Zements festhalten soll?

Engelbrecht, Hamburg: Wir meinen aufgrund unserer Erfahrungen: Ja. Ich möchte aber nochmals betonen, daß wir als Beimischung zum Zement nicht alleine Gentamycin benutzen. Es bedarf eines engen Kontakts zum Bakteriologen, der aufgrund seiner Erfahrungen und gezielten Untersuchungen die entsprechenden Empfehlungen für gezielte Zusätze von Antibiotika zum Zement macht.

Zum *ein- oder zweizeitigen* Operieren möchte ich folgendes sagen: Jeder, der einmal Girdlestone-Hüften nachoperiert hat, weiß, wie schwierig und mühsam es ist, die erheblichen Verklebungen und fibrotischen Gewebeneubildungen zu entfernen und die neue Prothese in die Region eines einigermaßen gesunden Knochens zu implantieren. Bedenken Sie doch bitte auch die schnelle Atrophie des Knochens, die uns sehr schlechte Bedingungen für die erneute Implantation eines Kunstgelenks bietet! In kurzer Zeit kommt es ja zu schweren Osteoporosen auf der Seite einer Girdlestone-Hüfte.

Skripitz, Koblenz: Ich nehme an, daß bei der Infektion eines Hüftgelenks die Stabilisierung einen sehr wichtigen Gesichtspunkt darstellt. Ob man nun eine Prothese einzementiert oder eine zementfreie Prothese verwendet, ist vielleicht nicht so entscheidend.

Henßge, Lübeck: Wir arbeiten selbstverständlich auch sehr eng mit den Mikrobiologen zusammen, sagen uns aber folgendes: Es bestehen doch größere Chancen, das Antibiotikum an die kritischen Grenzflächen heranzubringen, wenn man das Medikament parenteral in einer meßbaren Dosierung zuführt als wenn man es dem toten Zementmaterial beimischt. Bei der parenteralen Verabreichung können wir doch besser steuern. Das ist jedenfalls unsere Ansicht.

Mehr als 10jährige Erfahrungen mit unverblockten Schulterendoprothesen

E. Engelbrecht und K. Heinert

Dem Schultergelenkersatz wurde vergleichsweise weniger Aufmerksamkeit geschenkt als den Gelenken der unteren Extremität. Die Arthropathien des Schultergelenks sind konservativen Behandlungsmaßnahmen besser zugänglich. Gelenkerhaltende Eingriffe, wie die Synovektomie, die verschiedenen Osteotomiearten oder auch Resektionsarthroplastiken, haben spezielle und begrenzte Indikationen (Benjamin 1974). Die Schulterendoprothese wird bisher nur bei schweren knöchernen Zerstörungen verwendet. Häufig sind die Muskelsehnenmanschetten und der M. deltoideus mitbetroffen, besonders nach mehrfachen Operationen. So treffen präoperativ häufig starke Schmerzen mit irreversiblen Funktionseinschränkungen zusammen. Die Implantate, die bei der Rekonstruktion der arthrotischen Schulter verwendet werden, können prinzipiell nach 3 Konstruktionsprinzipien unterschieden werden (Engelbrecht et al. 1980):
1) nichtzusammenhängende Systeme mit inkongruenten Kontaktflächen ("non-constrained"),
2) nichtzusammenhängende Systeme mit kongruenten Kontaktflächen ("semi-constrained"),
3) zusammenhängende Prothesen mit kongruenten Kontaktflächen ("full-constrained").

Am häufigsten werden die Systeme 1 und 2 verwendet. Dabei kommt dem Problem der Gelenkstabilisierung durch die Muskelsehnenmanschetten und den M. deltoideus die gleiche große Bedeutung zu wie dem Zwang zur sicheren Verankerung der glenoidalen Komponente.

Prothesenmodelle

Seit 1966 haben wir ausschließlich mit unverblockten, also nichtzusammenhängenden Prothesensystemen mit unterschiedlichen Modellkombinationen gearbei-

Tabelle 1. Implantierte, unverblockte Schulterendoprothesenmodelle (n = 152)

		Humerale Komponente	Glenoidale Komponente
1966–1979	Neer	22	8
1966–1979	Modell St. Georg	41	38
1966–1979	Endomodell	13	11
1966–1979	Humerusteilersatz	5	5
1966–1979	Humerustotalersatz	1	1
1979–1984	Modell St. Georg	5	–
1979–1984	Endomodell	59	–
1979–1984	Humerusteilersatz	4	–
1979–1984	Humerustotalersatz	2	–

Spätergebnisse in der Orthopädie
Hrsg.: Blauth/Ulrich
© Springer-Verlag: Berlin Heidelberg 1986

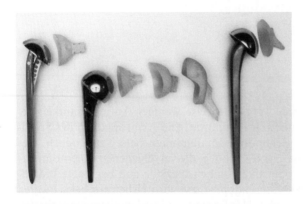

Abb. 1. Verschiedene unverblockte Prothesensysteme. St. Georg-/Endomodell (1966–1984)

tet. Die Neer-Endoprothese (Engelbrecht et al. 1980; Neer et al. 1982) wurde in den ersten Jahren als Hemialloarthroplastik verwendet. Später wurden Versuche mit einer Polyäthylenpfanne unternommen. Auch die Eigenentwicklung einer kugelförmigen Humeruskopfprothese (Modell St. Georg) wurde häufig mit unterschiedlichen Pfannenformen eingesetzt. Mit zunehmender Übersicht und Erfahrung mit vielen Pfannenlockerungen sind wir generell zur Hemialloarthroplastik (Oberarmkopfendoprothese) zurückgekehrt. Als nichtprothetische Maßnahmen kamen Osteotomien, Muldungen und die Pfannendachplastik zum Einsatz. In besonderen Fällen wurden Tumorendoprothesen und totale Humerusendoprothesen verwendet (Tabelle 1, Abb. 1).

Krankengut und Indikation

Von 1966 bis 1984 haben wir 152 alloarthroplastische Operationen bei 144 Patienten durchgeführt. Das Durchschnittsalter war 59 Jahre (17–81 Jahre). Bei 8 Patienten wurden beide Schultergelenke operiert. Der Anteil der Voroperationen ohne Gelenkersatz ist mit 22% sehr hoch.

Die häufigste Indikation war die posttraumatische Arthrose (27%), gefolgt von der frischen Luxationstrümmerfraktur des älteren Menschen (22%) und der idiopathischen Arthrose (13%). Die Tumoren (11%) verlangten meist Spezialendoprothesen mit partiellem oder totalem Humerusersatz. Seltene Indikationen waren Osteoradionekrose und Dysplasie. 18% der 152 Operationen waren Revisionsoperationen.

Operationsmethode

Bis 1970 sind wir ausschließlich vom ventralen Zugang aus vorgegangen. Nach Abtrennen der ventralen und dorsoproximalen Muskelsehnenmanschetten beobachteten wir häufig Funktionsverluste bei deutlicher Schädigung von Kapselanteilen und des ventralen Deltamuskels.

Deshalb bevorzugen wir seit 1979 bei Primärimplantationen den dorsoproximalen Zugang in der Variation nach Kocher (1902). Den ventralen Zugang wählen wir nur in speziellen Fällen, z.B. nach Voroperationen mit verbliebenem Osteosynthesematerial oder bei Tumoren.

Tabelle 2. Operationstechnische Besonderheiten

Pfannenosteotomie und Spongiosaplastik	8
Pfannendachplastik	4
Pfannenmuldung	7
Transposition des M. deltoideus	5
Duraplastik (Kapsel)	3

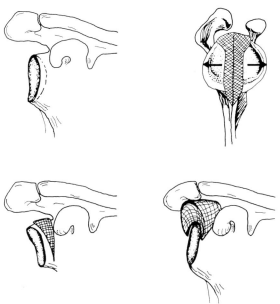

Abb. 2. Pfannenseitige Osteotomieformen und Knochenplastiken

Die Operation erfolgt in sitzender Position des Patienten. Über eine S-förmige Hautinzision werden der hintere und mittlere Ansatz des Deltamuskels mit einer Akromionosteotomie abgetrennt. Die dorsoproximalen Muskelsehnenmanschetten werden mit einer schmalen Knochenlamelle vom Tuberculum majus abgelöst. An dem ventralen Kapsel-Band-Apparat und der Bizepssehne wird nicht manipuliert. Nach Resektion des Kopfes wird die Endoprothese in ca. 20–30° Retrotorsion zur queren Epikondylenebene einzementiert. Bei fehlender Kongruenz mit dem Glenoidlager wird die Pfanne entweder gemuldet, osteotomiert, keilosteotomiert, oder es wird eine Pfannendachplastik mit autologer oder homologer Spongiosa durchgeführt (Tabelle 2, Abb. 2).

Ziel dieser Maßnahmen ist die Abstützung der Kopfprothese in Belastungsrichtung nach kraniomedial, um so eine evtl. bestehende Insuffizienz des Kapsel-Band-Apparates zu kompensieren. Die Reinsertion der Muskelsehnenmanschetten erfolgt mittels transossärer Nähte unter Verwendung von resorbierbarem Material. Gleichzeitige Kapselzerstörungen bedürfen der Rekonstruktion, evtl. unter Verwendung von lyophilisierter Dura (Engelbrecht 1984).

Bei Schädigung ventraler Deltaanteile bietet der dorsoproximale Zugang gute Möglichkeiten, intakte mittlere und dorsale Deltamuskelanteile nach ventral zu versetzen. Derartige Transpositionen haben wir mit zufriedenstellendem Ergebnis bisher bei 5 Korrekturoperationen durchgeführt.

Seit 1977 sind 45 Operationen von diesem Zugang aus durchgeführt worden. Bisher sind keine operationsbedingten Nerven- oder Gefäßschäden aufgetreten.

Die Operationsmethode und das unverblockte Prothesensystem erfordern eine postoperative Ruhigstellung des Armes auf einer Abduktionsschiene für ca. 6 Wochen.

Klinische Ergebnisse

Die kleine Operationsserie von 152 Fällen in den letzten 15 Jahren ist im statistischen Sinne zu inhomogen für die Erstellung einer Analyse. Standardisierte Methoden zur Erfassung klinischer Ergebnisse müssen auch in diesem Bereich erst entwickelt werden.

Von den bis 1978 operierten Gelenken konnten 51 mit einer durchschnittlichen Beobachtungszeit von über 4 Jahren nachuntersucht werden. Von den seit 1979 mit einer Humeruskopfendoprothese versorgten 59 Patienten können jetzt 35 mit einer durchschnittlichen Verlaufszeit von 1,5 Jahren nachuntersucht werden.

Bezüglich der *Schmerzen* ließen sich beim Vergleich beider Operationsserien keine Unterschiede feststellen. Während in der 1. Gruppe mit den bis 1978 operierten Patienten 88% völlig oder doch deutlich schmerzgebessert waren, waren es in der 2. Gruppe 91%. Starke Restbeschwerden waren auf Pfannenlockerung, Luxation oder unfallbedingte Nervenläsionen zurückzuführen.

Erträgliche, nicht selten wetterabhängige Restbeschwerden wurden häufig im ventralen Kapselbereich lokalisiert oder waren durch Verspannungen der Schulter-Nacken-Muskulatur, besonders bei eingeschränkter Schulterfunktion, bedingt.

Zur Beurteilung der *Gelenkfunktion* wurden die Winkelgrade bei voller Abduktion mit und ohne Skapula, bei Retroversion und Elevation sowie Auswärts- und Einwärtsrotation addiert. Die geringe Fallzahl und die Subjektivität der Messung lassen eine Schlußfolgerung nicht zu. In beiden Gruppen war auffällig, daß präoperativ eine Funktionsbeeinträchtigung von 115° bzw. 105° Gesamtbewegungsumfang bestand. Bei der 1. Gruppe konnte eine Zunahme von ca. 80° und bei der 2. Gruppe eine Zunahme von ca. 140° im Durchschnitt gemessen werden. Auffällig war, daß rheumatisch veränderte Gelenke den größten Zugewinn hatten.

Komplikationen

Die Infektionsrate liegt mit 2 Fällen bei 1,3%. Seit 1977 wurden keine Infektionen mehr beobachtet.

Mechanische Lockerungen treten auch beim Schultergelenkersatz auf (Cofield 1984). Sie betrafen mit 51% der Fälle, bis auf eine Schaftlockerung, ausschließlich die glenoidale Komponente (Tabelle 3). Ein Häufigkeitsgipfel war im 4. postoperativen Jahr zu beobachten, wobei die überdachten Pfannen der zweiten Generation am meisten betroffen waren (Abb. 1). Während die ersten gelockerten Pfannen gegen Spezialmodelle ausgetauscht wurden, sind wir nach 1978 dazu übergegangen, die gelockerten Komponenten vollständig zu entfernen. Dabei wurde die

Tabelle 3. Komplikationen und Infektionsrate

Komplikationen 1966–1978	
Pfannenlockerung	32 (51%)
Schaftlockerung	1
Frühe Luxation	10
Späte Luxation	7
Späte Subluxation	7
Ossifikation	4
Komplikationen 1979–1984	
Späte Subluxation	5
Infektionsrate 1966–1984 (n = 152)	
Infektion	2 (1,3%)

meist stark defekte Pfannenanlage durch eine transversale Längsosteotomie und Spongiosaauffüllung in ein muldenförmiges abstützendes Knochenlager für die Kopfendoprothese umgewandelt (Abb. 2). Aus diesen Korrekturoperationen ergab sich in den Folgejahren auch die Schrittrichtung für Primäroperationen mit dem alleinigen Humeruskopfersatz. *Gelenkluxationen* sind eine spezifische Komplikation unverblockter Endoprothesen. Sie sind Ausdruck für eine Insuffizienz der Muskelsehnenmanschetten und u. U. des Deltamuskels sowie einer ungenügenden Abstützung der Kopfprothese im Pfannenlager. Im einzelnen lassen sich unterscheiden:
1) die frühe postoperative Luxation nach ventrodistal,
2) die sich langsam entwickelnde Subluxation,
die klinisch meist durch schlechte Funktion und röntgenologisch durch ein Wandern der Prothese an die Schulterdachregion sichtbar wird. Bei Insuffizienz der ventralen Muskelsehnenmanschetten und der ventralen Deltamuskulatur kann es zu ventroproximalen Spätluxationen kommen (Abb. 3).

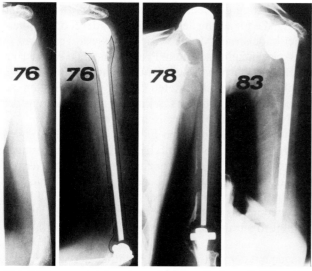

Abb. 3. Humerustotalersatz nach Ewing-Sarkom. Spätluxation

Periartikuläre Ossifikationen wurden in 4 Fällen beobachtet und können die Ursache für eine Funktionseinschränkung sein.

Diskussion

Unsere Erfahrungen mit Schulterendoprothesen beruhen auf 126 Primäreingriffen und 27 Korrekturoperationen seit 1966. Eine Indikation für eine Schulterendoprothese bestand ausschließlich bei Gelenken mit stark schmerzhafter Funktionseinschränkung unterschiedlicher Genese.

Schwierigkeiten bei der Auswertung kleiner Operationsserien mit einer Verlaufszeit von 10 Jahren und mehr liegen in der Inhomogenität des Krankengutes. Statistisch signifikante Aussagen sind dadurch nicht möglich. Dennoch ließen sich aus den beobachteten Fehlschlägen und den klinischen Ergebnissen Konsequenzen für ein sinnvolles Arbeitskonzept gewinnen.

Die häufigen Pfannenlockerungen verdeutlichen das Problem einer sicheren Verankerung der glenoidalen Komponente. Deshalb verwenden wir seit 1979 wieder die Oberarmkopfendoprothese ohne Pfannenersatz. Wegen der genannten Nachteile wurde zur gleichen Zeit der ventrale Zugang zugunsten eines dorsoproximalen Zugangs aufgegeben. Durch zusätzliche Maßnahmen, wie Muldung und Osteotomie der Pfanne (Abb. 2), streben wir ein breites Widerlager zur Abstützung der Kopfendoprothese an, um Kapselinsuffizienzen zu kompensieren. Falls ein Tumor die teilweise oder vollständige Resektion der Muskelsehnenmanschette erforderlich macht, können die vorgenannten Maßnahmen eine ventroproximale Spätluxation verhindern (Abb. 3).

Mit der Hemialloarthroplastik lassen sich ebenso wie mit dem Ersatz beider Gelenkflächen Schmerzen in einem zufriedenstellend hohen Prozentsatz von mehr als 90% völlig oder weitgehend bessern. Die Funktionsergebnisse der für den Alltag wichtigen Funktionseinrichtungen waren in der 1. Serie bis 1978 nicht zufriedenstellend. Es scheint, daß sich die modifizierte Operationstechnik auch auf die Gelenkfunktion günstig auswirkt. Die wesentlichen Faktoren, die hierbei eine Rolle spielen, sind die Erhaltung der ventralen Kapsel- und Muskelanteile beim dorsoproximalen Zugang, die Fixierung des Drehpunktes der Kopfprothese durch die Abstützung in einer knöchernen Mulde sowie verbesserte Techniken in der Rekonstruktion der Muskelsehnenmanschetten. Proximomediale Wanderungen der Prothese im Knochenlager wurden bisher nicht beobachtet, und das Risiko scheint bei dem vergleichsweise wenig belasteten Gelenk gering. Sollten zukünftig derartige Phänomene auftreten, so wäre sekundär die Auslegung der Knochenmulde mit einer Polyäthylenschale theoretisch denkbar.

Mechanische Lockerungen wurden bis auf einen Fall nur auf der glenoidalen Seite beobachtet. Das Lockerungsrisiko scheint durch die erhöhten Belastungen bei zunehmender Kongruenz zwischen den Komponenten anzusteigen. Geringe Kongruenzen zwischen den Komponenten, wie z. B. bei einer flachen Pfanne, führen zwar zur Schonung der Verankerung, erhöhen aber besonders bei Insuffizienzen der Muskelsehnenmanschetten das Risiko proximaler Luxationen. In den letzten 6 Jahren sind Korrekturoperationen nach Hemialloarthroplastik nicht vorgekommen.

Durch die guten Erfahrungen mit der letzten Serie hinsichtlich der Schmerzbesserung und der geringen Komplikationen sind wir der Ansicht, daß die Indikation zur Hemialloarthroplastik der Schulter großzügiger gestellt werden kann. Kontraindikationen sind neurologische Grunderkrankungen, Paresen des N. axillaris sowie schwere Zerstörungen des M. deltoideus. Die rheumatoide Arthritis und Tumoren sind, besonders bei jüngeren Patienten, keine Kontraindikationen.

Zusammenfassung

Nach unseren Erfahrungen mit 126 Primäreingriffen und 27 Korrekturoperationen am Schultergelenk mit der Endoprothese ist davon auszugehen, daß eine mechanische Lockerung der humeralen Komponente nicht zu befürchten ist. Das Risiko der mechanischen Lockerung betrifft im hohen Prozentsatz die glenoidale Komponente. Für die Verwendung der Hemialloarthroplastik, also der Humeruskopfendoprothese ohne Pfanne, kann mit Ausnahme bei neurologischen Schäden die Indikation großzügig gestellt werden. Bei Korrekturoperationen im Pfannenbereich oder auch bei Primärimplantationen können zusätzliche Maßnahmen, wie Muldung der Pfannenlage, transversale Längsosteotomien, autologe Spongiosaplastiken oder auch ein gleichzeitiger Aufbau einer abstützenden, knöchernen Pfannendachregion, eingesetzt werden. Der dorsoproximale Zugang mit Akromionosteotomie hat hinsichtlich des Funktionsergebnisses eindeutige Vorteile gegenüber dem ventralen Zugang. Mit der Schulterendoprothese lassen sich die teilweise erheblichen Beschwerden im Schultergelenk nach schweren Destruktionen deutlich bessern, so daß 90% der Patienten mit dem Operationsergebnis zufrieden sind.

Literatur

Benjamin A (1974) Double osteotomy of the shoulder. Scand J Rheumatol 3:65
Cofield RH (1984) Total shoulder arthroplasty with the neer prosthesis. J Bone Joint Surg [Am] 66:899–906
Engelbrecht E (1984) Ten years of experience with unconstrained shoulder replacement. In: Bateman, Welsh (eds) Shoulder surg. Mosby, Toronto London, pp 234–239
Engelbrecht E, Siegel A, Röttger J, Heinert K (1980) Erfahrungen mit der Anwendung von Schultergelenkendoprothesen. Chirurg 51:794–800
Kocher T (1902) Excisionen und Resectionen. Obere Extremität. Chirurgische Operationslehre, Bd 4. Fischer, Jena
Neer CS, Watson KC, Stanton FJ (1982) Recent experience in total shoulder replacement. J Bone Joint Surg [Am] 64:319

Diskussion

Neumann, Bochum: Herr Engelbrecht hat in einem Dia gezeigt, daß er von 1966 bis 1979 *drei verschiedene Prothesentypen* implantiert hat. Haben Sie dafür *Differentialindikationen* gehabt, oder haben Sie in dieser Zeit der Frühphase der Schulterendoprothetik einfach die Modelle ausprobiert?

Engelbrecht, Hamburg: Es gab keine Differentialindikationen. Wir waren in einer Experimentierphase.

Döhler, Edinburg: Eine Frage zur *Indikation.* Haben Sie bei der Auswertung der Bewegungsumfänge vor und nach den Operationen z. B. berücksichtigt, daß diese Fälle ja einschließlich der nicht wenigen voroperierten Patienten ein ganz unterschiedliches Krankengut darstellen? Sie zeigen eine lange Liste von verschiedenen Indikationen. Eine Osteoradionekrose des Humeruskopfs ist etwas ganz anderes als ein Tumor der proximalen Oberarmmetaphyse, sowohl hinsichtlich der Operation als auch des weiteren Verlaufs.

Engelbrecht, Hamburg: Deshalb habe ich betont, daß es sich um ein *sehr inhomogenes Krankengut* handelt, das einer statistischen Aufarbeitung nicht zugängig ist. Hinsichtlich der Funktionsergebnisse wollte ich Ihnen nur trendmäßig vermitteln, was mit der Schulterendoprothese möglich ist. Im Grunde genommen müßte man jeden Fall einzeln für sich betrachten.

N. N.: Wenn Sie Tumorprothesen eingesetzt haben und umfangreichere Resektionen der Muskulatur vornehmen mußten, ist dann der Oberarmkopf stärker „hochgestiegen"? Gab es z. B. Subluxationen?

Engelbrecht, Hamburg: Die Gefahr der proximalen Luxation ist bei Tumorendoprothesen immer größer, da meistens auch größere Anteile der Muskelsehnenmanschetten mitreseziert werden und für die Fixierung der Endoprothese mehr oder weniger ausfallen. Wir glauben, daß wir mit dem Aufbau einer knöchernen abstützenden Pfannenmulde und der Fixierung des Prothesenkopfes mittels heute verfügbarem resorbierbaren Nahtmaterial eine bessere Stabilität erreichen. Entsprechende Situationen haben wir bei Pfannenlockerungen beobachtet, die fast immer mit Subluxation oder kompletten proximalen Luxationen kombiniert waren.

Schwägerl, Wien: Mir ist ein Einzelfall aufgefallen: Sie haben eine Arthrodese reoperiert?

Engelbrecht, Hamburg: Es handelte sich um eine mißlungene Arthrodese. Der Patient hatte eine stark schmerzhafte Wackelsteife. Wir haben uns deshalb zur Hemiarthroplastik entschlossen. Klinisch konnte eine deutliche Besserung erreicht werden, so daß die täglichen Verrichtungen wieder ohne Einnahme von Analgetika möglich waren.

Schwägerl, Wien: Eine Frage noch zu Ihrem *Zugang:* Sie sagten, Sie müßten vom Deltoideus doch ziemlich viel ablösen. Tut Ihnen das nicht leid? Wären Sie nicht für einen Zugang, wie die Amerikaner ihn machen, rein von vorne und unter strenger Schonung der Muskulatur?

Engelbrecht, Hamburg: Wir werden das überlegen. Ich bin aber der Meinung, daß die Atrophie der hinteren Anteile des Deltamuskels funktionell wenig zum Tragen kommen. Das Rückwärtsführen oder der Schürzengriff wird dadurch nach unseren bisherigen Erfahrungen nicht auffallend eingeschränkt. Ich meine, daß man in Zukunft anstreben sollte, diesen Zugang mit relativ ausgedehnter Abtrennung des M. deltoideus zu variieren.

Farid, Leverkusen: Herr Engelbrecht, die Remobilisationsversuche nach mißlungenen Schulterarthrodesen sind schwierig, wie Sie auch dargestellt haben. Ich hatte einen Parallelfall bei einem älteren Menschen, der auch wackelsteif war und Beschwerden hatte. Ich hatte mehr Glück bezüglich der Beweglichkeit durch eine subkapitale Osteotomie, praktisch durch eine *Humeruskopfresektion*. Die Beweglichkeit war danach eigentlich besser.

Skripitz, Koblenz: Herr Farid, ich meine, daß die *Kopfresektion* heute *obsolet* ist. Man sollte deshalb nicht mehr so vorgehen, weil der Kopf letztlich nur noch durch die Rotatorenmanschette gehalten wird. Wenn Sie resezieren und die gesamte Manschette ablösen und ohne Knochenansatz lassen, dann resultiert ein Arm, der bezüglich der Funktion des Ellbogengelenks, des Handgelenks und der Fingergelenke sicher nicht so gut ist, als wenn Sie einen Arm mit Endoprothese haben. Es kommt ja zum *Schlottergelenk* im Schulterbereich.

Ergebnisse kraftflußorientierter, keramisch beschichteter Endoprothesen nach über 10 Jahren (Humerusdefektüberbrückungsimplantate)

A. Engelhardt

Einleitung

Die grundsätzliche Problematik des Ersatzes eines defekten Skelettbereichs durch ein Implantat liegt in der Gegenüberstellung eines abiologischen und eines biologischen Materials. Die kleinste „lebende Einheit" des Skeletts ist die Zelle. Sie ist auf steuernde und regelnde Impulse angewiesen, die ihre Funktion erst unter Zugrundelegung des genetischen Codes ermöglichen und überwachen (Abb. 1). Dies gilt sowohl für Entwicklungsvorgänge im Sinne der funktionsspezifischen Ausreifung in Geweberverbänden als auch ihr späteres Verhalten. Skelettelemente sind sowohl Stütz- als auch Depotorgan. Die zelluläre Grundfunktionseinheit erhält ihre Reize nach den z. Z. bekannten Mechanismen weitgehend über in der Zellmembran ablaufende rezeptorvermittelte Prozesse und Elektronentransporte, die ihren direkten Ursprung im umgebenden Zellareal haben. Das heißt, die chemi-

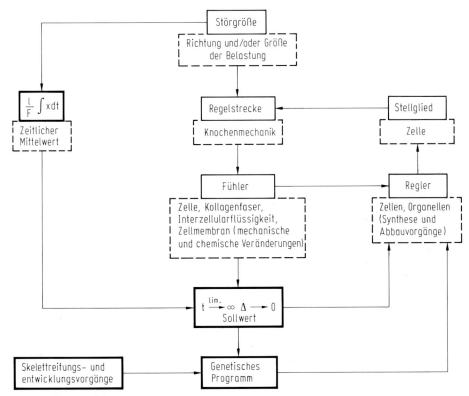

Abb. 1. Übersichtsschema zur Regelung von Zellfunktion und -entwicklung unter Berücksichtigung bisher bekannter biokybernetischer Abläufe. (Nach Engelhadt 1984)

sche und elektrochemische Struktur der Zellumgebung mit einer Vielzahl von Parametern ist maßgebend für deren reaktive Antwort (Engelhardt u. Zöphel 1985; Engelhardt 1984; Beck 1985; Pastan u. Willingham 1981; Hackenbrock 1981; Hawkes u. Wang 1982).

Die mittelbare Regelung zellulärer Reaktionen ergibt sich über die Beeinflussung der lokalen Regelmechanismen mittels mechanischer und chemischer (z. T. systemischer) Signale (Canalis 1983, 1985; Pauwels 1948, 1954; Kummer 1978; Engelhardt 1983a).

Die Implantation einer Endoprothese bedingt im geringsten Fall iatrogene Strukturdefekte durch die Operation bei gleichzeitiger Beeinträchtigung biochemischer Parameter durch die stoffliche Zusammensetzung des Implantatmaterials.

Daraus ergibt sich, daß Endoprothesen nach Konstruktion und Material so hergestellt sein müssen, daß die Impulsmuster für die reparativen Abläufe, erforderlich geworden durch die iatrogene Trennung der Struktur und die Erhaltungsvorgänge für die Langzeitfixierung, in möglichst geringem Maß gestört werden. Biomechanische Störungen werden durch ein kraftflußadaptiertes Implantat verringert. Bei nicht ausreichenden Kenntnissen biochemischer Abläufe war eine inerte (keramische) Oberfläche zu wählen (Engelhardt 1983b).

Aus dem oben Gesagten ergibt sich, daß die letzte Bewährungsstufe eines Implantats erst in der Humananwendung gegeben ist, weil bisher noch kein Simulationsmodell vorliegt, das alle z. T. noch unbekannten Parameter abdeckt.

Geht man davon aus, daß die funktionelle Antwort der Zelle einem festliegenden Schema unterliegt, so lassen sich ortsspezifische Varianten zur Überprüfung eines adaptierten Gelenksystems auch dann erfassen, wenn Verlaufskontrollen und Langzeitergebnisse vorliegen.

Als nichtinvasive Maßnahmen bieten sich die Durchführung von Röntgenkontrollen und klinischen Untersuchungen für eine indirekte Beantwortung des dargestellten Fragenkomplexes an. Der Implantationsort (Skelettregion) war durch den Wunsch der Patienten sowie der Ärzte gegeben, das durch das Operationsausmaß gesetzte Funktionsdefizit möglichst zu verringern, und durch unsere Vorstellung, bei einem trotz aller Voruntersuchungen eintretenden Versagen des Systems den möglichen Schaden auf die Ausgangsposition reduzieren zu können.

Therapeutischer Ablauf

In den Jahren 1974 und 1975 wurden 5 keramisch beschichtete Humerusendoprothesen mit physiologischer Krafteinleitung und zementfreier Verankerung zur Überbrückung von Resektionsdefekten implantiert. 4 Patienten konnten 10 Jahre post operationem untersucht werden. Der 5. Operierte war unbekannt verzogen. Die Nachuntersuchung erfolgte bei 2 Frauen und 2 Männern, die zum Zeitpunkt der Operation zwischen 45 und 55 Jahre alt waren (Tabelle 1).

Indikationen waren
1) ein nicht bestimmbarer osteoklastischer Tumor mit fraglicher sarkomatöser Entartung (Diagnose eines auswärtigen Pathologen),
2) eine Nekrose nach veralteter Fraktur,

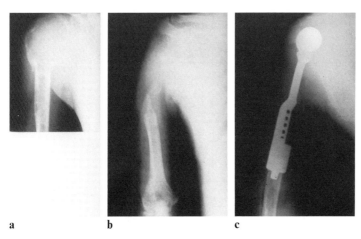

Abb. 2a–c. Ablauf bis zur Implantation einer Endoprothese. **a** Zustand vor Operation. **b** Zustand 1,5 Jahre post operationem. **c** Zustand post implantationem

3) eine Überbrückung von Skelettdefekten nach Resektion von Riesenzelltumoren in 2 Fällen. Die Implantation erfolgte 1 bzw. 1,5 Jahre nach der Primäroperation (Abb. 2).

Die Berufe waren Landwirtin, Drogistin, Holzfäller und Automechaniker.
Der Untersuchung lagen folgende Parameter zugrunde:
1) Zustand der Knochen-Implantat-Verbindung,
2) Bewegungsausmaß,
3) mögliche Verlagerung der Endoprothese gegenüber dem Zustand post operationem,
4) Beschwerden,
5) eventuelle röntgenologisch nachweisbare Implantatveränderungen (z. B. Brüche),
6) Zufriedenheit des Patienten,
7) Kraft beim Anheben eines Gegenstandes nach Beugung des Ellbogens um 90°.

Bei den Bewegungsausmaßen wurden die Ergebnisse der Erstuntersuchungen im Zeitraum von 0,8 bis 3 Jahren post operationem den Werten von 10 bzw. 11 Jahren nach der Operation gegenübergestellt (Tabelle 1). Es zeigte sich, daß die Erstwerte teilweise um etwa 20–30% höher lagen als die Werte zum jetzigen Zeitpunkt. Dies liegt u. E. daran, daß frühzeitig erhobene Daten bis zu einem Jahr noch Verbesserungsmöglichkeiten beinhalten und später ein teilweiser Rückgang verzeichnet werden muß. Hinzu kommt, daß in keinem Falle eine Pfanne implantiert wurde. Außerdem scheint die postoperative Tätigkeit eine Rolle zu spielen, wie auch der gesetzte Weichteildefekt. Letztendlich wurde bei der letzten Operation eine Führungsrinne für die Bizepssehne angebracht, um deren anatomische Lage beibehalten zu können.

Wie die Tabelle zeigt, liegt das derzeitige Bewegungsausmaß in der *Abduktion* zwischen 45° als oberster und 30° als unterster Wert.

Wir können z. Z. nichts darüber aussagen, inwieweit die Fixierung der Muskulatur am Implantat belastungsfähig ist. In jedem Fall war die Gelenkkapsel rese-

Tabelle 1. Beweglichkeit des Schultergelenks 1–3 Jahre Postoperationen/10–11 Jahre Postoperationen

Patient: Beruf, Alter bei Operation, Operationsjahr	Abduktion		Retroversion		Anteversion		Innenrotation		Außenrotation		Muskelstatus post operationem	Ursache für Resektion	Krafthub mit einem Arm
	3 Jahre	11 Jahre	3 Jahre	11 Jahre	3 Jahre	11 Jahre	3 Jahre	11 Jahre	3 Jahre	11 Jahre			
1. Landwirtin, 54 Jahre, 1974	60° ↓	45° ⊠	35° ↓	30°	↑ 35°	40° ⊠	↑ 35°	90°	40°	11 Jahre ⊠	Erhebliche Muskelresektion	Osteoklastischer Tumor, Sarkom?	15 kg
	1,5 Jahre	10 Jahre	1,5 Jahre	10 Jahre	1,5 Jahre	10 Jahre	1,5 Jahre	10 Jahre	1,5 Jahre	10 Jahre			
2. Drogistin, 52 Jahre, 1975	60° ↓	40°	40° ↓	20°	30°	30°	↑ 25°	80° ⊞	↑ 40°	35° ⊞		Nekrose nach Fraktur	7–8 kg
	aktiv – keine Mitbewegung der Skapula												
	1 Jahr	10 Jahre	1 Jahr	10 Jahre	1 Jahr	10 Jahre	1 Jahr	10 Jahre	1 Jahr	10 Jahre			
3. Holzfäller, 45 Jahre, 1975	15° ←	30° ⊞	25° ←	10°	20°	20° ⊞	↑ 20°	90°	40°	40°	Implantation 1,5 Jahre nach Resektion	Riesenzelltumor	50 kg mit beiden Händen
	aktiv – keine Mitbewegung der Skapula												
	0,8 Jahre	10 Jahre	0,8 Jahre	10 Jahre	0,8 Jahre	10 Jahre	0,8 Jahre	10 Jahre	0,8 Jahre	10 Jahre			
4. Automechaniker, 47 Jahre, 1975	20° ←	45°	20°	20°	↑ 10°	25° ⊠	↑ 15°	85°	40° ←	45°	Implantation 1 Jahr nach Resuktion	Riesenzelltumor	25 kg
	aktiv – keine Mitbewegung der Skapula												

Pfeile zeigen: ↑ Verbesserung, ↓ Verschlechterung des ursprünglichen Ergebnisses; ⊠ bestes Ergebnis der untersuchten Gruppe post operationem, ⊠ schlechtestes Ergebnis der untersuchten Gruppe post operationem, ⊞ bestes Ergebnis bei letzter Nachuntersuchung, ⊞ schlechtestes Ergebnis bei letzter Nachuntersuchung.

ziert. Bei Patientin Nr. 1 mußten ausgedehnte Muskelresektionen vorgenommen werden.

In der *Retroversion* konnte nur in einem Fall das primär gemessene Bewegungsausmaß erhalten werden, während bei allen anderen Patienten ein Rückgang zu verzeichnen war.

Die *Anteversion* ergab in 2 Fällen geringgradige Steigerungen und in 2 Fällen einen Gleichstand bei anfänglichen Werten von 35°–10° und Endwerten zwischen 40° und 20°. Die jeweiligen Pfeile zeigen die Tendenzen.

Die *Innenrotation,* die anfänglich bei 35°–15° lag, zeigt erhebliche Verbesserungen. Die Werte z. Z. liegen zwischen 80° und 90°.

Bei der *Außenrotation* haben sich die Werte von anfänglich 40° nahezu nicht verändert. Das größte Bewegungsausmaß liegt bei 45°, das kleinste bei 35°.

Bei allen Implantaten wurde eine kraniale Subluxation des Implantatkopfes sichtbar, wobei dort, wo eine ausgedehnte Muskelresektion stattfand und/oder Schwerarbeit (Holzfäller) durchzuführen war, wie bei dem heute 55jährigen Mann, eine teilweise Resorption der Skelettanteile des Schultergürtels an der Anlagestelle deutlich wird (Abb. 3), die auf größere Druckbelastung schließen läßt.

Dies ist ein Nachteil der Hemiarthroplastiken, wobei anzumerken ist, daß die Verankerung von Gelenkpfannen am Schulterblatt heute noch ein ungelöstes Problem ist. In zunehmendem Maße wird berichtet, daß bei Verwendung von Gelenkpfannen diese sich lockern.

Bei der Erhaltung der Muskulatur und nahezu anatomischer Rekonstruktion der Verhältnisse ist die Subluxationstendenz geringer, möglicherweise verzögert.

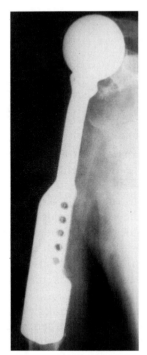

Abb. 3. Subluxation nach kranialer Teilresorption des anliegenden Schultergürtelanteils (s. Text)

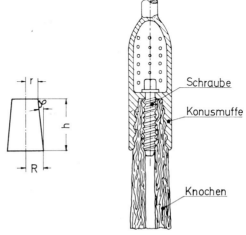

Abb. 4. Schematische Darstellung eines Oberarmresektionsüberbrückungsimplantats mit Konusmuffenverbindung

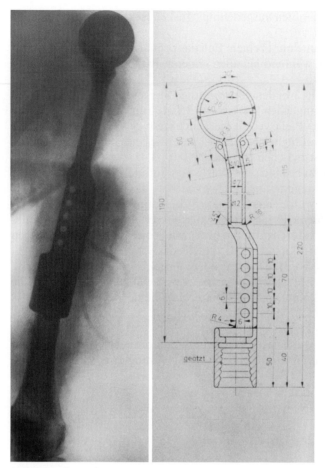

Abb. 5. Endoprothese post operationem

Die Knochen-Implantat-Verbindung zeigt eine stabile Fixierung mit mehr oder minder deutlichem Knochenwachstum, das sich durch eine verbreiterte Konusausbildung und teilweise Umwachsung des Implantates auszeichnet (Abb. 8). Verwendet wurde die 1971 entwickelte Konus-Muffen-Konstruktion nach Engelhardt (1973) (Abb. 4 und 5). Bei kürzeren Implantaten ist die Ausbildung des umfassenden knöchernen Wachstums meist geringer ausgebildet, was auf die weniger große Belastung der Implantat-Knochen-Verbindung zurückgeführt wird, weil infolge des kleineren Implantats und dessen Hebelarm das Moment entsprechend niedriger liegt oder frühzeitig knochendichtes Material im Verankerungsbereich sichtbar wird (Abb. 6).

Im Falle der weniger großen Knochenausbildung zeigen sich jedoch kalkdichte Verschattungen, die durch die Ausnehmungen am Implantat sichtbar werden. Sie haben teilweise zentrale Verdichtungen. Es scheint so, daß je nach Ausdehnung des kranialen Wachstums festerer Gewebsbezirke die Breite des umfassenden Knochenmaterials zurückgeht. Bevorzugte Bezirke, wie am Oberrand des Konus, zeigen meist breitere Areale von kalkdichten Geweben (Abb. 7). In jedem Falle

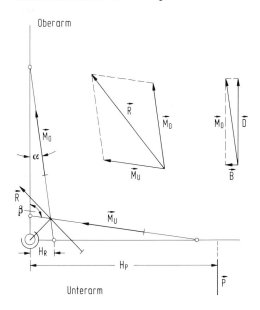

Abb. 6. Schematische Darstellung der Kräfteverteilung eines belasteten Arms. (Nach Pauwels)

wird eine Umhüllung des Konusbezirkes mit kortikalisähnlichen Strukturen sichtbar (Engelhardt, im Druck).

Bisher wurde kein Implantat entfernt. Auch bei der Endoprothese, die das stärkste umfassende Knochenwachstum zeigt, war dies nicht erforderlich, obwohl eine knöcherne Fraktur im 4. Jahr post operationem nach Sturz auftrat, deren Folgen bei einer Routinekontrolle festgestellt werden konnten. Es kam zu einer

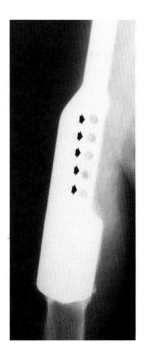

Abb. 7. Knochendichte Verschattungen, sichtbar durch Ausnehmungen im Implantat oberhalb des Konus. Dünne, kortikalisähnliche Knochenlamelle (z. T. im Röntgenbild überstrahlt) im distalen Verankerungsbereich (s. Text)

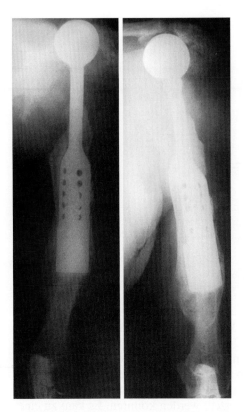

Abb. 8. Implantat 1 Jahr nach beschriebener Fraktur (s. Text)

verstärkten Kallusbildung, die sich später wieder reduzierte. Die Frakturlinien lagen 0,5 cm medial vom distalen Konusende sowie 1,5 cm lateral des distalen Konusendes und etwa 5 cm lateral kranial vom distalen Konusende gemessen. Im kranialen Bereich, 13–16 cm vom Konusende entfernt, zeichnete sich ein 1–2 mm breiter Spalt zwischen umgebendem Knochen und Implantatoberfläche ab, der für eine Ablösung des knochendichten Materials von der Endoprothese sprach.

Bei Kontrolluntersuchungen 1 Jahr später waren sämtliche Defekte wieder überbrückt, desgleichen der Spalt zwischen Implantatoberfläche und umhüllendem Knochen (Abb. 8).

Der knochendichte Begleitschatten weist nach distal zunehmend trabekelartige Strukturen auf.

Die beschriebene Ablösung beweist, daß ein formschlüssiger Verbund erreicht werden kann, jedoch keine direkte Verbindung zwischen Implantatoberfläche und biologischem Gewebe (Zöphel u. Engelhardt 1983).

Bezüglich der Beschwerden werden diese von allen Patienten meist als gering und nur zeitweise auftretend bezeichnet.

Sämtliche Patienten waren mit ihrer Versorgung zufrieden, weil vor der Implantation die Extremität entweder durch die Destruktion oder wegen des fehlenden Widerlagers kaum nutzbar war. Sie empfanden die Versorgung als gut.

Die aufgebrachten Kräfte lagen bei Frauen bei 15 kg (66jährige Bäuerin), 7–8 kg bei der heute 62jährigen Drogistin, bei dem derzeit 55jährigen Holzfäller bei 50 kg, allerdings mit Unterstützung des gesunden Armes, und bei dem jetzt 57jährigen Automechaniker bei 25 kg (Tabelle 1).

Zusammenfassung

Die Verwendung keramisch beschichteter Humerusendoprothesen mit physiologischer Krafteinleitung bei zementfreier Verankerung (Konusverbindung nach Engelhardt) (Zöphel u. Engelhardt 1983; Engelhardt 1975; Salzer et al. 1975; Andreeff et al. 1984) als Hemiarthroplastik zeigt folgende Ergebnisse:

Die Überbrückung eines Resektionsdefekts durch ein Implantat erhöht wesentlich die Funktionstüchtigkeit der Extremität.

Das Bewegungsausmaß im Schultergelenk ist weitgehend reduziert, insbesondere dann, wenn eine starke kraniale Subluxation infolge erheblicher muskulärer Resektion und hohem beruflichen Kraftbedarf das knöcherne Widerlager im Schultergürtelbereich weitgehend zur Resorption gebracht hat.

Der Bewegungsspielraum hat sich, möglicherweise auch infolge des Alters der Patienten, nur in der Rotationsbewegung verbessert oder weitgehend gehalten, während er sonst eine teilweise rückläufige Tendenz, insbesondere in der Abduktion zeigt.

Die Gründe für die Subluxationsstellung liegen primär in der Hemiarthroplastik. Des weiteren macht sich das unterschiedliche Ausmaß der Resektion von Weichteilen bzw. Muskulatur bemerkbar, aber offensichtlich auch die mechanische Belastung.

Die Kranialverlagerung des Implantatkopfes geht wahrscheinlich mit der Reduktion einer Reihe von Bewegungsausschlägen einher. Die geklagten Schmerzzustände sind jedoch meist nur gering und treten grundsätzlich nur zeitweise auf.

Anscheinend werden neue Bewegungsmechanismen ausgebildet oder bevorzugt, wie der unterschiedliche Grad der Bewegungsmöglichkeiten der Schulter zeigt. Während alle Ausschläge gehalten werden oder rückläufige Tendenz zeigen, ist die Innenrotation in einem sehr starken Ausmaß durchführbar.

Die knöcherne Implantatverbindung ist auch bei hohen Belastungen stabil. Lockerungen können nicht nachgewiesen werden. Selbst bei Eintreten einer Fraktur des umhüllenden knöchernen Materials kommt es zu einer Ausheilung und Reparation der Defekte (Abb. 8).

Das Ablösen von Anteilen des Knochens von der Implantatoberfläche zeigt, daß ein guter formschlüssiger Verbund ohne Verbindung mit der Endoprothese erreicht wird.

Die Kraft und das Bewegungsausmaß werden von den Patienten als ausreichend bis gut bezeichnet.

Gegenüber Totalendoprothesen muß die sich ausbildende Subluxationsstellung zunächst als nachteilig bewertet werden. Die hohe Anzahl von Pfannenlockerungen zeigt jedoch, daß das Problem der Pfannenverankerung noch nicht gelöst ist und damit die Verwendung einer Totalendoprothese sich vielfach nachteilig auswirkt.

Wurde die Endoprothese bei osteoporotischem Knochen eingesetzt, bildet sich die Knochen-Implantat-Verbindung mit gleicher Festigkeit aus wie nach sofortiger Implantation.

Diskussion

Das größte Problem einer endoprothetischen Versorgung liegt in der Gegenüberstellung von abiologischem und biologischem Material. Daraus ergibt sich aus biokybernetischer Sicht ein Signaldefizit in den Regelkreismechanismen zur Steuerung der Zellfunktion.

Deswegen ist es wichtig, Konstruktion und Material eines Implantates so auszulegen, daß biomechanisch keine Störreize entstehen, d. h. daß der physiologische Kraftfluß nicht geändert wird und chemisch sowie elektrochemisch keine Substanzen freigesetzt werden, die die Regelmechanismen des Zellumfeldes negativ beeinflussen.

Kraftflußorientierung und chemisch inerte Oberfläche sind, wie der 10jährige Verlauf von 4 Resektionsüberbrückungen mit entsprechend angepaßten Implantaten zeigt, wesentliche Schritte zur Vermeidung von Störimpulsen.

Daraus ergibt sich ein integrierendes Knochenwachstum, das eine Langzeitfixierung auch von hochbelasteten Implantaten ermöglicht.

Die Bewegungsausschläge im Schultergelenk sind erheblich reduziert. Das Fehlen des Kapselapparates und die anatomischen Veränderungen an der Muskulatur führen zu Subluxationen, die für die Bewegungseinschränkung weitgehend verantwortlich zu machen sind.

Berichte von einer großen Anzahl von Pfannenlockerungen zeigen, daß dieses Problem noch nicht gelöst ist, so daß die Hemiarthroplastik noch immer indiziert ist.

Die elastomechanische Knochen-Implantat-Kopplung über die Konusverbindung ist als aktive Stimulation des angrenzenden Knochens anzusehen, wenn sie in der ursprünglichen Form angewandt wird.

Schrauben, Laschen und ähnliche Konstruktionen stören diesen Mechanismus.

Dieses Zeichen einer aktiven Beeinflussung ist Grundlage einer erweiterten Betrachtung des Implantat-Knochen-Interfaceverhaltens unter Berücksichtigung weiterer, aktivierender Oberflächenstrukturen zur Verbesserung der Regelmechanismen, insbesondere auf biochemischem Weg.

Unsere Versuche einer Biologisierung von Implantatoberflächen (Beschichtung mit kollagenen und nichtkollagenen Proteinen) werden u. E. durch die Ergebnisse bestätigt. Sie haben das Ziel einer stoffschlüssigen chemischen Verbindung über die Kollagenmatrix des Knochens und die dadurch zu erwartende Erweiterung der Impulsstruktur.

Während nach der Resektion größerer Anteile des Humerus die betroffene obere Extremität funktionslos, teilweise sogar hinderlich war, konnte der Arm unter Berücksichtigung der beschriebenen Bewegungseinschränkung nahezu wieder voll eingesetzt werden. Die übrigen Gelenke waren von keiner Einschränkung der Bewegung betroffen. Die weitere Alternative, Amputation der Extremität im Sinne einer Exartikulation, mußte nicht diskutiert werden.

Literatur

Andreeff I, Gerschev A, Zatschev K (1984) Wiederherstellungsoperationen bei der Behandlung von Knochentumoren der Schulterregion. In: Chapchal G (Hrsg) Verletzungen und Erkrankungen der Schulterregion. Thieme, Stuttgart New York, S 25–26

Beck K (1985) Translationale Diffusion und Phasentrennung in Phosphatidylcholin-Monoschichten an der Luft/Wasser-Grenzfläche. Inaugural-Dissertation, Johann-Wolfgang-Goethe-Universität, Frankfurt

Canalis E (1983) The hormonal and local regulation of bone formation. Endocr Rev 4/1:62–77

Canalis E (1985) Effect of growth factors on bone cell replication and differentiation. Clin Orthop 193:246–263

Engelhardt A, Salzer M, Heipertz W et al. (1973) Development of non-metallic implants with consideration of Wolff's law and human implantation experiences, Proceedings, 5th Ann Biomat Symp, Clemson

Engelhardt A (1975) Experience with Al_2O_3 implantations in humans to bridge resection defects. J Biomed Mater Res 6:227–232

Engelhardt A (1983a) Die kausale Histogenese (Pauwels, Kummer) und angrenzende biomechanische Erkenntnisse als Grundlage der zementlosen Verankerung von Hüftendoprothesen. In: Morscher E (Hrsg) Die zementlose Fixation von Hüftendoprothesen. Springer, Berlin Heidelberg New York Tokyo

Engelhardt A (1983b) Zementfrei verankerte, keramisch beschichtete Implantate, elektrisch nicht leitend, mit physiologischer Krafteinleitung. In: Morscher E (Hrsg) Die zementlose Fixation von Hüftendoprothesen. Springer, Berlin Heidelberg New York Tokyo

Engelhardt A (1984) Ausgewählte experimentelle und klinische Ergebnisse zur Integration von Skelettimplantaten unter Berücksichtigung biokybernetischer Gesichtspunkte. Biomed Tech [Suppl] 29:199–200

Engelhardt A (im Druck) Die kausale Histogenese (Pauwels, Kummer) als Grundlage für die zementlose Verankerung von Oberarmimplantaten zur Überbrückung von Tumorresektionsdefekten

Engelhardt A, Zöphel GP (1985) Untersuchungen zur stoffschlüssigen Verbindung zwischen Skelettimplantat und biologischem Gewebe. Z Orthop 123:1

Hackenbrock CR (1981) Lateral diffusion and electron transfer in the mitochondrial inner membrane. In: Beck K (ed) Rends Biochem Sci 6:151–154

Hawkes S, Wang JL (eds) (1982) Extracellular matrix. Academic Press, New York London Paris

Kummer B (1978) Mechanische Beanspruchung und funktionelle Anpassung des Knochens. Verh Anat Ges 72:21–45

Pastan IH, Willingham MC (1981) Journey to the center of the cell: Rule of the receptosome. In: Beck K (ed) Science 214:504–509

Pauwels F (1948) Die Bedeutung der Bauprinzipien des Stütz- und Bewegungsapparates für die Beanspruchung der Röhrenknochen. Z Anat 129–166

Pauwels F (1954) Eine neue Theorie über die kausale Histogenese der Stützsubstanzen. Vortrag 52, Verh Anat Ges, Münster

Salzer M, Locke H, Engelhardt A (1975) Keramische Endoprothesen der oberen Extremität. Kongreßband. Z Orthop 113:458–461

Zöphel GP, Engelhardt A (1983) Biochemie der Implantation: Bindung von lebendem Knochengewebe an belastete Endoprothesen – Eine Übersicht. In: Morscher E (Hrsg) Die zementlose Fixation von Hüftendoprothesen. Springer, Berlin Heidelberg New York Tokyo

Anatomisches und funktionelles Ergebnis der kompletten Tibiadiaphysenresektion wegen fibröser Dysplasie

E. J. Henßge

Geht es um den Ersatz von mehr oder weniger großen Abschnitten von Diaphysen, so ist möglichst die autologe Knochentransplantation einzusetzen.

Dabei ist entscheidend für die Einheilung der Transplantate die exakte Ruhigstellung. Als Methode der Wahl gilt gegenwärtig die Überbrückung mittels Osteosyntheseplatte mit Verankerung proximal und distal des resezierten Abschnitts in verbliebener Diaphyse und Metaphyse.

Ich stelle Ihnen das Langzeitergebnis eines Patienten vor, bei dem eine Schienbeindiaphyse im Alter von 10 Jahren nahezu vollständig zu ersetzen war, so daß die Methode der Plattenüberbrückung mangels ausreichender Verankerungsstrecke nicht angewendet werden kann (Abb. 1–3).

Zum Ablauf des Krankheitsgeschehens: Im Alter von 3 Jahren wird eine zystische Geschwulst in der Tibia festgestellt. Der seinerzeit in der UdSSR lebende Patient bleibt bis zur ersten Spontanfraktur 3 Jahre später unbehandelt. Die Fraktur heilt aus, nachdem veränderter Knochen entnommen, ausgekocht und wieder replantiert wird.

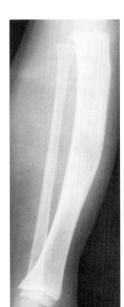
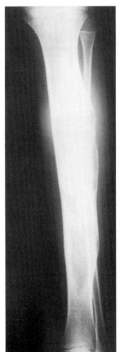

Abb. 1. Beginn der Erkrankung im Alter von 3 Jahren
Abb. 2. Präoperativer Befund mit Fraktur im Alter von 10 Jahren

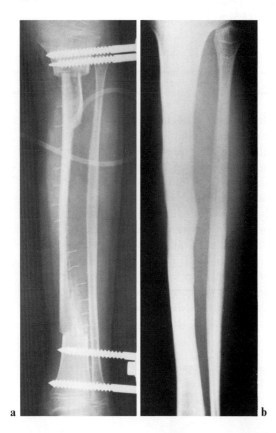

Abb. 3. a Postoperativer Befund 1972, **b** 1985

Der Tumor wächst dennoch weiter. Kurz nach Übersiedlung des Patienten in die Bundesrepublik kommt es zur zweiten Spontanfraktur. Die histologische Diagnose läßt die Differenzierung zwischen fibröser Dysplasie und ossifizierendem Fibrom offen. Es sind bei Kindern wenige Fälle von ossifizierenden Fibromen in langen Röhrenknochen beschrieben worden. Sonst kommt der Tumor in der Regel im Kieferknochen vor. Charakteristikum ist die Umgrenzung der irregulär angeordneten Knochentrabekel mit Osteoblastensäumen. Dieses Merkmal hat Blauth u. Meves (1974) veranlaßt, eine aggressive Sonderform der fibrösen Dysplasie zu postulieren. Ganz sicher haben wir es hier mit einem diagnostisch-nosologisch schwierigen Grenzgebiet zu tun.

Der große Knochendefekt des Schienbeins, der durch die Entfernung eines 19 cm langen Teilstücks mit anhängendem Periost entsteht, wird durch den äußeren Fixateur distrahiert gehalten. In den Defekt wird ein mit der oszillierenden Säge entfernter kräftiger Kortikalisspan der kontralateralen Tibia von 20 cm Länge an seinen Enden medial randbildend Kortikalis auf Kortikalis gesetzt und durch den äußeren Fixateur komprimiert.

Der äußere Fixateur bleibt 3,5 Monate liegen. Weitere Behandlung durch Gips und Entlastungsapparat.

Während sich Kortikalis und Markhöhle im transplantierten Bereich wieder herzustellen beginnen, kommt es zu 2 rezidivverdächtigen kortikalen Aufhellungsherden, die nach 2 Jahren eine Reintervention veranlassen; danach Pseudarthrosenentwicklung, ein Jahr später unter konservativer Behandlung im Entlastungsapparat Ausheilung der Pseudarthrose.

Die Abschlußkontrolle 1985 zeigt eine Beinverlängerung von 1 cm und eine Muskelminderung an Unter- und Oberschenkel. Im Überbrückungsbereich ist das Schienbein dichter als kontralateral. Gute Beweglichkeit der Nachbargelenke. Sicherer Einbeinstand. Der Patient absolviert eine kaufmännische Lehre und betätigt sich in seiner Freizeit u. a. als Torwart eines ländlichen Fußballvereins.

Der Verlauf erlaubt diese Schlußfolgerungen:
1) Auch große Diaphysendefekte sind durch autologes Knochentransplantat in Verbindung mit der Ruhigstellung durch externen Fixateur dauerhaft zu überbrücken.
2) Auf differentialdiagnostische Abgrenzungsschwierigkeiten zwischen fibröser Dysplasie und dem sehr seltenen ossifizierenden Fibrom langer Röhrenknochen bei Kindern ist aufmerksam zu machen. Das ossifizierende Fibrom der langen Röhrenknochen und die „aggressive" Form der fibrösen Dysplasie bezeichnen die gleiche Knochenerkrankung und verlangen die vollständige Resektion der betroffenen Diaphysen mit ihrem Periost.

Literatur

Blauth W, Meves H (1974) Behandlungsprobleme bei der „aggressiven" Form der fibrösen Dysplasie. Z Orthop 112:230–235
Kempson RL (1966) Ossifying fibroma of the long bones. Arch Pathol 82:218–233

Verlaufsbeobachtungen nach Wiederaufbau großer Röhrenknochen bei langstreckigen Defekten

K. Kunze, D. Hofmann und P. Hild

Kontinuitätsdefekte der großen Röhrenknochen sind meist die Folge infizierter Pseudarthrosen nach Etagen- oder Trümmerfrakturen der betroffenen Knochen; seltener entstehen solche Defekte nach Tumorresektionen. Seit vielen Jahren steht bei der Behandlung sowohl der aseptischen wie auch der septischen Pseudarthrose die operative Therapie im Vordergrund. Ziele der operativen Behandlung waren dabei schon immer, einen vorhandenen Defekt mit einer Knochenplastik aufzufüllen und die Herstellung einer stabilen Situation, um einen eventuellen Infekt zur Ausheilung bringen zu können und um dem Knochentransplantat bessere Voraussetzung zur Einheilung zu bieten.

Während man aber früher darauf angewiesen war, die Stabilität über das Transplantat zu erzielen (Brandes 1913; Hahn 1884; Lexer 1924) und dadurch in der Auswahl der Transplantate sehr eingeschränkt war, stehen heute für die Herstellung der Stabilität geeignete Osteosyntheseverfahren zur Verfügung. Zweifellos wird transplantierte, autologe Spongiosa leichter revaskularisiert als kortikospongiöse oder rein kortikale Transplantate (Dambe et al. 1981; Kuner et al. 1972; Kuner u. Hendrich 1984; Matti 1931; Meeder et al. 1984; Wirth 1982; Wirth u. Jäger 1982); diese steht aber nicht in unbegrenzter Menge zur Verfügung. Kortikospongiose Späne haben gegenüber der reinen Spongiosaplastik den Vorteil, daß sie mit Hilfe von Schrauben sicher fixiert werden können. Diesen freien Transplantaten stehen die gestielten Transplantate oder Transplantate mit mikrochirurgischem Gefäßanschluß gegenüber (Walker 1981). Die Verwendung eines gestielten Transplantats zur Überbrückung eines langstreckigen Defekts der Tibia wurde bereits 1884 von Hahn beschrieben. Er durchtrennte zu diesem Zweck das Wadenbein oberhalb des Schienbeindefekts und pflanzte so das frei werdende distale Wadenbeinende in den proximalen Schienbeinteil ein. Diese Methode der Fibulatransposition wurde in der folgenden Zeit von vielen Chirurgen aufgegriffen, um lange Defekte des Schienbeins zu überbrücken, dabei kamen zahlreiche Modifikationen dieser Methoden zur Anwendung (Campanacci u. Zanoli 1966; Ecke u. Kyambi 1975). Das Entscheidende bei diesem Eingriff ist, daß die Ernährung des verpflanzten Knochens intakt gehalten werden kann.

Wir haben seit Mitte der 60er Jahre in der Situation eines langstreckigen Knochendefekts die Operation nach Hahn-Brandes (Hahn 1884; Brandes 1913) oder eine der angegebenen Modifikationen angewandt, um die Kontinuität des Knochens wieder herzustellen. In der Mehrzahl der Fälle wurde dabei die Fibula proximal und distal des Defekts osteotomiert, ein kurzes Stück der Fibula wurde auch reseziert, um die Fibula besser zum Schienbein hin schwenken zu können, dann wurde das Fibulasegment gegen die Tibia verschraubt. Der Defekt selbst wurde mit spongiösem Material aufgefüllt. Mit dieser Methode der doppelten Osteotomie konnten wir die Nachteile der ursprünglich von Hahn (1884) angegebenen Methodik ausgleichen, bei der durch die unterschiedlichen Krümmungen von Fibula und Tibia Achsenabweichungen vorkommen konnten. Stand die

Tabelle 1. Freie Fibulatransplantationen und Fibulatranspositionen zwischen 1968 und 1975

	n	Amputiert	Nachuntersucht nach 10 Jahren	Unbekannt verzogen oder gestorben
Freie Fibulatransplantationen	6		3	3
Fibulatranspositionen (Operation nach Hahn-Brandes)	14	2	7, davon 1 amputiert	6

Tabelle 2. Untersuchungsbefunde bei Patient 1 (10 Jahre nach der Fibulatransplantation

Umfangmaße (cm)	Rechts	Links
20 cm oberhalb des inneren Kniegelenkspalts	45	47
10 cm oberhalb des inneren Kniegelenkspalts	35	38
Kniescheibenmitte	35	37
15 cm unterhalb des inneren Kniegelenkspalts	34,5	37
Beinlänge	97,5	86
Bewegungsumfänge Kniegelenk Oberes Sprunggelenk	Seitengleich und frei	

gleichseitige Fibula als gestieltes Transplantat nicht zur Verfügung, haben wir in Einzelfällen auch eine freie Fibulatransplantation durchgeführt (Hofmann et al. 1979).

In der Zeit von 1968 bis 1975 haben wir insgesamt 6mal ein Fibulasegment frei transplantiert, 3 dieser Patienten konnten 10 Jahre und länger nach der Operation nachuntersucht werden. Im gleichen Zeitraum haben wir 14mal die Operation nach Hahn-Brandes durchgeführt, 7 dieser Patienten konnten 10 Jahre und später nachuntersucht werden. Bei einem Patienten wurde das Bein 18 Monate nach der Operation bei Belastungsstabilität wegen einer nicht beherrschbaren Eiterung auf Wunsch des Patienten amputiert. Bei einem weiteren Patienten mußte die Amputation 10 Jahre nach der Operation durchgeführt werden (Tabelle 1). Bei einem Jungen, bei dem eine freie Fibulatransplantation durchgeführt wurde, handelte es sich um ein Osteochondrom des rechten Oberschenkels, bei allen anderen Patienten handelte es sich um infizierte Defektpseudarthrosen des Unterschenkels. Die Länge der überbrückten Defekte lag zwischen 2 und 12 cm. 8 der 10 nachuntersuchten Patienten hatten zum Zeitpunkt der Nachuntersuchung ein belastungsstabiles Bein. Bei allen 10 Patienten waren die Ausgangssituationen jedoch so unterschiedlich, daß diese nicht vergleichbar waren, daher sollen hier nur einige typische Verläufe beschrieben werden, insbesondere von den Patienten, bei denen heute kein belastungsstabiles Bein vorliegt.

Patient 1: Bei einem 6jährigen Patienten mit einem Osteochondrom am rechten Oberschenkel wurde eine Kontinuitätsresektion von 12 cm Länge durchgeführt. Zur Überbrückung des Defekts wurden Transplantate aus beiden Fibulae angelagert. Zur Stabilisierung benutzten wir damals einen dünnen Küntscher-Nagel und Drahtcerclagen. Zusätzlich erfolgte die Anlagerung von autologer Spongiosa aus dem rechten Beckenkamm. Da die Osteosynthese nicht genügend stabil war, mußte eine zusätzliche Ruhigstellung im Becken-

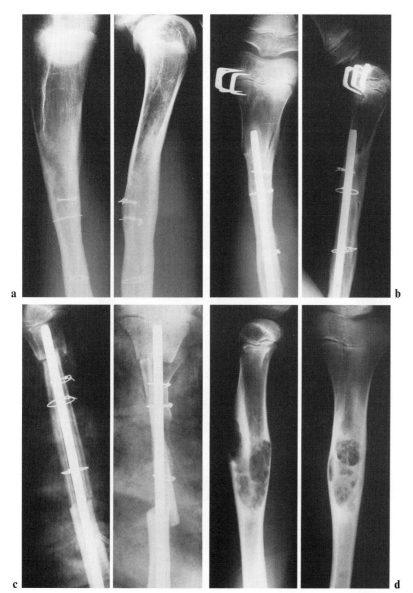

Abb. 1 a–d Patient 1. **a** 6jähriger Patient mit Osteochondrom am rechten Oberschenkel. **b** Zustand nach Resektion des Osteochondroms und freier Transplantation beider Fibulae, Stabilisierung mit Marknagel und Drahtcerclagen. **c** Klammerung der Epiphysenfugen nach Blount wegen zunehmender Valgisierung. **d** Zustand 10 Jahre nach der Kontinuitätsresektion und freien Fibularesektion; der Marknagel und die Blount-Klammern sind zwischenzeitlich entfernt

gips erfolgen. Trotzdem kam es zu einer deutlichen Valgisierung im Bereich der distalen Resektionsstelle; diese Fehlstellung wurde später durch Klammerung der Epiphysenfuge nach Blount ausgeglichen. Das Spätergebnis nach Abschluß des Knochenwachstums 10 Jahre nach der Operation war gut. Der Patient ist subjektiv und objektiv beschwerdefrei, er kann Sport treiben und gab bei der letzten Untersuchung an, daß er nach Abschluß der Schulausbildung in den Polizeidienst gehen will (Tabelle 2, Abb. 1).

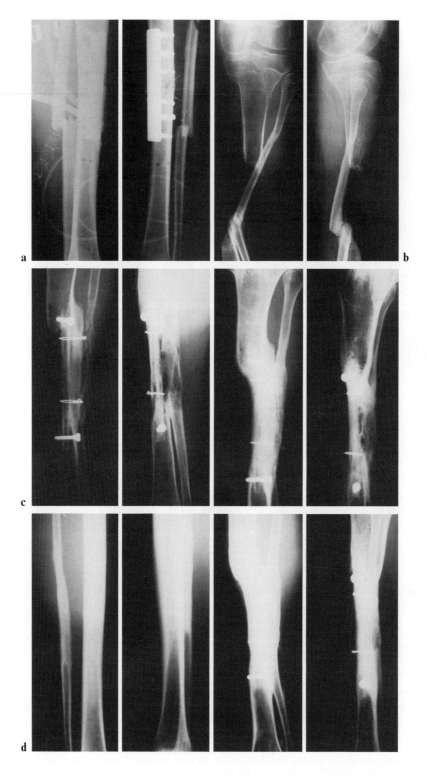

Tabelle 3. Untersuchungsbefunde bei Patient 2 (17 Jahre nach der Fibulatransplantation)

Umfangmaße (cm)	Rechts	Links
20 cm oberhalb des inneren Kniegelenkspalts	52	47
10 cm oberhalb des inneren Kniegelenkspalts	41	35,5
Kniescheibenmitte	37	35,5
15 cm unterhalb des inneren Kniegelenkspalts	39	27,5
Beinlänge	92,5	88
Bewegungsumfänge		
Kniegelenk	10°/0°/140°	10°/ 0°/140°
Oberes Sprunggelenk	20°/0°/45°	0°/45°/ 50°

Patient 2: Ein 17jähriger Patient erlitt 1968 einen schweren Unfall und zog sich eine linksseitige offene Unterschenkelfraktur zu. Die Fraktur wurde am Unfalltag durch eine Plattenosteosynthese versorgt. Es kam jedoch zu einer ausgedehnten Nekrose der Weichteile mit einer Infektion des Knochens, so daß wir 4 Monate nach der Operation die Platte mit mehreren Knochensequestern entfernen mußten; später mußten noch weitere Sequester entfernt werden, so daß ein Defekt von fast 12 cm Länge entstand. Nach Sanierung der Weichteile konnten wir 1 Jahr nach dem Unfall diesen Defekt mit Hilfe einer freien Fibulatransplantation überbrücken, da die gleichseitige Fibula wegen der noch nicht verheilten Etagenfraktur nicht zur Verfügung stand. Die frei transplantierte Fibula wurde in die Markhöhle eingebolzt und mit den Resten der gleichseitigen Fibula durch Cerclagendrähte fixiert. Das Spätergebnis ist zufriedenstellend, das verletzte Bein weist eine Verkürzung von 4–5 cm auf, die jedoch durch orthopädisches Schuhwerk ausgeglichen ist. Der Fuß steht in Spitzfußstellung, der Patient kann seiner Arbeit als kaufmännischer Angestellter nachgehen (Tabelle 3, Abb. 2).

Patient 3: Ein 21jähriger Patient kam mit einer infizierten Etagenfraktur der linken Tibia in unsere Behandlung. Wir mußten einen 8 cm langen Sequester entfernen, anschließend wurde bei dem Patienten die Operation nach Hahn-Brandes durchgeführt. Zusätzlich erfolgte eine autologe Spongiosatransplantation. Circa 2 Jahre nach diesen Operationen kam es unter Teilbelastung des Beines zu einer Fraktur im Transplantatknochen, die unter konservativer Behandlung ausheilte. 10 Jahre nach dem Unfall hat der Patient zwar ein belastungsstabiles Bein, der Knochen ist aber deutlich atroph, und die Beweglichkeit der benachbarten Gelenke ist eingeschränkt (Tabelle 4). Der Patient belastete das Bein aber trotzdem voll. Wenige Monate später kommt er erneut in unsere Klinik, wiederum mit einer Fraktur im Transplantatknochen. Auch hier wird eine konservative Behandlung durchgeführt, zumal sich jetzt eine Fistel etwas unterhalb der Fraktur im Transplantatknochen ausgebildet hat. Zum gegenwärtigen Zeitpunkt ist die Fraktur knöchern noch nicht vollständig ausgeheilt, der Patient trägt einen entlastenden Schienen-Hülsen-Apparat (Abb. 3).

Patient 4: Der zum Unfallzeitpunkt 34jährige Patient zog sich eine offene Unterschenkel- und eine Oberschenkelfraktur links zu. Beide Frakturen wurden durch Osteosynthesen versorgt, am Unterschenkel kam es zu einer Infektion. Wenige Monate später wurde eine Hahn-Brandes-Operation am linken Unterschenkel durchgeführt, die Fibula mußte jedoch wenig später wegen einer nicht beherrschbaren Eiterung wieder entfernt werden. Es entstand eine Defektpseudarthrose, die mit Hilfe mehrerer Spongiosaplastiken schließlich zur Ausheilung gebracht werden konnte. Es resultierte jedoch ein atropher und deformierter Knochen. Der Patient war stark übergewichtig und war während des gesamten Zeitraums auf das Tragen eines Schienen-Hülsen-Apparates angewiesen. 11 Jahre nach dem Unfall

Abb. 2a–d Patient 2. **a** 17jähriger Patient mit drittgradig offener Unterschenkelfraktur links, primäre Versorgung mit einer Plattenosteosynthese. **b** 11 Monate nach dem Unfall; inzwischen mußte das Osteosynthesematerial entfernt werden, mehrfache Sequesterotomie, es resultiert ein Defekt von ca. 12 cm Länge. **c** Das linke Bein 2 und 7 Jahre nach dem Unfall. **d** Rechtes und linkes Bein 17 Jahre nach dem Unfall. Das Bein ist belastungsstabil und leicht verkürzt (s. auch Tabelle 3). Im rechten Bein das Regenerat der subperiostal ausgeschälten Fibula

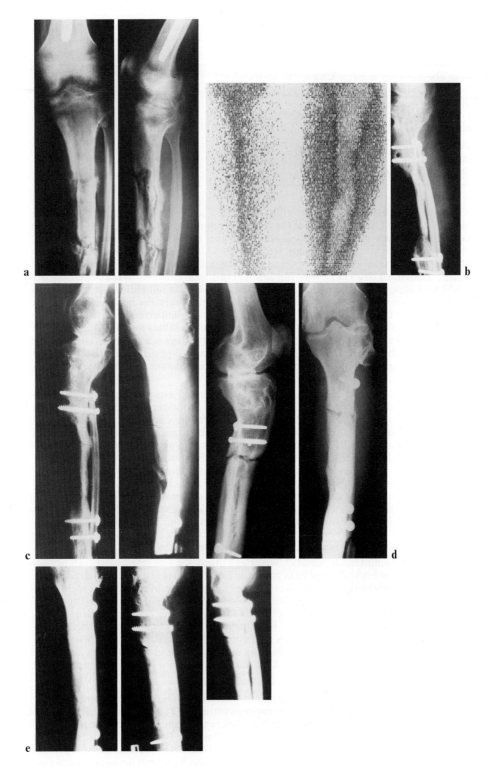

Tabelle 4. Untersuchungsbefunde bei Patient 3 (10 Jahre nach der Fibulatransposition)

Umfangmaße (cm)	Rechts	Links
20 cm oberhalb des inneren Kniegelenkspalts	52	50
10 cm oberhalb des inneren Kniegelenkspalts	43	41
Kniescheibenmitte	38	38
15 cm unterhalb des inneren Kniegelenkspalts	39	36
Beinlänge	97	96
Bewegungsumfänge		
Kniegelenk	10°/0°/145°	5°/0°/115°
Oberes Sprunggelenk	15°/0°/ 50	5°/0°/ 40°

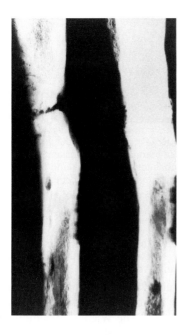

Abb. 4 Patient 4. Die amputierte Tibia eines 44jährigen Patienten, bei dem 10 Jahre zuvor nach einer Defektpseudarthrose der Knochen durch mehrfache Spanplastiken wieder aufgebaut war und der nach der Spontanfraktur um die Amputation des Beines bat. 6 Wochen nach der Fraktur zeigt sich keine Kallusbildung an dem eburnisierten Knochen

kam es ohne adäquates Trauma zu einer Fraktur im Transplantatknochen. Gleichzeitig trat eine erneute Fistelung in diesem Bereich auf. Der Patient wollte die sich erneut anbahnende lange Behandlung nicht wieder auf sich nehmen und bat um die Amputation des Beines. Wir haben dieser Bitte entsprochen (Abb. 4). Die histologische Aufarbeitung des Transplantats zeigte oberhalb des eburnisierten Bereiches einen weitgehend normalen knöchernen Aufbau mit Haver-Kanälen und einer lamellären Struktur. Im eburnisierten Knochenbereich zeigten sich aber ungeordnet nebeneinander liegende Lamellenfragmente ohne eine längsgerichtete Struktur. Es handelt sich bei diesem Transplantatknochen zweifellos

◄──────────

Abb. 3 a–e Patient 3. **a** 21jähriger Patient mit infizierter Etagenfraktur. Entfernung des Sequesters von 8 cm Länge. **b** 1 Jahr nach Fibula- pro Tibiaoperation und Spananlagerung; im Szintigramm deutliche Aktivitätsanreicherung im transplantierten Knochen. **c** 2 Jahre nach der Operation Fraktur im Transplantatknochen, die konservativ ausheilt. **d** 10 Jahre nach dem Unfall. Der Patient hatte das Bein voll belastet, und es kam ohne adäquates Trauma erneut zu einer Spontanfraktur im Transplantatknochen. **e** 11 Jahre nach dem Unfall und 8 Monate nach dieser neuerlichen Spontanfraktur ist diese noch nicht vollständig durchbaut

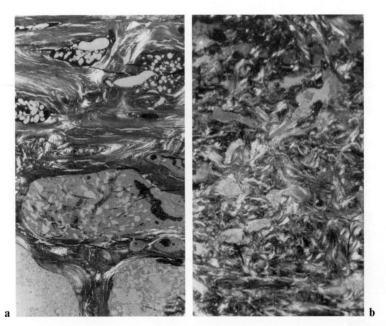

Abb. 5 a, b. Histologische Aufarbeitung des Amputats (Patient 4). **a** Oberhalb der Fraktur normaler Aufbau des Knochens mit gut erkennbaren Haver-Kanälen und gut erkennbaren Knochenlamellen. **b** Im Frakturbereich (eburnisierter Knochenbezirk) sind keine Haver-Systeme erkennbar. Bruchstücke von Knochenlamellen liegen ungeordnet nebeneinander, kein geordneter struktureller Aufbau des Knochens (Goldner-Färbung im polarisierten Licht)

um einen minderwertigen Knochen, bei dem das ordnende Prinzip fehlt. Einerseits ist die Belastung unbedingt erforderlich, damit sich der Knochen strukturiert, andererseits ist die Belastung nicht möglich, da es sonst zu Refrakturen kommt (Abb. 5).

Die restlichen 6 nachuntersuchten Patienten hatten alle ein belastungsstabiles Bein, wiesen aber alle Bewegungseinschränkungen in den benachbarten Gelenken und Muskelminderungen der betroffenen Extremität auf. Die Wiederherstellung der Kontinuität nach Kontinuitätsdefekten langer Röhrenknochen verlangt vom Patienten und vom behandelnden Arzt sehr viel Geduld. Es sind lange Behandlungszeiträume nötig, der Ausgang der Behandlung ist oftmals ungewiß. Eine solche Behandlung ist nur sinnvoll bei jungen Patienten, die sich über diese Tatsache im klaren sind und dennoch diese Behandlung wünschen. Wenn diese Voraussetzungen aber gegeben sind, ist jeder Versuch gerechtfertigt, die Extremität zu erhalten. Bei älteren Patienten sollte man sich sehr genau überlegen, ob nicht die Amputation und die Versorgung mit einer guten Prothese sinnvoller ist, da nach derart langen Behandlungszeiträumen von 3–5 Jahren die soziale und berufliche Rehabilitation des Patienten oftmals wenig Aussicht auf Erfolg hat. Trotz einer Reihe von schönen Erfolgen darf man nicht verkennen, daß das Machbare nicht immer sinnvoll ist. Für diese Maßnahmen ist eine sehr ausgewogene Indikationsstellung mit die größte Schwierigkeit.

Zusammenfassung

In der Klinik für Unfallchirurgie der Justus-Liebig-Universität Gießen wurden in der Zeit von 1968 bis 1975 bei Kontinuitätsdefekten der Tibia und des Femur 6mal freie Fibulatransplantationen durchgeführt. 3 dieser Patienten konnten 10 Jahre und länger nach der Operation untersucht werden. Im gleichen Zeitraum wurde 14mal ein Defekt der Tibia mit einer Fibula-Tiba-Operation überbrückt, 7 dieser Patienten konnten nachuntersucht werden. Bei 1 Patient mußte die Amputation ca. 18 Monate nach der Operation durchgeführt werden.

Zum Zeitpunkt der Nachuntersuchung 10 Jahre nach der Versorgung hatten 8 der 10 nachuntersuchten Patienten ein belastungsstabiles Bein. Alle Patienten wiesen jedoch Muskelminderungen des betreffenden Beines und Bewegungseinschränkungen in den benachbarten Gelenken auf. Bei 1 Patienten war es inzwischen zur zweiten Fraktur im Transplantatknochen ohne adäquates Trauma gekommen, 1 Patient mußte 10 Jahre nach der Operation amputiert werden. Die histologische Aufarbeitung des Transplantats zeigte, daß auch nach diesem Zeitraum der Transplantatknochen noch keine geordnete Struktur aufwies. Es hatten sich keine Haver-Systeme gebildet. Die Überbrückung von Kontinuitätsdefekten von mehreren cm Länge erfordern lange Behandlungszeiträume und einen hohen Aufwand. Eine solche Behandlung ist sinnvoll nur bei jungen Patienten. Bei älteren Patienten ist oftmals eine Amputation und die Versorgung mit einer guten Prothese sinnvoller. Eine sehr ausgewogene Indikationsstellung ist für diese Maßnahme mit die größte Schwierigkeit.

Literatur

Brandes M (1913) Die Heilung größerer Tibiadefekte durch Transplantation. Z Orthop Chir 33:360
Campanacci M, Zanoli S (1966) Double tibiofibular synostosis (fibula pro tibia) for nonunion and delayed union of the tibia. J Bone Joint Surg 48:44
Dambe LT, Sauer K, Eitel F, Schweiberer L (1981) Morphologie der Einheilung von frischen autologen und homologen Spongiosatransplantaten in Diaphysendefekte. Unfallheilkd 84:115
Ecke H, Kyambi J (1975) Eine Möglichkeit der Behandlung von Defekten an langen Röhrenknochen. Unfallchirurgie 1:23
Hahn E (1884) Eine Methode, Pseudarthrosen der Tibia mit großem Knochendefekt zur Heilung zu bringen. Zentralbl Chir 21:337
Hofmann D, Hild P, Kunze K, Fritz K. W (1979) Die freie Fibulatransplantation. Unfallchirurgie 5:36
Kuner EH, Hendrich V (1984) Die allogene Knochentransplantation. Chirurg 55:704
Kuner EH, Weyand F, Domres B (1972) Zur Leistungsfähigkeit autologer Spongiosa bei der Behandlung knöcherner Defekte. Monatsschr Unfallheilkd 75:189
Lexer E (1924) Die freien Transplantationen. Enke, Stuttgart. (Neue Deutsche Chirurgie, Bd 26 b)
Matti H (1931) Über die freien Transplantationen von Knochenspongiosa. Arch Klin Chir 168:236
Meeder PJ, Hagemann H, Weller S, Hermichen H, Borell-Kost S (1984) Praxis der autologen Knochentransplantation. Klin J 1:12
Walker N (1981) Das vaskularisierte Knochentransplantat zur Überbrückung großer Knochendefekte. Handchirurgie 13:100
Wirth CJ (1982) Die Therapie der infizierten Defektpseudarthrosen langer Röhrenknochen. Z Orthop 120:632
Wirth CJ, Jäger M (1982) Art und Wahl des Knochentransplantates bei nicht-infizierten Pseudarthrosen langer Röhrenknochen. Aktuel Traumatol 12:294

Die modifizierte Juvara-Plastik (Langzeitergebnisse)

J. Piehler, F.-W. Hagena, M. Jäger und C. J. Wirth

Einleitung

Bei der operativen Therapie kniegelenknaher Tumoren steht die Problematik ausreichender Radikalität und gleichzeitig zufriedenstellender Funktionalität der betroffenen Extremität im Vordergrund. Juvara führte im Februar 1916 die sog. „Umkehrplastik" als operative Therapie kniegelenknaher Tumoren ein (Juvara 1921).

Neben der ablehnenden Haltung der Patienten gegen eine Amputation stellt Juvara (1926) mit Hilfe des klinischen und radiologischen Befundes folgende Kriterien für die Operationsindikation auf:
1) Großer, die Stabilität des Kniegelenks bedrohender, knöcherner Defekt,
2) Defekt im Niveau der Gelenkfläche.
3) Die Kompakta der Tumorumgebung ist intakt.

Die der Originalmethode anhaftenden Probleme – mangelnde Stabilität, Fehlen von vitalem Überbrückungsmaterial – können nach Merle d'Aubigné et al. (1966) durch folgende Maßnahmen verbessert werden:
1) Verwendung eines überbrückenden Marknagels,
2) autologes und homologes Material für die Defektdeckung,

Tabelle 1. Ergebnisse der Juvara-Plastik

	Anzahl der Patienten	Tumor	Rezidive
Juvara (1929)	5	Riesenzelltumor	–
		Riesenzellsarkom	1
		Enchondrom	–
Merle d'Aubigné u. Dejouany (1958)	9	Riesenzelltumor	1
		Osteosarkom	2
		Fibrosarkom	1
Böhler (1959)	3	Riesenzelltumor	–
		Periostales Sarkom	–
		Chondrosarkom	–
Blauth (1971 a, b), Blauth u. Schuchardt (1976)	5	Riesenzelltumor	–
		Chondrosarkom	–
		Osteomyelitis	–
Witt (1976)	3	Riesenzelltumor	–
Schweiberer u. Seiler (1982)	4	Riesenzelltumor	–
		Osteosarkom	1
		Fibrosarkom	1

3) Patellafixierung,
4) Verwendung von Akrylzement zur Deckung von Restdefekten,
5) stabile Fixation der Transplantate.

Eine ausreichende Radikalität ist nach Merle d'Aubigné u. Dejouang (1958) durch Einführung eines Mindestabstandes von 4–5 cm zwischen äußerer Tumorgrenze und Resektionshöhe gesichert.

Nach Böhler (1959) wird der Femur und die Tibia nicht frontal, sondern sagittal durchtrennt; dadurch kann die Stabilität der Osteosynthese (Marknagelfixation) weiter gesteigert werden. Der gekippte Kondylus wird durch Kondylenschrauben mit Gegenmuttern fixiert.

Blauth (1971 a, b, 1974), Blauth u. Meves (1975) und Blauth u. Schuchardt (1976) zeigen weitere Möglichkeiten einer stabilen Fixation im Resektionsbereich auf: Verwendung der Winkelplatte in Kombination mit der ventralen Zuggurtungsplatte.

Tabelle 1 zeigt die Ergebnisse der Juvara-Plastik und deren Modifikationen bei den oben genannten Autoren in einem vergleichbaren Beobachtungszeitraum von 5 Jahren und länger.

Material und Methode

An der Orthopädischen Klinik und Poliklinik der Ludwig-Maximilians-Universität München wurden 1969–1980 insgesamt 7 Juvara-Plastiken in der Modifikation nach Blauth u. Böhler (1959) durchgeführt. Witt (1976) gibt den für das vorliegende Patientengut geltenden Indikationsbereich wie folgt an:
1) Riesenzelltumoren Grad I–III,
2) Chondrosarkom (Grad I),
3) großer kniegelenknaher knöcherner Defekt,
4) Beteiligung der Gelenkfläche.

Diagnostische Maßnahmen

Präoperative diagnostische Maßnahmen sind Nativaufnahmen in 2 Ebenen, die Tomographie in 2 Ebenen, die Szintigraphie sowie die Angiographie zur Festlegung des Weichteilbefalls. Zur Operationsplanung werden Achsenaufnahmen mit Maßstab angefertigt, die Probeexzision wird durchgeführt.

Intraoperativ gelten folgende Leitlinien (nach Witt 1976):
1) Mindestens eine Schicht normalen Gewebes liegt zwischen zu resezierendem Gewebe und neurovaskulären Strukturen.
2) Die Resektionsgrenze liegt mindestens 5 cm von den im Tomogramm oder bei der Szintigraphie nachgewiesenen Tumorgrenzen entfernt, entsprechend einer Empfehlung von Salzer u. Salzer-Kuntschnik (1969).
3) Die En-bloc-Resektion findet stets extrakapsulär statt.

Tabelle 2. Modifizierte Juvara-Plastik

Beobachtungs-zeitraum (Jahre)	Anzahl der Patienten (n)	Diagnose	Alter bei Operation (Jahre)	Lokalisation
15	1	Riesenzelltumor Grad III	47	Tibiakopf
14	1	Riesenzelltumor Grad II	32	Femur
13	1	Riesenzelltumor Grad II	29	Tibiakopf
10	1	Riesenzelltumor Grad III	33	Tibiakopf
9	2	Riesenzelltumor Grad II	35/36	Tibiakopf
5	1	Chondrosarkom Grad I	43	Tibiakopf

Tabelle 3. Zeitraum zwischen erster Symptomatik und En-bloc-Resektion

	Monate
Riesenzelltumor Grad II	36
Riesenzelltumor Grad II–III	19
Riesenzelltumor Grad III	9
Riesenzelltumor Grad II, Chondrosarkom Grad I	6
Riesenzelltumor Grad II	4

Ergebnisse

Insgesamt 7 Patienten (6 männliche, 1 weiblicher) mit einem Durchschnittsalter von 36,4 Jahren zum Zeitpunkt der Operation wurden mit der modifizierten Juvara-Plastik versorgt.

Der postoperative Beobachtungszeitraum lag zwischen 5 und 15 Jahren. Es fanden sich 4 Fälle eines Riesenzelltumors vom Grad II nach Lichtenstein (1977) und 2 Fälle vom Grad III.

In einem Fall konnte ein Chondrosarkom Grad I nachgewiesen werden. Bevorzugte Lokalisation war der Tibiakopf (6mal) das distale Femur war in einem Falle betroffen (Tabelle 2). Zwischen der ersten Symptomatik und der endgültigen En-bloc-Resektion liegt ein Zeitraum von 4–36 Monaten (Tabelle 3).

Als Erstmaßnahme war bei 4 Patienten eine Kürettage mit anschließender Defektdeckung durch autologe Spongiosa durchgeführt worden. Unter dieser Therapierichtlinie trat spätestens nach 2 Jahren in jedem Fall ein Rezidiv auf.

Bei einem Patienten kam es 10 Jahre postoperativ im Resektionsbereich zur Entwicklung einer Infektion, die zunächst erfolgreich durch Saug-Spül-Drainage behoben werden konnte; 1983 trat an der Stelle des stattgehabten Infektes eine Fraktur auf, die anschließend 6 Monate im Fixateur externe ruhiggestellt wurde.

Zum Zeitpunkt der Nachuntersuchung (1985) besteht im Bereich der operierten Extremität volle Belastbarkeit. Es besteht Rezidivfreiheit in allen Fällen. Die durchschnittliche Beinverkürzung liegt bei 1,5 cm. Die Kontakte im sozialen Umfeld sind normal. 6 Patienten sind in dem ursprünglichen Beruf voll einsatzfähig, lediglich bei einem Patienten war ein Berufswechsel notwendig (vom Landwirt

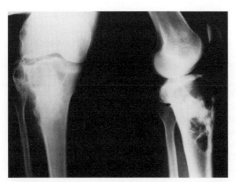

Abb. 1. 46jähriger Patient. Erste radiologische Kontrolle im November 1969. Riesenzelltumor Grad III

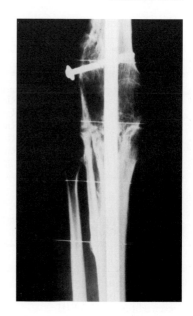

Abb. 2. Modifizierte Juvara-Plastik (Operationsdatum 2. 11. 1970)

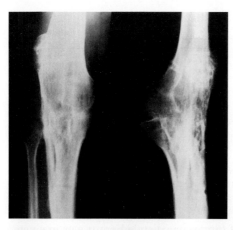

Abb. 3. Radiologische Kontrolle 1985

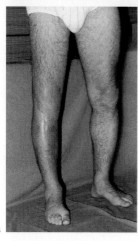
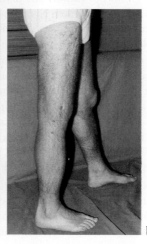

Abb. 4a, b. Die operierte Extremität ist voll belastbar

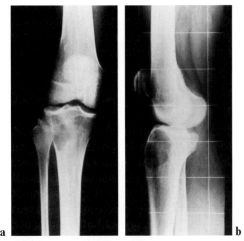

Abb. 5 a, b. 35jähriger Patient. Erste radiologische Kontrolle im Oktober 1977. Riesenzelltumor Grad II

zum Verwaltungsangestellten). 5 Patienten sind sportfähig, dabei stehen Schwimmen und Bergwandern an erster Stelle.

2 Fälle seien im einzelnen erläutert:

Fall 1

Ein 46jähriger Patient bemerkte im April 1969 erstmals belastungsunabhängige Schmerzen im Bereich des rechten Kniegelenks ohne Schwellung bei unauffälligen Hautverhältnissen. Zunächst wird auf die radiologische Kontrolle verzichtet, es schließt sich eine physikalische Therapie für die Dauer von 7 Monaten an. Da die Spontanschmerzhaftigkeit deutlich zunimmt, folgt nun die erste radiologische Kontrolle: raumfordernder Prozeß im Tibiakopf.

Im November 1969 wird als therapeutische Erstmaßnahme die Kürettage und die Defektauffüllung mit autologer Spongiosa durchgeführt: Riesenzelltumor Grad III.

Im November 1970 kommt es zum Rezidiv: Riesenzelltumor Grad III. Eine modifizierte Juvara-Plastik wird am 2.11.1970 durchgeführt (Abb. 1 und 2). Es schließt sich eine 6monatige Ruhigstellung im Oberschenkelliegegips an. Eine volle Belastungsfähigkeit wird nach 10 Monaten erreicht.

Die Gehstrecke ist derzeit unbegrenzt, der Patient ist in seinem ursprünglichen Beruf (Kaufmann) weiterhin tätig. Ausgeübte Sportarten sind Bergwandern und Schwimmen. Die klinische und radiologische Kontrolle bestätigt Rezidivfreiheit (Abb. 3 und 4).

Fall 2

Ein 35jähriger Patient bemerkt im Juli 1977 erstmalig belastungsunabhängige Beschwerden ohne Schwellung und Hautveränderungen. Zunächst wird eine physikalische Therapie und krankengymnastische Übungsbehandlung durchgeführt.

Im Oktober 1977 kommt es zu einer deutlichen Zunahme der Spontanschmerzhaftigkeit, die dann Veranlassung zur radiologischen Kontrolle des rechten Kniegelenks gibt: raumfordernder Prozeß im Tibiakopf. Die Probeentnahme bestätigt einen Riesenzelltumor Grad II.

Am 19.10.1977 wird die Juvara-Plastik in modifizierter Form durchgeführt (Abb. 5 und 6). Die Ruhigstellung wird zunächst im Oberschenkelliegegips für 2 Monate, daran anschließend im Oberschenkelgehgips für 1 Monat durchgeführt. Der Patient erreicht die volle Belastungsfähigkeit 7 Monate postoperativ.

Der Patient verfügt derzeit über eine unbegrenzte Gehstrecke und ist im ursprünglichen Beruf tätig, es besteht Rezidivfreiheit. Die sportliche Aktivität ist uneingeschränkt (Abb. 7 und 8).

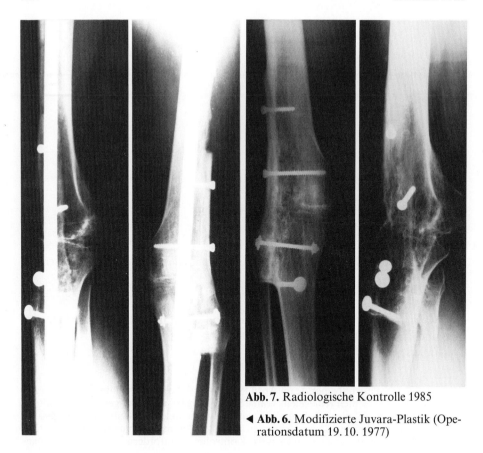

Abb. 7. Radiologische Kontrolle 1985

◄ **Abb. 6.** Modifizierte Juvara-Plastik (Operationsdatum 19. 10. 1977)

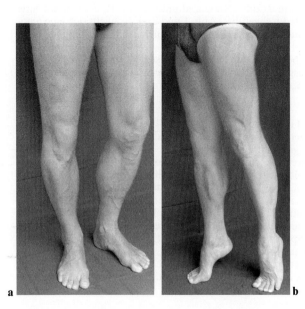

Abb. 8 a, b. Der Patient ist derzeit beruflich voll belastbar, bevorzugte Sportarten sind Bergwandern (20 km), Schwimmen (1 h), Tennis, Squash

Diskussion

Übereinstimmend zeigen Blauth u. Meves (1975), Blauth u. Schuchardt (1976), Dahlin (1978), Enneking u. Shirley (1977), Parrish (1966), Schweiberer u. Seiler (1982) und Witt (1976) einen exakt begrenzten Indikationsbereich für die Juvara-Plastik auf:

1) Semimaligne Tumoren (Riesenzelltumoren) stellen die bevorzugte Indikation zum Einsatz dieser Operationsmethode dar.
2) Sehr langsam wachsende maligne Tumoren (Chondrosarkom Grad I) mit später Metastasierung sind ein weiterer Einsatzbereich.
3) Große knöcherne Defekte in Kniegelenknähe bzw. die Beteiligung einer Gelenkfläche sollten sofort die En-bloc-Resektion nach sich ziehen.

Ergebnisse

Kleinere operative Eingriffe, etwa Kürettagen mit anschließender Defektdeckung durch homologe oder autologe Spongiosa, haben, was die oben genannten Autoren bestätigen, nach kurzer Zeit zu Rezidiven geführt.

Im Gegensatz dazu führt die En-bloc-Resektion mit stabiler Osteosynthese und Defektüberbrückung mit autologem Material zur Erhaltung der Extremität bei voller Belastungsfähigkeit und Rezidivfreiheit.

Jeder zwischengeschaltete operative Eingriff führt zur verzögerten Heilung.

Literatur

Blauth W (1971 a) Kontinuitätsresektion von Röhrenknochen und plastische Überbrückung von Knochendefekten. Arch Orthop Unfallchir 71:324–338

Blauth W (1971 b) Zum Problem der Kontinuitätsresektion von Röhrenknochen mit anschließender Defektüberbrückung. Orthop Prax 7:305–319

Blauth W (1974) Fortschritte in der Behandlung von Knochendefekten. Münch Med Wochenschr 116:77–86

Blauth W, Meves H (1975) Arthrodesis in tumorous knee joints. In: Chapchal G von (ed) The arthrodesis in the restoration of working ability. Thieme, Stuttgart

Blauth W, Schuchardt E (1976) Resektionsarthrodese in der Behandlung kniegelenksnaher Knochentumoren. Z Orthop 114:931–935

Böhler J (1959) Marknagelarthrodese des Kniegelenkes mit Umkipp-Plastik. Chir Prax 3:427–430

Dahlin DC (1978) Bone tumors. General aspects and data on 6,221 cases. Thomas, Springfield

Enneking WF, Shirley PD (1977) Resection-arthrodesis for malignant and potentially lesions about the knee using an intramedullary rod and local bone grafts. J Bone Joint Surg [Am] 59:223–236

Juvara F (1921) Procedé de resection de la partie superieur de tibia. Presse Med 29:291

Juvara E (1926) Reconstitution de la tige osseuse femorotibiale interrompue par la resection d'une des extremites osseuses, qui constitue l'articulation du genou, par une greffe provenant du dedoublement de l'extremite osseuse opposee. Bull Soc Chir 55:541–556

Lichtenstein L (1977) Bone tumors, 5th edn. Mosby, St. Louis

Merle d'Aubigné R, Dejouany JP (1958) Diaphyso-epiphysal resection for bone tumour at the knee. J Bone Joint Surg [Br] 40:385–395

Merle d'Aubigné R, Meary M, Thomine JM (1966) La resection dabs le traitement des tumeurs de os. Rev Chir Orthop 52:305–319

Parrish FF (1966) Treatment of bone tumors by total excision and replacement with massive autologous and homologous grafts. J Bone Joint Surg [Am] 48:968–972

Salzer M, Salzer-Kuntschnik M (1969) Vergleichende röntgenologisch-pathologisch-anatomische Untersuchungen von Osteosarkomen im Hinblick auf die Amputationshöhe. Arch Orthop Unfallchir 65:322–326

Schweiberer L, Seiler H (1982) Die Umkehrplastik bei Osteolysen im Kniegelenksbereich. Orthopäde 11:130–135

Witt AN (1976) Juvaraplastik und Durchnagelungsarthrodese zur Behandlung von Riesenzelltumoren im Kniebereich. Aktuel Traumatol 6:407–409

Diskussion

Holz, Stuttgart: Herr Henßge, Sie haben betont, daß das *Periost* vollkommen *entfernt* werden müßte. Ist das eine Conditio sine qua non? Wenn die Dysplasie doch vom Markraum ausgeht, kann man das Periost dann nicht als ein die Knochenheilung stimulierendes Organ belassen?

Henßge, Lübeck: Das ist eine Frage, die man im Einzelfall nach der Histologie entscheiden sollte. Wenn Osteoblastensäume um die atypischen Knochenelemente liegen, muß man mit einem Rezidiv innerhalb des Transplantats rechnen. Das ist ja auch bei unserem Fall eingetreten. Auf der anderen Seite können Sie natürlich das Periost niemals ganz herauskriegen. Das mag vorn medial gehen, aber hinten halte ich es für eine Illusion. Es bleibt, ähnlich wie bei der Synovektomie, doch einiges zurück. Man sollte aber bei dieser Form der wachsenden Defektbildung in einem langen Röhrenknochen bei einem Kind das Periost wohl mitnehmen, wenn man sich überhaupt zu einer solchen Maßnahme entschließt.

Holz, Stuttgart: Wie lange soll man mit der Operation bei einer solchen im Kindesalter auftretenden Knochenveränderung warten? Soll man auf die Spontanfraktur warten, oder zu welchem Zeitpunkt würden Sie die Operation empfehlen?

Henßge, Lübeck: Möglichst vor einer Fraktur. Wir sind leider erst in der Lage gewesen, nach der Fraktur etwas zu tun. Die Dysplasie ist zwischen dem 3. und 10. oder 12. Lebensjahr praktisch unbeeinflußt gewachsen. Der Zwischeneingriff mit dem Herausnehmen und Auskochen des Knochens ist ja eine wenig übliche Methode und hatte auch keinen Erfolg. Ich meine schon, wenn man ein solches Gewächs hat, welches voranschreitet, sollte man nicht warten, bis die Diaphyse befallen und eine Fraktur entstanden ist.

Hippe, Kiel: Es ist ja bekannt, daß die *fibröse Dysplasie* häufig in die *Unterschenkelpseudarthrose* mit allen Schwierigkeiten der Stabilisierung übergeht. Ich habe eine Frage zum Verlauf. Sie zeigten ein Bild, wo ein kleiner Defekt vorlag, der letztlich in die Fraktur überging, und Sie sagten, das sei ein Rezidiv. Ist das histologisch gesichert worden, oder war es nicht nur ein Ermüdungsbruch oder die ersten Anzeichen davon?

Henßge, Lübeck: Die runde Defektbildung, die sich wieder zeigte, habe ich operativ entfernt, und die Histologie hat kein sicheres Rezidiv ergeben. Im Anschluß daran kam es aber zur Pseudarthrose. Sie heilte, Gott sei Dank, im Entlastungsapparat aus.

Hippe, Kiel: Wenn man schon konstatiert, daß es sich um einen Ermüdungsbruch handelt, warum haben Sie dann nicht zusätzlich Spongiosa angelagert? Der Knochen war doch sklerosiert.

Henßge, Lübeck: Das habe ich auch gemacht, und zwar aus dem Becken, jeweils in den Übergangszonen. Der Span wurde verklemmt, Kortikalis auf Kortikalis, und ich habe soviel Knochen, wie ich kriegen konnte, aus dem Becken hinzugefügt.

Holz, Stuttgart: Herr Henßge, können Sie noch allgemein etwas zur Rezidivquote der fibrösen Dysplasie sagen?

Henßge, Lübeck: Sehr viele operativ behandelte fibröse Dysplasien hat ja keiner. Es sind immer Einzelbeobachtungen. Ich kann Ihnen also keine Richtlinien und keine Richtzahlen geben.

Holz, Stuttgart: Wenn zur fibrösen Dysplasie keine Fragen mehr sind, möchten wir zum *Vortrag von Herrn Kunze* über „Verlaufsbeobachtungen nach Wiederaufbau großer Röhrenknochen bei langstreckigen Defekten" übergehen.

Schöllner, Köln: Es hat sich ja bei den Verläufen eine Tendenz zur Bildung von *Ermüdungsfrakturen* gezeigt. Das hing natürlich nicht nur mit der Sklerosierung des Knochens zusammen. Die Sklerosierung ist doch wohl Ausdruck einer starken Belastung des Knochens. Seine Tragfähigkeit darf nicht überschritten werden, weil sonst eine Ermüdungsfraktur auftritt. Auf der anderen Seite besitzt der Knochen nicht mehr die Fähigkeit, sich durch Breitenwachstum an die Belastung „anzupassen". In solchen Fällen sollte man nicht zögern, zusätzliche Knochenimplantate einzubringen, und wenn kein autoplastischer Knochen zur Verfügung steht, sollte man auf homoplastischen Knochen zurückgreifen. Der homoplastische Knochen wird i. allg. in die Fraktion des tragenden Knochens einbezogen.

Kunze, Gießen: Daß die Sklerosierung unter Belastung entsteht, ist sicherlich nur teilweise richtig, wie die Situation bei dem letzten Patienten gezeigt hat. Er hatte niemals belastet, und trotzdem entstand der sklerosierte Knochen. Dieser Knochen ist natürlich wesentlich unelastischer und deshalb stärker für einen Ermüdungsbruch gefährdet als andere Knochen. Es ist uns selten gelungen, die Röhrenform des Knochens wiederherzustellen. Und wenn einem das nicht gelingt, muß man den Weg der „Massenvermehrung" gehen, das ist völlig richtig. Die homoplastischen Knochen sind tote Fremdkörper. Im Fall unserer Infektpseudarthrosen hatten wir eigentlich nicht den Mut, homoplastischen Knochen in den Infekt oder den einmal infiziert gewesenen Knochen hineinzubringen.

Holz, Stuttgart: Herr Kunze, Sie haben bei diesen Infektpseudarthrosen die noch intakte Fibula abgetrennt und sozusagen dem Bein die letzte Stütze genommen in der Hoffnung, daß die transplantierte Fibula nachher auf der anderen Seite an- und eingebaut wird. Am Ende erhalten Sie doch relativ dünne sklerosierte Knochenanteile, die auch zu Refrakturen geführt haben. Meinen Sie nicht, daß man die *Fibula belassen* sollte und lieber die Tibia, z. B. über *Rippentransplantate* aufbauen sollte?

Kunze, Gießen: Das ist ein Weg, den wir in letzter Zeit zunehmend beschritten haben. Wenn wir die Fibula der gleichen Seite genommen haben, haben wir meist proximal osteotomiert und die Fibula dann „herübergezogen". In letzter Zeit haben wir auch längere Defektstrecken, bis zu 22 cm gehabt. Da haben wir es so nicht gemacht, sondern tatsächlich nur eine Rippen- und Spongiosatransplantation durchgeführt, um dem Bein nicht die letzte Stabilität zu nehmen. Bei den kürzeren Defektstrecken läßt sich mit einem ausreichend langen Fibulatransplantat

Diskussion

doch die Stabilität wiederherstellen, wenn man auf jeder Seite 2 oder 3 Schrauben eindreht. Bei längeren Defekten ist das eben oftmals nicht möglich.

Holz, Stuttgart: Sie würden heute also nicht mehr diesen riskanten Weg empfehlen, sondern eine andere Methode wählen?

Kunze, Gießen: Wir würden differenzierter empfehlen: Bei kurzstreckigen Defekten machen wir es auch heute noch, bei längerstreckigen Defekten verzichten wir nicht so gerne auf die stabilisierende Wirkung der Fibula.

Holz, Stuttgart: Sie haben ein Beispiel gezeigt bei einem Kind von 10 oder 11 Jahren mit einem Marknagel. Würden Sie dieses Verfahren mit Verriegelungen und allen möglichen technischen Feinheiten auch heute noch empfehlen, oder würden Sie heute anders vorgehen?

Kunze, Gießen: Wir würden heute sicher den Fixateur externe oder den Wagner-Apparat nehmen.

Hippe, Kiel: Ich habe noch eine Frage, speziell zu dem Kind: Es ist ja bekannt, daß die transplantierte Fibula, die man dazwischen setzt, weniger die Tendenz hat, einen ordentlichen Röhrenknochen zu bilden, als wenn man Spongiosa anlagert und den Knochen, wenn er einmal überbrückt ist, unter zunehmende Belastung setzt. Die Frage speziell zur Fibula: Sie haben beidseits die *Fibula* entnommen. Wie hat sich im Lauf des Wachstums das *Sprunggelenk* entwickelt? Es gibt ja Berichte darüber, daß es bei Defekten an der Fibula langsam, aber sicher zu einer Valgusdeformität im Sprunggelenk kommt.

Kunze, Gießen: Das haben wir nicht beobachtet.

Hippe, Kiel: Nicht gesehen oder nicht beobachtet?

Kunze, Gießen: Er hatte seitengleich freie Beweglichkeit und war unauffällig.

Sie sagten, Herr Hippe, daß sich die transplantierte Fibula schlecht zu einem tragfähigen Röhrenknochen umbildet, Späne aus dem Becken aber eher. Dem können wir nicht so ohne weiteres zustimmen. Wir haben auch bei Patienten, bei denen wir einen spongiösen Aufbau mit Beckenkammspänen und Rippenspänen ohne Verwendung der Fibula gemacht haben, genauso wenig eine Markhöhle gesehen. Die Rippe haben wir gespalten. Wir haben aber auch danach nie die Ausbildung einer Markhöhle beobachtet. Bei einer anderen Patientin, bei der wir einen Knochenaufbau um einen Marknagel herum geführt haben, kam es nach Entfernung des Marknagels zum Verschluß des Hohlraums.

Hippe, Kiel: Ich kann aus unseren Erfahrungen berichten, daß es bei den angeborenen Unterschenkelpseudarthrosen zur Ausbildung einer Markhöhle kommt, wenn man nur lange genug wartet. Wir haben aber fast immer Tibia- oder Femurspäne der gleichen Seite genommen und Spongiosa angelagert.

Holz, Stuttgart: Ja, ich kann das bestätigen. Nach einer modifizierten Juvara-Plastik kann man mit der Zeit wieder einen röhrenförmigen Knochen beobachten. Wir haben 2 solcher Beispiele gesehen. Ich habe noch eine Frage zum Transplantat: Soll es Spongiosa enthalten oder nicht? Im asiatischen Raum hat man ja vor 8 Jahren begonnen, die Fibula vaskulär gestielt zu transplantieren. Als besonderen Vorteil hat man hervorgehoben, daß man im Transplantat einen intakten Markraum mit spongiösen Knochen besitzt; dies sei ein großer Vorteil für den raschen Einbau und eine potentielle Verstärkung des Knochens. Haben Sie solche Beobachtungen bei Ihren frei transplantierten Fibulae sehen können?

Kunze, Gießen: Nein, das haben wir eigentlich nicht beobachtet. Wir haben immer zusätzlich Beckenspongiosa mit angelagert, soviel wir bekommen konnten. Bei der Operation nach Hahn-Brandes ist die Fibula auch ein gestieltes Transplantat.

Holz, Stuttgart: Dann zur *modifizierten Juvara-Plastik,* über die Herr Piehler berichtet hat. Stimmt jemand dem Vorschlag zu, daß man solche Tumoren im Schnellschnitt diagnostizieren soll? Ich glaube nicht, daß es möglich und vertretbar ist, einen Knochentumor, auch einen Riesenzelltumor vom Grad II oder III, im Schnellschnitt zu klassifizieren. Aus diesem Grund möchte ich empfehlen, vorab Probeexzisionen vorzunehmen und den Tumor gründlich abzuklären, ehe man die definitive Operation und Überbrückung vornimmt.

Piehler, München: Keine Diskussion, das ist ganz klar. Bei den Riesenzelltumoren ist es ja so, daß häufig Fehldiagnosen vorkommen.

Holz, Stuttgart: Übrigens konnte man bei 2 Beispielen, die Sie gezeigt haben, sehr schön sehen, wie sich um den Marknagel herum eine recht brauchbare Kortikalis gebildet hat. Also die Belastung, die jahrelang stattgefunden hat, hat den Knochen wieder ausgerichtet und so strukturiert, daß er den Belastungen gewachsen war.

Funktionelles Ergebnis der subtotalen Skapularesektion wegen Chondrosarkoms

E. J. Henßge

Die Chondrosarkombehandlung verlangt die komplette Geschwulstentfernung unter Mitnahme des angrenzenden Gewebes. Hauptgefahr für spätere Rezidive ist die Abimpfung von kleinsten Geschwulstpartikeln in das Operationsgebiet, sei es anläßlich der diagnostischen Gewebeentnahme, sei es anläßlich der definitiven Geschwulstentfernung.

Wegen der Abimpfungsgefahr von Geschwulstpartikeln, durch die über das Lokalrezidiv der spätere unglückliche Ausgang herbeigeführt werden kann, wird man auch heute im Einzelfall auf die vorgängige diagnostische Gewebeentnahme dann verzichten können, wenn die Geschwulstentfernung Verstümmelung des Patienten vermeidet.

Im Falle eines großen Chondrosarkoms des Schulterblatts bei einer 21jährigen Frau ist 1968 die Geschwulst unter Belassen von Schulterpfanne und Schulterdach mit Spinaanteil einzeitig entfernt worden.

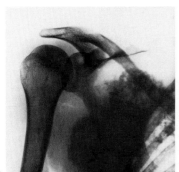 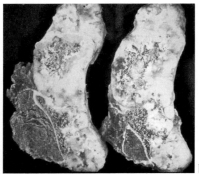

Abb. 1. a Präoperatives Röntgenbild, **b** Präparat eines Chondrosarkoms der Schulter

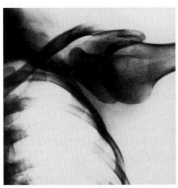 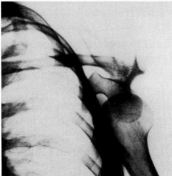

Abb. 2. Zwischenergebnis nach Ablauf von 5,5 Jahren nach Chondrosarkomentfernung. Hypermobilität des Schulterblattrestes

Spätergebnisse in der Orthopädie
Hrsg.: Blauth/Ulrich
© Springer-Verlag: Berlin Heidelberg 1986

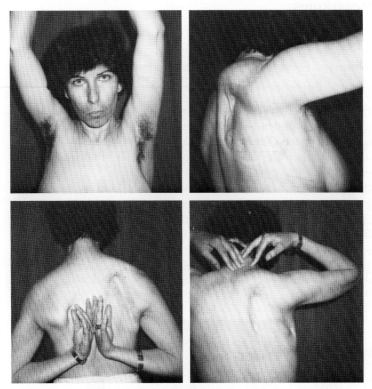

Abb. 3. Funktionelles Ergebnis nach 17 Jahren

Die Nachuntersuchung 5 Jahre später zeigt Rezidiv- und Metastasenfreiheit. Der Schulterblattrest ist hypermobil. Die Schulterkontur wirkt abgeflacht. Die Achselfalte steht tiefer. Beim Anheben des Arms zur Seite fehlt die Abstützfunktion des Schulterblattes. Das zeigt sich auch in der Kombinationsbewegung des oberen Rückgriffs. Aus der Sicht der Patientin wird die Instabilität des Schulterblattrestes gut kompensiert.

Die Kontrolle 1985, also rund 17 Jahre nach Geschwulstentfernung, zeigt wiederum Rezidiv- und Metastasenfreiheit. Die Kaudalverschiebung des Schultergürtels und die vermehrte Drehung des Schulterblattrestes sind nur radiologisch deutlich zu machen. Der Gelenkschluß zwischen Schulterblattrest und Humeruskopf ist auch unter zusätzlicher Tragbelastung nicht beeinträchtigt.

Als Schlußfolgerungen sind hervorzuheben:
1) Bei ohnehin notwendigem Entfernen einer großen Knorpel-Knochen-Geschwulst vom Typ des Chondrosarkoms kann die einzeitige Geschwulstentfernung vertreten werden, wenn damit keine Verstümmelung oder wesentliche Funktionsminderung verbunden ist.
2) Das Belassen der mit Schlüsselbein und Arm artikulierenden Teile des Schulterblattes hinterläßt keine wesentliche Funktionsstörung. Die Instabilität des Schulterblattrestes wird funktionell sehr gut kompensiert.

Spätergebnisse in der Behandlung von Chondrosarkomen

C. Hein und W. Blauth

Einleitung

Bei aller Vielfalt der klinischen Erscheinungen kann das Chondrosarkom im Hinblick auf Rezidivneigung und Metastasierungstendenz zu den malignen Tumoren mit relativ günstiger Prognose gezählt werden. Es hat sich dabei gezeigt, daß das Auftreten von Rezidiven in erster Linie von der Radikalität des durchgeführten chirurgischen Eingriffs abhängt (Barnes u. Catto 1966; Dahlin u. Henderson 1956; Evans et al. 1977; Henderson u. Dahlin 1963; Higinbothan 1966; Lindbom et al. 1961; Marcove u. Huvos 1971; Marcove et al. 1972; Peltier 1966; Romsdahl et al. 1976). Der Malignitätsgrad des Tumors spielt hingegen eine mehr untergeordnete Rolle (Gitelis et al. 1981; Sanerkin u. Gallagher 1979).

Da die meisten Rezidive innerhalb von 5 Jahren auftreten, ist dieser Beobachtungszeitraum für die Beurteilung der Rezidivtendenz aussagekräftig (Evans et al. 1977; Sanerkin u. Gallagher 1979), während ein Zehnjahreszeitraum Rückschlüsse auf die Überlebensrate zuläßt (Marcove et al. 1972; Sanerkin u. Gallagher 1979).

Unter Berücksichtigung dieser Erkenntnisse sollen über Verlaufsbeobachtungen in der Behandlung von Chondrosarkompatienten berichtet und einige bewährte operative Verfahren vorgestellt werden.

Material

Die vorliegende Untersuchung stützt sich auf ein Gesamtkollektiv von 31 Chondrosarkompatienten, die zwischen 1 Monat und 17½ Jahren – im Mittel 5¾ Jahre – nachkontrolliert worden sind. Der Klassifizierung von O'Neal u. Ackermann (1952, Tabelle 1) folgend, ergibt sich die in Tabelle 2 aufgeführte Malignitätsverteilung. Die Tumorlokalisationen sind der Abb. 1 zu entnehmen.

Tabelle 1. Grading der Chondrosarkome nach O'Neal u. Ackermann (1952)

	Malignitätsgrad		
	Gering (1)	Mittel (2)	Hoch (3)
Kerngröße	Einige große, plumpe Kerne	Oft große, plumpe Kerne	Starke Variabilität der Kerngröße, viele plumpe Kerne
Zweikernigkeit	Selten	Oft	Sehr oft
Vielkernige Riesenzellen	Fehlen	Selten	Gelegentlich bis häufig
Verkalkung	Oft	Gering	Fehlt

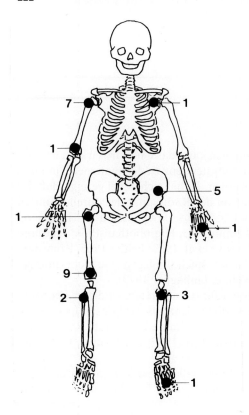

Abb. 1. Tumorlokalisation bei Chondrosarkom (n = 31)

Tabelle 2. Chondrosarkompatienten (n = 31)

	Malignitätsgrad		
	I	II	III
Anzahl	20	6	5

Tabelle 3. Operatives Vorgehen und Malignitätsgrad (n = 29)

	Malignitätsgrad		
	I	II	III
Lokale Resektion	7	3	–
Segmentresektion	5	2	–
Kontinuitätsresektion	6	–	–
Endoprothese	2	–	–
Amputation	–	1	3

Tabelle 4. Operatives Vorgehen und Kollektive

	Zehnjahreskollektiv (n = 6)	Fünfjahreskollektiv (n = 10)
Lokale Resektion	3	1
Segmentresektion	1	1
Kontinuitätsresektion	1	4
Endoprothese	∅	2
Amputation	1	2

Zur Beurteilung von mittelfristigen und Langzeitergebnissen erfolgte eine Zuordnung der Patienten in 2 Gruppen: Ein Fünfjahreskollektiv von 10 Patienten, die mindestens 5 Jahre, und ein Zehnjahreskollektiv von 6 Patienten, die mehr als 10 Jahre überwacht wurden.

Die in Abhängigkeit von den verschiedenen Ausgangsbefunden angewendeten operativen Verfahren erstrecken sich von lokaler Tumorresektion (hierzu zählen wir auch die Resektion eines Fibulaköpfchens oder Mittelhand- bzw. Mittelfußknochens) über Segment- und Kontinuitätsresektionen zu Tumorprothesen und Amputationen. Ihre Häufigkeit in den verschiedenen Malignitätsklassen sowie in den beiden Kollektiven sind den Tabellen 3 und 4 zu entnehmen.

Kasuistiken und Ergebnisse

Aus jeder Gruppe operativer Verfahren soll nachfolgend ein Patient vorgestellt werden:

1) Lokale Resektion (M., I., geb. 16.08.1944): Hierbei handelt es sich um einen 29jährigen Patienten mit einem hochdifferenzierten Chondrosarkom am distalen Humerus nach vorausgegangener Resektion eines Osteochondroms (Abb. 2). 11 Jahre nach der lokalen Resektion ist der Patient heute bei freier Beweglichkeit im Ellbogengelenk beschwerdefrei. Die Größe der zarten Knochenauflagerung ist konstant geblieben. Szintigraphisch keine Anreicherung.
2) Segmentresektion (S., T., geb. 04.05.1965): Bei diesem 9jährigen Patienten handelt es sich um ein Chondrosarkom 1.–2. Grades mit Weichteilinfiltration am distalen Femur (Abb. 3). Nach en-bloc-Resektion und autologer Spanplastik (Jäger u. Blauth 1972) ist der Patient auch 10 Jahre nach dem Eingriff beschwerdefrei. Es kam allerdings aufgrund der bis an die Epiphyse notwendigen Resektion zu einer partiellen Schädigung der Epiphysenscheibe mit nachfolgendem Femur varum. Der Sklerosebezirk lateral des Tumors erwies sich histologisch als Knocheninfarkt.
3) Kontinuitätsresektion (L., H., geb. 16.08.1913): Bei dieser 63jährigen Patientin war 6 Jahre zuvor ein Chondrosarkom 1. Grades an der Tibia reseziert worden. Ein Rezidiv an beiden Gelenkkörpern erforderte eine Resektionsarthrodese mit Überbrückungsplastik durch homologe und autologe Knochenspäne (Blauth u. Schuchardt 1976) (Abb. 4). Wegen eines lokalen Rezidivs mußte 1 Jahr später nachreseziert und neu verplattet werden. Knapp 9 Jahre nach dem ersten und knappe 6½ Jahre nach dem letzten Eingriff besteht Rezidivfreiheit.

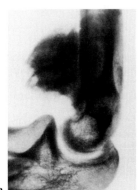
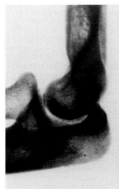
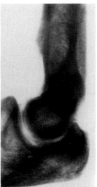

Abb. 2a, b. M. I., geb. 16.8.1944. **a** Hochdifferenziertes Chondrosarkom. **b** Beispiel für lokale Tumorresektion. Ergebnis nach 11 Jahren

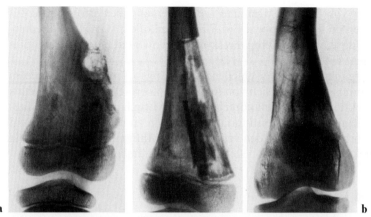

Abb. 3a, b. S. T., geb. 4. 5. 1965. **a** Chondrosarkom 1.–2. Grades. **b** 10 Jahre nach Segmentresektion

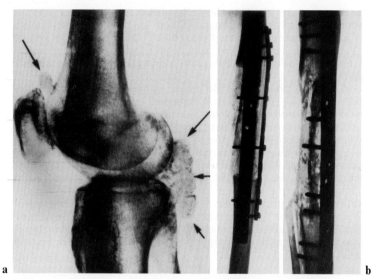

Abb. 4a, b. L. H., geb. 16. 8. 1913. **a** Rezidiv eines Chondrosarkoms mit Weichteilbefall. **b** Nach Resektionsarthrodese und Überbrückungsplastik

4) Tumorprothese (M., F., geb. 06.05.1914): Bei diesem 56jährigen Patienten wurde wegen eines hochdifferenzierten Chondrosarkoms das koxale Femurende nach Fraktur reseziert und durch eine Krückstockendoprothese ersetzt (Hepp et al. 1979) (Abb. 5). 8½ Jahre lang blieb der Patient rezidivfrei, bis er an einem myxomatös degenerierten Fibrosarkom im rechten Retroperitoneum verstarb.

5) Amputation (E., M., geb. 18.08.1940): Wegen eines entdifferenzierten Chondrosarkoms am rechten Humeruskopf wurde bei diesem 39jährigen Patienten mit einer multiplen Enchondromatose eine interthorakoskapuläre Amputation des Arms vorgenommen (Abb. 6). 6 Jahre nach dem Eingriff ist der Patient heute bei Beschwerdefreiheit und voller beruflicher Integration nach wie vor ohne Rezidiv und ohne Anzeichen einer Metastasierung.

Bei den übrigen Patienten war ein weiterer Fall einer Rezidivbildung zu verzeichnen. Hier kam es bei einer 23jährigen Patientin (B., C., geb. 01.02.1950)

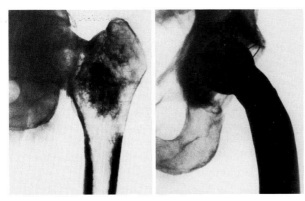

Abb. 5. M. F., geb. 6. 5. 1914. Tumorprothese bei Chrondrosarkom. Beispiel für Spontanfraktur des linken Schenkelhalses bei Chondrosarkom. Resektion des koxalen Femurendes und Implantation einer sog. Krückstockprothese

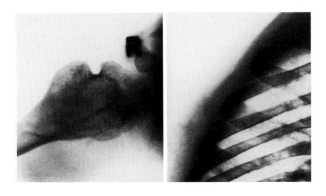

Abb. 6. Amputation wegen Chondrosarkom 3. Grades bei multipler Enchondromatose

nach lokaler Resektion eines hochdifferenzierten Chondrosarkoms an der proximalen Fibula zu insgesamt 5 Rezidiven. Verantwortlich hierfür waren vermutlich Impfmetastasen, die in einem Fall histologisch nachgewiesen wurden. Die histologischen Befunde der Tumorpräparate zeigten einen konstanten Malignitätsgrad. 2 Jahre nach der letzten Resektion findet sich heute röntgenologisch und szintigraphisch kein Hinweis mehr auf ein erneutes Rezidiv.

Mit Ausnahme des oben erwähnten Patienten, der an einem Zweittumor verstarb, sind sämtliche Patienten unserer beiden Kollektive noch am Leben.

Beispiele für ungünstige Krankheitsverläufe fanden sich bei 2 Patienten, die noch keinem der Kollektive angehören:

Es ist dies eine 28jährige Patientin (R., M., geb. 29. 05. 1955), die bei einem entdifferenzierten Chondrosarkom der Beckenschaufel 8 Monate nach Diagnosestellung und Ablehnung einer Hemipelvektomie an Lebermetastasen verstarb.

Bei einem 50jährigen Patienten (S., F., geb. 15. 11. 1929) mit einem hochdifferenzierten Chondrosarkom der Hüftpfanne kam es nach einem inadäquaten Eingriff (wegen Ablehnung einer Hemipelvektomie war lediglich eine Kürettage vorgenommen worden) zu einem mittlerweile unkontrollierbaren Tumorwachstum mit pathologischer Beckenringfraktur und Psoasinfiltration mit Ischiadikusparese.

Diskussion

Insbesondere der letzgenannte Fall unterstreicht die Notwendigkeit des radikalen Vorgehens bei der operativen Behandlung von Chondrosarkomen. Ist ein in diesem Sinne adäquater Eingriff aus operationstechnischen Gründen, z. B. bei Tumorlokalisationen am Achsenskelett oder bei Versagung der Zustimmung durch den Patienten, nicht möglich, kommt es zu einer erhöhten Rezidivrate (Gitelis et al. 1981; Marcove et al. 1972). So ist es auch erklärlich, daß mit zunehmender Verbreitung größerer Eingriffe zur Tumorresektion, z. B. in Form von Kontinuitätsresektionen und Tumorprothesen, in den letzten Jahrzehnten die Rezidivrate bei Chondrosarkomen gesenkt wurde (Sanerkin u. Gallagher 1979).

Im Gegensatz zu den entdifferenzierten Chondrosarkomen, die meist durch Metastasen zum Tode führen, wird die Prognose bei den höher differenzierten Chondrosarkomen durch die definitive lokale Tumorentfernung bestimmt (Evans et al. 1977). Die Langzeitergebnisse der vorliegenden Untersuchung unterstützen die Äußerung von Evans et al., daß durch eine lokale Tumorentfernung, ggf. auch im Rahmen einer Rezidivoperation, bei höher differenzierten Chondrosarkomen eine Heilung zu erzielen ist.

Zusammenfassung

Die Autoren berichten in der vorliegenden Arbeit über Langzeitergebnisse bei operativ behandelten Chondrosarkompatienten. 6 Patienten wurden dabei mehr als 10 Jahre, 10 Patienten zwischen 5 und 10 Jahren beobachtet. An Hand von Kasuistiken werden dabei einige operative Verfahren zur Tumorentfernung vorgestellt, und zwar: 1) lokale Tumorresektion, 2) Segmentresektion, 3) Kontinuitätsresektion, 4) Versorgung mit Tumorprothese und 5) Amputation.

Kein Patient verstarb an seinem Tumor, während es bei 2 Patienten in einem Falle zu einem, in dem anderen zu mehreren Rezidiven kam.

Die vorliegende Untersuchung zeigt, daß bei radikaler lokaler Tumorentfernung unter Mitnahme des bei einer Probeentnahme mit dem Tumor kontaminierten Gewebes – nötigenfalls auch im Rahmen eines Rezidiveingriffes – gute Ergebnisse zu erzielen sind. Insofern wird die im Schrifttum häufig geäußerte Meinung bestätigt, daß bei einem solchen als adäquat zu bezeichnenden operativen Vorgehen eine Heilung bei höher differenzierten Chondrosarkomen möglich ist.

Literatur

Barnes R, Catto M (1966) Chondrosarcoma of bone. J Bone Joint Surg [Br] 48:729
Blauth W, Schuchardt E (1976) Resektionsarthrodesen in der Behandlung kniegelenknaher Knochentumoren. Orthop Prax 11:1035
Dahlin DC, Henderson ED (1956) Chondrosarcoma, a surgical and pathological problem. J Bone Joint Surg [Am] 38:1025
Evans HL et al. (1977) Prognostic factors in chondrosarcoma of bone. Cancer 40:818
Gitelis S et al. (1981) Chondrosarcoma of bone. J Bone Joint Surg [Am] 63:1248
Henderson ED, Dahlin DC (1963) Chondrosarcoma of bone – a study of two hundred and eighty-eight cases. J Bone Joint Surg [Am] 45:1450
Hepp WR et al. (1979) Erfahrungen mit Spezialendoprothesen am coxalen Femurende. Z Orthop 117:928

Higinbothan NL (1966) Hemipelvectoma: A clinical study of 100 cases with five year follow-up on sixty patients. Surgery 39:706
Jäger R, Blauth W (1972) Segmentresektion bei primär malignen Knochentumoren. Med Orthop Techn 5:180
Lindbom A et al. (1961) Primary chondrosarcoma of bone. Acta Radiol 55:81
Marcove RC, Huvos AG (1971) Cartilaginous tumors of the ribs. Cancer 27:794
Marcove RC et al. (1972) Chondrosarcoma of the pelvis and upper end of the femur. J Bone Joint Surg [Am] 54:561
O'Neal LW, Ackermann LV (1952) Chondrosarcoma of bone. Cancer 5:551
Peltier LL (1966) The treatment of chondrosarcoma. Prog Clin Cancer 2:289
Romsdahl MM et al. (1976) Management of primary bone and soft tissue tumors. Twenty-first annual clinical conference of cancer at the University of Texas System Cancer Center. M.D. Anderson Hospital and Tumor Institute, Houston, Texas. Year Book Medical Publishers, Chicago, p 125
Sanerkin NG, Gallagher P (1979) A review of the behaviour of chondrosarcoma of bone. J Bone Joint Surg [Br] 61:395

Zwölfjahresergebnis nach Implantation einer Beckenendoprothese wegen Chondrosarkoms

D. Schöllner

Vor 12 Jahren wurde bei einem damals 54jährigen Kraftfahrer im Bereich der linken Beckenhälfte wegen eines histologisch nachgewiesenen Chondrosarkoms eine Beckenteilendoprothese implantiert. Bei der Operation mußte zunächst ein großer Teil der linken knöchernen Beckenhälfte entfernt werden unter Einschluß des gesamten Hüftgelenks (Abb. 1). Nur ein Teil des Darmbeines, des Schambeines und des Sitzbeines konnten belassen werden. Ein anatomisch nachgeformtes Beckenteilstück mit eingepaßter Gelenkpfanne aus Polyäthylen wurde an den verbliebenen Knochenteilen durch Verschraubung und Einzementierung mit Refobacin-Palakos befestigt (Abb. 2).

Der Hüftkopf wurde durch eine einzementierte Charnley-Müller-Endoprothese ersetzt. 5 Wochen nach dem Eingriff konnte der Patient in teilbelastungsfähigem Zustand nach Hause entlassen werden.

Über die Herstellung der Beckenendoprothese und die Operation haben Schöllner u. Ruck (1974) ausführlicher berichtet.

12 Jahre nach der Operation konnte der nunmehr 66jährige Patient nachuntersucht werden. Er war nach der Operation noch mehrere Jahre berufstätig in sitzender Arbeitsweise. Bei allen zwischenzeitlichen Kontrollen konnte niemals ein erneutes Tumorwachstum nachgewiesen werden. Das linke Bein blieb während der gesamten 12 Jahre in einem sehr guten Funktionszustand und konnte voll belastet werden. Allerdings benutzte der Patient bei größeren Gehstrecken stets eine

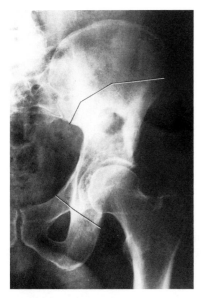

Abb. 1. Das Röntgenbild zeigt die Ausdehnung der vorgesehenen Knochenresektion

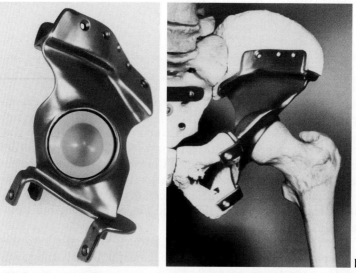

Abb. 2. a Das Metallimplantat mit eingesetzter Polyäthylenpfanne. **b** Seine Verankerung an einem Beckenmodell

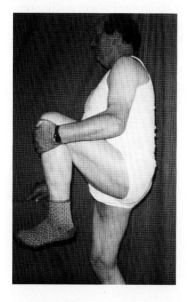

Abb. 3. Die Beweglichkeit des linken Hüftgelenks 12 Jahre nach der Implantation der Beckenendoprothese

Stockstütze, weil infolge des Fortfalls eines großen Teiles der pelvitrochantären Muskulatur eine muskuläre Insuffizienz bei der Hüftgelenksabduktion bestand.

Bei der Nachuntersuchung konnte der Patient das Bein in der linken Hüfte bis 110° beugen und bis 30° abduzieren. Die Rotationsbewegungen nach innen waren bis 10° möglich, nach außen bis 30° (Abb. 3).

Alle Laborparameter lagen im Normalbereich.

Die Röntgenuntersuchung des Beckens und des linken Oberschenkels ergab einen in allen Bereichen festen Sitz der Implantate. Bemerkenswerterweise hatte

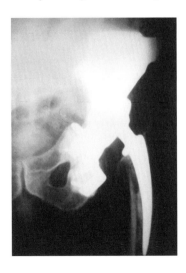

Abb. 4. Das Metallimplantat 12 Jahre nach der Implantation. Am Beckenring hat sich eine zarte Knochenspange gebildet

sich im Bereich des inneren Beckenringes eine Knochenspange um das Metallimplantat gebildet (Abb. 4).

Dieses erfreuliche Langzeitergebnis zeigt, daß es unter sorgfältiger Beachtung biomechanischer Kautelen gelingt, tumorkranken Patienten, bei denen ein Teil des knöchernen Beckens mit Hüftgelenk geopfert werden muß, ein standfestes und bewegliches Bein zu erhalten. Der Fall hat Anlaß gegeben, in verschiedenen Tumorkliniken Beckenteilstücke aus Polyazetalharz und Metall bereitzuhalten, über die an anderer Stelle berichtet wurde.

Literatur

Schöllner D, Ruck W (1974) Die Beckenendoprothese – eine Alternative zur Hemipelvektomie bei Tumorpatienten. Z Orthop 12:968–970

Resektion von Knochentumoren im Kniegebiet und Rekonstruktion mit gekochtem Autotransplantat. Spätergebnisse

S. Sijbrandj

Einleitung

Für die Behandlung der (semi-)malignen Knochentumoren im Kniegebiet ist oft eine radikale, lokale Resektion indiziert, damit eine Amputation vermieden werden kann.

In den vergangenen Jahrzehnten sind 4 Patienten mit Resektion des pathologischen Knochensegments, Sterilisation im Autoklav, Reimplantation dieses Segments und schließlich Kniegelenkarthrodese und Fixation mit einem langen Küntscher-Nagel behandelt worden.

Operation

Die Operation wird unter Blutleere durchgeführt. Das pathologisch veränderte Knochenstück des Femurs oder der Tibia wird soweit reseziert, daß nur gesundes Knochengewebe übrig bleibt. Bei Kortikalisdestruktion werden die angrenzen-

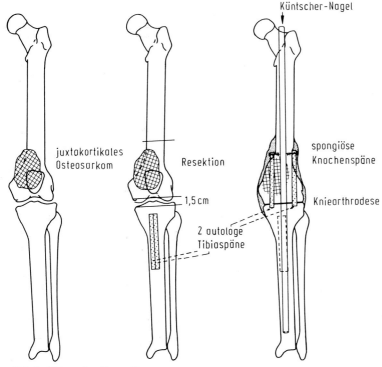

Abb. 1. Skizze der Operation

den Weichteile mitentfernt. Auch die Narbe der früheren Biopsie wird exzidiert. Danach wird das resezierte Knochenstück 15 min autoklaviert (120 °C). Nach diesem Verfahren werden alle Weichteile wie Periost, Gelenkkapsel, Sehnen und die durch den Tumor rarefizierten Knochenteile entfernt. Jetzt wird eine Kniearthrodese durchgeführt, wobei das autoklavierte Knochenstück reimplantiert und die Arthrodese mit einem extra langen Küntscher-Nagel fixiert wird. Wichtig ist, daß das autoklavierte Knochenstück mit massiven frischen autologen Tibiaknochenspänen überbrückt wird. Die Späne werden mit Schrauben fixiert, damit Rotationsstabilität eintritt. Weiter wird autologes, spongiöses Knochengewebe an den Spänen entlang gelagert. Vorzugsweise werden die Knochenspäne und das spongiöse Knochengewebe aus demselben Bein entnommen (Abb. 1).

Nachbehandlung

Von außerordentlicher Wichtigkeit ist selbstverständlich die Nachbehandlung. Die knöcherne Heilung braucht natürlich mehr Zeit als eine Kniearthrodese ohne Resektion. Mit dem oben beschriebenen Operationsverfahren bekommt man eine übungsstabile Osteosynthese, womit der Patient nach einigen Wochen mit Krücken zur Entlastung des operierten Beines gehfähig ist. Nach etwa 3 Monaten kann mit Teilbelastung geübt werden, und etwa 1 Jahr nach der Operation ist Vollbelastung möglich.

Patientengut

Es wurden von 1962 bis 1979 4 Patienten behandelt. Die klinischen Einzelheiten sind in Tabelle 1 dargestellt. Die Resultate der Behandlung der Patienten 1 und 4, bei denen Röntgenbilder gezeigt werden, werden beschrieben.

Tabelle 1. Klinische Einzelheiten bei 4 behandelten Patienten

Diagnose	Alter	Operation	Beobachtungszeit	Klinische Resultate
1) Chondrosarkom in der proximalen Tibia	♂, 26 Jahre	1963, 10 cm Resektion der proximalen Tibia	11 Jahre	Arthrodese fest, arbeitet als Uhrenwiederhersteller
2) Riesenzelltumor im distalen Femur mit Kortikalisdestruktion	♀, 53 Jahre	1966, 12 cm Resektion des distalen Femurs	7 Jahre	Arthrodese fest, verrichtet Hausarbeit
3) Riesenzelltumor in der proximalen Tibia mit Kortikalisdestruktion	♀, 66 Jahre	1967, 10 cm Resektion der proximalen Tibia	6 Jahre	Arthrodese fest, verrichtet Hausarbeit
4) Parossales Osteosarkom im distalen Femur	♀, 23 Jahre	1979, 15 cm Resektion des distalen Femurs	6 Jahre	Arthrodese fest, voll arbeitsfähig, Sekretärin

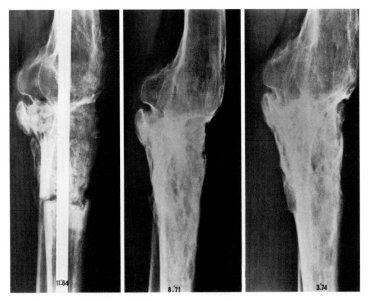

Abb. 2. Patient 1: Röntgenbilder eines damals 26jährigen Mannes, der im Jahre 1963 wegen eines Chondrosarkoms im proximalen Teil der Tibia operiert wurde. 1, 8 und 11 Jahre nach dem Eingriff

Fall 1: Im Dezember 1962 wurde bei einem 26jährigen Mann ein Chondrosarkom im proximalen Teil der Tibia diagnostiziert. Im Februar 1963 wurden 10 cm der proximalen Tibia reseziert, autoklaviert und mit Kniearthrodese reimplantiert. Für die Stabilisation wurde ein extra langer Küntscher-Nagel verwendet.

Abbildung 2 zeigt die Röntgenbilder 1, 8 und 11 Jahre nach der Operation.

Fall 4: Im Mai 1979 wurde bei einer 23jährigen Frau mit Knieschmerzen im Röntgenbild im distalen Femurbereich eine Knochenwucherung mit starker parossaler Ausbreitung beobachtet (Abb. 3 a). Bei der Arteriographie zeigte sich eine starke Hypervaskularität mit pathologisch veränderten Gefäßen im Tumorgebiet (Abb. 3 b).

Die Patientin wurde nach der in Abb. 1 dargestellten Technik operiert und nachbehandelt, wie oben beschrieben wurde. Die postoperativen Röntgenbilder zeigen die Situation 5 Monate (Abb. 3 c) und 6 Jahre (Abb. 3 d) nach der Operation. Es handelte sich histologisch um ein juxtakortikales Osteosarkom.

Diskussion

Verschiedene operative Rekonstruktionstechniken nach großen Knochenresektionen im Kniegebiet sind in der orthopädischen Literatur beschrieben worden. Merle d' Aubigné (1958), Merle d' Aubigné et al. (1966), Wilson (1972), Wilson u. Lance (1965), Enneking u. Shirley (1977) und Enneking (1983) verwendeten massive autologe und homologe Knochensegmente in Kombination mit einer Kniearthrodese. Nilsonne (1969), Ottolenghi (1972), Volkov (1970) und Koskinen et al. (1979) publizierten über homologe Knochensegmente mit Gelenkknorpel zur Rekonstruktion des Knies und zur Erhaltung der Gelenkbeweglichkeit. Die wichtigsten Komplikationen bei diesen Operationen waren Infektion, lokale Rezidive, Resorption und Ermüdungsbrüche der Knochentransplantate.

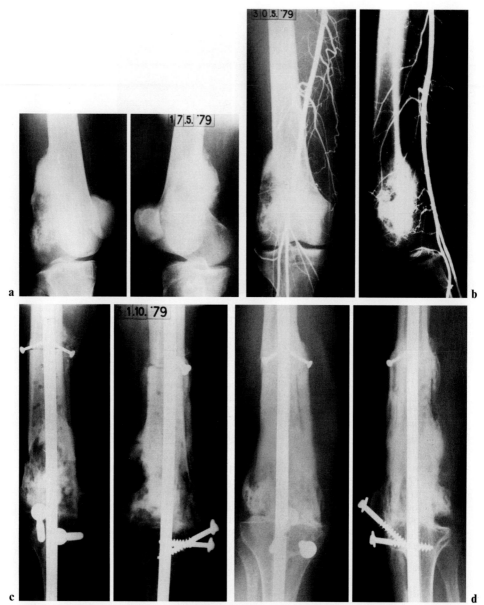

Abb. 3. a Patient 4: Juxtakortikales Osteosarkom im distalen Femur bei einer 23jährigen Frau, die 1979 operiert wurde. **b** Das Arteriogram zeigt einen Tumor mit pathologisch veränderten und überfüllten Gefäßen. **c** Röntgenbild 5 Monate nach der Operation (die Patella ist auf dem reimplantierten Segment und auf der Tibia verschraubt). **d** Das Röntgenbild 6 Jahre nach der Operation zeigt knöcherne Konsolidation

Über Transplantation von gekochten Knochen ist wenig veröffentlicht worden (Lloyd Roberts 1952, Thomson u. Steggall 1956; Williams 1964; Parrish 1966; Tuli et al. 1977). Chase u. Herndon (1955) publizierten an Hand einer ausführlichen Literaturübersicht über den Wert der verschiedenen Arten von Knochentransplantationen. Es hat sich in der Praxis erwiesen, daß frische Autotransplantate schneller einwachsen als alle Knochentransplantate anderer Art. Zur Vermeidung von Pseudarthrosen, insbesondere bei großen Resektionen, müssen gekochte Transplantate mit frischen Autotransplantaten überbrückt werden, damit eine rasche partielle Konsolidation erzielt werden kann. Für eine solide und längere innere Fixation wird vorzugsweise ein Küntscher-Nagel verwendet. Die überbrückenden Knochenspäne werden mit Schrauben fixiert (Abb. 1 und 3), damit die Osteosynthese rotations- und übungsstabil ist.

Mit dieser Operationstechnik ist der Patient rasch gehfähig, während der ersten postoperativen Monate mit Krücken, nach 3–6 Monaten mit Teilbelastung und nach etwa 1 Jahr mit Vollbelastung.

Der komplette knöcherne Durchbau eines autoklavierten massiven Knochensegments dauert lange und mehrere Jahre (Abb. 2 und 3).

Die Funktion des autoklavierten Knochentransplantats ist zweiteilig. Am Anfang wirkt der gekochte Knochenzylinder als Füllmaterial und trägt zur Stabilität der Osteosynthese bei. Mittlerweile können die frischen Knochentransplantate einwachsen. Nach längerer Zeit wird auch das tote Knochensegment revitalisiert (Sijbrandij 1978), und es kann durch weiteren knöchernen Durchbau die Kniearthrodese zustandekommen.

Ein Vergleich zwischen den Resultaten von Rekonstruktionen mit Gelenktransplantaten aus der Knochenbank und totalen Knieprothesen gegenüber unserer Methode ist nicht möglich, weil Spätergebnisse dieser Methoden fehlen. Unsere kleine Serie zeigt, daß der oben beschriebene Eingriff zu guten Dauerresultaten führt und daß der Patient später, wie nach jeder Kniearthrodese, wieder arbeiten kann.

Zusammenfassung

Von 1963 bis 1979 sind bei 4 Patienten im Kniegebiet Segmentresektionen für primäre Knochentumoren (Chondrosarkom, Riesenzelltumor und Osteosarkom) durchgeführt worden.

Die resezierten Knochensegmente (10–15 cm Länge) wurden 15 min im Autoklav bis 120 °C gekocht und dann wieder reimplantiert sowie mit einem langen Marknagel nach Küntscher fixiert. Zur Überbrückung des gekochten Knochensegments wurden neben spongiösem Knochenmaterial autologe Tibiaspäne medial und lateral fest an die angrenzenden vitalen Knochen verschraubt, damit das Einwachsen beschleunigt und die Rotationsstabilität gesichert wurde. Mit dieser Technik konnte eine übungsstabile Rekonstruktion mit Kniearthrodese erreicht werden. Die Patienten waren bald wieder gehfähig. In allen Fällen führte dieser Eingriff zur knöchernen Konsolidation, obwohl der knöcherne Durchbau des Transplantats mehrere Jahre brauchte.

Die Vorteile dieser Methode sind
1) die sofortige Verfügbarkeit und die gute Paßform des autoklavierten Knochensegments;
2) Entnahme großer Knochenspäne aus dem gesunden Bein oder aus dem Darmbeinkamm kann den Patienten erspart werden;
3) übungsstabile Osteosynthese;
4) gute Dauerresultate hinsichtlich der Radikalität der Tumorbehandlung und der Funktion des operierten Beins.

Literatur

Chase SW, Herndon CH (1955) The fate of autogenous and homogenous bone grafts. A historical review (855 references). J Bone Joint Surg [Am] 37:809–841
Enneking MD, Shirley PD (1977) Resection arthrodesis for malignant and potentially malignant lesions about the knee using an intramedullary rod and local bone grafts. J Bone Joint Surg [Am] 59:223–236
Enneking WF (1983) Musculoskeletal tumour surgery. Livingstone, New York Edinburgh London Melbourne, pp 625–686
Koskinen EVS, Salerius P, Alho A (1979) Allogeneic transplantation in low-grade malignant bone tumours. Acta Orthop Scand 50:129–138
Lloyd Roberts (1952) Experiences with boiled cadaveric bone. J Bone Joint Surg [Br] 34:428–432
Merle d'Aubigné R (1958) Diaphyso-epiphysial resection for bone tumour at the knee. J Bone Joint Surg [Br] 40:385
Merle d'Aubigné R, Meary R, Thomine JM (1966) La resection dans le traitement des tumeurs des os. Rev Chir Orthop 52:305–324
Nilsonne V (1969) Homologous joint transplantation in men. Acta Orthop Scand 40:429–447
Ottolenghi CE (1972) Massive osteo and osteoarticular bone grafts. Clin Orthop 87:156–174
Parrish FF (1966) Treatment of bone tumours by total excision and replacement with massive autologous and homologous grafts. J Bone Joint Surg [Am] 48:968–990
Sijbrandij S (1978) Resection and reconstruction for bone tumours. Acta Orthop Scand 49:249–258
Thomson VP, Steggall CT (1956) Chondrosarcoma of the proximal portion of the femur treated by resection and bone replacement. A six-year result. J Bone Joint Surg [Am] 38:357–367
Tuli SM, Chopra SC, Chakraverty G (1977) Behaviour of autoclaved massive autologous bone grafts. An experimental study. Indian J Orthop 11:1–19
Volkov M (1970) Allotransplantation of joints. J Bone Joint Surg [Br] 52:49–53
Williams G (1964) Experiences with boiled cadaveric cancellous bone for fractures of long bones. J Bone Joint Surg [Br] 46:398–403
Wilson PD (1972) A clinical study for the biomechanical behaviour of massive bone transplants used to reconstruct large bone defects. Clin Orthop 87:81–109
Wilson PD, Lance EM (1965) Surgical reconstruction of the skeleton following segmental resection for bone tumours. J Bone Joint Surg [Am] 47:1629

Diskussion

Hippe, Kiel: Herr Prof. Henßge hat ein Bild gezeigt, auf dem man sah, daß die Schulter der Patientin tiefer gesunken war. Bestand bei dieser Frau vielleicht eine *Akzessoriuslähmung?*

Henßge, Lübeck: Nein.

Döhler, Edinburg: Bei den Fällen, die Sie, Herr Hein, gezeigt haben, handelt es sich ganz sicher um *sekundäre* Chondrosarkome, die aus primären Osteochondromen entstanden sind. Ich meine, daß dies wichtig ist. Diese Tumoren verhalten sich nach Lage und Topographie sowie nach dem pathologischen Befund anders als die zentral im Knochen gelegenen Chondrosarkome.

Hein, Kiel: Ja, das ist allgemein bekannt. Wir haben aber keinen Wert darauf gelegt, bei den uns interessierenden Fragen zwischen zentralen oder peripheren Chondrosarkomen zu unterscheiden.

Schöllner, Köln: Ich habe eine Frage zur *Materialentfernung:* Haben Sie die beiden Platten, die Sie bei dem einen Beispiel gezeigt haben, in einem Schritt entfernt oder in zwei Schritten?

Hein, Kiel: Wenn 2 Platten zur Stabilisierung nötig waren, sollten sie *niemals in einem Schritt entfernt* werden. Je nach der Größe des Defekts und nach dem röntgenologischen Befund entfernen wir die eine Platte frühestens 2–3 Jahre nach der Operation. Die 2. Platte vielleicht 1–1 ½ Jahre später. Manchmal muß man bei dieser Gelegenheit noch einmal autologes Material anlagern.

Holz, Stuttgart: Herr Schöllner, das schöne Ergebnis mit Ihrer Beckenteilprothese ist ja außerordentlich erfreulich! Bei stammnahen Chondrosarkomen, und zwar bei den primären und sekundären, muß man aber darauf gefaßt sein, daß auch noch nach 10 Jahren und später Metastasierungen oder Rezidive auftreten.

Knahr, Wien: Am Orthopädischen Krankenhaus Wien-Gersthof führen wir seit 1975 Resektionen bei malignen Knochentumoren des Beckens durch und haben bisher Erfahrungen mit 36 derartigen Eingriffen. Wir implantieren *keine* Prothese, da sich gezeigt hat, daß das funktionelle Ergebnis trotz der häufig vorliegenden Beinverkürzung von den Patienten überwiegend positiv beurteilt wird. In Einzelfällen – wie z. B. bei dem hier mit einer Beckenprothese von Herrn Schöllner versorgten Patienten – sind gute Langzeitergebnisse möglich. Studien mit größeren Fallzahlen haben jedoch gezeigt, daß die postoperativen Komplikationen, sowie die Lokalrezidivraten bei Patienten mit Tumorresektion und anschließender Prothesenimplantation sehr hoch sind. Die Endoprothese stellt unserer Meinung nach sicherlich keine Lösung auf Dauer dar. Ich möchte Herrn Schöllner zu seinem schönen Langzeitergebnis gratulieren und ihn fragen, ob er abgesehen von diesem Einzelfall Erfahrungen mit einem größeren Krankengut besitzt.

Schöllner, Köln: Ich selbst habe nur diesen einen Fall operiert. Ich bin nicht ganz Ihrer Meinung, daß man nur resezieren soll. Was passiert mit dem Hüftkopf, wenn er kein Widerlager mehr hat? Begibt er sich nicht mitten ins Becken hinein? Ich meine, man sollte die Beckenprothesen weiterentwickeln und auch die Industrie dafür interessieren, entsprechende Ersatzstücke herzustellen. Ich wünschte mir eine Art Baukasten von Ersatzteilen, in den man hineingreifen und sich ein entsprechendes Stück auswählen kann. Der Trend geht in diese Richtung. Ich sehe also nicht ein, warum man jetzt sich auf bloße Resektionen beschränken sollte.

Henßge, Lübeck: Ich habe eine Frage zur *Herstellung* des Ersatzstücks. War es gegossen oder geschmiedet? Aus welchem Werkstoff bestand es?

Schöllner, Köln: Es handelte sich um ein geschmiedetes Stück aus Edelstahl der Deutschen Edelstahlwerke. Es wurde unter dem Schutzgas Argoarc zusammengeschweißt und dann poliert.

Holz, Stuttgart: Ich möchte die Meinung von Herrn Schöllner sehr unterstützen. Gerade beim Chondrom und Chondrosarkom kann man mit dem Beckenteilersatz hervorragende Ergebnisse erzielen, wie dies auch Herr Burri gezeigt hat. Er übersieht Resultate länger als 8 Jahre nach solchen Operationen. Herr Burri benutzt Polyacetalharz, das nach einem Computermodell jeweils individuell hergestellt wird. In seiner Klinik ist das Verfahren ziemlich standardisiert. Beim Chondrom führt es zu ausgezeichneten Ergebnissen. Zurückhaltend sollte man allerdings beim Osteosarkom sein, wo man mit der Methode des Beckenteilersatzes sicher ungleich ungünstigere Chancen hat.

Chronische idiopathische Hyperphosphatasie*

J. R. Döhler

Die chronische idiopathische Hyperphosphatasie ist eine sehr seltene autosomal-rezessiv vererbte Skeletterkrankung. Bei einem vermehrten osteogenen Potential des Skeletts wird zu wenig reifer, lamellärer Knochen gebildet. Der gesteigerte Knochenumbau zeigt sich röntgenologisch darin, daß alle Knochen diffus sklerosiert und die Diaphysen der Röhrenknochen zylindrisch deformiert sind. Daneben finden sich zystische Aufhellungen im kortikalen und spongiösen Knochen. Die radiologischen Befunde erinnern an die Camurati-Engelmann-Krankheit, an den Morbus Paget und an die fibröse Dysplasie, die sich auch histologisch nicht ohne weiteres ausgrenzen läßt. Die dünne Kortikalis bedeutet das Risiko von Deformitäten und pathologischen Frakturen.

Für die Diagnose sind exzessive Serumwerte der alkalischen Phosphatase charakteristisch, aber nicht obligat. Andere Enzyme und Hormone (bei unserem Patienten saure Phosphatase, Laktatdehydrogenase und Thyroxin) können eben-

---

* Ausführlich an anderer Stelle in englischer Sprache publiziert, s. Literatur.

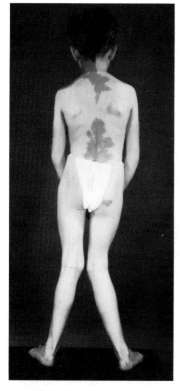

Abb. 1. Der Patient im Alter von 8 Jahren. Café-au-lait-Pigmentation des Rückens und hochgradige Valgusdeformität der Kniegelenke

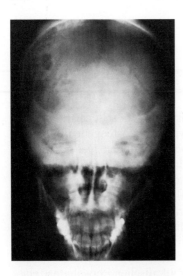

Abb. 2. a. p.-Röntgenaufnahme des Schädels im Alter von 23 Jahren: diffuse Sklerosierung und Auftreibung, zahlreiche Aufhellungen. Die Diploe, Mastoidfortsätze und Nebenhöhlen sind obliteriert

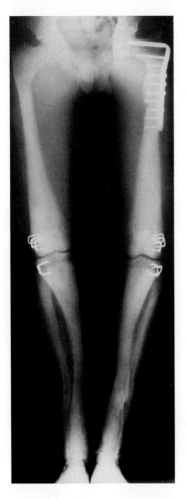

Abb. 3. Sogenannte Beckenbeinstatik im Alter von 27 Jahren: diffuse Sklerosierung der Röhrenknochen mit zahlreichen Aufhellungen. Die diffuse Auftreibung der Knochen erstreckt sich auch auf die Metaphysen

falls stark erhöht sein. Eine zuverlässige medikamentöse Therapie ist nicht bekannt. Die Prognose läßt sich nach keinen Kriterien beurteilen.

Wir berichten über einen jetzt 27 Jahre alten Patienten mit ausgedehnten Café-au-lait-Pigmentationen der Haut, der in der Kindheit wegen eines hochgradigen Genu valgum beiderseits auffiel (Abb. 1). Im Alter von 11 Jahren wurden Korrekturostcotomien des distalen Femur und der proximalen Tibia beiderseits durchgeführt. Später rezidivierte die Valgusdeformität auf beiden Seiten. Im Alter von 16 Jahren wurden die medialen Epiphysenfugen am Knie verklammert. Danach entwickelte sich ein bilaterales Genu varum, das 3 Jahre später analog behandelt wurde. Im Alter von 24 Jahren kam es zu einer subtrochanteren Streßfraktur des Femur. Die sich nach der internen Fixation abzeichnende Pseudarthrose wurde mit autologer Spongiosa zur Ausheilung gebracht. Die Frakturen betrafen Humerus, Unterschenkel und Rippen und erinnerten röntgenologisch an gebrochene Kreide. Unter konservativer Behandlung heilten sie komplikationslos aus.

Die in der Pubertät aufgetretenen neurologischen Symptome (Epilepsie und Hörverlust) sind möglicherweise auf den massiven Schädelbefall (Abb. 2) zurückzuführen und haben sich – wie die zeitweise diskutierte Linksherzhypertrophie – ohne jede Behandlung begeben. Trotz der einseitigen Varusdeformität von Hüfte und Knie (Abb. 3) ist der Patient z. Z. beschwerdefrei und auf orthopädische Hilfsmittel oder Medikamente nicht angewiesen; er führt ein offenbar unbeeinträchtigtes Leben.

Literatur

Döhler JR, Souter WA, Beggs I, Smith GD (1986) Idiopathic hyperphosphatasia with dermal pigmentation: A twenty year follow-up. J Bone Joint Surg [Br] 68-B:305–310

Jacobson HG (1985) Dense bone – too much bone: Radiological considerations and differential diagnosis, part 1 and 2. Skeletal Radiol 13:1–20

Fibröse Knochendysplasie und Weil-Albright-Syndrom*

J. R. Döhler und S. P. F. Hughes

Bei der fibrösen Dysplasie handelt es sich nach der Definition der Weltgesundheitsorganisation (WHO) um eine gutartige, vermutlich entwicklungsbedingte Erkrankung, gekennzeichnet durch fibröses Bindegewebe, das in charakteristischen Bündeln angeordnet ist und unreife, nichtlamelläre Knochentrabekel enthält. Man unterscheidet *polyostotische und monostotische Formen*. Häufig entwickeln sich die polyostotischen Formen nur bis zur Adoleszenz; dann sind Regressionen, ausnahmsweise aber auch neue Herde möglich. Maligne Transformationen sind sehr selten. Sie sind nicht nur nach (kontraindizierten) Bestrahlungen, sondern auch spontan aufgetreten gesehen worden.

Die Symptomentrias von polyostotischer fibröser Knochendysplasie, vorzeitiger Pubertät und Café-au-lait-Pigmentationen der Haut wurde 1922 von Weil in Breslau und 1937 ausführlich von Albright et al. sowie von McCune u. Hilde Bruch in den USA vorgestellt. Aus diesen historischen Gründen und weil Albrights Name u. a. auch für den Pseudohypoparathyreoidismus (Osteodystrophia hereditaria) steht, empfiehlt sich die Bezeichnung Weil-Albright-Syndrom.

Wir berichten über *13 Patienten* mit fibröser Knochendysplasie, die in Kiel und Edinburgh behandelt wurden. Darunter war ein Mädchen mit einem klassischen und ein Junge mit einem vermutlich analogen Weil-Albright-Syndrom. 4 monostotische und 9 polyostotische Fälle wurden durchschnittlich 10,2 Jahre nach Beginn der orthopädischen Behandlung nachuntersucht. Besonderes Interesse galt dabei den operativen Maßnahmen vor dem Hintergrund der weitgehend ungeklärten pädiatrischen und pathologischen Aspekte.

Während sich die monostotischen Formen im Erwachsenenalter manifestieren und einer kurativen Chirurgie zugänglich sind, stellen die häufig schon im frühen Kindesalter auftretenden polyostotischen Fälle den Orthopäden vor schwierige Fragen. Pathologische Frakturen sowie Verhütung und Korrektur von Deformitäten der unteren Extremitäten sind zentrale Probleme der meist mehrjährigen Behandlung. Die regelmäßig drohende Entwicklung einer *Coxa vara* läßt sich leichter verhüten als korrigieren, indem rechtzeitig Winkelplatten eingebracht werden. Besonders eignen sich Zickel-Nägel, die einen Marknagel mit einem Dreilamellennagel vereinigen (Zickel 1967). Meta- und diaphysäre Läsionen von Femur und Tibia lassen sich gewöhnlich durch großkalibrige Marknägel ausreichend und dauerhaft stabilisieren. Zumindest bis zum Ende der Adoleszenz sollten sie belassen und gegebenenfalls ausgewechselt werden. Platten bedeuten in aller Regel mehr Schaden als Nutzen, da sie die Kortikalis des dysplastischen Knochens schwächen, die Normalisierung der Trabekelstruktur eher bremsen als fördern und die biomechanische Beanspruchung des Knochens von der Mitte zu den Enden der Platte verlagern. Sind Platten unumgänglich, sollten sie aus diesen Gründen so bald wie möglich entfernt werden (Keyl 1971).

---

* Ausführlich an anderer Stelle in englischer Sprache publiziert (s. Literatur).

Der ausgedehnte Befall des proximalen Femurendes zwingt meist zu großen chirurgischen Eingriffen. Beckenläsionen und Hirtenstabdeformitäten der Hüfte entziehen sich in aller Regel chirurgischem Zugriff und verlangen nach entlastenden Apparaten.

Sogenannte *aggressive Formen* der fibrösen Knochendysplasie haben wir nicht gesehen. Blauth u. Meves (1974) berichteten über 3 Patienten, bei denen die Rezidivneigung eine Kontinuitätsresektion der befallenen Röhrenknochen erforderte.

Frakturen sollten jedenfalls primär immer konservativ behandelt werden, da Regressionen nicht nur nach innerer Stabilisierung, sondern auch nach Traumen und ohne erkennbaren Grund beobachtet worden sind.

Der *Verlauf* der polyostotischen Knochendysplasie läßt sich im Einzelfall nicht vorhersagen, auch nicht anhand wiederholter histologischer Untersuchungen. Er hängt vom kaum abzuschätzenden osteogenen Potential des Knochens und von der Art und dem Zeitpunkt chirurgischer Interventionen ab (Döhler u. Hughes, 1986). Vor Behandlungsbeginn sollte das ganze Skelett radiologisch untersucht werden. Wegen der geringeren Strahlenbelastung und hohen Sensitivität ist bei älteren Kindern die Szintigraphie zu empfehlen. Sie eignet sich auch zur Verlaufskontrolle.

Da bei der polyostotischen fibrösen Knochendysplasie mit endokrinen Störungen und wegen des Schädelbefalls mit neurologischen Komplikationen zu rechnen ist, sollten die Kinder regelmäßig vom Pädiater gesehen werden.

Literatur

Blauth W, Meves H (1974) Behandlungsprobleme bei der „aggressiven" Form der fibrösen Dysplasie. Z Orthop 112:230–235

Döhler JR, Hughes SPF (1986) Fibrous dysplasia of bone and the Weil-Albright syndrome: A study of thirteen cases with special reference to the orthopaedic treatment. International Orthopaedics (SICOT) 10:53–62

Keyl W (1971) Korrekturosteotomien an den unteren Extremitäten bei fibröser Knochendysplasie. Z Orthop 109:73–81

Zickel RE (1967) A new fixation device for subtrochanteric fractures of the femur. A preliminary report. Clin Orthop 54:115–123

Spätergebnisse der orthopädischen Eingriffe bei Hämophiliepatienten

J. M. Ziemski, M. Kowalski, G. Ortonowski, W. J. Rudowski,
A. Misiak, A. B. Szczepanik, R. Scharf und J. Pawlikowski

Einführung

Die Hämophilie ist eine angeborene hämorrhagische Diathese, für die spontane und posttraumatische Blutungen charakteristisch sind. Gerinnungsstörungen bei dieser Krankheit werden durch den Mangel an Plasmagerinnungsfaktor VIII (Hämophilie A) oder IX (Hämophilie B) verursacht. Zu der Gruppe derartiger Diathesen gehören auch Mängel an anderen Gerinnungsfaktoren, nämlich an Fibrinogen, Prothrombin, Faktoren V, VII, X, XI, XII, XIII und die von Willebrand-Krankheit.

Blutungen bei Hämophilie betreffen meistens Gelenke und dann Muskeln und führen zu festen Veränderungen des Stütz- und Bewegungsapparates, die hämophile Arthropathie genannt werden. Das hat zur Folge, daß orthopädische Probleme, die sowohl konservative wie operative Behandlung erfordern, bei Hämophiliepatienten sehr oft auftreten. Bei 230 chirurgischen Eingriffen an Patienten mit angeborenen Mängeln an Plasmagerinnungsfaktoren, die in unserer Klinik durchgeführt wurden, standen orthopädische Operationen bezüglich der Häufigkeit an zweiter Stelle nach abdominalen Eingriffen.

Bei operativen Eingriffen an Hämophilen, die ohne genügend Korrektur des Mangels an Plasmagerinnungsfaktor durchgeführt werden, treten in der Regel schwierige Blutungskomplikationen auf. Für eine erfolgreiche, d. h. ohne Blutungskomplikationen stattfindende Durchführung des Operationseingriffs beim Bluter muß man den sog. hämostatischen Spiegel des fehlenden Gerinnungsfaktors VIII oder IX im Plasma des Patienten vor dem Eingriff erreichen und in der postoperativen Periode bis zur völligen Wundheilung beibehalten. Dies ist gegenwärtig dank der Anwendung von Konzentraten entsprechender Gerinnungsfaktoren möglich. Die in den letzten Jahren in der Substitutionstherapie erreichten Fortschritte ermöglichten dem Chirurgen, Hämophiliepatienten gleichwertig wie andere Patienten, bei denen eine operative Behandlung erforderlich ist, zu versorgen.

Die vorliegende Arbeit hat zum Ziel, die Früh- und Spätergebnisse der orthopädischen Eingriffe bei Hämophiliepatienten aufgrund eigener Erfahrung mitzuteilen.

Material und Methoden

In den Jahren 1961–1985 wurden an der Chirurgischen Klinik des Instituts für Hämatologie in Warschau in Zusammenarbeit mit dem Hauptstädtischen Rehabilitationszentrum in Konstancin und dem Unfallkrankenhaus für Kinder in Warschau 42 Patienten mit angeborenen Mängeln an Plasmagerinnungsfaktoren operiert. Es wurden insgesamt 56 orthopädische Eingriffe vorgenommen.

Die *Indikation* zu operativen Eingriffen wurde entsprechend den orthopädischen Krankheitsbildern gestellt außer bei Synovektomien, bei denen rezidivierende Blutungen in ein Kniegelenk eine Operation erforderten. In der Operationstechnik wurde besonderer Wert auf eine sehr sorgfältige Blutstillung im Operationsfeld gelegt.

In der *Substitutionstherapie* wurde nach dem Prinzip gearbeitet, den Spiegel des Faktors VIII oder IX über 30% des Normalwerts während des Eingriffs und bis zur Heilung der Operationswunde zu halten. Wir verwendeten folgende Plasmapräparate: bei Hämophilie A frisches Gefrierplasma, Kryopräzipitat und Konzentrate des Faktors VIII (Immuno, Travenol, Institut Mérieux), bei Hämophilie B frisches Gefrierplasma, das in unserem Institut hergestellte Faktor-IX-Konzentrat, PPSB (Centre Nat. Transf. Sang., Paris) und Bebulin (Immuno, Wien). Seit 1984 werden operative Eingriffe an Hämophilen fast ausschließlich unter Verwendung von Konzentraten der Faktoren VIII oder IX der Firma Schwab, Wien, durchgeführt.

Die einzelnen Eingriffe an Patienten mit Faktor-VII- und Faktor-XIII-Mangel wurden unter Anwendung von frischem Gefrierplasma durchgeführt. Bei Operationen an Patienten mit angeborener Afibrinogenämie wurde das im Blutspendezentrum in Poznań produzierte Fibrinogenpräparat intravenös infundiert.

Bei allen Patienten verwendeten wir in der postoperativen Phase Antifibrinolytika, nämlich EACA, in der Dosis von 3–4 g 3mal täglich intravenös oder peroral.

Vor dem Operationseingriff wurde das Vorhandensein der zirkulierenden Antikörper gegen Faktor VIII oder IX im Plasma des Patienten geprüft.

Die Substitutionstherapie wurde unter täglicher Laborkontrolle des Spiegels des fehlenden Gerinnungsfaktors im Plasma des Patienten durchgeführt. Aufgrund des Wertes des morgendlichen Spiegels wurden die Dosen der Faktoren VIII oder IX festgelegt, die in den meisten Fällen 2mal täglich infundiert wurden.

Aufgrund der Analyse der klinischen Dokumentation haben wir die Bewertung der *postoperativen Frühergebnisse* der operierten Patienten vorgenommen. Zur Bestimmung der *Spätergebnisse* dagegen wurden alle Patienten im Mai und Juni des laufenden Jahres zu einer Nachuntersuchung in unsere Klinik gebeten.

Ergebnisse

Wir haben die Ergebnisse der 56 orthopädischen Eingriffe, die in der Chirurgischen Klinik des Instituts für Hämatologie bei Patienten mit angeborenen Mängeln an Gerinnungsfaktoren in den Jahren 1961–1985 ausgeführt wurden, analysiert. Insgesamt wurden 42 Patienten operiert (41 Männer und 1 Frau). Das Alter der Patienten lag zwischen 10 und 47 Jahren, das der Mehrzahl in der 2. und 3. Dekade.

Bei 32 Patienten handelte es sich um eine Hämophilie A (28 Patienten mit schwerer, 1 Patient mit mittelschwerer und 3 Patienten mit leichter Form), bei 7 Patienten um eine Hämophilie B (4 Patienten mit schwerer, 2 Patienten mit mittelschwerer und 1 Patient mit leichter Form). Bei den übrigen 2 Patienten handelte es sich um eine Afibrinogenämie und einen Faktor-VII-Mangel und bei 1 Patientin um einen Faktor-XIII-Mangel.

Tabelle 1. Operative Eingriffe bei den Gerinnungsfaktormängeln

Operation	Hämophilie A	Hämophilie B	Afibrinogenämie	Faktor-VII-Mangel	Faktor-XIII-Mangel	Gesamt
Synovektomien	10	1		1		12
Osteosynthesen	10	2			1	13
Amputationen	6					6
Arthrodesen	7					7
Korrektureingriffe	4	2				6
Hüftgelenktotalendoprothesen	1	1				2
Verschiedene	8	1	1			10
Gesamt	46	7	1	1	1	56

Die Zahl und Art der einzelnen Eingriffe, die bei Patienten mit verschiedenen Mängeln an Gerinnungsfaktoren vorgenommen wurden, stellt Tabelle 1 dar.

9 Patienten mit Hämophilie A (7 mit schwerer Form und 2 mit leichter Form) wurden mehrmals operiert. Insgesamt haben wir bei diesen Patienten 23 Eingriffe vorgenommen. Bei 2 dieser Patienten wurden unabhängig je 2 Eingriffe ausgeführt, bei einem die *Femurosteosynthese* und die *Hüftgelenktotalendoprothese,* bei dem anderen Patienten die bilaterale *Synovektomie* am Kniegelenk. Bei 1 Patienten wurden gleichzeitig die *Arthrodese* am rechten und die Synovektomie am linken Knie vorgenommen. Bei den anderen 7 Patienten wurden die weiteren Eingriffe als Folge der ersten ausgeführt, z. B. die Osteosynthese infolge des Bruchs und danach die *Amputation* infolge der Infektion.

Seit Anfang der 70er Jahre ist eine Erhöhung der Zahl der Eingriffe in unserer Klinik zu verzeichnen. Dies ergibt sich aus der Einführung von Kryopräzipitat in die Substitutionstherapie bei Hämophilie A. Infolgedessen veränderte sich das Verhältnis zwischen den Eingriffen aus vitaler Indikation und den Wahloperationen zugunsten der letzteren, die gegenwärtig zwei Drittel aller Operationen ausmachen.

Bei den 37 operativen Eingriffen, die an Patienten mit schwerer Hämophilie A ausgeführt wurden, betrug die durchschnittliche Dauer der Substitutionstherapie 22 Tage. Der Faktor-VIII-Verbrauch betrug im Durchschnitt 59 000 E pro Operationseingriff.

Durchschnittlich wurden 53 E Faktor VIII pro 1 kg KG täglich verbraucht. Bei mittelschwerer und leichter Hämophilie A waren die oben genannten Werte entsprechend niedriger.

Die Dauer der postoperativen Substitutionstherapie bei schwerer Hämophilie B betrug 8–18 Tage. Täglich wurden 31–51 E Faktor IX pro 1 kg KG verabfolgt. Insgesamt wurden zur Sicherung des operativen Eingriffs 17 000–40 500 E verbraucht.

Nach 3 Operationseingriffen wurden *starke Blutungen* aus der Operationswunde beobachtet. Sie traten bei den Hämophiliepatienten auf, die in den Jahren 1961–1970 operiert wurden. Es wurde festgestellt, daß diese Blutungen Folge einer ungenügenden Substitutionstherapie und einer koexistenten Infektion der Operationswunde waren. Die bei den weiteren 7 Patienten beobachteten Blutungskomplikationen verlängerten nur in geringem Maße die Dauer der

Tabelle 2. Anzahl der in den folgenden Fünfjahresperioden ausgeführten Operationseingriffe (in Klammern Zahl der Eingriffe mit Blutungskomplikationen)

1961–1965	1966–1970	1971–1975	1976–1980	1981–1985	Gesamt
2 (1)	7 (5)	15 (2)	16 (2)	16 (−)	56 (10)

Tabelle 3. Häufigkeit der nichthämorrhagischen postoperativen Früh- und Spätkomplikationen

Frühkomplikationen	
Wundinfektion	5
Sepsis	1
Intraoperativer Herzstillstand	1
Kreislaufüberlastung	1
Postoperative Fibularnervenparese	1
Fieber unbekannter Ursache	2
Spätkomplikationen	
Osteomyelitis	3
Radiuspseudarthrose	1
Unterschenkelnekrose	1
Fehlstellung des Wadenbeinstumpfes	1

Wundheilung. Man sollte auch erwähnen, daß wir seit 1980 *keine* Blutungskomplikationen bei den von uns operierten Patienten verzeichneten (Tabelle 2).

Bei 2 im Jahre 1971 und 1974 operierten Patienten mit Hämophilie A traten nach dem Eingriff Faktor-VIII-Antikörper auf. Bei beiden Patienten wurde die Substitutionstherapie am 9. Tag nach der Operation unterbrochen. Bei einem dieser Patienten kam es zu einer mäßigen Blutung aus der Wunde und deren verlängerten Heilung. Bei dem anderen war der postoperative Verlauf komplikationslos.

Postoperative nichthämorrhagische Komplikationen sind in der Tabelle 3 dargestellt.

In dem die operierten Patienten betreffenden Material haben wir *keinen Todesfall* verzeichnet. Alle Patienten haben die Klinik in gutem Allgemeinzustand verlassen.

Nachuntersuchung

Von allen 42 operierten Patienten konnten 28 nachkontrolliert werden, wodurch eine Einschätzung der Ergebnisse der 41 operativen Eingriffe, d. h. 73% aller Operationen möglich war. Der postoperative *Beobachtungszeitraum* betrug im Durchschnitt 8,3 Jahre (2 Monate bis 22 Jahre), wobei er bei über der Hälfte der Patienten von 4–11 Jahren schwankte.

Die Ergebnisse der Nachuntersuchung der einzelnen Eingriffe werden in der Reihenfolge, wie in Tabelle 1 angegeben, besprochen.

Synovektomien

In den Jahren 1974–1985 wurden 12 Synovektomien ausgeführt, davon 11 am Knie und 1 am Ellbogengelenk. Eine Indikation für diesen Eingriff waren sehr häufig rezidivierende Blutungen in ein Gelenk, die trotz einer ausreichenden, konservativen Behandlung nicht gestillt werden konnten. Die durchschnittliche Dauer der postoperativen Substitutionstherapie betrug 14,5 Tage. Bei Hämophilie A wurden 46000 E Faktor VIII verbraucht, im Durchschnitt 52,2 E pro 1 kg KG pro Tag. In keinem der Fälle kam es zu Blutungskomplikationen.

Es wurden die Ergebnisse der 9 Kniegelenksynovektomien analysiert, bei denen die Beobachtungsperiode mehr als 4 Jahre betrug (4–11 Jahre, im Durchschnitt 7,2 Jahre). Bei 8 Patienten (89% aller Operierten) ging infolge der Synovektomie die Häufigkeit der Gelenkblutungen bedeutend zurück. Bei 2 Patienten traten keine Blutungen mehr auf; in den 2 letzten Fällen betrug die Beobachtungszeit 4 und 6 Jahre. Lediglich bei 1 Patienten waren die Blutungen genauso häufig wie vor dem Eingriff. Die Gelenkbeweglichkeit verbesserte sich bei der Mehrzahl der Patienten in geringem Maß oder blieb unverändert. Nur bei 1 Patienten haben wir eine Verschlimmerung des Bewegungsumfangs festgestellt.

Die Gegenüberstellung der prä- und postoperativen Röntgenbilder zeigte Fortschritte der bestehenden Veränderungen. In *keinem der Fälle* wurde eine *Verbesserung* beobachtet. Die Mehrheit der Patienten bewertete das Resultat des Eingriffs als gut (4 Patienten) oder sehr gut (3 Patienten).

Osteosynthesen

Bei 10 Patienten wurde infolge eines Bruchs 13 Osteosynthesen ausgeführt. Die Art der ausgeführten Eingriffe ist in Tabelle 4 angegeben. Die in dieser Gruppe erreichten Ergebnisse kann man als unbefriedigend bezeichnen. Bei 2 Patienten (1 Patient mit Oberschenkel- und 1 Patient mit Tibiabruch) mußte wegen der Osteomyelitis eine Amputation der Extremität vorgenommen werden.

8 Patienten konnten nachkontrolliert werden: 2 von ihnen wurden im laufenden Jahr operiert, bei 2 Patienten war das Ergebnis befriedigend, 2 Patienten mit dem amputierten Glied werden mit der Gruppe der Patienten nach der Amputation besprochen, bei einem Patienten stellten wir eine Radiuspseudarthrose und

Tabelle 4. Art der Osteosynthese

Osteosynthese	Fraktur	
AO-Osteosynthese	Femur	3
	Tibia	3
– mit Schrauben	Femur	3
	Tibia	1
	Hüftgelenk (hinterer Rand der Pfanne)	1
	Olekranon	1
Kirschner-Drähte	Radius und Ulna	1
Gesamt		13

bei dem anderen eine Eiterfistel nach der AO-Osteosynthese des Schenkelknochens fest.

Man kann annehmen, daß es zu diesen Mißerfolgen bei allen diesen Patienten kam, bei denen der erste Eingriff nicht zur völligen Stabilisierung der Knochenfragmente führte, was sowohl unter der Verwendung von Kirschner-Drähten als auch der AO-Platten der Fall war.

Amputationen

Unsere Erfahrungen bezüglich der Amputation stützen sich auf 6 Eingriffe, darunter auf 4 Oberschenkel- und 2 Unterschenkelamputationen. Eine *Indikation* für die Amputation war in allen Fällen eine *Infektion* und zwar eine Osteomyelitis nach der Osteotomie oder nach der Osteosynthese (3 Fälle), ein infiziertes Hämatom (2 Fälle) und in 1 Fall die Unterschenkelnekrose nach einer Fehlbehandlung des Bruchs. Bei 3 Patienten traten postoperative Blutungskomplikationen auf (Operationsjahr 1963, 1967 und 1970), während bei den weiteren 3 Patienten (Operationsjahr 1978, 1979 und 1983) der Verlauf der postoperativen Phase komplikationslos war. 1 Patient wurde wegen einer Fehlstellung des Wadenbeinstumpfes nachoperiert.

5 Patienten konnten nachkontrolliert werden. Die Beobachtungsperiode nach dem Eingriff betrug 2, 6, 7, 18 und 22 Jahre. Alle Patienten sind dank der Verwendung von Prothesen gehfähig und beschwerdefrei. Bei keinem dieser Patienten wurden Stumpfschmerzen festgestellt. Es traten auch keine Blutungen in dem Stumpf auf oder an Stellen, wo die Prothese drückte.

Arthrodesen

Eine schmerzhafte, fixierte Ankylose des Kniegelenks, die mit einer Substitutionstherapie nicht erfolgreich behandelt werden konnte, war eine Indikation für die Arthrodese. Dieser Eingriff wurde bei 7 Patienten mit schwerer Hämophilie A vorgenommen. Zur stabilen Fixierung der resezierten Gelenkflächen wurden in 3 Fällen 2 gekreuzte Steinmann-Nägel, bei 1 Patienten ein Druckgerät und bei 3 Patienten lediglich ein Gipsverband verwendet. Die Immobilisierung mit dem Gipsverband wurde bei allen Patienten 3 Monate lang angewandt. Wenn eine Knochenheilung erfolgte, wurde mit der Rehabilitation begonnen.

Während des Beobachtungszeitraums starb 1 Patient, jedoch nicht an Folgen der Operation. 1 Patient konnte nicht nachkontrolliert werden. Die anderen 5 Patienten stellten das Untersuchungsmaterial mit einer Beobachtungszeit von 4 bis 12 Jahren. Bei allen Patienten wurde 6 Monate nach dem Eingriff eine Knochenheilung erreicht. In keinem der Fälle traten Blutungskomplikationen auf. Die Patienten haben keine Schmerzen und keine Blutungen in das resezierte Gelenk. Das Behandlungsergebnis können wir als vorzüglich einschätzen.

Korrektureingriffe

Diese Gruppe bilden 6 Eingriffe. Die Fehlstellung des Fußes (Pes equinus) war die Indikation für die operative Korrektur bei 5 Hämophilen. Bei diesen Patienten wurde die Verlängerung der Achillessehne allein oder mit einer Osteotomie durchgeführt. In einem Fall haben wir eine Osteotomie des Schenkelbeins vorgenommen. Bei 1 Patienten dieser Gruppe kam es am 7. Tag nach dem Eingriff zu einer schweren Komplikation in Form eines Lungenödems. Wir haben angenommen, daß diese Komplikation durch eine Kreislaufüberlastung wegen eines zu großen Volumens des transfundierten Kryopräzipitats verursacht wurde. Die Zahl der Kryopräzipitatpackungen, die wir verabreichen mußten, um den Faktorspiegel über 30% zu halten, betrug 2 × 15 Packungen pro Tag. Für die Mehrheit der Patienten ist die Dosis bis 2 × 10 Packungen ausreichend. Nach einer Verminderung der Kryopräzipitatdosis auf 2 × 5 Packungen pro Tag und einer entsprechenden Behandlung gingen die Lungenödemsymptome zurück. Am 10. postoperativen Tag trat eine weitere Komplikation in Form einer Magen-Darm-Blutung auf. Eine endoskopische Untersuchung ergab eine hämorrhagische Magenschleimhautentzündung. Nach 4 Tagen wurde die Blutung gestillt, und der weitere postoperative Verlauf war komplikationslos. Man sollte erwähnen, daß es zu dieser Komplikation bei 1 Patienten im Alter von 21 Jahren, in gutem Allgemeinzustand und nach einem relativ kleinen Eingriff wie einer Achillessehnenverlängerung mit Osteotomie kam.

Nur 1 Patient aus dieser Gruppe, bei dem eine Achillessehnenverlängerung vorgenommen wurde, konnte nachkontrolliert werden. In diesem Fall war das Behandlungsergebnis 7 Jahre nach dem Eingriff befriedigend.

Hüftgelenktotalendoprothesen

In 2 Fällen einer Koxarthrose (bei 1 Hämophilie-A- und 1 Hämophilie-B-Patienten) wurden Alloarthroplastiken des Hüftgelenks ausgeführt. Es wurde eine Mittelmeier-Keramiktotalendoprothese eingesetzt. In der postoperativen Periode trat bei den beiden Patienten lediglich erhöhtes Fieber auf, dessen Ursachen nicht festgestellt werden konnten. Die bisherige postoperative Rehabilitation verläuft gut, beide Patienten sind schmerzfrei und gehfähig.

Verschiedene Eingriffe

Die Eingriffe, die zu dieser Gruppe zählen, wurden in Tabelle 5 angegeben.

Diese Patientengruppe bereitete keine besonderen Schwierigkeiten, und die Spätergebnisse der ausgeführten Eingriffe wurden bei der Besprechung der entsprechenden Gruppen dargestellt.

Tabelle 5. Verschiedene Eingriffe

Eingriff	Zahl der Eingriffe
Ausräumung eines Pseudotumors des Schenkelbeins	1
Entfernung der Osteosynthesematerialien (AO-Platten, Schrauben usw.)	4
Hämatomausräumung (am Oberschenkel nach Amputation, am Kniegelenk nach Synovektomie)	2
Exzision einer Zyste im Bereich des Ellbogengelenks	1
Knochenbiopsie (bei Tumorverdacht)	1
Resektion eines Wadenbeinstumpfes	1
Gesamt	10

Diskussion

Die Analyse der in unserer Klinik in den Jahren 1961–1985 vorgenommenen orthopädischen Eingriffe zeigt einen großen Fortschritt im Bereich der operativen Behandlung der Hämophiliepatienten, der innerhalb dieser 25 Jahre gemacht wurde.

Am Anfang dieser Zeitperiode operierten wir die Bluter nur aus vitaler Indikation. Diese Operationen wiesen eine hohe Sterbensrate und eine große Prozentzahl an Blutungskomplikationen auf (Pieper et al. 1959; Britten u. Salzman 1966). Dies hing mit den in dieser Periode begrenzten Möglichkeiten einer ausreichenden Substitutionstherapie zusammen, da wir lediglich frisches Gefrierplasma zur Verfügung hatten. Zum Wendepunkt wurde in den Jahren 1965–1968 die Einführung des Kryopräzipitats in die Substitutionsbehandlung der Hämophilie A, was eine neue Ära in der Behandlung dieser Diathese eröffnete. Die folgenden Jahre brachten mit der Einführung der Konzentrate von weiteren Gerinnungsfaktoren eine bedeutende Verbesserung im Bereich der Substitutionstherapie. Das hatte einen großen Einfluß auf die Vergrößerung der Zahl und des Bereichs der Operationen an Patienten mit angeborenen Gerinnungsfaktorenmängeln und führte zu einer bedeutenden Verringerung der Zahl der Blutungskomplikationen und der Mortalität. Das findet seinen Ausdruck in zahlreichen Veröffentlichungen, in denen erfolgreiche, chirurgische Erfahrungen aus dem Bereich verschiedener Operationsfachgebiete dargestellt werden (Rudowski u. Ziemski 1972; Post u. Telfer 1975; Storti u. Ascari 1975; Ziemski 1975; Arnold u. Hilgartner 1977; Nilsson et al. 1977; Rudowski 1981; Hofmann et al. 1982; Willert et al. 1983; Larsson 1984). Das bestätigen auch unsere eigenen Ergebnisse und zwar eine bedeutende Senkung der Frequenz der Blutungskomplikationen, eine mäßige Zahl anderer postoperativer Komplikationen, keine Todesfälle und befriedigende Ergebnisse der Nachuntersuchung.

Gegenwärtig besteht dank der Substitutionstherapie eine reale Möglichkeit, sogar die größten Eingriffe bei Hämophiliepatienten relativ sicher auszuführen, mit dem Vorbehalt aber, daß das Vorhandensein eines Hemmkörpers ausgeschlossen wird. Ein positiver Faktor-VIII- oder Faktor-IX-Antikörpernachweis bedeutet heutzutage eine absolute Kontraindikation für eine Wahloperation. Bei Hemmkörperhämophilie darf der Operationseingriff ausschließlich aus vitaler Indikation vorgenommen werden, wobei man mit den lebensgefährlichen postoperativen Blutungskomplikationen rechnen muß. Dies geschieht, weil zur Neutralisierung der zirkulierenden Antikörper und zur Gewinnung des hämostatischen Spiegels des fehlenden Faktors die Verwendung von so großen Faktor-VIII- oder Faktor-IX-Dosen erforderlich sein kann, daß dies praktisch unmöglich ist und daß der Hämophile nicht mehr substituierbar ist.

Hämophile Arthropathie folgt einer Reihe von Ereignissen, die ihren Anfang von einer initialen Gelenkblutung nehmen und durch chronisch-entzündliche Veränderungen der Synovialis mit rezidivierenden Blutungen zu einer fibrösen oder knöchernen Versteifung des Gelenks führen. Das Knie-, Ellbogen- und Sprunggelenk sind am häufigsten befallen.

Nach Jordan (1958), De Palma (1967) und Arnold u. Hilgartner (1977) sind die Verlaufsformen der hämophilen Arthropathie gut bekannt, aber die Pathogenese dieser Veränderungen bleibt nicht ganz abgeklärt. Letztens (Mainardi et al. 1978; Stein u. Duthie 1981) wurde darauf hingewiesen, daß die durch Blutungen verursachte Knorpeldegeneration ein komplizierter Prozeß ist, an dem neben den mechanischen auch chemische Faktoren einen wesentlichen Anteil haben.

In den meisten Fällen betreffen die bei Hämophiliepatienten ausgeführten orthopädischen Eingriffe die Arthropathie und haben zum Ziel, den Prozeß der Degenerationsveränderungen zu hemmen oder seine Folgen zu vermindern und evtl. zu beseitigen. Eine Indikation für diese Eingriffe ist in allen diesen Fällen erforderlich, die erfolglos konservativ behandelt werden.

Ein Eingriff, der die Reihe von fortschreitenden Degenerationsveränderungen unterbrechen sollte, ist die Synovektomie. Storti et al. (1969) empfahlen diesen Eingriff bei der Behandlung der rezidivierenden Gelenkblutungen und stellten erfolgreiche Ergebnisse bei 16 Synovektomien (15 Knie- und 1 Sprunggelenksynovektomie) bei Patienten mit schwerer Hämophilie A und B dar. Diese Autoren stellten fest, daß die Blutungen in das operierte Gelenk bei allen Patienten zurücktraten. Eine bedeutende Senkung der Blutungsfrequenz infolge der Synovektomie wurde auch in den weiteren Berichten bestätigt (Dyszy-Laube et al. 1974; Arnold u. Hilgartner 1977; Nilsson et al. 1977; Schwägerl et al. 1977; McCollough et al. 1979).

Eine wesentliche Bedeutung für die Werteinschätzung dieses Eingriffs haben Berichte mit einer längeren postoperativen Beobachtungsperiode. Sie bestätigen bei den meisten Patienten eine Verringerung der Blutungshäufigkeit nach der Synovektomie, jedoch wurde eine völlige Zurückbildung der Blutungen lediglich in 25–66% der Fälle festgestellt (Storti u. Ascari 1975; Mannucci et al. 1977; Gamba et al. 1981; Kay et al. 1981; Matsuda u. Duthie 1984).

Nach unseren 9 Synovektomien mit dem durchschnittlichen Beobachtungszeitraum von 7,2 Jahren stellten wir bei 2 Patienten (22%) ein völliges Aufhören der Blutungen fest. Bei 8 Patienten dagegen (89%) kam es zu einer bedeutenden Senkung der Blutungshäufigkeit. Es ist erwähnenswert, daß dieselbe Patientengruppe vor 3 Jahren untersucht wurde und daß damals bei 4 Patienten (44%) die Blutung völlig gestillt wurde (Ziemski et al. 1983).

Es sollte auch erklärt werden, warum bei einigen Patienten die Synovektomie nicht das erwartete Resultat bringt und warum die Blutungen in das operierte Gelenk anhalten. Richtig scheint die Vermutung von Mannucci et al. (1977) zu sein, die Ursache der Blutungsrezidive in einer ungenügenden Entfernung der Synovialis oder ihrer Regenerierung sehen.

Unsere Beobachtungen bezüglich der Gelenkbeweglichkeit nach den Synovektomien wiesen eine geringe Verbesserung bei den meisten Patienten auf; die Beobachtungen anderer Autoren brachten unterschiedliche Ergebnisse.

Sowohl bei unseren Patienten, als auch in den Berichten mit einer längeren postoperativen Beobachtungsperiode wurde keine „Verbesserung" der Röntgenbilder der operierten Gelenke festgestellt. Von wesentlicher Bedeutung für die Patienten ist die Tatsache, daß die Knieblutungen nach den Synovektomien nicht nur seltener rezidivieren, sondern auch leichter sind und leichter behandelt werden können.

Aufgrund der bisherigen Erfahrungen wird die Synovektomie für eine außerordentlich wirksame Maßnahme zur Reduktion der Gelenkblutung gehalten.

Wenn es im Verlauf der hämophilen Arthropathie zu einer schmerzhaft fixierten Kontraktur kommt, ist die Arthrodese oder die Endoprothese des Gelenks angezeigt.

Houghton u. Dickson (1978) beschreiben befriedigende Ergebnisse bei 16 Arthrodesen, davon 9 des Knie- und 7 des Sprunggelenks. Alle Arthrodesen wurden mit Verwendung einer internen Fixation durchgeführt. Die Autoren sind der Meinung, daß bei dieser Stabilisierungsmethode das Blutungsrisiko und die Gefahr einer Nagelstichkanalinfektion im Vergleich zu einer externen Nagelfixation geringer sind. Bei allen Patienten wurde eine Knochenheilung erreicht, und die Schmerzen klangen ab. Ebenso positive Ergebnisse stellten wir bei unseren 7 Patienten fest, bei denen wir Arthrodesen des Kniegelenks vorgenommen haben. Bei diesen Patienten haben wir eine externe Fixation mit Steinmann-Nägeln oder nur eine Immobilisierung mit Gipsverband angewandt (Ziemski et al. 1985).

Als Alternative zur Arthrodese bietet sich seit 10 Jahren die Alloarthroplastik an. D'Ambrosia et al. (1974) beschrieben 2 Patienten, bei denen eine Totalendoprothese der Hüfte eingesetzt wurde, Post u. Telfer (1975) berichten über 4 Fälle von Endoprothesen des Kniegelenks. Seit dieser Zeit wurden über weitere Erfahrungen berichtet, die in den meisten Fällen nur die einzelnen Eingriffe am Kniegelenk (Arnold u. Hilgartner 1977; London et al. 1977; Marmor 1977; Hellinger u. Manitz 1980; Wilson et al. 1980; Larsson 1984) und am Hüftgelenk betreffen (Post u. Telfer 1975; Arnold u. Hilgartner 1977; Nilsson et al. 1977; Willert et al. 1983).

Mehr Eingriffe am Kniegelenk beurteilen die Autoren von 2 folgenden Arbeiten. McCollough et al. (1979) stellten die Spätergebnisse der 10 Totalendoprothesen des Knies dar. Die durchschnittliche Beobachtungsperiode betrug 2 Jahre. Die Autoren finden diese Ergebnisse sehr befriedigend; bei allen Patienten klangen die Schmerzen, die eine Hauptindikation für den Eingriff waren, ab. Ebenso positive Ergebnisse stellten Goldberg et al. (1981) fest, indem sie den Wert von 13 Eingriffen einschätzen; nur bei einem dieser Patienten war eine Reoperation und die Durchführung einer Arthrodese notwendig.

Etwas größere Zahlen der Totalendoprothesen der Hüfte, die entsprechend 15 und 8 betragen, finden wir in den Mitteilungen von Conybeare u. Duthie (1977) und zuletzt in denen von Larsson (1984), dennoch geben die Autoren keine Spätergebnisse an.

Unsere eigene Erfahrung stützt sich auf 2 Totalendoprothesen des Hüftgelenks mit einem Beobachtungszeitraum von 2 Monaten und 1,5 Jahren. Der bisherige postoperative Verlauf ist befriedigend.

In den letzten Jahren wird ein beträchtlicher Fortschritt im Bereich der Operationstechnik und der Prothesen selbst beobachtet, was eine bedeutende Verbesserung der Ergebnisse von Alloarthroplastiken brachte. Eine Verminderung der Befürchtung vor den Komplikationen und vor der Notwendigkeit einer Reoperation, die gerade bei den Hämophiliepatienten nicht angezeigt ist, wird zweifellos eine breite Verwendung von Endoprothesen bei Patienten mit hämophiler Arthropathie bewirken.

Man sollte erwarten, daß sich dank der Fortschritte in der Substitutionstherapie und einer breiteren Verwendung der Prophylaxe und der Heimselbstbehandlung die Zahl der Patienten mit hämophiler Arthropathie, die einer operativen Behandlung erfordern, ständig verringern wird. Eine derartige sinkende Tendenz wurde schon bei der Analyse der von Larsson (1984) dargestellten Operationseingriffe beobachtet. Weiterhin bleibt jedoch eine gewisse Zahl von Patienten mit der Indikation für eine orthopädische Behandlung und weiterhin bleiben die mit dieser Behandlung verbundenen Probleme übrig.

Die von uns in der Gruppe von 42 Patienten erreichten Ergebnisse sind sowohl vom Gesichtspunkt der Hämostase als auch der Chirurgie befriedigend. Die Häufigkeit der postoperativen Blutungskomplikationen verminderte sich bei einer gleichzeitigen Vergrößerung der Anzahl, des Bereichs und des Umfangs der ausgeführten Eingriffe. Wir nehmen an, daß dies das Ergebnis der ständig wachsenden Möglichkeiten der Substitutionstherapie wie auch der langjährigen Erfahrung des ganzen Teams ist. Diese Erfahrung halten wir für eine grundsätzliche und absolute Bedingung für eine erfolgreiche Ausführung der operativen Eingriffe bei der Hämophilie. Deswegen sollten unserer Meinung nach diese Eingriffe ausschießlich in solchen Zentren durchgeführt werden, in denen eine enge Zusammenarbeit erfahrener Chirurgen mit dem Gerinnungslaboratorium und der Blutbank gesichert ist.

Zusammenfassung

In den Jahren 1961–1985 wurden an der Chirurgischen Klinik des Instituts für Hämatologie in Warschau in Zusammenarbeit mit dem Hauptstädtischen Rehabilitationszentrum in Konstancin und dem Unfallkrankenhaus für Kinder in Warschau 42 Patienten mit angeborenen Mängeln an Plasmagerinnungsfaktoren operiert.

Bei 32 Patienten handelte es sich um eine Hämophilie A, bei 7 um eine Hämophilie B, bei den übrigen 3 um eine Afibrinogenämie, einen Faktor-VII- und einen Faktor-XIII-Mangel.

Es wurden insgesamt 56 orthopädische Eingriffe vorgenommen (12 Synovektomien, 13 Osteosynthesen, 6 Amputationen der Extremitäten, 7 Arthrodesen, 6 Korrektureingriffe, 2 Hüftgelenktotalendoprothesen, 10 verschiedene Eingriffe).

Im allgemeinen kann man annehmen, daß die Früh- und Spätergebnisse der chirurgischen Behandlung befriedigend sind. Die Blutungskomplikationen traten nach 10 Operationen auf, jedoch betrafen schwere Komplikationen nur 3 Patienten, die in den Jahren 1961–1970 operiert wurden. In unserem Krankengut haben wir keine postoperative Mortalität verzeichnet.

Literatur

Arnold WD, Hilgartner MW (1977) Hemophilic arthropathy. J Bone Joint Surg [Am] 59:287–305
Britten AFH, Salzman EW (1966) Surgery in congenital disorders of blood coagulation. Surg Gynecol Obstet 123:1333–1358
Conybeare ME, Duthie RB (1977) Die Behandlung des hämophilen Gelenkes. Orthopäde 6:39–43
D'Ambrosia RD, Niemann KMW, O'Grady L, Scott CW (1974) Total hip replacement for patients with hemophilia and hemorrhagic diathesis. Surg Gynecol Obstet 139:381–384
De Palma AF (1967) Hemophilic arthropathy. Clin Orthop 52:145–165
Dyszy-Laube B, Kamiński W, Giżycka I, Kamińska D, Sekowska-Żmuda J, Ludert E (1974) Synovectomy in the treatment of hemophilic arthropathy. J Pediatr Surg 9:123–125
Gamba G, Grignani G, Ascari E (1981) Synoviorthesis versus synovectomy in the treatment of recurrent haemophilic haemarthrosis: Long term evaluation. Thromb Haemost 45:127–129

Goldberg VM, Heiple KG, Ratnoff OD, Kurczynski E, Arvan G (1981) Total knee arthroplasty in classic hemophilia. J Bone Joint Surg [Am] 63:695–701

Hellinger J, Manitz U (1980) Konservative und operative Therapie der hämophilen Arthropathie. Dtsch Gesundheitswesen 35:1–5

Hofmann P, Döhring S, Schumpe G, Lackner K, Brackmann HH (1982) Hämophile Pseudotumoren. Z Orthop 120:125–133

Houghton GR, Dickson RA (1978) Lower limb arthrodeses in haemophilia. J Bone Joint Surg [Br] 60:387–389

Jordan HH (1958) Hemophilic arthropathies. Thomas, Springfield

Kay L, Stainsby D, Buzzard B, Fearns M, Hamilton PJ, Owen P, Jones P (1981) The role of synovectomy in the management of recurrent haemarthrosis in haemophilia. Br J Haematol 49:53–60

Larsson SA (1984) Hemophilia in Sweden. Acta Med Scand [Suppl] 684

London JT, Kattlove H, Louie JS, Forster GL (1977) Synovectomy and total joint arthroplasty for recurrent hemarthroses in the arthropathic joint in hemophilia. Arthritis Rheum 20:1543–1545

Mainardi CL, Levine PH, Werb Z, Harris ED Jr (1978) Proliferative synovitis in hemophilia. Biochemical and morphologic observations. Arthritis Rheum 21:137–144

Mannucci PM, De Franchis R, Torri G, Pietrogrande V (1977) Role of synovectomy in hemophilic arthropathy. Isr J Med Sci 13:983–987

Marmor L (1977) Total knee replacement in hemophilia. Clin Orthop 125:192–195

Matsuda Y, Duthie RB (1984) Surgical synovectomy for haemophilic arthropathy of the knee joint long-term follow-up. Scand J Haematol [Suppl 40] 33:237–247

McCollough NC III, Enis JE, Lowitt J, Chun-Yet Lian E, Niemann KN, Loughlin EC Jr (1979) Synovectomy or total replacement of the knee in hemophilia. J Bone Joint Surg [Am] 61:69–75

Nilsson IM, Hedner U, Ahlberg Å, Larsson SA, Bergentz SE (1977) Surgery of hemophiliacs – 20 years' experience. World J Surg 1:55–68

Pieper GR, Perry S, Burroughs J (1959) Surgical intervention in hemophilia. Review of literature and report of two cases. JAMA 170:33–37

Post M, Telfer M (1975) Surgery in hemophilic patients. J Bone Joint Surg [Am] 57:1136–1145

Rudowski WJ (1981) Major surgery in haemophilia. Ann R Coll Surg Engl 63:111–117

Schwägerl W, Niessner H, Novotny C, Thaler E, Lechner K (1977) Synovektomie bei Blutern. Orthopäde 6:44–46

Stein H, Duthie RB (1981) The pathogenesis of chronic haemophilic arthropathy. J Bone Joint Surg [Br] 63:601–609

Storti E, Ascari E (1975) Surgical and chemical synovectomy. Ann NY Acad Sci 240:316–327

Storti E, Traldi A, Tosatti E, Davoli PG (1969) Synovectomy, a new approach to haemophilic arthropathy. Acta Haematol 41:193–205

Willert HG, Horrig C, Ewald W, Scharrer I (1983) Orthopaedic surgery in hemophilic patients. Arch Orthop Trauma Surg 101:121–132

Wilson FC, Fajgenbaum DM, Venters GC (1980) Results of knee replacement with the Walldius and geometric prostheses. J Bone Joint Surg [Am] 62:497–503

Ziemski JM (1975) Operationen bei Patienten mit angeborenen Gerinnungsfaktoren – Mängeln (in Polnisch). Habilitationsschrift, Institut für Hämatologie, Warschau

Ziemski JM, Misiak A, Szczepanik A (1983) Synovektomie des Kniegelenkes bei Hämophilen (in Polnisch). In: Kuś WM (Hrsg) IV. Int. Kniegelenksportverletzungen – Symposion, Zakopane 19.–21. Mai 1983

Ziemski JM, Misiak A, Szczepanik AB, Kowalski M, Łopaciuk S (1985) Kniegelenkresektion bei Hämophilen (in Polnisch). In: Dziak A, Garlicki J, Kuś WM (Hrsg) V. Int. Sportverletzungen – Symposion, Janów Lubelski 24.–25. Mai 1985

Hüftgelenkdysplasie und -luxation

Langzeitverlaufsbeobachtungen der kongenitalen Hüftdysplasie mit Hilfe des Hüftwerts

R. Brückl, B. Rosemeyer, S. Stotz, B. Heimkes, A. Tritschler und W. Landry

Mit Hilfe des Hüftwerts (Busse et al. 1972 a, b; Brückl et al. 1972) sind konkrete Aussagen zur Prognose dysplastischer Hüftgelenke möglich. Nach Seidlein (1973) muß diese Prognose bereits dann als bedenklich eingeschätzt werden, wenn eine Zunahme des Hüftwerts überhaupt bzw. ein Überschreiten des Hüftwerts von 14 erkennbar wird. Schulze u. Schneider (1981) kamen aufgrund von Verlaufsbeobachtungen an konservativ behandelten dysplastischen Hüftgelenken bei 44 Patienten über einen Zeitraum bis zu 20 Jahren zu der Erkenntnis, daß innerhalb des Dysplasiebereichs ein Bezirk reversibel dysplastischer Gelenke besteht und ca. die Hälfte der Hüftgelenke, deren Hüftwert in diesem Bezirk liegt, den Entwicklungsrückstand bis etwa zum 6. Lebensjahr aufholt, während nach Dürrschmidt (1981) knapp $^1/_3$ der Patienten mit einem Hüftwert zwischen 16 und 22 bereits im besten Lebensalter über Hüftschmerzen klagt. Am eigenen Krankengut sollten diese Ergebnisse überprüft und v. a. der Zeitpunkt der spontanen Verbesserung des dysplastischen Hüftgelenks nach dem 5. Lebensjahr genauer erfaßt werden, besonders auch im Hinblick auf die Indikation und die Erfolgsaussicht hüftkorrigierender Operationen in der Zeit bis zur Pubertät.

Material und Methode

Eine sichere Bestimmung des Hüftwerts ist erst ab dem 4. Lebensjahr möglich, da frühestens zu dieser Zeit die knöchernen Strukturen des Hüftgelenks hinreichend ausgebildet und im Beckenübersichtsbild entsprechend erkennbar sind.

In den Archiven der Staatl. Orthopädischen Klinik München-Harlaching und der Orthopädischen Universitäts-Poliklinik München konnten 202 dokumentierte Verläufe von kongenitaler Hüftdysplasie an 263 Hüftgelenken bei einer Mindestbeobachtungszeit von 5 Jahren aufgefunden werden. Durch zusätzliche Nachuntersuchungen ließ sich die Anzahl der ab dem 4. Lebensjahr verfügbaren Fälle mit längeren Beobachtungszeiten wesentlich erweitern.

78 Hüftgelenke, die im Alter von 5–8 Jahren klinisch und röntgenologisch erfaßt worden waren, konnten somit nach durchschnittlich 14,8 Jahren (11–25 Jahren) kontrolliert werden. Hinzu kamen 23 Hüftgelenke, die im Alter von 9–60 Jahren erstmals untersucht worden waren.

Mit Hilfe des Hüftwerts gelang die Einstufung in normale, leicht dysplastische und schwer dysplastische Gelenke. Dem jeweiligen Dysplasiegrad wurden als klinische Parameter Schmerzen und Beweglichkeitseinschränkung zugeordnet.

Die Computerauswertung erfolgte im Leibniz-Rechenzentrum München.

Ergebnisse

Während sich in der Altersgruppe 1 (5–8 Jahre) von 42 schwer dysplastischen Hüftgelenken immerhin noch 14% normalisieren und 24% leicht dysplastisch werden, entwickelt sich umgekehrt von 19 schwer dysplastischen Gelenken in den Altersgruppen 2–5 (9–60 Jahre) nur mehr 1 einziges Gelenk in den Bereich der leichten Dysplasie (Abb. 1 und 2). Somit darf bei der schweren Dysplasie jenseits des 8. Lebensjahres keinesfalls mehr eine Spontanverbesserung erwartet werden.

Korrespondierend dazu treten auch die klinischen Symptome wie Schmerzen und Beweglichkeitseinschränkung bei der Kontrolluntersuchung in den Altersgruppen 2–5 häufiger auf (Abb. 1 und 2).

Während von den leicht dysplastischen Hüftgelenken in der Altersgruppe 1 bei der letzten Untersuchung 37% mit Schmerzen und 25% mit Beweglichkeitseinschränkung behaftet waren, machte dieser Anteil bei den leicht dysplastischen Hüftgelenken in den Altersgruppen 2–5 50% bzw. 100% aus (Abb. 1 und 2).

Korrespondierend dazu zeigen die dysplastischen (leicht und schwer dysplastischen) Hüftgelenke innerhalb der Altersgruppe 1 bei zusätzlicher Berücksichti-

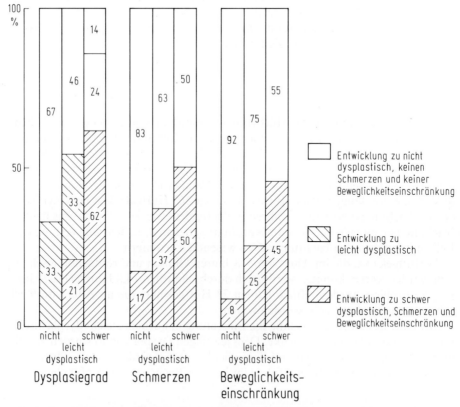

Abb. 1. Graphische Darstellung der Entwicklung von 78 Patienten mit Hüftgelenkdysplasie in der Altersgruppe 1 (5–8 Jahre) bei einer Beobachtungsdauer >10 Jahre. *Abszisse:* Einteilung mit Hilfe des Hüftwerts bei der Erstuntersuchung. *Ordinate:* Prozentuale Verteilung nach Dysplasiegrad, Schmerzen und Beweglichkeitseinschränkung bei der Kontrolluntersuchung

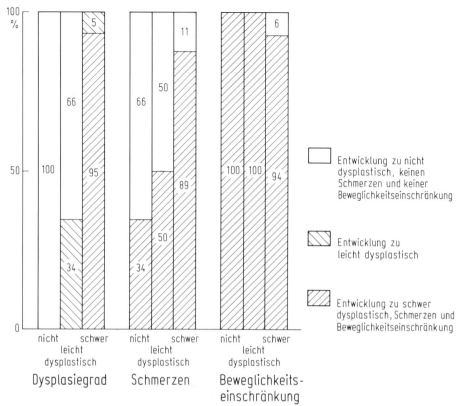

Abb. 2. Graphische Darstellung der Entwicklung von 23 Patienten mit Hüftgelenkdysplasie in den Altersgruppen 2–5 (≥9 Jahre) bei einer Beobachtungsdauer >10 Jahre. *Abszisse:* Einteilung mit Hilfe des Hüftwerts bei der Erstuntersuchung. *Ordinate:* Prozentuale Verteilung nach Dysplasiegrad, Schmerzen und Beweglichkeitseinschränkung bei der Kontrolluntersuchung

gung des Beobachtungszeitraums ein zunehmendes Auftreten von Schmerzen mit der Beobachtungsdauer. In dieser Altersgruppe haben 45% der Patienten mit dysplastischen Hüftgelenken nach 11–25 Jahren Schmerzen, während nach 5–10 Jahren lediglich 11% Schmerzen aufweisen.

Analysiert man die Hüftwertentwicklung für die Altersgruppe 1 ebenfalls innerhalb verschieden langer Beobachtungszeiträume, so zeigt sich eine signifikante Hüftwertverbesserung im Ablauf von 5–10 Jahren; bei einem längeren Beobachtungsintervall von 11–25 Jahren hingegen nicht, woraus hervorgeht, daß nach Abschluß des Wachstums in der Regel kein weiterer Verbesserungseffekt mehr eintritt (Tabelle 1). Bei den Patienten der Altersgruppen 2–5 ergibt sich diesem Ergebnis entsprechend signifikant eine dauerhafte Hüftwertverschlechterung über einen längeren Beobachtungszeitraum von 11–25 Jahren in 65% der Fälle (Tabelle 2).

Um den Zeitpunkt der spontanen Verbesserung des dysplastischen Hüftgelenks genauer zu erfassen, wurde das Kollektiv der Patienten, welche im Alter von 5–6 Jahren erstmals untersucht worden waren, nach der Beobachtungszeit bis zur zweiten Untersuchung weiter aufgeschlüsselt (Tabelle 3). Die mittlere Hüftwert-

Tabelle 1. Mittlere Hüftwertdifferenz ($\Delta HW = HW_2 - HW_1$) mit Vertrauensgrenzen (5% Irrtumswahrscheinlichkeit), Standardabweichung und Fraktilen für 2 verschieden lange Beobachtungsintervalle (Altersgruppe 1)

Beobach-tungs-zeitraum	Patienten im Alter von 5–8 Jahren					
	Mittelwert	Standard-abweichung	Fraktile (berechnet unter der Annahme der Normalverteilung)			
	(ΔHW)	(ΔHW)	2,5%	25%	75%	97,5%
5–10 Jahre (n=119)	−1,45 (−2,7; −0,17)	7,055	−15,3	−6,2	3,3	12,4
11–25 Jahre (n=78)	−0,244 (−2,1; 1,6)	8,297	−16,5	−5,4	5,3	16,0

Tabelle 2. Mittlere Hüftwertdifferenz ($\Delta HW = HW_2 - HW_1$) mit Vertrauensgrenzen (5% Irrtumswahrscheinlichkeit), Standardabweichung und Fraktilen für 2 verschieden lange Beobachtungsintervalle (Altersgruppe 2–5)

Beobach-tungs-zeitraum	Patienten im Alter von 9–60 Jahren					
	Mittelwert	Standard-abweichung	Fraktile (berechnet unter der Annahme der Normalverteilung)			
	(ΔHW)	(ΔHW)	2,5%	25%	75%	97,5%
5–10 Jahre (n=35)	1,26 (−1,2; 3,8)	7,281	−13,0	−3,6	6,2	15,5
11–25 Jahre (n=23)	5,87 (0,6; 11,1)	12,137	−17,9	−2,3	14,1	29,7

Tabelle 3. Zeitliche Entwicklung der Hüftwertdifferenz ($\Delta HW = HW_2 - HW_1$) mit Vertrauensgrenzen (5% Irrtumswahrscheinlichkeit), Standardabweichung und Fraktilen

Kontroll-untersuchung im Alter von	Patienten im Alter von 5–6 Jahren					
	Mittelwert	Standard-abweichung	Fraktile (berechnet unter der Annahme der Normalverteilung)			
	(ΔHW)	(ΔHW)	2,5%	25%	75%	97,5%
9–10 Jahren (n=22)	1,09 (−1,7; 3,9)	6,324	−11,3	−3,2	5,4	13,5
11–12 Jahren (n=44)	0,39 (−2,2; 3,0)	8,436	−16,1	−5,3	6,1	16,9
13–14 Jahren (n=34)	−4,53 (−6,7; −2,3)	6,268	−16,8	−8,8	−0,3	7,8
15–16 Jahren (n=20)	−0,4 (−3,7; 2,9)	7,067	−14,3	−5,2	4,4	13,5
17–18 Jahren (n=26)	−1,04 (−4,5; 2,4)	8,595	−17,9	−6,8	4,8	15,8
19–20 Jahren (n=10)	−1,0 (−6,0; 4,0)	7,024	−14,8	−3,7	5,7	12,8
21–25 Jahren (n=15)	−1,3 (−5,3; 2,7)	7,218	−15,4	−6,2	3,6	12,8

differenz (ΔHW) weist bei der Zweituntersuchung im Alter von 13–14 Jahren eine statistisch signifikante Verbesserung um $-4{,}53$ Hüftwertpunkte auf, d. h. 75% der ehemals 5- bis 6jährigen Patienten haben zu diesem Zeitpunkt der Kontrolle einen niedrigeren Hüftwert als bei der Erstuntersuchung. Da sich die Standardabweichung relativ konstant verhält, ist dies bei einer Irrtumswahrscheinlichkeit von 5% kein zufälliges Ergebnis, welches wir als Folge der „physiologischen Hüftpfannenprominenz" (Imhäuser 1951) in der Pubertät ansehen.

Schlußfolgerung

Ab dem 5. Lebensjahr verhalten sich leicht dysplastische Hüftgelenke in ihrer weiteren Entwicklung relativ labil, da sie einerseits normal, andererseits aber auch schwer dysplastisch werden können. Die bis zum Y-Fugenverschluß zur Verfügung stehende Zeit spielt dabei eine wesentliche Rolle, da bei einem über 10jährigen Beobachtungsintervall unverhältnismäßig mehr leicht dysplastische Hüftgelenke in den schwer dysplastischen Bereich übergehen, als dies bei einer kürzeren Beobachtungsdauer von 5–10 Jahren der Fall ist.

Mit der „physiologischen Pfannenprominenz" und dem einsetzenden pubertären Wachstumsschub ist offensichtlich die letzte Möglichkeit zur Spontanverbesserung bei der leichten Dysplasie sowie bei grenzwertigen Befunden gegeben.

Als therapeutische Konsequenz ergibt sich daraus, daß bei entsprechender Indikation operative Maßnahmen noch vor diesem Wachstumsschub durchzuführen sind, um die mit ihm einhergehende Reparationspotenz für eine bessere Adaptation der Gelenkpartner an die neugeschaffenen Verhältnisse auszunutzen (Brückl u. Tönnis 1979, 1981).

Zusammenfassung

In einer Longitudinalstudie konnten nach durchschnittlich 14,8 Jahren (11–25 Jahren) 78 Hüftgelenke, die im Alter von 5–8 Jahren, sowie 23 Hüftgelenke, die im Alter von 9–60 Jahren klinisch und röntgenologisch erfaßt worden waren, kontrolliert werden.

Mit Hilfe des Hüftwerts erfolgte die Einstufung in normale, leicht dysplastische und schwer dysplastische Gelenke. Dem jeweiligen Dysplasiegrad wurden als klinische Parameter Schmerzen und Beweglichkeitseinschränkung zugeordnet.

Bei der schweren Dysplasie ist jenseits des 8. Lebensjahrs nicht mehr mit Spontanverbesserung zu rechnen.

Mit längerer Beobachtungsdauer treten bei dysplastischen Hüftgelenken vermehrt Schmerzen auf. Vor dem Y-Fugenverschluß ist mit dem Auftreten der physiologischen Pfannenprominenz und dem pubertären Wachstumsschub bei leicht dysplastischen Hüftgelenken noch einmal eine statistisch gesicherte Verbesserung der Hüftgelenkkonfiguration möglich.

Nach dem Wachstumsabschluß können generell keine Spontanverbesserungen des Hüftwerts mehr erwartet werden, und zwar unabhängig vom Ausgangswert.

Die Einschränkung der Beweglichkeit ist wie der Schmerz nicht an den Beginn der Arthrose gebunden.

Literatur

Brückl R, Tönnis D (1979) Zum Wachstum des jugendlichen Hüftgelenkes. Eine planimetrische Untersuchung an Röntgenbildern. Arch Orthop Trauma Surg 93:149–159
Brückl R, Tönnis D (1981) Der Hüftwert als Entscheidungshilfe zur Operationsindikation bei der jugendlichen Dysplasiehüfte. Z Orthop 119:486–490
Brückl R, Hepp WR, Tönnis D (1972) Eine Abgrenzung normaler und dysplastischer jugendlicher Hüftgelenke durch den Hüftwert. Arch Orthop Unfallchir 74:13–32
Busse J, Gasteiger W, Tönnis D (1972a) Eine neue Methode zur röntgenologischen Beurteilung eines Hüftgelenkes – Der Hüftwert. Arch Orthop Unfallchir 72:1–9
Busse J, Gasteiger W, Tönnis D (1972b) Die Bedeutung des Hüftwertes für die Diagnose und Prognose deformierter Hüftgelenke. Arch Orthop Unfallchir 72:245–252
Dürrschmidt V (1981) Die Luxationshüfte als präarthrotische Deformität. Beitr Orthop Traumatol 28:337–342
Imhäuser G (1951) Die physiologische intrapelvine Vorragung des Hüftpfannenbodens. Z Orthop 81:161–179
Landry W (in Vorbereitung) Zur Prognose dysplastischer Hüftgelenke. Eine Longitudinalstudie über 5–10 Jahre. Inauguraldissertation, Universität München
Schulze KJ, Schneider J (1981) Der Hüftwert zur diagnostischen und prognostischen Beurteilung des dysplastischen Hüftgelenkes. Beitr Orthop Traumatol 28:331–337
Seidlein H (1973) Der Hüftwert als diagnostisches Hilfsmittel in der orthopädischen Praxis. Beitr Orthop Traumatol 20:625–637
Tritschler A (in Vorbereitung) Zur Prognose der congenitalen Hüftdysplasie. Langzeitverlaufsbeobachtungen über 10 und mehr Jahre. Inauguraldissertation, Universität München

Die blutige Reposition des luxierten Hüftkopfes mit und ohne Pfannendachplastik bei Kindern jenseits des 4. Lebensjahres

L. Rabenseifner und F. Gohlke

Einleitung

Da sich die frühzeitige Diagnostik und funktionelle Behandlung der Hüftdysplasie etabliert hat, ist die offene Reposition bei der Hüftluxation jenseits des 4. Lebensjahres zur Seltenheit geworden. Der endgültige Durchbruch zur sog. frühfunktionellen Behandlung erfolgte in den 50er Jahren, so daß noch einige Jahre danach vereinzelt Fälle, wie z. B. der eines 7jährigen Mädchens mit einer unbehandelten, hochstehenden Hüftluxation (Abb. 1) auftraten.

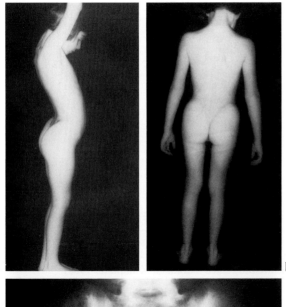

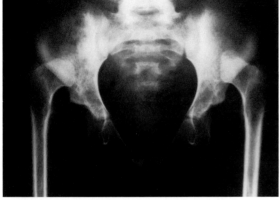

Abb. 1 a–c. Doppelseitige hohe Hüftluxation bei einem 7jährigen Mädchen

Die operative Behandlung dieser Problemfälle bestand in früheren Jahren u. a. in Interpositionsplastiken und Verkürzungsosteotomien, kombiniert mit Varisierungen in verschiedenen Modifikationen, wie z. B. nach Colonna (1936) und Zahradnicek (1934).

Nachuntersuchung u. a. von Chung (1971), Schulitz u. Griss (1976) und Herold u. Daniel (1979) kommen z. B. für die Colonna-Plastik zu dem Ergebnis, dieses Verfahren nur noch Einzelfällen vorzubehalten.

Kasuistik

Aus dem Patientengut des König-Ludwig-Hauses Würzburg der Jahre 1949–1965 konnten von 24 Fällen 16, entsprechend 21 Hüftgelenken, nachuntersucht werden. Das Durchschnittsalter zu Beginn des operativen Vorgehens lag bei 5,4 Jahren, das älteste Kind war 13 Jahre alt (Tabelle 1).

Wesentlichen Einfluß auf das Behandlungsergebnis hatte in 12 Fällen eine konservative Vorbehandlung mit z. T. mehrmaliger Reposition und langdauernder Retention im Gipsverband. Dadurch wurden bereits in 9 Fällen Hüftkopfnekrosen erzeugt (Tabelle 2).

Tabelle 1. Nachuntersuchung von 21 Hüftgelenken bei 16 Patienten

	Weiblich	Männlich
Doppelseitige Hüftluxation	4	1
Einseitige Hüftluxation	10	1
Nachuntersuchungszeitraum (Jahre)	durchschnittlich 22,8	

Tabelle 2. Folgen einer konservativen Vorbehandlung (n = 12)

Manuelle Reposition in Narkose	10 (durchschnittlich 2,4mal)
Retention im Lorenz- bzw. Lange-Gipsverband	12 (durchschnittlich über 8 Wochen)
Präoperative Hüftkopfnekrosen (Einteilung nach Tönnis u. Kuhlmann 1968)	
Grad 2	4
Grad 3	3
Grad 4	2

Tabelle 3. Komplikationen nach offener Reposition (n = 12)

	n
Infektion, oberflächlich	2
tief	1
Reluxation	1
Kopfnekrosen (in der Einteilung nach Tönnis u. Kuhlmann 1968)	8
Davon Grad 1	2
Grad 2	1
Grad 4	5

Als Vorbehandlung zur offenen Reposition wurde in 14 Fällen über durchschnittlich 8 Wochen eine Längsextension und 2mal eine Adduktorentenotomie durchgeführt. Der Eingriff erfolgte überwiegend vom Zugang nach Smith-Petersen (1949) aus und wurde in je 3 Fällen mit einer Verkürzungsosteotomie, Pfannendachplastik und sine-sine-Plastik kombiniert. In der 2. Sitzung wurde anschließend die derotierende varisierende Osteotomie (DVO) oder Osteotomie nach Bernbeck durchgeführt. Als Komplikationen konnten neben 2 oberflächlichen und 1 tiefen Infektion eine Reluxation und 8 Kopfnekrosen unterschiedlicher Ausprägung beobachtet werden (Tabelle 3).

Methodik

Die Nachuntersuchung erfolgte klinisch in Anlehnung an das Schema nach Merle d'Aubigné (1965). Dabei wurden die Parameter Gehfähigkeit, Schmerz und Beweglichkeit im Punkteschema bewertet.

Der Röntgenbefund wurde durch eine Beckenübersichtsaufnahme im Stand, Lauenstein-Aufnahmen beiderseits und die Aufnahme im „faux profil" [nach Lequesne (1961) und de Séze] erhoben. Die Bewertung berücksichtigte das Vorliegen einer Arthrose in Schweregraden und als Ausdruck einer präarthrotischen Deformität die Kongruenzstufen in Anlehnung an das Schema nach Bauer u. Kerschbaumer (1975).

Ergebnisse

Es zeigte sich in nahezu allen Fällen eine deutliche Diskrepanz zwischen klinischem und röntgenologischem Befund. So entsprach einem guten klinischen Befund mit unauffälligem Gangbild, völliger Schmerzfreiheit und guter Beweglichkeit häufig eine pathologische Inkongruenz des Hüftgelenks.

Tabelle 4. Klinische Ergebnisse. (Nach Merle d'Aubigné 1965)

Bewertung (Punkte)	Schmerz n	Gehfähigkeit n	Beweglichkeit n
0	0	0	0
1	0	0	1
2	0	0	1
3	1	2	1
4	2	0	5
5	11	6	9
6	7	13	4

Schmerz: 0 Punkte: schwerer Dauerschmerz; 6 Punkte: beschwerdefrei.
Gehfähigkeit: 0 Punkte: ständig mit Gehstützen; 6 Punkte: unbehindert.
Beweglichkeit: 0 Punkte: eingesteift; 6 Punkte: Bewegungsumfang 211°–260°; maximal 100° S/B, 80° Abduktion/Adduktion 80° Innenrotation/Außenrotation.

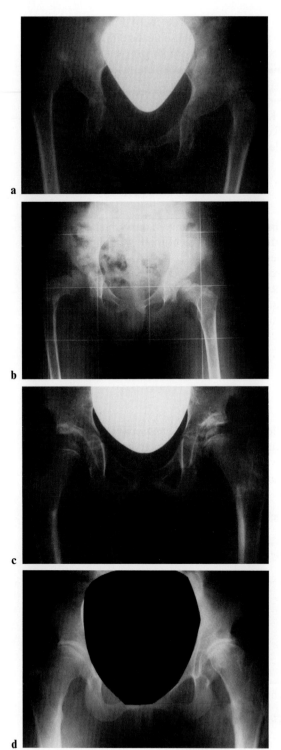

Abb. 2 a–d. Aufrichtung des Schenkelhalses und ungenügende Entwicklung der Hüftpfanne infolge zu geringer Hüftkopfüberdachung oder Kopfnekrose bei einem 4,3 Jahre alten Mädchen

Die blutige Reposition des luxierten Hüftkopfes mit und ohne Pfannendachplastik 271

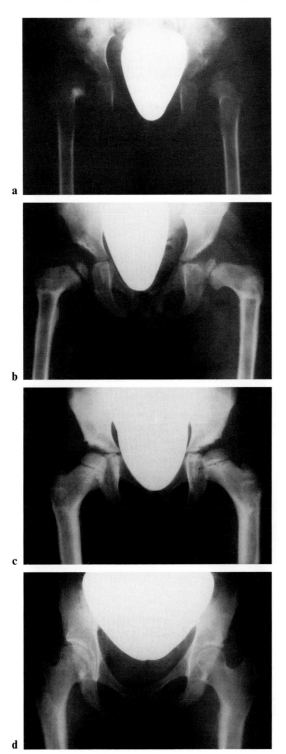

Abb. 3 a–d. Günstigere Entwicklung im Vergleich zum Fall in Abb. 2 bei einem 4jährigen Mädchen mit geringer ausgeprägtem Hochstand des Hüftkopfes

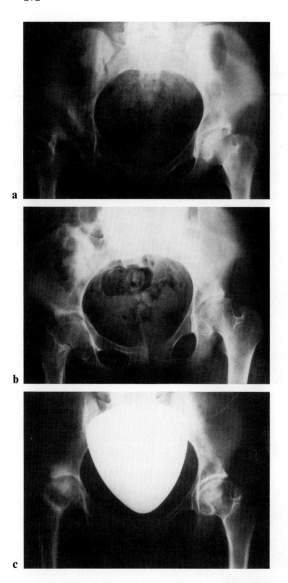

Abb. 4a–c. Offene Reposition und sine-sine-Plastik im Alter von 13 Jahren

Ergab die Gesamtbeurteilung des klinischen Bildes zwar ausnahmslos gute und befriedigende Ergebnisse, so ließ sich röntgenologisch nur in 2 Fällen eine physiologische Ausformung der Gelenkflächen nachweisen. In der Mehrzahl der Fälle bestand eine pathologische Kongruenz mit ungenügender Überdachung durch die Hüftpfanne, insbesondere des ventralen Anteils, was bereits in 11 Fällen zur Arthrose geführt hatte (Tabellen 4 und 5). Als Beispiel sollen folgende Verläufe dienen, bei denen sich infolge einer zu geringen Hüftkopfüberdachung oder Kopfnekrose folgender, recht typischer Verlauf mit einer Aufrichtung des Schenkelhalses und ungenügenden Entwicklung der Hüftpfanne ergab:

Es handelt sich um 2 Mädchen, bei denen im Alter von 4,3 Jahren (Abb. 2) bzw. 4,0 Jahren (Abb. 3) die offene Reposition mit nachfolgender DVO durchgeführt wurde. Im ersten

Tabelle 5. Ergebnis nach röntgenologischer Untersuchung (n = 21)

	n
1) Kongruenzstufen. (Nach Bauer u. Kerschbaumer 1975)	
Grad 1: physiologische Kongruenz	2
Grad 2: pathologische Kongruenz mit vollständiger Überdachung des Hüftkopfes	3
Grad 3: pathologische Kongruenz mit zu geringer Überdachung	7
Grad 4: Inkongruenz der Gelenkfläche	9
2) Arthroserate	
Grad 0: keine Arthrosezeichen	10
Grad 1: initiale Veränderungen	8
Grad 2: kleine Zysten, deutliche Sklerosierung	1
Grad 3: große Zysten, ausgeprägte Gelenkspaltverschmälerung, Kopfentrundung	2

Fall, hier wurde frühzeitig ein pfannenverbessernder Eingriff abgelehnt, ist nun nach 24 Jahren eine deutliche Gelenkspaltverschmälerung und Sklerosierung des Pfannendachs nachzuweisen.

Der Vergleich beider Fälle zeigt korrelierend zum vorbestehenden Hochstand des Hüftkopfes eine ungünstige Entwicklung des Gelenks. Beide gaben bei guter Beweglichkeit und unauffälligem Gangbild im Alter von 28 Jahren noch keine Beschwerden an.

Bei einem 3. Fall (Abb. 4) wurde eine offene Reposition mit sine-sine-Plastik im Alter von 13 Jahren durchgeführt – ein Verfahren, das vereinzelt bis 1961 durchgeführt wurde. 24 Jahre nach dem Eingriff ist die Patientin noch vollkommen schmerzfrei und trotz weitgehender Einschränkung in der Beweglichkeit zufrieden.

Zusammenfassung

Zusammenfassend können wir also sagen:
1) Die offene Einstellung mit alleiniger DVO bringt nicht die gewünschten Spätresultate im Hinblick auf die Entwicklung einer prognostisch günstigen Ausformung des Hüftgelenks.
2) Aus unseren Ergebnissen ist u.E. bei hohen Hüftluxationen die Forderung nach einer subtrochanteren Verkürzungsosteotomie zur Vermeidung eines erhöhten Gelenkdrucks abzuleiten, sofern man sich in diesem Alter und bei doppelseitigem Auftreten überhaupt zur operativen Behandlung entschließen kann.
3) Neben der Kombination mit einer DVO sind pfannenverbessernde Eingriffe notwendig, da zu diesem Zeitpunkt selbst bei genügend tiefer Einstellung des Hüftkopfes kaum mit einer nachholenden Entwicklung der Hüftpfannen zu rechnen ist.

Literatur

Bauer R, Kerschbaumer F (1975) Ergebnisse der Beckenosteotomie nach Chiari. Arch Orthop Trauma Surg 81:301–304

Chung SM, Scholl HW, Ralston EL, Pendergrass E (1971) The Colonna capsular arthroplastic: A longterm follow-up study of 56 patients. J Bone Joint Surg [Am] 53:1511

Colonna PC (1936) An arthroplastic operation for congenital dislocation of the hip. Surg Gynecol Obstet 63:777
Herold HZ, Daniel D (1979) Reduction of neglected congenital dislocation of the hip over the age of six years. J Bone Joint Surg [Br] 61:1–6
Lequesne M, Dijan A (1961) Les nouvelles incidences radiographiques pour l'etude de la hanche. Vie Med 42:1692–1641
Merle D'Aubigné R et al. (1965) Idiopathic necrosis of the femoral head in adults. J Bone Joint Surg [Br] 47:612
Schulitz KP, Griss P (1976) Was hat uns die Colonna-Plastik gebracht? Arch Orthop Trauma Surg 86:183–194
Tönnis D (1984) Die angeborene Hüftdysplasie und Hüftluxation. Springer, Berlin Heidelberg New York
Tönnis D, Kuhlmann GP (1968) Untersuchungen über die Häufigkeit von Hüftkopfnekrosen bei Spreizhosenbehandlung und verschiedenen konservativen Behandlungsmethoden der angeborenen Hüftdysplasie und Hüftluxation. Z Orthop 106:651–672
Zahradnicek J (1934) Beitrag zur Reposition der hohen angeborenen Hüftverrenkung. Langenbecks Arch Chir 180:353

Spätergebnisse nach Colonna-Plastik

B. Schwarz, J. Heisel und H. Mittelmeier

Einleitung

Die auf die Idee von Codivilla (1901) zurückgehende und von Colonna (1932, 1938, 1953, 1965) realisierte Hüftgelenkplastik, welche durch Aushöhlung des Pfannengrundes und Kapselinterposition sowie spätere Verkürzungsosteotomien (Loeffler 1932, Zahradnjcek 1934; Dega 1964, 1969; Dega et al. 1959) gekennzeichnet ist, hat bei uns nur relativ geringe Verbreitung gefunden. Die Ursache dafür lag darin, daß die meisten Hüftluxationen so frühzeitig erfaßt wurden, daß zumindest die einfache offene Hüftreposition (in Verbindung mit Pfannendachplastik und intertrochanterer Osteotomie) möglich war. Mittelfristige Ergebnisse wurden v. a. von Francillon (1959), Spätergebnisse von Schulitz u. Griss (1976), Meystre (1979) sowie v. a. von Dega (1964, 1969) bekanntgegeben (Tabelle 1). Colonna-Plastiken werden heute nur noch von wenigen Autoren propagiert (Lagrange et al. 1973; Bak u. Farkas 1975; Coleman 1976, 1978 u.a.).

Eigene Kasuistik

An der Orthopädischen Universitätsklinik Homburg/Saar wurden zwischen 1960 und 1972 25 Colonna-Plastiken durchgeführt, davon 18 unter Chapchal vor 1964

Tabelle 1. Literaturangaben über Langzeitverläufe bei Colonna-Plastiken

Autor	Beobachtungszeit (Jahre)	Fälle (n)
Dega (1969)	6–25	510
Schulitz u. Griss (1976)	5–15	28
Meystre (1979)	10–17,6	12

Tabelle 2. Kasuistik 1960–1972 (n = 25)

		n
Geschlechtsverteilung	Weiblich	23
	Männlich	2
		Jahre
Durchschnittliches Operationsalter	Gesamt 7,0	2–19
	Männlich	4– 8
	Weiblich	2–19
		n
Seitenverteilung	Ausschließlich rechts	10
	Ausschließlich links	11
	Beidseitig	2

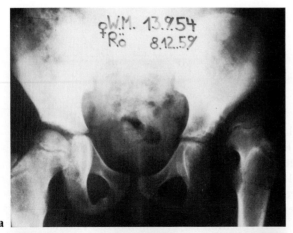
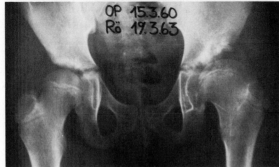
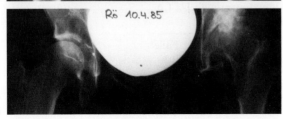

Abb. 1. a Patientin W. M., $5^{1}/_{4}$ Jahre altes Kind mit verspätet diagnostizierter Hüftluxation links. **b** 15. 3. 1960 Colonna-Plastik der linken Hüfte bei dem jetzt 5,5 Jahre alten Mädchen, Röntgenbild 3 Jahre nach Operation. **c** Nachuntersuchungsergebnis 25 Jahre nach Durchführung der Colonna-Plastik der linken Hüfte. Patientin hat praktisch keine schmerzfreie Gehstrecke mehr. Intermittierend Nachtschmerz. Schmerzmittelabusus. Unsererseits wurde der Patientin eine endoprothetische Versorgung der linken Hüfte mit einer Autophor-Prothese empfohlen

Tabelle 3. Vorbehandlung (n = 35). Mehrfachbenennungen waren möglich

	n
A. Keine Vorbehandlung	15
B. Konservativ	8
1. Pavlic-Bandage, Spreizhose	4
2. Overheadextension, unblutige Reposition, Gipsbehandlung	4
C. Operativ	3
Drehosteotomie	1
Pfannendachplastik	2

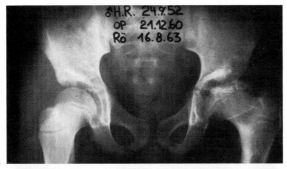
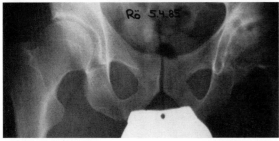

Abb. 2. a Patient H. R., im Alter von 8 Jahren durchgeführte Colonna-Plastik der linken Hüfte (wegen erst im 5. Lebensjahr erkannter Hüftluxation links). Auswärts im Alter von 5 Jahren mit einer Drehosteotomie voroperiert. Das Röntgenbild dokumentiert das Frühergebnis 3 Jahre nach Colonna-Plastik der linken Hüfte. **b** Nachuntersuchungsergebnis 25 Jahre nach Durchführung der Colonna-Plastik an der linken Hüfte. Der Patient klagt von Zeit zu Zeit über Belastungsbeschwerden, jedoch über keine Dauerschmerzen. Der Patient ist momentan mit dem Operationsergebnis noch zufrieden, trotz der röntgenologisch nachweisbaren Arthrose

und 7 nach 1964 unter Mittelmeier (Tabelle 2). Die Abb. 1–5 zeigen einige Fälle.

Die Altersverteilung betrug 2–19 Jahre, durchschnittlich 7 Jahre. Die Geschlechtsverteilung betraf 23 weibliche und 2 männliche Patienten. Die Seitenverteilung war ausgeglichen; bei 2 Patienten handelte es sich um doppelseitige Operationen (Abb. 6).

Eine Vorbehandlung war nur bei 8 Patienten erfolgt (konservativ und teilweise operativ); bei 15 Patienten wurde die Luxation zu spät festgestellt, deshalb erschienen anderweitige konservative oder operative Maßnahmen von vornherein als unzureichend (Tabelle 3).

Operationstechnik

Es ist zu erwähnen, daß anfangs eine Pfannenausfräsung ohne Rücksicht auf das Pfannendach erfolgte, später gemäß Dega (1959) Wert auf die Erhaltung des Pfannendachknorpels gelegt wurde und auch zunehmend Verkürzungsosteotomien herangezogen wurden (Tabelle 4). In Einzelfällen mußten später weitere Operationen durchgeführt werden (Tabelle 5).

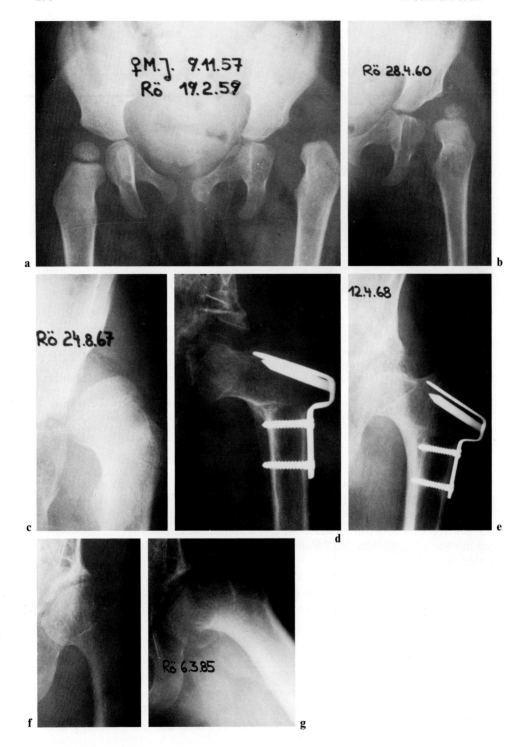

Tabelle 4. Operatives Vorgehen (n=25)

	n
Colonna-Plastik	25
Davon mit zusätzlichen Operationsmaßnahmen	6
Pfannendachplastik	2
Verkürzungsosteotomie des Femurs	2
Derotationsosteotomie	2

Tabelle 5. Weitere Operationen nach der Colonna-Plastik (n=25)

	n
Temporäre Epiphyseodese bei kontralateraler Beinverkürzung	6
Verkürzungsosteotomie des Femurs	3
Intertrochantäre Varisierungsosteotomie	6
Intertrochantäre Extensionsosteotomie	2
Intertrochantäre Derotationsosteotomie	3
Operation nach Chiari	1
Totalendoprothese (Typ „Autophor")	1

Tabelle 6. Komplikationen (n=25)

	n	
A. Frühkomplikationen (während des stationären Aufenthaltes)		
Reluxation der Hüfte	1:	Blutige Reposition, Gipsruhigstellung
Tiefer Infekt	2:	Revision, Saug-Spül-Drainage, gezielte antibiotische Abdeckung
Pertrochantäre Fraktur	1:	Plattenosteosynthese
B. Spätkomplikationen		
Einsteifung der Hüfte	1:	Narkosemobilisation
Fraktur des Femurs	2:	1: Beckengips
		2: Plattenosteosynthese

An Komlikationen traten während des stationären Aufenthalts vor allen Dingen 1 Reluxation, 2 tiefe Infekte und 1 Fraktur auf. An Spätkomplikation traten 2 Femurfrakturen und einmal 1 Einsteifung der Hüfte auf (Tabelle 6).

1968 hat Hassas aus unserer Klinik über 11 der unter Chapchal operierten Fälle berichtet und teilweise Einsteifungen sowie ausnahmslos Präarthrosen festgestellt.

Abb. 3. a Patientin M.J., 3 Monate alt. Deutliche Hüftluxation links, die nicht entsprechend behandelt wurde. **b** Im Alter von 2,5 Jahren deutliche Hüftluxation links mit flüchtigem Pfannendach. **c** Subluxationshüfte links im Alter von 10 Jahren. **d** Zustand nach Colonna-Plastik, Pfannendachplastik, Derotationsosteotomie. **e** Röntgenbild 5 Monate nach Durchführung der Operationen. **f, g.** Nachuntersuchungsergebnis 18 Jahre nach Durchführung der Colonna-Plastik, der Pfannendachplastik und der Derotationsosteotomie. Patientin verspürt nur von Zeit zu Zeit Beschwerden, vor allen Dingen bei Belastung. Sie ist mit dem klinischen Operationsergebnis momentan noch zufrieden. Röntgenologisch deutlich nachweisbare Arthrose

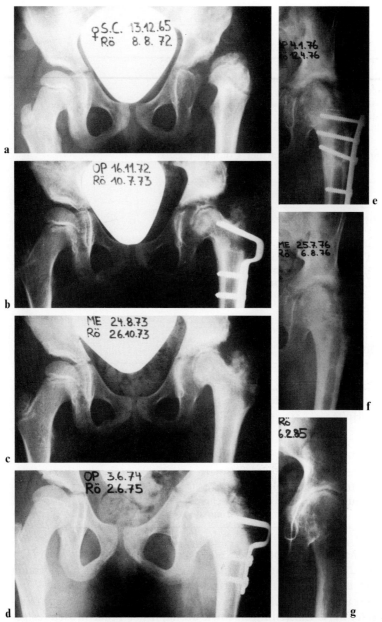

Abb. 4. a S. C., 7jähriges Mädchen. Im Alter von 6 Monaten entdeckte Hüftluxation links, mit Spreizhose vorbehandelt. Jetzt deutliche Hüftluxation links. **b** Im Alter von 7,5 Jahren Durchführung einer Colonna-Plastik sowie einer Pfannendachplastik, 3 Monate später Varisierungs- und Derotationsosteotomie. Das Röntgenbild zeigt den Zustand nach der Varisierungs- und Derotationsosteotomie. **c** Zustand nach Metallentfernung 1 Jahr nach der Varisierungs- und Derotationsosteotomie der linken Hüfte. **d** Aufrichtungsosteotomie der linken Hüfte. **e** Femurschaftfraktur links in Schaftmitte. Osteosynthese mit Autokompressionsplatte. **f** Zustand nach Metallentfernung. **g** Spätergebnis 13 Jahre nach Durchführung der Colonna-Plastik sowie der Varisierungs- und Derotationsosteotomie. Die Patientin hat von Zeit zu Zeit nachts Beschwerden sowie bei Belastung. Klinisch deutliche Einschränkung der Beweglichkeit. Röntgenologische deutliche Arthrose

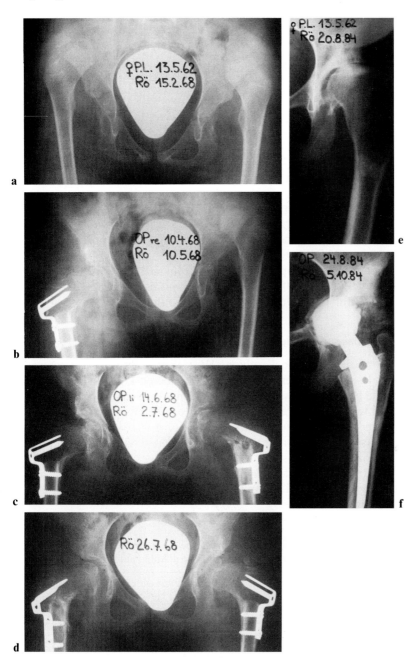

Abb. 5. a Patientin P. L., 6 Jahre, mit einer im Alter von 5 Jahren festgestellten Hüftluxation beiderseits, bisher nicht konservativ vorbehandelt. **b** Röntgenbild nach Durchführung der Colonna-Plastik rechts. **c** Röntgenbild nach Durchführung der Colonna-Plastik links 2 Monate nach der Operation der rechten Hüfte. **d** Verlaufskontrolle nach Durchführung der Colonna-Plastik an beiden Hüften. **e** Nachuntersuchungsbefund 16 Jahre nach Durchführung der Colonna-Plastik beiderseits. Die Patientin hat bei beiden Hüften keine schmerzfreie Gehstrecke mehr, wobei links die Beschwerden überwiegen. Daher wird der Patientin die endoprothetische Versorgung zuerst der linken, dann der rechten Hüfte angeraten

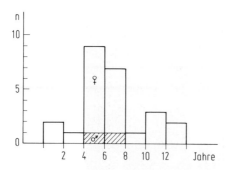

Abb. 6. Alters- und Geschlechtsverteilung (n = 25)

Nachuntersuchungsergebnisse

Durch eine klinische und röntgenologische Nachuntersuchung in unserer Poliklinik konnte bei 13 von 25 Patienten (52%) ein relativ langfristiges Operationsergebnis erfaßt werden. Die postoperative Beobachtungszeit lag zwischen 13 und 25 Jahren, im Durchschnitt bei 20,2 Jahren. Das Lebensalter der Patienten lag inzwischen bei 20–38 Jahren, im Durchschnitt bei 31,5 Jahren.

Bewertung der Ergebnisse (Tabelle 7)

Es wurde ein modifiziertes Merle d'Aubigné-Hüftschema verwendet. Beschwerdefreiheit bestand nur in wenigen Fällen; bei den anderen Patienten bestanden mehr oder weniger starke Beschwerden, die bei einem Großteil jedoch noch weitgehend erträglich waren. Bei 1 Patientin mußte jedoch bereits wegen hochgradiger Schmerzen eine Frühalloarthroplastik durchgeführt werden. Bei 2 weiteren Fällen mußte wegen gleichfalls starker Beschwerden die Frühalloplastik empfohlen werden.

Klinisch lag bei den meisten Patienten ein mehr oder minder ausgeprägtes Hüfthinken, eine Beinverkürzung und auch eine mehr oder minder ausgeprägte Bewegungseinschränkung vor (Tabelle 8).

Tabelle 7. Postoperative Nachuntersuchungsbefunde. Bewertung der Hüftgelenkfunktion nach Colonna-Plastiken (n = 13). Modifiziert nach Merle d'Aubigné (1949)

Bewertung (Punkte)	Schmerzen	Motilität	Anzahl der Fälle (n)
0	Dauerschmerzen auch im Schlaf	Ankylose	0
1	Starke Schmerzen, Verhindern weitergehender Aktivität	Flexion <40°, Abduktion 0°	3
2	Starke, erträgliche Schmerzen, eingeschränkte Aktivität	Flexion 40–60°, Abduktion/Adduktion <10°	4
3	Geringe Schmerzen beim Gehen, kein Ruheschmerz	Flexion 60–80° Schuhbinden möglich	3
4	Leichte, gelegentliche Schmerzen	Flexion 70–90°, Abduktion/Adduktion >25°	2
5	Keine Beschwerden	Flexion >90° Abduktion >25°	1

Tabelle 8. Postoperative Nachuntersuchungsbefunde

		n
Hüfthinken (Trendelenburg positiv)	ja	10
	nein	3
Beinverkürzung bis 1 cm		4
2 cm		7
3 cm		2

Diskussion

In Übereinstimmung mit der Literatur kann festgestellt werden, daß bei den mit der Colonna-Plastik versorgten Fällen in den meisten Fällen zunächst eine wesentliche Verbesserung der Hüftstatik und Stabilität erreicht werden konnte, die Primärergebnisse jedoch meistens Präarthrosen entsprechen, welche größtenteils früher oder später auch zu Beschwerden Anlaß geben. Dennoch ergab unsere Nachuntersuchung, daß trotz der angegebenen Beschwerden die überwiegende Zahl der Patienten mit dem Ergebnis doch größtenteils noch zufrieden war und nur erträgliche Beschwerden hatte. Lediglich bei 3 der 13 nachuntersuchten Fälle bestanden so starke Belastungs- und Ruheschmerzen, daß eine Hüftalloplastik durchgeführt wurde bzw. ansteht.

Allerdings ist aufgrund der Röntgenbilder und der allgemeinen orthopädischen Erfahrung zu erwarten, daß die meisten Fälle in späteren Jahren schließlich doch einer schwerwiegenden Arthrose unterliegen werden, welche weitere operative Maßnahmen, insbesondere einen Gelenkersatz, erfordern dürfte. Die verspäteten operativen Maßnahmen zur Hüfteinrenkung sind früher vielfach in Frage gestellt worden, v. a. im Hinblick darauf, daß Patienten mit kompletter Luxation erst relativ spät Hüftbeschwerden bekommen. Dabei blieben jedoch meistens die Fehlstatik durch Beckenkippung und der sekundäre Kreuzschmerz unberücksichtigt.

Hingegen wird mit der Colonna-Plastik in den meisten Fällen kein lebenslanges Dauerergebnis erzielt. Die Arthrose tritt i. allg. früher als bei unbehandelter hoher Luxation auf; die statischen Verhältnisse sind jedoch besser, und in Verbindung mit den modernen Möglichkeiten des Gelenkersatzes erscheinen die damals durchgeführten Colonna-Plastiken gerechtfertigt, ebenso wie auch deren gegenwärtige Durchführung, wenngleich diese Operation ein relativ hohes Operationsrisiko beinhaltet.

Es steht aber zu hoffen, daß das Erfordernis einer Colonna-Plastik immer seltener wird, insbesondere unter dem Aspekt der modernen Früherfassung mit Hife der Hüftsonographie und der dann möglichen Frühbehandlungsmethoden.

Zusammenfassung

Die Colonna-Plastik stellt ein Operationsverfahren bei veralteten kindlichen Hüftluxationen dar, bei welchem der Hüftkopf zusammen mit der umgebenden Kapsel in eine neu geformte Pfanne eingestellt wird.

In den Jahren 1960–1972 wurden in der Orthopädischen Universitätsklinik Homburg/Saar insgesamt 25 Colonna-Plastiken durchgeführt. 13 Fälle konnten im Durchschnitt 20,2 Jahre postoperativ klinisch und röntgenologisch nachuntersucht werden.

Klinisch bestanden teilweise befriedigende funktionelle Resultate. In allen Fällen ließ sich röntgenologisch eine deutliche Arthrose nachweisen. Bei 3 Patienten mußte wegen Dauerschmerzen die Indikation zur Autophor-Prothese gestellt werden.

Literatur

Bak Z, Farkas B (1975) Früh- und Spätergebnisse der Operation nach Colonna. Z Orthop 113:896–899
Codivilla A (1901) Über die operative Behandlung der angeborenen Hüftgelenksverrenkung. Z Orthop Chir 9:123
Coleman SS (1976) Salvage procedure in congenital dislocation of the hip utilizing femoral shortening. In: Coleman SS (ed) The hip. Proc. 4th Sci. Meet Hip Coc. Mosby, St. Louis, pp 29–39
Coleman SS (1978) Congenital dislocation of the hip. Mosby, St. Louis
Colonna PC (1932) Congenital dislocation of the hip in older subjects. J Bone Joint Surg 14:277–298
Colonna PC (1938 An arthroplastic procedure for congenital dislocation in children. J Bone Joint Surg 20:604
Colonna PC (1953) Capsular arthroplasty for congenital dislocation of the hip. A two stage procedure. J Bone Joint Surg 35:179–197
Colonna PC (1965) Capsular arthroplasty for congenital dislocation of the hip: Indications and techniques: Some long-terme results. J Bone Joint Surg 47:437–449
Dega W (1964) Schwierigkeiten in der chirurgischen Reposition der veralteten congenitalen Subluxation des Hüftgelenkes bei Kindern. Beitr Orthop Traumatol 11:642–647
Dega W (1969) Hüftreposition mit Rekonstruktion der anatomischen Gelenkform nach Colonna-Zahradnjcec u. a. und die abstützenden Osteotomien. Verh Dtsch Ges Orthop, Traumatol 56. Kongreß Wien 1969. Enke, Stuttgart
Dega W, Krol J, Polakowski L (1959) Surgical treatment of congenital dislocation of the hip in children. J Bone Joint Surg 41:920–934
Francillon MR (1959) Erfahrungen mit der Hüftgelenkplastik nach Colonna. Beitr Orthop Traumatol 2:89
Hassas A (1968) Ergebnisse der Colonna-Plastik bei der Behandlung der dysplastischen Hüftluxation im spätkindlichen Alter. Medizinische Dissertation, Universität Homburg/Saar
Lagrange J, Rigault P, Loisel P, Pouliquen JC, Guyonvarch G (1973) Notre expérience de l'operation de Colonna dans le traitement de la luxation congenitale de la hanche chez l'enfant. Rev Chir Orthop 59:353–373
Loeffler F (1932) Zur Lösung des Problems der operativen Behandlung der unblutig nicht einrenkbaren angeb. Hüftluxation. Arch Klin Chir 173:817
Mèystre JL (1979) 10-Jahresresultate der Hüftarthroplastik nach Colonna. Orthopäde 8:49–52
Mittelmeier H (1974) Zementlose Verankerung von Endoprothesen nach dem Tragrippenprinzip. Z Orthop 112:27
Mittelmeier H (1984) Hüftgelenkersatz junger Menschen. Z Orthop 122:20
Schulitz KP, Griss P (1976) Was hat die Colonnaplastik gebracht? Arch Orthop Trauma Surg 86:183–194
Zahradnjcek (1934) Beitrag zur Reposition der angeborenen Hüftverrenkung. Langenbecks Arch Chir 180:353-B

Die Beurteilung der Spätergebnisse nach kapsulärer Azetabulumplastik nach Colonna in der Behandlung der angeborenen Hüftluxation

H. Zwierzchowski, D. Zwierzchowska und M. Synder

Einleitung

Der Wert einer Operationsmethode läßt sich am besten durch Langzeitverläufe überprüfen. Das Endresultat nach offener Reposition von Hüftluxationen bei kleinen Kindern hängt von vielen Faktoren ab. Wie unsere Beobachtungen zeigten, befriedigte der chirurgische Eingriff durchaus nicht immer. Die Ursachen von Mißerfolgen liegen entweder in der Behandlungsmethode oder in ihrer falschen Anwendung wie auch in einer ungeeigneten Operationstechnik. Bei den von uns operierten Fällen fanden sich als Komplikationen die Osteochondrose der Epiphyse, die Reluxation des Hüftgelenks sowie die sekundäre Subluxation und Wachstumsstörungen (Zwierzchowska u. Zwierzchowski 1969).

Die operationsbedingten Verletzungen des Wachstumsknorpels können einen sehr ungünstigen Einfluß auf die weitere Entwicklung des Hüftgelenks ausüben.

Im Schrifttum finden sich widersprüchliche Ausführungen zur postoperativen Weiterentwicklung des Hüftgelenks nach Erweiterung und Vertiefung der Pfanne durch die Azetabulumplastik nach Colonna (Colonna 1936, 1965; Dega 1973; Dega et al. 1959; Gross 1972). Beim Ausfräsen der Pfanne wird der Gelenkknorpel in verschiedener Dicke aus der Y-Fuge und auch im Bereich des Pfannerkers entfernt. Die Frühergebnisse zeigen, daß es nach kapsulärer Azetabulumplastik nach Colonna zunächst zu einer regelmäßigen Pfannenentwicklung kommt. Inzwischen zeigen jedoch unsere Langzeitergebnisse, daß die Resultate nicht den Erwartungen entsprechen. Das Ziel dieses Vortrages ist, die Langzeitresultate darzustellen und auch Aussagen über die Pfannenentwicklung und die Hüftgelenkentwicklung nach Azetabulumplastik nach Colonna zu machen.

Material und Methoden

Von 1953 bis 1959 wurden in unserer Klinik 186 Kinder mit veralteten angeborenen Hüftluxationen in einer Modifikation von Dega operiert. Die Modifikation der Operationsmethode beruht auf einer Verkürzungsosteotomie des Femurs, wobei im gleichen Eingriff die vermehrte Antetorsion des Schenkelhalses und die bestehende Coxa valga korrigiert wird. Von den operierten Fällen wurden 73 Kranke über einen Zeitraum von 20–25 Jahren beobachtet, im Durchschnitt 22 Jahre (Abb. 1). Sie stellen die Grundlage der Arbeit dar. Das Alter zum Zeitpunkt der Operation sowie die Einteilung in ein- und doppelseitige Hüftluxationen sind in Tabelle 1 enthalten. In 16 Fällen erfolgte die Operation nach erfolgloser konservativer Behandlung. Alle hier berücksichtigten Fälle sind während des gesamten Beobachtungszeitraumes regelmäßig untersucht und auch geröntgt worden. Die Beurteilung der Ergebnisse erfolgt nach klinischen und röntgenologischen Kriterien. Für die klinische Bewertung wurde das Król-Schema (Król 1963) be-

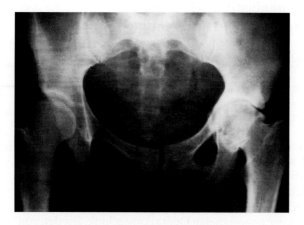

Abb. 1. 27jährige Patientin, 22 Jahre nach Colonna-Plastik der linken Hüfte. Protrusionskoxarthrose mit Verbreiterung des Pfannendachs. Anpassung des Femurkopfes an die Pfannengestalt

Tabelle 1. Operationsalter mit der Einteilung in ein- und zweiseitiger Hüftluxation

Luxation	Alter (Jahre)		Gesamt
	3–6	7–10	
Einseitig	32	14	46
Zweiseitig	21	6	27
Gesamt	53	20	73

nutzt, bei welchem Beweglichkeit, Gangbild, Trendelenburg- und Duchenne-Zeichen sowie Schmerzen berücksichtigt sind.

Neben der klinischen Untersuchung wurde von jedem Kranken eine Beckenübersichtsaufnahme angefertigt und diese mit dem unmittelbaren postoperativen Bild und dem Bild 10 Jahre nach Operation verglichen. Ausgemessen wurde der CCD-Winkel, der Azetabulumwinkel nach Hilgenreiner (1925), der AC-Winkel, der anatomische Pfannenwinkel nach Idelberger u. Frank (1952), der CE-Winkel nach Wiberg (1939), die Waldenström-Linie, der Durchmesser und die Tiefe der Pfanne, die Übereinstimmung von Hüftkopf und Pfannenzentrum, der Pfannenindex, der Epiphysenindex von Herndon-Heyman und außerdem das Vorhandensein und die Breite der Y-Fuge. Aufgrund der klinischen Untersuchung konnten wir feststellen, daß unsere Zehnjahresresultate günstiger als die Spätresultate waren. Von den nachuntersuchten Hüften zeigten 59 Hüften ein gutes, 23 ein befriedigendes und 18 ein schlechtes Ergebnis. Die Resultate in den verschiedenen Altersgruppen waren signifikant verschieden. In der Gruppe mit einem Alter von 3–6 Jahren mit einseitiger Hüftluxation fanden sich meistens gute Resultate (Abb. 2). Eine Osteochondrose der Kopfepiphyse wurde in 28 Fällen beobachtet. Davon waren lediglich 10 Hüften als befriedigendes Ergebnis eingestuft worden, während der Rest der Osteochondrosen ein schlechtes Ergebnis hatte.

Nach längerer Beobachtungszeit verschlechterten sich stufenweise die Resultate, was mit einer Zunahme der Koxarthrose verbunden war. Aus diesem Grunde konnten wir bei der letzten Untersuchung nur noch bei 15 operierten Hüften ein

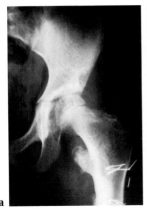 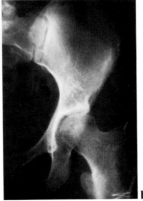

Abb. 2. a 10jähriges Mädchen, 5 Jahre nach Colonna-Plastik der linken Hüfte. **b** 10 Jahre später. Dysplastische Koxarthrose. Die Röntgenmaße im Alter von 20 Jahren sind fast gleich wie die im Alter von 10 Jahren

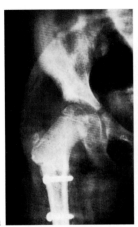 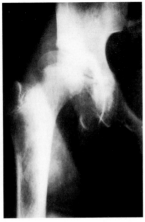

Abb. 3. a 4jähriges Mädchen, 6 Wochen nach Colonna-Plastik der rechten Hüfte. **b** 8 Jahre später. Wanderpfanne

befriedigendes Ergebnis und bei den restlichen ein schlechtes Resultat feststellen.

Die Auswertung der Röntgenaufnahmen über den genannten Beobachtungszeitraum zeigte bei 48 Gelenken Verknöcherungsstörungen und Störungen bei der Ausbildung der Hüftpfanne. Die festgestellten Störungen traten entweder einzeln oder zusammen über einen verschiedenen Beobachtungszeitraum nach der Operation auf (Tabelle 2).

Im Falle der Verbreiterung des Pfannerkers führte die Remodellierung des Femurkopfes nach Abschluß des Wachstums zur frühzeitigen Koxarthrose.

Als ungenügende Pfannenentwicklung wurden die Hüften eingestuft, deren Pfannen und auch Hüftköpfe zu kleine Werte ergaben. Die röntgenologisch bestimmten Maße dieser Patienten ergaben im Alter von 10 Jahren fast gleiche Ausmaße wie nach Abschluß des Wachstums.

Als Wanderpfanne (Abb. 3) bezeichneten wir einen Zustand, bei dem sich der kraniale Pfannenanteil nach oben verlängert. Gewöhnlich findet sich in diesen Fällen eine Verdickung des Pfannenbodens. Aus diesem Grunde wurde die Pfanne mit wachsender Beobachtungszeit flacher. Ein unregelmäßiges Wachstum der

Tabelle 2. Entwicklungsstörungen der Pfanne nach Colonna-Plastik

Verbreiterung der Y-Fuge	Vorzeitige Verknöcherung der Y-Fuge	Verbreiterung des Pfannenerkers	Ungenügende Pfannenentwicklung	Wanderpfanne	Summe
•					4
•	•	•			6
•	•		•		6
•	•			•	2
	•				3
	•	•			2
	•		•		12
	•			•	4
			•		4
				•	5
18	35	8	22	11	48

Tabelle 3. Art und Gradeinteilung der Koxarthrose nach Colonna-Plastik

Art	Grad			Gesamt
	Klein	Mittel	Groß	
Dysplastische Hüfte	13	10	10	33
Protrusions-Hüfte	2	12	25	39
Andersartig			28	28
Gesamt	15	22	63	100

Pfanne führte zur zunehmenden Inkongruenz der Hüfte. Dieser Umstand und die unvollständige Metaplasie der interponierten Hüftkapsel, die sich höchstens in Faserknorpel umbildet, stellen die Hauptgründe dafür dar, daß auch die besten Frühresultate im 2. Beobachtungsjahrzehnt zur Arthrose führen.

Die Röntgenaufnahmen anläßlich der letzten Untersuchung zeigen mehr oder weniger stark ausgeprägte Koxarthrosen. 63 Fälle zeigten schwere Arthrosen (Tabelle 3).

Diskussion

Die von uns durchgeführten Nachuntersuchungen bei 73 Patienten mit kapsulärer Azetabulumplastik nach Colonna zeigen deutlich, daß das Ausfräsen der Pfanne im Kindesalter ein zwiespältiger Eingriff ist. Der Eingriff ermöglicht zwar die Reposition veralteter hoher Hüftluxationen und die Pfanne dem Hüftkopf anzupassen, jedoch erkauft man dies mit Wachstumsstörungen. Tierexperimentelle Untersuchungen an Kaninchen zeigen uns den Mechanismus der oben ausgeführten Entwicklungsstörungen. In fast allen Fällen löste das Ausfräsen der Hüftpfanne sekundäre Reaktionen aus. Diese finden sich in verschiedener Form, je nach Art und Lokalisation der chirurgisch gesetzten Knorpelläsion. So haben wir festgestellt, daß die Vertiefung und Erweiterung der Hüftpfanne im Kindesalter den Wachstumsknorpel im Pfannenboden und im Pfannenerker dauernd schädigt. Das zerstörte Knorpelgewebe regeneriert nicht, sondern unterliegt Fibrosierungsprozessen und verknöchert frühzeitig. Dadurch bleibt das Hüftgelenk dauerhaft kleiner. Mit der Vertiefung des oberen Pfannenteiles ging gewöhnlich eine Verbreiterung des Pfannenerkers durch laterale Anbauten einher, was eine tiefere Pfanne ergab.

Die von uns dargestellten Ergebnisse sollen die geschilderte Methode nicht völlig in Mißkredit bringen, aber auf jeden Fall dazu aufrufen, die Indikation zu diesem Eingriff weiterhin sehr zurückhaltend zu stellen.

Seit einigen Jahren ist die kapsuläre Azetabulumplastik nach Colonna an unserer Klinik in sehr vermindertem Maße durchgeführt worden, weil neuere Behandlungsmethoden, auch bei veralteten hohen Hüftluxationen, bessere Resultate zeitigen können.

Literatur

Colonna PC (1936) An arthroplasty for congenital dislocation of the hip. Surg Gynecol Obstet 63:777–784

Colonna PC (1965) Capsular arthroplasty for congenital dislocation of the hip: Indications and technique. J Bone Joint Surg [Am] 47:437–449

Dega W (1973) Entwicklung und klinische Bedeutung der dysplastischen Hüftgelenkpfanne. Orthopäde 2:202–218

Dega W, Król J, Polakowski L (1959) Surgical treatment of congenital dislocation of the hip in children; a one stage procedure. J Bone Joint Surg [Am] 41:920–934

Gross F (1972) Ergebnisse nach Colonnascher Plastik. Z Orthop 110:988–992

Hilgenreiner H (1925) Zur Frühdiagnose der angeborenen Hüftgelenksverrenkung. Med Klin 21:1385 und 1425

Idelberger K, Frank A (1952) Über eine neue Methode zur Bestimmung des Pfannendachwinkels bei Jugendlichen und Erwachsenen. Z Orthop 82:571

Król J (1963) Umbaustörungen nach operativer Behandlung der angeborenen Hüftluxation. (poln.) PZWL, Warszawa

Szulc W (1969) Wert des Hüftgelenks nach operativer Behandlung der Hüftluxation mit der modifizierten Operation nach Codivilla-Colonna. Habilitationsschrift, Universität Warszawa

Wiberg G (1939) Studies on dysplastic acetabular and congenital subluxation of the hip joint. Acta Chir Scand [Suppl 58] 83:33

Zwierzchowska D, Zwierzchowski H (1969) Komplikationen in chirurgischer Behandlung der angeborenen Hüftluxation bei Kindern. (poln.) Chir Narzadow Ruchu Ortop Pol 34:351–355

Zwierzchowski H (1975a) Störung der Pfannenmodellierung nach Kapsuläracetabulumplastik des Hüftgelenks nach Colonna-Zahradnicek. (poln.) Chir Narzadow Ruchu Ortop Pol 40:107–112

Zwierzchowski H (1975b) Klinische und experimentelle Untersuchungen über Pfannenwanderung nach Operation Colonna-Zahradnicek. (poln.) Chir Narzadow Ruchu Ortop Pol 40:219–227

Zwierzchowski H (1975c) Morphologische Untersuchungen des Y-Knorpels nach chirurgischer Vertiefung der Hüftpfanne. (poln.) Chir Narzadow Ruchu Ortop Pol 40:497–505

Diskussion

Rabenseifner, Würzburg: Herr Brückl, Sie haben über 5jährige Kinder berichtet, die Ihnen mit einer leichten Dysplasie aufgefallen sind. Sie meinten, man könne nicht sicher sagen, ob die leichte Dysplasie in späteren Jahren bestehen bleibt oder ob sich daraus eine schwere Dysplasie entwickeln kann. Haben Sie Zusammenhänge zwischen einer mangelhaften ventralen Überdachung (CE-Winkel) und den schlechten Spätergebnissen gesehen?

Brückl, München: Diese Unterscheidung konnten wir leider nicht machen, weil bei den Patienten von früher keine Faux-Profilaufnahmen gemacht worden sind, auf denen wir den ventralen Pfannendachwinkel hätten bestimmen können. Ich kann nichts Näheres dazu sagen, wie die Hüftpfannen in diesen Fällen ausgesehen haben. Natürlich sind die meisten aus diesem Kollektiv schon im Kleinkindes- oder im Säuglingsalter behandelt worden. Da der Hüftwert aber definitionsgemäß erst ab dem 5. Lebensjahr meßbar ist, haben die Verlaufsbeobachtungen erst ab diesem Alter eingesetzt. Schulze und Schneider aus Dresden haben versucht, eine längere Verlaufsbeobachtung mit dem Hüftwert zu erhalten und haben den Beginn der Untersuchung auf das 3. Lebensjahr heruntergesetzt. Sie haben festgestellt, daß eine reversible Dysplasie in Erscheinung getreten ist, dysplastische Hüftgelenke sich also tatsächlich im Verlauf des Wachstums bis zum pubertären Wachstumsschub zur Norm hin entwickeln können. Die Untersuchungen dieser Autoren haben uns eigentlich dazu veranlaßt, ebenfalls Nachuntersuchungen anzustellen und sie hier vorzutragen. Ich habe zunächst selbst nicht gedacht, daß sich Dysplasien nach dem 5. Lebensjahr noch zurückbilden könnten. Sicher ist jedoch, daß bei schweren Dysplasien mit einem Hüftwert von 20° ab dem 8. Lebensjahr keine Verbesserungstendenzen mehr nachzuweisen sind.

Hepp, Baden-Baden: Können Sie noch zu 2 Fragen Stellung nehmen: Die erste betrifft die *Aussagekraft des Hüftwertes.* Ist es wirklich eine Meßmethode, die man empfehlen kann, oder ist sie mehr von akademischem Interesse?

Die zweite Frage: Wie stufen Sie diese Dysplasien ein? Geschieht dies nach dem Hüftwert oder nach dem visuellen Eindruck?

Brückl, München: Der Hüftwert ist wirklich eine Meßgröße, die objektiv anwendbar ist und die nicht nur dazu geeignet ist, *Verlaufsbeobachtungen* festzuhalten, sondern auch *prognostische Aussagen* zu machen. Wir konnten im letzten Halbjahr einen elektronischen Taschenrechner entwickeln, mit dem die Berechnungen und die Bestimmung des Hüftwertes wesentlich vereinfacht werden und damit nicht mehr so zeitaufwendig sind. So könnte der Hüftwert sicherlich auch in der täglichen orthopädischen Praxis bei Grenzfällen oder bei strittigen Fragen angewandt werden.

Zur 2. Frage: Der *Hüftwert* ist eine *statistisch erfaßte Größe.* Die Einteilung in *leicht dysplastisch* und „schwer dysplastisch" ist keine willkürliche Einteilung, sondern eine aufgrund von über 1 770 Hüftgelenken getroffene Abgrenzung. Wir haben damals, als wir die Normalwerte und die Standardabweichungen für den Hüftwert festlegten, als normale Hüftgelenke diejenigen angesehen, die zum Zeitpunkt der röntgenologischen Erfassung weder Schmerzen noch Bewegungseinschränkungen noch irgendwelche röntgenologischen Koxarthrosegrade aufwiesen. Diese als funktionell bezeichneten oder physiologischen Hüftgelenke nahmen wir einerseits als echtes Normalkollektiv. Die Gelenke, die diesen Kriterien nicht entsprachen, die also entweder Schmerzen oder Bewegungseinschränkungen oder auch schon frühe Koxarthrosezeichen zeigten, wurden als pathologische Hüftgelenke eingestuft. Aus diesen beiden Kollektiven wurde dann statistisch die Abgrenzung zwischen leichter und schwerer Dysplasie und Normalbereich mit dem Hüftwert berechnet.

Mau, Tübingen: Ich habe noch eine Frage zur Entwicklung des Hüftwertes. Sie haben, Herr Brückl, 2 Kollektive gegenübergestellt und auch das gesunde Kollektiv definiert. Ich möchte das „gesund" in Anführungsstriche setzen, denn Sie wissen ja nicht, wie viele latente oder verborgene Dysplasien auch bei dem Normalkollektiv nach Ihren Kriterien dabei waren. Man könnte streng genommen nur ein Kollektiv gegenüberstellen, das genetisch einwandfrei nicht betroffen ist.

Brückl, München: Ich bin Ihnen sehr dankbar für diese Bemerkung, Herr Prof. Mau. Man hat natürlich Schwierigkeiten mit dem Normalkollektiv. In einer orthopädischen Klinik, in die kranke Patienten zur Untersuchung und Behandlung kommen, kann man selten ein Normalkollektiv zusammenstellen.

Salamon, Warschau: In der orthopädischen Klinik in Warschau haben wir über 300 Colonna-Plastiken ausgeführt und bei Nachuntersuchungen nach etwa 15 Jahren ungefähr *20%* der Fälle als *gut* beurteilt. Herr Rabenseifner berichtet nun, daß in seinem Krankengut keine schlechten Ergebnisse waren, obwohl er zuvor einige Komplikationen angegeben hat. Können Sie mir dies erklären?

Rabenseifner, Würzburg: Das mit den schlechten Ergebnissen muß man relativieren. Wenn wir die röntgenologischen und klinischen Befunde zusammenfassen, fanden sich in etwa der Hälfte unserer Fälle bereits frühzeitige Arthrosen. Man muß damit rechnen, daß der größte Teil der operierten Kranken eine Arthrose bekommen wird. Man sollte deshalb eher sagen, die klinischen Befunde nach den Beurteilungskriterien von Merle D'Aubigné waren noch gut.

Eichler, Wiesbaden: Ihre Untersuchungen, Herr Rabenseifner, reichen ja 30 Jahre zurück. Von 1955 bis 1965 wurden die Hüften in klassischer Weise eingerenkt. Anfang der 60er Jahre kamen die ersten funktionellen Behandlungsmethoden, z. B. die Overheadmethode auf.
   Haben Sie in Ihrem Kollektiv der Nachuntersuchungsergebnisse Unterschiede in der Art der Vorbehandlung feststellen können?

Rabenseifner, Würzburg: Wir haben versucht, diese Frage zu beantworten. Soviel ist sicher, daß die vorausgegangene Behandlung mit langdauernder Ruhigstellung der Gliedmaßen im Gipsverband nach manueller Reposition mit einem wesentlich höheren Anteil an Hüftkopfnekrosen belastet war. Im übrigen können wir auch aufgrund der geringen Fallzahlen keine sichere Aussage machen.

Hepp, Baden-Baden: Herr Schwarz hat von seinen 25 Patienten 13 nachuntersucht, also etwas mehr als 50%. Waren die anderen alle in Ordnung oder waren sie so schlecht, daß sie eine andere Klinik aufgesucht haben? Haben Sie versucht, auch die anderen Fälle noch zu kontrollieren?

Schwarz, Homburg: Unsere überwiegend weiblichen Patienten 20–25 Jahre nach der Operation zu untersuchen, war sehr schwierig. Die meisten waren verheiratet. Natürlich haben wir versucht, alle auf jede nur mögliche Weise zu erreichen. Es gab aber viele Hindernisse, auch bürokratischer Art.

Hepp, Baden-Baden: Man kann also nicht sagen, daß dies eine negative Auslese war?

Schwarz, Homburg: Nein.

Salamon, Warschau: Herr Schwarz, Sie haben gesagt, daß die Patienten von Prof. Chapchal operiert worden sind, der vor Prof Mittelmeier in Homburg war. Handelt es sich bei allen Fällen, die Sie hier vorgestellt haben, um Fälle, die Prof. Chapchal operiert hat?

Schwarz, Homburg: Nein. 18 Patienten sind in der Ära Chapchal operiert worden, 7 seit Prof. Mittelmeier in Homburg ist. Seit 1972 wird nach dieser Methode nicht mehr operiert.

Langzeitergebnisse der Beckenosteotomie nach Chiari

R. Brückl, W. Pförringer und B. Rosemeyer

Während die Indikationsstellung zur Beckenosteotomie bei Kindern nach wie vor sehr umstritten ist (Chapchal 1965, 1974; Otte 1969; Hellinger 1972; Walch et al. 1972; Störig 1973; Purath 1979 u. a.), berichten neben Chiari (1969, 1974) auch andere Autoren über gute Ergebnisse bei Jugendlichen und Erwachsenen (Kollmann 1967; Strauss et al. 1973; Weigert u. Klems 1973; Störig 1973; Zenker u. Fischer 1974; Jani 1974; Kerschbaumer u. Bauer 1979).

Jäger et al. (1972) bezeichnen die verstärkte Subluxationsstellung bei CE-Winkeln um oder unter 0°, v. a. bei sehr steilen und kurzen Pfannendächern, als Hauptindikation, sehen keine altersabhängige Indikationsstellung und berichten über Beckenosteotomien, die bereits in den 60er Jahren bis weit in das Erwachsenenalter durchgeführt wurden. Jani (1974) beschreibt die Beckenosteotomie nach Chiari als eine ausgezeichnete Methode zur Korrektur präarthrotischer Pfannendeformitäten bei Jugendlichen und Erwachsenen und als die nach dem 10. Lebensjahr einzig aussichtsreiche Möglichkeit, eine bessere Überdachung zu schaffen (Chiari 1953). Schulze und Krämer (1975) sowie Wedge u. Salter (1974) erwähnen erstmals die Bedeutung der Beckenosteotomie als Präventivmaßnahme für die evtl. spätere Protheseninplantation bei dafür primär zu steil gestellten, flachen Hüftpfannen.

Als Ziel der Beckenosteotomie definiert Chiari (1974):
1) die Schaffung eines ausreichend großen, kongruenten Daches, das richtig orientiert ist,
2) die Interposition eines funktionell leistungsfähigen Gewebes, da kein Pfannendach mit hyalinem Knorpelüberzug zur Verfügung steht,
3) die Medialisierung des Gelenks zur Korrektur der Hebelverhältnisse.

Als ein gewisser Nachteil muß dabei in Kauf genommen werden, daß durch die Medialverschiebung des distalen Fragments die primäre, von hyalinem Knorpel bedeckte Pfanne noch steiler eingestellt wird (Witt 1978, persönliche Mitteilungen).

Material und Methode

In den Jahren zwischen 1966 und 1975 wurde an der Orthopädischen Klinik München-Harlaching bei insgesamt 279 Patienten die Beckenosteotomie nach Chiari mit und ohne intertrochantere Varisierung durchgeführt. 106 Patienten konnten nachuntersucht werden. Da der Eingriff bei 18 Patienten beidseits erfolgt war, wurden schließlich 124 Hüftgelenke erfaßt. 19 Patienten waren männlichen Geschlechts, so daß sich ein Verhältnis männlich zu weiblich von 1 zu 5,5 ergab. Analog zu der von Brückl et al. (1972) angegebenen Einteilung für die Berechnung des Hüftwerts wurden 5 Altersgruppen aufgestellt, welche bis auf die Gruppe der Erwachsenen (≥ 17 Jahre) jeweils 4 Lebensjahre umfassen (Tabelle 1).

Tabelle 1. Verteilung des Untersuchungsgutes innerhalb der 5 Altersgruppen

Altersgruppe (Jahre)	Anzahl (n)
1– 4	11
5– 8	22
9–12	19
13–16	29
17–40	43
Gesamt	124

Außer dem Hüftwert (Busse et al. 1972; Brückl et al. 1972) wurden als röntgenologische Parameter der Gelenkspaltindexwert (I_2-Wert) (Tönnis 1985), die Belastungssklerosierung des Pfannendaches (Strauss et al. 1973) und der Arthrosegrad (Busse et al. 1972; Brückl et al. 1972) zur Gesamtbeurteilung des morphologischen Ergebnisses im Hinblick auf die oben zitierten Forderungen Chiaris verwendet.

Als klinische Parameter wurden Beweglichkeit, Schmerzhaftigkeit und Belastbarkeit des Gelenks, das Trendelenburg-Zeichen sowie die funktionelle Beinverkürzung im Falle einer gleichzeitig mit der Beckenosteotomie durchgeführten Varisierung erfaßt.

Der Beobachtungszeitraum betrug 10 Jahre und mehr.

Ergebnisse

Die Altersverteilung der Patienten zum Zeitpunkt der Operation zeigt einen deutlichen Gipfel im Alter von 14 und 15 Jahren, während sie ansonsten im Kindesalter relativ gleichförmig, im Erwachsenenalter eher unregelmäßig ist mit einer deutlichen Häufung der Fälle um das 18., 27. und 36. Lebensjahr.

Bei den 1- bis 4jährigen Kindern weist kein einziges Gelenk im Spätbefund einen Hüftwert unter 20 auf (der präoperative Hüftwert kann bei dieser Altersgruppe definitionsgemäß noch nicht bestimmt werden).

Bei den 5- bis 8jährigen Kindern ist zwar die durchschnittliche Verbesserung des Hüftwerts durch den Eingriff recht gut (−17,7), auch kann die Mehrzahl der Gelenke (63%) in den Normbereich und in den Bereich der leichten Dysplasie gebracht werden, doch nimmt der Durchschnittswert postoperativ wieder erheblich zu (+8,3) und der Anteil normaler sowie nur leicht dysplastischer Hüftgelenke beträgt beim Spätbefund lediglich noch 32% (Tabelle 2). Die meisten Gelenke

Tabelle 2. Vergleich der Ergebnisse des Hüftwerts (*HW*) in den verschiedenen Altersgruppen nach Chiari-Beckenosteotomie

	Operationsalter (Jahre)				
	1–4	5–8	9–12	13–16	17–40
Operative Verbesserung des HW	–	−17,7	−19,0	−16,2	−15,0
Postoperative Verschlechterung des HW	–	+ 8,3	+ 3,4	+ 4,2	+ 1,8
Anteil mit HW ≦19 im Spätbefund (%)	0	32	22	44	42

(72%) verschlechterten sich in den postoperativen Jahren rapide. Einem zunächst guten Operationsergebnis steht meist ein enttäuschendes Spätresultat gegenüber.

Bei den 9- bis 12jährigen Adoleszenten ist die durchschnittliche operative Verbesserung größer als in allen anderen Altersgruppen ($-19{,}0$). Auch hier verschlechterte sich die Mehrzahl der Hüftgelenke (67%) wieder, jedoch in wesentlich geringerem Ausmaß ($+3{,}4$). Es befinden sich unmittelbar postoperativ 50% der Gelenke im vom Hüftwert bezeichneten Bereich der normalen und leicht dysplastischen Hüftgelenke (HW ≤ 19). Dieser Anteil verringert sich jedoch auf 22% im Spätbefund. Dazu muß aber gesagt werden, daß in dieser Altersgruppe mit einem durchschnittlichen präoperativen Hüftwert von 43,2 die bei weitem ungünstigste Ausgangssituation vorlag. Es läßt sich also hier der größte operative Effekt bei relativ geringer postoperativer Verschlechterungstendenz feststellen, so daß der Eingriff in diesem Alter positiv beurteilt werden muß.

Bei den 13- bis 16jährigen Jugendlichen kann bei ähnlicher Ausgangssituation wie bei den Erwachsenen ein größerer Anteil der Gelenke in den Bereich der Norm und der leichten Dysplasie gebracht werden (51%) mit einer stärkeren Verbesserung des Hüftwerts durch die Operation ($-16{,}2$). Allerdings ist auch der postoperative Wiederanstieg desselben ausgeprägter ($+4{,}2$).

Dies läßt den Schluß zu, daß die in diesem Alter noch stattfindenden Wachstumsvorgänge am Pfannendach (Brückl u. Tönnis 1979) sich in einem Großteil der Fälle negativ auf das Spätergebnis der Beckenosteotomie nach Chiari auswirken können. Es sind bis ins Erwachsenenalter noch erhebliche Änderungen möglich. Insgesamt muß die Beckenosteotomie in dieser Altersgruppe jedoch als günstig beurteilt werden, zumal sie beim Spätbefund mit 44% den höchsten Anteil mit Hüftwerten ≤ 19 aufweist (Tabelle 2).

Betrachtet man die Gelenkkongruenz anhand des Verlaufs der I_2-Werte beim Vergleich der Altersgruppen (Tabelle 3), so ergibt sich eine deutliche Zunahme kongruenter Zustände und ein entsprechender Rückgang des dem Anti-Chiari-Effekts entsprechenden I_2-Wertabfalls mit zunehmendem Operationsalter. Besonders ungünstig ist die Entwicklung bei den 1- bis 4jährigen Kindern, besonders günstig bei den 13- bis 16jährigen Jugendlichen. Die Erwachsenen zeigen im Spätbefund eine deutliche Zunahme der Hüftgelenke, die einen Anstieg des I_2-Werts haben. Es handelt sich dabei fast durchwegs um zunächst kongruente Gelenke, die im weiteren Verlauf jedoch eine fortschreitende Arthrose mit erheblicher Gelenkspaltverschmälerung aufweisen.

Die Sklerosierung des Pfannendachs als Zeichen der Belastungsübernahme bleibt folglich bei fast allen 1- bis 4jährigen Kindern und einem hohen Prozentsatz der 5- bis 8jährigen Kinder (43%) aus. Erst ab dem 9. Lebensjahr zeigen sich be-

Tabelle 3. Gelenkspaltindexwerte (I_2-Werte) im Vergleich der Altersgruppen

	Operationsalter (Jahre)				
	1–4	5–8	9–12	13–16	17–40
I_2-Wertanstieg (Arthrose) (%)	12	14	21	18	32,5
I_2-Wert konstant (gute Kongruenz) (%)	38	57	58	67	52,5
I_2-Wertabfall (Anti-Chiari-Effekt, sekundärer Abbau) (%)	50	29	21	15	15

friedigende Ergebnisse mit vollständiger Sklerosierung der Belastungszone bei der Mehrzahl der Patienten.

Präoperativ zeigten 79% der Erwachsenen und ein geringer Anteil der Jugendlichen bereits arthrotische Veränderungen, zumeist vom Arthrosegrad 1. Im Spätbefund erhöhte sich der Anteil der Arthrosen bei den Erwachsenen auf 93%, bei den Kindern und Jugendlichen auf 49%. Es herrschen, dem Lebensalter zum Zeitpunkt der Nachuntersuchung entsprechend, bei den jüngeren Patienten geringgradige, bei den älteren Patienten mittlere bis schwere Arthrosen vor. Bei Erwachsenen beobachteten wir in 53% der Fälle eine postoperative Progredienz der arthrotischen Veränderungen. Kinder und Jugendliche zeigten immerhin in 43% der Fälle eine Zunahme der Arthrosezeichen. Unter Berücksichtigung des Lebensalters zum Zeitpunkt der Nachuntersuchung kann man daraus den Schluß ziehen, daß der arthroseprophylaktische Effekt einer Beckenosteotomie nach Chiari vor dem Abschluß des Wachstums nicht unbedingt größer sein muß als im frühen Erwachsenenalter. Eine Abhängigkeit der Arthroseentwicklung vom postoperativen Hüftwert ergab sich nicht.

65% der Erwachsenen und 51% der Kinder und Jugendlichen weisen im Spätbefund ein hinkendes Gangbild auf. Die Hauptursache liegt dabei in der Insuffizienz der kleinen Glutäen mit dem daraus resultierenden Trendelenburg-Zeichen. Dieses war bei den Erwachsenen in 58% der Fälle, bei den jüngeren Patienten in einem Drittel der Fälle nachweisbar.

Hüftgelenke mit alleiniger Beckenosteotomie nach Chiari entwickelten in keinem einzigen Fall ein positives Trendelenburg-Zeichen, ebenso resultierte nach alleiniger Beckenosteotomie in keinem Fall eine ausgleichsbedürftige funktionelle Beinverkürzung.

91% der Erwachsenen und 71% der Kinder und Jugendlichen wiesen bei der Nachuntersuchung Beweglichkeitseinschränkungen auf. Dabei ist immer eine Rotationsbehinderung an der Beweglichkeitseinschränkung beteiligt und stellt sich mit einer Zunahme um 29% als deutliche Folge des Eingriffes dar, während die Zunahme der Abduktionsbehinderungen mit einem Anstieg um 9% dagegen als unwesentlich erscheint. Zum überwiegenden Teil dürfte es sich bei der Zunahme der Beweglichkeitseinschränkung um Folgen der Arthrose und weniger um Folgen des Eingriffs handeln.

Die positivsten Ergebnisse fanden wir bei den für die Patienten selbst wesentlichsten Kriterien der Belastungsfähigkeit und der Schmerzsymptomatik. Die Erwachsenen, bei denen vom präoperativen zum Spätbefund noch am ehesten Vergleichbarkeit besteht, wiesen in der großen Mehrzahl dauerhafte und deutliche Verbesserungen auf. So verbesserte sich der durchschnittliche Merle d'Aubigné-Wert von 2,9 präoperativ auf 4,1 bei der Nachuntersuchung. Auch subjektiv waren die meisten der befragten Patienten mit dem Operationsergebnis zufrieden.

Schlußfolgerung

Die Untersuchungsergebnisse legen nahe, die Operationsindikation für die Beckenosteotomie nach Chiari unterhalb des 9. Lebensjahres sehr streng zu stellen. Bei Patienten unter dieser Altersgrenze ist auch trotz eines primär guten Operationsergebnisses mit einem unbefriedigenden Spätresultat zu rechnen. Hier sollte, wenn immer möglich, jenen Eingriffen der Vorzug gelten, durch die eine Auskleidung der gesamten Hüftpfanne mit hyalinem Knorpel gegeben ist, also der periazetabulären Osteotomie nach Pemberton (1958), der Beckenosteotomie nach Salter (1953) oder der Azetabuloplastik nach Lance (1925).

Die Beckenosteotomie nach Chiari muß ab dem 9. Lebensjahr insgesamt als positiv beurteilt werden. Kann auch in der Mehrzahl der Fälle keine physiologische Gelenksituation geschaffen werden, so tritt durch die verbesserte Überdachung des Hüftkopfes und durch die Änderung der Hebelverhältnisse doch eine dauerhafte Verbesserung der Belastbarkeit ein. An Bedeutung zunehmen wird der Eingriff bei Erwachsenen auch jenseits des 40. Lebensjahres und bei bereits eingetretenen arthrotischen Veränderungen. Zum einen lassen sich dabei wertvolle Jahre für die Patienten gewinnen, zum anderen werden bessere Voraussetzungen für eine später allfällige Protheseninmplantation geschaffen.

Zusammenfassung

Von 279 in den Jahren zwischen 1966 und 1975 an der Orthopädischen Klinik München-Harlaching operierten Patienten, bei denen eine Beckenosteotomie nach Chiari mit und ohne intertrochantere Varisierung durchgeführt worden war, konnten 106 (124 Hüftgelenke) untersucht werden.

Der Beobachtungszeitraum betrug 10 Jahre und mehr.

Ein deutlicher Häufigkeitsgipfel der Operation fand sich bei Adoleszenten im Alter von 14 bis 15 Jahren und bei Erwachsenen um das 18., 27. und 36. Lebensjahr.

Zur Auswertung des postoperativen Verlaufs wurde neben anderen Parametern der Hüftwert herangezogen.

Bei Operation im Kleinkindesalter (1–4 Jahre) weist kein einziges Gelenk im Spätbefund einen Hüftwert unter 20 auf.

Erfolgt die Operation im Kindesalter (5–8 Jahre), beträgt der Anteil normaler sowie nur leicht dysplastischer Hüftgelenke nach anfänglich sehr guten Ergebnissen im Spätbefund lediglich noch 32%. Einem zunächst guten Operationsergebnis steht meist ein enttäuschendes Spätresultat gegenüber.

Bei Adoleszenten (9–12 Jahre) muß der Eingriff von den langfristigen Ergebnissen her positiv beurteilt werden.

Den höchsten Anteil an Hüftwerten unter 20 im Spätbefund weist jedoch die Gruppe der Jugendlichen (13–16 Jahre), gefolgt von der Gruppe der Erwachsenen (17–40 Jahre) auf.

Insgesamt erlauben die Ergebnisse bei den Erwachsenen die Prognose, daß bei richtiger Operationstechnik die durch den Eingriff erzielte Verbesserung der Gelenkkonfiguration konstant bleibt, jedoch ohne sichere Aussage über die Progredienz arthrotischer Veränderungen.

Literatur

Brückl R, Tönnis D (1979) Zum Wachstum des jugendlichen Hüftgelenkes. – Eine planimetrische Untersuchung an Röntgenbildern. Arch Orthop Trauma Surg 93:149

Brückl R, Hepp WR, Tönnis D (1972) Eine Abgrenzung normaler und dysplastischer jugendlicher Hüftgelenke durch den Hüftwert. Arch Orthop Unfallchir 74:13

Busse J, Gasteiger W, Tönnis D (1972) Eine neue Methode zur röntgenologischen Beurteilung eines Hüftgelenkes: Der Hüftwert. Arch Orthop Unfallchir 72:1

Chapchal G (1965) Beckenosteotomie, Pfannendachplastik. Internationales Symposium 30. u. 31.01.1965, Basel. Thieme, Stuttgart

Chapchal G (1974) Indications for the various types of pelvic osteotomy. Clin Orthop 98:111

Chiari K (1953) Beckenosteotomie als Pfannendachplastik. Wien Med Wochenschr 103:707

Chiari K (1969) Der pfannenbildende Eingriff. Verh. 56. Kongr. DGOT Wien, S 193

Chiari K (1974) Medial displacement osteotomy of the pelvis. Clin Orthop 98:55

Hellinger J (1972) Zum Stellenwert pfannenbildender Operationen bei der Luxationshüftbehandlung. Beitr Orthop Traumatol 19:561

Jäger M, Fischer V, Zenker H (1972) Indikation und Ergebnisse von Acetabuloplastik und Beckenosteotomie nach Chiari bei angeborener Hüftgelenksdysplasie. Arch Orthop Unfallchir 73:245

Jani L (1974) Die operative Behandlung der präarthrotischen Deformität der Hüftgelenkspfanne bei der kongenitalen Hüftluxation. Z Orthop 112:605

Kerschbaumer F, Bauer R (1979) The Chiari pelvic osteotomy – indications and results. Arch Orthop Trauma Surg 95:51

Kollmann K (1967) Frühergebnisse, Fehler und Gefahren der Beckenosteotomie. Z Orthop 102:262

Lance M (1925) Constitution dùne butée ostéoplastique dans les luxations et subluxations congenitales de la hanche. Presse Med 33:925

Otte T (1969) Die operative Behandlung der angeborenen Hüftluxation im Kindesalter. Verh. 56. Kongr. DGOT Wien, S 63

Pemberton PA (1958) Pericapsular osteotomy of the ilium for the treatment of congenital subluxation and dislocation of the hip. J Bone Joint Surg [Am] 40:724

Purath W (1979) Die Beobachtung des sogenannten Anti-Chiari-Effektes nach Beckenosteotomien bei Kindern. Z Orthop 118:301

Salter RB (1953) Innominate osteotomy in the treatment of CDH. J Bone Joint Surg [Am] 35:65

Schulze H, Krämer J (1975) Ergebnisse der Beckenosteotomie nach Chiari. Z Orthop 113:891

Störig E (1973) Das Verhalten des CE-Winkels und des CCD-Winkels nach varisierender Drehosteotomie und Chiarischer Beckenosteotomie bei angeborener Hüftdyplasie. Z Orthop 111:827

Strauss J, Kreutzer R, Daum H (1973) Erfahrungen mit der Beckenosteotomie nach Ciari bei dysplastischen Hüftpfannen unterhalb des 20. Lebensjahres. Orthopäde 2:245

Tönnis D (1985) Die operative Behandlung der Hüftdysplasie – Technik und Ergebnisse. Enke, Stuttgart

Walch H, Hellinger J, Kyselka R (1972) Betrachtungen über die Beckenosteotomie anhand eigener Erfahrungen und Ergebnisse. Beitr Orthop Traumatol 19:660

Wedge JH, Salter RB (1974) Innominate osteotomy – Its role in the arrest of degenerative arthritis of the hip in the adult. Clin Orthop 214

Weigert M, Klems H (1973) Erfahrungen mit der Beckenosteotomie nach Chiari beim Erwachsenen. Z Orthop 111:772

Spätergebnisse der Beckenosteotomie nach Chiari

O. Schmitt, E. Schmitt und H. J. Tascher

Einleitung

Plastische Maßnahmen im Bereich des Pfannendaches dysplastischer Hüftgelenke wurden bereits um die Jahrhundertwende durchgeführt (König 1891; Lexer 1914). Sie erfolgten damals in erster Linie, um einer drohenden Luxationstendenz des Hüftkopfes entgegenzuwirken. Weitere Verbreitung erlangten die Methoden der Pfannendachplastik jedoch erst etwa 20 Jahre später durch die grundlegenden Arbeiten von Spitzy (1929) und Lance (1925).

Zunächst stellte die erforderliche Retention nach Hüftreposition (Schede 1932) bzw. eine drohende oder zunehmende Subluxation der Hüfte bei schlechter Pfannendachabstützung eine absolute Indikation zur Pfannendachplastik dar. Später wurden jedoch in zunehmendem Maße auch Pfannendachplastiken im frühen Kindesalter ohne Subluxations- bzw. Luxationsgefahr prophylaktisch durchgeführt, da sich herausgestellt hatte, daß sich ein großer Prozentsatz dysplastischer Pfannen auch trotz guter Hüftkopfzentrierung nicht spontan normalisierte. Wenn auch die Indikation zur Pfannendachplastik aufgrund der Verbesserung der Resultate durch frühzeitige Erkennung und Behandlung der angeborenen Hüftdysplasie seltener geworden ist (Hilgenreiner 1925; Hackenbroch 1943; Mittelmeier 1964; Hoffmann-Daimler 1969), gelingt es bei weitem noch nicht, alle Hüftdysplasien im frühen Säuglingsalter zu erkennen und somit der erforderlichen Behandlung zuzuführen (Tascher 1983), so daß auch heute noch eine verspätete konservative Behandlung die häufige Ursache für eine schlechte Pfannenentwicklung darstellt. In den Fällen, bei denen dysplastische anatomische Verhältnisse vorliegen, kommt es sehr häufig im späteren Kindesalter zum neuerlichen Abbau des Pfannendaches, so daß das zunächst gute funktionelle Behandlungsergebnis einer zunehmenden Insuffizienz weicht (Chiari 1955). Während mit der von Spitzy (1929) vorgeschlagenen Methode der Knochenspaneinpflanzung in Höhe des Pfannendaches meist kein ausreichend tragfähiges Pfannendach erreicht wird und darüber hinaus ein Abbau des Transplantats befürchtet werden muß, setzt die von Lance (1925) entwickelte Methode des Herunterbiegens des knöchernen Pfannendaches und Abstützung durch Einbringen autologer Knochenteile aus dem Darmbeinkamm eine gewisse Plastizität des kindlichen Hüftknochens voraus. In ähnlicher Weise sind auch die von anderen Autoren angegebenen Methoden zur Verbesserung der Pfannendachverhältnisse wirksam (Salter 1961; Pemberton 1965; Dega 1978). Sie unterscheiden sich im Prinzip in der Osteotomieführung zur Beckendurchtrennung, beinhalten jedoch teilweise eine erhebliche Dislokation des kranial der Pfanne gelegenen Beckenteils, die zu einer deutlichen Anhebung der betreffenden Beckenhälfte mit dadurch bedingtem Beckenschiefstand führen kann. Diese Nachteile können bei Verwendung einer entsprechenden Technik zur Beckendurchtrennung unter Verwendung des bei gleichzeitiger Varisierung entnommenen Osteotomiekeiles weitgehend vermieden werden (Mittelmeier 1964).

Aufgrund der genannten Einschränkungen entwickelte Chiari die Methode der Beckenosteotomie, um auf diese Weise ein tragfähiges Pfannendach zu erhalten und darüber hinaus die Hebelverhältnisse, v. a. der pelvitrochanteren Muskulatur, zu verbessern. Die Indikation zu seiner Operationsmethode sah er vorwiegend bei einseitigen Subluxationen, bei denen „wegen der Lateralverschiebung des Oberschenkelkopfes durch eine Pfannendachplastik nach Spitzy oder Lance voraussichtlich kein ideales funktionelles Resultat mehr zu erzielen ist" (Chiari 1955).

Als günstigstes Operationsalter sah er das 4.–9. Lebensjahr an, räumte jedoch ein, daß die Beckenosteotomie auch im höheren Alter noch durchführbar sei, sich hier jedoch technisch schwieriger gestalte. Die Auswertung späterer Operationsergebnisse zeigte, daß auch bis zum Alter von 17 Jahren noch gute Behandlungsergebnisse zu erreichen sind, später jedoch nur, wenn keine fortgeschrittene Arthrose des betreffenden Hüftgelenks vorlag (Bauer u. Kerschbaumer 1975). Andere Autoren berichten entsprechend auch über gute Operationsergebnisse im mittleren (Bertrand et al. 1965; Colton 1972) bzw. sogar noch im späteren Erwachsenenalter (Hoffmann-Daimler 1974). Vereinzelt wurde die Beckenosteotomie auch zur Verbesserung der Pfannenverhältnisse im Hinblick auf einen später erforderlichen Gelenkersatz empfohlen.

Von einigen Autoren wurde jedoch vor der Durchführung der Beckenosteotomie im frühen Kindesalter gewarnt, da sie im weiteren Verlauf Wachstumsstörungen im Pfannendachbereich mit Zurückbleiben des Pfannendachwachstums im Bereich des hinübergeschobenen Beckenteils und dadurch bedingter stufenförmiger Pfannenerkerausbildung beobachteten („Anti-Chiari-Effekt") (Otte 1975; Hellinger 1972).

Im folgenden wird über die Ergebnisse der an unserer Klinik von 1965–1981 durchgeführten Beckenosteotomien berichtet, mit Überprüfung des proximalen Femurwachstums sowie der weiteren postoperativen Pfannenentwicklung unter Berücksichtigung der jeweiligen Schenkelhalsstellung (varisierte bzw. nichtvarisierte Hüftgelenke).

Die vor dieser Zeit noch häufig im frühen Kindesalter durchgeführten Beckenosteotomien konnten im Hinblick auf die röntgenologische Weiterentwicklung des Pfannendaches einer vergleichenden Nachuntersuchung unterzogen werden.

Kasuistik

Folgende Kasuistik lag vor:

Anzahl der Patienten	56	(Durchschnittsalter 18,5 Jahre)
– Nachuntersucht	42	
Anzahl der Patienten	26	(Durchschnittsalter 3,7 Jahre)
– Nachuntersucht	18	
Insgesamt	82	(weiblich: männlich 10,4:1)
Dysplasien mit Luxation	43	
– Nach offener Reposition	11	
– Nach geschlossener Reposition	32	
Dysplasien ohne Luxation	44	
Insgesamt	87	

Anzahl der Osteotomien (2malige Osteotomie 5)   87
– Mit Varisierung   52
– Ohne Varisierung   35
Durchschnittlicher Beobachtungszeitraum   11,6 Jahre

Es wurden also bei 82 Patienten 87 Beckenosteotomien durchgeführt, die bei zu steilem CCD-Winkel mit einer intertrochanteren Korrekturosteotomie (Varisierungs-Derotations-Osteotomie) kombiniert wurden. Eine Nachuntersuchung erfolgte bei insgesamt 60 Fällen.

Auswertung der Ergebnisse

Die Ergebnisauswertung wurde nach *klinischen* und *röntgenologischen* Gesichtspunkten vorgenommen.

Die *klinische Beurteilung* erfolgte aufgrund der subjektiven Schmerzempfindung sowie des Gangbildes mit Hilfe einer Graduierung von 1–4 aufgrund folgender Einteilung:

Grad 1: schmerzfrei; normales Gangbild,
Grad 2: geringfügige Schmerzen bei Überlastung; angedeutetes Hinken bei längerem Gehen,
Grad 3: mäßige Schmerzen; mäßiges Hinken, auch bei kürzeren Gehstrecken,
Grad 4: starke Schmerzen; deutlich hinkendes Gangbild.

Die Auswertung der Beckenosteotomie zeigt folgende Übersicht:

Klinisch

Schmerzindex   (Grad 1–4)
Gangbild   (Grad 1–4)

Röntgenologisch

Schenkelhalsentwicklung (CCD-Winkel, KE-Winkel, Epiphysenhöhe) (Müller 1957; Jäger u. Refior 1974; Eyre-Brook 1936)
Pfannendachentwicklung (Gelenkspaltindex, Sklerosierungsgrad, AC-Winkel, ACM-Winkel, Kongruenz, ZE-Winkel, Dezentrierungsstrecke) (Tönnis 1985; Strauß et al. 1973; Hilgenreiner 1925; Idelberger u. Frank 1952; Bauer u. Kerschbaumer 1975; Wiberg 1939; Busse et al. 1972)

Die *röntgenologische Auswertung* erfolgte durch Bestimmung mehrerer röntgenologischer Meßwerte um die Auswirkung der Beckenosteotomie auf die postoperative Schenkelhalsentwicklung bzw. die Pfannendachentwicklung überprüfen zu können.

Ergebnisse

Klinisch

Der Prozentsatz der Patienten mit schmerzfreiem, normalem Gangbild (Grad 1) bzw. geringfügigen Schmerzen und leichtem Hinken bei längerem Gehen (Grad 2) war zum Nachuntersuchungszeitpunkt deutlich angestiegen (Abb. 1).

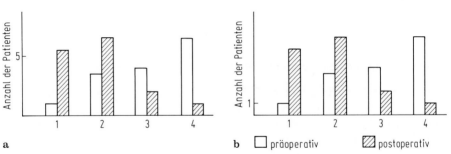

Abb. 1 a, b. Anzahl der Patienten in den 4 Graduierungsgruppen des Schmerz- **a** und Gangbildindexes **b**

Röntgenologisch

Die *Schenkelhalsentwicklung* zeigte bezüglich des CCD-Winkels bei der Nachuntersuchung keine wesentlich unterschiedlichen Werte als unmittelbar postoperativ (nichtvarisierte Hüften 135° bzw. 133°; varisierte Hüften 122° bzw. 123°). Die weitere Wachstumsrichtung der Hüftkopfepiphysenfugen (KE-Winkel) ergab bei nichtvarisierten Hüftgelenken eine geringfügige Aufrichtungstendenz (KE-Winkel postoperativ 6,8°, bei Nachuntersuchung 8,4°). Die varisierten Hüftgelenke zeigten demgegenüber eine geringe varisierende Wachstumstendenz (KE-Winkel postoperativ 11,3°, bei Nachuntersuchung 9,3°). Aufgrund der relativ großen Streubreite beinhalteten diese Werte statistisch jedoch keine hohe Signifikanz. Die Bestimmung der Epiphysenhöhe bei Patienten mit zum Operationszeitpunkt noch offenen Wachstumsfugen ergab einen größeren Wert als bei Patienten, die zum Operationszeitpunkt bereits geschlossene Hüftkopfepiphysen aufwiesen (Abb. 2).

Die *Pfannendachentwicklung* zeigte in beiden Altersgruppen eine gute Anpassung des neu geschaffenen Pfannendaches an die Hüftkopfform, die sich beim *Ge-*

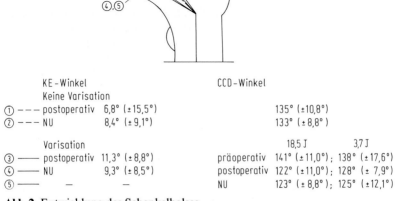

Abb. 2. Entwicklung des Schenkelhalses

Spätergebnisse der Beckenosteotomie nach Chiari 303

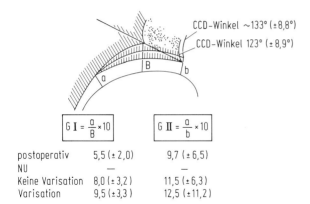

Abb. 3 a, b. Entwicklung des Pfannendaches und der Gelenkspaltindizes

lenkspaltindex in einer Vergrößerung von G I (infolge Verkleinerung von B) bzw. geringfügigen Zunahme von G II (infolge einer Verkleinerung von b) zeigte. Dieser günstige Anpassungseffekt war besonders deutlich bei den varisierten Hüftgelenken zu erkennen (Abb. 3). Die *Sklerosierungsstrecke* als röntgenologisches Zeichen der Pfannendachauslastung wurde um das 3fache vergrößert. Der neugeschaffene Pfannenerker zeigte im postoperativen Verlauf bei den älteren Patienten keine wesentliche Veränderung (AC-Winkel postoperativ annähernd konstant); bei den im frühen Kindesalter osteotomierten Hüften mit insgesamt etwas steilerem CCD-Winkel war eine geringfügige Verschlechterung eingetreten (Vergrößerung des AC-Winkels von 23,6° auf 25,3° (Abb. 4). Entsprechend verhielten sich die Werte der ACM-Winkel (Abb. 5).

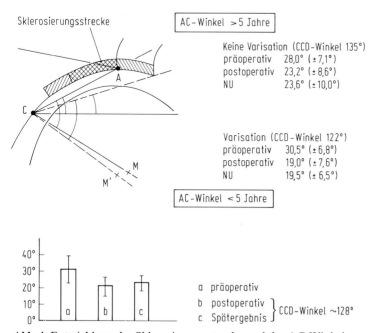

Abb. 4. Entwicklung der Sklerosierungsstrecke und des AC-Winkels

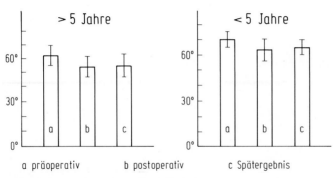

Abb. 5. Entwicklung des ACM-Winkels

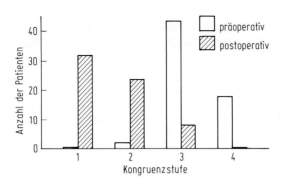

Abb. 6. Anzahl der Patienten mit den verschiedenen Kongruenzstufen (präoperativ/postoperativ)

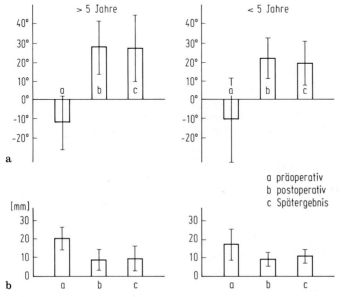

Abb. 7. Entwicklung des ZE-Winkels (*oben*) und der MZ-Dezentrierungsstrecke (*unten*)

Die Kongruenz der Hüftgelenke konnte wesentlich verbessert werden mit deutlichem Anstieg des Prozentsatzes der Patienten mit Kongruenzstufe 1 bzw. 2 (Einteilung nach Bauer u. Kerschbaumer 1975) (Abb. 6). Die Hüftkopfzentrierung (ZE-Winkel; Dezentralisationsstrecke) zeigte in beiden Altersgruppen eine deutliche Verbesserung, wobei bei den im frühen Kindesalter operierten Hüften bis zum Nachuntersuchungszeitraum entsprechend der Veränderung des AC-Winkels eine geringfügige Verschlechterung eingetreten war, mit statistisch jedoch geringer Signifikanz (Abb. 7). Eine ausgeprägte Wachstumsstörung im Pfannendachbereich sahen wir lediglich in 2 von 25 Fällen. Sie trat regelmäßig dann auf, wenn infolge zu hoher Osteotomie keine ausreichende Druckbelastung des neugebildeten Pfannendaches erfolgen konnte.

An *Komplikationen* traten in 1 Falle eine anfangs vollständige Ischiatikusparese auf, die sich bis auf eine bleibende Peronäusparese zurückbildete. In einem weiteren Fall war postoperativ ein Frühinfekt aufgetreten, der jedoch beherrscht werden konnte.

Diskussion

Das Ziel der Beckenosteotomie nach Chiari besteht in einer Verbesserung der Hüftkopfüberdachung bei dysplastischer Hüftpfanne, Vergrößerung der Belastungsfläche mit Verkleinerung der Druckbelastung im Bereich des Hüftpfannendaches, sowie einer Verbesserung der biomechanischen Kräfteverhältnisse (Verkleinerung des Körperlastarmes und Vergrößerung des „Muskelmomentes" der pelvitrochanteren Muskulatur (Chiari 1955). Auf diese Weise wird somit trotz Veränderung der Muskelzugrichtung (Mittelmeier u. Diehl im Druck) insgesamt sowohl eine muskuläre als auch eine Gelenkentlastung erzielt. Diese mit Hilfe der Beckenosteotomie erreichten Gelenkverhältnisse können bei ungünstiger Schenkelhalsstellung durch eine Femurosteotomie mit Vergrößerung der tragenden Belastungsfläche des Femurkopfes (Pauwels 1965, 1973) noch weiter verbessert werden.

Die klinische Nachuntersuchung ergab dementsprechend in einem hohen Prozentsatz eine Verbesserung der Schmerzbeschwerden und des Gangbildes. Die röntgenologische Auswertung zeigte, daß im Bereich des Schenkelhalses bei beiden Altersgruppen die postoperativ hergestellten Formverhältnisse sich statistisch nicht signifikant veränderten. Bei länger bestehender Dysplasie wird die Hüftkopfform bis zum Schluß der Hüftkopfepiphysenfuge schlechter, während bei früher erfolgter Beckenosteotomie bei noch offenen Wachstumsfugen diesbezüglich noch etwas günstigere Formverhältnisse vorlagen (größere Epiphysenhöhe).

Im Bereich des Pfannendaches konnte eine gute Formanpassung an die Hüftkopfverhältnisse v. a. bei physiologischer Schenkelhalsstellung beobachtet werden. Dieser Einfluß des CCD-Winkels war in der jüngeren Patientengruppe besonders deutlich. Somit scheint die zusätzliche Femurosteotomie für die guten Ergebnisse von entscheidender Bedeutung zu sein. Dies ergibt sich auch beim Vergleich mit weniger günstigen Behandlungsergebnissen bei alleiniger Beckenosteotomie (Chiari 1974; Brunner 1979). Als röntgenologisches Zeichen der besseren Druckauslastung des Hüftgelenks trat eine erhebliche Vergrößerung der Sklerosierungsstrecke auf. In allen Fällen konnte bei präoperativ vorhandener Luxationsneigung die weitere Gelenkdislokation verhindert werden. Diese Untersuchungsergebnisse bestätigen auch die günstigen Ergebnismitteilungen anderer Autoren (Bertrand et al. 1965; Colton 1972; Brunner 1979; Franz 1980).

Für die im höheren Alter schlechteren Behandlungsergebnisse (Walch et al. 1972; Brunner 1979; Franz 1980) muß die abnehmende Anpassungsfähigkeit des Knochens mit nur unvollständiger Beseitigung der Inkongruenz im Bereich des neugeschaffenen Pfannendaches verantwortlich gemacht werden.

Im Gegensatz zu anderen Literaturmitteilungen, wo über kongruenzverschlechternde Umbauvorgänge im Bereich des neugeschaffenen Pfannendaches berichtet wird (Hellinger 1972; Walch et al. 1972; Otte 1975; Purath 1979), konnten wir derartige Veränderungen lediglich in 2 Fällen beobachten. Dabei handelte es sich jeweils um zu hohe Osteotomielokalisationen, wobei die postoperative Entlastung des neugeschaffenen Pfannenerkers offensichtlich für diese ungünstigen Formveränderungen verantwortlich war.

Obwohl wir auch in den Fällen, die vor dem 5. Lebensjahr operiert worden waren, insgesamt günstige Ergebnisse feststellen konnten, bevorzugen wir im frühen Kindesalter infolge elastischer Knochenverhältnisse im Pfannendachbereich den wesentlich kleineren Eingriff der Azetabuloplastik unter Verwendung des Varisierungskeiles (Mittelmeier 1964). Hierbei kann die hyaline Knorpelfläche des nativen Pfannendaches dem Hüftkopf gegenübergestellt werden, während bei der Beckenosteotomie nach Chiari lediglich die zwischengelagerte Gelenkkapsel als Knorpelersatz wirksam werden kann (Chiari 1955). Im Erwachsenenalter kann bei ungünstiger Schenkelhalsstellung und ausreichender Kopfzentrierung durch eine intertrochantere Korrekturosteotomie mit „Appositionspfannendachplastik" unter Verwendung des Osteotomiekeiles durch Zugschraubenosteosynthese ebenfalls eine wesentliche Verbesserung der Verhältnisse erreicht werden.

Dieses Vorgehen ist weniger eingreifend als die Beckenostetomie und ergibt gleichfalls eine gute Erweiterung der Belastungsfläche mit entsprechender Druckreduzierung (Mittelmeier et al. 1985).

Literatur

Bauer R, Kerschbaumer F (1975) Ergebnisse der Beckenosteotomie nach Chiari. Arch Orthop Unfallchir 81:301–314

Bertrand P, Benard H, Chassagne K, Chassagne A (1965) Revue de chirurgie orthopédique et reparatrice de l'appareil moteur. Tome 3:249–256

Brunner C (1979) Die Beckenosteotomie nach Chiari mit oder ohne Spanunterfütterung. 10-Jahresresultate. Z Orthop 8:40–43

Busse J, Gasteiger W, Tönnis D (1972) Die Bedeutung des Hüftwertes für die Diagnose und Prognose deformierter Hüftgelenke. Arch Unfallchir 72:245

Chiari K (1955) Ergebnisse mit der Beckenosteotomie als Pfannendachplastik. Z Orthop 87:14

Chiari K (1974) Medial displacement osteotomy of the pelvis. Clin Orthop 98:55

Colton CL (1972) Chiari osteotomy for acetabular dysplasia in young subjects. J Bone Joint Surg [Br] 54:578

Eyre-Brook AL (1936) Osteochondritis deformans coxae juvenilis or perthes disease. Br J Surg 24:166–182

Dega W (1978) Development and clinical importance of the dysplastic acetabulum. In: Gschwend N, Hohmann D, Hughes JL et al. (eds) Progress in orthopaedic, surgery, vol 2. Springer, Berlin Heidelberg New York, p 47

Franz K (1980) Langzeitergebnisse der Beckenosteotomie nach Chiari. Orthop Praxis 9:797

Hackenbroch M (1943) Arthrosis deformans der Hüfte. Thieme, Leipzig
Hellinger J (1972) Zum Stellenwert pfannendachbildender Operation bei der Luxationshüftenbehandlung. Beitr Orthop Traumatol 24:272–279
Hilgenreiner H (1925) Zur Frühdiagnose und Frühbehandlung der angeborenen Hüftgelenksverrenkung. Med Klin 21:1385 und 1425
Hoffmann-Daimler S (1969) Zur biomechanischen Regelung der Hüftgelenksentwicklung. Verh. DGOT 56, Kongr. S 110–114
Hoffmann-Daimler S (1974) „Zentrierungsdefizit" am Hüftgelenk. Z Orthop 112:502–506
Idelberger K, Frank A (1952) Neue Methoden zur Bestimmung des Pfannendachwinkels. Z Orthop 82:571
Jäger M, Refior HJ (1974) Der Kopfepiphysenwinkel. Orthop Praxis 10:32
König F (1891) Bildung einer knöchernen Hemmung für den Gelenkkopf bei der kongenitalen Luxation. Zentralbl Chir
Lance P (1925) Herstellen eines osteoplastischen Pfannendachs bei angeborenen Verrenkungen und Subluxation der Hüfte. Presse Med 945
Lexer E (1914) Zur Operation der angeborenen Hüftgelenksverrenkung. Münch Med Wochenschr
Mittelmeier H (1964) Zur Kombination von intertrochantärer Femurosteotomie und Pfannendachplastik. Beitr Orthop Traumatol Heft 11
Mittelmeier H, Diehl K (im Druck) Zur Biomechanik der Beckenosteotomie nach Chiari. Z Orthop
Mittelmeier H, Schmitt E, Hassinger M (1985) Appositionspfannendachplastik mit Schraubenosteosynthese unter Verwendung des Osteotomiekeils bei intertrochanterer Femurosteotomie. Z Orthop 123/2:121–256
Müller ME (1957) Die hüftnahen Femurosteotomien. Thieme, Stuttgart, S 35
Otte P (1975) Vortr. Symp. danubiuni orthop. Bratislava
Pauwels F (1965) Gesammelte Abhandlungen zur funktionellen Anatomie des Bewegungsapparates. Springer, Berlin Heidelberg New York
Pauwels F (1973) Atlas zur Biomechanik der gesunden und kranken Hüfte. Prinzipien, Technik und Resultate einer kausalen Therapie. Springer, Berlin Heidelberg New York
Pemberton PA (1965) Pericapsular osteotomy of the ileium for treatment of congenital subluxation and dislocation of the hip. J Bone Joint Surg [Am] 47:65–86
Purath W (1979) Die Beobachtung des sog. Anti-Chiari-Effektes nach Beckenosteotomie bei Kindern. Z Orthop 117:301–308
Salter RB (1961) Innominate osteotomy in the treatment of congenital dislocation of the hip. J Bone Joint Surg [Br] 43:518
Schede F (1932) Über Pfannendachplastik. Kongr Orthop 27:277
Spitzy H (1929) Über Pfannendachplastik. Kongr Orthop L 4:168
Strauß J, Kreutzer R, Daum H (1973) Erfahrungen mit der Beckenosteotomie nach Chiari bei dysplastischen Hüftpfannen unterhalb des 20. Lebensjahres. Orthopäde 2:245
Tascher R (1983) Auswirkungen der Vorsorgeuntersuchung auf die Früherkennung der Hüftdysplasie. Dissertation, Medizinische Fakultät der Universität des Saarlandes, Homburg
Tönnis D (Hrsg) (1985) Die operative Behandlung der Hüftdysplasie. Bücherei des Orthopäden, Bd 44. Enke, Stuttgart
Walch H, Hellinger J, Kyselka R (1972) Betrachtungen über die Beckenosteotomie an Hand eigener Erfahrungen und Ergebnisse. Beitr Orthop Traumatol 19:660–667
Wiberg GJ (1939) Studies on dysplastic acetabula and congenital subluxation of the hip joint. Acta Chir Scand [Suppl 58] 1–135

Spätergebnisse der perikapsulären Iliumosteotomie nach Pemberton

J. Heine und P. von Recklinghausen

Die von Pemberton 1965 vorgestellte Technik der perikapsulären Iliumosteotomie bietet die Möglichkeit, das dysplastische Pfannendach um einen in der Y-Fuge gelegenen Drehpunkt nach vorn und lateral über den Hüftkopf zu schwenken. Der direkte Angriff am Pfannendach erlaubt es, auch bei stark dysplastischen Hüftgelenken den AC-Winkel intraoperativ in großem Umfang zu senken. Das Operationsalter sollte der Empfehlung Pembertons zufolge nicht unter 1 Jahr liegen. Technisch einfacher läßt sich jedoch der Eingriff seiner Meinung nach durchführen, wenn der Patient mindestens 18 Monate alt ist. Die obere Grenze für die Pfannendachplastik ist durch die Verknöcherung des Y-Fugenknorpels gesetzt.

In den letzten 20 Jahren beschäftigten sich zahlreiche Autoren mit den Ergebnissen dieser Operationsmethode und ihrer Kombination mit anderen Eingriffen am Hüftgelenk. Matthiaß (1969), Immenkamp (1978), Eyre-Brook et al. (1978) und Nyga u. Weiss (1979) kombinierten die Pemberton-Plastik größtenteils mit einer offenen Einstellung und einer Derotations-Varisations-Osteotomie. Berkeley et al. (1984) und Pemberton (1974) führen bei Bedarf eine offene Reposition durch und verzichteten auf einen Eingriff am Schenkelhals. Hellinger (1972), Yamaguchi u. Izumida (1976), Hellinger u. Walch (1976), Dürrschmidt et al. (1982), Hellinger u. Schmidt (1982), Mayer u. Zienert (1984) und Tönnis (1984) betonen, daß das Pfannendach auf altersadäquate AC-Winkelwerte korrigiert werden muß.

Ungenügend rekonstruierte Hüftgelenke zeigen in ihren Untersuchungen schon bald eine Tendenz zur Verschlechterung. In der Literatur finden sich unterschiedliche Angaben über die Bedeutung des Operationsalters.

Nyga u. Weiss (1979) befürworten eine frühzeitige Senkung des Pfannendaches, die aber nicht vor dem 3. oder 4. Lebensjahr erfolgen sollte. Hellinger u. Schmidt (1982) führen die Operation auch schon im 2. Lebensjahr durch. Hellinger u. Walch (1976) und Mayer u. Zienert (1984) geben als günstiges Operationsalter das 3.–5. Lebensjahr an. In den oben genannten Publikationen wird hauptsächlich über Frühergebnisse der Pemberton-Plastik berichtet. Die Resultate sind in einem hohen Prozentsatz zufriedenstellend.

Patientengut und Methodik

In den Jahren 1965–1976 wurden an der Universitätsklinik Münster 188 Patienten mit einer perikapsulären Iliumosteotomie in Verbindung mit einer offenen Einstellung behandelt. Die Daten von 145 Patienten konnten in die Untersuchungsreihe aufgenommen werden. Insgesamt wurden 188 Hüftgelenke ausgewertet. In 162 Fällen wurde zusätzlich eine Derotations-Varisations-Osteotomie durchgeführt.

Zum Zeitpunkt der Diagnosestellung waren die Patienten durchschnittlich 1,5 Jahre und zum Zeitpunkt der Operation durchschnittlich 2,8 Jahre alt. Bei der Nachuntersuchung lag das Alter der Patienten im Mittel bei 15,9 Jahren. Der postoperative Beobachtungszeitraum beträgt im Durchschnitt 13,1 Jahre. 27 Hüftgelenke (14,4%) waren zum Zeitpunkt der Kontrolluntersuchung aufgrund weiterbestehender residueller Subluxation bereits mit einem zweiten Eingriff am Pfannendach behandelt worden. Diese Patienten wurden klinisch nicht nachuntersucht. Von den 145 nachuntersuchten Patienten waren 123 (85%) weiblichen und 22 (15%) männlichen Geschlechts. Bei 70 Patienten (48,3%) handelte es sich um eine doppelseitige Erkrankung, bei 75 Patienten (51,7%) mit einseitiger Hüftluxation war 51mal (68%) das linke und 24mal (32%) das rechte Gelenk betroffen.

Die präoperative Situation der Hüftgelenke stellte sich folgendermaßen dar:
96 Hüftgelenke (51,0%) erhielten eine intensive, aber nicht zur Reposition führende konservative Vorbehandlung. Bei 32 Patienten wurden mehrere Behandlungsmethoden nacheinander angewandt. Als Folge der konservativen Vorbehandlung wiesen 24 Hüftgelenke (12,9%) präoperative Hüftkopfnekrosen auf. Die Beurteilung, ob eine Hüftkopfnekrose vorliegt oder nicht, erfolgte nach den Richtlinien, wie sie von Tönnis u. Kuhlmann (1968) erarbeitet wurden. Bei 22 Gelenken (15,7%) war vor Durchführung der offenen Reposition und Pemberton-Plastik bereits ein operativer Eingriff vorgenommen worden. Hierbei handelte es sich in 13 Fällen um eine offene Einstellung, in 5 Fällen um eine Derotations-Varisations-Osteotomie und in 4 Fällen um eine Pfannendachplastik. Präoperativ lag 111mal (61,7%) ein Luxationsgrad 2, 33mal (18,3%) ein Luxationsgrad 3 und 36mal (20%) ein Luxationsgrad 4 vor.

Das Interesse der vorliegenden Untersuchung richtet sich auf die Langzeitergebnisse der perikapsulären Iliumosteotomie und den Einfluß der intraoperativen Senkung des AC-Winkels und des Operationsalters auf die Entwicklung der Hüftgelenke.

Zur Beurteilung der Gelenke wurden der AC-Winkel nach Hilgenreiner (1925), der CE-Winkel nach Wiberg (1939), der ACM-Winkel nach Idelberger u. Frank (1952) und der Hüftwert (Busse et al. 1972) herangezogen. Die Bewertung der Ergebnisse erfolgte nach dem Klassifizierungssystem des Arbeitskreises Hüftdysplasie (Tönnis 1984).

Pro Patient wurden durchschnittlich 4 Röntgenaufnahmen ausgewertet. Als präoperatives Bild wurde das letzte Bild vor der Pemberton-Plastik ausgewählt. Die 3 postoperativen Aufnahmen wurden durchschnittlich 6 Monate, 6 Jahre und 5 Monate und 13 Jahre und 1 Monat nach der Operation angefertigt.

Die Bestimmung des AC-Winkels wurde auf der präoperativen Aufnahme und auf den folgenden 2 postoperativen Aufnahmen vorgenommen. Anläßlich der letzten Nachuntersuchung wurde der AC-Winkel nicht mehr vermessen, weil in fast allen Fällen der Schluß der Y-Fuge bereits stattgefunden hatte. Aufgrund der Empfindlichkeit des AC-Winkels gegenüber Lagerungsfehlern (Tönnis u. Brunken 1968) wurden nur solche Röntgenaufnahmen zur Vermessung des AC-Winkels herangezogen, bei denen der Drehungsindex des Beckens zwischen 1,8 und 0,56 und die Beckenkippung mit dem aus ihr resultierenden Symphysen-Sitzbein-Winkel im Normbereich lagen (Tönnis 1984).

Ergebnisse

Bei der klinischen Nachuntersuchung gaben 36 Patienten (28,3%) Schmerzen an. Ein gestörtes Gangbild fand sich bei 47 Patienten (29,2%), ein positives Trendelenburg-Zeichen bei 67 (41,6%) und ein Beckenschiefstand bei 79 Hüftgelenken (49,1%). 124 Gelenke (77%) waren größtenteils in geringem Ausmaß in ihrer Funktion eingeschränkt. Am häufigsten lag eine Behinderung der Außen- und Innenrotation und der Beugung vor.

Der durchschnittliche AC-Winkel lag präoperativ bei 37° und wurde durch die Pemberton-Plastik um 16,8° gesenkt. Ein halbes Jahr nach der Operation befanden sich 75,2% der AC-Winkel (139 Hüftgelenke) im normalen und leicht pathologischen Bereich (Abb. 1). 6,5 Jahre postoperativ waren es nur noch 68,1% der AC-Winkel (92 Hüftgelenke).

Hinsichtlich des CE-Winkels ergab sich eine postoperative Zunahme von durchschnittlich $-39,7°$ auf 16,5°. In den folgenden 6 postoperativen Jahren verbesserten sich die CE-Winkel nur noch um 4,1° im Mittel. Von diesem Zeitpunkt an war eine Verschlechterung der Hüftgelenkverhältnisse zu beobachten. Lagen 6,5 Jahre nach der Operation noch 70% der Gelenke (129 Hüftgelenke) im normalen und leicht pathologischen Bereich (Abb. 2), so waren es anläßlich der letzten Nachuntersuchung nur noch 48,4% (78 Hüftgelenke).

Von allen untersuchten Hüftparametern zeigte der ACM-Winkel mit Abstand die besten Ergebnisse. Im Laufe der Jahre sank der durchschnittliche ACM-Winkel stetig. Dementsprechend stieg der Anteil an normalen und leicht pathologischen Befunden an (Abb. 3) und erreichte zum Zeitpunkt der Kontrolluntersuchung 84,4% (136 Hüftgelenke).

Bei der Untersuchung der Hüftwerte, denen als Kombinationsgröße aus mehreren Hüftparametern Aussagekraft über die Deformierung der Hüftgelenke zukommt, fanden sich nur in 47% der Fälle (77 Hüftgelenke) normale und leicht pathologische Werte. 6,8 Jahre vor der letzten Nachuntersuchung lagen 48,3% der Hüftwerte (69 Hüftgelenke) im normalen und leicht pathologischen Bereich. Verglichen mit den Ergebnissen des CE-Winkels läßt sich hier nur eine geringfügige Verschlechterung feststellen. Auch die bei 46 der kontrollierten Hüftgelenke registrierten Komplikationen schlagen sich in den Ergebnissen der Pemberton-

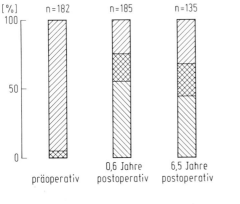

Abb. 1. Klassifizierung des AC-Winkels

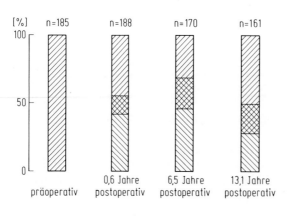

Abb. 2. Klassifizierung des CE-Winkels

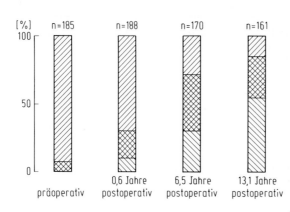

Abb. 3. Klassifizierung des ACM-Winkels

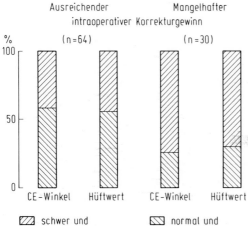

Abb. 4. Vergleich der Ergebnisse 13,1 Jahre postoperativ bei ausreichendem und mangelhaftem intraoperativen Korrekturgewinn

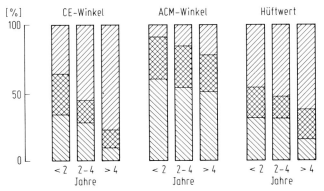

Abb. 5. Einfluß des Operationsalters auf die Ergebnisse 13,1 Jahre postoperativ (76 Patienten < 2 Jahre, 88 Patienten 2–4 Jahre, 24 Patienten > 4 Jahre). Es gilt die Bedeutung der Schraffierung der Abb. 1–4

Plastik nieder. Es fanden sich 69 Komplikationen bei 188 Hüftgelenken; daraus ergibt sich eine Komplikationsrate von 36,7%. Am häufigsten fanden sich Einsteifungen, Infektionen und Reluxationen. Den größten Anteil an Komplikationen stellten mit 14,4% die Fälle dar, bei denen nach gescheiterter Pemberton-Plastik aufgrund weiterbestehender residueller Subluxation ein erneuter Eingriff am Pfannendach erforderlich geworden war.

Verschiedene Faktoren beeinflussen die Entwicklung der offen eingestellten und mit einer Pemberton-Plastik behandelten Hüftgelenke. Die intraoperative Senkung des AC-Winkels auf altersadäquate Normwerte hat einen positiven Einfluß auf das Endergebnis. 59,4% der CE-Winkel (38 Hüftgelenke) und 56,3% der Hüftwerte (36 Hüftgelenke) lagen in dieser Gruppe im normalen und leicht pathologischen Bereich (Abb. 4). Bei unzureichender Korrektur des Pfannendaches waren es nur 26,6% der CE-Winkel (8 Hüftgelenke) und 30% der Hüftwerte (9 Hüftgelenke).

Dem Operationsalter ist ebenfalls Einfluß auf den Erfolg der Pemberton-Plastik beizumessen. Wurden die Kinder bis zu einem Alter von 2 Jahren operiert, fanden sich die besten Ergebnisse. Hier wiesen 64,4% der Hüftgelenke (41 Hüftgelenke) normale und leicht pathologische CE-Winkel auf (Abb. 5). In der Altersgruppe 2–4 Jahre waren es 44% (33 Hüftgelenke) und in der Gruppe über 4 Jahre nur 22,7% (5 Hüftgelenke). Auch beim AC-Winkel und beim Hüftwert nahmen die normalen und leicht pathologischen Werte mit steigendem Operationsalter ab. Die Unterschiede zwischen den Altersgruppen sind hier jedoch geringer als beim CE-Winkel.

Diskussion

Die von uns erarbeiteten Langzeitergebnisse verdeutlichen, daß die perikapsuläre Iliumosteotomie eine weitgehend leistungsfähige Methode zur Behandlung schwerer Dysplasieformen darstellt, obwohl die zufriedenstellenden Frühergebnisse über den Beobachtungszeitraum von durchschnittlich 13,1 Jahren nicht in allen Fällen aufrechterhalten werden konnten. Besonders anhand des CE-Winkels läßt sich eine Verschlechterung der Hüftgelenkverhältnisse nach der Pubertät nachweisen. Nur 48,4% der CE-Winkel lagen im normalen und leicht pathologischen Bereich. Bei mehr als 50% der mit einer Pemberton-Plastik behandelten Hüftgelenke blieb das zu erwartende Wachstum des Pfannendaches in lateraler Richtung aus. In diesen Fällen war eine residuelle Subluxation des Hüftkopfes zu beobachten.

Auch die Untersuchung der Hüftwerte ergab nur in 47% der Fälle normale und leicht pathologische Werte. Brückl u. Tönnis (1981) empfehlen bei Hüftwerten, die oberhalb von 30 liegen und nach der Klassifizierung als extrem pathologisch zu bewerten sind, die unverzügliche operative Korrektur. Bei der Nachuntersuchung wiesen 17,3% der Gelenke extrem pathologische Hüftwerte auf und mußten somit operativ weiterbehandelt werden.

Gute Langzeitergebnisse mit 59,4% normalen und leicht pathologischen CE-Winkeln waren zu verzeichnen, wenn der AC-Winkel intraoperativ auf altersadäquate Normwerte eingestellt wurde, wie es der Forderung von Dürrschmidt et al. (1982), Mayer u. Zienert (1984) und Tönnis (1984) entspricht.

Die besten Resultate fanden sich bei den Kindern, die bis zu einem Alter von 2 Jahren operiert wurden. 64,1% der CE-Winkel lagen bei dieser Altersgruppe im normalen und leicht pathologischen Bereich.

Diese Ergebnisse lassen den Schluß zu, daß bei Einsatz der perikapsulären Iliumosteotomie als Frühpfannendachplastik durchaus gute Erfolge erzielt werden können.

Zusammenfassung

Anhand einer röntgenologischen Analyse und einer klinischen Nachuntersuchung wird über die Ergebnisse der perikapsulären Iliumosteotomie nach Pemberton (1965, 1974) berichtet, die von 1965–1976 an 188 Hüftgelenken in Verbindung mit einer offenen Reposition vorgenommen worden ist.

In 162 Fällen wurde zusätzliche eine Derotations-Varisations-Osteotomie durchgeführt. Der durchschnittliche Beobachtungszeitraum lag bei 13 Jahren und 1 Monat.

68,1% der AC-Winkel und 84,4% der ACM-Winkel lagen bei der Nachuntersuchung im normalen und leicht pathologischen Bereich. Enttäuschend sind die Ergebnisse des CE-Winkels und des Hüftwertes: Nur 48,4% der Hüftgelenke wiesen normale und leicht pathologische Befunde auf. Es wurde weiterhin festgestellt, daß gute Erfolge der Pemberton-Plastik zu verzeichnen waren, wenn der AC-Winkel intraoperativ auf altersadäquate Normwerte eingestellt wurde und das Operationsalter 2 Jahre nicht überschritt.

Literatur

Berkeley ME, Dickson JH, Cain TE, Donovan MM (1984) Surgical therapy for congenital dislocation of the hip in patients who are twelve to thirty-six months old. J Bone Joint Surg [Am] 66:412

Brückl R, Tönnis D (1981) Der Hüftwert als Entscheidungshilfe zur Operationsindikation bei jugendlichen Dysplasiehüften. Z Orthop 119:486

Busse J, Gasteiger W, Tönnis D (1972) Eine neue Methode zur röntgenologischen Beurteilung eines Hüftgelenks – Der Hüftwert. Arch Orthop Unfallchir 72:1

Dürrschmidt V, Schmidt H, Bürger K (1982) Frühergebnisse der simultanen intertrochantären Rotations-Varisations-Osteotomie und perikapsulären Iliumosteotomie nach Pemberton. Orthop Praxis 18:495

Eyre-Brook AL, Jones DA, Harris FC (1978) Pemberton's acetabuloplasty for congenital dislocation or subluxation of the hip. J Bone Joint Surg [Br] 60:18

Hellinger J (1972) Zur Indikation und Technik der perikapsulären Iliumosteotomie nach Pemberton. Beitr Orthop Traumatol 19:561

Hellinger J, Schmidt H (1982) The pericapsular osteotomy of the ilium in the treatment of flat acetabula. Arch Orthop Trauma Surg 101:53

Hellinger J, Walch H (1976) Ergebnisse der perikapsulären Iliumosteotomie zur Therapie der Flachpfanne bei Luxationshüften. Beitr Orthop Traumatol 23:65

Hilgenreiner H (1925) Zur Frühdiagnose der angeborenen Hüftgelenksverrenkung. Med Klin 21:1385 und 1425

Idelberger K, Frank A (1952) Über eine neue Methode zur Bestimmung des Pfannendachwinkels bei Jugendlichen und Erwachsenen. Z Orthop 82:571

Immenkamp M (1978) Die operative Behandlung der sog. angeborenen Hüftluxation. Habilitationsschrift, Universität Münster

Matthiaß HH (1969) Pfannendachplastik und Acetabuloplastik. Verh Dtsch Ges Orthop Traumatol, 56. Kongr Enke, Stuttgart, S 201

Mayer G, Zienert B (1984) Die perikapsuläre Iliumosteotomie nach Pemberton. Beitr Orthop Traumatol 31:407

Nyga W, Weiss JW (1979) Erfahrungen mit der Acetabuloplastik nach Pemberton. Z Orthop 117:952

Pemberton PA (1965) Pericapsular osteotomy of the ilium for treatment of congenital subluxation and dislocation of the hip. J Bone Joint Surg [Am] 47:65

Pemberton PA (1974) Pericapsular osteotomy of the ilium for the treatment of congenitally dislocated hips. Clin Orthop 98:41

Tönnis D (1984) Die angeborene Hüftdysplasie und Hüftluxation im Kindes- und Erwachsenenalter. Springer, Berlin Heidelberg New York Tokyo

Tönnis D, Brunken D (1969) Eine Abgrenzung normaler und pathologischer Pfannendachwinkel zur Diagnose der Hüftdysplasie. Arch Orthop Unfallchir 64:197

Tönnis D, Kuhlmann GP (1968) Untersuchungen über die Häufigkeit von Hüftkopfnekrosen bei Spreizhosenbehandlung und verschiedenen konservativen Behandlungsmethoden der angeborenen Hüftdysplasie und Hüftluxation. Z Orthop 106:651

Wiberg G (1939) Studies on dysplastic acetabular and congenital subluxation of the hip joint. Acta Chir Scand [Suppl 58] 83:33

Yamaguchi M, Izumida S (1976) Pfannendachbildender Effekt verschiedener operativer Eingriffe in der Behandlung der sogenannten kongenitalen Hüftgelenksluxation. Z Orthop 114:156

Diskussion

Stabel, Bad Iburg: Mir fehlte bei den Untersuchungen die Beurteilung der *muskulären Situation*. Gerade bei der Chiari-Operation wissen wir, wenn die Patienten etwas älter sind, daß sie trotz guter röntgenologischer Ergebnisse doch meistens noch Beschwerden haben, weil sie ein *massives Trendelenburg-Zeichen* haben. Mich würde interessieren, ob das nachuntersucht worden ist und ob und wie häufig eine *Trochanterversetzung* durchgeführt worden ist.

Brückl, München: Von unseren 124 Hüftgelenken hatte keiner ein Trendelenburg-Zeichen, wenn die Chiari-Osteotomie für sich allein durchgeführt wurde. Wenn sie allerdings mit einer intertrochanteren Varisierungsosteotomie kombiniert war, dann trat ein Trendelenburg-Zeichen entweder passager oder auf Dauer auf. Bei der Nachbehandlung wurde schon speziell darauf geachtet, daß die Glutealmuskulatur auftrainiert wurde, und es wurde auch ein Beinlängenausgleich vorgenommen, wenn eine intertrochantere Varisierungsosteotomie durchgeführt worden war. Dennoch wiesen ein Viertel der Patienten, bei denen beide Osteotomien ausgeführt worden waren, auf die Dauer ein Trendelenburg-Zeichen auf.

Endler, Wien: Die hier getroffenen Feststellungen aufgrund genauer metrischer Untersuchungen lassen sich nicht in einer „Blitzdiskussion" erledigen. Ich will nur die wichtigsten Punkte nennen: Ich habe das Wort „kongruent" von Ihnen gehört, Wiederherstellung des kongruenten Pfannendaches. Ich glaube, das muß man prinzipiell eliminieren, denn die Kongruenz oder letztlich die beschränkte Tragfähigkeit ergibt sich nur aus der Potenz der funktionellen Anpassung. Dann zum nächsten Punkt: Sie haben sehr viele kindliche Fälle gezeigt, und da kommen wir zur Technik. Ich habe gesehen, daß die *Verschiebung* teilweise viel *zu gering* war. Ich habe auch bei einigen Fällen *horizontale Osteotomien* gesehen, die sehr knapp an der Pfanne waren. Grundsätzlich muß man zu der Operation sagen, daß es überhaupt unmöglich ist, mit einem derartigen Eingriff ein Normalgelenk wiederherzustellen. Zweitens ist sehr schön herausgekommen, daß mit fortschreitendem Alter die Resultate besser werden, und drittens besteht die Frage der zusätzlichen Osteotomie. Am Anfang ist da sicher zu viel gemacht worden. Die Methode hat ja fast eine 30jährige Entwicklungszeit hinter sich, und wir können heute Zwanzigjahresresultate zeigen, bei denen es mit Coxa valga ohne Osteotomie bei guter Überdachung praktisch zu derselben Entwicklung kommt, wie manchmal, wenn eine Osteotomie bei leichten Dysplasien schon dazu gemacht wird.

Brückl, München: Ich hatte das Vergnügen, einmal in Wien Prof. Chiari bei seiner Operation assistieren zu dürfen, und ich habe gesehen, daß in Wien nicht plan gemeißelt wird, daß eben ein Gewölbe hergestellt wird, um speziell das vordere Pfannendach zu rekonstruieren. Ich bin mir bewußt, daß die Methode in verschiedenen Kliniken anders durchgeführt wird und daß deshalb auch die Ergebnisse etwas differieren und daß der Anti-Chiari-Effekt vielleicht auch aufgrund der Technik sozusagen schon mit auf den Weg gegeben wird.

Diskussion

Die Kontrolluntersuchungen haben gezeigt, daß die Operation nach dem 8.–10. Lebensjahr zu besseren Ergebnissen führt. Dies steht im Gegensatz zu den experimentellen Untersuchungen von Nikolaus Böhler, der ja tierexperimentell nachweisen konnte, daß die Beckenosteotomie auch schon im frühen Wachstumsalter gute Ergebnisse bringen kann. Sie muß nur entsprechend exakt ausgeführt werden, u. a. hinsichtlich der Osteotomiehöhe. Die *Wachstumsregion* am Pfannenerker darf *nicht* verletzt werden, d. h. die *Osteotomie* darf *nicht zu tief* angesetzt werden, sie darf auch nicht zu einer Eröffnung des Gelenks führen. Ungünstig ist schließlich auch die zu hohe Osteotomie.

Süssenbach, Ratingen: Wann führen Sie, Herr Brückl, zusätzlich zur Chiari-Osteotomie noch eine *intertrochantere Osteotomie* durch? Sie haben nämlich 2 Röntgenbilder demonstriert: Auf dem einen ließen Sie den Hüftkopf eingestellt und haben nicht varisiert, beim zweiten Bild haben Sie varisiert.

Brückl, München: Ich verstehe Ihre Frage nicht ganz. Der Hüftkopf soll doch möglichst zentral in der Pfanne stehen. Durch die Chiari-Osteotomie wollen wir eine Erweiterung der Hüftpfanne erreichen, so daß auch ein größerer Hüftkopf besser überdacht wird. Wir wissen ja, daß die dysplastischen Köpfe nicht immer sphärisch gerundet sind und primäre Gelenkkongruenzen fehlen. Trotzdem wird man mit der Chiari-Beckenosteotomie eine bessere Kongruenz für verbreiterte, leicht abgeflachte Hüftköpfe schaffen, wenn die Osteotomie in richtiger Höhe gewählt wird. Ich denke, dies wäre auch im Sinne von Prof. Chiari, dem es nicht so entscheidend war, welcher Kopfdurchmesser eingestellt wird, sondern daß der *Hüftkopf* wirklich *zentriert* in der Pfanne steht und das Gelenk stabil ist.

Schmitt, Homburg: Sicherlich ist allen klar, daß wir mit der Beckenosteotomie keine normalen Hüftgelenke herstellen können. Wir machen immer nur eine Reparatur. Bei Subluxationsstellungen der Hüftköpfe gibt es, abgesehen von der umfangreicheren und risikoreicheren Tripelosteotomie keine Alternative zur Chiari-Osteotomie. Zur Frage der *Varisierung* möchte ich folgendes sagen: Wir varisieren zusätzlich, weil wir biomechanisch günstigere Verhältnisse herstellen wollen. Neben der Medialisierung verbessern wir die Hebelverhältnisse. Wir haben außerdem gesehen, daß Steilstellungen des koxalen Femurendes eher zur Atrophie des Pfannenerkers führen.

Eichler, Wiesbaden: Welche Beobachtungen haben Sie hinsichtlich der Entwicklung des *Trendelenburg-Zeichens* gemacht?

Schmitt, Homburg: Wir haben eine Verbesserung des Gangbildes erreicht. Die Anzahl der Patienten, die noch hinken, hat abgenommen.

Jani, Mannheim: Mir ist aufgefallen, daß Sie, Herr Heine, sehr viele offene Repositionen ausgeführt haben, erstaunlich viele sogar. Heißt das, daß Sie auf konservative Vorbehandlungen mehr und mehr verzichten und ähnlich vorgehen wie Salter, der die offene Reposition in Verbindung mit dem pfannenverbessernden Eingriff vornimmt?

Heine, Münster: Unsere Patienten wiesen im Durchschnitt als Ausgangswert einen CE-Winkel von 30° auf. Es handelte sich also um sehr schlechte Hüftgelenke. Diese mußten offen reponiert werden, wobei wir gleichzeitig die Pemberton-Operation vornahmen. Wir gehen auch heute noch so vor, wenn wir Hüften mit stark negativem CE-Winkel zu behandeln haben. Bei den Fällen mit geringerem CE-Winkel können wir meistens auf die offene Reposition verzichten.

Eichler, Wiesbaden: Es interessiert mich, ob Sie in diesen Fällen nicht auf konservativem Weg die Reposition der Hüftgelenke versucht haben?

Heine, Münster: Ja, das ist versucht worden. Wie unser Material zeigt, führten diese konservativen Behandlungsversuche, die teils bei uns, teils auswärts vorgenommen worden sind, zu Fehlschlägen, und zwar mindestens in 50% der Fälle.

Salamon, Warschau: Herr Heine, Sie haben bei Ihren Ausführungen überwiegend auf die Röntgenaufnahmen der nachuntersuchten Patienten abgehoben. Können Sie uns noch etwas über die *klinischen Befunde* sagen? Für den Patienten sind diese wichtiger als die röntgenologischen Befunde.

Heine, Münster: Ich denke, ich habe doch etwas zu den Untersuchungsbefunden gesagt. Ich habe vom Gangbild gesprochen, vom Trendelenburg-Zeichen, vom Stand des Beckens und von vorwiegenden Schmerzen. In 5 min muß man sich natürlich kurz fassen, so daß dieser Gesichtspunkt etwas zu kurz kam.

Zehn- bis Zwanzigjahresergebnisse der Beckenosteotomie nach Salter

H. Mau und R. Merz

Mit gutem Grund verlangen wir gerade in der Orthopädie langfristige Nachuntersuchungsergebnisse. Das gilt insbesondere für Operationen im Kindesalter, bei denen der Pubertätswachstumsschub abgeschlossen sein sollte.

Krankengut

In diesem Sinne konnten unter insgesamt 161 – häufiger wieder ins Ausland verzogenen – Kindern mit einer angeborenen Hüftluxation bzw. -dysplasie 68 Patienten nachuntersucht werden, die in den Jahren 1963–1975 mit einer Beckenosteotomie (BO) (Salter 1961, 1966) und evtl. zusätzlich mit einer intertrochantären Osteotomie (IO) bzw. offenen Reposition operiert worden waren. Alter und Beobachtungszeitraum ergeben sich aus Tabelle 1, Zahl und Art der jeweiligen Eingriffe aus Tabelle 2 (88 Hüften).

Sekundäre Pfannendachrekonstruktionen und intertrochantere Osteotomien, je nach Befund mit korrigierendem Adduktions- und Detorsionsausmaß, wurden z. T. auch auf der gegenüberliegenden Seite bei den „schweren" Fällen hinzugefügt. Die ersten Patienten sind von Salter persönlich operiert worden; seine Technik behielten wir im wesentlichen bei. Die Kirschner-Drähte wurden meistens 6 Wochen nach der Operation, nach der Gipsabnahme und vor Gehbeginn wieder

Tabelle 1. Extrem- und Mittelwerte des Alters der Patienten und des Beobachtungszeitraums (Mittelwerte in Klammern)

	Jahr/Monate
Durchführung der BO	1/1– 7/11 (4/2)
Nachuntersuchung	11/8–28 (18/2)
Beobachtungszeitraum	9/1–20/8 (14/6) (3 Kinder <10 Jahre)

Tabelle 2. Anzahl und Art der Eingriffe

Nachuntersuchte Patienten (von 161 Pat.)	68 (55♀:13♂)
Rechts:links:beidseits	24:24:40
	(88 Hüften)
BO	47
BO und offene Reposition	8
BO und IO in gleicher Sitzung	9
BO und IO vor oder nach BO	24
2. pfannenverbessernder Eingriff später	7

entfernt. Vorhergegangen war in allen Fällen eine konservative Behandlung in Extensions- bzw. Abduktionsstellung (hauptsächlich sog. Overheadextension, Hoffmann-Daimler-Bandage bzw. Spreizhöschen).

Ergebnisse

Schwerwiegende intra- und postoperative Komplikationen wurden in dieser Serie nicht beobachtet: In 4 Fällen bildete sich ein stärkeres Hämatom, 3 oberflächliche Infektionen heilten folgenlos aus, und bei 4 Patienten kam es zu einer Wanderung des Kirschner-Drahtes nach proximal mit Durchspießung der Haut.

Entsprechend dem Hauptziel dieser Operation, der Schaffung eines guten Pfannendaches, wollen wir zunächst die Entwicklung der 3 wichtigsten Winkel [Pfannendachwinkel nach Hilgenreiner (AC-Winkel) – Pfannendachneigung, ACM-Winkel nach Idelberger – Ausprägung der Pfanne – und Zentrum-Ecken-Winkel nach Wiberg (CE-Winkel) – Stellung vom Kopf zur Pfanne] darstellen, jeweils prä- und postoperativ, sowie mindestens zum Nachuntersuchungszeitpunkt, öfters auch zwischenzeitlich. Die prä- und postoperativen AC-, CE- und ACM-Winkel sind ebenso wie die CE- und ACM-Winkel bei der Nachuntersuchung zunächst als arithmetische Mittelwerte mit Angabe der Standardabweichung für das nachuntersuchte Patientenkollektiv errechnet worden. Dabei wurde das Krankengut in 4 Gruppen unterteilt:

Gruppe 1: Gesamtkollektiv mit 88 Hüften,
Gruppe 2: Beckenosteotomie allein (ein- oder beidseitig, 47 Hüften),
Gruppe 3: Beckenosteotomie und intertrochantere Osteotomie (33 Hüften),
Gruppe 4: Beckenosteotomie und gleichzeitig offene Reposition (Beckenosteotomie und offene Reposition, 5 Hüften; zusätzliche intertrochantere Osteotomie, 3 Hüften).

Die Verläufe sind jeweils gesondert tabellarisch und differenzierter graphisch dargestellt worden. Der in der Literatur übliche „Normwert" wurde gestrichelt horizontal in die Kurven eingezeichnet, wegen seiner Unschärfe unter Verzicht auf die Streugrenzen. Die senkrechten Striche zu Beginn zeigen bei den AC- und CE-Winkeln jeweils die Größe der operationsbedingten Primärkorrektur an.

Aus Tabelle 3 ergibt sich, daß der *AC-Winkel* durch die Operation durchschnittlich sofort eine Verkleinerung um 12,7° erfuhr, von 31,2° auf 18,5°. Patienten mit alleiniger Beckenosteotomie der Gruppe 2 boten im Vergleich zu den Patienten der Gruppe 4 mit gleichzeitiger offener Reposition naturgemäß präoperativ einen relativ kleinen AC-Winkel. Aus Abb. 1 läßt sich entnehmen, daß etwa bis zum 10. Lebensjahr noch eine weitere nennenswerte, spontane sekundäre Verbesserung des AC-Winkels erfolgt. Der eine „Ausreißer" ist auf eine sekundäre

Tabelle 3. AC-Winkel nach Hilgenreiner

	Präoperativ	Postoperativ	Nachuntersuchung
Gruppe 1	31,2° ± 6,9°	18,5° ± 7,3°	AC-Winkel weit-
Gruppe 2	29,0° ± 5,5°	18,0° ± 5,0°	gehend im
Gruppe 3	32,1° ± 5,9°	19,5° ± 8,8°	Normalbereich
Gruppe 4	40,9° ± 4,8°	16,8° ± 9,0°	

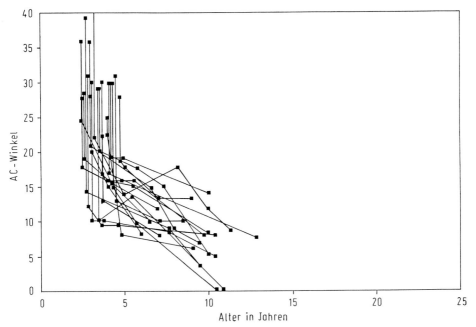

Abb. 1. Entwicklung des AC-Winkels nach Beckenosteotomie nach Salter (n = 20). Fünfzehn- bis Zwanzigjahresergebnisse

Pfannendachabflachung infolge ungenügender primärer Kopftiefeinstellung mit nachfolgender Reoperation zurückzuführen. Die späteren Werte, die ja nach dem Fugenschluß des Y-Knorpels nicht mehr exakt zu messen sind, lagen ebenfalls anscheinend weitgehend im physiologischen Bereich.

Ähnlich normalisiert sich der *CE-Winkel* vielfach schon durch die einfache Beckenosteotomie um über 15° (12,6° auf 28,3°, Tabelle 4), er verbesserte sich bis zur Nachuntersuchung nochmals mit durchschnittlich 8°. Deutlich ungünstiger stellen sich die Verläufe bei gleichzeitiger Durchführung der intertrochanteren Osteotomie dar, auch bei der Nachuntersuchung. Wegen des hohen Anteils der Gruppe 4 an Luxationen mit zu wenigen verbleibenden Stichproben konnte hier und damit auch in der Gruppe 1 der CE-Winkel nicht sinnvoll berechnet werden. In Abb. 2 – nach einfacher Beckenosteotomie – erkennt man wiederum, daß sich die sekundäre Pfannendachverbesserung im wesentlichen bis zum 10. Lebensjahr eingestellt hat, nur geringfügig noch später. Der eine offensichtliche „Ausreißer" beruht hier auf einem „Luxationsperthes". Auf dieser Graphik wurden im Interesse der Übersichtlichkeit ausnahmsweise nur die Fünfzehn- bis Zwanzigjahreser-

Tabelle 4. CE-Winkel nach Wiberg

	Präoperativ	Postoperativ	Nachuntersuchung
Gruppe 1		26,6° ± 9,8°	35,0° ± 12,2°
Gruppe 2	12,6° ± 9,6°	28,3° ± 7,3°	36,3° ± 8,8°
Gruppe 3		23,1° ± 11,9°	29,0° ± 13,7°
Gruppe 4		30,5° ± 11,7°	34,5° ± 12,7°

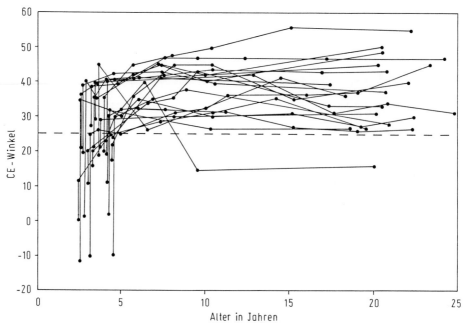

Abb. 2. Entwicklung des CE-Winkels nach Beckenosteotomie (n = 20). Fünfzehn- bis Zwanzigjahresergebnisse

gebnisse eingezeichnet. Deutlich negativer stellen sich die Kurvenverläufe auf der Abb. 3 dar (Beckenosteotomie und intertrochantäre Osteotomie). Schon vor dem 10. Lebensjahr erkennt man hier in einer Reihe von Fällen wieder eine Verringerung des CE-Winkels. Die offensichtlichen „Ausreißer" zum Positiven – nach oben – beruhen auf Reoperationen. In Abb. 4 – Beckenosteotomie und offene Reposition – erkennt man, daß sich gerade bei diesen schwereren Vorkommnissen noch nach dem 10. Lebensjahr in einigen Fällen eine Besserung des CE-Winkels eingestellt hat.

Der *ACM-Winkel* nach Idelberger (Tabelle 5) wird durch die Beckenosteotomie primär nicht direkt verändert. Kleinere postoperative Differenzen beruhen auf Meßfehlern. Dagegen findet man nach alleiniger Durchführung der Beckenosteotomie die üblicherweise angenommene Normgrenze erst in der Folgezeit ganz überwiegend unterschritten, und zwar hauptsächlich wieder zwischen dem 5. und 10. Lebensjahr; die Besserungstendenz hält aber in geringerem Ausmaß meistens noch bis zum Alter von 15 Jahren an (Abb. 5). Die Abb. 6 – Beckenosteotomie und intertrochantäre Osteotomie – läßt diese Tendenz zwar auch noch erkennen, ebenso wie die Abb. 7 – Beckenosteotomie und offene Reposition; doch normalisiert sich der ACM-Winkel bei diesen beiden Gruppen in fast einem Drittel der Fälle nicht mehr.

Auf die erneute Nachuntersuchung des *Schenkelhalsschaftwinkels* und des *Antetorsionswinkels* wurde nicht nur aus Strahlenschutzgründen verzichtet, sondern auch deshalb, weil nach dem 15. Lebensjahr zunächst nur noch mit einer geringen Veränderung der Winkelwerte gerechnet werden kann (vgl. Eulert u. Bitterauf 1973).

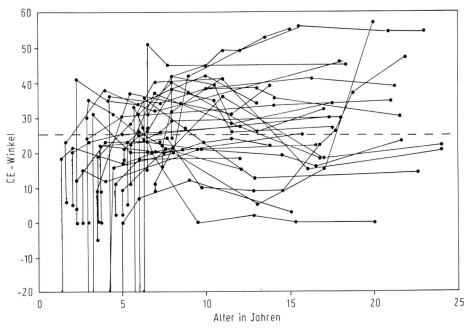

Abb. 3. Entwicklung des CE-Winkels nach Beckenosteotomie und intertrochantärer Osteotomie (n = 29)

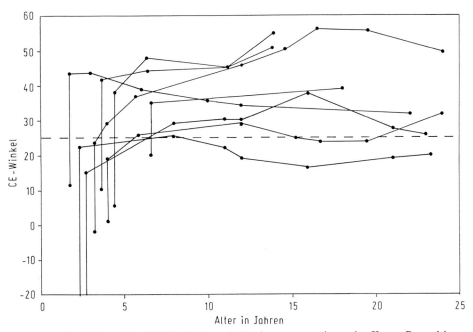

Abb. 4. Entwicklung des CE-Winkels nach Beckenosteotomie und offener Reposition (n = 8)

Tabelle 5. ACM-Winkel nach Idelberger

	Präoperativ	Postoperativ	Nachuntersuchung
Gruppe 1	59,0° ± 5,7°	57,6° ± 5,1°	49,2° ± 5,4°
Gruppe 2	58,6° ± 5,5°	57,1° ± 9,0°	47,9° ± 4,2°
Gruppe 3	59,6° ± 6,1°	58,5° ± 5,3°	51,3° ± 6,3°
Gruppe 4	61,2° ± 9,1°	56,6° ± 6,9°	50,7° ± 4,7°

Tabelle 6. Beinlängendifferenz und Beckenstand (klinisch gemessen)

	[%]
Doppelseitige Operation: Beinlängendifferenz und Beckenschiefstand	5
Doppelseitige Operation: keine Beinlängendifferenz und kein Beckenschiefstand	25
Operationsseite: Beinverlängerung und Beckenhochstand	20
Operationsseite: keine Beinverlängerung und kein Beckenhochstand	41
Beckenhochstand überwiegend durch BO	
Beckentiefstand überwiegend durch IO und Luxations-Perthes	
Längendifferenz: 10mal 1 cm, 1mal 1,5 cm, 3mal 2 cm	
Ausgleich: Bei 9 Patienten durch Schuherhöhung	

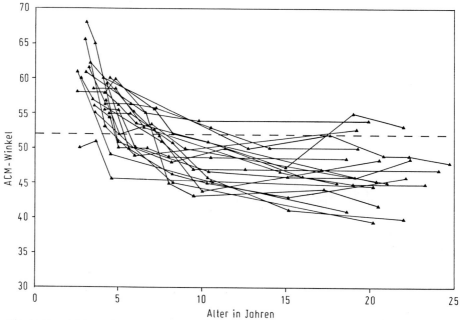

Abb. 5. Entwicklung des ACM-Winkels nach Beckenosteotomie (n = 20). Fünfzehn- bis Zwanzigjahresergebnisse

Im folgenden wollen wir uns nach Darstellung der röntgenologisch meßbaren Pfannenverhältnisse 10 weiteren, mehr klinisch faßbaren Spätbefunden des Gesamtkollektivs zuwenden, die nicht mehr nach Zusatzoperationen unterteilt sind, um hinreichend große Fallzahlen zu erhalten.

Beinlängendifferenzen (Nabel-Innenknöchel-Spitze) und *Beckenstand* (klinisch kontrolliert) stehen miteinander in enger Beziehung (Tabelle 6), zugleich aber

Zehn- bis Zwanzigjahresergebnisse der Beckenosteotomie nach Salter   325

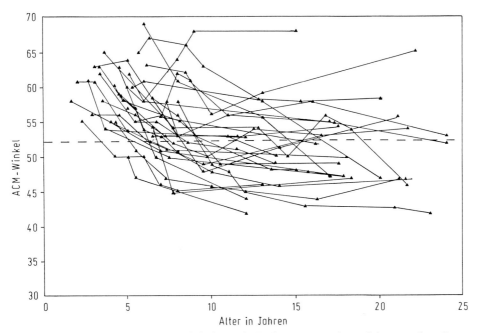

Abb. 6. Entwicklung des ACM-Winkels nach Beckenosteotomie und intertrochantärer Osteotomie (n = 29)

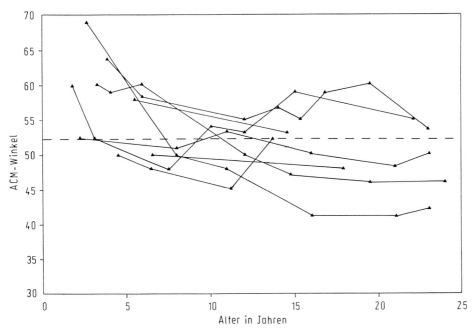

Abb. 7. Entwicklung des ACM-Winkels nach Beckenosteotomie und offener Reposition (n = 8)

Tabelle 7. a.p.-Röntgenbefunde der WS ohne Verkürzungsausgleich

	[%]
Lotrechter Aufbau der WS	
– Einseitig operierte Patienten	38
– Beidseits operierte Patienten	25
Zur operierten Seite lumbal konvex	17
Zur Gegenseite lumbal konvex	13
Seitverkrümmung der WS bei doppelseitiger Operation	4
Idiopathische Skoliose (2 Patienten)	3

auch mit lumbalen *Wirbelsäulenverkrümmungen* (Röntgenkontrollen, klinisch im Vorbeugetest: Rippenbuckel- und Lendenwulst) (Tabelle 7). Für die „paradoxen" Reaktionen, d. h. Beckentiefstand mit lumbaler Konvexität zur operierten Seite, war in 2 Fällen ursächlich eine intertrochantere Osteotomie und in 2 weiteren Fällen ein „Luxations-Perthes" mit konsekutiver Beinverkürzung anzuschuldigen.

Das Verhalten des *Trendelenburg-Zeichens* ergibt sich aus Tabelle 8. Bei den 9 Fällen mit positivem Zeichen auf der operierten Seite war 2mal eine alleinige Beckenosteotomie, 6mal anschließend eine intertrochantere Osteotomie und einmal zusätzlich eine Beckenosteotomie nach Chiari durchgeführt worden. Der positive Befund auf der kontralateralen Seite ließ sich jeweils auf eine intertrochantere Osteotomie zurückführen. Bei 2 Patienten mit doppelseitigem Trendelenburg-Zeichen lag zusätzlich beiderseits ein „Luxations-Perthes" vor.

Ähnlich verhielt es sich beim *Gangbild* (Tabelle 8): 7 Patienten zeigten auf der operierten Seite ein eindeutiges Trendelenburg-Hinken. Inwieweit hier gleichzeitig eine Duchenne-Komponente mit einem leichten kompensierenden Herüberlegen des Oberkörpers auf die andere Seite mit im Spiel gewesen sein könnte, war schwer zu entscheiden. Andererseits gaben 4 der Patienten mit flüssigem Gangbild an, bei Ermüdung einseitig zu hinken.

Der jetzige *Bewegungsumfang* ist aus Tabelle 9 zu entnehmen. 10mal lag eine endgradige Beugebehinderung von 30° bzw. 40° vor und 13mal eine solche von 10°–20°, während praktisch keine Beugekontraktur bestand. Die Innenrotation war 4mal um 20° und 2mal um 30° eingeschränkt.

Tabelle 8. Trendelenburg-Zeichen und Gangbild

	[%]
Kein Trendelenburg-Zeichen	78
Positiv auf der Operationsseite	14
Positiv auf der Gegenseite	2
Positiv beidseits (4 Patienten)	6
Flüssiges Gangbild	84
Trendelenburg-Hinken einseitig	11
Trendelenburg-Hinken doppelseitig	5

Tabelle 9. Bewegungsumfang und Beschwerden

	[%]
Normale Bewegungsumfänge	72
Beugedefizit	26
Rotationsdefizit	14
Beugekontraktur	2
Völlig beschwerdefrei	73,5
Geringe Belastungsbeschwerden	23,5
Permanente Beschwerden	3,0

Tabelle 10. Sportliche Aktivitäten

	[%]
Keinerlei Sport (9 von 68 Patienten)	13
Sport mit geringer Hüftbelastung (Radfahren, Schwimmen, trotz gelegentlicher Beschwerden)	56
Sport mit erheblicher Hüftbelastung (Fußball, Handball, Skifahren)	21
Angaben fraglich	10

Tabelle 11. Oberschenkelumfänge (20 cm oberhalb des medialen Kniegelenkspalts

	[%]
Keine Umfangsdifferenzen (1 cm)	73
Atrophie der operierten Seite (2–7 cm)	16
Hypertrophie der operierten Seite (2 cm)	5
Durch Begleiterkrankung verursachte Muskelatrophie	6

Analog der freien Beweglichkeit gaben auch ¾ der Patienten keine *Beschwerden* an (Tabelle 9). Demgegenüber klagten 2 der 68 Patienten über ständige Hüftschmerzen. Die Hälfte der 16 Patienten mit gelegentlichen Beschwerden bei besonderer Beanspruchung befand sich zeitweise in fachorthopädischer Behandlung. Unterschiede bezüglich der Häufigkeit von Beschwerden zwischen der alleinigen Beckenosteotomie und den zusätzlichen Operationen waren nicht erkennbar.

Zur beruflichen Tätigkeit: Bei einem der schon erwerbstätigen 33 Patienten besteht eine Minderung der Erwerbsfähigkeit (MdE) aufgrund der Hüfterkrankung von 40%. Eine Patientin mußte ihren Arbeitsplatz infolge belastungsabhängiger Schmerzen aufgeben. Die übrigen 32 erwerbstätigen Patienten haben etwa zur Hälfte sitzende Berufe ergriffen (15mal als kaufmännische Angestellte, Sekretärin, Verwaltungsangestellte und Beamte). Die restlichen arbeiten in stehenden Berufen (Friseur, Handwerker, Briefträger, Kindergärtnerin u. a.).

Über die *sportlichen Aktivitäten* gibt Tabelle 10 Auskunft, über die *Oberschenkelumfänge* Tabelle 11.

Die *Kosmetik* kann durch die leichte Beckenasymmetrie beeinträchtigt sein; nur eine sehr schlanke Patientin empfand eine sehr prominente ventrale Knochenprominenz als störend. 3 von 4 Patienten waren mit den Narbenverhältnissen zufrieden; tief eingezogene und verfärbte Narben sowie Keloidbildung fanden eine negative Beurteilung. Im Bereich des Beckenkamms waren keine Narben zu beanstanden, um so mehr dafür über dem Trochantermassiv nach vorhergegangener intertrochanterer Osteotomie.

Diskussion

Bei der 10–20 Jahre postoperativ durchgeführten Ergebnisbewertung von 68 größtenteils ausgewachsenen Patienten (88 Hüften) ist nicht nur die Schwere des Krankengutes – etwa 10% hochstehende, teilweise doppelseitige Hüftluxationen mit daraus resultierenden Zusatzoperationen – und das relativ hohe Operationsalter in Betracht zu ziehen, sondern auch die anfangs weitere Indikationsstellung der neuen Methode mit neuen Komplikationsmöglichkeiten (Mau 1965).

Vor allem muß die Vorschädigung des Hüftkopfes in Gestalt einer Osteochondrose als Folge der damals intensiveren und eingreifenderen konservativen Behandlung berücksichtigt werden. Heute wissen wir angesichts mehrerer leistungsfähiger Operationsverfahren, daß nicht mehr die Rekonstruktion des Pfannendaches das eigentliche Problem darstellt, sondern vielmehr die Verhütung des „Luxationsperthes". Tatsächlich dürften die vorliegenden Ergebnisse vielfach durch Kopfverformungen beeinträchtigt sein, die nachweislich zum größten Teil der „konservativen" Vorbehandlung, aber darüber hinaus offensichtlich offenen Repositionen und Reoperationen zur Last zu legen sind, vielleicht auch einer anfangs zu rigorosen Gipsretention in Lange-Stellung, aber kaum der Osteotomie nach Salter als solcher. Bei der alleinigen BO ohne vorbestehende Osteochondrose – nur 15 Gelenke – trat in keinem Fall ein Kopfschaden auf.

Sonst bleibt es gelegentlich unklar, ob wir lediglich einen reversiblen Kopfumbau infolge Wanderung des hydrostatischen Punktes vor uns haben oder bereits eine irreversible, vaskulär bedingte Kopfnekrose. Shim et al. (1981) konnten in Hundeversuchen zeigen, daß nach Beckenosteotomien auch die Femurköpfe noch 4 Monate später bei über $^2/_3$ der Tiere vermehrt vaskularisiert waren. Warum sollte eine derartige Reaktion bei Kindern ausbleiben? Jedenfalls wurden bei stärkerer Belastung bei etwa einem Viertel unserer Patienten leichte Hüftschmerzen angegeben, die hauptsächlich auf Kopfschäden zurückzuführen waren, und zwar trotz weitgehender Normalisierung der Pfannendächer, sei es auch erst nach einem zweiten entsprechenden Eingriff (1mal Eingriff nach Chiari, 1mal Eingriff nach Salter, 5mal Acetabuloplastik).

Unsere Ergebnisse unterstreichen erneut die alte Feststellung (Mau 1962), daß beim Luxationskomplex im Kindesalter der Pfannenrekonstruktion der Vorzug gebührt gegenüber der intertrochanteren Osteotomie, wissen wir doch heute endgültig, daß in diesen Fällen relativ selten ein – im Röntgenbild oft vorgetäuschter – pathologischer Schenkelhalsschaftwinkel im Sinne einer Coxa valga vorliegt, viel öfters dagegen eine pathologisch vermehrte Antetorsion des Schenkelhalses. Letztere bildet sich im Wachstumsalter gewöhnlich auch bei Pfannendysplasien spontan zurück (vgl. Bauer u. Kerschbaumer 1975), wenn auch nur ausnahmsweise bis auf Normwerte (Eulert u. Gekeler 1979). Bis 1973 war lediglich mehrheitlich eine spontane postoperative Detorsion festgestellt worden (Eulert u. Bitterauf 1973).

Demgegenüber pflegt sich nach Adduktionsosteotomien eine Revalgisierung einzustellen, wenn die Resultierende steiler verläuft, insbesondere bei einer Unterfunktion der Hüftabduktoren nach Varisierung des Schenkelhalses. In diesen Fällen gewinnt gewissermaßen der Schenkelhals das Rennen: Er richtet sich wieder auf, bevor das Pfannendach sich hinreichend spontan aufbauen konnte. Wir fügen deshalb heute eine IO wie Salter selbst und Bauer u. Kerschbaumer (1975), im Gegensatz zu Mäder et al. (1979), nur noch bei stärker pathologischen Schenkelhalswerten hinzu oder bei primär hochstehenden Köpfen, um durch eine Varisierung den Druck gegen das laterale Pfannendach zu reduzieren. Sonst jedoch ist die Adduktionsosteotomie weniger zur Behandlung eines flachen Pfannendaches als vielmehr einer Kopfnekrose geeignet (vgl. auch Ingman et al. 1982). Aber gerade mit der Verbesserung der Pfannenverhältnisse durch eine Beckenosteotomie läßt sich gleichzeitig vielfach auch ein Luxations-Perthes günstig beeinflussen.

Das relativ häufige Auftreten des Trendelenburg-Hinkens – bei jeder 7. Hüfte – weist auf eine gestörte Gelenkfunktion hin, sei es in Gestalt einer operationsbedingten Schwäche der kleinen Glutäen, einer Hüftkopf- oder Pfannendachabflachung, einer Subluxationsstellung, einer persistierenden Coxa vara oder, im Verein mit einem Duchenne-Phänomen, eines Schmerzhinkens. Welche Kombination im Einzelfall auch immer die Ursache sein mag, wir registrierten ein Trendelenburg-Hinken am häufigsten nach vorheriger intertrochanterer Osteotomie. Bei alleiniger Beckenosteotomie fanden sich ursächlich Kopfdeformierungen; 2mal dürfte aber lediglich eben eine operationsbedingte Unterfunktion der kleinen Glutäalmuskulatur anzuschuldigen sein.

Hinken und Schmerzen müssen nicht konform gehen. Immerhin gaben, von 2 Patienten mit ständigen Schmerzen abgesehen, unter unseren 16 nicht vollkommen schmerzfreien Patienten etwa die Hälfte als auslösende Ursache längeres Laufen, Stehen und das Heben schwerer Lasten an. So wird verständlich, warum unter den 33 schon Erwerbstätigen unseres Gesamtkollektivs je die Hälfte eine stehende oder sitzende Tätigkeit ausübte. Allerdings handelt es sich hier durchwegs um junge Menschen. Daher verwundert es auch andererseits nicht, daß über ¾ unserer Patienten Sport treiben, wenn auch z. T. mit geringerer Belastung.

Über das Ausmaß der primären Pfannendachrekonstruktion und der sekundären Regeneration geben die Hüftwinkel Auskunft, und zwar der AC-Winkel und der CE-Winkel sofort nach der Operation; der ACM-Winkel dagegen normalisierte sich nach alleiniger Beckenosteotomie erst später, hauptsächlich etwa bis zum 10. Lebensjahr, in den nächsten 5 Jahren nur noch unwesentlich; nach Hinzufügung weiterer Operationen sind dagegen in fast einem Drittel der Fälle überhaupt keine normalen Werte des ACM-Winkels mehr erreicht worden. Umgekehrt verhielt es sich bei dem AC- und dem CE-Winkel; hier wurden überwiegend schon bei der Operation Normalwerte erzielt: durchschnittliche Verbesserung von 12,5° beim AC- und von 15,5° beim CE-Winkel. Der primäre Korrekturgewinn war bei Hinzufügung einer offenen Hüftreposition, d. h. bei schweren Fällen, auffallenderweise mit 24° (AC-Winkel) besonders groß, was nicht recht erklärbar ist; vergleichbare präoperative Werte des CE-Winkels stehen naturgemäß in dieser Gruppe nicht zur Verfügung. Hervorzuheben ist aber v. a., daß sich bei der einfachen Beckenosteotomie postoperativ durchschnittlich noch eine Verbesserung des CE-Winkels von 8° einstellte, und zwar überwiegend zwischen dem 5. und 10. Lebensjahr, geringfügig auch noch darüber hinaus. Voraussetzung ist allerdings, wie sich zeigte, daß eine Tiefeinstellung des Kopfes erreicht und erhalten wird und damit die lateralen Pfannendachpartien entlastet bleiben. Dann ist um so eher mit einer spontanen zusätzlichen Regeneration zu rechnen, je jünger die Kinder sind und je weniger die Erkerpartien geschädigt waren. Das ist eigentlich nicht verwunderlich, bauen sich doch unter ähnlichen Bedingungen die Pfannendächer auch bei der konservativen Entlastungsbehandlung des Pfannenerkers nach Zentrierung des Kopfes vielfach spontan auf.

Auch wenn die besten primären Pfannendachrekonstruktionen gerade bei den offenen Repositionen mit besonders starker Pfannendachabflachung erzielt wurden – der durchschnittliche präoperative AC-Winkel lag auch sonst schon über 30° –, beginnt hier u. E. allmählich die Indikationsgrenze mit 35° als oberem Wert, insbesondere wenn gleichzeitig das Pfannendach zu kurz ist (und die Kinder jünger als 2,5 Jahre – mit noch recht zarten Darmbeinkämmen – sind, Eulert u. Gekeler 1979). Die damalige Feststellung kann nur bestätigt werden. Wird die Indikationsgrenze überschritten und gelingt keine tiefe Kopfeinstellung mit befriedigender Kopfüberdachung, ist hierin die Hauptursache für postoperative sekundäre Pfannendachabflachungen zu sehen!

Wenn eine durch die alleinige Beckenosteotomie verursachte Beinverlängerung von meist 1 cm, maximal 2 cm auf der operierten Seite bei etwa einem Fünftel der Patienten noch 10–20 Jahre nach dem Eingriff nachzuweisen ist, ist dieser Befund eindeutig. Dem steht nicht die Tatsache entgegen, daß ca. $^2/_3$ des Gesamtkollektivs keine nennenswerten Längendifferenzen aufwiesen, hauptsächlich infolge der Zusatzoperationen. Wenn sich ferner bei etwa einem Drittel aller Patienten beim Barfußstand eine Verkrümmung der Wirbelsäule fand, aber nur in der Hälfte der Fälle zur operierten Seite hin lumbal-konkav und in der anderen Hälfte zur Gegenseite hin lumbal-konvex, dann ergibt sich daraus, daß die Wirbelsäule den über mehr als 10 Jahre andauernden einseitigen Verlängerungsschub verkraftet hat; ebenso tolerierten die Kreuzbein-Darmbein-Gelenke die ursprünglich befürchtete osteotomiebedingte Zusatzbeanspruchung; denn selbst bei den ältesten nachuntersuchten Patienten wurden keine Klagen über Kreuzschmerzen laut. Trotzdem wird man bei einem Beckenschiefstand von über 1 cm zu einer Absatzerhöhung raten, auch wenn wir wissen, daß sich die physiologischen Beinlängendifferenzen bis 1,5 cm gerade im pubertären Wachstumsschub noch ausgleichen können, zumindest bei Skoliotikern (Rose 1984). Für die Entstehung statischer Skoliosen fand sich selbst bei unseren noch wachsenden Jugendlichen kein Anhalt.

Übrigens scheint das in einigen Fällen auffallend starke Hüftbeugedefizit – nicht Beugekontrakturen – jedenfalls in jungen Jahren ebenfalls keine Beschwerden zu verursachen. Hüftkopfverformungen waren auch in diesen Fällen mit im Spiel.

In kosmetischer Hinsicht nahmen ganz wenige Patientinnen nicht etwa an meist leichteren Umfangsdifferenzen des Oberschenkels oder Asymmetrien der Beckenkammkonturen Anstoß – die durch gleichzeitige intertrochantere Osteotomien noch verstärkt werden –, auch nicht an den vielfach kaum mehr sichtbaren „Bikininarben" über dem Darmbein, sondern sie störten sich an Keloidbildungen und Hautverfärbungen über dem Trochanter major, die wiederum der intertrochanteren Osteotomie zuzuordnen waren. Auch mit modernen Nahttechniken wird man gerade an dieser Lokalisation nicht immer zufriedenstellende kosmetische Ergebnisse erzielen könen.

Das vorliegende Krankengut, welches zuerst von v. Andrian-Werburg (1970), später von Eulert u. Bitterauf (1973), Eulert (1974a, b), sowie zuletzt von Eulert u. Gekeler (1979) an unserer Klinik bearbeitet wurde, deckt sich sicher zum größeren Teil mit dem jetzigen Kollektiv, auch wenn nach so langer Zeit nur noch knapp die Hälfte sämtlicher Patienten mit einer Beckenosteotomie nachuntersucht werden konnte. Schon deshalb sollten die jetzigen Erhebungen weitgehend den Zehn- bis Vierzehnjahresergebnissen von Eulert u. Gekeler (1979) entsprechen. Wir können tatsächlich ihre in 14 Punkten klar zusammengefaßten Aussagen auch nach weiteren 6 Jahren jenseits der Pubertät im wesentlichen bestätigen und brauchen sie hier nicht zu wiederholen. Nach dem 15. Lebensjahr ist zunächst mit keinen weitgehenden Veränderungen mehr zu rechnen. Wann sich in Einzelfällen später eine Koxarthrose einstellen wird, bleibt abzuwarten.

Unsere Befunde decken sich im übrigen im großen und ganzen mit den allerdings meist nicht soweit zurückreichenden letzten Mitteilungen der Literatur, u.a. von Salter u. Dubos (1974), Bauer u. Kerschbaumer (1975), Mäder et al. (1979), Eulert u. Gekeler (1979), Salter (1984) u.a.

Kritisch muß zum Schluß angemerkt werden, daß natürlich nicht nur die Winkelwerte, vielleicht mit Ausnahme des projektionsunabhängigen ACM-Winkels, sondern v.a. die klinisch erhobenen Meßergebnisse mit kaum vermeidbaren Fehlern behaftet sein dürften, mehr noch die freien Form- und Funktionsbeurteilungen, ganz abgesehen von den subjektiven Angaben der Patienten. Alles in allem ergeben jedoch unsere mittelfristigen Resultate mit etwa 75% wirklich guter Ergebnisse ein getreues Abbild der Praxis. Sie lassen sich bei stärkerer Beachtung der aufgeworfenen Punkte und Vermeidung technischer Fehler mit zunehmender Erfahrung sicher noch verbessern. Die Beckenosteotomie nach Salter dürfte deshalb auch in Zukunft ihre Stellung aufrechterhalten, nachdem jedenfalls bisher diese mittelfristigen Ergebnisse auch für die Zukunft auf keine gravierenden Spätfolgen hinweisen.

Zusammenfassung

68 Patienten mit einer angeborenen Hüftluxation oder Restdysplasie nach konservativer Vorbehandlung (88 Hüften) wurden jenseits der Pubertät, 10–20 Jahre nach Durchführung einer Beckenosteotomie nach Salter, z.T. unter Hinzufügung einer intertrochanteren Osteotomie und/oder einer offenen Hüftreposition, klinisch und röntgenologisch nachuntersucht. Die morphologischen und funktionellen Ergebnisse findet man anhand von Tabellen und Graphiken erläutert. Weder die nur teilweise ausgeglichenen Beinlängendifferenzen von ausnahmsweise maximal 2 cm noch die anfangs befürchtete Schädigung der Kreuzbein-Darmbein-Fugen hatten bisher Kreuzschmerzen verursacht. Für die Entstehung statischer Skoliosen fand sich ebenfalls kein Hinweis. Neben der durch die Operation erzielten primären Pfannendachrekonstruktion ist noch mit einer spontanen sekundären Restitution etwa bis zum 10., geringfügig bis zum 15. Lebensjahr zu rechnen (durchschnittlicher CE-Winkelgewinn von 8°). Die Ergebnisse werden u.a. durch größtenteils aus der konservativen Vorbehandlung stammende Kopfdeformierungen beeinträchtigt. Gleichzeitige intertrochantere Osteotomien sollten ohne stärkere Fehlstellungen des Schenkelhalses nur mit Zurückhaltung hinzugefügt werden, da sie hauptsächlich wegen ihrer Revalgisierungstendenz die Pfannendachentwicklung nicht entsprechend begünstigen dürften, auch wenn sich das wegen der durchschnittlich schwereren Ausgangsbefunde gerade dieser Fälle nicht beweisen ließ. Nach dem 15. Lebensjahr ist offenbar mit keinen wesentlichen Befundänderungen mehr zu rechnen. Freilich konnte nur knapp die Hälfte aller – vielfach mehrfach operierten – Kinder nachuntersucht werden!

Literatur

Andrian-Werburg H von (1970) Erfahrungen mit der Beckenosteotomie nach Salter. Verh Dtsch Ges Orthop u Traumatol. 56. Kongreß (1969). Enke, Stuttgart, S 199–201
Bauer R, Kerschbaumer F (1975) Ergebnisse der Beckenosteotomie nach Salter. Arch Orthop Unfallchir 81:315–331

Eulert J (1974a) Die Reaktion der Hüftpfanne und des Schenkelhalses nach Salterscher Beckenosteotomie. Orthop Prax 10:581–582

Eulert J (1974b) Erfahrungen mit der Salterschen Beckenosteotomie. Z Orthop 112:1119–1126

Eulert J (1975) Saltersche Beckenosteotomie mit und ohne offene Reposition. Therapiewoche 39:5478–5481

Eulert J, Bitterauf H (1973) Die Entwicklung des Hüftgelenkes und der Wirbelsäule nach der Salterschen Beckenosteotomie. Arch Orthop Unfallchir 77:243–253

Eulert J, Gekeler J (1979) 10-Jahres-Ergebnisse nach Beckenosteotomie nach Salter, teilweise kombiniert mit offener Resposition und/oder intertrochanterer Femurosteotomie. Orthopäde 8:36–39

Ingman AM, Paterson DC, Sutherland AD (1982) A comparison between innominate osteotomy and hip spica in the treatment of Legg-Perthes' disease. Clin Orthop 163:141–147

Mäder G, Brunner C, Ganz R (1979) Eingriffe am Becken bei Luxatio Cooxae congenita. 10-Jahres-Resultate der Beckenosteotomie nach Salter. Orthopäde 8:30–35

Mau H (1962) Grundlagen und Probleme der intertrochanteren Adduktions-Detorsionsosteotomie bei der Behandlung der Hüftdysplasie. Arch Orthop Unfallchir 53:524–555

Mau H (1965) Komplikationen bei der Salterschen Beckenosteotomie. In: Chapchal G (Hrsg) Beckenosteotomie, Pfannendachplastik. Thieme, Stuttgart, S 101–103

Rose G (1984) Veränderung des Beckenstandes bei Skoliosen im Wachstumsalter. Inaugural-Dissertation, Universität Tübingen

Salter RB (1961) Innominate osteotomy in the treatment of congenital dislocation and subluxation of the hip. J Bone Joint Surg [Br] 43:518–539

Salter RB (1966) Role of innominate osteotomy in the treatment of congenital dislocation and subluxation of the hip in the older child. J Bone Joint Surg [Am] 48:1413–1439

Salter RB (1984) Innominate osteotomy in the management of residual congenital subluxation of the hip in young adults. Clin Orthop 182:53–68

Salter RB, Dubos JP (1974) The first fifteen years personal experience with innominate osteotomy in the treatment of congenital dislocation and subluxation of the hip. Clin Orthop 98:72

Shim SS, Day B, Leung G (1981) Circulatory and vascular changes in the hip following innominate osteotomy. Clin Orthop 160:258–267

Spätergebnisse der Beckenosteotomie nach Salter

J. Heine und C. Felske-Adler

Die von Salter (1961) beschriebene einfache Beckenosteotomie gehört heute zu den gebräuchlichsten pfannendachkorrigierenden Eingriffen. Sie führt zu einer Pfannendachformung aus originärem Knorpel und bewirkt eine Veränderung der Wachstumsrichtung der Hüftpfanne durch ein Schwenken des Pfannendaches nach vorn unten.

Im Laufe der letzten 2 Jahrzehnte sind zahlreiche Veröffentlichungen erschienen, in denen durchweg über gute und befriedigende Erfolge der Behandlung der Hüftdysplasie durch die Osteotomie nach Salter berichtet wird. Zu den wichtigsten Veröffentlichungen zählt sicherlich die Untersuchung von Salter u. Dubos (1974), die ein Kollektiv von 325 Patienten mit einem durchschnittlichen Beobachtungszeitraum von 5,6 Jahren untersuchten. Besonders Hüftgelenke, die nur eine Pfannendysplasie oder eine Subluxationsstellung aufwiesen und folglich nicht mit einer offenen Reposition behandelt werden mußten, zeigten sehr gute Erfolge. Eine deutlich niedrigere Erfolgsquote stellten die Autoren bei Fällen mit durchgeführter offener Einstellung und nach gescheiterter konservativer und besonders operativer Vorbehandlung fest.

Die Innominatumosteotomie kann nach Salter bei jüngeren und auch bei älteren Kindern mit Erfolg eingesetzt werden. Nach den letzten Veröffentlichungen (Salter et al. 1984) ist sie unter besonderen Voraussetzungen auch im Erwachsenenalter durchführbar. Während sich amerikanische Autoren dieser Auffassung weitgehend anschließen (Roth et al. 1974; Teuffer u. Noguera 1974; Denton u. Ryder 1974; McKay 1974 u. a.), spiegeln europäische Veröffentlichungen eher die Meinung wider, daß die Osteotomie nach Salter mehr für jüngere Kinder geeignet sei (Morscher 1965; Mau 1965; Eulert u. Bitterauf 1973; Chapchal 1977; Hellinger 1977 u. a.). Erst Baryluk (1974), Izadpanah (1975) und in jüngster Zeit auch Tönnis (1984) u. a. räumen der Osteotomie nach Salter auch bei älteren Kindern einen größeren Stellenwert ein.

Patientengut und Methodik

An der Universitätsklinik Münster wird nach der Methode von Salter seit 1969 operiert. Die Indikation zur Beckenosteotomie nach Salter wurde vorwiegend bei leichteren Dysplasiefällen gestellt, in der Regel bei einem AC-Winkel bis zu 35°, während schwerere Dysplasieformen hauptsächlich mit der perikapsulären Iliumosteotomie nach Pemberton versorgt wurden.

In den Jahren 1969–1976 wurde an der Universitätsklinik Münster an 134 Hüftgelenken eine Beckenosteotomie nach Salter durchgeführt. Die Befunde an 117 Gelenken konnten durch eine Nachuntersuchung erfaßt werden. 55mal wurde wegen einer Subluxations- oder Luxationsstellung zusätzlich eine offene Einstellung und 91mal eine DVO vorgenommen. Es handelte sich um 82 weibliche und 14 männliche Patienten, wobei 39mal eine doppelseitige Erkrankung vorlag. Diagnostiziert wurde die Erkrankung durchschnittlich erst in einem Alter von 1,2 Jahren. Das mittlere Operationsalter betrug 3,8 Jahre mit einem Minimum von 1 Jahr und einem Maximum von 15,6 Jahren. Somit kam die Innominatumosteotomie in Münster sowohl bei jüngeren als auch bei älteren Kindern zur Anwendung. Der durchschnittliche Beobachtungszeitraum betrug 10 Jahre und 2 Monate. Zum Zeitpunkt der Nachuntersuchung waren die Patienten im Mittel 13,10 Jahre alt.

79 Patienten (67,5%) sind konservativ vorbehandelt worden, z. T. wurden mehrere Methoden erfolglos nacheinander versucht. Als Folge der intensiven konservativen Vorbehandlung traten an 21 Gelenken (18%) Hüftkopfnekrosen unterschiedlichen Schweregrades auf. Bei weiteren 44 Gelenken (37,5%) sind vor der Osteotomie nach Salter bereits operative Maßnahmen angewendet worden in Form von offenen Repositionen (22 Fälle), Derotations-Varisations-Osteotomien (7 Fälle) und Pfannenfacheingriffen (15 Fälle), die jedoch keine ausreichende Korrektur erzielten.

Hochstehende Luxationen (bestimmt nach dem Einteilungsschema von Tönnis et al. 1978) waren nur in geringem Maße zu verzeichnen: 9mal von Grad 3 und 7mal von Grad 4. Es handelte sich somit überwiegend um reine Dysplasien ohne Verrenkung (46mal, 40,7%) oder mit einem Luxationsgrad 2 (51mal, 45,1%).

Ziel dieser Untersuchung ist die Überprüfung des Erfolges der Osteotomie nach Salter anhand einer klinischen Untersuchung und einer metrischen Analyse der Röntgenbilder. Es wurden der AC-Winkel nach Hilgenreiner (1925), der ACM-Winkel nach Idelberger u. Frank (1952), der CE-Winkel nach Wiberg (1939) und der Hüftwert nach Busse et al. (1972) bestimmt. Es wurden sowohl die durchschnittlichen Werte errechnet als auch eine Klassifizierung nach dem Einteilungsschema von Tönnis (1984) vorgenommen. Pro Patient wurden 1 präoperatives und 3 postoperative Röntgenbilder herangezogen, jeweils durchschnittlich 6 Monate, 3,6 Jahre und 10,2 Jahre nach der Operation angefertigt.

Ergebnisse

Bei der klinischen Untersuchung gaben 18 Patienten (16,0%) Schmerzen meist geringfügiger Art an. In 36 Fällen (32,1%) fand sich ein gestörtes Gangbild, wobei es sich hauptsächlich um ein Duchenne-Hinken handelte. 52 Patienten (46,4%) wiesen ein positives Trendelenburg-Phänomen auf, und bei 66 Patienten (58,9%) fand sich ein Beckenschiefstand. 52mal (46,4%) waren Bewegungseinschränkungen geringen Ausmaßes, hauptsächlich bei der Beugung und der Außenrotation, zu verzeichnen.

Der AC-Winkel konnte nur auf dem präoperativen und den 2 postoperativen Röntgenbildern vermessen werden. Zum Zeitpunkt der Nachuntersuchung waren die Y-Fugen nämlich in der Regel geschlossen. Um den Einfluß der Beckendrehung und Beckenkippung gering zu halten, wurden der Symphysen-Sitzbein-Winkel und der Rotationsindex nach Tönnis u. Brunken (1968) bestimmt. Bilder, die nicht innerhalb der zugelassenen Grade lagen, schieden für die Auswertung aus.

Präoperativ lag mit einem AC-Winkel von 30,5° im Mittel nur ein mäßig steiles Pfannendach vor. Durch die Operation konnte der Winkel um durchschnittlich

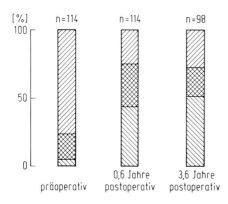

Abb. 1. Klassifizierung des AC-Winkels

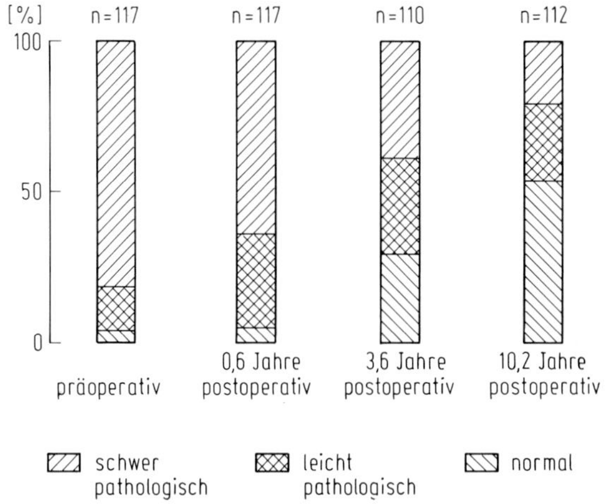

Abb. 2. Klassifizierung des ACM-Winkels

9,9° auf 20,6° gesenkt werden. Die Klassifizierung nach Tönnis (Abb. 1) zeigt, daß präoperativ der überwiegende Anteil (88 Gelenke, 77,2%) im schwer bis extrem pathologischen Bereich lag. Durch die Operation konnten 49 Gelenke (43,0%) normalisiert werden; 3,6 Jahre postoperativ wiesen 70 Gelenke (71,4%) hinsichtlich des AC-Winkels gute bis befriedigende Ergebnisse auf.

Der ACM-Winkel befand sich mit 58,8° präoperativ im schwer pathologischen Bereich und erfuhr durch den Eingriff nur eine geringfügige Korrektur im Mittel um 2,4°. Im Laufe der Jahre verbesserte sich der ACM-Winkel stetig, bis er 10,2 Jahre postoperativ mit einem Mittelwert von 49,9° an der oberen Grenze des Normbereichs liegt. Die Klassifizierung (Abb. 2) verdeutlicht den Vorgang der langfristigen positiven Entwicklung: Der Anteil an normalisierten Winkeln nimmt zu, bis schließlich 87 Gelenke (77,7%) als gut bis befriedigend benotet werden können.

Bedingt durch die Subluxations- bzw. Luxationsstellung eines großen Teils der Gelenke lag der durchschnittliche CE-Winkel mit −3,0° im negativen Bereich. Durch die Operation konnte eine erhebliche Korrektur des Winkels im Mittel um

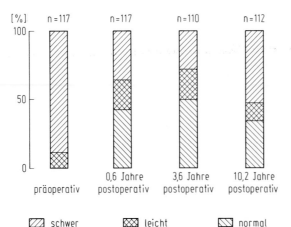

Abb. 3. Klassifizierung des CE-Winkels

21,7° auf 18,7° erreicht werden. Zum Zeitpunkt der Nachuntersuchung jedoch mußte ein Abfall des Mittelwertes um 1,2° und somit ein Korrekturverlust beobachtet werden. Die Klassifizierung nach Tönnis bestätigt die postoperativ eingetretene Verschlechterung (Abb. 3): Lag der Anteil an normal bis leicht pathologischen Winkeln 3,6 Jahre postoperativ noch bei 74,5% (82 Gelenke), so finden sich 10,2 Jahre postoperativ nur noch 49,1% (55 Gelenke). Da der Winkel mit zunehmendem Alter der Kinder ansteigen müßte, läßt sich daraus folgern, daß das Wachstum des Pfannendaches stagnierte. Die Zunahme des pathologischen Wertes des CE-Winkels ist hier ähnlich wie der Anti-Chiari-Effekt zu bewerten. Er ist Ausdruck der Schädigung der Pfannendachapophyse, sei es präoperativ, sei es postoperativ. Der Hüftwert wurde auf den letzten beiden postoperativen Bildern bestimmt. 3,6 Jahre nach der Operation befand er sich mit 19,3 im leicht pathologischen Bereich, zum Zeitpunkt der Nachuntersuchung läßt sich mit 22,0 eine Verschiebung in den schwer pathologischen Bereich beobachten. Die Klassifizierung bestätigt die schlechten Ergebnisse: Nur 56 Gelenke (50,0%) zeigten einen normal bis leicht pathologischen Wert.

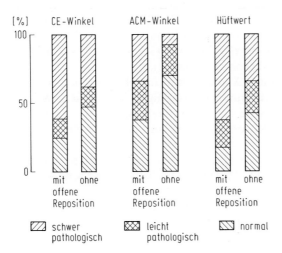

Abb. 4. Vergleich der Ergebnisse 10,2 Jahre postoperativ mit (55 Patienten) und ohne offene Reposition (62 Patienten)

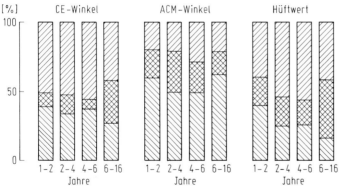

Abb. 5. Einfluß des Operationsalters auf die Ergebnisse 10,2 Jahre postoperativ (20 Patienten 1–2 Jahre, 63 Patienten 2–4 Jahre, 19 Patienten 4–6 Jahre, 15 Patienten 6–16 Jahre). Es gilt die Bedeutung der Schraffierung der Abb. 1–4

Insgesamt traten 49mal Komplikationen im Zusammenhang mit der Beckenosteotomie nach Salter intraoperativ, postoperativ oder nach einer Latenzzeit auf. Es fand sich somit eine relativ hohe Komplikationsrate von 41,9%.

Weiterhin wurde untersucht, inwieweit der Grad der Luxation und damit auch der präoperative CE-Winkel die Ergebnisse der Osteotomie nach Salter beeinflußten. Lag ein Luxationsgrad 2, 3 oder 4 vor und damit oft ein weit im negativen Bereich liegender CE-Winkel, mußte in der überwiegenden Anzahl der Fälle offen eingestellt werden. Diese Hüftgelenke zeigten gegenüber den Gelenken mit präoperativ reiner Dysplasie oder konservativ behobener Luxation, bei denen auf eine offene Reposition verzichtet werden konnte, erheblich schlechtere Ergebnisse (Abb. 4). Bei beiden Gruppen lag der AC-Winkel präoperativ bei 30°. Entscheidend sind somit für ein gutes Ergebnis u. E. nicht der Grad der Pfannendysplasie, sondern eindeutig der präoperative Luxationsgrad und der CE-Winkel.

Außerdem interessierte die Frage, welches Operationsalter die günstigste Voraussetzung für eine erfolgreiche Osteotomie nach Salter bietet. Dazu wurden die klassifizierten Ergebnisse von verschiedenen Altersstufen (1–1,11 Jahre, 2–3,11 Jahre, 4–5,11 Jahre, 6–16 Jahre) einander gegenübergestellt (Abb. 5). Es konnte festgestellt werden, daß die Innominatumosteotomie für alle Altersstufen eine leistungsfähige Methode darstellte, wenn sich auch leichte Unterschiede fanden. Betont werden sollte, daß sich in der höchsten Altersstufe von 6–16 Jahren ähnlich gute Ergebnisse wie in der jüngsten Altersstufe fanden.

Diskussion

Wie die Analyse der Ergebnisse gezeigt hat, stellt die Osteotomie nach Salter durchaus eine erfolgversprechende Methode dar. Zeigten die beiden Pfannendachparameter AC- und ACM-Winkel in 71,4% bzw. 77,7% der Fälle gute bis befriedigende Ergebnisse, so enttäuschen jedoch die Ergebnisse des CE-Winkels und des Hüftwertes: Nur 49,1% bzw. 50,0% der Ergebnisse konnten als gut bis befriedigend benotet werden. Eine Erklärung für die z. T. unbefriedigenden Ergebnisse liegt, wie sich gezeigt hat, in der Tatsache, daß bei den Gelenken in Subluxations- oder Luxationsstellung, die zusätzlich offen eingerenkt werden mußten, die Erfolge der Beckenosteotomie nach Salter deutlich abnahmen. Dies entspricht den Ergebnissen der Untersuchung von Salter u. Dubos (1974), die ebenfalls eine deutlich niedrigere Erfolgsquote bei Fällen mit durchgeführter offener Einstellung feststellten. Hier bietet die Pemberton-Plastik größere Erfolgschancen. Jedoch verspricht die Innominatumosteotomie im Unterschied zur Acetabuloplastik nach Pemberton, deren Erfolge mit steigendem Operationsalter erheblich abnahmen, auch noch in einem jugendlichen und adoleszenten Alter als Spätoperation befriedigende bis gute Erfolge.

Zusammenfassung

Anhand einer röntgenologischen Analyse über einen Beobachtungszeitraum von mehr als 10 Jahren und einer klinischen Untersuchung wird über die Ergebnisse der Beckenosteotomie nach Salter berichtet, die 1969–1976 an 117 Hüftgelenken vorgenommen wurde. 55mal wurden zusätzlich eine offene Reposition und 91mal eine Derotations-Varisations-Osteotomie vorgenommen.

71,4% der Fälle wiesen bei der Nachuntersuchung normale bis leicht pathologische AC-Winkel auf. 77,7% der Hüftgelenke konnten hinsichtlich des ACM-Winkels als gut bis befriedigend bewertet werden. Enttäuschend sind die Ergebnisse des CE-Winkels und des Hüftwertes: Jeweils nur 49,1% und 50,0% der Gelenke erzielten gute bis befriedigende Erfolge. Es wurde festgestellt, daß die Erfolge der Beckenosteotomie nach Salter bei Gelenken, die wegen einer bestehenden Subluxations- oder Luxationsstellung offen eingestellt werden mußten, deutlich abnahmen. Weiterhin konnte gezeigt werden, daß die Beckenosteotomie nach Salter für alle Altersstufen eine leistungsfähige Methode darstellt.

Literatur

Baryluk M (1974) Die Ergebnisse operativer Behandlung der angeborenen Hüftluxation bei Kindern mit Anwendung der Beckenosteotomie nach Salter. Arch Orthop Unfallchir 78:298

Busse J, Gasteiger W, Tönnis D (1972) Eine neue Methode zur röntgenologischen Beurteilung eines Hüftgelenkes – Der Hüftwert. Arch Orthop Unfallchir 72:1

Chapchal G (1977) Zur operativen Behandlung der dysplastischen Hüftpfanne. Beitr Orthop Traumatol 24:279

Denton JR, Ryder CT (1974) Radiographic follow-up of Salter innominate osteotomy for congenital dysplasia of the hip. Clin Orthop 98:210

Eulert J, Bitterauf H (1973) Die Entwicklung des Hüftgelenkes und der Wirbelsäule nach der Salterschen Beckenosteotomie. Arch Orthop Unfallchir 77:243

Hellinger J (1977) Zum Stellenwert pfannendachbildender Operationen bei der Luxationshüftenbehandlung. Beitr Orthop Traumatol 24:272

Hilgenreiner H (1925) Zur Frühdiagnose der angeborenen Hüftgelenksverrenkung. Med Klin 21:1385 und 1425

Idelberger K, Frank A (1952) Über eine neue Methode zur Bestimmung des Pfannendachwinkels beim Jugendlichen und Erwachsenen. Z Orthop 82:571

Izadpanah M (1975) Beckenosteotomie nach Salter zur Behandlung der kongenitalen Hüftluxation und -subluxation. Z Orthop 113:295

Mau H (1964) Zur Beckenosteotomie nach Salter. Verh Dtsch Ges Orthop. 51. Kongr. 1964. S 446

McKay DW (1974) A comparison of the innominate and the pericapsular osteotomy in the treatment of congenital dislocation of the hip. Clin Orthop 98:124

Morscher E (1965) Kombinierte Beckenosteotomie nach Salter mit varisierender Detorsionsosteotomie am oberen Femurende. In: Chapchal G (Hrsg) Beckenosteotomie, Pfannendachplastik. Thieme, Stuttgart, S 78

Roth A, Gibson DA, Hall JE (1974) The experience of five orthopedic surgeons with innominate osteotomy in the treatment of congenital dislocation and subluxation of the hip. Clin Orthop 98:178

Salter RB, Dubos J-P (1974) The first fifteen years' personal experience with innominate osteotomy in the treatment for congenital dislocation and subluxation of the hip. Clin Orthop 98:72

Salter RB, Hansson G, Thompson GH (1984) Innominate osteotomy in the management of residual congenital subluxation of the hip in young adults. Clin Orthop 182:53

Teuffer AP, Noguera JG (1974) Experience with innominate osteotomy (Salter) and medial displacement osteotomiy (Chiari) in the treatment of acetabular dysplasia. Preliminary report of 82 operations. Clin Orthop 98:133

Tönnis D (1984) Die angeborene Hüftdysplasie und Hüftluxation im Kindes- und Erwachsenenalter. Springer, Berlin Heidelberg New York Tokyo

Tönnis D, Brunken D (1968) Eine Abgrenzung normaler und pathologischer Hüftpfannendachwinkel zur Diagnose der Hüftdysplasie. Arch Orthop Unfallchir 64:197

Tönnis D et al. (1978) Hüftluxation und Hüftkopfnekrose. Eine Sammelstatistik des Arbeitskreises für Hüftdysplasie. Enke, Stuttgart (Bücherei des Orthopäden, Bd 21)

Wiberg G (1939) Studies on dysplastic acetabular and congenital subluxation of the hip joint. Acta Chir Scand [Suppl 58] 83:33

Zehnjahresergebnisse der Beckenosteotomie nach Salter

M. Mann und N. Kapitza

Patientengut

Die von Salter 1961 beschriebene Beckenosteotomie wurde an der Orthopädischen Universitätsklinik Kiel Ende 1972 eingeführt. Im Zeitraum bis Dezember 1976 wurden bei 21 Kindern im Alter von 1–4 Jahren und 2 Monaten 28 Osteotomien nach Salter durchgeführt. Der durchschnittliche Beobachtungszeitraum betrug 10 Jahre und 9 Monate. Nachuntersucht werden konnten 20 Kinder, wobei bei 7 Patienten beiderseits eine Beckenosteotomie nach Salter durchgeführt wurde. In 13 Fällen wurde vorher, gleichzeitig oder später zusätzlich eine derotierende und varisierende intertrochantere Femurosteotomie durchgeführt. In 16 Fällen mußte aufgrund einer Luxation von Grad 3 oder Grad 4 – entsprechend der Einteilung der Luxationsgrade des Arbeitskreises Hüftdysplasie (Tönnis et al. 1978) – eine offene Reposition und in 8 Fällen eine geschlossene Reposition mit verschiedenen funktionellen Methoden (Hoffmann-Daimler-Bandage, Pavlik-Bandage, Overheadextension) durchgeführt werden (Tabelle 1). Nur bei 3 Hüften lag eine reine Dysplasie als Ausgangsbefund vor.

Tabelle 1. Operative Eingriffe (n = 27)

	n
Salter	4
Salter und offene Reposition	10
Salter und intertrochantere Osteotomie	7
Salter und offene Reposition und intertrochantere Osteotomie	6

Die nachuntersuchten Fälle stellten sicherlich hinsichtlich ihrer Ausgangsbefunde für heutige Maßstäbe eine negative Auslese dar. Ein so hoher Anteil an Luxationsgrad 3 und 4 sowie an verspätet zugewiesenen Hüftluxationen haben wir seit etwa 7–8 Jahren nicht mehr gesehen.

Ergebnisse

Bei der Auswertung der Ergebnisse hinsichtlich der Leistungsfähigkeit der Beckenosteotomie nach Salter bleibt zu berücksichtigen, daß diese Methode nur einen Teilaspekt des Gesamtkomplexes Ergebnis und Therapie der sog. angeborenen Hüftluxation darstellt. Nicht nur differente Ausgangsbefunde wie verschiedene Luxationsgrade, sondern auch Komplikationen vorher, parallel oder später vorgenommener Eingriffe beeinflussen die erhobenen Befunde zum Nachuntersuchungszeitpunkt. An erster Stelle wären hier die Folgen der Hüftkopfnekrose zu

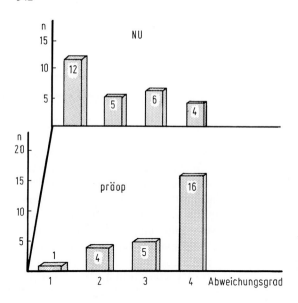

Abb. 1. Gradverteilung des AC-Winkels präoperativ und zum Zeitpunkt der Nachuntersuchung

nennen, welche in 8 Fällen nachzuweisen waren. In keinem dieser Fälle konnte die Beckenosteotomie als Ursache dieser Komplikation angesehen werden. In 2 Fällen führte eine technisch mangelhafte Ausführung zu unbefriedigenden Resultaten. Weiterhin verfälschte eine schlechte Indikation wie ein zu kurzes und zu steiles Pfannendach oder gar eine fortbestehende Subluxationsstellung des Hüftkopfes die Verwertbarkeit der Ergebnisse.

Hinzu kommen biologische Umwägbarkeiten wie die Unvergleichbarkeit genetisch verschieden determinierter formativer Vorgänge, die die Aussage über die Wertigkeit des pfannenverbessernden Eingriffes noch weiterhin einschränken.

Unter Berücksichtigung dieser Einschränkungen wird zunächst die Ergebnisauswertung nach röntgenologischen Meßkriterien entsprechend den Richtlinien des Arbeitskreises Hüftdysplasie der DGOT nach Abweichungsgraden vom Normalwert dargestellt (Tönnis et al. 1984).

Bewertet wurden der AC-Winkel nach Hilgenreiner (1925), der ACM-Winkel nach Idelberger u. Frank (1952), der CE-Winkel nach Wiberg (1939) und der Hüftwert nach Busse et al. (1972). Zur Auswertung kamen die unmittelbar präoperativ erhobenen sowie zum Zeitpunkt der Nachuntersuchung bestimmten Meßwerte. Auf die Darstellung der Abweichungsgrade des CE-Winkels zum präoperativen Zeitpunkt wude aufgrund der zu diesem Zeitpunkt häufig noch vorliegenden Luxationen oder Subluxationen verzichtet, da hierdurch keine sinnvolle Berechnung des CE-Winkels möglich war. Entsprechendes mußte zwangsläufig auch für den Hüftwert gelten.

In allen Fällen wurde durch die Beckenosteotomie eine Verbesserung des AC-Winkels erreicht, durchschnittlich um 18° von präoperativ 34° auf 16° zum Zeitpunkt der Nachuntersuchung. Wegen der extrem schlechten Ausgangsbefunde (16 Fälle wurden Grad 4 – „extrem pathologisch" – zugeordnet) wurden in nur 12 Fällen die für das Endalter geforderten Normwerte erreicht (Abb. 1). Der ACM-Winkel nach Idelberger und Frank erfuhr im Nachuntersuchungszeitraum eine Verminderung von durchschnittlich 10° von präoperativ 62,5° auf 52,5° zum

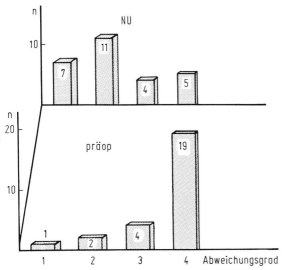

Abb. 2. Gradverteilung des ACM-Winkels präoperativ und zum Zeitpunkt der Nachuntersuchung

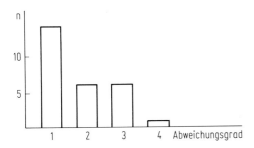

Abb. 3. Gradverteilung des CE-Winkels zum Zeitpunkt der Nachuntersuchung

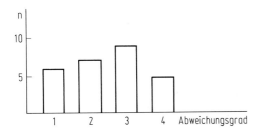

Abb. 4. Gradverteilung des Hüftwertes zum Zeitpunkt der Nachuntersuchung

Zeitpunkt der Nachuntersuchung. Er erreichte jedoch nur in 7 Fällen den altersentsprechenden Normwert (Abb. 2).

Ebenso wie Eulert u. Gekeler (1979) konnten wir feststellen, daß sich der CE-Winkel gegenüber dem postoperativen Wert im Verlauf der ersten Jahre nach der Operation noch weiter verbesserte. Zum Nachuntersuchungszeitpunkt lag in 14 Fällen ein Normalwert vor (Abb. 3). Der Hüftwert, in den als wesentliches Kriterium die Dezentrierung als Maßstab für die Inkongruenz des Gelenks eingeht, zeigte in 14 Fällen einen „schwer" oder „extrem" pathologischen Wert entsprechend dem Abweichungsgrad 3 und 4 (Abb. 4). Bei der röntgenologischen Beur-

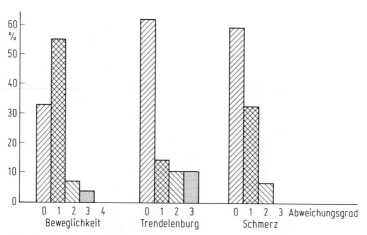

Abb. 5. Gradverteilung des klinischen Befundes nach Abweichungsgraden vom Normalen (n = 27)

teilung der Iliosakralgelenke und der Symphyse im Nachuntersuchungszeitraum konnten weder degenerative Veränderungen noch Inkongruenzen festgestellt werden. Anzumerken wäre hier jedoch, daß eine konsequente Auswertung nicht möglich war, da in den allermeisten Fällen eine Abdeckung in dieser Region durch den Gonadenschutz erfolgte.

Hinsichtlich der klinischen Beurteilung wurden Beweglichkeit, Schmerzen und Trendelenburg-Zeichen gemessen und nach den Wertungskriterien des Arbeitskreises Hüftdysplasie ausgewertet. Entsprechend Abb. 5 ist zu erkennen, daß in $^2/_3$ der Fälle eine Bewegungseinschränkung (Grad 1–4 der Klasifikation) resultierte. In 37% der Fälle konnte ein unterschiedlich stark ausgeprägtes Trendelenburg-Zeichen mit entsprechend gestörtem Gangbild nachgewiesen werden. In 33,3% der Fälle wurde über Schmerzen bei längerer Belastung (Gehstrecke bzw. -dauer über 1 h) geklagt, in 7,4% der Fälle über Schmerzen bereits bei kurzer Belastung (Gehstrecke bzw. -dauer unter 1 h). Über Dauerschmerzen konnte keiner der nachuntersuchten Patienten berichten. Einen vollkommen unauffälligen klinischen Befund hinsichtlich dieser 3 Meßkriterien bot lediglich ein Viertel der nachuntersuchten Kinder. Eine sinnvolle Auswertung einer Beinlängendifferenz war nicht durchzuführen, da zur Auswertung lediglich einseitig beckenosteotomierte Patienten in Frage kamen, welche nicht zusätzlich einer intertrochanteren, varisierenden, derotierenden Femurosteotomie unterzogen wurden. Ferner mußten alle diejenigen Fälle ausgeschlossen werden, die aufgrund einer Hüftkopfnekrose Deformitäten des Hüftkopfes und Schenkelhalses aufwiesen. Zur Auswertung kamen somit nur 4 Fälle, die hinsichtlich einer Beinlängendifferenz aufgrund der geringen Anzahl keine Aussagen erlaubten.

Diskussion

Trotz der dargestellten, gut meßbaren und abgesehen von der Schmerzempfindung auch gut objektivierbaren Daten fiel es schwer, die Einzelergebnisse einer aussagekräftigen Wertung zuzuordnen. Dies galt sowohl für die Einzelbeurteilung der röntgenologischen und klinischen Kriterien als auch für eine Gesamtbewertung. Es war zudem festzustellen, daß die klinischen und röntgenologischen Bewertungen bei ein und demselben Patienten häufig eine große Diskrepanz aufwiesen. In den Fällen, bei denen schlechte Röntgenbefunde guten klinischen Bewertungen gegenüberstanden, ließ sich dies auf das noch geringe Alter der Patienten zum Nachuntersuchungszeitpunkt zurückführen.

Eine Auswertung der Meß- und Untersuchungsdaten allein kann daher für die Bewertung des Operationsverfahrens nicht ausreichen. Nur das Betrachten der klinischen und röntgenologischen Verläufe jedes einzelnen Patienten unter Berücksichtigung der Ausgangsbefunde, Indikationsstellung, technischen Ausführung, Komplikationen und Entwicklung bis heute erlauben es, zu einer Beurteilung der Beckenosteotomie nach Salter (1961) zu kommen. Dies setzt jedoch voraus, daß die Nachuntersuchungen und die Ergebnisbewertung einen höchstmöglichen Prozentsatz der operierten Patienten umfaßt. Das Vermessen von Röntgenbildern und statistische „Rechenkünste" allein können einem so komplexen Thema sicherlich nicht gerecht werden. Die aufgezeigten Ergebnisse erscheinen wegen der schlechten Ausgangsbefunde zunächst im Durchschnitt höchstens befriedigend, bei Betrachtung der Einzelverläufe lassen sich jedoch folgende Feststellungen treffen:

Die Beckenosteotomie nach Salter (1961) führt immer dann zu guten Langzeitresultaten, wenn das Pfannendach präoperativ weder zu steil noch zu kurz ist (AC-Winkel nicht größer als 35°), so daß der Kopf durch die Osteotomie nicht lateralisiert wird, wenn eine exakte Reposition des Gelenks vorliegt, wenn die Operation technisch fehlerlos durchgeführt wird und wenn im Rahmen der gesamten Behandlung der angeborenen Hüftluxation keine zusätzlichen – nicht durch die Osteotomie nach Salter bedingten – Komplikationen auftreten.

Zusammenfassung

Es wurden 27 Hüftgelenke röntgenologisch und klinisch nachuntersucht, die in den Jahren 1972–1976 einer Beckenosteotomie nach Salter (1961), teilweise kombiniert mit einer offenen Reposition und/oder intertrochanteren Femurosteotomie, unterzogen wurden. Zur Auswertung der Ergebnisse wurde jeweils das Bewertungsschema des Arbeitskreises Hüftdysplasie der DGOT herangezogen. Durchschnittlich konnten nur befriedigende Ergebnisse festgestellt werden; so zeigte nur ein Viertel aller Patienten einen klinisch völlig unauffälligen Befund. Insbesondere konnten hierfür Komplikationen vorher, parallel oder später vorgenommener Eingriffe verantwortlich gemacht werden, wobei an erster Stelle die Hüftkopfnekrose (8 Fälle) zu nennen war. Andererseits beeinflußten eine falsche Indikation (AC-Winkel größer als 35°), eine ungenügende Reposition bzw. eine technisch nicht fehlerlos durchgeführte Operation ebenfalls das Ergebnis.

Abschließend wird hervorgehoben, daß eine statistische Auswertung von Meß- und Untersuchungsdaten allein einem so komplexen Thema nicht gerecht werden kann; nur das Betrachten eines jeden Verlaufs unter Berücksichtigung der Ausgangsbefunde erlaubt es, zu einer Beurteilung der Beckenosteotomie nach Salter (1961) zu kommen.

Literatur

Busse J, Gasteiger W, Tönnis D (1972) Eine neue Methode zur röntgenologischen Beurteilung eines Hüftgelenkes – Der Hüftwert. Arch Orthop Unfallchir 72:1
Eulert J, Gekeler J (1979) 10-Jahres-Ergebnisse nach Beckenosteotomie nach Salter, teilweise kombiniert mit offener Reposition und/oder intertrochanterer Femurosteotomie. Orthopäde 8:36
Hilgenreiner H (1925) Zur Frühdiagnose der angeborenen Hüftgelenksverrenkung. Med Klin 21:1385 und 1425
Idelberger K, Frank A (1952) Über eine neue Methode zur Bestimmung des Pfannendachwinkels beim Jugendlichen und Erwachsenen. Z Orthop 82:571
Salter RB (1961) Innominate osteotomy in the treatment of congenital dislocation and subluxation of the hip. J Bone Joint Surg [Br] 43:518
Tönnis D et al. (1978) Hüftluxation und Hüftkopfnekrose. Eine Sammelstatistik des Arbeitskreises für Hüftdysplasie. Bücherei des Orthopäden, Bd 21. Enke, Stuttgart
Tönnis D (1984) Die angeborene Hüftdysplasie und Hüftluxation im Kindes- und Erwachsenenalter. Springer, Berlin Heidelberg New York Tokyo
Wiberg G (1939) Studies on dysplastic acetabular and congenital subluxation of the hip joint. Acta Chir Scand [Suppl] 83:58

Diskussion

Holland, Emmerich: Was ist mit *„Beugedefizit"* gemeint?

Mau, Tübingen: Ich meine eine ungenügende Hüftbeugung.

Holland, Emmerich: Hat sich diese eingeschränkte Beugefähigkeit im Hüftgelenk im Lauf der Zeit wieder gebessert? Es wird ja berichtet, daß sich nach einer Salter-Osteotomie der vordere Beckenteil wieder aufrichten soll und das Foramen obturatum allmählich wieder einsehbar wird.

Mau, Tübingen: Die Frage kann ich nicht beantworten. Ich habe über Befunde bei Nachuntersuchungen nach 10–20 Jahren berichtet. Zwischendurch haben wir die Patienten zwar ebenfalls kontrolliert, Sie wissen aber, wie die Krankenblätter normalerweise geführt werden. Daraus kann ich keine verbindlichen Schlüsse ziehen.

Oest, Ratingen: Würden Sie – Sie haben ja 3 ganz klare Konsequenzen aus Ihren Ergebnissen gezogen – empfehlen, daß man auf eine *intertrochantäre Osteotomie* auf jeden Fall zuerst einmal verzichten soll, und zwar wegen der doch eher negativen Ergebnisse?

Ich habe 1965 in St. Gallen Gelegenheit gehabt, einen Mitarbeiter von Herrn Salter kennenzulernen, der dort die Operation vorgeführt hat. Ich sah, daß er keine intertrochantäre Osteotomie zusätzlich zur Salter-Osteotomie machte.

Mau, Tübingen: Herr Salter selbst hat dies auch nicht getan. Die Ausgangssituation ist folgende gewesen: Ich habe 1962 das Krankengut der Heidelberger Klinik nachuntersucht und gesehen, daß die intertrochantäre Osteotomie nach Bernbeck, wie sie damals, vor 25 Jahren, allgemein üblich war, nicht zu den Ergebnissen hinsichtlich der Erholung des Pfannendachs führte, wie wir das erwartet hatten. Daraufhin habe ich, sobald ich selbständig war, Salter im Jahr 1963 nach Tübingen eingeladen und ihn gebeten, uns seine Methode zu zeigen. Er hat damals auch keine intertrochantäre Osteotomie durchgeführt. Ich habe aber eine Konsequenz aus den Ergebnissen der alleinigen intertrochantären Osteotomie gezogen, nämlich die, daß man primär das Pfannendach rekonstruieren muß. Die Ergebnisse haben uns dann nicht immer überzeugt. Wie Sie aus meinen Aufschlüsselungen gesehen haben, wurde ein Teil der Patienten vor der Salter-Osteotomie intertrochantär osteotomiert – das waren die alten Fälle –, ein Teil wurde aber erst hinterher osteotomiert, weil wir nicht zufrieden waren. Das Fazit jetzt, nach längerer Zeit, ist eben doch, daß unsere Indikation für die intertrochantäre Osteotomie zu weit gestellt worden ist. Ich will deshalb nicht sagen, daß man bei der Salter-Osteotomie grundsätzlich keine zusätzliche intertrochantäre Osteotomie durchführen sollte. Es ist auch mehr die Torsions- als die Varisationsoperation, an die man denken sollte. Wenn von intertrochantärer Osteotomie die Rede ist, haben wir früher schon auf die Detorsion größeren Wert als auf die Varisierung gelegt.

Matthiaß, Münster:
1. Zur Indikation: Gibt es einen *Grenzwert des AC-Winkels,* bei dem Sie keine Salter-Osteotomie mehr durchführen? Liegt er bei 35° oder bei 40°, oder wo liegt er?
2. Zur Operationstechnik: Ich habe auf den Dias gesehen, daß die *Kirschner-Drähte* mal von unten, mal von oben eingebohrt worden sind, mal lagen sie nicht gekreuzt. Salter hat sie meines Wissens immer nur von oben eingebohrt. Er hat einen Draht zuerst von medial eingebohrt, um zu verhindern, daß insgesamt eine Verlängerung des Beckens eintritt. Die Osteotomieflächen sollen ja aufgeklappt werden, das Becken soll aber nicht verlängert werden. Wie gehen Sie vor?
3. Woher nehmen sie den *Span?* Führen Sie alle die Originalmethode nach Salter durch, d.h. also die Abtragung der Spina? Wenn ja, haben Sie irgendwelche Wachstumsstörungen bei Ihren Nachuntersuchungen gesehen? Wenn nein, haben Sie Probleme gesehen, wenn man einen zusätzlichen Span nimmt?
Wir hatten jedenfalls den Eindruck, daß die Komplikationen größer sind, wenn man sich nicht an die Originalmethode hält und einen zusätzlichen Span, z.B. aus der Knochenbank nimmt. Dadurch wird die Spannung nämlich größer. Wir haben einige Male gesehen, daß der Span abkippte, heute gehen wir nur noch nach der Originalmethode vor.

Endler, Wien: Sind alle diese Fälle mit einem Beckenspan von der gleichen Seite operiert worden?

Jani, Mannheim: Salter hat ja in seinem Nachuntersuchungsbericht 5,7% Kopfnekrosen mitgeteilt. Ich frage die Referenten, wieviel Prozent Kopfnekrosen in ihrem Krankengut vorgekommen sind und ob sie im Zusammenhang mit der Operationstechnik standen.

Rütt, Würzburg: Ich möchte 2 Behauptungen richtigstellen: Selbstverständlich macht auch Herr Salter – das habe ich bei einem Besuch bei ihm gesehen – heute auch gleichzeitige intertrochantäre Osteotomien, und zwar bei extremen Stellungen des Schenkelhalsschaftwinkels. Er geht so schon seit etwa 6–7 Jahren vor und durchtrennt auch die Psoassehne.

Härle, Münster: Ist beobachtet worden, daß der *Span verrutscht* ist? Gibt es Unterschiede in der Verschieberichtung des distalen Fragments, z.B. daß einer das Fragment mehr nach außen lateral und ein anderer es mehr nach vorne außen verschiebt?

Mau, Tübingen: Was die Verschiebung anlangt, so ist das Prinzip der Operation ja, daß man das untere Fragment mit dem Hüftkopf nach vorne, lateral und unten bringt. Was pasiert aber häufig bei der Operation: Man zieht die beiden Beckenfragmente mehr auseinander, so daß dorsal kein Kontakt bleibt.

Salter hat geraten, daß man deshalb das Bein der zu operierenden Seite im Adduktionssinn über das andere legen sollte. Dies ist ein Trick, mit dessen Hilfe es schon primär besser gelingt, das Fragment herunterzubiegen, also nach vorne unten lateral und nicht einfach nach unten. Ich habe mich immer bemüht, die Originaltechniken einzuhalten. Dies gilt auch für den Psoas. Salter hat schon vor über 20 Jahren immer den Psoas mit durchtrennt und bei jedem Vortrag darauf hingewiesen, daß man dadurch eine wesentliche Entspannung erreicht. Das haben wir dann auch so gemacht. Man muß die Sehne nur unter der Mukulatur herausluxieren, dann hat man sie auf dem Haken. Also, die Psoastenotomie gehört unbedingt bei jeder Salter-Osteotomie dazu.

Nochmals zur Frage der intertrochantären Osteotomie: Salter selbst hat sie selten durchgeführt, nur in Ausnahmefällen. Wir halten uns an seine Indikationen und führen sie jetzt auch nur in den Fällen aus, bei denen wirklich eine starke Antetorsion und eine hochgradige Coxa valga vorhanden sind.

Was die Spanentnahme und die Weichteilspannung anbelangt, hat Herr Matthiaß eigentlich selbst schon die Antwort gegeben: Wenn man den Span nicht entnimmt und einen Fremdspan verwendet, ist die Spannung so groß, daß man die knorpelige Apophyse nicht mehr vernähen kann. Dann können schwere Wachstumsstörungen folgen. Wenn der Knorpel exakt genäht wird, sind auch Wachstumsstörungen vorhanden, sie fallen aber nicht so schwer aus. Die Wachstumsstörungen spielen aber bei den Patienten in ästhetischer Hinsicht keine große Rolle. Was sie in allererster Linie als negativ angegeben haben, waren die Narben über dem proximalen Femur von der intertrochantären Osteotomie her. Diese lateralen Narben haben die Kranken gestört, weniger die Narben über dem Becken. Die Verunstaltung des Beckens ist auf alle Fälle da, darüber gibt es gar keinen Zweifel. Dies ist ein eindeutiger Nachteil der Operationsmethode, spielt aber in angloamerikanischen Ländern ofenbar nicht die Rolle wie bei uns.

Zu Kirschner-Drähten ist noch nicht Stellung genommen worden.

Bei den Kirschner-Drähten haben wir uns an die Originalmethode gehalten: Es wird *ein* Draht eingebohrt. Der sollte i. allg. halten. Wenn man aber mit der Indikation zur Salter-Osteotomie unter ein Alter von 2½ Jahren heruntergeht, sind die Verhältnisse schwieriger. Die Späne können zusammengedrückt werden. Hier kommt es vor, daß ein Draht nicht genügt. Vermutlich hat jeder von uns schon einen zweiten Draht eingebohrt und hat auch versucht, den Draht von distal einzuführen. Wir sind aber immer wieder auf die Verwendung eines Drahtes zurückgekommen. Wenn man die Methode jedoch ganz sicher machen will, sollte man ruhig einen zweiten Draht hinzunehmen.

Der technische Fehler, der bei uns am häufigsten vorgekommen ist, war die *ungenügende Einbohrung* des Drahts *ins distale Fragment*. Um den Hüftkopf nicht zu tangieren, war man manchmal zu vorsichtig. Dann kam es zu einer Rückverschiebung der Osteotomieflächen und sogar zu einem Chiari-Effekt. Das war dann ein eindeutiger operationstechnischer Fehler.

Rütt, Würzburg: Wir nehmen statt des von Salter empfohlenen Keils aus dem Beckenkamm einen Keil, den wir aus der Beckenschaufel heraussägen. Durch diesen Keil haben wir keine Nachteile gesehen. Er hat eine ähnlich gute Qualität. Eine zweite Bemerkung zu den Drähten: Ich war vor 1½ Jahren bei Salter in Kanada und habe gesehen, daß er *Kirschner-Drähte mit Gewinde* benutzt. Ich glaube, daß sie einen großen Vorteil bieten.

Jani, Mannheim: Nur mit dem Span aus einer anderen Stelle haben Sie das Problem der Spannung beim Zunähen nicht gelöst. Nimmt man den Span aus der Crista iliaca, hat man beim Zunähen keine Spannung. Darauf hat Herr Mau ja schon hingewiesen.

Wieviel Hüftkopfnekrosen sind in Ihrem Krankengut allein durch die Salter-Osteotomie entstanden?

Heine, Münster: Wir haben 4,2% Hüftkopfnekrosen gesehen.

Jani, Mannheim: Das entspricht also den Beobachtungen von Salter. Es ist nun die Frage, ob es sich um Patienten handelte, bei denen gleichzeitig eine Derotationsosteotomie vorgenommen worden ist oder nicht.

Mann, Kiel: Wir haben in unseren 27 Fällen keine einzige Hüftkopfnekrose gesehen, die wir auf die Osteotomie zurückführen könnten.

Mau, Tübingen: Ich kann Ihnen keine genaue Zahl nennen und sagte Ihnen bereits, auch wir haben keine Hüftkopfnekrosen gefunden, von denen wir annehmen, sie seien auf die Beckenosteotomie zurückzuführen. In fast allen Fällen ist ja der Osteotomie eine konservative Behandlung vorangegangen. Im übrigen ist der Zeitraum bis zum Nachweis einer Hüftkopfnekrose schwer zu bestimmen. Wir hatten uns nämlich ziemlich bald zur Operation entschlossen, wenn wir sahen, daß wir konservativ nicht zurechtkamen.

Man kann also wie bei der Ludloff-Operation keine genauen Aussagen machen.

Nun gibt es aber Tierversuche, bei denen dieser Frage speziell nachgegangen worden ist. Wenn ich mich recht entsinne, waren es koreanische Autoren, die nachweisen konnten, daß durch die Operation eine Hyperämisierung hervorgerufen wird und eine evtl. Krise der Gefäßversorgung des Hüftkopfs durch die postoperative Hyperämie aufgefangen werden kann.

Jani, Mannheim: Die *Nekroserate ist relativ gering* und nur in Einzelfällen ist mit Hüftkopfumbaustörungen zu rechnen.

N. N.: Gemäß Salter lassen sich Schenkelhalsneigungswinkel und Antetorsionswinkel beeinflussen.

Wir machen bei der Salter-Osteotomie oft gleichzeitig eine intertrochantäre Osteotomie, d. h. wir varisieren und derotieren. Wir haben gesehen, daß sich trotz Salter-Osteotomie und trotz intertrochantärer Osteotomie der Schenkelhalsneigungswinkel wieder aufrichtet und normalisiert, weil wir wohl mehr varisiert hatten, als es der Norm entspricht. Dies widerspricht eigentlich der ursprünglichen Annahme, die man mit der Salter-Osteotomie verknüpft hatte. Ich kann Ihnen aus der großen Statistik, die vom Arbeitskreis Hüftdysplasie erstellt wurde, nur sagen, bei alleiniger Salter-Beckenosteotomie ändern sich die Schenkelhalswinkel nicht wesentlich.

Mau, Tübingen: Wir haben 2mal Nachuntersuchungen der Schenkelhalswinkel vorgenommen, und zwar haben sich Herr Eulert und Herr Gekeler einmal vor 10 und einmal nach 15 Jahren mit diesen Fragen beschäftigt. Jetzt, nach 20 Jahren, haben wir auf die Winkelverhältnisse nicht mehr geachtet. Die früheren Ergebnisse waren doch eindeutig: Zum Zeitpunkt der Pubertät sieht man, daß sich die Winkel teilweise korrigiert haben. Wenn sie stärker pathologisch verändert waren, normalisieren sie sich zwar nicht ganz, aber sie korrigieren sich etwas. Die Tendenz ist eindeutig. Man muß u. U. lange warten, 10 und mehr Jahre. Erst mit Erreichung der Pubertät ist die Normalisierungstendenz erschöpft. Man sollte also, wenn sehr starke Abweichungen vorliegen, schon primär operieren, sonst zurückhaltend sein und ruhig abwarten.

Jani, Mannheim: Darf ich nun ganz kurz einmal als Einstieg in das Thema „Indikation" zur Salter-Beckenosteotomie zwei, drei Bilder zeigen, die in diesem Zusammenhang nicht ganz uninteressant sein dürften.

Das erste zeigt einen Patienten, bei dem wir den Span nicht routinemäßig mit einem Kirschner-Draht fixiert haben. Die intraoperativ sehr schöne Korrektur – der Span ließ sich gut einbolzen – ging postoperativ sehr rasch verloren, weil der Span herausrutschte. Die Osteotomie war röntgenologisch nur noch als Osteotomie ohne Verschiebung zu erkennen.

Nun sehen Sie sich den gleichen Patienten im Alter von 11 Jahren und auf dem nächsten Bild im Alter von 13–14 Jahren an! Sie sehen eine wunderschöne Entwicklung des Pfannendachs.

Die Frage ist, war es allein die Stimulation durch die Osteotomie als solche ein Reiz für die Entwicklung der Pfanne oder hätte sich die Pfanne auch ohne Osteotomie korrekt entwickelt?

Bei der Indikation müssen wir uns natürlich schon im klaren sein, wo liegt die Grenze zur spontanen Korrektur? Wir sollten mehr über Spontanverläufe wissen. Darüber gibt es übrigens eine Publikation von Herrn Lindstrom, die schon 1979 erschienen ist.

Diese Spontanverläufe zeigen, daß etwa 1–2 Jahre nach erfolgter Repositionsbehandlung erkennbar wird, ob ein pfannendachplastischer Eingriff notwendig ist oder nicht: Wenn der AC-Winkel zu diesem Zeitpunkt noch deutlich über 30° liegt, scheint die Indikation gerechtfertigt. Oft wird bereits bei AC-Winkeln unter 30° osteotomiert. Herr Heine hat einen Durchschnittswinkel von 30° genannt. Mir scheint das doch etwas großzügig für die Indikation zur Osteotomie zu sein.

Holland, Emmerich: Bei welchem AC-Winkel – natürlich in Altersrelation – sehen Sie die *untere Indikationsgrenze* zur Operation und ab welchem Alter operieren Sie frühestens?

Mann, Kiel: Wir haben unser Vorgehen in letzter Zeit etwas geändert: Das Krankengut, das wir vorgestellt haben, enthält sehr viele Fälle, die primär mit einer Beckenosteotomie nach der offenen Reposition versorgt worden sind. Heute warten wir die Pfannendachentwicklung bis zum Ende des 2. Lebensjahrs ab und entscheiden uns dann erst, ob eine Osteotomie erforderlich ist oder nicht. Wir haben viel bessere Ausgangswerte und erzielen auch bessere Ergebnisse.

Holland, Emmerich: Und bei welchem AC-Winkel?

Mann, Kiel: 35° sind etwa die Grenze.

Mau, Tübingen: Ich habe kaum Winkel gemessen, sondern mich mehr nach der Entwicklung des Pfannendachs gerichtet, nach dem Verlauf also. Die Salter-Osteotomie sollte man, retrospektiv gesehen, keinesfalls bei Werten des AC-Winkels über 35° und insbesondere nicht bei kurzem Pfannendach anwenden. Wir haben auch gute Entwicklungen des Pfannendachs nach Verschiebung eines Spans gesehen, wie Herr Jani in seinem Beispiel gezeigt hat. Das Entscheidende für die Indikation ist, ob der *Hüftkopf* bei Belastung *tief genug in der Pfanne* steht. Auf dem Bild von Herrn Jani war der Hüftkopf nach der Operation trotz der Komplikation mit dem Span tief genug eingestellt. Wenn Kinder mit einer tiefen Hüftkopfeinstellung laufen, bessert sich das Pfannendach bei der konservativen Behandlung wie nach der operativen Behandlung öfters spontan. Je älter man wird, um so zurückhaltender stellt man die Indikation zur Operation und wartet zunächst die Pfannendachentwicklung ab.

Holland, Emmerich: Und die unterste Altersgrenze?

Mau, Tübingen: Die *unterste Altersgrenze* liegt für uns etwa *bei 2½ Jahren*. Früher hatten wir schon im Alter von 1½ Jahren operiert. Das war zu früh, wegen der zu guten Knochenverhältnisse.

Heine, Münster: Wir führen die Pfannendachplastik nie vor dem 18. Lebensmonat durch. Ein AC-Winkel von 30° ist auch für uns die unterste Grenze. Im übrigen entspricht dieser Wert annähernd unserem Durchschnittswert, weil wir alle schlechteren Hüften nach Pamberton operiert haben.

Azetabulumfrakturen, Hüftarthrodese, Koxarthrose

Indikationskriterien zur konservativen Behandlung von Azetabulumfrakturen anhand von Spätergebnissen

K. Neumann, M. Bastians und G. Muhr

In der Literatur (Böhler 1966; Bürkle de la Camp 1966; Carnesale et al. 1975; Kazár et al. 1979; Martinek et al. 1978; Nidecker et al. 1981; Trojan u. Perschl 1956) werden gute funktionelle Resultate einer konservativen Therapie mit einer Prozentzahl zwischen 11% (Westerborn 1928) und 90% (Rowe u. Lowell 1961) angegeben, während die Erfolgsquote nach operativem Vorgehen bei ca. 70% (Jungbluth 1971, 1983; Jungbluth u. Kratzert 1967; Jungbluth u. Sauer 1977; Letournel 1966; Letournel u. Judet 1981; Rehn 1967; Rojczyk u. Coch 1980) liegt. Unter konservativer Therapie wird eine Arthroserate zwischen 23% (Urist 1948) und 100% (Martinek et al. 1978) sowie eine Nekroserate bis zu 12% erwähnt.

Standardisierte Operationsverfahren führten zwar unter erfahrenen Operateuren zu einer Reduzierung der Arthrose bis zu 23% (Batory u. Müller 1983; Jungbluth 1983; Letournel 1966, Letournel u. Judet 1981; Rehn 1967; Rowe u. Lowell 1961; Schellmann et al. 1975; Urist 1948; Weller 1967), dagegen reicht die postoperative Nekroserate von 7% bis 17%. In einer AO-Sammelstudie (Jungbluth 1983; Jungbluth u. Kratzert 1967; Jungbluth u. Sauer 1977) betrug außerdem die postoperative Komplikationsrate 6,8% Infekte (5% waren Wundheilungsstörungen und 1,8% tiefe Hüftgelenkinfekte) und 2,8% iatrogen bedingte Nervenläsionen.

Zwischen 1966 und 1984 wurden an der Chirurgischen Universitätsklinik der Berufsgenossenschaftlichen Krankenanstalten Bergmannsheil Bochum 230 Azetabulumfrakturen operativ und 160 Azetabulumfrakturen konservativ behandelt. In einer retrospektiven Studie soll eine Aussage über mögliche konservative Indikationskriterien und deren Prognose versucht werden. Aus der konservativen Gruppe konnten 91 Patienten durchschnittlich 9,3 Jahre nach dem Unfall untersucht werden (Ballner u. Procellini 1983; Ender 1975; Lada et al. 1978; Nidecker et al. 1981; Neumann 1980; Weber 1975). Der Altersdurchschnitt zum Zeitpunkt des Unfalls lag bei 39,46 Jahren. ¾ dieser Patientengruppe erlitten einen Pfannenbruch im Rahmen eines Polytraumas. Hieraus wird ersichtlich, daß viele Patienten trotz operativer Indikation aufgrund der Schwere ihrer Begleitverletzungen konservativ ausbehandelt werden mußten.

15 Patienten wiesen begleitende Nervenverletzungen auf, von denen sich bis auf 2 alle zurückbildeten. Hierbei handelt es sich um eine N.-peronaeus- und N.-tibialis-Beteiligung nach dorsaler Luxationsfraktur sowie um eine N.-ischiadicus- und N.-obturatorius-Läsion bei Frakturen beider Pfeiler.

52 Patienten erhielten eine Extension für durchschnittlich 7,5 Wochen, während 39 unter funktioneller Therapie über durchschnittlich 14,32 Tage ausbehandelt wurden. Steinmann-Nagelinfekte wurden nicht beobachtet.

Die Differenzierung der Pfannenbrüche erfolgte retrospektiv nach dem Schema von Judet u. Letournel (Letournel 1966; Letournel u. Judet 1981) sowie Böhler (1966, 1977) für die zentralen Pfannenbrüche. Als Nachuntersuchungskriterien dienten die subjektiven wie funktionellen Parameter nach Merle d'Aubigné

Tabelle 1. Befunde bei den nachuntersuchten Patienten (n=91)

Primäre Dislokation nach Rowe u. Lowell (1961)	Dorsaler Pfannenrandbruch	Dorsaler Pfeilerbruch	Ventraler Pfeilerbruch	Reiner Grundbruch	Böhler I	Böhler II	Böhler III	Querbruch mit dorsalem und kaudalem Fragment	Beide Pfeiler	Grundbruch und Pfeiler
Keine–wenig (<10 mm)	2	1	1	28	1			5	1	8
Mittel (10–20 mm)	6		2		10	1	1	2		3
Stark (>20 mm)	4	1			3	3	2	3	1	2
Repositionsergebnis										
Anatomisch	4	1	2	25	5			4	1	5
Kleine Stufe (bis 5 mm)	5	1	1	3	7	3		4		5
Große Stufe/Fehlstellung (>5 mm)	3				2	1	3	2	1	3
Kopfnekrose										
Keine	5	2	3	26	8	2	1	7	1	10
Frühzeitig	4			1	2	1	1	2	1	2
Beginnend	2				1					1
Fortschreitend	1				1					1
Nicht beurteilbar					1	2	1	1	1	
Arthrose (nach Martinek et al. 1978)										
Keine	1	1	3	16	1			4		6
Grad I	5	1		8	5	2	1	1	1	3
Grad II				3	2			1		
Grad III	3			1	6	1	1	2		
Grad IV	3						1	3	1	3
Funktion (nach Merle D'Aubigné 1963)										
Sehr gut (18–17 Punkte)	2	1	1	13	2	2		5	1	6
Gut (16–13 Punkte)	3	1	2	6	5			1		2
Befriedigend (12–9 Punkte)	3			7	5	1	3	4	2	5
Schlecht (8–0 Punkte)	4			2	2	1				5

Tabelle 2. Nachuntersuchung von 160 konservativ behandelten Azetabulumfrakturen (n = 91). (Nach Letournel u. Judet 1981)

Bruchform (Judet/Letournel)	Gut	Mäßig	Schlecht
Einfache Fraktur (n = 65)	33	23	9
Kombinierte Fraktur (n = 26)	14	11	1

Tabelle 3. Befunde bei einfachen Brüchen (n = 65)

	Gut	Mäßig	Schlecht
Dorsaler Pfannenrand	4	4	4
Dorsaler Pfeiler	2	0	0
Ventraler Pfeiler	2	0	0
Reine Pfannengrundfraktur	17	9	2
Böhler I	7	5	2
Böhler II	1	2	1
Böhler III	0	3	0

Tabelle 4. Befunde bei kombinierten Brüchen (n = 26)

	Gut	Mäßig	Schlecht
Querfraktur mit dorsokranialem Pfannenrand	6	5	0
Beide Pfeiler	1	1	0
Pfannenfraktur und Pfeiler	7	5	1

Tabelle 5. Spätfolgen (n = 77)

	n	[%]
Koxarthrose nach durchschnittlich 5,02 Jahren	53	56,99
Kopfnekrose nach durchschnittlich 5,18 Jahren	18	19,35
Perossäre Arthropathien (POA)	4	4,30
Freie Gelenkkörper	2	2,15

Tabelle 6. Koxarthrosegrad (n = 53)

	n	[%]
Grad I: Beginnende Randzackenbildung, subchondrale Sklerosierung	26	49,06
Grad II: Ausgeprägte Randwülste, Gelenkspalt noch unauffällig	9	16,98
Grad III: Beginnende Knorpeldestruktion, Verschmälerung des Gelenkspaltes	14	26,42
Grad IV: Schwere Knorpeldestruktion	4	7,54

(1960, 1963) und Kázar et al. (1979) sowie die radiologischen Parameter nach Martinek et al. (1978).

Von den 91 nachuntersuchten Patienten erreichten 47 ein gutes, 34 ein mäßiges und 10 ein schlechtes Ergebnis (Tabelle 1). Die Unterteilung zeigt bei den einfachen Brüchen in 33 Fällen ein gutes, in 23 ein mäßiges und in 9 ein schlechtes Ergebnis (n = 65). Bei den kombinierten Brüchen findet sich in 14 Fällen ein gutes, in 11 ein mäßiges und in 1 Fall ein schlechtes Ergebnis (n = 26) (Tabellen 2–4).

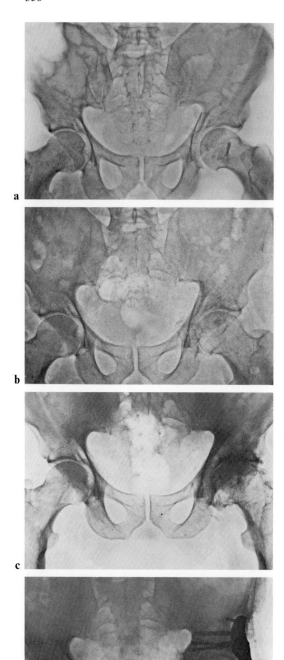

Abb. 1. a 27jähriger Patient mit Bruch des ventralen Pfeilers, dorsokranialem Fragment und Pfannengrundbruch im Rahmen eines Polytraumas. **b** Verlaufskontrollen 1 Jahr. **c** 11 Jahre nach dem Unfall mit schlechtem radiologischen und funktionellen Ergebnis. **d** Schließlich wurde die Arthrodese erforderlich (13 Jahre nach Unfall)

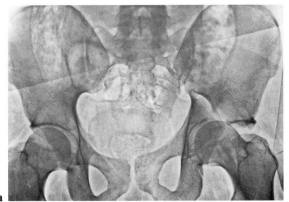
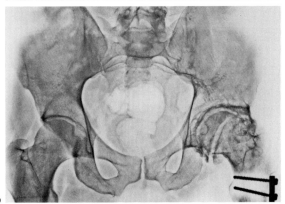

Abb. 2. a Zum Unfallzeitpunkt 22jähriger Patient mit Azetabulumfraktur vom Typ Böhler II: Hüftkopf mit gebrochener Pfanne nach medial verschoben ohne Subluxation des Kopfes. Primärbehandlung mittels Extension. **b** Ausheilungsergebnis 16 Jahre nach diesem Unfall mit gutem funktionellen Ergebnis. Zwischenzeitlich hatte sich der Patient eine Femurschaftfraktur zugezogen

An Spätfolgen (Tabelle 5) wiesen 57% unseres Kollektivs die radiologischen Zeichen einer Koxarthrose auf. Davon hatten aber nur $^1/_3$ der Patienten beginnende bis schwere Knorpeldestruktionen einschließlich Verschmälerung des Gelenkspaltes, während der restliche Teil eine beginnende Randzackenbildung bis subchondrale Sklerosierungen bei noch unauffälligem Gelenkspalt zeigte (Tabelle 5). In vielen Fällen fand sich trotz radiologischer Veränderungen im Sinne einer posttraumatischen Koxarthrose eine unvergleichlich bessere Funktion des betroffenen Hüftgelenks, was die Zuordnung in der Ergebnisliste positiv beeinflußt (Kazár et al. 1979; Martinek et al. 1978; Merle d'Aubigné 1960, 1963).

Eine Kopfnekrose lag bei 19% aller Patienten vor. Ein operativer Folgeeingriff war bei 8 Patienten durchschnittlich 7,6 Jahre nach dem Unfall erforderlich. Dabei handelte es sich um 3 Totalendoprothesen, 2 Arthrodesen nach Pfannentrümmerbrüchen (Abb. 1), 2 Gelenkrevisionen wegen freier Gelenkkörper sowie 1 Osteotomie nach Bombelli.

Die weitere Differenzierung der Ergebnisse der Azetabulumfrakturen nach Judet u. Letournel (Letournel 1966; Letournel u. Judet 1981) und Böhler (1966, 1977) zeigte eine gute Prognose bei den reinen Pfannengrundbrüchen, zentraler Hüftgelenkluxation nach Böhler II (Abb. 2) mit gut angelagertem zentralen Pfannenfragment sowie Frakturen des dorsalen oder ventralen Pfeilers mit einer Verschiebung unter 10 mm (Abb. 3) und Frakturen vom Typ Böhler I bei jungen Patienten.

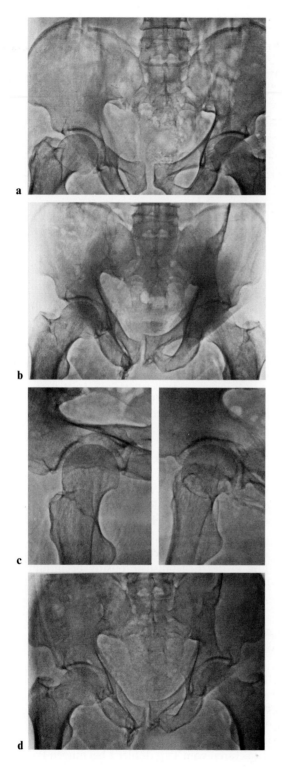

Abb. 3. a 49jähriger Patient mit Pfannengrundbruch sowie Fraktur des ventralen Pfeilers und begleitender vorderer Beckenringfraktur. **b–d** Rein funktionelle Behandlung mit gutem radiologischen und klinischen Endresultat nach 7 Jahren. **e** Aufnahme nach 15 Jahren

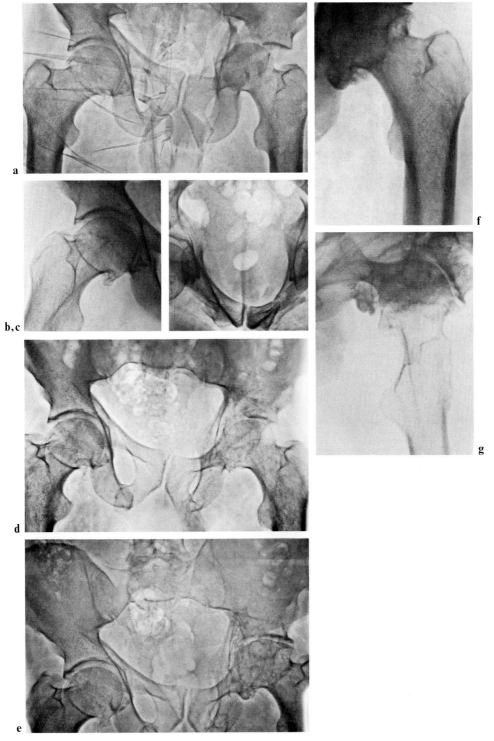

Abb. 4. a Zum Unfallzeitpunkt 30jähriger Patient mit Pfannenbruch vom Typ Böhler III. Hüftkopf mit gebrochener Pfanne nach medial verschoben und Subluxation des Kopfes nach kranialmedial. **b–d** Primäre Extensionsbehandlung; **b, c** 4 Tage, **d** 6 Monate nach Unfall. **e–g** 7,5 Jahre nach Unfall erhebliche schmerzhafte Bewegungseinschränkung bei schwerer Koxarthrose

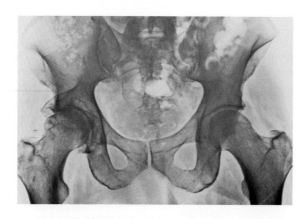

Abb. 5. Spätergebnis nach dorsaler Luxationsfraktur mit ausgeprägter Koxarthrose, aber klinisch zufriedenstellender Funktion 22 Jahre nach Unfall

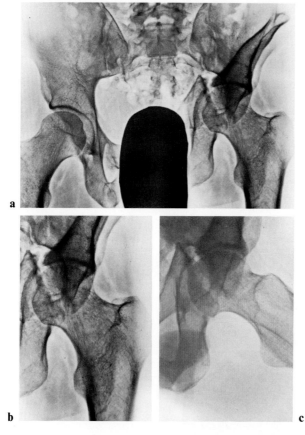

Abb. 6. a Azetabulumpseudarthrose 12 Jahre nach Unfall, damals im Alter von 15 Jahren. **b, c** Klinisch lediglich endgradige Bewegungseinschränkungen sowie Schmerzen nach erheblicher Belastung 12 Jahre nach Unfall

Eine schlechte Prognose ergibt sich aus dieser Aufschlüsselung bei Azetabulumbrüchen kombiniert mit Beckenbrüchen, Pfannenbrüchen mit Pfeilerbeteiligung (Abb. 1), Querfrakturen mit dorsokranialem Fragment, Trümmerbrüchen und Böhler III (Abb. 4).

Besonders jene Frakturen, welche die gewichtstragenden Teile der Hüftpfanne unter Dislokation durchqueren, weisen eine hohe Arthroserate (Abb. 5) und ein schlechtes funktionelles Ergebnis auf. Die Schädigung des Femurkopfes hinsichtlich Durchblutung oder Knorpeldestruktionen kann mittels Computertomographie und Dislokationsgrad eine Aussage über Spätfolgen ermöglichen (Abb. 6).

Literatur

Ballner P, Procellini B (1983) Beurteilung der Acetabulumfrakturen mit konventionellen Röntgenaufnahmen und dem CT. Hefte Unfallheilkd 165:151–152

Batory I, Müller HP (1983) Unsere Indikation für Behandlung der Pfannen- und Beckenfrakturen im Pfannenbereich. Z Orthop 121:154–158

Böhler J (1966) Konservative Therapie der Luxationsfrakturen im Hüftbereich. Langenbecks Arch Chir 316:417–421

Böhler J (1977) Die Technik der Knochenbruchbehandlung, Bd 2 und Ergänzungsband, 12. + 13. Aufl Maudrich, Wien München Bern

Bürkle de la Camp H (1966) Luxationsfrakturen im Hüftbereich (Rundgespräch). Langenbecks Arch Chir 316:437–445

Carnesale PG, Steward MJ, Barnes SN (1975) Acetabular disruption and central fracture-dislocation of the hip. J Bone Joint Surg [Am] 57/5:1054–1059

Decoulx P, Decoulx J, Duqueunoy A, Lob G (1969) Die konservative und operative Behandlung der Hüftpfannenbrüche. Schriftenreihe: Unfallmedizinische Tagung der Landesverbände der gewerblichen BG 8:13–19

Ender HG (1975) Die Formen der Hüftpfannenbrüche. Hefte Unfallheilkd 124:9–32

Jahna J, Wittich H (1985) Konservative Methoden in der Frakturbehandlung. Urban & Schwarzenberg, Wien München Baltimore, S 322–337

Jungbluth KH (1971) Spätfolgen nach Hüftgelenkverletzungen – Behandlung und Begutachtung. Schriftenreihe: Unfallmedizinische Tagung der Landesverbände der gewerblichen BG 12:187–194

Jungbluth KH (1983) Frakturen des Acetabulums. Langenbecks Arch Chir 361:179–183

Jungbluth KH, Kratzert R (1967) Spätergebnisse nach Verletzungen im Hüftbereich. Hefte Unfallheilkd 91:38–41

Jungbluth KH, Sauer HD (1977) Ergebnisse operativ versorgter schwerer Hüftverrenkungsbrüche. Chirurg 48:786–792

Kazár G, Nagy E, Nyári T (1979) Indikationen der konservativen Behandlung bei den zentralen Luxationen im Hüftgelenk. Aktuel Traumatol 9:89–96

Lada NA, Levingsohn EM (1978) Computerizes tomography of the hip. J Bone Joint Surg [Am] 60:1099–1101

Letournel E (1966) Die operative Versorgung der Hüftgelenkpfannenbrüche. Langenbecks Arch Chir 316:422–436

Letournel E, Judet R (1981) Fractures of the acetabulum. Springer, Berlin Heidelberg New York

Martinek H, Egkher E, Fasol P (1978) Langzeitergebnisse nach konservativer Behandlung von Pfannenbrüchen. Unfallheilkd 81:1–5

Merle d'Aubigné R (1960) Traitment des necroses traumatiquer de la tête du femur. Wiederher Chir Traumatol 5:108

Merle d'Aubigné R (1963) Veraltete Hüftluxationen. Verh Orthop Ges 97:265–270

Neumann K (1980) Diagnostik der Acetabulumfrakturen 23. und 24. Unfallseminar. Med.-Hochschule, Hannover

Nidecker A, Harder F, Tondelli P (1981) Computertomographie (CT) bei Acetabulumfrakturen. Helv Chir Acta 48:671–675

Opitz A, Vecsei V, Wagner M, Trojan E (1982) Acetabulum-Frakturen – Ergebnisse nach operativer Therapie. Unfallchirurgie 8/1:14–26

Rehn J (1967) Spätfolgen und Komplikationen nach Verletzungen im Becken-Hüftbereich. Hefte Unfallheilkd 92:35–38

Reimers C (1967) Die Versorgung der verschleppten Hüftgelenksluxationen. Hefte Unfallheilkd 91:32–35

Rojczyk M, Coch W (1980) Therapie und Ergebnisse bei Acetabulumfrakturen 23. und 24. Unfallseminar Unfallchirurg. Klinik. Med. Hochschule, Hannover

Rowe CR, Lowell JD (1961) Prognosis of fractures of the acetabulum. J Bone Joint Surg [Am] 43/1:30–59

Schellmann WD, Mockwitz J, Contzen H (1975) Ergebnisse nach operativer Wiederherstellung der Hüftpfanne. Monatsschr Unfallheilkd 78:293–304

Tipton WW, Ambrosia RD, Ryle EP (1975) Non-operative management of central fractures – dislocations of the hip. J Bone Joint Surg [Am] 57/5:888–893

Trojan E (1961) Folgezustände nach Verrenkungen und hinteren Verrenkungsbrüchen der Hüfte. Klin Med Wien 16:231–244

Trojan E, Perschl A (1956) Die Behandlungsergebnisse von 79 frischen traumatischen Hüftgelenksverrenkungen und Hüftgelenkverrenkungsbrüchen. Evg Cir 40:90–164

Urist MRC (1948) Fracture-dislocation of the hip joint. The nature of the traumatic lesias, treatment, late complications and results. J Bone Joint Surg [Am] 30:699–727

Weber BG (1975) Frakturen der Hüftgelenkspfanne. Chir Ggw 4:14–32

Weller S (1967) Zur Behandlung von Brüchen im Bereich der Hüftpfanne. Hefte Unfallheilkd 91:30–32

Weller S, Schmelzeisen H (1978) Indikation und Technik zur operativen Behandlung der Acetabulumfrakturen. Unfallheilkd 81:264–274

Westerborn U (1928) Beiträge zur Kenntnis der Beckenbrüche und Beckenluxationen. Almquist & Wiksell, Upsala

Zippel H, Palme E (1981) Zur Behandlungsproblematik veralteter Luxationsbrüche des Hüftgelenkes. Zentralbl Chir 106:674–682

Spätergebnisse nach Hüftarthrodesen

L. Prang, E. Ludolph und G. Hierholzer

Einleitung

In einer Zeit, in der bei Arzt und Patient bei Hüfterkrankungen im jugendlichen und mittleren Alter die Alloarthroplastik oder in geeigneten Fällen die intertrochantere Umstellungsosteotomie bevorzugt wird, fällt es schwer, die Vorteile und Erfordernisse einer Versteifung des Hüftgelenks nahezubringen (Prang u. Ludolph 1984).

Die Hüftarthrodese soll nicht als konkurrierendes Verfahren gegenüber der Prothese oder der Umstellungsosteotomie angesehen werden, sondern als ergänzendes, sinnvolles und erfolgreiches Behandlungsprinzip in Erinnerung gerufen werden (Hanslik u. Friedebold 1970).

Indikation und Methode

Bei jungen oder Patienten im mittleren Alter, die noch im Erwerbsleben stehen, wird durch die Arthrodese des Hüftgelenks ein Funktionsgewinn durch Stabilität und Schmerzfreiheit erzielt. Die Arthrodese bürgt für ein relativ gutes Gangbild und ist unabhängig vom Muskelgleichgewicht. Als Vorteil der Arthrodese kann gelten, daß das Resultat im Hinblick auf funktionelle Leistungsfähigkeit und Schmerzbefreiung zeitlich als unbegrenzt angesehen werden kann (Höbler 1964). Die Arthrodese ist bei Dauerleistungsanforderungen an die erkrankte Gliedmaße mit erheblicher Steh- und Gehleistung bei vorwiegend handwerklich tätigen und/oder jungen Patienten der Alloarthroplastik in der Langzeitprognose überlegen (Rettig 1979). Man muß sich vergegenwärtigen, daß auch heute noch nach prothetischem Hüftgelenkersatz befriedigende Rückzugsmöglichkeiten nicht bestehen.

Hier ergibt sich die Indikation zur Hüftarthrodese, wobei das klinische Ziel darin besteht, ein schmerzfreies und standfestes Bein zu erreichen, ohne den Anspruch auf Gehfähigkeit aufzugeben. Dafür ist eine ausreichende Funktion der Wirbelsäule, des gleichseitigen Kniegelenks und des gegenseitigen Hüftgelenks erforderlich (Hanslik u. Friedebold 1970; Rettig 1979).

Die Indikation zur Hüftarthrodese ergibt sich bei Arthrosen, die zu starken Schmerzen, Bewegungseinschränkung und unerträglichen Stand- und Gehschwierigkeiten führen, beim Versagen aller konservativen Maßnahmen, bei traumatischen und nicht traumatischen Folgezuständen. Eine absolute Kontraindikation stellen doppelseitige wesentliche Hüfterkrankungen, schwere LWS-Veränderungen, gleichzeitig bestehende Kniversteifungen, Polyarthritis, Malignome, Übergröße und Übergewicht sowie mangelnde Kooperation dar.

Ziel der Arthrodese ist die stabile innere Fixation. Methodisch ist die Kreuzplattenarthrodese ein bewährtes Osteosyntheseverfahren mit breitflächigem

Tabelle 1. Alter zum Zeitpunkt der Hüftarthrodese (n = 50)

Jahre	n
0–20	1
20–30	10
30–40	10
40–50	15
50–60	13
Über 60	1

Tabelle 2. Indikation zur Hüftarthrose (n = 50)

	n
Hüftluxationsfraktur	12
Oberschenkelhalsfraktur	
ohne Kopfnekrose	5
mit Knopfnekrose	9
Hüftgelenktrümmerbruch	8
Acetabulumfraktur	7
Oberschenkeltrümmerbruch	
ohne Gelenkbeteiligung	1
mit Gelenkbeteiligung	2
Hüftdysplasie	2
Koxarthrose (idiopathisch)	2
Osteomyelitis	2

Tabelle 3. Stellung der Hüftarthrodese (n = 50)

	0	n
Beugung	0°–10°	23
	10°–20°	24
	Über 20°	3
Außenrotation	0°	3
	0°–5°	33
	Über 5°	14
Abduktion	0°	22
	0°–5°	24
	5°–10°	4

Spongiosakontakt, interfragmentärer Kompression und Zuggurtung. In unserer Klinik haben wir in den vergangenen 15 Jahren die Arthrodese des Hüftgelenks nur noch mit der Kreuzplatte ohne Beckenosteotomie in Anlehnung an die Originalmethode nach Schneider (1976) durchgeführt.

Ergebnisse

Wir haben 50 Patienten nachuntersucht, bei denen die Hüftarthrodese mindestens 10 Jahre zurücklag.

Das Durchschnittsalter der Patienten zum Zeitpunkt der Arthrodese lag bei 37 Jahren, der jüngste Patient war 18 Jahre, der älteste 62 Jahre alt (Tabelle 1).

In unserem Krankengut finden sich – bedingt durch die Struktur einer BG-Unfallklinik – hauptsächlich Patienten mit posttraumatischen Folgezuständen (Tabelle 2).

Bezüglich der Beinstellung befürworten wir eine leichte Beugung von etwa 10°–20°, eine leichte Außenrotation von etwa 0°–5° und in bezug auf die Abduktion entweder die Neutralstellung oder eine geringe Abduktion (Tabelle 3) (Labitzke u. Schmit-Neuerburg 1982; Prang u. Ludolph 1984; Zweymüller u. Arbes 1977).

In bezug auf die Muskelminderung am gleichseitigen Gesäß und Bein finden sich unterschiedliche Ausprägungen, die zwischen sehr ausgedehnten Atrophien und kaum meßbaren Muskelminderungen schwanken (Tabelle 4).

Die durchschnittliche Beinverkürzung schwankt zwischen 2 und 5 cm (Tabelle 5), wobei auch hier starke individuelle Schwankungen zu verzeichnen sind, die

Tabelle 4. Muskelminderung des Beines (n = 50)

	0–1 cm n	1–3 cm n	3–5 cm n	5 cm n
20 cm oberhalb innerer Kniegelenkspalt	27	19	4	
10 cm oberhalb innerer Kniegelenkspalt	11	20	12	7
15 cm unterhalb innerer Kniegelenkspalt	30	18	2	

Tabelle 5. Beinverkürzung und Seite des Standbeins (n = 50)

cm	n
0–2	15
2–5	27
5–8	6
8	2
Standbein	
Gegenseite	42
Arthrodesenseite	8

Tabelle 6. Bewegungsausmaß (n = 50)

Wegstrecke (in Meter)	n
0–2000	15
2000–5000	15
5000	20
Gehen ohne Gehhilfe	37
mit Handstock	6
mit 1 Unterarmgehstütze	5
mit 2 Unterarmgehstützen	2

Tabelle 7. Komplikationen (n = 50)

	n
Rearthrodese wegen ungenügender knöcherner Durchbauung mit Plattenbruch oder Plattenlockerung	6
Infekt	6
Oberschenkelschaftsbruch (Plattenende)	3
Peronäusschaden	2
Hüftexartikulation	1
Hüftarthrodese knöchern nicht vollständig durchbaut	3

z. T. von der präoperativen Ausgangssituation abhängig sind. Die meisten Patienten können eine weite Wegstrecke zurücklegen und sind in der überwiegenden Zahl nicht oder nur unwesentlich auf eine Gehhilfe angewiesen (Tabelle 6). Nahezu die Hälfte der Patienten benötigt jedoch Hilfe beim Anziehen von Schuhen und Strümpfen.

An Komplikationen fanden sich in unserem Krankengut 6 Rearthrodesen wegen ungenügender knöcherner Durchbauung mit nachfolgender Plattenlockerung bzw. Plattenbruch. In weiteren 6 Fällen kam es zu einem Infektgeschehen, wobei es sich bei 4 Patienten um lokale oberflächliche entzündliche Reaktionen gehandelt hat. Bei 2 Patienten kam es zu einer tiefer reichenden entzündlichen Reaktion. In 3 Fällen kam es zu einem Oberschenkelschaftbruch, am Plattenende. In 1 Fall war eine Hüftexartikulation wegen eines foudroyanten Infektgeschehens erforderlich. Ein Peronäusschaden fand sich in 2 Fällen. 3 Fälle zeigten keine vollständige knöcherne Durchbauung; operative Maßnahmen wurden von den Patienten jedoch abgelehnt, da sie weitgehend beschwerdefrei waren (Tabelle 7).

Bemerkenswert ist die positive subjektive Bewertung der Arthrodese durch die Patienten. Es wurden vorwiegend Beschwerden in der Wirbelsäule und in der gegenseitigen Hüfte angegeben (Tabelle 8). Die bei unseren Patienten festgestellte

Tabelle 8. Subjektive Beschwerden (n = 50)

	Ständig n	Bei Belastung n
Arthrodese	3	5
Kontralaterale Hüfte	9	15
Knie gleichseitig	12	6
Knie gegenseitig	3	6
Wirbelsäule (BWS/LWS)	16	18
Halswirbelsäule	4	0

Minderung der Erwerbsfähigkeit (MdE) beträgt im Mittel 50%, ist jedoch abhängig von dem Ausmaß der begleitenden Verletzungsfolgen.

Bei der Befragung der Patienten wurde die Notwendigkeit der psychischen Betreuung sehr deutlich. Übereinstimmend wiesen sie darauf hin, daß die Aufklärung über das zu erwartende funktionelle Ergebnis und die psychische Führung vor und nach dem Eingriff einen sehr wesentlichen Faktor darstellen. Die psychische Situation und die Kooperationsfähigkeit des Patienten sind präoperativ zu klären. Eine eingehende Befragung und Aufklärung ist zwingend und sollte sorgfältig dokumentiert werden (Liechti 1974).

Zusammenfassung

Erst nach sorgfältiger Beachtung aller Kriterien wird die Indikation zur Hüftarthrodese gestellt werden können. Die Erfahrung anhand unseres Krankengutes zeigt, daß das Ausmaß einer schmerzhaften Bewegungseinschränkung im Hüftgelenk die Indikation zur Arthrodese vorrangig mitbestimmt. Die Indikation zur Arthrodese des Hüftgelenks betrifft also hauptsächlich Patienten mit stark schmerzhafter Wackelbeweglichkeit im Hüftgelenk. Die Hüftarthrodese sollte u. E. beim jungen Patienten und bei Patienten im mittleren Alter nicht als konkurrierendes Verfahren gegenüber der Prothese und der Umstellungsosteotomie gesehen werden, vielmehr als ein ergänzendes und erfolgversprechendes Behandlungsprinzip in Problemfällen, in denen eine Osteotomie keine Aussicht auf hinreichenden Erfolg hat und der prothetische Gelenkersatz aus Altersgründen nicht indiziert ist.

Literatur

Hanslik L, Friedebold G (1970) Die Indikationsstellung zur Hüftarthrodese nach Entwicklung stabiler Alloarthroplastiken. Arch Orthop Unfallchir 68:325–342
Höbler W (1964) Die Hüftarthrodese und ihre Problematik. Arch Orthop Unfallchir 56:370–377
Labitzke R, Schmit-Neuerburg KP (1982) Die Arthrodese des Hüftgelenkes. Monatsschr Unfallheilkd 85:263–271
Liechti R (1974) Indikation und Technik der Kreuzplattenarthrodese. Orthop Prax 4:238–244
Prang L, Ludolph E (1984) Indikation zur Hüftarthrodese nach hüftgelenknahen Femurfrakturen. Chir Prax 33:477–487
Rettig H (1979) Indikation und Ergebnisse der Hüft- und Kniegelenksarthrodese. Z Orthop 117:443–446
Schneider R (1976) Die Arthrodese des Hüftgelenkes mit Kreuzplatte und Beckenosteotomie. Huber, Bern Stuttgart Wien
Zweymüller K, Arbes K (1977) Zur Problematik der Hüftarthrodese. Wien Klin Wochenschr 89:416–421

Die Hüftarthrodese – eine Alternative zur Behandlung von Koxarthrosen junger Patienten

A. Wall, P. J. Bilinski und L. Morasiewicz

Im Zeitalter der immer weiter verbesserten Technik der Alloarthroplastik des Hüftgelenks hat die Hüftarthrodese insbesondere unter den Patienten immer weniger Anhänger.

Das Ziel unserer Arbeit ist die Beurteilung der *Spätergebnisse* von Hüftarthrodesen unter Berücksichtigung der klinischen und röntgenologischen Untersuchungsdaten.

Material

An der Orthopädischen Klinik der Medizinischen Akademie in Wroclaw sind in den Jahren 1965–1975 32 Hüftarthrodesen durchgeführt worden. Zur Nachuntersuchung 10–20 Jahre nach dem Eingriff – im Durchschnitt nach 15,5 Jahren – kamen 21 Patienten. Darunter waren 9 Männer und 12 Frauen im Alter von 15–45 Jahren; das Durchschnittsalter lag bei 24,1 Jahren. Das Hüftleiden, welches zur Operation führte, bestand zwischen 1 und 12 Jahren. Die Erkrankungen, die schließlich die Hüftarthrodese notwendig machten, sind in Tabelle 1 aufgeführt. In der untersuchten Gruppe der 21 Kranken waren überwiegend junge Patienten, 12 von ihnen fanden sich in der Gruppe bis 20 Jahre und 9 in der Gruppe über 20 Jahre.

Tabelle 1. Ursachen des Schmerzes und der Dysfunktion des Hüftgelenks

Krankheit	Patienten
Tuberculosis coxae	4
Coxarthrosis posttraumatica	7
Coxarthrosis dysplastica	5
Koxarthrose nach M. Perthes	3
Instabilitas flaccida coxae nach Poliomyelitis	2
Gesamt	21

Die am häufigsten verwendete Technik der Hüftgelenkversteifung war die intra- und periartikuläre Arthrodese, die bei 12 Patienten durchgeführt wurde. Bei 6 Kranken wurde die alleinige periartikuläre Arthrodese durchgeführt und bei 3 Kranken eine intraartikuläre. Bei 6 Kranken wurden zusätzlich Metallimplantate verwendet. Postoperativ wurde ein Beckenbeingipsverband für 5–8 Monate angelegt.

Ergebnisse

Bei der Beurteilung der Spätergebnisse wurde nicht nur das operierte Hüftgelenk betrachtet, es wurde auch das gegenseitige Hüftgelenk, die Kniegelenke und die Lendenwirbelsäule mit untersucht. Die klinische Untersuchung berücksichtigte auch die subjektive Einschätzung des Eingriffs durch die Patienten hinsichtlich des Auftretens von Schmerzen. Keiner der Kranken klagte über Schmerzen im operierten Hüftgelenk. 14 Kranke – das entspricht 66% – waren mit der Operation zufrieden und empfanden keine Schmerzen auf der Gegenseite, in den Kniegelenken und an der Wirbelsäule. In dieser Gruppe fanden sich alle Patienten, die zum Zeitpunkt der Operation jünger als 22 Jahre waren. 7 Kranke klagten über zeitweilige Kreuz- und Knieschmerzen von unterschiedlicher Intensität und manchmal über Schmerzen im gegenseitigen Hüftgelenk nach schwerer körperlicher Arbeit, nach langem Gehen und Stehen.

Die durchschnittlichen Werte der Winkeleinstellung bei der Hüftarthrodese betrugen:
für die Beugung 32° (von 7° bis 52°),
für die Abduktion 5° (von 7° Adduktion bis 24° Abduktion),
für die Außenrotation 5° (von 5° Innenrotation bis 28° Außenrotation).

Bei 13 Kranken bestand eine Beinverkürzung an der operierten Extremität von 3–8 cm, im Durchschnitt von 4,5 cm. Dies führte sekundär zur Schiefstellung des Beckens und zur kompensatorischen lumbalen Skoliose.

Hüftgelenkschmerzen am gegenseitigen Hüftgelenk traten bei 7 Kranken auf, radiologisch imponierte ein flaches Versinken des Oberschenkelkopfes in der Gelenkpfanne und typische Degenerationszeichen einer Koxarthrose. Bei diesen Kranken fiel eine Abspreizbehinderung und Beugekontraktur des Hüftgelenks bis 15° auf (bei den übrigen 14 Kranken wurde am nicht operierten Hüftgelenk eine Vermehrung des Bewegungsumfanges in allen Richtungen zwischen 15° und 30° festgestellt).

An den Kniegelenken fanden sich Einschränkungen der Beweglichkeit, Kontrakturen und Achsenfehlstellungen vor allen Dingen auf der operierten Seite. Dies betraf vorwiegend die Kniebeugekontraktur in der versteiften Seite mit einem Winkel bis 25°, wodurch ein Defizit in der Extension hervorgerufen und die Verkürzung der Extremität vergrößert wird. Eine Achsenabweichung in Form eines O-Beines zwischen 5° und 7° trat bei denjenigen auf, bei denen der Arthrodesewinkel in der versteiften Hüfte 15° Abduktion und 20° Außendrehung überschritt. Ein X-Bein fand sich bei 3 Frauen, bei denen das Hüftgelenk in Abduktion zwischen 7° und 0° versteift war. Am Kniegelenk der Gegenseite fanden sich Zeichen einer seitlichen Instabilität. Bei allen Kranken, die zur Kontrolluntersuchung kamen, imponierte eine Vertiefung der Lendenlordose mit gleichzeitiger Bewegungssteigerung in der Sagittalebene, insbesondere für die Beugung. Die Lendenlordose, die auf den Röntgenbildern nach Frymoyer ausgemessen wurde, betrug zwischen 54° und 72°, durchschnittlich 64,3°. Röntgenologisch wurden Degenerationszeichen verschiedenen Ausmaßes festgestellt, die aber die Beweglichkeit der Wirbelsäule nicht einschränkten. 5 Patienten gaben Wirbelsäulenschmerzen an, die zeitweilig mit radikulären Beschwerden einhergingen.

Schlußfolgerungen

1) Die Hüftarthrodese, insbesondere bei jungen Patienten, ist eine gute Alternative zur Alloarthroplastik des Hüftgelenks und gewährleistet Beschwerdefreiheit im operierten Hüftgelenk und befriedigende körperliche Leistungsfähigkeit des Patienten.
2) Auftretende Beschwerden fanden sich überwiegend am gegenseitigen Hüftgelenk und an der Lendenwirbelsäule und betrafen überwiegend diejenigen Kranken, die jenseits des 22. Lebensjahres operiert wurden.
3) Die besten Resultate erreichten diejenigen Kranken, bei denen die Hüftarthrodese zu keiner nennenswerten Verkürzung der operierten Extremität führte und bei denen die Versteifung in Beugung zwischen 10° und 25°, die Außenrotation zwischen 0° und 15° und die Abduktion zwischen 0° und 5° durchgeführt wurde.

Der Einfluß der versteiften Hüfte auf die Wirbelsäule, das Kniegelenk und die Oppositionshüfte

W. Szulc und J. Serafin

Das Problem, in welchem Grade die versteifte Hüfte einen ungünstigen Einfluß auf den Bewegungsapparat hat, ist kontrovers. In der Orthopädischen Klinik der Medizinischen Akademie in Warschau sind 66 Patienten im Durchschnittsalter von 45 Jahren untersucht worden. 18 Patienten waren Männer, 48 Frauen. Die Beobachtungszeit betrug 5–20 Jahre, im Durchschnitt 11 Jahre und 7 Monate. Bei 46 Patienten ist es zu einer Versteifung wegen spezifischen und unspezifischen Entzündungen gekommen. Diese Gruppe mit einer spontanen Versteifung der Hüfte eignete sich besonders zur Beurteilung der Folgen für den Bewegungsapparat. In einem Zeitraum von 7–31 Jahren (durchschnittlich 15 Jahre und 3 Monate) befanden sich die unteren Extremitäten in einer ungünstigen Position gegenüber dem Becken und großer funktioneller Verkürzung (im Durchschnitt 8 cm), die mit einem Schuh selten ausgeglichen werden konnte.

Zu der 2. Gruppe sind 20 Patienten nach einer Hüftarthrodese im Durchschnittsalter von 49 Jahren gezählt worden mit einer Beobachtungszeit von 5 Jahren und 6 Monaten.

Bei beiden Gruppen wurden in der Lendenwirbelgegend folgende Veränderungen festgestellt:

a) Skoliose (bis 30°) mit einer geringen statischen Torsion – 22 Fälle (Abb. 1),
b) Verdichtung der Knochenstruktur im sakroiliakalen Gelenk mit einer Verengung des Gelenkspaltes auf der Seite der versteiften Hüfte – 30 Fälle (Abb. 2 und 3),

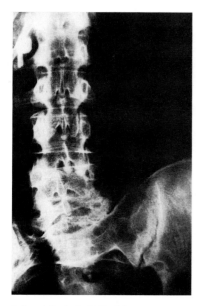

Abb. 1. Skoliose bei einem 42 jährigen Patienten mit einer rechtsseitigen Hüftversteifung nach Entzündung vor 36 Jahren

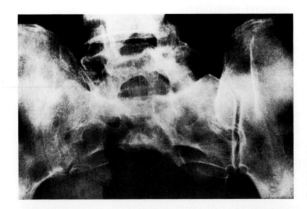

Abb. 2. Verengung der sakroilakalen Gelenke bei einem 56jährigen Patienten mit einer Hüftversteifung nach Entzündung vor 15 Jahren

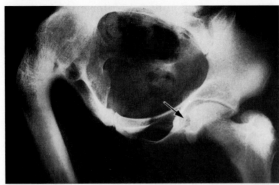

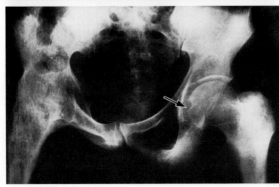

Abb. 3. a Hüftversteifung seit 16 Jahren in pathologischer Position bei einem 31 jährigen Patienten. Verwachsung des sakroiliakalen Gelenks. **b** Nach 20jähriger Beobachtung und nach einer Korrekturosteotomie. Volle Verwachsung des sakroiliakalen Gelenks

c) Osteophyten im sakroiliakalen Gelenk der Oppositionsseite – 22 Fälle,
d) Tendenz zur Versteifung des sakroiliakalen Gelenks auf der Seite der Hüftversteifung – 6 Fälle,
e) Verengung der Wirbelgelenke – 6 Fälle,
f) und im Gegenteil manchmal eine Lockerung der Wirbelgelenke, die durch Erweiterung des Gelenkspaltes sichtbar wurde – 4 Fälle.

Wir möchten betonen, daß die erwähnten Veränderungen nur bei 10 Patienten, also bei 15% der Fälle beobachtet wurden, dagegen wiesen 52% der Fälle in der Lendenwirbelsäule keine pathologischen Veränderungen auf (Tabelle 1).

Tabelle 1. Entwicklungsstadium der Spondylarthrose

	n	[%]
Keine Veränderungen	34	52
Mittelmäßige Veränderungen	22	33
Beträchtliche Veränderungen	10	15
Gesamt	66	100

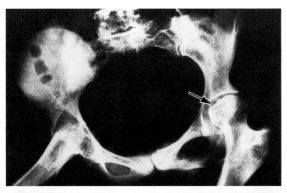

a

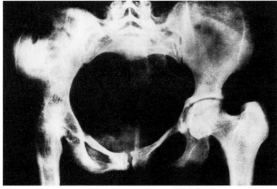

b

Abb. 4a, b. Patient, 44 Jahre alt. **a** 12 Jahre alte Hüftversteifung wegen Tuberkulose in pathologischer Position. **b** Nach Korrekturosteotomie und weiteren 20 Beobachtungsjahren. Praktisch keine degenerative Veränderungen der Oppositionshüfte

Die Schmerzempfindungen in der Wirbelsäulengegend sind bei 50% der Patienten notiert worden und hatten mit den Röntgenveränderungen keinen Zusammenhang. Bei 16 Patienten nach einer Korrekturosteotomie der Extremität oder Arthrodese der arthrotischen Hüfte in einer guten Position sind die Wirbelsäulenschmerzen zurückgegangen.

Insgesamt wurden bei 75% der Patienten keine Schmerzen in der Wirbelsäule notiert.

In beiden Gruppen der Patienten haben wir auch die präarthrotischen und arthrotischen Veränderungen der Oppositionshüfte analysiert.

Sie manifestierten sich durch das Auffüllen der Fovea capitis femoris (10 Fälle), durch die Osteophytenbildung in der Foveagegend und in dem unteren Pol des Femurkopfes (8 Fälle) und durch die Verengung des Gelenkspaltes und durch lineare Sklerotisation der Pfannenwand (5 Fälle – Abb. 4). Bei der Beurteilung der Evolution dieser Veränderungen nach den Kriterien von de Seze und Bruszewski

Tabelle 2. Arthrotische Veränderungen der Oppositionshüfte (aus der Gruppe von 46 Patienten mit krankhaften Versteifungen)

	n	[%]
Keine Veränderungen	41	89,2
Mittelmäßige Veränderungen	3	6,5
Beträchtliche Veränderungen	2	4,3
Gesamt	46	100,0

Tabelle 3. Arthrotische Veränderungen der Oppositionshüfte (aus der Gruppe von 20 Patienten mit Hüftarthrodesen wegen Arthrosis deformans)

	n	[%]
Keine Veränderungen	10	50
Mittelmäßige Veränderungen	7	35
Beträchtliche Veränderungen	3	15
Gesamt	20	100

Tabelle 4. Krankhafte Veränderungen des Kniegelenks (aus der Gruppe von 46 Patienten mit krankhaften Versteifungen)

	n	[%]
Schmerzen	16	35
Bewegungsbeschränkung	16	35
Instabilität	8	17
Achsenfehlstellung	12	26
Arthrosis Deformans	22	48

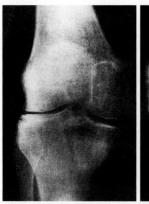
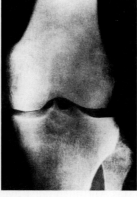

Abb. 5. 59jähriger Patient mit arthrotischen Veränderungen des rechten Kniegelenks nach 36 Jahre alter Hüftarthrodese der rechten Hüfte

haben wir in der Gruppe der spontan versteiften Hüften mittelschwere und schwere Veränderungen nur bei 5 Patienten (10%) festgestellt, was zugleich mit Schmerzempfindungen verbunden war (Tabelle 2).

Tabelle 5. Krankhafte Veränderungen des Kniegelenks (aus der Gruppe von 20 Patienten mit Hüftarthrodesen)

	Vor der Operation		Nach der Operation	
	n	[%]	n	[%]
Schmerzen	5	25	0	0
Bewegungs- beschränkung	2	10	8	40
Instabilität	4	20	4	20
Achsenfehlstellung	2	10	2	10
Arthrosis deformans	4	20	4	20

Bei den 20 Patienten nach der Arthrodese wegen einer Koxarthrose wurden bei 10 Patienten fortschreitende Veränderungen der Oppositionshüfte notiert (Tabelle 3). Nur bei 3 Patienten waren diese Veränderungen deutlich sichtbar, dagegen waren sie bei 7 anderen noch im Anfangsstadium.

Das Knie auf der Seite der Hüftversteifung ist besonders durch die arthrotischen Veränderungen gefährdet, und zwar in der Gruppe der spontanen Versteifungen wegen der langjährigen pathologischen Position.

Schmerzempfindungen und Bewegungsbeschränkung der Knie haben 16 Patienten angegeben. Eine Instabilität der Knie wurde bei 8 Patienten festgestellt, eine Achsfehlstellung bei 12 von 46 Patienten. Leichte bis schwere arthrotische Veränderungen der Kniegelenke sind bei 22 Patienten festgestellt worden (Tabelle 4).

In der Gruppe der 20 Patienten nach einer Hüftarthrodese und mit pathologischen Knieveränderungen (Abb. 5) haben wir 8 Fälle angetroffen (Tabelle 5).

Die Analyse der 2 Patientengruppen hat bewiesen, daß nach einer vieljährigen Hüftversteifung in 25% der Fälle keine Veränderungen im Bereich der Kniegelenke zu finden sind.

Schlußfolgerungen

1) Nach der Hüftversteifung treten die arthrotischen Veränderungen der Lendenwirbelsäule in ca. 50% der Fälle auf, sind von mittelmäßigem Ausmaß und weisen keine Weiterentwicklung auf. 75% der Patienten waren schmerzfrei.

2) Bei spontanen Hüftversteifungen in funktionell guter Position kamen die präarthrotischen Veränderungen der Oppositionshüfte nur bei 10% der Patienten vor.

Nach der Hüftarthrodese wurden koxarthrotische Veränderungen in der zweiten Hüfte bei 50% der Fälle festgestellt, die jedoch meistens eine langsame Entwicklung hatten.

3) Die Hüftversteifung hatte keinen negativen Einfluß auf das Kniegelenk bei 50% der Patienten. Das Vorkommen der arthrotischen Veränderungen ist mit mehreren Faktoren verbunden wie einer Hüftversteifung in pathologischer Position und einer bedeutenden Beinverkürzung.

4) Nach unserer Beurteilung kann man sagen, daß der negative Einfluß der Hüftversteifung auf den Bewegungsapparat viel kleiner ist, als man allgemein behauptet.

Diskussion

Süssenbach, Ratingen: Ich möchte Herrn Neumann fragen, ob er heute noch genauso vorgehen würde, wie er es uns gezeigt hat. Sie haben ja sehr unterschiedliche Verlaufsformen vorgestellt und auch sehr unterschiedliche Verletzungen, nämlich leichte und schwerere. Sehen Sie heute die Indikation zur operativen Behandlung ebenso, insbesondere bei Böhler-3-Verletzungen und anderen Trümmerfrakturen, wie Sie es gezeigt haben?

Neumann, Bochum: Man muß zur Klärung sagen, daß sich *80%* unseres Untersuchungsguts aus Patienten zusammensetzt, die ihre Verletzungen im Rahmen eines *Polytraumas* erlitten haben. So konnte nicht immer die gewünschte operative Versorgung sofort stattfinden. Im Prinzip muß man aber sagen, daß *Frakturen mit Stufenbildungen* im Bereich des Pfannendachs wegen ihrer erhöhten Arthroserate und ihrer schlechten Reponierbarkeit eine *Indikation für die Operation* abgeben. Die Spätergebnisse zeigen andererseits aber, daß man das konservative Management durchaus im Auge behalten sollte, falls es sich um schwer und mehrfach verletzte Patienten handelt, denn es ist bei den einfacheren Bruchformen durchaus einmal möglich, auch durch konservative Verfahren gute bis befriedigende Ergebnisse zu erhalten. Das Schema von Merle d'Aubigné verführt dazu, eher etwas zum Positiven interpretiert zu werden, weil es nicht allein die röntgenologischen Kriterien berücksichtigt, sondern auch die funktionellen. Man ist dann oft erstaunt, wie gut mancher Patient trotz eines vielleicht schlechten Röntgenbildes funktionell zurechtkommt.

Süssenbach, Ratingen: Haben Ihre Ergebnisse zur Änderung der Indikation geführt? Fahren Sie weiterhin fort, relativ häufig konservativ zu behandeln?

Neumann, Bochum: Nein. Bei den *reinen Pfannengrundbrüchen ohne Subluxation* kann man ohne weiteres *sofort funktionell behandeln.* Bei den anderen Bruchformen sind wir eher bemüht, frühzeitig operativ vorzugehen, sobald es der Allgemeinzustand der Patienten erlaubt.

Sygula-Siebert, Münster: Wie oft war der N. femoralis betroffen?

Neumann, Bochum: Der N. femoralis war isoliert 1mal betroffen. Die Lähmung hat sich zurückgebildet. Nur bei den kombinierten Verletzungen war die Prognose schlechter. Einer der 15 Patienten, im Krankengut von insgesamt 91 Nachuntersuchten, wies diese Nervenverletzung auf $= 1,09\%$.

Sygula-Siebert, Münster: Die Zahl Ihrer Nervenläsionen ist ziemlich hoch. Mich interessiert, welche Nerven im einzelnen betroffen waren. Stand der N. ischiadicus an erster Stelle oder der N. femoralis? Betraf die Verletzung Nerven wie den N. glutaeus superior oder inferior?

Neumann, Bochum: Bei unseren Nachuntersuchungen stellte sich heraus, daß 15 Patienten bei dem Unfallgeschehen eine Nervenverletzung erlitten hatten. Wir

Diskussion

konnten differenzieren, ob ein Nerv beteiligt war oder ob es sich um kompliziertere Verletzungen mehrerer Nerven gehandelt hat. Bei den einfachen Nervenverletzungen lag der N. ischiadicus mit 7mal an erster Stelle. Diese Lähmungen bildeten sich alle vollständig zurück. Zwei Lähmungen, die sich nicht zurückgebildet haben, betrafen komplizierte Nervenverletzungen bei Kombinationsfrakturen. Nerven, wie d. N. glutaeus sup. oder inf. sind höchstens leicht irritiert, aber in keinem Fall ernsthaft verletzt worden.

Süssenbach, Ratingen: In wieviel Prozent der Fälle lagen iatrogene Nervenverletzungen vor?

Neumann, Bochum: Im Schrifttum werden 2,1–2,4% angegeben.

Süssenbach, Ratingen: Wir kommen nun zu den *Spätergebnissen nach Hüftarthrodesen,* und ich möchte an die beiden Autoren eine Frage stellen. Offensichtlich handelt es sich bei ihnen um ein unterschiedliches Krankengut. Die Fälle aus Duisburg wurden zum überwiegenden Teil wegen Unfallschäden versteift, die Fälle aus Warschau nicht.

Prang, Duisburg: Sie haben recht, bei uns hat ganz eindeutig das posttraumatische Krankengut im Vordergrund gestanden. Wir bevorzugen die Arthrodese bei jungen Patienten, die noch im Erwerbsleben stehen, weil eine Alloarthroplastik auf lange Sicht gesehen zu große Probleme bringen würde. Man sollte bei jungen Patienten mehr an die Arthrodese denken und nicht so sehr an die Prothese. Das funktionelle Ergebnis einer Hüftarthrodese ist i. allg. hervorragend, wie ja auch aus dem Vortrag von Herrn Szulc hervorgegangen ist. Im übrigen sind die Schäden an den Nachbargelenken, d. h. an der Wirbelsäule, am Kniegelenk und am gegenseitigen Hüftgelenk, nicht so schwer, wie allgemein vermutet wird. Dies ist wohl in beiden Referaten herausgekommen.

Süssenbach, Ratingen: Können Sie uns noch etwas zur *Geschlechtsverteilung* Ihres Krankenguts sagen? Herr Szulc berichtete, wie ich mich recht erinnere, über 48 Frauen und 18 Männer. Wie waren die Verhältnisse in Ihrem Krankengut?

Prang, Duisburg: Bei uns überwogen ganz eindeutig die Männer.

Süssenbach, Ratingen: Wahrscheinlich handelte es sich bei vielen um die Folgen von Arbeitsunfällen.

Prang, Duisburg: Ja, das ist in einer BG-Klinik nicht anders zu erwarten.

Süssenbach, Ratingen: Können Sie noch weitere Indikationskriterien mitteilen? Man sagt z. B., daß die *Hüftarthrodese bei großen Patienten* keine so günstigen Resultate bringe. Ist das richtig?

Prang, Duisburg: Ja, man sollte übergewichtige und übergroße Patienten über etwa 180 cm Körpergröße nicht nach der Standardmethode arthrodesieren. Es liegen doch sehr lange Hebelarme vor, die zu großen Problemen führen können. Man kann sich helfen, indem man unterhalb der Platte eine Osteotomie macht und sie ausheilen läßt. Wir sind so in 2 Fällen mit recht gutem Ergebnis vorgegangen.

Süssenbach, Ratingen: Sie ändern also nur die Art der Operation. Sie schaffen oben Ruhe und unten Unruhe.

Prang, Duisburg: Ja.

Süssenbach, Ratingen: Können Sie noch etwas zu den *Komplikationen* sagen? Sie haben einen sehr schlechten Fall mitgeteilt, bei dem es zu einer Exartikulation kam. Handelte es sich dabei um eine Infektion, die schon vor der Operation vorgelegen hat, oder ist die Infektion intraoperativ entstanden?

Prang, Duisburg: Es handelte sich um eine infizierte Hüfte, die uns dazu zwang, notfallmäßig eine Arthrodese zu machen. Es kam zu einem akuten Infekt, eine Exartikulation war erforderlich. Im übrigen waren unsere Infektionskomplikationen eher oberflächlicher Natur. Die Entzündungen gingen bis zur Faszie und heilten aus.

Süssenbach, Ratingen: Sie sprachen davon, daß die Beinlängendifferenzen sehr unterschiedlich ausgefallen seien, und zwar zwischen 2 und 5 cm. Wie kann man sich das erklären?

Prang, Duisburg: Die unterschiedlichen Differenzen hingen davon ab, ob eine Hüftkopfnekrose vorhanden war oder nicht. War eine Kopfnekrose vorhanden, mußte sie ausgeräumt werden. So kam es natürlich zu einer stärkeren Verkürzung.

Süssenbach, Ratingen: Welche Platte verwenden Sie?

Prang, Duisburg: Wir verwenden die Kreuzplatte ohne Beckenosteotomie.

Süssenbach, Ratingen: Haben Sie Nachteile beobachtet?

Prang, Duisburg: Ja, die bekannten Nachteile. In manchen Fällen mußten wir eine Gipshose anlegen, um die langen Hebelarme auszuschalten. Es ist also nicht immer eine gipsfreie Behandlung möglich. So haben wir z. B. in 10 Fällen zusätzlich eine Gipshose gegeben.

Hackenbroch, Köln: Ich hatte kürzlich ein Gutachten zu erstatten, weil ein Patient seinen behandelnden Arzt verklagte. Der Arzt hatte diesem Patienten nämlich nur eine Arthrodese angeboten und nicht eine Alloarthroplastik. Ich finde es deshalb sehr wichtig, daß hier herausgestellt worden ist, daß die Arthrodese unter geeigneten Bedingungen sehr wohl eine sehr gute Behandlungsmethode darstellt.

Rütt, Würzburg: Wie stellen Sie das Bein zum Becken ein? Gleichen Sie z. B. die Verkürzung dadurch aus, daß Sie einige Grade mehr Abduktion geben?

Prang, Duisburg: Wir stellen durchschnittlich in etwa 5° Abduktion ein.

Süssenbach, Ratingen: Ich möchte noch darauf hinweisen, daß man einen gewissen Längenausgleich ermöglichen kann, wenn man zusätzlich intertrochantär osteotomiert und das proximale Fragment etwas steiler einstellt. Dies erfordert natürlich für eine Übergangszeit eine zusätzliche Gipsbehandlung. Es ist aber eine Methode zum Ausgleich einer Beinlängendifferenz.

Szulc, Warschau: Die *Arthrodese ist eine Alternative für junge Leute.* Sie bietet Nachteile v. a. für zwei benachbarte Gelenke, nämlich das Sakroiliakalgelenk und das Kniegelenk.

Süssenbach, Ratingen: In Ihrem Krankengut, Herr Szulc, habe ich relativ viele Hyperlordosen beobachtet. Meine Frage richtet sich aber in erster Linie auf die Kniebandlockerungen, über die Sie berichtet haben. Besteht in dieser Hinsicht nicht ein Zusammenhang zur Stellung des Beins im Hüftgelenk?

Szulc, Warschau: Selbstverständlich vergrößert eine Arthrodese in vermehrter Hüftbeugung die Lendenlordose. Die Instabilität im Kniegelenk ist mittelmäßig und benötigt eigentlich keine operative Behandlung.

Süssenbach, Ratingen: Ich möchte Herrn Prang fragen, ob er bei Arthrodesen in vermehrter Beugung oder vermehrter Streckung mehr Beschwerden im Lendenwirbelsäulenbereich gesehen hat.

Prang, Duisburg: Bevor man operiert, sollte man die Patienten über die evtl. Zunahme der Beschwerden seitens der Wirbelsäule, des gegenseitigen Hüftgelenks und der beiden Kniegelenke aufklären. Hauptsächlich ist ja das gleichseitige Kniegelenk betroffen. Es macht Beschwerden, es kommt zu Kniebandschäden, die allerdings nicht so stark sind, daß man operativ vorgehen sollte. Sie machen aber vermehrt Beschwerden. Wenn bereits Vorschäden an den Kniegelenken oder an der Wirbelsäule vorhanden sind, muß man die Patienten ganz besonders darüber aufklären.

Süssenbach, Ratingen: Welche Vorschäden? Bei welchem Grad der degenerativen Läsion am lumbosakralen Übergang sehen Sie eine Kontraindikation für die Arthrodese?

Prang, Duisburg: Wir haben es hauptsächlich mit jüngeren Patienten zu tun, bei denen röntgenologisch noch keine wesentlichen Wirbelsäulenveränderungen vorliegen. Diesen Patienten sagen wir, daß es im Laufe der Zeit zu Beschwerden kommen kann.

Rütt, Würzburg: Ich denke, das Hauptproblem ist nicht, die Patienten darüber aufzuklären, daß später Rückenschmerzen auftreten können und daß sie auch Probleme mit dem Knie bekommen können. Man muß ihnen vielmehr klarmachen, daß die Arthrodese in ihrer Situation die beste Lösung ist, und zwar eine bessere als die Prothese. Hier liegt unsere Hauptaufgabe und unsere größte Schwierigkeit. Die Patienten wollen heute eine Prothese haben. Ihnen klarzumachen, daß das nicht der beste Weg ist, ist ein großes Problem.

Szulc, Warschau: Ich sagte lediglich, daß die Prothese eine Alternative für junge Leute ist.

Süssenbach, Ratingen: Ich möchte Herrn Szulc fragen, in welcher Beugeposition er die Arthrodese vornimmt.

Szulc, Warschau: Das Bein sollte in einer Beugestellung von 20–25° stehen. Ist es stärker gebeugt, treten Schmerzen auf.

Süssenbach, Ratingen: Bei der „Hüftarthrodese" handelt es sich um eine Operation, die auch im Zeitalter der Endoprothetik ihre feste Indikation hat. Für jeden von uns wird es allerdings schwierig sein, dieses Verfahren den Patienten zu „verkaufen". Es ist sehr einfach, jedem Patienten mit einem Hüftleiden eine Endoprothese zu implantieren. So undifferenziert darf man aber nicht handeln.

Spätergebnisse der intertrochanteren Femurosteotomie

J. Rütt, M. H. Hackenbroch und K. H. Beutler

Einleitung

Hinweise auf die Schenkelhalsosteotomie gehen bis auf das Jahr 1927 (Barton) zurück. Doch erst die biomechanischen Überlegungen von Pauwels (1950, 1965) sowie die Veröffentlichungen Bernbecks (1950 a, b) gaben entscheidend den Anstoß zur heutigen intertrochanteren Osteotomie. Eine gewisse Schematisierung in Röntgentechnik und Operationsplanung erfolgte schließlich durch Müller (1957). Gemeinsam war damals allen Operationen der Gedanke, durch Umverteilung eine Druckentlastung überbeanspruchter Knorpelteile zu erreichen. Ausdruck dieser nach heutigen Vorstellungen etwas groben Überlegungen ist u. E. die große Vielfalt der damals durchgeführten Osteotomieformen.

Krankengut

In der Zeit von 1955–1966 wurde an der Orthopädischen Universitätsklinik Köln bei 193 Patienten an 226 Hüften eine intertrochantere Femurosteotomie durchgeführt. Bei 148 Patienten wurden 181 Hüften varisiert und bei 45 Patienten 45 Hüften valgisiert. Das Verhältnis Männer zu Frauen betrug bei den Varisierungen 14:134, bei den Valgisierungen 13:32. Der Altersdurchschnitt zum Zeitpunkt der Operation betrug bei den Varisierungen 35 Jahre, bei den Valgisierungen 35,4 Jahre mit einem Minimum von 15 und einem Maximum von jeweils 64 Jahren.

78 Patienten mit 95 operierten Hüftgelenken konnten durchschnittlich nach 18,1 Jahren erfaßt werden, davon 31 in einer persönlichen Nachuntersuchung. Von den übrigen standen ein ausführlich beantworteter Fragebogen, hausärztliche Befunde und Röntgenaufnahmen zur Verfügung. Im einzelnen waren es 57 Patienten, die an 74 Hüften varisiert wurden, sowie 21 Patienten, die an 21 Hüften valgisiert wurden (Tabelle 1).

Tabelle 1. Operationsanzahl der operierten Hüften und Nachuntersuchungsanzahl

	Varisierungs-osteotomie		Valgisierungs-osteotomie		Gesamt	
	OP n	NU n	OP n	NU n	OP n	NU n
Primäre Koxarthrose	17	7	4	2	21	9
Sekundäre Koxarthrose	164	67	41	19	205	86
Gesamt	181	74	45	21	226	95

Indikation

Im gesamten Krankengut überwogen die sekundären Koxarthrosen im Verhältnis von etwa 10:1 gegenüber den primären (Tabelle 1). Bei weitem im Vordergrund stand mit 185 Hüften sowohl bei der valgisierenden als auch bei der varisierenden Osteotomie das Dysplasiesyndrom. Auch im nachuntersuchten Krankengut überwogen mit 78 Fällen die Dysplasiehüften im Vergleich zu insgesamt 95 erfaßten Hüftgelenken.

Operationstechnik

Wie bereits oben angesprochen, hatte sich noch keine einheitliche Operationstechnik, wie heute üblich, durchgesetzt. Insbesondere war auffallend, daß die inzwischen praktizierten Kombinationen Varisierung / Medialisierung oder Valgisierung / Lateralisierung kaum durchgeführt wurden. Die genaue Aufteilung ist in den Tabellen 2 und 3 zusammengestellt.

Tabelle 2. Operationstechnische Varianten bei Valgisierungsosteotomien

	Operation n	Nachuntersuchung n
Nur Valgisierungsosteotomie	17	7
Valgisierungsosteotomie und Muskelentspannung	3	1
Valgisierungsosteotomie und Medialisierung	16	10
Valgisierungsosteotomie, Medialisierung und Muskelentspannung	2	–
Valgisierungsosteotomie, Medialisierung und Extension	2	1
Valgisierungsosteotomie, Medialisierung und Flexion	1	1
Valgisierungsosteotomie und Lateralisierung	1	–
Valgisierungsosteotomie, Lateralisierung und Derotation	1	1
Valgisierungsosteotomie und Derotation	2	–
Gesamt	45	21

Tabelle 3. Operationstechnische Varianten bei Varisierungsosteotomien

	Operation n	Nachuntersuchung n
Nur Varisierungsosteotomie	42	18
Varisierungsosteotomie und Medialisierung	101	42
Varisierungsosteotomie, Medialisierung und Derotation	17	7
Varisierungsosteotomie, Medialisierung und Muskelentspannung	15	6
Varisierungsosteotomie, Medialisierung, Derotation und Adduktorentenotomie	6	1
Gesamt	181	74

Ergebnisse

Von den bis zum Nachuntersuchungszeitpunkt erfaßten 95 Hüften wurden inzwischen 28 reoperiert, d. h. mit Totalendoprothesen versorgt, oder endeten mit Resektionszustand oder Arthrodese. In einem Extremfall erfolgten bis heute 9 Nachoperationen.

Bei der Erfassung der *subjektiven Gesamteinschätzung* wurden 51 Hüften als gebessert, 5 als gleich und 39 als schlechter gegenüber dem präoperativen Zustand angesehen. Der diesbezügliche Beobachtungszeitraum betrug durchschnittlich 16,3 Jahre, maximal 23 Jahre. Im *Schmerzverhalten* zeigten 22 Hüften einen gebesserten, 57 einen gleichen und 16 einen schlechteren Zustand als vor der Operation.

Die *Gehfähigkeit* wurde, obwohl 29 Patienten eine Stockhilfe benötigen und 2 sogar auf den Rollstuhl angewiesen sind, bei 56 Hüftgelenken als gebessert, bei 18 als gleich und bei 21 als schlecht eingeschätzt.

Die objektive Einschätzung bei der Nachuntersuchung erfolgte aufgrund der Angaben zur Beweglichkeit und einem möglichen Hinken sowie nach den Kriterien Bewegungsumfang, Trendelenburg- oder Duchenne-Zeichen, mögliche Beinachsenveränderung und röntgenologischer Arthroseverlauf.

Danach war bis heute bei 49 Hüften die *Beweglichkeit* gebessert, bei 32 gleichgeblieben und bei 14 Hüften verschlechtert.

Das *Hinken* als Ausdruck einer Muskelinsuffizienz war bei 36 Hüften gebessert bzw. verschwunden, bei 23 Hüften unverändert geblieben, und bei 36 hat es sich verstärkt. Dies wiederum wird unterstützt von der Angabe, daß 29 von 78 Patienten heute eine Stockhilfe benutzen.

Beinachsenveränderungen wurden bei der valgisierenden Osteotomie trotz kaum durchgeführter Lateralisierung nur 2mal gefunden, und zwar im Sinne ei-

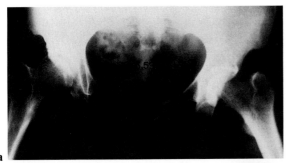
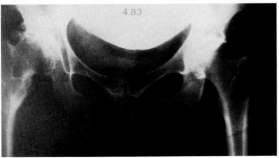

Abb. 1 a, b. Varisierungsosteotomie mit radiologisch schlechtem Verlauf, klinisch und subjektiv jedoch zufriedenstellendem Zustand 24 Jahre postoperativ

nes Genu valgum. Im Krankengut der varisierenden Hüftgelenke fanden sich bei der Nachuntersuchung keine Beinachsenveränderungen.

Der *radiologische Arthroseverlauf* wurde nach dem von Tönnis (1974) angegebenen Schema beurteilt. Danach zeigte die Verlaufsbeobachtung 36mal keine Veränderung, 14mal eine Verbesserung und 49mal eine Verschlechterung des Arthrosegrades bis zum Nachuntersuchungszeitpunkt bzw. bis zur nächsten operativen Versorgung. Wir stellten fest, daß radiologischer und klinischer Verlauf in zahlreichen Fällen nicht korrelierten (Abb. 1). Dabei konnte bei den valgisierenden Osteotomien keineswegs regelmäßig der von Bombelli (1976) erwähnte günstige Einfluß eines „capital drop" bzw. Roof-Osteophyts nachgewiesen werden.

Diskussion

Die 1983 von Hackenbroch u. Rütt veröffentlichten Langzeitergebnisse der valgisierenden intertrochanteren Femurosteotomien erfahren durch Einbeziehung der varisierenden intertrochanteren Osteotomie nun eine Komplettierung. Die Ergebnisse hinsichtlich des subjektiven und objektiven Erfolgs sind weitgehend identisch.

56% der Patienten empfanden bei für heutige Begriffe weitherziger Indikationsstellung nach durchschnittlich 16,3 Jahren das Ergebnis subjektiv immer noch als gut. Das objektive klinische Ergebnis ist in 62% der Fälle als akzeptabel (besser und gleich) zu bezeichnen.

Zu ganz ähnlichen Langzeitergebnissen an einem gemischten Krankengut mit 109 valgisierenden, varisierenden und Verschiebeosteotomien kommt auch Schneider (1979); er fand 12–15 Jahre postoperativ fast in der Hälfte der Fälle gute und befriedigende Resultate, obwohl die Indikation – wie ausdrücklich von ihm betont wird – ebenfalls sehr weit gestellt worden war. Ähnliche Prozentsätze der Beurteilungen wiesen auch Isolauri et al. (1980) bei ihrer Fünfjahresstudie über 90 intertrochantere Osteotomien nach, obwohl wegen des kurzen postoperativen Untersuchungsabstandes der Vergleich nur bedingt möglich ist, aber tendenziell den Langzeitergebnissen entspricht. Die Nachuntersuchungsergebnisse von Leger im Jahre 1978, die bei einem kleineren Kollektiv (29 Patienten) mit einem durchschnittlichen Nachuntersuchungszeitraum zwischen 6 und 9 Jahren erfolgte, weisen eine optimistischere Tendenz auf, da das Resümee bei 80% der Patienten gute und befriedigende Erfolge aufweist. Dies deckt sich mit den Ergebnissen der Schweizer Sammelstatistik, die 1971 Morscher vorlegte; bezüglich des postoperativen Schmerzverhaltens, der Gehfähigkeit und des radiologischen Verhaltens war in über 80% der Fälle das Ergebnis besser bzw. gleich gut wie vor der Operation.

Bei der persönlichen Nachuntersuchung hat sich insbesondere gezeigt, daß unsere nachuntersuchten Patienten eine große Bereitschaft zeigten, ihren jeweiligen Zustand zu akzeptieren und keineswegs den vielleicht nach dem röntgenologischen Verlauf sich anbietenden Wunsch einer Versorgung mit Hüfttotalprothese äußerten. Wir konnten den Eindruck gewinnen, daß diese Patienten in der Lage waren, ihre Lebensumstände ihren körperlichen Bedingungen anzupassen, statt wie es heute vielfach vom Patienten gefordert wird, die körperlichen Bedingungen den gewünschten Lebensumständen anzupassen.

Die hohe Rate der guten Untersuchungsergebnisse bei über 50% der nachuntersuchten Patienten läßt es nach wie vor gerechtfertigt erscheinen, die intertrochantere Femurosteotomie bei primärer und sekundärer Koxarthrose bei jenen Patienten als Therapie der Wahl anzusehen, die einer Totalendoprothese aus verschiedenen Gründen, wie jüngeres Alter, mäßige Schmerzen und ausreichende Gelenkbeweglichkeit sowie noch relativ günstiger radioanatomischer Befund, noch nicht zugeführt werden sollten.

Zusammenfassung

Nach einem Beobachtungszeitraum von durchschnittlich 18,1 Jahren wurden 78 Patienten mit 95 intertrochanteren Femurosteotomien wegen Koxarthrose nachuntersucht. 74mal war varisiert und 21mal valgisiert worden. Bezogen auf die Hüftgelenke trat subjektiv 51mal eine Besserung ein; die Schmerzen waren in 22 Fällen geringer geworden und in 57 Fällen unverändert geblieben. Die Gehfähigkeit war 56mal gebessert und die Gelenkbeweglichkeit 49mal gesteigert worden. Je etwa ein Drittel hatte ein unverändertes Hinken und mußte einen Stock benutzen. Es fand sich kein gravierender Unterschied zwischen Ergebnissen nach Varisierung und nach Valgisierung. Varische Beinachsenveränderungen nach Varisierungsosteotomie wurden nicht gesehen, valgische Achsenveränderungen traten nach Valgisierungsosteotomie trotz unterlassener Lateralisierung nur 2mal auf. Der radioanatomische Befund ist nicht repräsentativ für die Bewertung des Gesamtzustandes, weil einer radiologischen Verschlechterung, die bei über 50% der Hüften erkennbar ist, klinisch eine Besserung bei 60–85% der Hüften gegenübersteht. Daraus folgern wir, daß die intertrochantere Femurosteotomie eine wertvolle Behandlungsmethode der Koxarthrose trotz der heute verfügbaren Endoprothetik darstellt.

Literatur

Barton JR (1927) On the treatment of ankylosis by the formation of artificial joints – new operations. North Am Med Surg J 1:279, 4:310
Bernbeck R (1950a) Intertrochantere Drehosteotomie zur Korrektur der Antetorsion und Coxa valga bei Hüftluxation. Zentralbl Chir 75:1559
Bernbeck R (1950b) Aussprache zum Torsionsproblem der Hüftluxation. Verh Dtsch Orthop Ges, 37. Kongr 1949. Z Orthop 79:201–207
Bombelli R (1976) Osteoarthritis of the hip. Pathogenesis and consequent therapie. Springer, Berlin Heidelberg New York
Hackenbroch MH, Rütt J (1983) Langzeitergebnisse bei valgisierender, intertrochanterer Femurosteotomie. In: Rutt A, Küsswetter W (Hrsg) Gelenknahe Osteotomien bei der Dysplasiehüfte des Adoleszenten und jungen Erwachsenen. Symposium Würzburg 1982. Thieme, Stuttgart New York
Isolauri J, Tervo T, Aho H, Rokkanen P (1980) Intertrochanteric osteotomy without displacement fixed with an AO-blade plate in the treatment of osteoarthritis of the hip. Arch Orthop Trauma Surg 97:57–60
Leger W (1978) Was leistet die Korrekturosteotomie in der Behandlung der Hüftarthrose? Z Orthop 116:180–186
Morscher E (Hrsg) (1971) Die intertrochantere Osteotomie bei Coxarthrose-Analyse und Auswertung von 2251 nachuntersuchten intertrochanteren Osteotomien, 1. Aufl. Huber, Bern
Müller ME (1957) Die hüftnahen Femurosteotomien, 1. Aufl. Thieme, Stuttgart
Pauwels F (1950) Über eine kausale Behandlung der Coxa valga. Z Orthop 79:305–315

Pauwels F (1965) Neue Richtlinien für die operative Behandlung der Koxarthrose. Verh Dtsch Orthop 94:332–366

Schneider R (1979) 12–15 Jahresresultate nach intertrochanterer Osteotomie bei Coxarthrose. Orthopäde 8:79–82

Tönnis D (1974) Die angeborene Hüftdysplasie und Hüftluxation im Kindes- und Erwachsenenalter. Kapitel 13: Klinische und röntgenologische Bewertungsschemen zur Beurteilung von Behandlungsergebnissen, 1. Aufl. Springer, Berlin Heidelberg New York, S 171–177

Spätergebnisse nach intertrochanteren Umstellungsosteotomien bei Koxarthrose (12–17 Jahre)

W. Bracker, B. Rosemeyer und F.-W. Hagena

Die Totalendoprothese an der Hüfte ist zu einer Standardtherapie bei der Koxarthrose geworden. Die Langzeitergebnisse sind jedoch weiterhin mit einem Unsicherheitsfaktor behaftet. Gelenkerhaltende Eingriffe, wie sie die intertrochanteren Umstellungsosteotomien darstellen, müssen deshalb weiterhin in den therapeutischen Überlegungen berücksichtigt werden. Die präoperativen Überlegungen im Hinblick auf Indikation und Erfolg der Osteotomie sind jedoch ungleich schwieriger. Die Voraussetzung für eine fundierte Aussage über den zu erwartenden Erfolg sind die Kontrolle langjähriger Verläufe und die dabei erzielten Erfolge.

Aus diesem Grunde wurden die in den Jahren 1967–1971 an der Staatlich Orthopädischen Klinik München-Harlaching operierten Patienten kontrolliert. In diesem Zeitraum wurden an 120 Patienten insgesamt 170 intertrochantere Umstellungsosteotomien vorgenommen (Tabelle 1). Keine Berücksichtigung fanden wegen der besonderen Problematik Umstellungsosteotomien bei chronischer Polyarthritis, idiopathischer Hüftkopfnekrose, Koxitis sowie alle Kombinationseingriffe in Verbindung mit der Umstellungsosteotomie, wie z. B. Beckenosteotomie nach Chiari, Pfannendachappositionsplastik, Kapsulektomie oder Weichteilentspannungsoperationen.

Von den 120 Patienten konnten insgesamt 78 nachkontrolliert werden. Die genauen Zahlen können der Tabelle 2 entnommen werden. Kontrolliert wurden 66 Varisierungsosteotomien, 35 Medialisierungsosteotomien bzw. Osteotomien nach Mac Murray (1935) sowie 7 Valgisierungsosteotomien (Tabelle 3).

Von den kontrollierten Patienten waren zwischenzeitlich 41% (bzw. 38% der operierten Hüftgelenke) mit einer Totalendoprothese versorgt worden (Tabelle 2). Aus diesem Grunde wurde das Krankengut in 2 Kollektive eingeteilt. Beide Kollektive wurden in einem ausführlichen Fragebogen zu den präoperativen Beschwerden, der subjektiven Einschätzung des Operationserfolgs, der jetzigen Behinderung, der Gehstrecke und der Therapie befragt. Die 67 noch nicht mit einer

Tabelle 1. Intertrochantere Osteotomie bei Koxarthrose (1967–1971): Anzahl der Patienten

	Patienten	Osteotomien
Gesamtzahl	120	170
Kontrolliert	78	108
Gestorben	10	
Kontrolle verweigert	5	
Nicht erreichbar (†?)	27	

Nicht berücksichtigt: cP, Hüftkopfnekrose, Koxitis sowie Kombinationseingriffe

Tabelle 2. Intertrochantere Osteotomie bei Koxarthrose: Verlauf

	Patienten	Osteotomien
Kontrolliert	78	108
Ohne Endoprothese	46 (59%)	67 (62%)
Mit Endoprothese	32 (41%)	41 (38%)
Alter		28–62 Jahre, Durchschnitt 45 Jahre
Verlauf:		
Gesamtzahl		12–17 Jahre, Durchschnitt 12,5 Jahre
Ohne Endoprothese		Durchschnitt 15,2 Jahre
Mit Endoprothese bis zu deren Implantation		Durchschnitt 8,5 Jahre

Tabelle 3. Intertrochantere Osteotomie bei Koxarthrose: Intertrochantere Osteotomieformen

	Varisierung	Medialisierung	Valgisierung
Gesamtzahl	66	35	7
Ohne Endoprothese	54	10	4
Mit Endoprothese	12	25	3
Ohne Endoprothese	5,4	: 1	
Mit Endoprothese		: 2,1	

Totalendoprothese versorgten Gelenke wurden klinisch und röntgenologisch nachuntersucht. Bei den 41 mit einer Totalendoprothese versorgten Hüftgelenken wurden die unmittelbar vor der Endoprothesenimplantation angefertigten Röntgenbilder besorgt und ausgewertet. Ein Hauptziel der Nachuntersuchung war es, über auffällige präoperative Unterschiede zwischen beiden Kollektiven nützliche Hinweise für die Indikationsstellung zur Umstellungsosteotomie zu erhalten. Über den Vergleich der Röntgenbilder beider Kollektive wurde zudem versucht, Kriterien für die Operationsindikation im präoperativen Röntgenbild herauszufinden. Dabei mußten wir uns auf Beckenübersichtsaufnahmen beschränken, da nicht in allen Fällen Funktionsaufnahmen, axilläre Aufnahmen oder Spezialaufnahmen im frontalen Strahlengang in lateral-horizontaler Richtung vorhanden waren.

Das Alter der Patienten lag zwischen 28 und 62 Jahren, im Durchschnitt bei 45 Jahren. Im Kollektiv mit Endoprothese lag das Durchschnittsalter etwa 9 Jahre höher als in dem Kollektiv ohne Endoprothese (ohne Endoprothese 41,8 Jahre, mit Endoprothese 50,6 Jahre). Über 80% der Patienten, die später mit einer Endoprothese versorgt wurden, waren zum Operationszeitpunkt zwischen 40 und 60 Jahre alt.

Der Zeitraum seit der Umstellungsosteotomie betrug 12–17 Jahre mit einem durchschnittlichen Verlauf von 12,5 Jahren. Bei dieser Zahl muß berücksichtigt werden, daß die Verläufe bei Implantation einer Totalendoprothese abbrachen und der Zeitraum bis zur Totalendoprothese in die Rechnung eingeht. Betrachtet man die beiden Kollektive einzeln, so findet sich in dem Kollektiv ohne Totalendoprothese ein durchschnittlicher Verlauf von 15,2 Jahren und in dem Kollektiv mit Totalendoprothese ein durchschnittlicher Verlauf von 8,5 Jahren bis zur Im-

Tabelle 4. Ätiologie

	n	
Idiopathische Koxarthrose	26	
Sekundäre Koxarthrose	82	
Dysplasie, Coxa valga		66
Protrusio acetabul		7
M. Perthes, Epiphyseolysis, posttraumatisch		9

Tabelle 5. Subjektive Zufriedenheit

	n	Ja	Nein
Gesamtkollektiv	(n = 78)	59 (76%)	19 (24%)
Ohne Endoprothese	(n = 46)	40 (87%)	6 (13%)
Mit Endoprothese	(n = 32)	19 (59%)	13 (41%)

plantation der Totalendoprothese. Diese letzte Zahl muß später noch eingehender betrachtet werden.

Die Ätiologie der Koxarthrose wurde anhand der präoperativen Röntgenbilder festgelegt (Tabelle 4). Dabei fanden sich 26 idiopatische Koxarthrosen und 82 sekundäre Koxarthrosen. Den größten Anteil der sekundären Koxarthrosen stellten erwartungsgemäß die Hüftdysplasien bzw. die Coxa-valga-Deformitäten mit 66 Hüftgelenken. Bei 7 Hüftgelenken lag eine Protrusio acetabuli vor, 4mal lag ein posttraumatischer Zustand vor, 2mal ein Zustand nach Perthes sowie 3mal ein Zustand nach Epiphysioloysis capitis femoris. In diese letzte Gruppe wurden nur sichere Fälle gerechnet. Bei einer Anzahl der idiopathischen Koxarthrosen mußte zumindest der Verdacht auf Zustand nach Perthes bzw. Epiphysiolysis gestellt werden, ohne daß dieser Verdacht aus den vorhandenen Röntgenbildern gesichert werden konnte.

Der absolut größte Anteil der Varisierungsosteotomien fiel erwartungsgemäß auf die Dysplasien und Coxa-valga-Deformitäten. 7 Patienten mit eindeutiger Dysplasie bzw. Coxa valga wurden jedoch mit Medialisierungsosteotomie versorgt. Einige wenige idiopathische Koxarthrosen wurden varisiert. Bei den 7 Fällen mit Protrusio acetabuli wurde einheitlich eine Valgisierungsosteotomie durchgeführt.

Im Fragebogen dazu befragt, ob sie mit dem Ergebnis der Osteotomie zufrieden gewesen seien, antworteten 76% der Patienten mit Ja (Tabelle 5). Von den 19 Patienten, die mit Nein antworteten, hatten sich 10 eine größere Schmerzbefreiung versprochen, 4 störte die Beinverkürzung bei einseitiger Operation, 2 Patienten waren mit dem kosmetischen Ergebnis der durch beidseitige Varisierung verbreiterten Hüften unzufrieden, 3 Patienten machten keine näheren Angaben. Nahezu 70% der unzufriedenen Patienten fanden sich im Kollektiv mit Endoprothese.

Zur Festlegung der Schmerzintensität wurde die Schmerzskala nach Merle d'Aubigné verwendet:

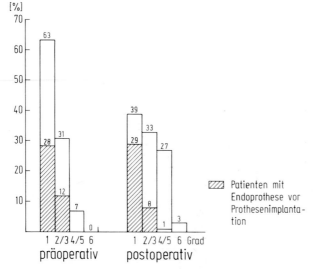

Abb. 1. Schmerzen nach der Gradeinteilung von Merle d'Aubigné präoperativ und postoperativ zum Zeitpunkt der Nachuntersuchung (n = 75)

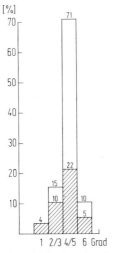

Abb. 2. Schmerzen nach der Gradeinteilung von Merle d'Aubigné: größte postoperative Besserung nach Fragebogenangabe (n = 75)

Grad 1: sehr stark, dauernd, Ruheschmerz,
Grad 2: sehr stark beim Versuch zu laufen,
Grad 3: stark, nur wenig Aktivität zulassend,
Grad 4: bei großer Belastung, nach Pause besser,
Grad 5: leicht, Anlaufschmerz,
Grad 6: kein Schmerz.

Präoperativ hatten hiernach 94% der Patienten Schmerzen von Grad 1–3, also stärkste Schmerzen mit Ruheschmerz bzw. bei bereits geringer Belastung, die eine wesentliche Aktivität nicht zuließen (Abb. 1 und 2). Im rechten Teil der Abb. 1 finden sich unter postoperativ im weißen Bereich der Säulen die Ergebnisse der nachuntersuchten Patienten ohne Endoprothese, die schraffierten Anteile der

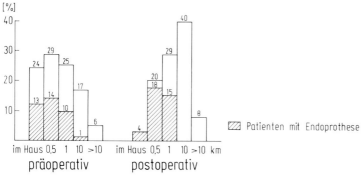

Abb. 3. Gehstrecke präoperativ und postoperativ (n = 73)

Säulen geben den Schmerzzustand unmittelbar vor Implantation der Totalendoprothese im Kollektiv mit Endoprothese an. Da diese Angaben kein klares Bild über die postoperative Schmerzsituation ergeben können, wurden die Patienten im Fragebogen danach befragt, ob die Schmerzintensität im postoperativen Zeitraum schon besser gewesen war als zum Zeitpunkt der Nachuntersuchung bzw. unmittelbar vor der Protheseinplantation. Die hier angegebenen Schmerzintensitäten sind in Abb. 2 graphisch dargestellt. Der Zeitraum dieser „größten Besserung" wurde mit 2–12 Jahren angegeben. Somit waren über 80% der Patienten zumindest in einem gewissen postoperativen Zeitraum schmerzfrei oder hatten nur Schmerzen bei größerer Belastung, die rasch wieder verschwanden. Von den restlichen 19% der Patienten, bei denen auch postoperativ stärkere Schmerzen verblieben, fiel der größte Anteil mit 13% erwartungsgemäß in das Kollektiv mit Endoprothese. Zumindest 66% der Patienten mit Totalendoprothese zum Nachuntersuchungszeitraum wiesen postoperativ ebenfalls einen schmerzfreien oder schmerzarmen Zustand auf. Insgesamt hatte das Kollektiv mit späterer Endoprothese bereits präoperativ die größeren Schmerzen.

Ein ähnliches Bild bietet sich bei der Gehstrecke (Abb. 3). Die Befragung nach einer postoperativ größtmöglichen Gehstrecke zu einem gewissen Zeitpunkt ergab so ungenaue Antworten, daß diese nicht verwertbar waren. Auch hier sind in den postoperativen schrägschraffierten Säulen die Gehstrecken unmittelbar vor Implantation einer Totalendoprothese aufgezeichnet.

Bei dem nachuntersuchten Kollektiv ohne Endoprothese gab lediglich 1 Patient eine Gehstrecke unter 1 km an. Skeptisch beurteilt werden muß die Anzahl der Patienten, die angeben, noch bis zu 10 km gehen zu können im Vergleich zu den Schmerzangaben zum Nachuntersuchungszeitpunkt (Abb. 3). Bei der Angabe des Bewegungsausmaßes wurden aufgeführt die Flexion, der Umfang der Adduktions-Abduktions-Bewegung sowie der gesamte Rotationsumfang, der noch passiv ohne stärkere Schmerzangaben durchführbar war (Abb. 4). Die dick gezeichneten Säulen geben die präoperativen Werte des Gesamtkollektivs sowie die Werte des nachuntersuchten Kollektivs ohne Endoprothese an. Die dünn und versetzt gezeichneten Säulen geben die präoperativen Werte der beiden Kollektive ohne und mit Endoprothese an. Hier ist deutlich zu sehen, daß in allen Bewegungsausmaßen die später mit Endoprothese versorgten Patienten bereits präoperativ ein deutlich geringeren Bewegungsumfang haben. Besonders auffällig ist dies beim Rotationsumfang sichtbar. Da die Säulen in Abb. 1 und 3 dasselbe Kollektiv umfassen, können hier prä- und postoperative Vergleiche angestellt wer-

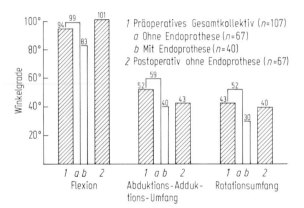

Abb. 4. Bewegungsumfang

den: Die Flexion veränderte sich nicht wesentlich, jedoch nahmen der Abduktions-Adduktions-Umfang und der Rotationsumfang im Lauf der Zeit deutlich ab. Diese Abnahme des Bewegungsumfangs ist den Patienten selbst meist nicht aufgefallen und hatte auch keine signifikanten Rückwirkungen auf die subjektive Einschätzung durch die Patienten, solange keine Kontrakturen bestanden.

Um die radiologische Auswertung der Röntgenbilder differenzierter vornehmen zu können, wurde eine eigene Bewertungsskala entwickelt, in die die radiologischen Parameter der Arthrose wie Gelenkspaltweite, Zystenbildung, Osteophytenbildung, Sklerosierung und Kopfentrundung in bestimmten Abstufungen mit einer bestimmten Punktzahl in eine Gesamtpunktezahl eingingen (Tabelle 6). Dabei wurde eine maximale Punktzahl von 50 für das Endstadium der Arthrose vergeben. Die obengenannten radiologischen Einzelparameter wurden gleichgewichtet. Der Versuch, einzelne Parameter unterschiedlich stark zu gewichten – also z. B. der Gelenkspaltweite den 3fachen Punktewert zu geben – ergab keine wesentliche Änderung im Kurvenverlauf. In Abb. 5 ist die Veränderung der Arthrose entsprechend der obengenannten Skala aufgezeichnet. Dabei ist auf der Senkrechten der präoperativ festgestellte Arthrosegrad und auf der Waagrechten der zum Zeitpunkt der Nachuntersuchung bzw. unmittelbar vor der Prothesenimplantation festgestellte Arthrosegrad aufgetragen. Somit liegen alle gebesserten Befunde oberhalb der 45°-Diagonalen, alle verschlechterten darunter. Deutlich sichtbar ist, daß der weitaus überwiegende Anteil der Arthrosen sich im Lauf der Zeit wesentlich verschlechtert hat. Dieser röntgenologisch verschlechterte Zu-

Tabelle 6. Punktindex für die radiologische Beurteilung der Koxarthrose (maximale Punktzahl 50)

Punkte	Gelenk-spalt (mm)	Zysten Kopf/Pfanne (Durchmesser in mm)	Osteophyten Kopf/Pfanne (Durchmesser in mm)	Sklerosierung Kopf/Pfanne	Kopf-entrundung
6	0	>10	>15	Stark	Stark
4	2	<10	<15	Mittel	Mittel
2	4	<5	<10	Leicht	Leicht
0	≧6	–	–	–	–
		(Multiple Zysten 2 Punkte)			

Spätergebnisse nach intertrochanteren Umstellungsosteotomien bei Koxarthrose 395

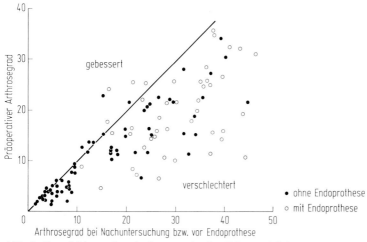

Abb. 5. Entwicklung des Arthosegrades im Röntgenbild nach intertrochanterer Umstellungsosteotomie (n = 108)

stand korreliert nur sehr wenig mit den subjektiven Angaben der Patienten über Schmerzen, Gehstrecke etc. Somit ist dem Röntgenbild bei der Beurteilung des Erfolgs einer Umstellungsosteotomie zumindest in der a. p.-Projektion nur eine sehr untergeordnete Rolle zuzubilligen. Es wurden auch nicht nur allein die Hüftgelenke durch eine Endoprothese ersetzt, die sich besonders stark verschlechtert hätten, sondern es fanden sich im Kollektiv mit Endoprothese auch radiologisch gebesserte Hüftgelenke, die mittlerweile durch eine Endoprothese ersetzt worden waren. Im allgemeinen verschlechterten sich präoperativ bereits stärker ausgeprägte Arthrosen mehr als Arthrosen leichteren Grades. Als Grenzwert ist hier ein Arthrosegrad von etwa 10 anzugeben. Bei den Hüftgelenken, die präoperativ einen Arthrosegrad unter 10 aufwiesen, wurde bis zum Nachuntersuchungszeitraum ein wesentlich geringerer Anteil durch eine Totalendoprothese ersetzt, als dies im Gesamtkollektiv der Fall ist (13% gegenüber 40%).

Auch der Vergleich von röntgenologischen Einzelparametern zwischen den beiden Kollektiven ergab nur für die Gelenkspaltweite signifikante Unterschiede zwischen beiden Patientengruppen. Hier fand sich in der Gruppe mit Endoprothesen eine bereits präoperativ wesentlich geringere Gelenkspaltweite als in der Gruppe ohne Endoprothese (1,2-mm-Gruppe mit Endoprothese, 3,4-mm-Gruppe ohne Endoprothese). Bei allen übrigen Parametern wie Sklerosierung, Osteophytenbildung und Zystenbildung fanden sich keine auffälligen Unterschiede zwischen beiden Kollektiven. Lediglich bei den Patienten, bei denen bereits präoperativ eine starke Kopfentrundung vorlag und durch die Umstellungsosteotomie keine bessere Gelenkkongruenz hergestellt werden konnte, wurde rasch eine Endoprothese implantiert.

Listet man die Fälle mit Endoprothese entsprechend dem Zeitraum zwischen Umstellungsosteotomie und Prothesenimplantation auf, so können 3 Gruppen unterschieden werden. Die Hüftgelenke, bei denen die Endoprothese erst mehr als 12 Jahre nach der Umstellungsosteotomie implantiert wurde, fallen aus dem Kollektiv heraus, da hier der postoperative Zeitraum bereits im Nachuntersuchungszeitraum liegt. Es handelt sich um 8 Hüftgelenke. Die 2 weiteren Gruppen teilen sich in eine kleinere, bei denen die Prothesen zwischen dem 2. und 5. postoperativen Jahr implantiert wurden, mit 12 Hüftgelenken, sowie in eine größere, bei denen zwischen dem 7. und 11. Jahr nach der Umstellungsosteotomie die Prothese implantiert wurde. Erwartungsgemäß findet sich in der Gruppe mit den besonders kurzen Verläufen ein sehr hoher Anteil mit dem Erfolg der Osteotomie unzufriedener Patienten (9 von 12). Betrachtet man sich die Röntgenbilder dieses Kollektivs gesondert, so finden sich überdurchschnittlich viel starke Kopfentrundungen und massive Gelenkspaltverschmälerungen. In dieser Gruppe finden sich nahezu alle Medialisierungsoperationen bei Hüftdysplasie bzw. Coxa valga. Bei den übrigen Fällen handelt es sich ätiologisch um idiopathische Koxarthrosen.

Zusammenfassend können folgende hervorstechenden Auffälligkeiten im Kollektiv mit Endoprothese gefunden werden: Der Anteil der idiopathischen Koxarthrosen ist prozentual doppelt so hoch wie im Kollektiv ohne Endoprothese. Es überwiegen die Medialisierungsoperationen um das doppelte gegenüber den Varisierungsosteotomien. Im Kollektiv ohne Endoprothese überwiegen die Varisierungsosteotomien im Verhältnis von 5 zu 1 gegenüber den Medialisierungsosteotomien. Alle Medialisierungsosteotomien bei Dysplasie bzw. Coxa valga wurden bereits frühzeitig durch Totalendoprothesen ersetzt. Bei diesen Patienten findet sich ein großer Anteil mit dem Ergebnis unzufriedener Patienten. Die Patienten, die später durch eine Endoprothese versorgt wurden, hatten bereits präoperativ die größeren Schmerzen, die kleinere Gehstrecke und den geringeren Bewegungsumfang besonders in der Rotation.

Röntgenologisch findet sich in dem Kollektiv mit Endoprothese präoperativ ein geringerer Gelenkspalt mit durchschnittlich 1,2 mm gegenüber dem Kollektiv ohne Endoprothese mit durchschnittlich 3,4 mm. Bei den übrigen röntgenologischen Kriterien wie Sklerosierungsgrad, Zystenbildung und Osteophytenausbildung sind keine signifikanten Unterschiede erkennbar.

Somit kann zusammenfassend die Umstellungsosteotomie dann empfohlen werden, wenn eine vorbestehende Deformität wie z.B. Coxa valga besteht. Die Medialisierungsosteotomie, die lediglich einen Entlastungseffekt bringt, ist sicher wirksam. Bei ihr kann jedoch nicht mit einem ähnlich langen Zeitraum gerechnet werden wie bei der Varisierungsosteotomie. Die Fallzahl bei den Valgisierungsosteotomien ist zu gering, um sichere Aussagen zu machen. Die Medialisierungsostetomie bei vorbestehender Coxa valga bzw. Dysplasie hat sich in unserem Krankengut nicht bewährt. Die Osteotomie sollte zu einem relativ frühen Zeitpunkt stattfinden. Die Überlegung, ob eine intertrochantere Umstellungsosteotomie sinnvoll sein kann, muß zeitlich lange vor der Überlegung zur Totalendoprothese stehen. Sie darf nicht erst als Alternative zur Endoprothese ins Auge gefaßt werden. Ein Arthrosegrad über 10, entsprechend der obengenannten Skala, muß nach unseren Ergebnissen i. allg. als prognostisch ungünstig aufgefaßt werden, ohne daß dies für den Einzelfall immer zutrifft. Insgesamt kann die intertrochantere Umstellungsosteotomie bei der Koxarthrose den Zeitpunkt für die Endoprothese viele Jahre, wenn nicht Jahrzehnte hinausschieben.

Literatur

Bracker W, Hagena F-W, Rosemeyer B (1984) Der Wert der intertrochanteren Varisierungsosteotomie als gelenkerhaltender Eingriff bei der Koxarthrose (Langzeituntersuchungen). In: Bauer R, Kerschbaumer F (Hrsg) Die Koxarthrose. M-L Verlag, Uelzen (Buchreihe für Orthopädie und orthopädische Grenzgebiete, Bd 9)

Hagena F-W, Bracker W, Rosemeyer B (1984) Langzeituntersuchungen nach intertrochanteren Medialisierungsosteotomien bei der Koxarthrose. In: Bauer R, Kerschbaumer F (Hrsg) Die Koxarthrose, M-L Verlag, Uelzen (Buchreihe für Orthopädie und orthopädische Grenzgebiete, Bd 9)

Mc Murray TP (1935) Osteoarthritis of the hip – joint. Br J Surg 22:716

Merle d'Aubigné R (1970) Cotation chiffrée de la fonction de la hanche. Rev Chir Orthop 56:481

Morscher E (1971) Die intertrochantere Osteotomie bei Koxarthrose. Huber, Bern

Pauwels F (1968) Der Platz der Osteotomie in der chirurgischen Behandlung der Koxarthrose. Triangel 6:196

Pauwels F (1973) Atlas zur Biomechanik der gesunden und kranken Hüfte. Springer, Berlin Heidelberg New York

Rütt A, Küsswetter W (1982) Gelenknahe Osteotomien bei der Dysplasiehüfte der Adoleszenten und jungen Erwachsenen. Thieme, Stuttgart New York

Schneider R (1979) Die intertrochantere Osteotomie bei Koxarthrose. Springer, Berlin Heidelberg New York

Langzeitergebnisse nach entspannenden Weichteileingriffen an der Hüfte

H. Meßler und R. Birnbaum

Einleitung

Aufgrund der guten Ergebnisse in der Behandlung der infantilen Coxa vara, bei der sich der Schenkelhals nach Resektion des Trochanter major aufrichtete, führte Brandes 1933 (Brandes 1956) das Prinzip der muskelentspannenden Operationen in die Behandlung der Koxarthrose ein. Unter dem Gesichtspunkt der Druckentlastung auf das arthrotische Gelenk durch Aufhebung des Zuges der kleinen Glutäen führte er die Trochanterresektion durch. Durch seinen Schüler Voss (1956 a, b) wurde dieses Prinzip aufgenommen und erweitert, indem er neben der basalen Schrägabmeißelung des Trochanter major den Tractus iliotibialis und die Adduktoren durchtrennte. Küntscher (1958) entlastete zusätzlich den Rectus femoris. Pauwels (1961) und O'Malley (1966) wiesen auf den Wert der Durchtrennung des M. iliopsoas unter dem Gesichtspunkt seiner Verlaufsrichtung, über die er den funktionell größten Druck auf das Gelenk ausübt, hin.

Es ist das Verdienst Imhäusers, die angegebenen Operationstechniken auf die spezifischen Gegebenheiten bei Ab- und Adduktionskontrakturen ausgelegt zu haben (Imhäuser 1969).

Bei der Adduktions-, Beuge- und Außenrotationskontraktur durchtrennt er den Iliopsoas und die Adduktoren.

Bei der selteneren Abduktionskontraktur, die meistens mit einer Außenrotations- und Beugekontraktur einhergeht, empfiehlt er die Trochanterabtrennung, die Iliopsoastenotomie und die Tractusdurchtrennung.

Der erreichte, hauptsächlich schmerzreduzierende Effekt der Muskelentlastungsoperation läßt sich zusammenfassend unter 3 Gesichtspunkten verstehen:
1) muskuläre Dekompression,
2) Korrektur der Kontrakturen,
3) funktionelle Vergrößerung der gewichttragenden Gelenkoberflächen.

Trotz mancher guten kurz- und mittelfristigen Ergebnisse wurde der Eingriff wegen der geringen Konstruktivität, in neuerer Zeit auch unter dem Gesichtspunkt der guten Sofortergebnisse der Endoprothetik und der guten Erfolge nach Umstellungsosteotomien, mehr und mehr in den Hintergrund gedrängt.

Material und Methode

1962–1974 wurden an der orthopädischen Universitätsklinik Bonn 45 muskelentspannende Operationen an der Hüfte durchgeführt.

Das durchschnittliche Operationsalter betrug 49,2 Jahre mit maximal 59 Jahren und minimal 36 Jahren.

Die Nachuntersuchungszeit belief sich auf durchschnittlich 17,8 Jahre mit maximal 23 Jahren und minimal 10 Jahren.

23 Patienten mit einem Durchschnittsalter von 67 Jahren mit minimal 46 Jahren und maximal 81 Jahren konnten erreicht und über einen subjektiven Fragebogen und eine klinische Untersuchung analysiert werden.

Es handelte sich um 17 Frauen und 6 Männer.

Indikation

Unter dem Gesichtspunkt, daß es sich bei der muskelentspannenden Operation um eine prolongierende Maßnahme handelt, wurde die Indikation sehr eng gestellt, zumeist bei den Patienten, bei denen der günstigste Operationstermin für die erfolgssicheren Umstellungsosteotomien bereits verpaßt war bzw. die für einen alloarthroplastischen Ersatz zu jung erschienen.

Es handelte sich um:
18 idiopathische primäre Koxarthrosen,
 2 posttraumatische Arthrosen,
 1 Coxa plana bei Zustand nach M. Perthes,
 1 Hüftkopfnekrose,
 1 Zustand nach Epiphysiolysis capitis femoris.

Operationsvorbereitung

Der Operation ging eine ambulante Behandlungszeit mit durchschnittlich 3,8 Jahren dauernden konservativen Maßnahmen, hauptsächlich mit physikalischer, krankengymnastischer und medikamentöser Behandlung, voraus.

Präoperativ wurden alle Patienten stationär krankengymnastisch zur Lockerung des erkrankten Gelenks aufgenommen, wobei auch eine Extension an der erkrankten Extremität angelegt wurde. Ergänzend erfolgten Unterwassermassagen, tägliches Schwimmen, die Anwendung von Peloiden sowie elektrophysikalische Maßnahmen. Abhängig von der präoperativen Beweglichkeit betrug der Klinikaufenthalt vor der Operation 3–62 Tage. Bei einigen der Patienten wurde präoperativ bzw. perioperativ eine Narkosemobilisation durchgeführt.

Operationsmethode

Bei 10 Patienten (43,5%) wurde die klassische Operation nach Voss mit Durchtrennung des Trochanter major, des Tractus iliotibialis und der Adduktoren, erweitert um die Iliopsoastenotomie, durchgeführt (Voss 1956a, b). In Anlehnung an Imhäuser wurden bei 9 Patienten (39,1%) mit Adduktions-, Flexions- und Außenrotationskontraktur nur die Adduktoren und der Iliopsoas gelöst, während bei 4 Patienten (17,4%) mit Abduktionskontraktur die Trochantermajorabmeißelung in Verbindung mit der Iliopsoastenotomie und der Tractusdurchtrennung durchgeführt wurde.

Nachbehandlung

Für 6 Wochen nach der Operation wurde eine Gamaschenextension mit 2–3 kg angelegt. Ab dem 3. Tag nach der Operation wurden passive Bewegungsübungen durchgeführt.

Unter dem Gesichtspunkt der Behandlung der Beugekontraktur wurden die Patienten mehrfach am Tage auf dem Bauch gelagert.

Nach Wundheilung wurde mit aktiven und passiven Übungen im Bewegungsbad begonnen, danach erfolgte eine zunehmende Mobilisierung im Gehwagen, später an 2 Unterarmgehstützen.

Nach 6 Wochen wurde die Physiotherapie ambulant fortgeführt. Insgesamt erfolgte die Entlastung an 2 Unterarmgehstützen für 6 Monate, danach abbauend über 3 Monate mit 1 Gehstütze.

19 Patienten befanden sich im gesamten Verlauf von der Operation bis zum Nachuntersuchungstermin in konservativer Nachbehandlung durch den niedergelassenen Orthopäden oder den Hausarzt.

Ergebnisse

Schmerzen

Eine Schmerzänderung im Sinne einer Verbesserung gaben in den ersten Jahren nach der Operation 20 Patienten (87%) an, ein unverändertes Bild fand sich bei 2 Patienten (8,7%), zu einer Verschlechterung war es in 1 Fall (4,3%) gekommen.

Dabei erlangten eine vollständige Schmerzfreiheit über 10 Jahre (maximal 22 Jahre) 5 Patienten (21,7%).

Zwischen 5 und 10 Jahren schmerzfrei waren 4 Patienten (17,4%), bis zu 5 Jahren ebenfalls 4 Patienten (17,4%). 10 Patienten (43,5%) gaben an, nach der Operation niemals vollständig beschwerdefrei gewesen zu sein.

Beweglichkeit

Im Anschluß an die Operation waren 8 Patienten (34,8%) in der Lage, jede Strecke schmerzfrei bewältigen zu können, während zum Nachuntersuchungstermin, bzw. bei der letzten Untersuchung vor totalendoprothetischem Ersatz, im folgenden als NU/OP-Termin bezeichnet, sämtliche Patienten eine eingeschränkte Gehstrecke hatten.

Über einen Kilometer schmerzfrei gingen postoperativ 5 Patienten (21,7%), am NU/OP-Termin 3 Patienten (13%).

500–1000 m erreichten nach der Operation 6 Patienten (26,1%), am NU/OP-Termin 10 Patienten (43,5%). 100–500 m bewältigten 4 Patienten (17,4%) postoperativ, 3 Patienten (13%) am NU-OP-Termin.

1 Patient (4,3%) gab am NU-OP-Termin eine Gehstrecke von 50–100 m an, 5 Patienten (21,7%) waren nur noch in der Lage, sich in der Wohnung fortzubewegen, während 1 Patient (4,3%) bettlägerig war (Abb. 1).

In der Lage, unbegrenzt Treppen zu steigen, waren postoperativ 6 Patienten (26,1%), begrenzt 14 Patienten (60,9%); außerstande waren 3 Patienten (13%).

Die durchschnittliche Anzahl der problemlos zu bewältigenden Stufen lag bei 15.

Einen normalen Stuhl konnten 11 Patienten (47,8%) benutzen, ebensoviele hatten Schwierigkeiten, sich in tiefe Sessel zu setzen, bzw. daraus aufzustehen. 1 Patient hatte sich mit einem Arthrodesenstuhl versorgt.

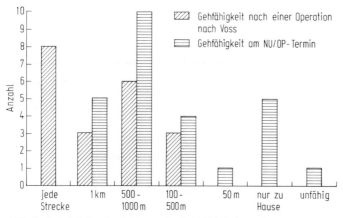

Abb. 1. Anzahl der Patienten mit Gehfähigkeit nach einer Operation nach Voss und am NU/OP-Termin

Postoperativ benötigte 1 Patient (4,3%) keine Gehhilfe, 8 Patienten (34,8%) verwandten gelegentlich einen Stock, während 14 Patienten stets auf Gehhilfen angewiesen waren.

Behinderung

Zusammenfassend gaben 2 Patienten (8,7%) an, keine Beeinträchtigung im täglichen Leben zu verspüren. Über gelegentliche Behinderungen berichteten 19 Patienten (82,6%), regelmäßig beeinträchtigt fühlten sich 2 Patienten (8,7%).

Voll berufstätig waren nach der Operation 4 Patienten (17,4%), eingeschränkt 14 Patienten (60,9%). Berufsunfähig waren 5 Patienten (21,7%).

Zeitlicher Ablauf

Bei der Analyse des Schemas nach Merle d'Aubigné ergab sich ein Ausgangsmittelwert von 8,94 in der Gesamtsumme.

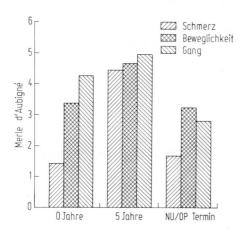

Abb. 2. Schmerz, Beweglichkeit und Gang nach der Gradeinteilung von Merle d'Aubigné 0 Jahre und 5 Jahre nach der Operation und am NU/OP-Termin

Dieser hatte sich bei der Fünfjahreskontrolle auf 14,0 verbessert, um am NU/OP-Termin wieder auf 7,65 abzufallen.

Der Ausgangswert des Schmerzes belief sich auf 1,38, der der Untersuchung nach 5 Jahren auf 4,44, der zum NU/OP-Termin auf 1,66.

Bei der Motilität fand sich ein Basiswert von 3,33, der sich in den ersten 5 Jahren auf 4,66 steigerte, um dann zum NU/OP-Termin wieder auf 3,22 abzunehmen.

Der mittlere Ausgangswert für den Gang betrug 4,22, bei der Fünfjahreskontrolle 4,94, am NU/OP-Termin 2,77 (Abb. 2).

Die absolute Gehstrecke betrug vor der Operation im Durchschnitt 1 800 m, minimal 0 m, maximal 5 000 m, nach 5 Jahren 4 500 m, minimal 100 m, maximal 10 000 m, zum Zeitpunkt des NU/OP-Termins 650 m, minimal 0 m, maximal 3000 m.

Zweiteingriffe

Eine Zweitoperation wurde bei 19 Patienten (82,6%) an der voroperierten Hüfte durchgeführt. Dabei wurden ausnahmslos Totalendoprothesen implantiert. Der Zweiteingriff erfolgte mit einem durchschnittlichen zeitlichen Abstand von 10,1 Jahren, mit einem Maximum von 17 Jahren und einem Minimum von 1 Jahr. Der Median betrug 10 Jahre.

Auffallend war die lange Laufzeit der 4 nicht nachoperierten Patienten (17,4%) von durchschnittlich 21,3 Jahren, die jedoch bei der Nachuntersuchung starke Einschränkungen der Beweglichzeit zeigten und sämtlich an Gehhilfen gebunden waren.

Eine Operation der Gegenseite erfolgte in 13 Fällen (56,5%) durch einen totalendoprothetischen Ersatz der Hüfte. Dies geschah frühestens nach 5 Jahren, spätestens nach 14 Jahren. Der Durchschnitt betrug 10,5 Jahre. Umstellungen oder sonstige Operationen wurden nicht durchgeführt.

Beurteilung

Eine Empfehlung zur Operation nach Voss gaben 14 Patienten (60,9%) an, abraten würden hingegen 9 Patienten (39,1%) (Voss 1956a, b).

Insgesamt beurteilten 4 der Operierten (17,4%) den Erfolg der Operation bis heute als günstig, während 14 Patienten (60,9%) den Eingriff über einige Jahre sahen. 5 der Operierten (21,7%) schätzten den Eingriff als ungünstig ein.

Diskussion

Das Ziel der muskelentspannenden Operation bei Koxarthrose ist im wesentlichen in der Linderung der Schmerzen, dem Hauptfaktor des Leidensbildes, zu sehen. Eine Verbesserung der Beweglichkeit und des Gangbildes und damit des Mobilisationsgrades ist unter dieser Prämisse als Sekundärfaktor zu betrachten.

Wie die Ergebnisse gezeigt haben, lassen sich Schmerzfreiheit oder Linderung in der Mehrzahl der Fälle mittelfristig erreichen.

Mit längerem Abstand zur Entspannungsoperation treten Beschwerden wieder verstärkt auf und erfordern in der Mehrzahl der Fälle einen Zweiteingriff.

Dies entspricht den Beobachtungen der meisten Autoren. So gab O'Malley (1966) eine Zunahme der ungünstigen Resultate von 12% auf 30% im Fünfjahreszeitraum an. Chapchal (1965) beschreibt eine Vielzahl von Rezidiven, da die Arthrose mit der Wiederherstellung der Muskelspannung ihren Fortgang findet. Er gibt dem Verfahren, vermutlich unter dem Aspekt eines kurativen Eingriffes, dementsprechend keine klinische Bedeutung.

Offensichtlich sind Motilität und Gang weniger stark beeinflußbar als der Schmerz. Hierin liegt der entscheidende Unterschied zur Endoprothese oder zur Umstellungsosteotomie, die Schmerz, Motilität und Gang entscheidend positiver verändern können.

Die offensichtliche Diskrepanz zwischen der rückblickenden Beurteilung des Nutzens der Entspannungsoperation und der heutigen Einstellung mit der daraus resultierenden Empfehlung läßt sich nach unserer Ansicht aus dem vom Patienten selbst erlebten Qualitätsunterschied zwischen Entspannungsoperation und Totalendoprothese ableiten, zumal fast alle Patienten inzwischen endoprothetisch versorgt wurden.

In den Röntgenverläufen ließ sich die von manchen Autoren beschriebene Verbesserung der radiologischen Gelenksituation langfristig nicht nachvollziehen. Da bekanntermaßen keine sichere Korrelation zwischen klinischen und radiologischen Befunden besteht, darf nicht vom Röntgenbefund auf das subjektive Beschwerdebild des Patienten geschlossen werden. Radiologische Kontrolluntersuchungen sollten unserer Meinung nach nicht als Erfolgsparameter der Behandlungsmethode dienen. Bei der Würdigung des Operationsergebnisses durch den Patienten scheint die meist recht deutliche Schmerzminderung im Vordergrund zu stehen. Dies veranlaßt u. E. die Patienten über Einschränkungen der Beweglichkeit – zumeist sind auch weiter Gehhilfen erforderlich – hinwegzusehen.

So zeigen sich eindeutige Einschränkungen beim Treppensteigen, vermutlich durch die Iliopsoasdurchtrennung bedingt. Auch das Trendelenburg-Zeichen wurde subjektiv recht wenig beachtet.

Auffällig ist die hohe Inzidenz von endoprothetischen Versorgungen der Gegenseite. Dies entspricht den Beobachtungen von Mau und Dränert (Mau 1969), die ebenfalls eine erhebliche Zunahme der kontralateralen Hüftbeschwerden fanden.

Unsere Beobachtungen haben gezeigt, daß der Qualitätsverlust im Zeitraum von 6 bis 12 Jahren einsetzt, so daß Zweiteingriffe notwendig werden (Abb. 3).

Es mag dahingestellt sein, ob sich bei der Indikationsstellung zur Nachoperation neben der verschobenen Altersgrenze auch die verbesserten Möglichkeiten der endoprothetischen Versorgung niedergeschlagen haben.

Faßt man sämtliche Gesichtspunkte zusammen, so sind die muskelentspannenden Operationen an der Hüfte als palliative Eingriffe geringeren Ausmaßes mit guten Rückzugsmöglichkeiten einzuschätzen, die allerdings dem Ergebnis von Umstellungsosteotomien nach guter Indikationsstellung oder dem totalendoprothetischen Ersatz unterlegen sind.

Abschließend betrachtet glauben wir aus unseren Ergebnissen, unter den vorgegebenen Einschränkungen folgern zu dürfen, daß bei strenger Indikationsstellung die muskelentspannende Operation am Hüftgelenk, durchgeführt unter den von Imhäuser angegebenen Kriterien, auch heute noch eine Möglichkeit darstellt, Schmerzen zu lindern und damit eine bessere Gesamtsituation des Patienten herbeizuführen.

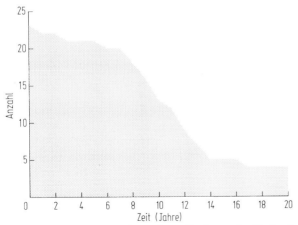

Abb. 3. Anzahl nicht nachoperierter Patienten im Verlauf von 20 Jahren

Dies trifft vor allen Dingen auf den jüngeren Menschen zu, bei dem man mit der Indikationsstellung zur Alloarthroplastik noch zurückhaltend ist, bei dem andererseits der Zeitpunkt zur Umstellungsosteotomie versäumt worden ist und durch die muskelentspannende Operation ein die Alloplastik aufschiebender Effekt bei nicht eingeschränkten Rückzugsmöglichkeiten zu erwarten ist.

Zusammenfassung

Nachuntersuchungsergebnisse von 23 Patienten, bei denen vor mehr als 10 Jahren eine Entspannungsoperation bei Hüftarthrose nach Voss/Brandes oder in der Modifikation nach Imhäuser durchgeführt wurde, werden dargestellt.

Dabei zeigen die Ergebnisse, daß eine Minderung oder Besserung der Beschwerden über mehrere Jahre sowohl unter objektiven als auch subjektiven Gesichtspunkten erreichbar war. In den meisten Fällen wurde in der Zwischenzeit eine Alloarthroplastik durchgeführt.

In der subjektiven Beurteilung der Patienten, wie auch unter funktionellen Aspekten, zeigt sich die Alloarthroplastik dabei der Entspannungsoperation überlegen.

Die Nachuntersuchungsergebnisse belegen, daß muskelentspannende Eingriffe geeignet sind, eine Alloarthroplastik über mehrere Jahre hinauszuzögern, so daß diesem Verfahren unter speziellen Voraussetzungen auch heute noch ein Indikationsbereich zukommt.

Literatur

Brandes M (1922) Verh Dtsch Ges Orthop Chir 17:266
Brandes M (1956) Disk Verh Dtsch Orthop Ges, 43. Kongreß. Enke, Stuttgart, S 301
Chapchal G (1965) Orthopädische Chirurgie und Traumatologie der Hüfte. Enke, Stuttgart
Imhäuser G (1966) Zur temporären Hängehüfte. Verh Dtsch Orthop Ges, 52. Kongreß. Enke, Stuttgart, S 439

Imhäuser G (1969) Technik und Ergebnisse der Muskelentspannungsoperation bei der Coxarthrose. In: Rütt A (Hrsg) Die Therapie der Coxarthrose. Thieme, Stuttgart
Küntscher G (1958) Die Voss-Operation – Die Befreiung vom Hüftschmerz. Chir Prax 3:331
Mau H (1969) Idee, Indikation und postoperative Reaktionen der muskulären Entspannungsoperationen. In: Rütt A (Hrsg) Die Therapie der Coxarthrose. Thieme, Stuttgart
O'Malley AG (1966) Muscle release operation. SICOT Kongreß Paris, p 246
Pauwels F (1961) Neue Richtlinien für die operative Behandlung der Coxarthrose. Verh. Dtsch Orthop Ges, 48. Kongreß. Enke, Stuttgart, S 332
Schlegel KF (1966) Die muskulären Entspannungsoperationen. SICOT Kongreß, S 243
Vosss C (1956a) Die temporäre Hängerhüfte – ein neues Verfahren zur Behandlung der Coxarthrose und anderer deformierender Hüfterkrankungen. Verh Dtsch Orthop Ges, 43. Kongreß. Enke, Stuttgart, S 351
Voss C (1956b) Coxarthrose. Die temporäre Hängehüfte. Münch Med Wochenschr 98:954

Langzeitresultate der valgisierenden Entspannungsosteotomie nach Pauwels (P II)

F. Endler

Die unterschiedlichen Koxarthroseformen erfordern eine differenzierende klinische Analyse und einheitliche Beurteilung. Komplexe mechano- und biopathologische Krankheitsursachen haben häufig sehr ähnliche klinische Verlaufsformen mit variablen Zerstörungsgraden der Gelenkgewebe und sekundären Gelenkdeformitäten zur Folge. Daraus resultiert die individuelle Funktions- und Leistungsstörung. Die Schmerzsymptomatik steht oft in Diskrepanz zum Ausmaß der Degenerationsschäden der Gelenkgewebe. Dies ist bei der Indikationsstellung zur operativen Therapie ebenso zu berücksichtigen wie die Psyche und das Lebens- und biologische Skelettalter des Patienten. Zum vollen Verständnis des Themas ist eine kurze Einleitung unerläßlich.

Grundsätzlich stehen sich heute gelenkerhaltende und Gelenkersatzoperationen gegenüber. Die korrekte Indikation zum gelenkerhaltenden Eingriff ist ohne differenzierende klinische und röntgenologische Voruntersuchung mit biomechanischer Vorplanung und Operationszeichnung nicht zu erstellen. Dies gewährleisten bei geeigneten Krankheitsfällen echte Langzeiterfolge, welche die Funktionsdauer einer Totalarthroplastik in der Regel übertreffen.

Pauwels fürchtete mit Recht, daß bei den gegebenen Meinungsverschiedenheiten sowie nach den polymorphen Krankheitsbildern bei der Unwissenheit über das langzeitige Krankheitsgeschehen der Koxarthrose (CA) und über die Biomechanik der gesunden und kranken Hüfte verwirrende diagnostische wie auch therapeutische statistische Fehlschlüsse gezogen werden. Dies hat sich auch praktisch gezeigt.

Im Bewußtsein der zahlreichen Beurteilungsschwierigkeiten haben wir schon früher versucht, ähnliche Krankheitsgruppen und Stadien mit typischen mechanischen und biologischen Störungsfaktoren statistisch zusammenzufassen (F. Endler u. M. Endler 1978; Maquet et al. 1978; M. Endler u. Stoffels 1983, zit. nach Rütt-Küsswetter 1983; F. Endler et al. 1984; de Mourgues et al. 1977; Wattillon et al. 1978; Ueno 1978; Maquet 1978).

Allen Untersuchungen haben wir die biomechanische Arbeitshypothese der *operativen Reduzierung bzw. Ausschaltung eines pathogen wirksamen Gelenkdrucks* von Pauwels (1973) zugrunde gelegt. Es wurden nur Langzeiterfolge jenseits der postoperativen Zehnjahresgrenze ausgewertet. Wir waren uns dessen bewußt, daß die Biologie der Wundheilung und die mechanisch gesteuerten Reparationsvorgänge an den kranken Gelenkgeweben den Dauerheilungserfolg wesentlich unterstützen können.

Bei der Entscheidung zu einer Operation überhaupt muß man vielseitige Gesichtspunkte berücksichtigen:
1) Lebensalter, Grad der subjektiven Beschwerden und der Invalidität sowie die Psyche des Patienten.

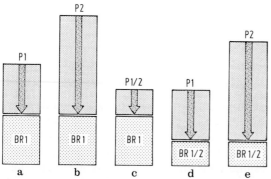

Abb. 1. a–e. Verschiedene Möglichkeiten von Störungen des funktionellen Gleichgewichtes zwischen biologischer Resistenz der Stützgewebe (*BR*) und Größe der mechanischen Beanspruchung (*P*) am Bewegungsapparat: **a** Normalzustand: $BR\ 1 = P\ 1 = 1:1$. Die biologische Resistenz der Gelenkgewebe ist der geforderten Größe der Beanspruchung harmonisch angepaßt; **b** Gleichgewichtsstörungen bei normaler biologischer Resistenz (*BR 1* und abnorm hoher mechanischer Beanspruchung (*P*): progressive, primär mechanisch ausgelöste Degenerationsschäden; **c** Normale Biologie der Gelenkgewebe (*BR 1* und abnorm geringe mechanische Beanspruchung (z. B. Dauerentlastung) haben ebenfalls regressive Veränderungen der aktiven und passiven Stützgewebe zur Folge (Inaktivitätsdystrophie): $BR\ 1 : P\ 1/b$; **d** Gleichgewichtsstörung durch primär herabgesetzte biologische Resistenz der Stützgewebe (*BR 1/2*) bei Normalgröße der Beanspruchung (*P 1*); **e** Herabgesetzte biologische Resistenz (*BR 1/2*) sowie gleichzeitig einwirkende, abnorm hohe mechanische Beanspruchung (*P 2*) stellen den intensivsten Grad der funktionellen Gleichgewichtsstörung dar

2) Das Zusammenwirken von biopathologischen und mechanischen Schädigungskomponenten, die bei der Entstehung und dem Langzeitverlauf der Koxarthrose eine entscheidende Rolle spielen (Abb. 1).
3) Die Differenzierung unterschiedlicher Morphologien von Arthrosehüften unter Berücksichtigung des Schweregrades der Destruktionen sowie auch der proliferativen arthrotischen Knorpel-Knochen-Reaktionen an den Gelenkkörpern mit Veränderungen der umgebenden Gelenkweichteile und Gleitgewebe.
4) Die Intensität der klinischen Gelenkbeschwerden und Funktionsstörungen.
5) Die dreidimensionale Röntgen- und Funktionsanalyse mit Überprüfung in Narkose zur Differenzierung spastischer desmogener wie auch ossärer Kontrakturfixationen und der daraus resultierenden gestörten Kinematik des Ganges.

Aus diesen Punkten ergibt sich die Indikationsstellung und gezielte Planung der im Einzelfall am besten geeigneten biomechanischen Operationsmethoden. Die einwandfreie gelenkerhaltende Koxarthroseoperation setzt voraus, daß alle Einzelfaktoren pathogen wirksamer Spannungen erfaßt und nach gegebenen Möglichkeiten beseitigt werden.

Bei generalisierten autoimmunen Krankheitsätiologien, wie z. B. bei chronisch rheumatischen oligo- und polyartikulären Schäden des Bewegungsapparates, sind gelenkerhaltende Eingriffe selten in stabilen Ruhestadien der Entzündungen gegeben. Irreversible kapsuläre und periartikuläre Schäden der Gleitgewebe mit desmogenen Kontrakturen sind operativ überhaupt nicht oder nur beschränkt beeinflußbar. Auch Systemerkrankungen und metabolisch bedingte Allgemeinstörungen des Knochen-Knorpel-Stoffwechsels sind, ebenso wie neurogene Ar-

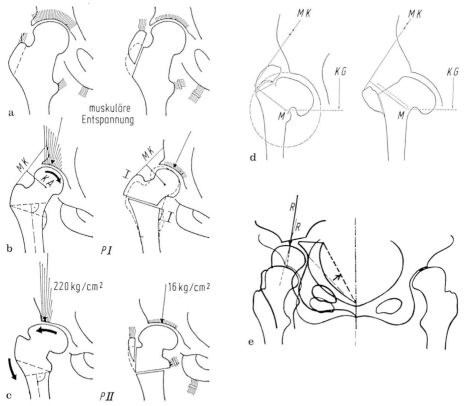

Abb. 2 a–e. Operationsschemen der Möglichkeiten, die zur Reduzierung pathogen wirksamen Gelenkdrucks selektiv im Einzelfall indiziert sind; **a** Muskuläre Entspannung (Voss/Pauwels, zit. bei F. Endler 1978). **b** Varisierende intertrochantäre Femurosteotomie (P I). *MK* Wirkungslinie der Muskelkraft der Adduktoren, *KA* Kraftarm. **c** Valgisierende intertrochantäre Femurosteotomie (P II). **d** Lateralkippung des großen Trochanters zur Verlängerung des Kraftarmes der Abduktoren. *KG* Körpergewicht, übrige Abkürzungen wie in Abb. 2b. **e** Tragflächenvergrößerung mit Beckenosteotomie nach Chiari (zit. bei Rütt u. Küsswetter 1983)

thropathien und Lähmungsdystrophien, nur in seltenen Situationen gelenkerhaltenden Eingriffen zugänglich.

Demgegenüber sind primäre und sekundäre Degenerationsphasen auch nach abgelaufenen mono- oder oligoartikulären isolierten Entzündungserkrankungen für biomechanische Osteotomien sehr gut geeignet, wobei kongenitale Luxationsfolgen und Dysplasiearthrosen an erster Stelle stehen.

Es ist grundsätzlich falsch, das Behandlungsprinzip der operativen Reduzierung eines pathogen wirksamen Gelenkdrucks lediglich mit einer Operationsmethode zu identifizieren, wie dies leider häufig mit der varisierenden Femurosteotomie nach Pauwels I (P I) geschehen ist. Die Wahl der geeigneten Operationsmethode richtet sich nach dem Ergebnis der individuellen Voruntersuchungen mit präoperativer Planung, Zeichnung und intraoperativer Kontrolle. Eine biomechanisch korrekt angewandte McMurray-Osteotomie, eine erweiterte muskuläre Entspannungsoperation oder in Einzelindikationen eine Beckenosteotomie nach Chiari werden selektiv gleichwertige Erfolge ergeben wie bei korrekten Indikationen und Techniken die intertrochantären Ab- und Adduktionsosteotomien nach P I und P II (Abb. 2).

Tabelle 1. Gesamtzahl gelenkerhaltend operierter Koxarthrosen fortgeschrittener Schweregrade 1959–1968

Operationsmethode	Zahl der operierten Gelenke	Fortgeschrittene Erkrankungsformen		Anfangsstadien
		Nachuntersucht	Nicht nachuntersucht	
Varisierende Femurosteotomie (P I)	64	8	0	56
Valgisierende Femurosteotomie (P II)	143	120	15	8
Erweiterte muskuläre Entspannungsoperation	108	88	20	–
Gesamtzahl	315	216	35	64

Gelingt es nicht, alle mechanisch gesteuerten Degenerationskomponenten nach bester Möglichkeit zu reduzieren oder zu beseitigen, so leidet jedenfalls die Qualität und auch die Dauer des klinischen Langzeiterfolges.

Im Rahmen der begrenzten Zeit wurde mir die Aufgabe gestellt, aus diesen komplexen Möglichkeiten die Langzeitergebnisse der intertrochantären valgisierenden Entspannungsosteotomie nach Pauwels II (1973) isoliert herauszugreifen.

Ich habe absichtlich eine sehr einfache, überschaubare statistische Zusammenfassung gewählt und komplizierte Hochrechnungen mit mathematischen Korrelationen vermieden (Tabelle 1).

Insgesamt wurden von 1958 bis 1967 315 Hüftarthrosen gelenkerhaltend nach Pauwels operiert, bei denen der Eingriff 10 bis maximal 24 Jahre zurückliegt. Von diesem Kollektiv behandelten wir 143 Hüften mit einer valgisierenden Entspannungsosteotomie (P II), die fast ausschließlich fortgeschrittene Krankheitsstadien betraf. Die seltenen Indikationen und Resultate zur Operation nach P II bei Initialphasen der Koxarthrose bilden ein eigenes biomechanisches Kapitel, das in den gegebenen Rahmen nicht hineinpaßt (F. Endler u. M. Endler 1978; SOFCOT Paris).

Bei der vergleichenden Gegenüberstellung des Lebensalters, Schweregrades der Erkrankung und Art der Operation müssen bestimmte Krankheitsgruppen mit verschiedenen Operationsmethoden prognostisch sehr unterschiedlich beurteilt werden (Abb. 3). Die diesbezügliche Analyse des erfaßten Kollektivs zeigt (vgl. auch Tabelle 1), daß die intertrochantäre varisierende Femurosteotomie nach P I in korrekter biomechanischer Indikation fast ausschließlich bei Frühstadien noch nicht entrundeter subluxierter Dysplasiearthrosen in relativ frühem Lebensalter indiziert war. Die günstige Ausgangskonfiguration bei meist sehr guter Restbeweglichkeit ergab Dauerresultate von über 90% ohne wesentliche Störungen der Kinematik und Kinetik des Gangbildes sowie der Arbeitsleistung weit über 20 Jahre hinaus (F. Endler u. M. Endler 1978; Pauwels 1973). Im Gegensatz hierzu stehen am häufigsten fortgeschrittene Erkrankungsformen höherer Altersgruppen zusammen mit den Indikationen zur erweiterten Entspannungsosteotomie nach P II zahlenmäßig an der Spitze. Dies kommt auch im Dauerresultat zum Ausdruck, wie noch gezeigt werden soll (Tabelle 1).

Von den 143 mit einer valgisierenden intertrochantären Osteotomie nach P II operierten Hüften gelangten 120 zur Endauswertung (s. Tabelle 1). Bei der klinischen Beurteilung wurde zusammenfassend die Schmerzbeseitigung mit dem

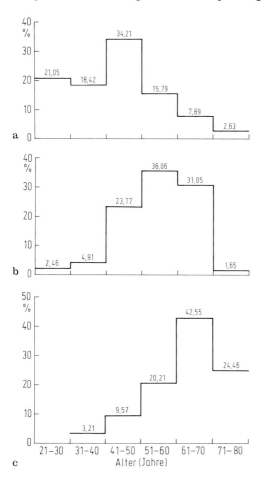

Abb. 3a–c. Indikation, Lebensalter und Wechselbeziehungen zwischen verschiedenen Formen druckreduzierender Osteotomien (P I und P II) sowie der muskulären Entspannungsoperation nach Voss/Pauwels (zit. bei F. Endler 1978) und unter Bezugnahme auf die Verlausform und die Schweregrade verschiedener Krankheitsformen (vgl. auch Tabelle 1); **a** P I vorwiegend bei Initialstadien von Dysplasiearthrosen im jüngeren Lebensalter; **b** P II ist Hauptindikation bei fortgeschrittenen Schweregraden mit subluxierender Ovalisierung der Gelenkkörper und einzelner Protrusionsformen im fortgeschrittenen Lebensalter; **c** Muskuläre Entspannung (Voss/Pauwels). Konzentrische Nekrosen ohne Subluxation sowie Gelenkkonfigurationen, bei denen vor der TEP-Periode eine biomechanische Osteotomie nicht indiziert erschien

Grad der wiedererreichten funktionellen Aktivität in den Vordergrund gestellt. Als Grundlage wurde die Punktebewertung nach Harris (1969) berücksichtigt.

Die Röntgenklassifizierung soll die wesentliche Gelenkmorphologie des postoperativen Langzeitverlaufes zum Ausdruck bringen. Die wesentlichen Klassifizierungskriterien seien hier kurz zusammengefaßt:

Klinische Klassifizierung:
Sehr gutes Resultat (90–100 Punkte nach Harris):
a) Schmerzfreiheit oder temporäre Wetterfühligkeit),
b) Gang unauffällig (diskretes Hinken bei Ermüdung),
c) Gehleistung 3–4 h,
d) Stockstütze auf Empfehlung,
e) Trendelenburg-Zeichen negativ indifferent,
f) tägliche Verrichtungen unbehindert.

Gutes Resultat: (80–89 Punkte):
a) temporäre leichte Beanspruchungsbeschwerden ohne spezielle Funktionseinschränkung (keine Analgetika),
b) zeitweise diskretes Hinken bei frühzeitiger Ermüdung,
c) Gehleistung 1–3 h,
d) evtl. Stock oder vereinzelt Armstütze auch vorbeugend,
e) Trendelenburg-Zeichen indifferent,
f) vermehrte Ermüdbarkeit, tägliche Verrichtungen sind leicht eingeschränkt.

Befriedigendes Resultat (60–79 Punkte):
a) erträgliche Schmerzen nach längerer Beanspruchung, selten Analgetika,
b) deutliches Hinken durch Ausfälle der Restbeweglichkeit, mit Kontrakturen aufgrund progressiver Deformierungen der Gelenkkörper,
c) Spaziergänge mit Stock oder Armstütze 1–3 h, vermehrte Ermüdbarkeit,
d) Trendelenburg-Zeichen indifferent oder leicht positiv,
e) tägliche Verrichtungen v. a. bei längerem Stehen und schwere Arbeit nur beschränkt (über 1–2 h) oder mit Behelf möglich.

Schlechtes Resultat (unter 65 Punkte):
subjektiv und objektiv nur teilweise befriedigend oder völlig unbefriedigend.
 Die folgende Klassifikation im Röntgenbild wurde der klinischen Bewertung gegenübergestellt:

Stadium I:
a) wesentlich anhaltende Rekonstruktion des Gelenkspaltes in mindestens 50–100% seiner Normalbreite,
b) anhaltende Reparation von degenerativen Spongiosaschäden (narbige Abheilung),
c) signifikante Verzögerung progressiver Degenerationsschäden an Kopf und Pfanne über die Zehn- bis Fünfzehnjahresgrenze hinaus.

Stadium II:
a) Rekonstruktion des Gelenkspaltes von rund 30–50% der normalen Breite,
b) ausgeprägte Progression der Osteophytose an Kopf und Pfanne nach der Zehnjahresgrenze,
c) persistierende Überlastungssklerosen ohne starkes Schwinden des Gelenkspaltes oder Progression von Rezidivzysten.

Stadium III:
a) sehr schmale Teilrestitution des Gelenkspaltes bis zu $^1/_3$ der Normalbreite,
b) beträchtliche Progression der Degenerationsschäden, die bereits vor dem 10. postoperativen Jahr beginnt,
c) Fortbestehen oder Wiederauftreten von Geröllzysten an Kopf und Pfanne.

Stadium IV:
a) a priori fehlen wesentliche Reparationsvorgänge im Bereich des Gelenkspaltes,
b) signifikante fortlaufende oder früh einsetzende Progression in den ersten postoperativen Jahren der Degenerationsschäden mit Aufhebung des Gelenkspaltes, deformierende oder destruierende Veränderungen im ganzen Gelenk.

Entsprechend der präoperativen Röntgen- und klinischen Analyse wurden die Eingriffe mit sog. *„biomechanisch korrekter"* oder *„inkorrekter"* Indikation gegenübergestellt. Das mechanisch *„korrekte"* Ergebnis des Eingriffes umfaßt jene Fälle, bei denen die Tragflächenverkleinerung mit Überlastungssklerose mit Ovalisierung und Inkongruenz der Gelenkkörper durch die Valgusdrehung des Kopfes entlastet wurde.

Die funktionelle Röntgenanalyse muß eine persistente kongruente Einstellung des Kopfes zur Pfanne in der Belastungsphase ergeben, ossär fixierte Kontrakturen in Ab- und Adduktion sowie extremer Außenrotation sollen soweit beseitigt werden, daß sie die gestörte Kinematik und Kinetik des Ganges möglichst ausgleichen (Abb. 4).

Als *biomechanisch „inkorrekte" oder falsche Indikation zu P II* wurden folgende Kriterien gewertet:

1) Das Ergebnis der Röntgenfunktionsanalyse war ausschlaggebend. Eine Kongruenzierung und Rezentrierung der desintegrierten Gelenkkörper oder Beseitigung der Überlastungszonen ist durch die Operation nach P II nicht erreicht worden.
2) Wenn eine kongruenzierende Rezentrierung der Subluxation noch durch eine varisierende Femurosteotomie nach P I möglich gewesen wäre,

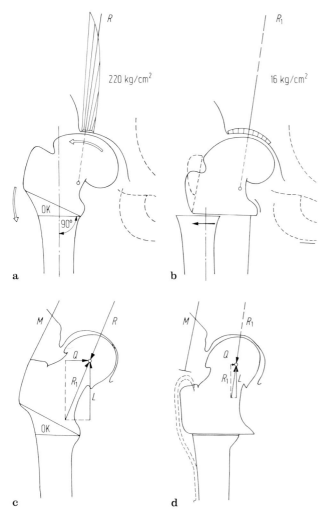

Abb. 4a–d. Didaktische Belastungsschemen vor und nach Operation; **a, b** Bei ovalisierender Subluxation. *C* Rotationszentrum vor und nach dem Eingriff, *OK* Osteotomiekeil, *R* resultierende Belastung vor Operation, R_1 postoperativ in neutraler Ab- und Adduktion. Die *Pfeile* zeigen die Drehung des proximalen Osteotomiefragments und bei **b** die Lateralisation des distalen Osteotomiefragments. Infolge der Ovalisierung des Hüftkopfes ist die Bewegung ein Drehgleiten mit wanderndem Rotationszentrum, entsprechend der jeweiligen Größe des Krümmungsradius und der Kongruenz der Kontaktfläche; **c, d** Bei Protrusionsform. *MF* Kompressionsosteosynthese nach Maquet

3) wenn pathologische Druckkonzentrationen im Lastübertragungsbereich des operierten Gelenks durch den Eingriff v. a. röntgenologisch verschlimmert worden sind,
4) wenn ossäre Blockierungen die Kinematik und Kinetik des Ganges durch postoperative Abduktionsüberkorrekturen weitgehend störten.
5) wenn es nicht gelingt, die Größe der Fehlbeanspruchung entscheidend zu reduzieren, so daß die narbig ausgeheilten Gelenkgewebe weiterhin zu hohe Spannungen aufnehmen müssen, denen sie auf Dauer nicht gewachsen sind (Abb. 5).

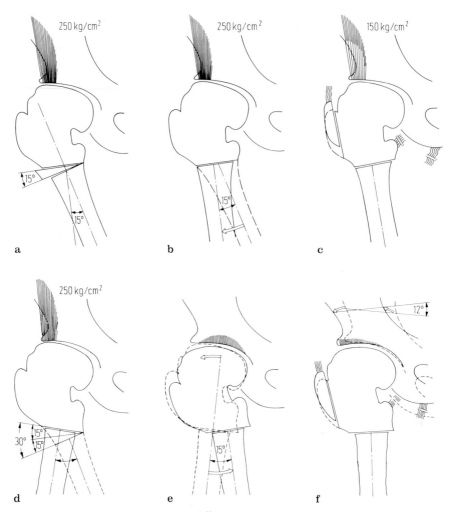

Abb. 5 a–f. Präoperative Planung und Überlegungen zur Dosierung des Aufrichtungswinkels zur Beseitigung der Adduktionskontraktur durch Keilentnahme von 15°; **a** Präoperatives Planungsschema, Adduktionskontraktur von ca. 15°. Druckkonzentration am Pfanneneck. **b** Die Stellung des Hüftkopfes in der Standbeinphase zur Pfanne wird nicht verändert. Der Druck bleibt ungefähr gleich groß; **c** Eine muskuläre Entspannung kann die Druckgröße nur teilweise reduzieren; **d** Um eine Stellungsänderung im Sinne der Außendrehung zu erzielen, ist eine Überkorrektur in Abduktion um weitere 15° erforderlich, insgesamt um 30°; **e, f.** In der Standbeinphase wird das überkorrigierte Bein in Neutralstellung belastet **f.** Der Kopf stellt sich valgisch ein. Der laterale Gelenkspalt soll leicht klaffen, so daß keine Druckkonzentration am Pfanneneck beim Gehen entsteht

Beurteilungsergebnisse

Der Abb. 6 entsprechend wurden nach biomechanisch „korrekter" Anwendung der Operation nach P II in 89,8% der Fälle sehr gute, gute und befriedigende 10- bis 20jährige klinische Heilungsergebnisse erzielt.

Bei Gegenüberstellung des langjährigen Röntgenverlaufs (Abb. 7) der gleichen Gruppe ergaben sich bei 10,2% der Patienten (Klasse I) praktisch ideale Defekt-

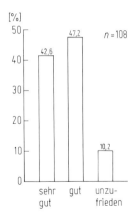

Abb. 6. Fortgeschrittene Koxarthrose: klinische Resultate 10–20 Jahre nach valgisierender Osteotomie nach Pauwels (P II). Biomechanisch korrekte Indikation

heilungen weit fortgeschrittener Degenerationsschäden ohne signifikante Progression nach der Zehn- bis Fünfzehnjahresgrenze. Bei 52,8% der Patienten (Klasse II) sind nach den gleichen Zeiten noch wesentliche Heilungsvorgänge zu registrieren, allerdings kann man an den Vergleichsbildern zwischen dem 13. und 20. postoperativem Jahr beschleunigte Progressionen der Arthrosen verfolgen. Bei weiteren 32,4% der Patienten (Klasse III) war die primäre postoperative Reparation nicht nur begrenzt, sondern es ist bereits nach dem 10. postoperativen Jahr eine raschere Zunahme der Arthroseschäden v. a. mit Gelenkspaltverschmälerungen aufgetreten. Es sind wesentlich kürzere Langzeitresultate zu erwarten. Es sei darauf hingewiesen, daß gute klinische Dauerheilungsresultate nicht selten in Diskrepanz zum Ausmaß der Röntgenveränderungen stehen. Der postoperative Röntgenverlauf der Klasse IV (4,6%) zeigt trotz korrekter biomechanischer Operation keine hervortretenden Abheilungszeichen. Subjektiv wurden allerdings vereinzelt anhaltende Besserungen angegeben. Allgemein muß ein Versagen bzw. eine Insuffizienz der Methode unbekannter biomechanisch nicht erklärbarer Ursache angenommen werden (Abb. 7).

Den mechanisch korrekt durchgeführten Koxarthroseoperationen (P II) stehen hier 12 *primär „inkorrekt"* behandelte gegenüber (Abb. 8). Das heißt, die biomechanische Arbeitshypothese nach Pauwels (1973) wurde nicht realisiert. Es sind ursächlich Indikationsfehler, insuffiziente präoperative Analysen sowie Pla-

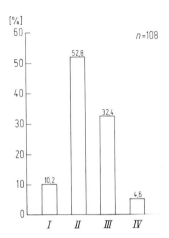

Abb. 7. Fortgeschrittene Koxarthrose: Röntgenverlauf Klasse I–IV 10–20 Jahre nach valgisierender Osteotomie nach Pauwels (P II). Biomechanisch korrekte Indikation

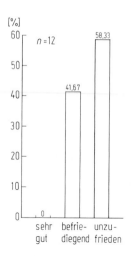

Abb. 8. Fortgeschrittene Koxarthrose: klinische Resultate 10–20 Jahre nach valgisierender Osteotomie nach Pauwels (P II). Biomechanisch inkorrekte Indikation

nungsfehler und falsche Wahl der mechanisch optimalen Operationsmethode verantwortlich. Es mag auch eine fehlerhafte Operationstechnik zu den frühzeitigen Mißerfolgen beigetragen haben.

Wenn auch die kleine Vergleichszahl statistisch nicht relevant ist, so sind die schlechten klinischen und röntgenologischen Beurteilungsergebnisse doch überzeugend für die Bedeutung der Biomechanik der Hüfte.

Klinisch sind 58,33% der Patienten bereits wenige Jahre nach der Operation unzufrieden, und sehr gute sowie gute Erfolge fehlen überhaupt. Die befriedigenden Resultate von 41,67% lassen Langzeiterfolge über die Zwölfjahresgrenze hinaus kaum erwarten. Schon vor dem 10. postoperativen Jahr nehmen Klagen über vermehrte Belastungsschmerzen, Ermüdbarkeit, Bewegungseinschränkungen und Instabilität der Kinematik des Ganges zu (Abb. 9).

Reparatorische Vorgänge im Röntgenbild der Klasse I fehlen; nur 16,7% der Patienten der Klasse II zeigen deutliche Defektheilungen der Knorpel-Knochen-Schäden mit deutlicher Retardation von Rezidiven. Eine wesentliche Zunahme der Kopf-Pfannen-Osteophyten ist bereits vor der Zehnjahresgrenze zu erkennen. Sehr vereinzelt ist durch postoperative Umbauvorgänge der Gelenkkörper eine Art Selbstkongruenzierung (funktionelle Wachstumsanpassung) mit langsamer Entwicklung eines kongruenten sehr schmalen Gelenkspaltes aufgetreten. Ossär

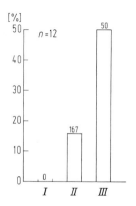

Abb. 9. Fortgeschrittene Koxarthrose: Röntgenverlauf Klasse I–IV 10–20 Jahre nach valgisierender Osteotomie nach Pauwels (P II). Biomechanisch inkorrekte Indikation

Langzeitresultate der valgisierenden Entspannungsosteotomie

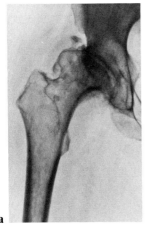
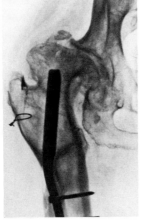

Abb. 10. S. M. ♀, 55 Jahre. **a** Fortgeschrittene Dysplasiearthrose, präopertive Abduktionsosteotomie (P II) 1960; **b** Resultat 24 Jahre nach Operation (1984). Patienten ist wetterfühlig, geht 1–2 h ohne Stock, Beruf: Haushalt, früher Geschäftsfrau

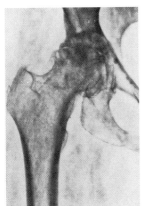
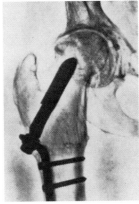
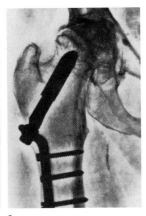

Abb. 11 a–c. B. a., ♀, 68 Jahre. **a** Vor Operation (1960). **b** Langzeitentwicklung im Röntgenbild nach valgisierender Entspannungsosteotomie (P II) (1973). **c** 24 Jahre nach der Operation noch immer Schmerzfreiheit, reduzierte Beweglichkeit, gute Funktionsaktivität im Haushalt, Stockstütze bei Spaziergängen (1984)

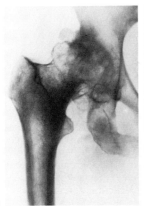
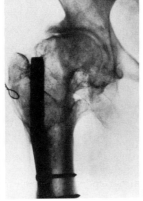

Abb. 12 a, b. H. W., ♂, 55 Jahre. **a** Vor Operation (1961). **b** 10 Jahre nach Operation noch aktiv bei der Polizei tätig (vorwiegend Innendienst), seither Pensionist (1983). Wetterfühligkeit, hohe funktionelle Aktivität, Spaziergänge bis 3 h, teilweise stehende Heimarbeit

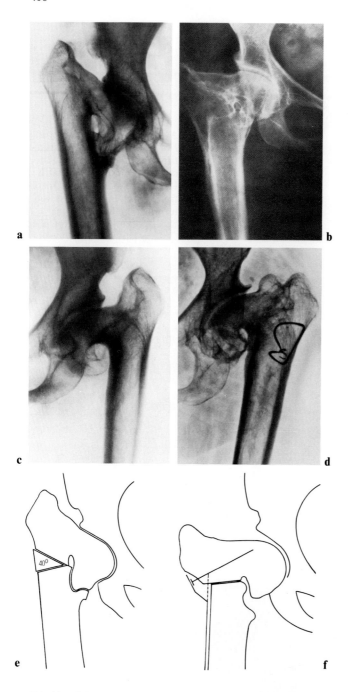

Abb. 13 a–f. T. M., ♀, 51 Jahre. Sekundärarthrose beiderseits im Endstadium nach unbehandelter Coxa vara congenita beiderseits. Vor der Operation berufsunfähig. **a, b** Präoperative Bilder. Nach beidseitiger Valgusosteotomie von 40° (Y-Form nach Pauwels) volle Schmerzfreiheit, aktiv berufstätig bis zum 62. Lebensjahr. **c, d** Sie ist 20 Jahre nach Operation als Pensionistin sehr aktiv, voll beschwerdefrei, mäßiges Hinken, Spaziergänge bis zu 3 h. **e, f** Präoperative Planung zur valgisierenden Osteotomie mit Keilentnahme von ca. 40°. Vergleiche mit **a, b**

fixierte Adduktionskontrakturen beeinflussen die Stabilität und Kinematik des Ganges. Jedenfalls ist vereinzelt trotz biomechanischer Behandlungsfehler ein begrenzter subjektiver wie auch objektiver Erfolg vorhanden.

50,3% der Patienten der Röntgenklasse III wiesen sehr bescheidene temporär begrenzte reparatorische Veränderungen auf, die nicht auf mechanisch gesteuerte Abheilungsreaktionen, sondern durch eine lokale biologisch gesteuerte Wachstumsstimulation im Heilungsverlauf der Operationswunden ausgelöst wurden. In der Klasse IV (33,3%) waren bereits wenige Jahre nach der primären Osteotomie nach P II Reoperationen mit Totalendoprothesen erforderlich (Abb. 9).

Aus dem nachuntersuchten Gesamtkollektiv sind 27 *biomechanisch korrekt* nach P II operierte Hüften hervorzuheben, die 20-24 Jahre durch direkte Untersuchung, Röntgenkontrollen und einzelne telefonische Befragungen weiter verfolgt werden konnten.

Es war erstaunlich, daß trotz präoperativ weit fortgeschrittener Gelenkschädigungen nach 20-24 Jahren eine überraschende Beschwerdefreiheit und eine voll befriedigende, dem Alter entsprechende Funktion angegeben wurden. Trotz beträchtlicher Rezidive der Arthrose im Röntgenbild mit Kontrakturneigung und Abnahme der Restbeweglichkeit dachte keiner der Patienten an eine Reoperation. Die folgenden Abb. 10-13 zeigen Röntgenvergleichskontrollen 10-24 Jahre postoperativ.

Postoperative Nachbehandlung

Die Dauer des stationären Aufenthaltes ist durchwegs auf 8-12 Tage beschränkt, und die Rehabilitationsprozeduren konnten gegenüber früher vereinfacht werden. Nach 6 Monaten kann die Hüfte bereits voll belastet werden. Für weitere 6 Monate wird v. a. bei langen Spaziergängen, besonders auf hartem Boden in der Stadt, eine Stockstütze sowie das Tragen von Schuhwerk mit elastischer Kreppsohle empfohlen. Die funktionstüchtige klinische Reparation hält auch bei schweren Gelenkschäden nach der Osteotomie sicher länger wie eine TEP. Im Röntgenbild erreicht die Reoperation ohne Beeinträchtigung der funktionellen Aktivität in der Regel erst nach 12-24 Monaten ihren sichtbaren Höhepunkt.

Frühkomplikationen der Wundheilung sowie *sekundäre Thrombosen und Embolien* entsprechen prozentuell bei folgerichtiger Anwendung der Thromboseprophylaxe den vielfach veröffentlichten Zahlen der Weltliteratur.

Postoperative Zunahme der Hüftbeweglichkeit nach P II sind in erster Linie durch den Wegfall präoperativer spastischer Schmerzhemmungen augenscheinlich. Bewegungslockerungen bei echten desmogenen kapsulären und periartikulären Weichteilkontrakturen hingegen erfolgen meist in beschränkten Grenzen sehr langsam im Laufe des ersten postoperativen Jahres. Zunahmen der Beugung und Streckung um durchschnittlich 30-50% der präoperativen Werte sind selten. Grundsätzlich aber hängt die Kinematik des postoperativen Gangbildes von der Arthrosekonfiguration und Einstellung der deformierten Artikulationskörper zueinander ab. *Ossäre Blockierungen* der freien Adduktion durch valgische Überkorrekturen erfordern u. U. sekundäre Revarisierungen.

Pauwels (1965) hat zur Entspannung des Glutaeus medius und minimus routinemäßig die gezielte *Trochanterosteotomie* (s. Tabelle 2) *mit Kranialverschiebung und Refixation angewandt*. Wir haben sie bei den untersuchten Fällen neben der

Tabelle 2. Schmerz nach Trochanterosteotomie bei P II (Kranialverschiebung, Refixation)

	n
1. Knöcherne Heilung	112
Davon schmerzhaft	23
2. Pseudarthrosen	5
Davon schmerzhaft	4

Tenotomie des Tensor fasciae latae und der Psoassehne sowie Kerbung des Adductor longus et magnus ursprünglich regelmäßig durchgeführt. Die Remobilisierung war dadurch schmerzhafter und die klinische Rehabilitation verlangsamt. Aus diesem Grunde wurde das Verfahren im letzten Jahrzehnt geändert, indem wir die subperiostale Loslösung des sehnigen Glutaeus-medius-Ansatzes mit dem Thermokauter mit Refixation in voller Entspannung durchführen. Unsere Erfahrungen sind bisher gut. Ein Unterlassen der zusätzlichen Entspannung der Abduktoren, des Tensors und der Adduktoren ist nicht ratsam. Diese Annahme geht auf 5 erforderliche Reoperationen nach alleiniger Valgusosteotomie zurück. Nach der zusätzlichen muskelentspannenden Reoperation verschwanden nicht nur die überaus resistenten Beanspruchungsschmerzen, und die funktionelle Aktivität nahm wesentlich zu, sondern es setzte auch eine hervortretende Reparation im Röntgenbild ein. Die Auswirkungen der Trochanterosteotomie wurden bei 141 speziell Untersuchten erfaßt (Tabelle 2). Die Osteotomie war bei 112 Hüften knöchern angeheilt, trotzdem traten 23mal intermittierende schmerzhafte Tendoperiostitiden nach starken Beanspruchungen auf. Sie ließen sich regelmäßig durch 1–3 lokale Mischinfiltrationen mit Xylocain und Steroidhormonen beseitigen. 4 von 5 Pseudarthrosen litten unter erträglichen Dauerschmerzen während langer Beanspruchung.

Die postoperative Berufsfähigkeit (Tabelle 3) ist aus einer zahlenmäßigen Zusammenstellung eines früher untersuchten Krankengutes nach gelenkerhaltenden Osteotomien ersichtlich. Zu berücksichtigen ist, daß die Anwendungsbereiche gelenkerhaltender Eingriffe nur selektiv berechtigt sind, indes das Anwendungsspektrum der TEP breitere Indikationsgrenzen besitzt. Praktisch ist die Berufsleistung nach gelenkerhaltender P II gegenüber der Leistungsfähigkeit der TEP nicht signifikant verschieden. Lockerungen bei letzteren, Spätinfektionen und an-

Tabelle 3. Berufsfähigkeit nach P I, P II und Voss-Pauwels (223 befragte Patienten)

	n	[%]
Beruf: 1. Schwer, stehend	4	4,9
2. Leicht, teilweise sitzend	133	57
3. Ruhestand	86	38,1
Gesamt	223	100
Krankheitsbedingter Berufswechsel oder Frühpensionierung	26 Patienten	

dere Komplikationen erfordern unvermeidliche Reoperationen. Demgegenüber lassen sich reizanfällige gelenkerhaltende Eingriffe konservativ wieder voll heilen, und es können erträgliche artikuläre Dauerbeschwerden bei Rezidiven noch über Jahre hinaus Reoperationen überflüssig machen (Schatzker 1984).

Zusammenfassung

Zusammenfassend sind wir aufgrund unserer Langzeiterfahrungen seit 1958 an über 1 000 gelenkerhaltenden Koxarthroseoperationen in meist fortgeschrittenen Krankheitsstadien überzeugt, daß unter den aufgezeigten Vorbedingungen die Anwendung der biomechanischen Operationsprinzipien von Pauwels (1973) unbedingt einer Primäroperation mit der TEP vorzuziehen ist. Es sei an dieser Stelle noch hervorgehoben, daß bei den Korrekturen pathogen wirksamer Beanspruchungen und Spannungsgrößen dreidimensionale räumliche Störungskomplexe unbedingt berücksichtigt werden müssen (Maquet 1984).

Die sicher hervorragenden Früherfolge der TEP dürfen aufgrund noch unbewältigter Frühkomplikationen und begrenzter Dauerleistung, v.a. bei erhöhter Beanspruchung, nicht darüber hinweg täuschen, daß dieser Eingriff nur als letzter Ausweg indiziert ist. Besonders zu berücksichtigen sind die durchschnittliche Lebenserwartung des Patienten sowie die individuelle Lebenskraft.

Die im Rahmen dieses Themas demonstrierten Langzeitheilungen speziell der valgisierenden Entspannungsosteotomie nach P II zeigen die relativ breiten Anwendungsbereiche dieser Methode aus einem System auch anderer Möglichkeiten, die ebenfalls die kausale Beseitigung mechanischer Störungsfaktoren zur Aufgabe haben. Sie ist überwiegend bei fortgeschrittenen Krankheitsstadien indiziert, wobei schwere Dysplasie- und Luxationsarthrosen prognostisch besonders günstig zu beurteilen sind.

Die Kunst der erfolgreichen Anwendung dieses Behandlungsprinzips liegt in der Wahl der optimalen Operationsmethode und deren schonender, präziser metrischer Durchführung. Die postoperative funktionelle Aktivität und Beanspruchungstoleranz einer mechanisch korrekten Beanspruchungskorrektur der kranken Hüfte ist eindeutig bei guter präoperativer Restbeweglichkeit der momentanen wie auch dauerhaften Leistungsfähigkeit einer Totalendoprothese nach wie vor in den meisten Fällen überlegen. Hingegen wird die Kinematik des Gangbildes bei irreversibel fortgeschrittenen Gelenkdeformitäten infolge ossärer Dauerblockierung verschiedener Bewegungsqualitäten gegenüber der Perfektion des Ganges mit einer Totalendoprothese unterlegen sein.

Literatur

Endler F (1963) Ergebnisse der operativen Coxarthrosebehandlung bei richtiger und falscher Indikation. XI. SICOT Kongreß Wien 1963, 1964, S 369–385
Endler F (1974) Die klinische Bedeutung biomechanischer Fehlplanungen bei Hüftgelenksoperationen. Med Orthop Techn 94:129–134
Endler F (1978) Die Entwicklung der Biomechanik und ihre Bedeutung in der modernen Orthopädie. Kongr Ungar Orthop Ges, Ges Sonderdruck Debrecen
Endler M (1978) Le rôle de l'ostéotomie intertrochantaire d'abduction avec détente musculaire de Pauwels. II. Rev Chir Orthop 64:587–594

Endler F, Endler M (1978 a) La ténotomie élargie dans la coxarthrose. Importance de la préparation bioméchanique quant à l'indication, l'opération et la qualité du résultat. Acta Orthop Belg 44:140–160

Endler F, Endler M (1978 b) Résultat à longue échéance des ostéotomies varisantes (P I) et valgisantes (P II) dans les coxarthroses avancées. Acta Orthop Belg 44:219–247

Endler F, Endler M (1978 c) Aspects cliniques de l'étiopathogénie de la coxarthrose. Acta Orthop Belg 44:105–113

Endler F, Endler M (1980) Orthopedic aspects in osteoarthritis. In: Gastpar H (ed) Sonderdruck: Biology of the articular cartilage in health and disease. Schattauer, München, p 303–329

Endler F, Fochem K (1984) Special orthopaedic radiology. Thieme, Stuttgart

Harris WH (1969) Traumatic arthritis of the hip after dislocation and acetabular fractures: treatment by mold arthroplaty. J Bone Joint Surg [Am] 51, No. 4:737–757

Maquet P (1978 a) Conclusions du symposium. Acta Orthop Belg 44:280–287

Maquet P (1978 b) Différents moyens de réduire les contraintes de compression dans l'articulation de la hanche. Acta Orthop Belg 44:115–131

Maquet P (1985) Biomechanics of the hip. 2nd edition. Springer, Berlin Heidelberg New York

Mourgues de G (1978) Résultats, après au moins 10 ans, des ostétotomies d'orientation du col du fémur dans les coxarthroses secondaires peu évoluées chez l'adulte. Rev Chir Orthop 64:525–605

Pauwels F (1965) Die Bedeutung der Biomechanik für die Orthopädie. In: Biomechanica Orthopaedica u. Traumatologica D 1–32, SICOT 1963, Bd II. Wiener Med Akademie, Wien

Pauwels F (1968) Der Platz der Osteotomie in der Behandlung der Coxarthrose. Triangel 1968:8

Pauwels F (1973) Atlas zur Biomechanik der gesunden und kranken Hüfte. Prinzipien, Technik und Resultate einer kausalen Therapie. Springer, Berlin Heidelberg New York

Rütt A, Küsswetter W (Hrsg) (1983) Gelenknahe Osteotomien bei der Dysplasiehüfte des Adoleszenten und jungen Erwachsenen. Sympos Würzburg 1982. Thieme, Stuttgart

Schatzker J (Hrsg) (1984) The intertrochanteric osteotomy. Springer, Berlin Heidelberg New York

Ueno R (1978) Résultats du traitement opératoire de la coxarthrose. Acta orthop Belg 44:180

Wattilon M, Maquet P, Hoet H (1978) Analyse de 804 cas d'ostéotomies intertrochanteriennes. Acta Orthop Belg 44:248–279

Diskussion

Oest, Ratingen: Was passiert eigentlich mit der Fehlstellung im Hüftgelenk nach Entspannungsoperationen? Eine zweite Frage ist die, ob die sehr negative Auslese von Patienten für die Beurteilung der Methode nicht nachteilig ist.

Meßler, Bonn: Die negative Auslese kommt aus dem Grenzbereich der Indikationen zur Umstellungsosteotomie und zur Endoprothese. Hier liegt die Grauzone. Vom Röntgenbild her erschienen uns die Patienten weder zur varisierenden noch zur valgisierenden Operation geeignet.

Oest, Ratingen: Wie haben sich die Hüftgelenkkontrakturen nach der Entspannungsoperation entwickelt?

Meßler, Bonn: Sie ließen sich nur geringfügig verändern und nahmen mit der Zeit auch wieder zu.

Oest, Ratingen: Haben Sie *negative Auswirkungen* der Entspannungsoperation im Hinblick *auf* die späteren *Endoprothesenoperationen* gesehen?

Meßler, Bonn: Es sind nur geringe Weichteilveränderungen zu erwarten.

Oest, Ratingen: Ich möchte Herrn Endler fragen, ob er noch eine Indikation zur Entspannungsoperation sieht.

Endler, Wien: Wir haben in den früheren Jahrzehnten die muskuläre Entspannungsoperation in der Modifikation nach Voss-Pauwels viel zu oft angewandt. Auch bei inkorrekter Indikation erhält man in der Regel temporäre Schmerzerleichterungen, die 2–5 Jahre und in seltenen Ausnahmefällen auch länger anhalten können. Die biomechanisch korrekte Indikation zu diesem Eingriff ist auf maximal 6–8% sämtlicher gelenkerhaltenden Operationen beschränkt. Der schmerzlindernde Effekt bei falsch indiziertem Eingriff ist nicht auf die Herabsetzung eines pathogen wirksamen Gelenkdrucks zurückzuführen, sondern es spielen biologische reparatorische Wachstumsreize, die bei der Heilung der Operationswunde ausgelöst werden, die Hauptrolle. Dies hat Herr Charles Nissen auf dem SICOT-Kongreß in Paris 1966 durch seine experimentelle Osteotomie, welche die Mechanik der Hüften nicht verändert, eindeutig nachweisen können. Diesbezüglich sind auch französische tierexperimentelle Arbeiten vorhanden. Bei biomechanisch korrekter Indikation hat der schonend technisch durchgeführte muskuläre Entlastungseingriff praktisch denselben Effekt wie jede druckreduzierende Osteotomie. Als biomechanisch korrekte Indikation bezeichnen wir aufgrund unserer Erfahrungen seit dem Jahr 1958 vor allem arthrotische Hüftkonfigurationen mit konzentrischer Knorpelnekrose bei entsprechender Restbeweglichkeit ohne wesentliche Deformierung oder Desintegration der knöchernen Gelenkkörper zueinander. Subluxierende und ovalisierende Veränderungen erfordern in der Regel differenzierte, druckreduzierende Osteotomien. Mit der korrekt indizierten Voss-Operation erhalten sie das gleiche Reparationsphänomen, wie mit jeder Osteotomie, wobei selbstverständlich die Leistungskraft des operierten Gelenks auf Kosten einer anderen Druckverteilung eines geänderten Gangbilds, besonders bei Spaziergängen über 3 h, durch raschere Ermüdbarkeit bei älteren Patienten gekennzeichnet ist, während junge, korrekt operierte Menschen praktisch kaum sichtbar hinken und sich funktionell weitgehend adaptieren. Absolut kontraindiziert sind massive desmogene Gelenkkontrakturen der Hüfte, ebenso wie blockierende Osteophyten durch Gelenkkörperveränderungen. Wir haben genügend Beispiele, wo nach falscher Voss-Indikation erst die zusätzliche kongruenzierende Osteotomie im Valgus- und Varussinne und in seltenen Fällen auch die undifferenzierte Schrägosteotomie nach Mac Murray die Dauererfolge brachte. Nur selten war primär in der direkten Folge ein sekundärer Gelenkersatz notwendig. Die schonende Operationstechnik ist eine grundsätzliche Forderung. Man kann eine Hüfte durch einen undosierten Eingriff weitgehend skelettieren und kraftlos machen, oder man kann das mechanische Ziel der Operation bei insuffizienter Entspannung nicht erreichen. Sind Sekundäroperationen mit Gelenkersatz nach Voss erforderlich, so können sich sehr unterschiedliche Erschwerungen durch massive Narbenwucherungen oder Trochanterpseudarthrosen ergeben. Letzten Endes läßt sich aber immer ein gutes knöchernes Auflager für das Schaftimplantat finden. Die durch den primären Eingriff geschwächte Hüftmuskulatur zeigt nach der Implantation von Totalprothesen oft eine ganz erstaunliche postoperative funktionelle Anpassung und Erholung. Selbstverständlich ist es wesentlich bei Pseudarthrosen nach Trochanterosteotomie eine unbedingt verläßliche Refixation des Glutaeus medius an das Femur durchzuführen.

Oest, Ratingen: Wir kommen jetzt zum *Thema der Osteotomien,* und zwar in erster Linie zur Varisationsosteotomie und zur Valgisationsosteotomie, wobei mir auffällt, daß eigentlich nur Herr Endler in einem wirklich nennenswerten Umfang valgisierende Osteotomien vornahm.

Bracker, München: Unser Krankengut enthält nur 7 Valgisationsosteotomien, also sehr wenige. Sie sind ausschließlich bei der Protrusio acetabuli durchgeführt worden. Betrachtet man die Röntgenbilder der nachuntersuchten Patienten im nachhinein, kann man in einigen Fällen Zweifel an der Indikation zur Varisierungsosteotomie haben.

Rütt, Köln: In der Kölner Klinik wurden mehr Hüften valgisiert. Von 45 Patienten konnten 21 nachuntersucht werden. Die erwähnten zahlreichen Nachoperationen betrafen vorwiegend dieses Krankengut. Nach Varisierung mußten weniger Patienten nachoperiert werden. Die damalige präoperative Planung ist nicht annähernd mit heute vergleichbar. Selten wurden Funktionsaufnahmen und wenn nur in Ab- und Adduktion durchgeführt.

N. N.: Diese Feststellungen stimmen auch mit den Ergebnissen aus unserer Klinik überein. Wir haben ein größeres Kollektiv von Patienten nachuntersucht, und zwar die eindimensional valgisierenden Osteotomien und dann die mehrdimensionalen, bei denen wir zusätzlich eine Extension oder eine Rotation nach Bombelli vorgenommen haben. Wir haben festgestellt, daß die Hüften mit eindimensionaler Korrektur sehr früh dekompensierten und nachoperiert werden mußten, während die *mehrdimensionalen* sehr *erfreuliche* mittelfristige *Ergebnisse* zeigten.

Oest, Ratingen: Spielten Alter und Schweregrad der Arthrose eine wichtige Rolle?

Bracker, München: Es ist sicher so, daß bei geringerem Arthrosegrad bessere Ergebnisse zu erwarten sind. Ich habe auch in meinen Schlußbemerkungen darauf hingewiesen. Die Indikation zur Osteotomie ist früher auch bei fortgeschrittener Coxarthrose gestellt worden, weil noch weniger die Endoprothesen als Alternative zur Verfügung standen. Das beeinträchtigt natürlich die Ergebnisse aus heutiger Sicht.

Rütt, Köln: Auf einen weiteren Gesichtspunkt, der bei der Beurteilung der Resultate berücksichtigt werden muß, möchte ich hinweisen. Es handelt sich dabei um die *Einstellung* zu der vor 30 Jahren oder vor 5 Jahren durchgeführten Operation. Die vor Jahrzehnten operierten Patienten äußern: „Mein Zustand ist zufriedenstellend, ich habe mich daran gewöhnt und komme damit gut zurecht." Dagegen verlangen die vor wenigen Jahren operierten Patienten: „Wir wollen weniger Ungewißheit über das Ergebnis, wir wollen unsere Lebensumstände nicht umstellen."

Bracker, München: Diese Erfahrung kann ich unterstreichen. Auch ich habe bei unseren Patienten bemerkt, daß der Anspruch an das Operationsergebnis zum damaligen Zeitpunkt sicherlich wesentlich geringer war, als es heute i. allg. der Fall ist. Die damaligen Patienten haben ihre Lebensführung viel bereitwilliger umgestellt als die heutigen.

Rütt, Würzburg: Bedeuten die Hinweise, die Sie zuletzt gegeben haben, daß Sie Ihre Indikationen zur Operation geändert haben? Machen Sie Abstriche bei der Anzeige zur intertrochanteren Osteotomie, weil sich die Menschen anders verhalten?

Bracker, München: Die Endoprothese, so kritisch sie auf längere Sicht zu beurteilen ist, liefert in der Regel gute Frühergebnisse. Dies zählt bei den Patienten. Deshalb haben wir es heute so schwer, die Osteotomien in dem Umfang anzuwenden und den Patienten nahezubringen, wie es eigentlich der Fall sein sollte.

Oest, Ratingen: Herr Schneider hat diese Zusammenhänge in seinem Buch sehr klar formuliert. Wir können uns danach richten.

Ich möchte zum Schluß noch auf die Ergebnisse zurückkommen. Sie hängen einerseits ja von der subjektiven Beurteilung und zum anderen vom funktionellen und röntgenologischen Befund ab. Bei den Osteotomien stehen wohl die subjektiven Empfindungen absolut im Vordergrund, wie dies ja aus den Vorträgen hervorgegangen ist. Das Röntgenbild stimmte mit dem positiven Urteil der Patienten nicht immer überein.

Bracker, München: Bei der *Indikation* zur intertrochanteren Osteotomie sollte man sich nicht der Erwartungshaltung des Patienten beugen, sondern sollte gerade aufgrund der Spätergebnisse aus unseren Kontrolluntersuchungen dem Patienten die Umstellungsosteotomie anraten, wann immer sie möglich ist, auch wenn er sie nicht sofort akzeptieren will. Im Prinzip geht aber aus dem Kollektiv, das wir gesehen haben, hervor, daß man fortgeschrittenere Arthrosegrade bei den heute üblichen Erfolgen durch die Endoprothetik nur noch in Einzelfällen durch Umstellungsosteotomien behandeln sollte, in der Regel aber mit einer Totalendoprothese.

N. N.: Obwohl die Umstellungsosteotomien 10–15 Jahre gute Ergebnisse gebracht haben?

Rütt, Köln: Problematisch bleibt die Einschätzung der Ergebnisse auch über Jahre. In unserem Krankengut konnte bei Langzeitkontrollen nicht zwangsläufig einem primär schlechten Arthrosegrad ein schlechter Verlauf zugeordnet werden. Besonders bei diesen Patienten fällt es schwer, eine Prognose zu geben und damit sich für oder gegen die Osteotomie auszusprechen.

Bracker, München: Das kann ich eigentlich nur unterstreichen. Wichtig ist, daß man den *Zeitpunkt zur intertrochanteren Osteotomie nicht zu lange hinausschiebt!* Die Patienten sollten nicht so lange konservativ behandelt werden, bis nur noch eine Endoprothese hilft. Oft wird dem Patienten gesagt: Wir behandeln Sie jetzt physikalisch und medikamentös so lange, bis es nicht mehr geht, und dann bekommen Sie Ihre Totalprothese. Diese Auffassung ist falsch.

Endler, Wien: Die Herren haben meinen Standpunkt genau definiert.

Oest, Ratingen: Ich möchte abschließend sagen, daß die intertrochantere Osteotomie ihren festen Platz in der Behandlung der Koxarthrose besitzt. Wir sollten sie nicht als Konkurrenzverfahren zur Totalendoprothese ansehen, sondern uns bemühen, die Indikation den Arthroseformen anzupassen und hinsichtlich der intertrochanteren Osteotomie rechtzeitig zu handeln.

Oberschenkel, Kniegelenk

Gibt es ein Genu recurvatum nach Apophysenabtragung bei M. Schlatter?

K. Zak, H. Bartsch und M. Bartsch

Aus dem umfangreichen Patientengut unserer Klinik wurden nach einer Dauer von 15–20 Jahren (1961–1970) die operativen Eingriffe bei der aseptischen Nekrose der Tuberositas-tibiae-Apophyse nachuntersucht. Im Sinne einer Langzeitstudie wurden folgende Parameter zur klinischen Analyse herangezogen:
1) retrospektive Indikationsstellung (Anamnese, Befunde),
2) Verlaufsdaten (prä- und postoperative Beschwerden, Komplikationen, Röntgenbefunde, Krankendauer etc.),
3) aktuelle Befunde (Klinik, Röntgenbefunde, pathologisches Befundspektrum).

In dem System Ätiologie – Pathogenese – Pathologische Anatomie – Klinik – Therapiemöglichkeiten finden wir bei der Osgood-Schlatter-Erkrankung ein weitgestreutes Feld von Angaben in der Literatur, das hier repräsentativ zusammengestellt ist (Brandt 1965; Chapchal u. Weigand 1971; Pöschel 1971; Jani 1984):

Ätiologie – Pathogenese
Unbekannt,
Folge von chronischer Zugbelastung,
Erbliche Disposition,
Einmalige Traumen.

Therapeutische Maßnahmen
Keine Behandlung erforderlich,
Ruhigstellung, Elektrotherapie,
Lokalanästhesie, Kortikoide,
Nekrektomie, Verschraubung,
Osteotomie.

Hinsichtlich diagnostischer Kriterien und Krankheitsprognose ergibt sich weitgehend Übereinstimmung (Röntgenbefund, Klinik, Ausheilung in ca. 1–3 Jahren).

Die eigenen vorgenommenen Nachuntersuchungen von Apophysenabtragungen sollten die jetzigen klinischen Gelenkbefunde dokumentieren sowie mit Funktionsfotos und Röntgenaufnahmen den Status quantitativ kontrollieren. Retrospektiv wurden anhand der Krankenunterlagen und, sofern möglich, der Art der Beschwerden, Heildauer, Komplikationen, Krankheitsverläufe, Schulsportfähigkeit bis zu neuen Befunden alle faßbaren Erhebungsdaten aktualisiert (Tabelle 1).

Abgesehen von den typischen Röntgenbildern und sonstigen Routineinformationen sind die Fälle in Tabelle 1 zusammengefaßt. Im Vergleich zu anderen Autoren (Pöschel 1971; Idelberger 1978) fiel im Altersspektrum hier lediglich eine spätere Inzidenz auf.

Probleme der retrospektiven Quantifizierung ergaben sich hinsichtlich der subjektiven Angaben der jugendlichen Patienten, so daß die Suche nach Einzelparametern nur unverläßliche Aussagen erbrachte. Beschwerdespektrum, Fragen nach Schulsportfähigkeit, Beschwerdecharakter sowie Krankheitsdauer standen oft im Widerspruch zu Krankenakten und Ambulanzaufzeichnungen und waren

Tabelle 1. Patientenübersichtsdaten

Anzahl	n = 74	
Altersspektrum	12–18 Jahre	Mittleres Alter 13,1 Jahre
Männlich	83,8%	Weiblich 16,2%
Beiderseits	18,9%	
Rechts	43,24%	81,1%
Links	37,8%	
Beschwerdedauer		
Präoperativ	t_{max}	3 Jahre
	t_{min}	4 Jahre
Durchschnittlich		7,81 Monate
Stationärer Aufenthalt		10–34 Tage

Tabelle 2. Komplikationen

	n	[%]
Infektionen	–	
Sekundäre Wundheilungen	2	2,7
Wundheilungsstörungen (Rötung, Schwellung)	4	5,4
Rezidiv	2	2,7
Gesamt	8	10,8
Verzögerte Streckhebung	6	8,1

Tabelle 3. Aktuelle Befunde

	[%]
Kniegelenk o. B. (Kapsel-Band-Apparat, ohne Rekurvation, Röntgenaufnahme in 2 Ebenen, Fotodokumentation)	84
Meniskuszeichen	4
Chondropathiezeichen	8
Bandinsuffizienzen	2,7
Lokale Probleme	1,35
Rekurvationen	0

daher nicht zu verwerten. In Tabelle 2 findet sich die Häufigkeit der aufgetretenen Komplikationen. Schwere Komplikationen wurden insgesamt bei der Nachuntersuchung nicht festgestellt, dies gilt insbesondere auch bezüglich der Rekurvationsfehlstellung.

Bei der Nachuntersuchung stellte sich als ein Hauptproblem die forensische Problematik des Röntgenbefundes heraus. Im Grunde bestand bis auf wenige Ausnahmen keine Indikation zur Röntgenaufnahme, so daß von den meisten Patienten (68,9%) eine Röntgendokumentation nach ausführlicher Aufklärung nicht gewünscht wurde. Die insgesamt unauffälligen Befunde wurden unter den „o. B.-Befunden" subsummiert (Tabelle 3).

Bei 1 Patientin bestand zum Nachuntersuchungszeitpunkt ein kosmetisch nachteiliges Operationsergebnis mit reaktiver Knochenspornbildung im Röntgenbild und auffälliger Tuberositasschwellung bei sonst unauffälligen Kniegelenkverhältnissen (s. lokale Probleme in Tabelle 3). Die übrigen pathognomischen Veränderungen lagen ansonsten im Normbereich. 1 Patienten wurde zur weiteren Diagnostik eine Arthroskopie aufgrund länger bestehender Meniskuszeichen empfohlen.

Die Chondropathiesymptome lagen ebenfalls in dem üblichen Erwartungsbereich (Silverskiöld), so daß hier kein Zusammenhang konstruierbar war.

Zusammenfassend konnten aufgrund der Nachuntersuchungen keine wesentlichen schwerwiegenden Spätschäden als Folge der Abtragung der Tibiaapophyse festgestellt werden. Bei geringer lokaler Traumatisierung und nach klarer Indikation mit akutem Verlauf oder chronischer Therapieresistenz gegenüber bewährten konservativen physikalischen oder sonstigen Maßnahmen stellt sich das Operationsverfahren mit Apophysenabtragung aufgrund der vorliegenden Untersuchungen immer noch als eine sinnvolle Behandlungsalternative heraus. Rekurvationen im Sinne einer nachhaltigen Schädigung der ventralen Apophysenfuge konnten weder aufgrund der röntgenologischen noch aufgrund der klinischen Fotodokumentationen verifiziert werden.

Literatur

Brandt H (1965) Beitrag zur orthopädischen Behandlung der Osgood-Schlatter'schen Erkrankung. Z Orthop 100:340
Chapchal G, Weigand D (1971) Orthopädische Therapie. Thieme, Stuttgart
Jani L (1984) Das Kniegelenk im Kindes- und Jugendalter. Therapiewoche 38:5361–5375
Idelberger K (1978) Lehrbuch der Orthopädie. Springer, Berlin Heidelberg New York
Pöschl M (1971) Juvenile Osteo-Chondro-Nekrosen. In: Diethelm L, Heuck F, Olsson O, Strnad F, Vieten H, Zuppinger A (Hrsg) Röntgendiagnostik der Skeletterkrankungen. Springer, Berlin Heidelberg New York (Handbuch der medizinischen Radiologie, Bd 5/4)

Die Behandlung der Oberschenkelschaftfraktur im Wachstumsalter (unter dem Aspekt der Effizienz)

L. Kaelin und L. von Laer

Einleitung

Im Jahre 1975 haben wir an Hand einer Spätuntersuchung von 149 Oberschenkelschaftfrakturen im Kindesalter der Jahre 1960–1970 nachgewiesen, daß sich posttraumatische Rotationsfehler mit dem weiteren Wachstum im Rahmen der physiologischen Detorsion spontan korrigieren können und daß die prophylaktische Verkürzungsfehlstellung den posttraumatischen Beinlängenzuwachs nicht zu verhindern vermag, da das absolute Ausmaß der Verlängerung vom Remodeling, von Seit-zu-Seit-Verschiebungen und Achsenfehlern in der Frontal- und Sagittalebene sowie von sekundären Manipulationen am Fixationskallus direkt abhängig ist (v. Laer 1977). Aufgrund dieser Ergebnisse formulierten wir als Behandlungsziel, eine nahezu ideale Stellung der Fraktur in allen 3 Ebenen ohne frühe oder späte Repositionen zu erreichen. Um dieses Ziel zu erreichen, haben wir die Hyperextensionsmethode seit 1976 angewandt (v. Laer 1978). Diese besteht darin, daß in den ersten 14 Tagen alle Femurschaftfrakturen mit $^1/_5$ des Körpergewichtes, je nach Alter in der „Overheadextension" (0.–9. Lebensmonat), auf dem Extensionstisch (4.–10. Lebensjahr) oder in der Hess-Schiene (jenseits des 10. Lebensjahres) extendiert werden. Anschließend wird das Extensionsgewicht auf $^1/_6$ des Körpergewichtes reduziert.

Patientengut und Methode

Um einerseits die früheren Resultate zu überprüfen und andererseits die Effizienz der Hyperextensionsmethode nachzuweisen, haben wir nun zusätzlich das Krankengut aus den Jahren 1970–1982 ausgewertet. Von 314 Patienten konnten wir 125 Patienten klinisch nachuntersuchen. Die Beinlängen wurden funktionell und direkt (von der Spina iliaca anterior superior bis zur lateralen Malleolenspitze) gemessen. Der Rotationsfehler wurde aus der Innenrotationsdifferenz (gemessen in Bauchlage, an 90°-flektierten und maximal innenrotierten Hüftgelenken) ermittelt.

Ergebnisse und Diskussion

Beinlängen

Wegen der altersabhängigen unterschiedlichen Fugenreaktion auf eine Fraktur (v. Laer 1984a) haben wir die Patienten unterhalb und jenseits des 10. Lebensjahres miteinander verglichen. In der Gruppe der Patienten mit einem Alter unter 10 Jahren (n = 43) ergab sich bei denjenigen, deren Fraktur mit einer Verkürzung

Tabelle 1. Durchschnittliche posttraumatische Beinverlängerung in Beziehung zur durchschnittlichen Verkürzungsfehlstellung bei Konsolidation (durchschnittliche Nachkontrollzeit 9,6 Jahre)

Alter bei Fraktur (Jahre)	Anzahl Patienten (n)	Durchschnittliche Verkürzung bei Konsolidation (cm)	Durchschnittliche Verlängerung (cm)	Anzahl Patienten (n)	[%]
<10	43	0,8	1,3 (0,5–2,5)	28	65
<10	47	0,0	1,0 (0,5–3,0)	37	79
>10	22	–	1,2 (0,5–2,0)	22	50

von durchschnittlich 0,8 cm ausheilte, in 65% der Fälle eine posttraumatische Verlängerung von durchschnittlich 1,3 cm (0,5–2,5 cm). Bei der Gruppe, deren Frakturen ohne Verkürzung (n = 47) ausheilten, war eine durchschnittliche Verlängerung von 1 cm (0,5–3,0 cm) in 79% der Fälle zu beobachten. Die primäre Verkürzungsfehlstellung vermag also nicht die spätere Verlängerung zu verhindern (Tabelle 1).

Bei den Patienten mit einem Alter jenseits des 10. Lebensjahres (n = 22) bei der Fraktur zeigte sich nur noch in etwa 50% der Fälle eine Verlängerung von durchschnittlich 1,2 cm (0,5–2,0 cm) unabhängig von einer primären Verkürzungsfehlstellung.

Die Überprüfung der Parameter der Händigkeit, des Remodelings sowie späterer Repositionen und Operationen ergab z. T. wegen zu kleiner Gruppen keinen eindeutigen Einfluß auf die spätere Beinlängenalternation. Es bestätigte sich nochmals, daß die primäre Verkürzungsfehlstellung spätere Verlängerungen nicht zu verhindern vermag. Die posttraumatische Beinverlängerung wird durch die Reparationsvorgänge bzw. durch deren Stimulierung der Epiphysenfuge verursacht. Die Reparationsvorgänge sind abhängig vom Ausmaß der zu korrigierenden Fehlstellung (Verkürzung, Seit-zu-Seit-Verschiebung und Achsenfehler). Im Einzelfall ist v. a. angesichts der Häufigkeit und des Ausmaßes idiopathischer Beinlängendifferenzen ohnehin primär keine exakte Prognose der posttraumatischen Beinlängenalteration zu stellen (Hedström 1969; v. Laer 1977, 1981, 1984a; Morscher u. Taillard 1965).

Effizienz

Für die Effizienzprüfung ist das Krankengut der Zeitperiode 1970–1976 (n = 205) und 1976–1982 (n = 109) sowohl von der altersabhängigen Indikation zu den einzelnen Extensionsverfahren und von deren Anwendung, als auch von den Ergebnissen bei Konsolidation her vergleichbar. Beide Gruppen waren insofern vergleichbar, als bei Konsolidation in 20% der Fälle Fehlstellungen über 10° in der Frontal- und Sagittalebene sowie in 4% der Fälle Rotationsfehler über 20° festgestellt werden konnten. Auch wurde die Indikation zur primären und sekundären Operation in beiden Gruppen vergleichbar gestellt.

Als Parameter für den stationären Behandlungsaufwand haben wir die Extensions- und Hospitalisationsdauer, die Anzahl der Narkosen sowie der Repositionen und die Anzahl der Röntgenkontrollen überprüft. Aus den Jahren 1970–1975

Tabelle 2. Effizienzprüfung

Effizienzparameter	1970–1975 (n = 205)	1976–1982 (n = 109)	Reduktion [%]
Extensionsdauer (Tage/Patient)	30,2	29,2	3
Hospitalisationsdauer (Tage/Patient)	50,2	37,8	25
Repositionen in Narkose (Anzahl/Patient)	0,136	0,0183	87
Röntgenkontrollen (Anzahl/Patient)	17	11	35

konnten die Unterlagen von 205 Patienten und aus den Jahren 1976–1982 von 109 Patienten ausgewertet werden (Tabelle 2).

Wie zu erwarten, konnte die Extensiondauer nicht beeinflußt werden. Wir konnten einen Rückgang der Hospitalisationsdauer um 25% (von 50,2 Tagen/Patient auf 37,8 Tage/Patient) erreichen, da wir die Mobilisation der Kinder nach Extensionsabnahme nicht mehr im Spital, sondern zu Hause von den Eltern durchführen ließen.

Durch die anfängliche Hyperextension erübrigten sich sekundäre Repositionen, so daß wir die Anzahl der Repositionen in Narkose um 87% (von 0,136 auf 0,0183 pro Patient) senken konnten.

Eindrücklich war auch die Reduktion der Röntgenkontrollen, die wir um 35% (von 17 auf 11 pro Patient) gesenkt haben. Dies ist nicht nur auf das Weglassen der axialen Aufnahmen nach Dunn zurückzuführen, sondern auch auf die gezieltere Indikation zu den übrigen Stellungskontrollen.

Fassen wir sämtliche Parameter als Gesamtaufwand zusammen, so ließ sich dieser durch unser neues Therapiekonzept seit dem Jahre 1976 um 30% senken.

Schlußfolgerungen

Durch die Ergebnisse fühlen wir uns berechtigt, grundsätzlich die Hyperextensionsmethode v. a. aus Gründen der Effizienz weiterhin anzuwenden, um sekundäre Repositionen und Eingriffe zu vermeiden. Die Indikation zur Osteosynthese sollte immer primär innerhalb der ersten 5 Tage nach dem Trauma im Interesse des Zeitverlustes und der Beinlängen gestellt werden. Die Indikation zur Osteosynthese stellen wir bei einem polytraumatisierten Kind, bei einem Schädel-Hirn-Trauma und bei einer zusätzlichen Fraktur an der ipsilateralen Extremität. Das Jugendalter (älter als 10–12 Jahre) stellt eine relative, aber häufige Indikation zur primären Osteosynthese dar. Für diese Altersgruppe empfehlen wir die Osteosynthese vornehmlich aus sozialen Gründen und wegen der wesentlich kürzeren Schulabsenz, wobei der Patient und die Eltern in die Entscheidung einbezogen werden (v. Laer 1984a).

Die Indikation zum Röntgen sehen wir für alle Extensionsmethoden am 4. Tag nach Anlegen der Extension. Bei tolerabler Stellung genügt es dann – gleichbleibende Lagerung und Beschwerdefreiheit vorausgesetzt –, erst wieder zum Nachweis der Konsolidation zu röntgen, wenn der Kallus indolent geworden ist. Auf die Dunn-Aufnahme verzichten wir weiterhin (v. Laer 1982).

Die Hospitalisations- und Extensionsdauer spielt aus psychischen und physischen Gründen die zentrale Rolle. Erst sekundär kommen auch wirtschaftliche

Gründe zum Tragen. Um diese beeinflussen zu können, muß grundsätzlich die Behandlung geändert werden. Es handelt sich dabei um eine abgekürzte Extensionsbehandlung, gefolgt von einer funktionellen Therapie (Sarmiento u. Latta 1981). Die Patienten werden anfänglich mit der Hyperextensionsmethode behandelt. In der 3. Woche wird die Extension abgenommen und ein funktioneller Bewegungsgips angelegt. In diesem wird der Patient bei Bedarf unter physiotherapeutischer Kontrolle mit Hilfe von Gehstöcken mobilisiert.

Zusammenfassung

Von 314 Patienten mit Femurschaftfraktur im Wachstumsalter der Jahre 1970–1982 konnten 125 klinisch nachuntersucht werden. Die posttraumatische Beinlängendifferenz wurde durchschnittlich 9,6 Jahre nach dem Unfall ermittelt. Wir konnten erneut bestätigen, daß die in Verkürzungsfehlstellung konsolidierten Frakturen zu einer Beinverlängerung führten. Die Ursachen der posttraumatischen Beinverlängerung werden diskutiert.

Seit 1976 wird die Hyperextensionsmethode zur konservativen Behandlung der Oberschenkelschaftfraktur im Kindesalter angewandt. Die Technik wird vorgestellt. Anhand der Unterlagen von 205 Patienten der Jahre 1970–1975 und von 109 Patienten der Jahre 1976–1982 wurde die klinische Effizienz der Hyperextensionsmethode durch Überprüfung der Parameter Extensions- und Hospitalisationsdauer, Anzahl der Narkosen und Repositionen sowie Anzahl der Röntgenbilder untersucht. Der Gesamtaufwand als Maß für die Effizienz konnte in der Zeitperiode 1976–1982 um 30% gesenkt werden. Schlußfolgerungen werden vorgestellt und diskutiert.

Literatur

Hedström O (1969) Growth stimulation of long bones after fractures or similar trauma. A clinical and experimental study. Acta Orthop Scand [Suppl] 22
Laer L von (1977) Beinlängendifferenzen und Rotationsfehler nach Oberschenkelschaftfrakturen im Kindesalter. Arch Orthop Unfallchir 89:121–137
Laer L von (1978) Neue Behandlungskriterien für die Oberschenkelschaftfraktur im Kindesalter. Z Kinderchir 24:165–174
Laer L von (1981) Prognosis of leg-length-discrepancy and axial deviation in femoral fractures in children. In: Chapchal G (ed) Fractures in children. Thieme, Stuttgart New York, p 43–47
Laer L von (1982) Die klinische Bedeutung des posttraumatischen Rotationsfehlers nach Oberschenkelschaftfrakturen im Wachstumsalter. Hefte Unfallheilkd 158/159
Laer L von (1984a) Skeletttraumata im Wachstumsalter. Hefte Unfallheilkd 166:18–20, 22, 44–48, 61–63
Morscher E, Taillard W (1965) Beinlängenunterschiede. Karger, Basel New York
Sarmiento A, Latta LL (1981) Closed functional treatment of fractures. Springer, Berlin Heidelberg New York

Schicksal und klinische Bedeutung des posttraumatischen Rotationsfehlers nach Oberschenkelschaftfrakturen im Wachstumsalter

L. von Laer

Einleitung

Vor dem Rotationsfehler nach kindlichen Oberschenkelschaftfrakturen wird immer wieder eindringlich gewarnt. Unter der Annahme, daß er sich im Verlauf des weiteren Wachstums nicht mehr spontan korrigieren könne, werden ihm die gravierendsten Spätfolgen unterstellt. Aus diesem Grund wird im Rahmen der immer wieder geforderten konservativen Behandlung stets darauf hingewiesen, dem Rotationsfehler die größte Aufmerksamkeit zu schenken und ihn v. a. sorgfältig zu beseitigen. Dies ist leichter gesagt als getan. Denn ein Rotationsfehler am Oberschenkel ist bei einer frischen Fraktur klinisch nicht beurteilbar, geschweige denn korrigierbar. Eine Lagerung nach der von Schultz angegebenen Methode auf dem Rippstein-Gestell zur radiologischen Messung ist während der konservativen Behandlung nicht möglich. Die axiale Röntgenaufnahme auf dem Weber-Tisch oder höchstenfalls auch im Overhead durchzuführen, ist mit erheblichen Ungenauigkeiten verbunden. Schon auf dem Rippstein-Gestell sind die Lagerungsfehler und deren Folgen auf das Meßergebnis nicht unerheblich. Sie werden bei der Röntgentechnik im Bett nicht gerade kleiner. Dazu gesellen sich die von Hamacher (1974) geschilderten Interpretationsfehler des Bildes, die wir nur bestätigen können, sowie allfällige Korrekturfehler auf dem Weber-Tisch. Zudem sind Korrekturen im Overhead, auf der Braun-Schiene und im Gips ohnehin nicht möglich. So ist eine zufriedenstellende aktive Korrektur eines möglichen Rotationsfehlers auf konservativem Wege gar nicht möglich.

Klinisch und radiologisch stellt sich ein Rotationsfehler am Oberschenkel lediglich indirekt an einer Antetorsionsdifferenz der Schenkelhälse dar: Der Innenrotationsfehler des distalen Fragmentes an einer vermehrten, der Außenrotationsfehler an einer verminderten Antetorsion gegenüber der unbeteiligten Gegenseite. Die Röntgenaufnahme wird – wie schon gesagt – auf dem Rippstein-Gestell durchgeführt.

Die Antetorsion des Schenkelhalses selbst verändert sich physiologischerweise im Laufe des Wachstums: Sie vermindert sich von ca. 30–40° bei Geburt auf ca. 10–15° bei Wachstumsabschluß. Diese Detorsionen erfolgen fließend. Es sind jedoch 2 deutliche Schübe erkennbar, einmal um das 7. Lebensjahr und einmal kurz vor Wachstumsabschluß.

Im Rahmen dieser physiologischen Detorsionsvorgänge kann der häufigste Rotationsfehler – der Außenrotationsfehler – durch physiologische Detorsion der unbeteiligten Gegenseite sowie der seltenere Innenrotationsfehler durch vermehrte Detorsion der betroffenen Seite vollständig korrigiert oder zumindest wesentlich vermindert werden. Wir konnten erstmalig derartige „Spontankorrekturen" von Rotationsfehlern im Jahre 1977 nachweisen (von Laer 1977). Inzwischen sind sie von anderen Autoren (Brouwer et al. 1981; Oberhammer 1980; Verbeek 1979) und von uns (von Laer 1982) nochmals bestätigt worden.

Krankengut, Nachuntersuchungen und Ergebnisse

Aus den Jahren 1960–1980 haben wir bisher 300 Patienten in 3 Nachuntersuchungsetappen (1975, 1980 und 1984) nachkontrolliert. Von den Patienten mit auswertbaren Dunn-Aufnahmen wiesen 68 Patienten bei Konsolidation einen Rotationsfehler auf. Bei 53 dieser Patienten konnten wir in Verlaufskontrollen das weitere Schicksal des Rotationsfehlers verfolgen, bei 38 Patienten bis über den Wachstumsabschluß hinaus. Bei 15 Patienten waren bei der Nachuntersuchung die Fugen noch offen. In 8 Fällen (5%) handelte es sich um einen Innenrotationsfehler, in 45 Fällen (85%) um einen Außenrotationsfehler des distalen Fragmentes. Bei den Patienten mit geschlossenen Fugen (n = 38) war es 24mal im weiteren Verlauf zur vollständigen Korrektur des ehemaligen Rotationsfehlers gekommen (63,5%). Das durchschnittliche Korrekturausmaß betrug 13,3° (10–27°). Bei 7 Fällen (18,4%) hatte sich der Fehler um durchschnittlich 7,1° vermindert (5–10°). In weiteren 7 Fällen (18,4%) verblieb eine durchschnittliche Antetorsionsdifferenz von 14,3° (10–27°) unverändert über den Wachstumsabschluß hinaus. Dies war bei 6 Außenrotations- und 1 Innenrotationsfehler der Fall.

Bei den Patienten mit noch offenen Fugen bei der Nachuntersuchung war es ebenfalls in 11 Fällen (73,3%) im Rahmen des 1. Detorsionsschubs schon zum vollständigen Verschwinden des Rotationsfehlers gekommen. Die durchschnittliche Korrektur betrug hier 14,3° (10–25°). Bei 2 Fällen wurde der Fehler um 7,5° vermindert, bei weiteren 2 Fällen persistierte ein Fehler von 20° bzw. 35°. Bei der Patientin mit einem iatrogenen Rotationsfehler von 35° nach beidseitiger Oberschenkelschaftfraktur mußte wegen zunehmender Beschwerden noch vor Wachstumsabschluß eine Korrekturosteotomie durchgeführt werden. Im gesamten beobachteten Krankengut war es also in etwa 66% der Fälle zur vollständigen, in etwa 17% zur partiellen Korrektur eines bei Konsolidation feststellbaren Rotationsfehlers gekommen.

Schlußfolgerung

Aus therapeutischer Sicht verbleibt damit die Alternative, den möglichen Rotationsfehler der Spontankorrektur zu überlassen oder primär zu operieren. Die Entscheidung dazu ist von der Häufigkeit und dem Ausmaß eines persistierenden Fehlers und der dementsprechenden Spätprognose abhängig. Von 183 über den Wachstumsabschluß hinaus nachkontrollierten Patienten wiesen bei der letzten klinischen Kontrolle noch 37 Patienten (20%) eine Antetorsionsdifferenz der Schenkelhälse von durchschnittlich 13° (10–25°) auf. Ausmaß und Häufigkeit dieser Differenzen liegen annähernd im akzeptierten Normbereich idiopathischer Antetorsionsdifferenzen, wie sie aus dem Krankengut von Jani mit idiopathisch vermehrten Antetorsionen der Hüften zu entnehmen sind (Jani et al. 1979), wie sie von Brouwer et al. (1981) gefunden wurden und wie sie bei unseren rotationsfehlerfrei primär verplatteten Frakturen ebenfalls festgestellt werden konnten (2 von 15 Patienten mit einer Antetorsionsdifferenz von je 20°). Da das Hüftgelenk Differenzen im geschilderten Ausmaß i. allg. ohne weiteres zu kompensieren vermag, mißt man ihnen üblicherweise keine pathologische Wertigkeit bei und interpretiert sie nicht als präarthrotische Deformität.

Somit ist angesichts der spontanen Korrekturfähigkeit, einer erheblichen Meßfehlerbreite und idiopathischer Antetorsionsdifferenzen die klinische Bedeutung eines posttraumatischen Rotationsfehlers nach Oberschenkelschaftfrakturen im Wachstumsalter gering einzuschätzen. Der mögliche Rotationsfehler allein bedeutet deshalb keine Indikation zur operativen Behandlung. Radiologische Axialaufnahmen nach Dunn mit der Absicht, den Rotationsfehler zu verifizieren oder ihn im Verlauf zu kontrollieren, sind nicht mehr indiziert.

Tatsächlich steht auch weiterhin noch der klinische Nachweis aus, daß ein isolierter Rotationsfehler bei Wachstumsabschluß allein tatsächlich zu schweren Spätfolgen führt. Gleichzeitig ist die Frage noch nicht beantwortet, ob es sich bei sog. persistierenden Rotationsfehlern nicht in der Tat um idiopathische Antetorsionsdifferenzen handelt.

Zusammenfassung

Es konnten 53 Patienten mit einem Rotationsfehler bei Konsolidation einer Oberschenkelschaftfraktur im Wachstumsalter über mehrere Jahre hinaus, zum großen Teil bis Wachstumsabschluß, nachkontrolliert werden. Dabei kam es in 66% der Fälle zu einer vollständigen, in 17% zu einer partiellen Korrektur des Rotationsfehlers. Die klinische Bedeutung von in etwa 20% über den Wachstumsabschluß hinaus persistierenden Rotationsfehlern wird angesichts idiopathischer Antetorsionsdifferenzen sehr relativiert.

Literatur

Brouwer KJ, Molenaar JC, van Linge B (1981) Rotational deformities after femoral shaft fractures in childhood. Acta Orthop Scand 52:81

Hamacher P (1974) Röntgenologische Normalwerte des Hüftgelenkes. Orthop Praxis 10:23

Jani L, Schwarzenbach U, Afifi K, Scholder P, Gisler P (1979) Verlauf der idiopathischen Coxa anteorta. Orthopäde 8:5

Laer L von (1977) Beinlängendifferenzen und Rotationsfehler nach Oberschenkelschaftfrakturen im Kindesalter. Arch Orthop Unfallchir 89:121

Laer L von (1982) Die klinische Bedeutung des posttraumatischen Rotationsfehlers nach Oberschenkelschaftfrakturen im Wachstumsalter. Hefte Unfallheilkd 158:179

Oberhammer J (1980) Degree and frequency of rotational deformities after infant femoral fractures and their spontaneous correction. Arch Orthop Trauma Surg 97:249

Verbeek HOF (1979) Does rotation deformity, following femur fractures, correct during growth? Reconstr Surg Traumatol 17:75

Diskussion

N.N.: Man sollte m.E. unbedingt darauf hinweisen, daß es nicht nur von der Operationstechnik abhängt, ob es zum Genu recurvatum kommt, sondern auch vom Alter des Patienten zum Zeitpunkt der Operation.

Zak, Marl: Die Patienten waren im Mittel bis zur Operation 7,81 Monate krank. Es handelte sich um Kranke im Alter zwischen 12 und 18 Jahren. Bei 12jährigen kann es vorkommen, daß man kranial die Wachstumszone schädigt.

Hassenpflug, Kiel: Haben Sie in Ihrem Krankengut entsprechende Veränderungen feststellen können?

Zak, Marl: Nein, wir konnten keine Abhängigkeit unserer Ergebnisse vom Alter der Patienten feststellen. Der Patient, der schon 18 Jahre alt war, hatte sowieso keine Schäden seitens der Tibiaepiphyse zu erwarten.

Löhr, Ottawa: Bei der Aufzählung Ihrer Komplikationen haben Sie angegeben, daß Sie im Rahmen der Nachuntersuchungen Meniskopathien und Chondropathien gefunden haben. Stehen diese Erscheinungen in einem Zusammenhang mit Ihrer Operation?

Zak, Marl: Nein, das konnten wir nicht feststellen. Die Veränderungen, die Sie genannt haben, führten auch zu keinerlei therapeutischen Konsequenzen. Es waren klinische Hinweiszeichen. Der Beweis, daß wirklich eine Meniskopathie oder Chondropathie vorlag, wurde nicht erbracht, auch nicht durch eine Arthroskopie.

Hassenpflug, Kiel: Können Sie uns zunächst noch einmal kurz Ihren Begriff „Hyperextensionsmethode" erläutern?

Kaelin, Basel: Unter *Hyperextension* verstehen wir eine Extension mit einem Fünftel des Körpergewichts für eine Zeitdauer von 10–14 Tagen. Anschließend wird das Extensionsgewicht auf ein Sechstel reduziert. „Hyper" bezieht sich auf die Distraktionskraft und nicht auf das Repositionsergebnis.

Kaelin, Basel: Durch die „Hyperextension" soll es zu keiner Distension der Fragmente kommen. Vielmehr streben wir eine möglichst achsengerechte Einstellung der Fragmente an, ohne ein Repositionsmanöver durchzuführen.

N.N.: Wann sehen Sie die *Indikation* für eine *primäre Osteosynthese?*

Kaelin, Basel: Die Indikation zur primären Osteosynthese sehen wir beim polytraumatisierten Kind, beim Schädelhirntrauma, bei Verletzungen des Gefäßnervenbündels und bei zusätzlichen Frakturen an der ipsilateralen Extremität und bei Jugendlichen.

Löhr, Ottawa: Herr Kaelin, Sie sprachen davon, daß Sie in der Nachbehandlung vermehrt zum *"Sarmiento-bracing"* übergehen wollten. Von welcher *Altersgruppe* an haben Sie das vor? Für welchen *Zeitraum*?

Kaelin, Basel: Ich muß zuerst folgendes festhalten: Wir haben erst vor kurzem mit dieser Behandlungsmethode angefangen, und somit konnten erst 4 Patienten behandelt werden. Es liegen also noch geringe Erfahrungen vor. Wir hyperextendieren 10–14 Tage, nehmen dann die Extension weg und legen ein "Sarmiento-Brace" mit Gelenk zwischen Unter- und Oberschenkel an. Die Patienten werden mit dieser Schienung mit Hilfe von Stöcken mobilisiert. Die Mobilisation erfolgt entweder – je nach Temperament der Eltern und des Patienten – zu Hause oder andernfalls im Spital mit Hilfe der Krankengymnastin. Die Altersgrenze sehen wir für diese Behandlungsmethode beim 6.–8. Lebensjahr.

Hassenpflug, Kiel: Herr v. Laer hat in seinem Beitrag einen durchschnittlichen Korrekturwinkel von 12,3° angegeben. Ist es möglich, aufgrund Ihrer Untersuchungen *Grenzwinkel* anzugeben, oberhalb derer eine Korrektur nicht mehr ausreichend zu erwarten ist?

v. Laer, Basel: Ich kann keine sichere Antwort geben. Wir haben eine Patientin mit 35° Antetorsionsdifferenz behandelt. Sie war noch jung, und man hätte die weitere Entwicklung abwarten können. Diese Patientin bekam aber früh Beschwerden, so daß wir detorquieren mußten. In einem Fall konnten wir die Spontankorrektur eines Rotationsfehlers von 27° beobachten. Ob mehr möglich ist, weiß ich nicht. Das hängt auch vom Alter der Patienten ab. Sind sie sehr jung, könnte auch eine Korrektur über den angegebenen Wert hinaus möglich sein.

Löhr, Ottawa: Herr v. Laer, Sie wiesen auf den Torsionsfehler als präarthrotische Deformität hin. Wie lange Zeit übersehen Sie Ihre Patienten?

v. Laer, Basel: Circa 25 Jahre.

Löhr, Ottawa: Haben Sie keinerlei Veränderungen im Sinne einer Arthrose gesehen?

v. Laer, Basel: Nein, wir haben keine Veränderungen gesehen.

Löhr, Ottawa: Wie alt ist Ihr ältester Patient jetzt?

v. Laer, Basel: Er wird etwa 30 Jahre alt sein, für den Nachweis einer Arthrose ein noch zu früher Zeitpunkt. Im übrigen möchte ich noch darauf hinweisen, daß es bis jetzt keinen klinischen Nachweis gibt, daß eine einseitige vermehrte oder verminderte Antetorsion allein zur Arthrose führt. Die allgemeinen Vorstellungen, eine isolierte Antetorsionsdifferenz würde per se eine Präarthrose darstellen, geht lediglich auf die theoretische Arbeit von Weber aus dem Jahre 1961 zurück.

Löhr, Ottawa: Haben Sie bei Ihren Kontrolluntersuchungen auch auf die Torsionsverhältnisse der Tibia auf der gleichen Seite geachtet?

v. Laer, Basel: Ja, wir haben die Werte aber nicht konsequent kontrolliert und erfaßt.

Zehnjahresergebnisse nach Tibiakopfpendelosteotomie zur Behandlung von Varus- und Valgusgonarthrosen des älteren Menschen

K. A. Milachowski, G. Wasmer und B. Rosemeyer

Einleitung

Die Tibiakopfumstellungsosteotomie stellt ein anerkanntes und häufig verwendetes Verfahren zur Behandlung von Achsenfehlstellungen des Kniegelenks dar (Dachsel 1949; Jackson 1958; Kiviluoto et al. 1984; Lange 1962; Maquet 1976; Müller 1976; Viernstein u. Keyl 1974).

In der Staatlichen Orthopädischen Klinik der Ludwig-Maximilians-Universität München wurden zwischen 1965 und 1976 411 Kniegelenkfehlstellungen bei 343 Patienten korrigiert. Es handelte sich um 234 Varusgonarthrosen, 127 Valgusgonarthrosen, 21 posttraumatische und 29 kongenitale Fehlstellungen. Optische Korrekturen des Achsenskeletts bei fehlenden Kniebeschwerden werden an unserer Klinik nicht durchgeführt. Die interligamentäre Osteotomie nach Coventry bleibt dem jüngeren Patienten vorbehalten. Sogenannte Schlittenprothesen werden wegen unsicherer Langzeitresultate nicht implantiert. Der totale Kniegelenkersatz ist vorwiegend bei Patienten mit chronischer Polyarthritis durchgeführt worden. Zahlreiche Operationsverfahren der Umstellungsosteotomie sind angegeben. Neben der unterschiedlichen Höhe der Fibulaosteotomie konkurrieren viele Osteotomie- und Fixationsverfahren an der Tibia.

Zur externen Fixierung wird der äußere Spanner wie der Ringfixateur angegeben, zur internen Stabilisierung sind verschiedene Platten und Klammersysteme im Gebrauch.

An unserer Klinik wird seit langem, genau seit Max Lange, die hohe V-förmige Pendelosteotomie durchgeführt (Dachsel 1949; Lange 1962) (Abb. 1).

Besonders beim alten Patienten ist die Osteotomie möglichst hoch im spongiösen Metaphysenbereich durchzuführen, um breite Belastungsflächen und eine rasche Konsolidierung zu erreichen. Die Metallosteosynthese ist i. allg. überflüssig. Bei ausgeprägter Adipositas der Oberschenkel und stärkerer Osteoporose

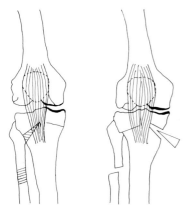

Abb. 1. Hohe V-förmige Tibiaosteotomie bei Genu varum mit schräger Fibulaosteotomie

kann eine temporäre Kirschner-Drahtfixation von Nutzen sein. Eine gut anmodellierte Gipshülse bzw. beim adipösen Patienten ein Oberschenkelgehgips gibt eine ausreichende Fixation und erlaubt nach Abschluß der Wundheilung die frühzeitige volle Belastung des Beines.

Beim alten Menschen ist die rasche Aktivierung außerhalb des Bettes wichtiger als die Beübung des Gelenks bei sog. übungsstabiler Osteosynthese. Erfahrungsgemäß können die alten Patienten das Gehen mit Stockstützen nicht mehr sicher erlernen, so daß zur Erhaltung der allgemeinen Leistungsfähigkeit die möglichst frühzeitige Belastbarkeit des operierten Beines von großer Bedeutung ist (Viernstein u. Keyl 1974).

Patientengut

Da nur Langzeitergebnisse der älteren Patienten ermittelt werden sollten, war das Patientenkollektiv naturgemäß geringer. So waren zum Zeitpunkt der Nachuntersuchung nahezu 30% der Patienten verstorben. Es konnten insgesamt 56 Kniegelenke bei 44 Patienten 10–20 Jahre postoperativ persönlich nachuntersucht werden. Die Operation lag bei den Patienten im Mittel 12,8 Jahre zurück.

Es handelte sich um 16 männliche und 17 weibliche Patienten mit 44 Kniegelenken bei Varusgonarthrose und um 1 männlichen und 10 weibliche Patienten mit 12 Kniegelenken bei Valgusgonarthrose.

Das Alter bei der Operation betrug im Mittel 60,6 Jahre (41–73 Jahre). Zum Zeitpunkt der Nachuntersuchung betrug das Alter der Patienten im Durchschnitt 71,5 Jahre (58–83 Jahre).

Ergebnisse und Diskussion

Die subjektive Bewertung ergab bei beiden Gruppen gute Langzeitresultate. So waren bei den Patienten mit Varusgonarthrose 24 Patienten sehr zufrieden, 8 zufrieden und 1 Patient wegen Narbenbeschwerden unzufrieden. Bei den Patienten mit Valgusgonarthrosen gaben 8 Patienten an, sehr zufrieden zu sein, 3 waren zufrieden; insgesamt würden sich 89% der Patienten wieder operieren lassen. Die subjektiven Beschwerden nach mehr als 10 Jahren waren sehr gering; so hatten von den 44 nachuntersuchten Patienten nur 3 Ruheschmerzen, 9 waren völlig beschwerdefrei (Tabelle 1). Entsprechende gute Langzeitresultate ergab die Gehstrecke, die Gehfähigkeit und das Gangbild (Tabellen 2 und 3). Auch das beschwerdefreie Intervall nach der Operation ist mit über 8 Jahren sehr groß.

So waren von den 33 Patienten mit Varusgonarthrose 5 auch nach mehr als 10 Jahren schmerzfrei, 21 vorübergehend schmerzfrei mit einem beschwerdefreien

Tabelle 1. Beschwerden (mehr als 10 Jahre nach Operation)

	Keine	Nach langer Belastung	Nach geringer Belastung	Ruheschmerz
Varusgonarthrose (n = 33)	5	17	8	3
Valgusgonarthrose (n = 11)	4	4	3	0

Tabelle 2. Gehstrecke

	>100 m	>1000 m	>5000 m	Unbegrenzt
Varusgonarthrose (n=33)	0	9	19	5
Valgusgonarthrose (n=11)	0	2	8	1

Tabelle 3. Gehfähigkeit und Gangbild

	Gefähigkeit		Gangbild	
	Ohne Hilfsmittel	1 Stock	Sicher	Unsicher
Varusgonarthrose (n=33)	23	10	23	10
Valgusgonarthrose (n=11)	8	3	7	4

Tabelle 4. Röntgenbefund

	Gelenkspalt		Arthrosegrad	
	Unverändert	Verschmälert	Unverändert	Zugenommen
Varusgonarthrose (n=33)	30	3	10	23
Valgusgonarthrose (n=11)	7	4	5	6

Intervall von 8,6 Jahren, und von den 6 Patienten, die nie schmerzfrei waren, gaben immerhin 5 an, deutlich durch die Operation gebessert worden zu sein. Bei den 11 Patienten mit Valgusgonarthrose waren 2 nie schmerzfrei (beide subjektiv gebessert), 5 Patienten gaben ein durchschnittliches beschwerdefreies Intervall von 9,5 Jahren an, und 4 Patienten waren zum Zeitpunkt der Nachuntersuchung noch immer beschwerdefrei.

Bezüglich der Komplikationen fand sich bei dem nachuntersuchten Patientengut keine Infektion, keine Pseudarthrose und keine Peronäusparese. Bei 4 Patienten fand sich ein verzögerter Durchbau der Osteotomie bis zu 5 Monaten. Bedingt durch die Nähe des motorischen Astes des N. peronaeus zum M. extensor hallucis longus fand sich bei 6 Patienten eine Großzehenheberschwäche (Stürz u. Rosemeyer 1979). 3 Patienten erlitten eine Thrombose, und bei 2 Patienten ist es intraoperativ zu einer Tibiakopffraktur gekommen, die osteosynthetisch versorgt wurde.

Die Stellung der Beinachse hat keinen unmittelbaren Einfluß auf die guten Langzeitresultate. So hatten zum Zeitpunkt der Nachuntersuchung die Patienten mit präoperativer Varusgonarthrose in 40% der Fälle eine gerade Beinachse (0°), in 47% eine physiologische Valgusstellung von 10° und nur in 13% einen Korrekturverlust in Varus bis zu 10°.

Bei den Patienten mit Valgusgonarthrosen hatten 30% eine gerade Beinachse (0°), 10% einen Korrekturverlust in Varus bis zu 10°, und in 60% der Fälle konnte eine physiologische Valgusstellung bis 10° erhalten werden.

Der Röntgenbefund bessert sich naturgemäß durch die Operation nicht (Tabelle 4).

Zusammengefaßt läßt sich feststellen, daß die Langzeitergebnisse der Umlagerungsosteotomie und des Tibiakopfes ausgesprochen gut sind. Neben kongenitalen und erworbenen Unterschenkelfehlstellungen sowie posttraumatischen Fehlstellungen ist die Hauptindikation zur Pendelosteotomie die unilaterale Gonarthrose des älteren Menschen.

Kontraindikationen sind die Gonarthrose bei chronischer Polyarthritis, eine Beugekontraktur von über 20° sowie eine Schrägstellung des Gelenkspaltes von über 20°. Ebenso stellt ein intraartikulärer Zusatzeingriff eine Kontraindikation zur Pendelosteotomie dar. Bei unklarem Kniegelenkbefund sollte hier zunächst eine arthroskopische Abklärung erfolgen.

Zusammenfassung

Die Langzeitergebnisse nach mehr als 10 Jahren bei alten Patienten mit Varus- und Valgusgonarthrosen werden anhand einer Nachuntersuchung von 44 Patienten mit 56 operierten Kniegelenken ausgewertet. Es kann gezeigt werden, daß bei richtiger Indikationsstellung auch für den alten Patienten mit unilateraler Gonarthrose ausgezeichnete Langzeitresultate erwartet werden dürfen. Eine Metallfixierung erscheint überflüssig, die Komplikationsrate ist gering.

Literatur

Dachsel W (1949) Eine neue Form der O-Bein Osteotomie für Jugendliche und Erwachsene. Med Klin 29:920
Jackson JP (1958) Osteotomie for osteoarthritis of the knee. J Bone Joint Surg [Br] 40:826
Kiviluoto O, Salentius P, Santavirta S (1984) Proximal tibia osteotomy in the treatment of osteoarthritis of the knee. Arch Orthop Trauma Surg 103:57
Lange M (1962) Orthopädisch-chirurgische Operationslehre, 2. Aufl. Bergmann, München
Maquet P (1976) Valgus osteotomy of osteoarthritis of the knee. Clin Orthop 120:143
Müller W (1976) Die Tibia-Osteotomie in der Therapie posttraumatischer Arthrosen am Kniegelenk. Hefte Unfallheilkd 128:175
Stürz H, Rosemeyer B (1979) Die isolierte Großzehenheberschwäche nach Fibulaosteotomie. Z Orthop 117:31
Viernstein K, Keyl W (1974) Die operative Behandlung der Kniearthrose beim alten Menschen. Münch Med Wochenschr 116:243

Diskussion

Hassenpflug, Kiel: Vielen Dank, Herr Milachowski. Sie haben, abweichend von manchen anderen Autoren, festgestellt, daß die Beschwerdesituation langfristig unabhängig vom Korrekturwinkel ist.

Milachowski, München: Wir glauben, daß der sog. Reiz der Osteotomie von großer Bedeutung ist. Bei den Valgusgonarthrosen wiesen fast $^2/_3$ der Patienten eine physiologische Beinachse auf, bei den Varusgonarthrosen waren die Beinachsen postoperativ in leichter Überkorrektur von $5°–10°$ ohne nachteilige Folgen.

Knahr, Wien: Ich möchte Herrn Milachowski fragen: Wie lange haben Sie bei Ihren Patienten die operierten Gliedmaßen ruhiggestellt? Traten Kniesteifen auf? Mußten Sie in Narkose mobilisieren?

Milachowski, München: Wir haben nie in Narkose mobilisieren müssen. Allerdings legen wir auf die Beweglichkeit nicht so starken Wert, wie vielleicht manche Autoren, die primär eine sofortige Übungsbehandlung einsetzen lassen. Wir geben 6–8 Wochen lang einen Gipstutor; die Patienten dürfen bis zur Schmerzgrenze darin sofort voll belasten.

Löhr, Ottawa: Ihre Patienten waren im Durchschnitt 60,6 Jahre alt. Bei der Art der Nachbehandlung, wie Sie sie praktizieren, kommt doch eine recht lange Zeit zusammen, in der die Patienten funktionsunfähig sind.

Milachowski, München: Unsere Patienten waren zu $^2/_3$ bereits im Rentenalter, so daß wir mit der Mobilisierung keine so große Eile hatten. Langfristig sind dennoch gute Ergebnisse auch bei den alten Patienten zu erreichen.

Spätergebnisse nach lateraler Retinakulumspaltung bei der Chondromalazie der Patella

K. Lehrberger, V. Pohl, B. Rosemeyer und W. Bracker

In der Literatur sind mehr als 150 verschiedene Verfahren zur operativen Behandlung der Chondromalazie der Patella angegeben worden (Bentley u. Dowd 1984; Dzioba et al. 1985; Karlsson et al. 1985; Knight 1978; Madigan et al. 1975; Ogilvie-Harris u. Jackson 1984).

Daß die Retinakulumspaltung zu den verbreitetsten Operationsverfahren gehört, zeigt eine Umfrage von Walsh: Danach wenden 35 von 40 befragten nordamerikanischen Kniechirurgen die laterale Retinakulumspaltung (LR) als Einzelverfahren an (Walsh 1985, persönliche Mitteilung).

16 Chirurgen benutzten die perkutane LR, 13 die arthroskopische LR, 13 die offene LR, und 1 wandte eine andere Form an.

Nach Auskünften aus verschiedenen Kliniken im deutschsprachigen Raum ist diese Methode hier ähnlich weit verbreitet.

Die *Diagnose* einer Chondromalazie läßt sich nur arthroskopisch oder intraoperativ stellen. Bei einer arthroskopischen Kontrolle von Patienten mit anhaltenden retropatellaren Schmerzen fand Bentley u. Dowd (1984) nur in 51% der Fälle Knorpelveränderungen an der Kniescheibenrückfläche. Arthrographische Zeichen konnte Thijn (1980) nur in 56% der arthroskopisch gesicherten Fälle von Chondromalazie finden; in 15% der Fälle wurde arthrographisch ein falsch-positiver Befund erhoben. Auch szintigraphisch läßt sich eine rein knorpelige Veränderung nicht erfassen (Kaufmann u. Langlotz 1984).

Die *Indikation* zur Operation basiert auf unterschiedlichen Kriterien; sie wird häufig aufgrund klinischer Befunde oder klinischer Krankheitsbilder gestellt („Chondropathia patellae", „retropatellares Schmerzsyndrom" etc.).

Die *Technik* der Retinakulumspaltung ist hinsichtlich der Ausdehnung nach kranial und kaudal, d.h. der durchtrennten Strukturen, weitgehend einheitlich.

Folgende Strukturen müssen durchtrennt werden:
- M. vastus lateralis (longus),
- M. vastus lateralis obliquus,
- Retinakulum (oberflächliche und tiefe Schicht),
- „Tractus iliopatellaris",
- Lig. patellofemorale laterale,
- Lig. patellomeniscale laterale,
- Lig. patellotibiale laterale.

Der Eingriff kann offen, d.h. unter direkter Sicht des Operateurs über eine entsprechend große Hautinzision erfolgen oder „perkutan" bzw. über eine kleine Hautinzision, durch die das Instrument (Schere) eingeführt wird und die Durchtrennung der Strukturen unter palpatorischer und/oder arthroskopischer Kontrolle erfolgt.

Der Nachteil dieser perkutanen Methode ist die hohe Zahl der Nachblutungen bzw. Hämatome in rund 10% der Fälle. Im Gegensatz zu diesen genannten Verfahren muß bei der arthroskopisch-elektrochirurgischen Retinakulumspaltung

Tabelle 1. Zugwinkel der M.-quadriceps-Anteile

Anteil	Zugwinkel	
Vastus medialis longus	15–18° nach medial[a]	(Knight 1978)
Vastus medialis obliquus	50–55° nach medial[a]	(Knight 1978)
Vastus medialis longus	15–18° nach medial[b]	(Scharf 1984)
Vastus medialis obliquus	46–52° nach medial[b]	(Scharf 1984)
Rectus femoris	8–11° nach medial[b]	(Scharf 1984)
Vastus lateralis	12–16° nach lateral[b]	(Scharf 1984)
Vastus lateralis obliquus	38–48° nach lateral[b]	(Fulkerson)

[a] Bezugsachse M. rectus femoris.
[b] Bezugsachse Femur.

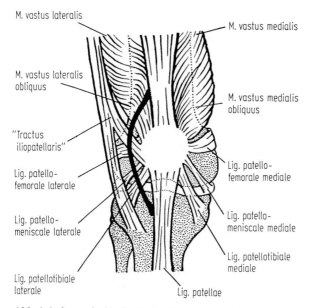

Abb. 1 (schematisch). Statische (ligamentäre) und dynamische (muskuläre) Stabilisierung der Patella durch die verschiedenen Bandverstärkungen und Muskelanteile. Die Retinakulumdurchtrennung erstreckt sich vom M. vastus lateralis bis zum Ansatzbereich des Lig. patellae an der Tuberositas tibiae (*schwarze Linie*)

die Synovialis stets mit durchtrennt werden, doch kann hierbei eine Blutstillung unter arthroskopischer Kontrolle erfolgen und die Narbenbildung auf 2 Stichinzisionen beschränkt bleiben. Koagulationsschäden von Haut und Subkutangewebe können bei entsprechender Technik vermieden werden.

Um die Funktion der durchtrennten Vastus-lateralis-Anteile nicht völlig auszuschalten, beschreibt Walsh (1985, persönliche Mitteilung) eine Reinsertion derselben mehr proximal vom ursprünglichen Ansatz. Dieses Vorgehen erfolgt unter Berücksichtigung der deutlich schräg gerichteten Kraft des M. vastus lat. obliquus (Tabelle 1, Abb. 1).

Tabelle 2. Ergebnisse der lateralen Retinakulumspaltung bei der „Chondromalazie" der Patella

Autor	Jahr	n	Gutes Ergebnis [%]	Nachuntersuchung[a] (Jahre)
Larson et al.	1978	31	82	
Ficat	1979	172	76	
Franke et al.	1980	30	77	
Villinger	1980	122	98	5
McGinty et al.	1981	39	82	
Harwin et al.	1981	25	80	
Metcalf	1982	93	86	1
			74	4
Insall	1982	–	„ca. 50"	
Osborne et al.	1982	70	87	1
			37	3
Grana et al.	1984	–	91	2
Simpson u. Barrett	1984	55	84	
Chen u. Ramatan	1984	41	86	
Ogilvie-Harris u. Jackson[b]	1984	30	63	1
			52	5
Ogilvie-Harris u. Jackson[c]	1984	8	50	1
			14	5
Bigos u. McBride	1984	83	71	1
Dzioba et al.	1985	60	87	1

[a] Zum Teil als Durchschnittswert verschiedener Nachuntersuchungsintervalle.
[b] Fälle mit „idiopathischer Chondromalazie" von Grad 2.
[c] Fälle mit „idiopathischer Chondromalazie" von Grad 3.

Bei allen Verfahren soll die sorgfältige Gelenkinspektion, arthroskopisch oder bei der Arthrotomie, fester Bestandteil der Operation sein, um Begleitläsionen nicht zu übersehen (Lehrberger u. Rosemeyer 1984).

Der Erfolg der kompletten lateralen Durchtrennung läßt sich intraoperativ überprüfen, indem man den lateralen Patellarand anheben und so die Kniescheibe um 90° kippen kann – es erfolgt dabei eine kontrollierende Palpation im Bereich des durchtrennten Retinakulums.

Untersuchungen verschiedener Autoren zeigen, daß bei Nachuntersuchungsintervallen von einem bis wenigen Jahren das Ergebnis der Retinakulumspaltung in bis zu 30% und mehr der Fälle unbefriedigend ist (Tabelle 2).

Material und Methodik

Es wurden 45 Kniegelenke von 44 Patienten in einem Intervall von 8–15 Jahren (Durchschnitt 10,8 Jahre) nach der Retinakulumspaltung nachuntersucht. Ausschlußkriterien waren operativ zu versorgende Begleitläsionen des Kniegelenks (außer der operativ mit partieller Chondrektomie versorgten Fälle von Chondromalazie). Hinsichtlich präoperativem Befund, Indikation, Operationstechnik und Nachbehandlung muß von Verhältnissen ausgegangen werden, wie sie zum damaligen Zeitpunkt vorlagen.

Es lag bei keinem Patienten ein präoperativer computertomographischer oder arthroskopischer Befund vor. Das CYBEX-II-Gerät, mit dem die Patienten postoperativ untersucht wurden, wurde zur präoperativen Diagnostik noch nicht eingesetzt.

Die Indikation zur Operation wurde bei retropatellarem Schmerzsyndrom und gering bis mäßig ausgeprägten Instabilitätszeichen gestellt sowie bei fehlenden radiologischen Zeichen einer Arthrose. Der Eingriff erfolgte nur dann, wenn die

---

Mögliche Hinweise zur Instabilität des Patellofemoralgelenks sind:

Anamnestisch:
- Instabilitätsgefühl, insbesondere bei ruckartiger Anspannung des M. quadriceps in geringer Kniebeugestellung,
- retropatellare Schmerzen, insbesondere *nach* stärkerer (z. B. sportlicher) Belastung;

Klinisch und radiologisch:
- Atrophie der Oberschenkelmuskulatur,
- Atrophie/Dysplasie des M. vastus medialis obliquus,
- neuromuskuläre Störungen,
- generalisierte Bandlaxizität,
- Genu valgum,
- Torsionsanomalien von Femur und Tibia,
- Dysplasie des Patellofemoralgelenks,
- Patella alta,
- Lateralisation der Patella,
- Patellakippung ("patellar tilt").

---

stets primär durchgeführte konservative Behandlung, bestehend aus Maßnahmen zur Verbesserung der Statik (z. B. spezielles Schuhwerk), physikalischen Anwendungen und medikamentöser Therapie erfolglos war. Die Zusammenstellung der einzelnen Maßnahmen war dabei uneinheitlich; ebenso die Dauer der konservativen Therapie. Ein Therapiekonzept mit z. T. selbständig durchgeführten krankengymnastischen Übungen, mit Kräftigungs- und Dehnungsübungen einzelner Muskelgruppen, entsprechend dem individuellen Befund, und kurzfristig ergänzender antiphlogistischer Medikation, wie wir es entsprechend den hinzugewonnenen Erkenntnissen heute anwenden, war damals noch nicht durchgeführt worden.

Technik

Es erfolgte die von Viernstein u. Weigert 1968 erstmals angegebene sog. „Einkerbung der lateralen Retinakula". Über einen lateralen Hautschnitt erfolgte die Retinakulumspaltung leicht bogenförmig um die Kniescheibe herum nach proximal bis zur Rektussehne, nach distal bis zur Tuberositas tibiae. Bei Knorpelläsionen wurde eine partielle Chondrektomie (Glättung, Abtragung) vorgenommen.

Die Synovia wurde nach der Gelenkinspektion wieder verschlossen. Das Kniegelenk wurde postoperativ nicht ruhiggestellt. Die postoperative Übungsbehandlung dauerte unterschiedlich lange, meist weniger als 6 Monate (Tabelle 3). Es traten 3 postoperative Komplikationen auf, zweimal ein rezidivierender Erguß, einmaß eine Unterschenkelvenenthrombose.

Tabelle 3. Dauer der postoperativen Übungsbehandlung (n = 45)

	n
2 Wochen bis 6 Monate	37
6 Monate bis 1 Jahr	4
1 Jahr bis 3 Jahre	2
Über 3 Jahre	1
Wegen Thrombose abgebrochen	1

Ergebnisse

Betrachtet man das Nachuntersuchungsergebnis zusammenfassend, hatten sich Schmerzen und Behinderung meist gebessert, während Schwellneigung und Instabilitätsgefühl meist eher gleich geblieben waren (Tabelle 4).

Bei 16 der 45 untersuchten Kniegelenke wurde ein neuerliches Auftreten von Schmerzen nach beschwerdefreiem Intervall im 2.–6. postoperativen Jahr angegeben. Die sportliche Aktivität war 13mal als geringer, 26mal als gleich und 6mal als höher angegeben worden im Vergleich zur präoperativen Aktivität.

Die Prüfung der Muskelfunktion mit dem CYBEX-II ergab bei etwa $^2/_3$ der Kniegelenke ein meßbares Defizit gegenüber der Vergleichsseite sowohl bei einer Winkelgeschwindigkeit von 60°/s wie von 180°/s (bei einem doppelseitig operierten Patienten). Bei der Auswertung der durchschnittlichen maximalen Drehmomente zeigte sich, daß an den operierten Kniegelenken bei beiden angeführten Winkelgeschwindigkeiten die Extensoren (M. quadriceps) mehr geschwächt waren als die Flexoren ("hamstrings") (Tabelle 5). Diese Ergebnisse stimmen mit der Feststellung einer bei 28 von 45 untersuchten Kniegelenken recht häufig gefundenen Atrophie des M. quadriceps, insbesondere des M. vastus medialis obliquus, überein.

Tabelle 4. Patientenangaben bei der Nachuntersuchung; jeweils Vergleich mit dem präoperativen Zustand (n = 45)

	Geringer n	Gleich n	Mehr n
Schmerzen	29	9	7
Behinderung	27	8	10
Schwellneigung	8	31	6
Instabilitätsgefühl	5	32	8

Tabelle 5. Durchschnittswerte der gemessenen maximalen isokinetischen Kniegelenkstreck- und -beugekräfte (Drehmomente) bei Messung mit dem CYBEX II und verschiedenen Winkelgeschwindigkeiten (Angaben in Nm)

	Winkelgeschwindigkeit 60°/s		Winkelgeschwindigkeit 180°/s	
	Vergleichsseite	Operationsseite	Vergleichsseite	Operationsseite
Extensoren	112,2	91,9	65,2	55,0
Flexoren	72,2	66,3	47,1	42,2

Bei der zusammenfassenden Beurteilung nach einem von Turba et al. (1979) angegebenen Punkteschema fand sich nur bei weniger als der Hälfte der Gelenke ein gutes Ergebnis, bei keinem ein sehr gutes (Tabelle 6).

Tabelle 6. Spätergebnisse der lateralen Retinakulumspaltung. Auswertung nach Turba et al. (1979) (n = 45)

Ergebnis	Subjektiv n	Objektiv n
Sehr gut	0	0
Gut	17	13
Mäßig	20	27
Schlecht	8	5

Diskussion

Die Zahl unbefriedigender Langzeitergebnisse gibt Anlaß zu einer Erforschung der möglichen Ursachen hierfür.

Diese möglichen Ursachen sind:

Indikationsbedingt:
- Operation bei unklarer Diagnose,
- unzureichende physikalische Therapie präoperativ,
- stark ausgeprägte Instabilität des Patellofemoralgelenks,
- ausgeprägte genuine Bandlaxizität,
- Operation bei Arthrose des Patellofemoralgelenks.

Therapiebedingt:
- inkomplette Retinakulumspaltung,
- Retinakulumspaltung zu weit proximal/medial,
- unbehandelte Begleitläsionen (z. B. Meniskus, Plica),
- unzureichende physikalische Therapie postoperativ.

Eine Suche nach Möglichkeiten, die Resultate zu verbessern, ist daher nötig. Indikations- und therapiebedingte Ursachen lassen sich rund 10 Jahre postoperativ oft schwer rekonstruieren; so ließen sich Art und Dauer einer präoperativen Therapie meist nicht exakt herausfinden. Der geringe Schwierigkeitsgrad des Eingriffs läßt operationstechnische Fehler weitgehend ausschließen, zumal technisch anspruchsvollere Modifikationen, wie die perkutane, arthroskopische oder arthroskopisch-elektrochirurgische Methode bei den nachuntersuchten Patienten nicht durchgeführt worden waren.

Eine Aufschlüsselung der intraoperativ gefundenen Knorpelläsionen in einzelne Chondromalaziegrade (z. B. nach Outerbridge 1961, 1964) war aufgrund von oft für diesen Zweck unzureichend genauen Hinweisen in den Operationsberichten nicht möglich; bei der Nachuntersuchung erfolgten keine arthroskopischen Kontrollen.

Eine gute Möglichkeit, die Ergebnisse auch nach längerer postoperativer Verlaufszeit zu verbessern, sehen wir in einer erneuten Aufnahme einer zeitgemäß verbesserten krankengymnastischen Übungsbehandlung. Die Kräftigung insbesondere des M. vastus medialis obliquus (VMO), den u. a. Bigos u. McBride

(1984) als größten Akteur für die Stabilität des Patellofemoralgelenks ansieht, sowie Dehnübungen der Beugemuskulatur ("hamstrings") stehen dabei im Vordergrund.

Vermutlich kann die Retinakulumspaltung oft durch alternative Behandlungsmöglichkeiten ersetzt werden, einerseits durch eine längerdauernde, konsequent durchgeführte konservative Therapie, andererseits durch eine operativ aufwendigere Rekonstruktion des Kniestreckapparates (z. B. mit Methoden nach Krogius-Lanz-Witt, Hughston oder Insall) (Krogius 1904; Hughston u. Walsh 1979; Insall 1982).

Bei retropatellaren Beschwerden ohne Zeichen einer Instabilität des Patellofemoralgelenks (Gotzen u. Lehrberger 1984) entbehrt chirurgisches Vorgehen einer gesicherten Begründung und erscheint überflüssig (Kaufmann u. Langlotz 1984). Bei einer generalisierten Bandlaxizität erscheint die Retinakulumspaltung allein nicht ausreichend.

Zusammenfassung

Von einer Vielzahl von operativen Verfahren zur Behandlung der Chondromalazie der Patella ist die Retinakulumspaltung eines der verbreitetsten. Der Eingriff erfolgt nach primär konservativer Therapie.

Bei der Nachuntersuchung von 45 Kniegelenken durchschnittlich 10,8 Jahre postoperativ nach einem von Turba et al. (1979) angegebenen Punkteschema war das Gesamtergebnis nur in 17 (subjektiv) bzw. 13 (objektiv) Punkten gut. Bei 16 der 45 Kniegelenke wurde ein neuerliches Auftreten von Schmerzen nach beschwerdefreiem Intervall im 2.–6. postoperativen Jahr angegeben.

Als Möglichkeiten zur Verbesserung der Ergebnisse werden eine verbesserte und lange genug durchgeführte krankengymnastische Übungsbehandlung postoperativ sowie andere Operationsmethoden diskutiert.

Literatur

Bentley G, Dowd G (1984) Current concepts of etiology and treatment of chondromalacia patellae. Clin Orthop 189:209–228

Bigos SJ, McBride GG (1984) The isolated lateral retinacular release in the treatment of patellofemoral disorders. Clin Orthop 186:75–80

Chen SC, Ramatan EBS (1984) The treatment of patellar instability by lateral release. J Bone Joint Surg [Br] 66:344–348

Dzioba RB, Strokon A, Mulbry L (1985) Diagnostic arthroscopy and longitudinal open lateral release: A safe and effective treatment for "chondromalacia patellae". Arthroscopy 1/2:131–135

Ficat P (1979) Die chirurgische Behandlung der femoro-patellären Arthrose. Medizin und Sport 19:13–18

Franke J, Riede D, Rudolph F (1980) Die operative Behandlung des lateralen Hyperpressionssyndroms der Patella. Beitr Orthop Traumatol 27:204–211

Gotzen L, Lehrberger K (1984) Der retropatellare Knorpelschaden. Hefte Unfallheilkd 163:334–338

Grammont P (1985) Einfluß der Patella auf das Gleichgewicht des Kniegelenkes. Orthopäde 14:193–202

Grana WA, Nikley B, Hollingsworth S (1984) Artroscopie evaluation and treatment of patellar malalignment. Clin Orthop 186:122–128

Harwin SF, Stern RE (1981) Subcutaneous lateral retinacular release for chondromalacia patellae: a preliminary report. Clin Orthop 156:207–210

Hughston JC, Walsh WM (1979) Proximal and distal reconstruction of the extensor mechanism for patellar subluxation. Clin Orthop 144:36

Insall J (1982) Current concepts review: patellar pain. J Bone Joint Surg [Am] 64:147–152

Karlsson J, Lansinger O, Swärd L (1985) Anterior advancement of the tibial tuberosity in the treatment of the patellofemoral pain syndrome. Arch Orthop Trauma Surg 103:392–395

Kaufmann J, Langlotz M (1984) Ist die idiopathische Chondropathia patellae mit radiologischen Methoden diagnostizierbar? Fortschr Geb Röntgenstr Nuklearmed 141/4:422–426

Knight JL (1978) Chondromalacia patellae: Review of anatomy, biomechanics and histology with mention of new technique documenting lateral trecking. Orthop Rev 7/11:129–137

Krogius A (1904) Zur operativen Behandlung der habituellen Luxation der Kniescheibe. Zentralbl Chir 31:254–257

Larson RL, Cabaud HE, Slocum DB, James SL, Keenan T, Hutchinson T (1978) The patellar compression syndrome: surgical treatment by lateral retinacular release. Clin Orthop 134:158–167

Lehrberger K, Rosemeyer B (1985) Stellenwert der arthroskopischen Diagnostik bei der Patellaluxation und -Subluxation. In: Fortschritte in der Arthroskopie (H. Hofer, Hrsg.) Enke Verlag, Stuttgart

Madigan R, Wissmyer A, Donaldson WF (1975) Preliminary experience with a method of quadriceplasty in recurrent subluxation of the patella. J Bone Joint Surg [Am] 57:600

McGinty JB, McCarthy JC (1981) Endoscopic lateral retinacular release: a preliminary report. Clin Orthop 158:120

Metcalf R (1982) Arthroscopic method for lateral release of subluxing and dislocating patella. Clin Orthop 167:9–18

Ogilvie-Harris DJ, Jackson RW (1984) The arthroscopic treatment of chondromalacia patellae. J Bone Joint Surg [Br] 66:660–665

Osborne AH, Fulford PC (1982) Lateral release for chondromalacia patellae. J Bone Joint Surg [Br] 64:202–205

Outerbridge RE (1961) The etiology of chondromalacia patellae. J Bone Joint Surg [Br] 43:752–757

Outerbridge RE (1964) Further studies of the etiology of chondromalacia patellae. J Bone Joint Surg [Br] 46:179–190

Sandow MJ, Goodfellow JW (1985) The natural history of anterior knee pain in adolescents. J Bone Joint Surg [Br] 67:36–38

Scharf W (1984) Anatomische und mechanische Untersuchungen am Streckapparat des Kniegelenkes. Wien Klin Wochenschr [Suppl] 8/148:11

Simpson LA, Barrett JP (1984) Factors associated with poor results following arthroscopic subcutaneous lateral retinacular release. Clin Orthop 186:165–171

Thijn CJP (1980) Reliability of arthrographic examination of the knee. Med Tydschr Gneskd 124/14–492

Turba JE, Walsh WM, McLeod WD (1979) Long-term results of extensor mechanism reconstruction. Am J Sports Med 7:91

Viernstein K, Weigert M (1968) Chondromalacia patellae beim Leistungssportler. Z Orthop 104:432

Villiger KJ (1980) Erfahrungen und Resultate bei 1300 Einkerbeoperationen zur proximalen Medialisierung der Patella. Chirurg 51:450–459

Diskussion

Blauth, Kiel: Herr Lehrberger, ich möchte Sie bitten, uns den Begriff „Instabilitätszeichen der Patella" näher zu erläutern. Eine zweite Frage: Wie haben Sie den Begriff „gutes Ergebnis" bei der Darstellung Ihrer Resultate definiert? Haben Sie Vergleichsgruppen von Patienten gehabt? Auf welche objektiven Grundlagen stützen sich Ihre Behauptungen? Haben Sie arthroskopiert?

Ihre Patienten wiesen ja Chondromalazien auf. Worauf stützt sich Ihre Behauptung, die Krankengymnastik sei noch ein „verbesserungswürdiger Teilaspekt" der Therapie? Könnte es nicht trotzdem sein, daß viele Ihrer Patienten auch ohne die Operation Besserungen aufgewiesen hätten?

Ich frage mich, was wir mit Ihren Untersuchungen anfangen können.

Lehrberger, München: Die Instabilitätszeichen der Kniescheibe haben wir nach Anamnese, Klinik und Röntgenbefunden beurteilt. Gab der Patient an, er habe das Gefühl der Instabilität der Kniescheibe, die Kniescheibe würde „herausspringen", dann war dies ein Hinweis. Röntgenologische Instabilitätszeichen waren eine Patella alta, ein abgeflachter Sulkuswinkel, ein erhöhter Kongruenzwinkel, eine Lateralisierung der Patella und eine Seitkippung. Als klinische Zeichen werteten wir eine Atrophie der Oberschenkelmuskulatur, u. a. im Bereich des M. vastus medialis obliquus, und das "apprehension sign" nach Fairbank.

Nach diesen Kriterien und einem relativ umfangreichen Punkteschema stellten wir unsere Bewertungsskala auf, wobei wir uns an ein Schema von Turba aus der Hughston-Klinik anlehnten.

Eine Vergleichsstudie und arthroskopische Untersuchungen haben wir nicht vorgenommen. Zur Arthroskopie war zum Zeitpunkt der Nachuntersuchungen noch kein Anlaß. War das Ergebnis unbefriedigend, haben wir die Patienten erneut zur krankengymnastischen Übungsbehandlung angehalten. Ich gestehe, daß die krankengymnastische Behandlung allein bei der Chondromalazie gute Ergebnisse in etwa 60–80% erwarten läßt, wie aus verschiedenen Arbeiten, z. B. von DeHaven, hervorgeht.

Rütt, Würzburg: Herr Lehrberger, ich möchte noch einmal auf Ihren Begriff der Instabilität zurückkommen. Er ist auch mir unbefriedigend. Wenn der Patient das Gefühl hat, die Kniescheibe würde aus ihrer Bahn herausgleiten, dann entsteht das Gefühl nur, wenn die Kniescheibe im oberen Rezessus teilweise mit dem Periost in Berührung kommt. Erst dann merkt der Patient überhaupt, daß seine Kniescheibe gleitet. Sonst wird er sich dessen gar nicht bewußt. Also liegt schon eine gewisse Subluxationsstellung vor. Meine Frage: Wie objektivieren Sie die Instabilität?

Lehrberger, München: Ich habe Instabilitätsgefühl gesagt und dies ist eine Angabe, die der Patient macht. Objektive Kriterien lassen sich nur röntgenologisch nachweisen und z. B. bei der Messung der Muskulatur.

Blauth, Kiel: Ich bitte, über den strittigen Begriff noch einmal nachzudenken, ist doch damit ein funktioneller Gesichtspunkt verbunden, den wir nur schlecht röntgenologisch verifizieren können. Ich stimme Herrn Rütt zu, daß das Herausspringen der Kniescheibe als eine Subluxation angesehen werden sollte.

Lehrberger, München: Ich gebe zu, daß man die Begriffe der Instabilität und der Subluxation schwer trennen kann. Ich möchte noch ergänzen, daß es bei Subluxationen, bei denen die Patella ihr Gleitlager schon bei leichter Beugestellung nach lateral verläßt und dann wieder zurückspringt, zu Schmerzen und synovialen Reizungen kommt, also schon geringe Dislokationen zu einem Beschwerdebild führen können. Der Zohlen-Test ist deshalb auch kein Zeichen für eine Chondromalazie oder für Knorpelschäden, sondern für eine vorliegende Synovialitis.

Hagena, München: Es gibt ja den Begriff des Giving way. Auch dies ist ein Instabilitätszeichen, es geht bei den Patienten mit einem Instabilitätsgefühl einher, ohne daß es nachweisbar zu Subluxationen kommt. Das Giving-way-Phänomen gibt es sowohl bei der Meniskopathie als auch bei der Chondropathie.

Rütt, Würzburg: Ich möchte noch etwas zum Begriff der Subluxation sagen: Es gibt kein zufälliges Subluxieren, sondern nur ein Geschehen, das zur Subluxation führt. Es kann auch sein, daß eine permanente Subluxationsstellung vorliegt, wie bei mir selbst. Davon merken Sie subjektiv überhaupt nichts. Sie haben kein instabiles Knie oder sonst ein „komisches" Gefühl. Es gibt jedoch die Luxation, die blitzartig erfolgt und nur von ganz wenigen Patienten aufgefangen werden kann, indem die laufende Bewegung abgestoppt wird. Diese Patienten kommen nicht zu Ihnen und sagen: „Ich habe ein Instabilitätsgefühl." Sie schildern Ihnen ganz genau, was passiert ist. Deshalb halte ich es für ausgeschlossen, den Begriff der Patellainstabilität aufrechtzuerhalten.

Lehrberger, München: Ich möchte trotzdem daran festhalten, denn es handelt sich ja um die Angaben der Patienten, die das Gefühl haben, „es springe etwas heraus".

Blauth, Kiel: Ich möchte noch darauf aufmerksam machen, daß Patienten, die Instabilitäten im Kniegelenk angeben, natürlich auch alte Kreuzbandschäden aufweisen können. Sie haben ein positives Pivot-shift-Zeichen. Deshalb gefällt mir der Begriff „Instabilität der Patella" nicht so gut, weil sie ihn mit den subjektiven Angaben der Patienten verquicken.

Lehrberger, München: Ich habe die subjektiven Angaben von dem klinischen Befund und den röntgenologischen Zeichen getrennt. Es sind drei verschiedene Kriterien.

N.N.: Die Instabilität ist ein funktioneller Begriff, und man sollte ihn vom Morphologischen trennen. Wenn Sie die Morphologie heranziehen, sollten Sie funktionelle Röntgenaufnahmen anfertigen, um eine Instabilität der Kniescheibe festzustellen. Anhand von Winkeln ist das nicht möglich. Sie können die Instabilität also nur funktionell nachweisen, sonst müssen Sie von einer Hypoplasie oder Dysplasie des Kniegelenks sprechen. Die Instabilität der Kniescheibe ist streng von einer Instabilität des Kniegelenks zu trennen. Die Kniescheibeninstabilität ist immer mit einer Subluxation oder Luxation verbunden, aber nicht mit einem Giving-way, wie das vorhin behauptet worden ist.

Lehrberger, München: Das Giving-way-Zeichen ist von mir nicht angesprochen worden. Es ist mir durchaus bekannt, daß eine Instabilität des Kniegelenks etwas anderes als eine Instabilität der Kniescheibe ist. Die angesprochene Dysplasie des Patellafemoralgelenkes ist *ein* ätiologischer Faktor der Instabilität dieses Gelenkes.

Löhr, Ottawa: Noch eine Frage an Sie, Herr Lehrberger: Sie haben in Ihren ersten Dias Resultate von verschiedenen Autoren gezeigt, z. T. nach 4 und mehr Jahren. Handelte es sich dabei um die Ergebnisse einer offenen „Lateralrelease" oder um eine arthroskopische Technik?

Lehrberger, München: Es handelte sich, bis auf 2 Arbeiten, um geschlossene Eingriffe.

Löhr, Ottawa: Würden Sie die arthroskopische Operation mit dem Elektrokauter als Routinemaßnahme vorschlagen, oder neigen Sie mehr dazu, die bisherige Operationstechnik der offenen Durchschneidung der lateralen Traktuszügel zu bevorzugen?

Lehrberger, München: Ich halte die transarthroskopische, elektrochirurgische Methode für sehr gut, weil sie eine größere Narbe vermeidet und keine so großen Blutungen entstehen, wie dies bei den subkutanen, nichtelektrochirurgischen Vorgehen der Fall war.

Lehrberger, München: Ich möchte noch auf ein Problem hinweisen, nämlich die Grenzindikationen zwischen dem isolierten lateralen Release und der Rekonstruktion des Streckapparats, nach welcher Methode auch immer. Die Indikation zum alleinigen Release sollte sehr streng gestellt werden.

Mit dem transarthroskopischen Vorgehen gibt es übrigens noch keine Langzeitergebnisse.

N. N.: Bei Nachoperationen nach parapatellarer Einkerbung auf der Lateralseite findet man später erhebliche Vernarbungen. Viele Patienten kommen nach 12–24 Monaten wieder in die Sprechstunde und geben Beschwerden, ja sogar stärkere Schmerzen als vor der Operation an. Ich meine deshalb, der offenen Operation müßte doch der Vorzug gegeben werden.

Lehrberger, München: Eine Möglichkeit, die Vernarbungen zu vermeiden, ist eine längere postoperative Lagerung in Beugestellung, dadurch klaffen die durchtrennten Strukturen gut auseinander und ein erneutes Verwachsen wird verhindert.

Löhr, Ottawa: Noch eine Frage zur Nachbehandlung: Haben Sie Erfahrungen mit Motorschienen?

Lehrberger, München: Bei den Patienten, die ich vorgestellt habe, wurden mit motorisierten Übungsschienen keine Erfahrungen gesammelt. Bei Patienten, die Patellasubluxationen oder -luxationen gehabt haben und die wir nach anderen Methoden operierten, haben wir sehr gute Erfahrungen mit diesen Übungsgeräten gemacht.

Blauth, Kiel: Ich möchte noch einmal zurückkommen auf die Indikation zur „Lateralrelease". Eine isolierte Durchtrennung der lateralen Traktus- und Kapselanteile bis in den M. vastus lateralis hinein führen wir sehr selten durch. Die Patienten, die ein Lateralisationssyndrom aufweisen, bei denen man also das Ausweichen der Kniescheibe nach der Außenseite bei Streckung des Unterschenkels gut nachweisen kann, bedürfen doch einer konsequenteren Korrektur des Kniestreckapparats. Wir nehmen deshalb eine Medialisierung der Tuberositas tibiae nach Elsmlie-Trillat oder, bei schwereren Graden der Lateralisation, nach unserem eigenen Verfahren vor. Die mediale Gelenkkapsel wird etwas gerafft, u. U. wird auch der M. vastus medialis etwas nach distal-lateral versetzt. Die „Lateralrelease" ist dann nur ein Teil dieser umfangreicheren Maßnahmen zur Beseitigung des fehlerhaften Gleitens der Kniescheibe.

Hassenpflug, Kiel: Ich möchte Herrn Lehrberger fragen, ob das Ausmaß der Chondromalazie einen Einfluß auf die Spätergebnisse hatte. Haben Sie Informationen darüber, wie der Kniescheibenknorpel bei den 11% Ihrer schlechten Ergebnisse ausgesehen hat?

Lehrberger, München: Bedauerlicherweise sind in den alten Krankenakten die Knorpelschäden nur sehr unzureichend klassifiziert, so daß wir bei unseren Nachuntersuchungen auf entsprechende Auswertungen verzichtet haben. Bei jedem Eingriff ist eine Exploration des Gelenks vorgenommen worden, die Dokumentation war aber, wie gesagt, mangelhaft. Im übrigen möchte ich noch darauf hinweisen, daß „Chondropathie" und „Chondromalazie" sehr unterschiedliche Begriffe sind. Bei Chondropathien kommt nur in 50% der Fälle gleichzeitig auch eine Chondromalazie vor. Insofern ist eine arthroskopische Klärung des Befundes sehr empfehlenswert.

N. N.: Ändert sich etwas in funktioneller Hinsicht nach einer „Lateralrelease"? Hat diese Operation nur den Effekt einer Denervation?

Lehrberger, München: Von Fulkerson ist nachgewiesen worden, daß bei Patienten mit chondropathischen Beschwerden Veränderungen an den Nervenstrukturen bestehen, z. B. neurofibrotische Veränderungen. Man muß wissen, daß die Kniescheibe von medial her besser nerval versorgt ist als von lateral. Man kann als Test die Medialseite mit einem Lokalanästhetikum infiltrieren und den Effekt auf die Schmerzlinderung beobachten.

Hagena, München: Früher hat man die Chondropathie nach rein klinischen Merkmalen und dem Beschwerdebild der Patienten diagnostiziert. Die Kranken kamen zur Operation, weil die konservative Therapie nicht ausreichte. Heute haben wir eine viel bessere Diagnostik, insbesondere durch die Arthroskopie. Wir kennen Krankheitsbilder, wie z. B. das Plicasyndrom, das früher überhaupt nicht bekannt war. Sicher wäre es sinnvoll, eine prospektive Untersuchung über die heute diskutierten Fragen zu machen.

Hassenpflug, Kiel: Die Indikationen und die Ausgangsbefunde der von Herrn Lehrberger vorgestellten Patienten sind im Detail nicht immer nachvollziehbar, weil die Dokumentation damals im Vergleich zu den heutigen Anforderungen nicht umfassend genug war und die Arthroskopie noch nicht eingesetzt worden ist. Die Problematik einer alleinigen lateralen Retinakulumspaltung bleibt bestehen und muß in Zukunft weiter überprüft werden.

Spätergebnisse nach operativer Behandlung der rezidivierenden oder habituellen Patellaluxation

J. Aeckerle und J. Heisel

Vorbemerkungen

Im Schrifttum herrscht Einigkeit darüber, daß es sich hinsichtlich der Ätiologie der Patellaluxationen – sei es der permanenten, der habituellen oder der rezidivierenden Luxation – um eine multifaktoriell bedingte Erkrankung handelt. Die Bedeutung und Gewichtung der einzelnen Faktoren bleiben jedoch weiterhin mit Ausnahme von Einzelfällen unklar. Findet sich doch in jedem Fall eine andere Kombination einer Ursachenkette unterschiedlichster Ausprägung: Während in einem Fall ein sehr großer Patellaöffnungswinkel eine Femurkondylendysplasie dokumentiert, findet sich in einem anderen Fall eine normale Kondylengleitrinne bei jedoch ausgeprägtem Kniescheibenhochstand und in einem dritten Fall eine erhebliche X-Beinstellung oder es imponiert ein deutlicher Rotationsfehler der Oberschenkelrolle.

Für die *Behandlung* der Patellaluxation wird übereinstimmend ein operatives Vorgehen bevorzugt, wobei über 80 verschiedene oder modifizierte Operationsverfahren beschrieben werden. Fast alle Verfahren lassen sich auf eine 1888 von Roux angegebene Versetzung des Ansatzes des Lig. patellae nach medial zuzüglich zu einer lateralen Vastustenotomie zurückführen oder lehnen sich an eine Technik von Kroghius aus dem Jahre 1904 an: Durch eine teils aktive, teils passive Zügelung der Kniescheibe durch Bildung eines brückenförmigen Lappens aus Anteilen des M. vastus medialis sowie der medialen Gelenkkapsel, welcher am Außenrand der Kniescheibe in der Pars fibrosa der Gelenkkapsel eingenäht wird, sollte hierbei eine Reluxation der Kniescheibe verhindert werden.

Die Mitteilungen über die *Ergebnisse* der operativen Behandlung weisen im Schrifttum erhebliche Unterschiede auf, die im wesentlichen auf eine differente Reluxationsneigung zurückzuführen sind. Die Angaben über die Häufigkeit von Reluxationen nach den verschiedenen operativen Eingriffen schwanken zwischen 12% und 50% (Brückner 1970; Loff u. Friedebold 1969). In den bisherigen eigenen Untersuchungen konnte eine Reluxationshäufigkeit von 25% nach Weichteileingriffen sowie von 6,7% nach Weichteileingriff mit knöcherner Tuberositastibiae-Verlagerung festgestellt werden bei einem Nachuntersuchungszeitraum von durchschnittlich 5,9 Jahren, was einen früh- oder mittelfristigen Zeitraum darstellt. Während das unmittelbare Operationsergebnis und die Luxationsneigung Gegenstand dieser Untersuchungen waren, lassen sich jedoch evtl. Spätschäden vorwiegend in Form einer Retropatellararthrose nur bei längerfristigen Beobachtungszeiträumen beurteilen. Diese Spätveränderungen sollen Gegenstand dieser Untersuchung sein.

Eigenes Operationsverfahren

Vor Abschluß des Wachstums erfolgt eine sog. Weichteiltechnik, die eine Vereinfachung des Verfahrens von Kroghius (1904) darstellt. Nach einem kleinen Hautschnitt an der Medialseite der Kniescheibe, welche nur etwa den distalen $^2/_3$ des üblichen Payr-Schnittes entspricht, erfolgt eine Längsdiszision des Retinaculum

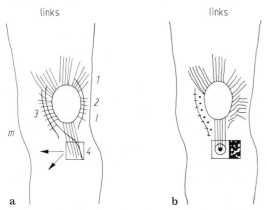

Abb. 1 a, b. Operatives Vorgehen bei dem beschriebenen modifizierten Weichteilverfahren bei gewohnheitsmäßiger Kniescheibenluxation. **a** Bei der Operation (*m* medial, *l* lateral). *1* Teilweises Ablösen der Vastus-lateralis-Sehne am Patellaansatz. *2* Diszision des lateralen Reservestreckapparates. *3* Raffung und Dopplung des medialen Reservestreckapparates. *4* Medialisierung (evtl. zusätzliche Distalisierung) der Tuberositas tibiae durch Osteotomie und Osteosynthese mit der Spongiosaschraube. **b** Nach der Operation

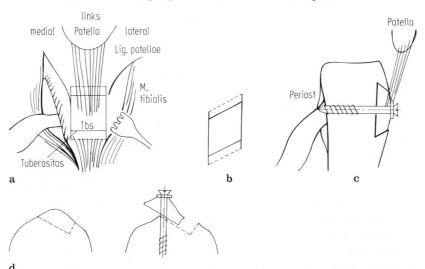

Abb. 2 a–d. Operative Technik der Tuberositas-tibiae-Versetzung bei gewohnheitsmäßiger Kniescheibenluxation. **a** Horizontal und schräg unterminierend verlaufende Osteotomie zur Medialisierung (Griffelkasten). **b** In Form einer Raute verlaufende Osteotomie zur Mediokaudalisierung (ebenfalls schräg unterminierend). **c** Seitansicht nach Durchführung der Osteosynthese mit einer hinterdrehten Spongiosaschraube und Unterlegscheibe (die dorsal liegenden Gefäße werden durch einen subperiostal liegenden Hohmann-Hebel geschützt). **d** Zusätzlicher Ventralisierungseffekt durch schräg verlaufende Osteotomie. (Mod. nach Maguet-Bandi)

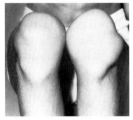 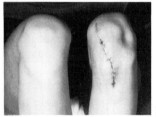

Abb. 3. a Habituelle Patellaluxation links bei Kniebeugung. **b** Zustand nach Weichteilverfahren und Tuberositas-tibiae-Versetzung: durch Beugung ist keine Luxation mehr auslösbar

patellae laterale in einer Länge von ca. 8 cm, möglichst ohne Eröffnung der synovialen Kapselschicht. Es schließt sich medialseitig eine Raffung der fibrösen Kapselanteile an, wobei eine Überlappung von ca. 1,5–2 cm angestrebt wird. Lediglich bei der Notwendigkeit eines intaartikulären Eingriffs wird eine zusätzliche Arthrotomie durchgeführt.

Bei älteren Patienten *nach Wachstumsabschluß* wird zusätzlich eine knöcherne Tuberositasversetzung durch Osteotomie (mod. nach Roux, 1888) durchgeführt. In Anlehnung an das Vorgehen nach Blauth u. Mann (1977) erfolgt die Osteotomie schräg unterminierend, so daß eine Verschiebung im Sinne einer „Griffelschachteltechnik" ermöglicht wird. Bei gewünschter Ventralisierung kann eine medial aufsteigende Osteotomielinienführung mitberücksichtigt werden (Maquet-Bandi-Effekt). Zur Erreichung einer Übungsstabilität zur Frühmobilisierung schließt sich eine Osteosynthese mit hinterdrehter Spongiosaschraube und Unterlagscheibe an (Abb. 1–3).

Eigene Untersuchungen

Kasuistik

Zur Beurteilung der Spätergebnisse nach operativer Behandlung der Patellaluxation wurden in der vorliegenden Arbeit nur diejenigen Fälle berücksichtigt, bei denen der Operationszeitpunkt mindestens 10 Jahre zurücklag. Der Nachkon-

Tabelle 1. Kasuistik

	n
Patientenzahl	67
Doppelseitige Operation	13
Gesamtzahl der Operationen	80
Seitenverteilung links	44
Seitenverteilung rechts	36
Geschlechtsverteilung	
– männlich	20
– weiblich	47
Durchschnittsalter	33,6 Jahre
Jüngster Patient	21 Jahre
Ältester Patient	52 Jahre

Tabelle 2. Operationsverfahren (n = 80)

	n
Weichteiloperation	15
Weichteiloperation und Tuberositas-tibia-Versetzung	65
Zusätzliche Arthrotomie	22
Erforderliche Nachoperationen nach Reluxation	4

trollzeitraum betrug durchschnittlich 13,5 Jahre bis maximal 19 Jahre. Zur Auswertung kamen insgesamt 67 Patienten mit zusammen 80 Operationen. Bei 13 Patienten wurden beide Kniegelenke operativ versorgt. Während die Lokalisation keine Präferenz des linken oder rechten Beines aufzeigte, läßt sich ein deutliches Überwiegen der weiblichen gegenüber den männlichen Patienten feststellen (47:22). Das Durchschnittsalter der Patienten betrug 33,6 Jahre. Der jüngste Patient war zum Nachuntersuchungszeitpunkt 21 Jahre, der älteste 52 Jahre alt (Tabelle 1).

Hinsichtlich der Operationsverfahren kam in den 65 Fällen die Weichteiltechnik mit zusätzlicher Tuberositas-tibiae-Versetzung zur Anwendung; eine reine Weichteiltechnik wurde nur in 15 Fällen angewendet. Eine zusätzliche Gelenkarthrotomie erfolgte in 22 Fällen. Zwischenzeitlich war in 4 Fällen eine Nachoperation wegen erneuter Luxationsneigung notwendig geworden (Tabelle 2).

Methodik

Zur Feststellung der *Spätergebnisse* (mehr als 10 Jahre Nachuntersuchungszeitraum) erfolgte die Dokumentation der subjektiven Ergebnisse auf einem standardisierten Fragebogen. Hierbei konnten 53 der 80 operierten Kniegelenke kontrolliert werden. Die objektiven Befunde wurden im Rahmen einer Nachuntersuchung in der Poliklinik der Orthopädischen Universitätsklinik Homburg/Saar sowie bei den Hausärzten oder Orthopäden erhoben. Hierbei gelang es in 42 Fällen, den klinischen und röntgenologischen Befund zu dokumentieren.

Subjektive Ergebnisse

In 28 von 53 Fällen wurden keinerlei Beschwerden angegeben. In 15 weiteren Fällen wurde über leichtgradige Beschwerden geklagt, insbesondere beim Aufstehen aus der Hocke, beim Treppensteigen sowie Bergauf- und Bergabgehen. Stärkere Beschwerden oder ständige Beschwerden zumindest bei längeren Gehstrecken wurden in 10 Fällen geäußert. Diese letzte Gruppierung befindet sich auch zumindest zeitweise wegen ihrer Beschwerden in ärztlicher Behandlung (Tabelle 3).

Von erheblicher Bedeutung zur Beurteilung des Operationsergebnisses war die Feststellung der *Luxationsneigung*. Hierbei wurden in 8 Fällen noch gelegentliche Luxationsphänomene angegeben, wobei es in keinem Fall zu mehr als 4 Luxationen in einem Zeitraum von durchschnittlich 13,5 Jahren gekommen war. In den restlichen 45 Fällen ist keine Reluxation mehr aufgetreten (Tabelle 4).

Tabelle 3. Subjektive Ergebnisse 10 Jahre postoperativ (n = 53)

	n
Beschwerdefrei	28
Leichtgradige Beschwerden	15
Mittelgradige und ständige Beschwerden	10

Tabelle 4. Häufigkeit der Reluxationen 10 Jahre postoperativ (n = 53)

	n
Rezidivierende/habituelle Patellaluxation	0
Geringfügige Luxationsneigung (maximal 4 Luxationsphänomene)	8
Keine Reluxationen	45

Objektive Ergebnisse

Von den nachkontrollierten 42 Gelenken zeigte sich in lediglich 5 Fällen eine geringfügige Beweglichkeitsminderung von weniger als 20°, wobei in allen Fällen die Beugefähigkeit betroffen war; alle übrigen 37 Kniegelenke zeigten eine seitengleiche freie Beweglichkeit. Eine wesentliche Umfangsminderung des Oberschenkels von mehr als 1 cm konnte in 16 Fällen gemessen werden.

In 13 Fällen bestand die klinische Symptomatik im Sinne einer Chondropathia patellae: Neben der typischen Anamnese zeigte sich ein Verschiebe- und Anpreßdruckschmerz der Kniescheibe, in einigen Fällen zusätzlich ein Kniescheibenspitzenschmerz. Ein Kniegelenkerguß bestand in keinem Fall. In weiteren 14 Fällen konnten die geschilderten Beschwerden röntgenologisch einer Retropatellararthrose zugeordnet werden. Im Vordergrund der Beschwerdeanamnese stand eine

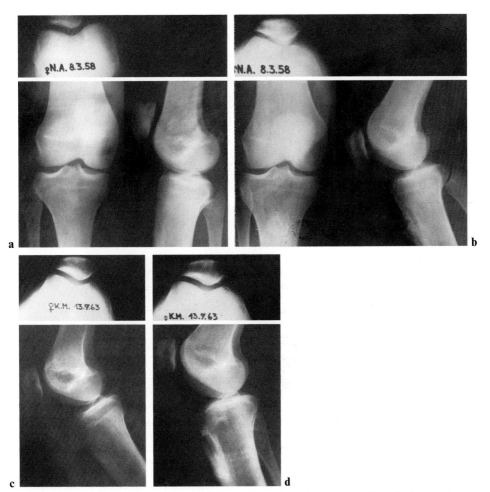

Abb. 4 a–d. Röntgenologische Verlaufskontrolle prä- und postoperativ. **a** Präoperatives Bild des rechten Knies in 2 Ebenen, Patella Tangentialaufnahme. **b** 12 Jahre postoperativ: beschwerdefrei, keine Luxationen, Distalisierungseffekt ist im a.p.-Bild gut beurteilbar. **c** Präoperatives Bild. **d** 11 Jahre postoperativ. Leichtgradige Beschwerden durch Chondropathia patellae. Keine Luxation mehr

Tabelle 5. Objektive Ergebnisse 10 Jahre postoperativ (n = 42)

	n
Beugedefizit ($<20°$)	5
Muskelminderung des Oberschenkels	16
Chondropathia patellae	13
Röntgenologisch Arthrose	14

Tabelle 6. Vergleich der prä- und postoperativen Chondropathie patellae mit der Arthrose (n = 42)

	Prä-operativ	Post-operativ
Chondropathia patellae	8	13
Arthrose	13	14

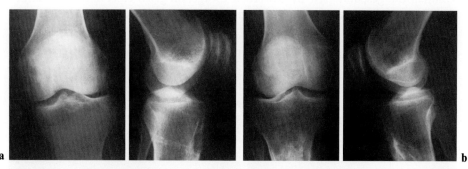

Abb. 5 a, b. 19 Jahre nach Weichteilverfahren und Tuberositas-tibiae-Versetzung beider Kniegelenke desselben Patienten. Klinisch und röntgenologisch unauffällige retropatellare Verhältnisse, keine Luxationen mehr. **a** Linkes Knie, **b** rechtes Knie

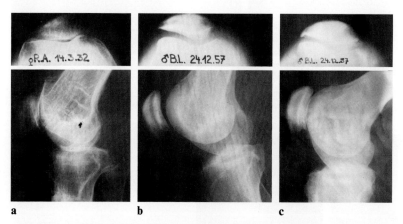

Abb. 6 a–c. Arthrose bei Patellaluxation. **a** 15 Jahre postoperativ: erhebliche Retropatellararthrose bei massiver femoropatellarer Dysplasie. Keine Luxationen mehr. **b** Präoperativ ist schon deutlich eine beginnende Retropatellararthrose an der lateralen Patellafacette (axiale Aufnahme) sowie am medialen Femurcondylus erkennbar. **c** 14 Jahre postoperativ: deutliches Fortschreiten der röntgenologischen Arthrosezeichen. An der medialen Patellafacette ist im axialen Bild deutlich die Verknöcherung nach Rupturierung des Bandapparates durch die Luxation nach lateral erkennbar

deutliche Belastungsabhängigkeit der Schmerzen, insbesondere nach längerem Gehen oder Bergab- und Bergaufsteigen (Tabelle 5).

Der Vergleich der *prä- und postoperativ* festzustellenden Chondropathia patellae und Arthrose zeigt, daß eine deutliche Zunahme der Fälle mit Chondropathia patellae festzustellen ist: Gegenüber präoperativ 8 Fällen waren zum Nachuntersuchungszeitpunkt in 13 Fällen die geschilderten Beschwerden auf eine Chondropathia patellae zurückzuführen. Hingegen kam es unter den Fällen mit präoperativ festzustellender Arthrose lediglich zu einer Zunahme um 1 Fall. Allerdings wurde in allen Fällen mit schon zum Operationszeitpunkt bestehender Arthrose eine mehr oder weniger deutliche Zunahme der röntgenologischen Arthrosezeichen gesehen (Tabelle 6, Abb. 4–6).

Diskussion

Der Nachuntersuchungszeitraum mit durchschnittlich 13,5 Jahren (mindestens 10 Jahre) unseres Krankengutes ist so ausreichend bemessen, daß aussagekräftige Untersuchungen hinsichtlich des Schicksals der Kniegelenke mit operativ versorgter Patellaluxation gemacht werden können. In bisherigen Mitteilungen im Schrifttum waren die Untersuchungskollektive mit vergleichbarem Nachkontrollzeitraum zu klein, um Spätschäden sicher beurteilen zu können.

Hinsichtlich der *Ergebnisse* waren auf der einen Seite der direkte Operationserfolg von herausragender Bedeutung, d. h. das Verhindern weiterer Luxationen, auf der anderen Seite das spätere Schicksal der Kniegelenke, d. h. die Entwicklung einer Retropatellararthrose. In 45 von 53 Fällen ist es postoperativ zu keiner Luxation mehr gekommen, während in weiteren 8 Fällen zwar von den Patienten weitere Luxationsphänomene berichtet wurden: Die Luxationsneigung war jedoch mit maximal 4 Luxationen in 10 Jahren erheblich geringer als präoperativ, so daß auch hier die operative Behandlung als erfolgreich anzusehen ist. Unter Einbeziehung von 4 notwendigen Reoperationen ist es also insgesamt in allen nachkontrollierten Fällen (n = 53) zu einem *objektiv guten Ergebnis* gekommen, insbesondere unter Berücksichtigung der Tatsache, daß im Schrifttum Reluxationsquoten zwischen 12% und 50% mitgeteilt werden.

Hinsichtlich der Entwicklung einer *Retropatellararthrose* ist festzustellen, daß diese mit einer Häufigkeit von 14 von 42 Fällen vergleichbar hoch ist, wie in bisherigen Mitteilungen festgestellt wurde. Beeindruckend ist jedoch die Tatsache, daß 13 dieser 14 Fälle schon präoperativ eine röntgenologisch nachzuweisende beginnende Arthrose aufwiesen, so daß durch die Operation in fast allen Fällen (bis auf einen) die Entwicklung einer röntgenologisch festzustellenden Arthrose bis jetzt verhindert werden konnte. Allerdings muß eine deutliche Zunahme der Fälle mit Chondropathia patellae festgestellt werden (8 präoperativ/13 postoperativ). Unter Berücksichtigung der multifaktoriellen Pathogenese der Chondropathia patellae und der erheblich reduzierten Luxationsneigung durch die Operation bleibt zu diskutieren, ob nicht die patellofemorale Dysplasie oder die Beinachsenfehlstellung oder Rotationsfehler der Oberschenkelrolle als Hauptursache der Zunahme chondropathischer Fälle angesehen werden müssen.

Insgesamt bleibt festzustellen, daß die bei fast 50% der Patienten geschilderten Beschwerden größtenteils auf schon präoperativ bestehende Gelenkschäden und auf eine sich späterhin entwickelnde Chondropathia patellae zurückzuführen sind. In allen Fällen bleibt jedoch ein bis über die Zehnjahresgrenze hinaus bestehender Operationserfolg hervorzuheben, so daß uns das modifizierte Operationsverfahren in Anlehnung an Kroghius (1904) bzw. Roux (1888) geeignet erscheint, Reluxationen auch langfristig zu verhindern oder erheblich zu reduzieren, auch wenn anlagebedingte Fehlbildungen oder Fehlstellungen zu frühzeitigen Verschleißerscheinungen in vielen Fällen führen und dadurch den Operationserfolg aus der Sicht des Patienten negativ beeinflussen.

Zusammenfassung

Es wurde über die Ergebnisse einer Nachuntersuchung von 53 Kniegelenken, die wegen einer rezidivierenden oder habituellen Patellaluxation operativ behandelt worden waren, berichtet. Der postoperative Beobachtungszeitraum dauerte zumindest 10 Jahre, durchschnittlich 13,5 Jahre.

Die Auswertung standardisierter Fragebögen erfolgte in 53 Fällen, die klinische und röntgenologische Kontrolle in 42 Fällen.

In 45 Fällen bestand keine Luxationsneigung mehr (davon bei 4 Patienten mit Nachoperationen). In den übrigen Fällen waren Luxationen erheblich seltener geworden.

Der Vergleich prä- und postoperativer Röntgenbefunde erbrachte nur in 1 Fall eine Neuentstehung einer Retropatellararthrose. Bei 5 Patienten hatte sich zwischenzeitlich eine chrondropathische Symptomatik entwickelt.

Die Operationstechnik nach Roux (1888) bzw. Kroghius (1904), modifiziert nach Mittelmeier, erscheint geeignet, Luxationen der Kniescheibe zu verhindern und damit frühzeitigen Gelenkschäden wirksam entgegenzutreten.

Literatur

Aeckerle J, Heisel J (1985) Die Femoro-Patellar-Arthrose bei rezidivierender bzw. habitueller Patellaluxation. Orthop Prax (im Druck)
Blauth W, Mann M (1977) Medialversetzung der tuberositas tibiae und gleichzeitige Vorverlagerung. Z Orthop 115:252
Brückner H (1970) Eine neue Operationsmethode der Patellaluxation. Zentralbl Chir 38:1123
Heisel J, Aeckerle J, Mittelmeier H (1983) Operative Behandlung der habituellen und rezidivierenden Patellaluxation. Z Orthop 121:541
Hochheim B (1978) Klinische Ergebnisse nach operativ behandelten habituellen und rezidivierenden Patellaluxationen. Beitr Orthop Traumatol 25:299
Kroghius A (1904) Zur operativen Behandlung der habituellen Luxation der Kniescheibe. Zentralbl Chir 31:254
Loff P, Friedebold G (1969) Die habituelle Patellaluxation als präarthrotische Deformität. Ergeb Chir Orthop 52:60
Müller-Färber J (1978) Die Patellaluxation. Ursache und Behandlungsergebnisse. Unfallheilkunde 81:6
Roux C (1888) Luxation habituelle de la rotule. Traitement opératoire. Rev Chir Orthop 8:682
Weigert M (1967) Die habituelle Patellaluxation und ihre Behandlung. Z Orthop 103:345

Spätergebnisse nach Patellektomie

S. Breitner und C. J. Wirth

Der Grund für die vielerorts geübte Zurückhaltung bei der Indikationsstellung zur Patellektomie dürfte in der grundlegend geänderten Pathomechanik des Kniegelenks nach Entfernung der Kniescheibe zu suchen sein.

Uns interessierte die Frage, inwieweit pathomechanische Veränderungen ihren Niederschlag in klinischen Ergebnissen finden und deshalb haben wir die an unserer Klinik durchgeführten Patellektomien nach 10 und mehr Jahren nachuntersucht.

Pathomechanisch gesehen verschiebt sich das Kräftegleichgewicht am Knie zwischen Beugern und Streckern im Falle der Entfernung der Patella zugunsten der Beuger. Da sich der Momentarm der streckenden Kraft durch Patellektomie verkürzt, muß dieser eine entsprechend größere Kraft aufwenden, um den Beugern das Gleichgewicht zu halten. Um dieselbe aktive Streckung wie mit Patella zu ermöglichen, muß die Kraft des Quadrizeps um etwa 30% gesteigert werden. Zusätzlich wird die femorotibiale Kompressionskraft, d. h. die vektorielle Summe der Beuge- und Streckkräfte, nach Patellektomie deutlich größer. Schließlich steigen die dorsalen Verschiebekräfte an der Tibia nach Patellektomie deutlich an.

Als klinische Folge dieser Veränderungen würde man ein erhöhtes Arthroserisiko für das femorotibiale Gelenk, weiter eine Streckinsuffizienz bzw. Quadrizepssehnenüberlastung bis zur Ruptur und, wegen der nach dorsal an der Tibia gerichteten Kraft, auch Schädigungen durch Überdehnung für das hintere Kreuzband erwarten.

Wir untersuchten 23 Kniegelenke von 22 Patienten im Alter von 10–25 Jahren, im Durchschnitt 12 Jahre nach Patellektomie, nach. Der jüngste Patient war 15, der älteste 58 Jahre alt. Es fand sich ein Altersdurchschnitt von 32,7 Jahren. Die

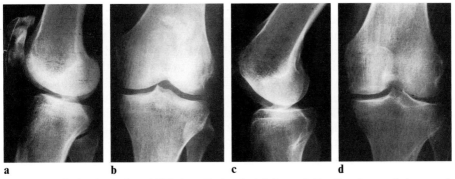

a   b   c   d

Abb. 1. a, b Kniegelenk einer 44jährigen Patientin 1 Jahr nach Patellatrümmerfraktur und versuchter operativer Rekonstruktion; wegen zunehmender Bewegungseinschränkung und Schmerzen Indikation zur Patellektomie. **c, d** Kniegelenk 16 Jahre nach Patellektomie und Arthrolyse: Klinisch nur geringe Beschwerden, gute Funktion, keine nennenswerte Arthrose im Röntgenbild

Indikationen zur Patellektomie waren 6mal Trümmerfrakturen (davon 2 mal Spätversorgungen), 5mal femoropatellare Arthrosen, 2mal Chondromalazien, 2mal habituelle Luxationen und 8mal weitere Schädigungen.

Operationstechnisch wurde bei den Trümmerfrakturen überwiegend die Patella durch eine Längsinzision der Streckaponeurose ausgeschält und unter Raffung die Quadrizepssehne und das Lig. patellae sowie die Retinakula vernäht. Bei den übrigen Schädigungen, insbesondere bei Femoropatellararthrose, mußte nach Ausschälen der Patella entweder mittels Dura oder durch ein Herunterschlagen eines Teils der Quadrizepssehne die Naht der Quadrizepssehne und das Lig. patellae verstärkt werden. Postoperativ wurde bei allen Patienten erst nach 6wöchiger Gipsruhigstellung die krankengymnastische Beübung aufgenommen.

Ergebnisse

Insgesamt zufrieden mit dem Operationsergebnis waren 17 Patienten, bedingt zufrieden waren 2 und unzufrieden 3 Patienten. Als Grund für eine Unzufriedenheit wurde vorrangig eine bestehende Gangunsicherheit sowie eine Kraftlosigkeit und in 2 Fällen belastungsabhängige Schmerzen genannt.

Die objektive Beurteilung zeigte eine seitengleiche Quadrizepskraftleistung bei 5 Fällen, eine Kraftminderung bis 25% bei 4 Fällen, bis 50% bei 6 Fällen und mehr als 50% bei 8 Fällen. Bezüglich der aktiven Beweglichkeit zeigte sich in 9 Fällen kein Streckdefizit, in 11 Fällen ein Streckdefizit bis $10°$ und in 3 Fällen eines bis $20°$.

Die Überprüfung der Beugefähigkeit zeigte 11mal freie Beugung im Seitenvergleich, 3mal ein Defizit bis $10°$ und 9mal ein Defizit von mehr als $10°$.

Aufgeschlüsselt nach der zur Patellektomie führenden Diagnose zeigte sich, daß sich 3 gute und 2 befriedigende Ergebnisse bei einem unbefriedigenden Ergebnis ergaben, wenn Trümmerbrüche zur Patellektomie führten. Umgekehrt fanden sich die ungünstigsten Ergebnisse vermehrt bei Patienten, die länger vorbestehende Funktionsdefizite und arthrotische Veränderungen (Gelenksteife) zeigten.

Eine definitive Lockerung vor der Ruptur der hinteren Kreuzbänder im Vergleich zur Voruntersuchung lag bei der Nachuntersuchung in keinem Falle vor.

Röntgenologisch ergaben sich bei 10 Patienten keine Veränderungen bezüglich der Arthrose, bei weiteren 13 fand sich ein Auftreten von Arthrosezeichen bzw. eine Zunahme der Arthrose. Unabhängig davon führte die Patellektomie bei 9 Patienten zur röntgenologisch nachweisbaren Regeneratbildung im Strecksehnenapparat. Dieser Befund korrelierte jedoch nicht mit dem klinischen Ergebnis, d.h. Beschwerden, die sich allein auf Regenerate beziehen ließen, konnten wir nicht feststellen. Auffallend war hier, daß es nur in einem Fall mit einer Trümmerfraktur zu einer Arthrosezunahme kam.

Der Vergleich unserer Ergebnisse mit denen in der Literatur (1099 Fälle, 87,8% gute Ergebnisse) zeigt gute Übereinstimmung. Der Vergleich mit Spätresultaten, bei denen die Patellektomie über 5 Jahre zurückliegt, läßt gegenüber dem Gesamtergebnis keine zeitabhängige Verschlechterung erkennen. Es finden sich deutliche Hinweise, daß die frühe Mobilisierung zu deutlich besseren Ergebnissen führt als die Spätmobilisation.

Die femorotibiale Arthrose als direkte Folge der Patellektomie ist insgesamt gering. Dies liegt offensichtlich daran, daß die Quadrizepskraft in bis zu 50% der Fälle vermindert ist und es deshalb nicht zu der rechnerisch nachweisbaren Zunahme der Kompressionskraft zwischen Femur und Tibia kommt.

Zusammenfassung

Nach Würdigung der Ergebnisse aus der Literatur und der eigenen Nachuntersuchung lassen sich folgende Feststellungen treffen:
Rein rechnerisch führt die Patellektomie zur verstärkten Quadrizepsleistung, als Folge davon zu vermehrtem femorotibialen Anpreßdruck und schließlich zur verstärkten Dorsalverschiebung der Tibia. Die Indikation zur Patellektomie sollte deshalb eng gestellt werden. Die besten Langzeitergebnisse sind nach Trümmerbrüchen der Patella und bei Patienten ohne längere Vorschädigung zu erzielen. Die Operationstechnik hat für die Ergebnisse nur eine zweitrangige Bedeutung. Eine Verbesserung der Ergebnisse ist dann zu erwarten, wenn der frühfunktionellen Nachbehandlung der Vorzug gegeben wird.

Literatur

Brooke R (1946) Results of patellectomy. Br Med J I:231
Denham RA (1978) Mechanics of the knee. J Bone Joint Surg [Br] 60:345
Fürmaier A (1953) Beitrag zur Mechanik der Patella und des Gesamtkniegelenkes. Arch Orthop Unfallchir 46:78
Geckeler E (1962) Patellectomy for degenerative arthritis. J Bone Joint Surg [Am] 44:1109
Maquet P (1976) Biomechanics of the knee. Springer, Berlin Heidelberg New York
Wilkinson I (1977) Patellectomy – A long term follow up. J Bone Joint Surg [Br] 59:352

Diskussion

Gronert, Berlin: Ich bin doch ein bißchen überrascht, daß die Naht im Streckapparat keinen Einfluß auf die Behandlungsergebnisse hat. Im allgemeinen gehen wir doch davon aus, daß das Ergebnis nicht befriedigen kann, wenn der Streckapparat nicht suffizient gerafft wird.

Breitner, München: Bei unseren Nachuntersuchungen waren auch wir eigentlich überrascht. Die vor über 10 Jahren in unserer Klinik durchgeführten Operationen sind sehr verschieden gewesen. Es wurde keine einheitliche Technik verwandt. Wir haben in Übereinstimmung mit dem Schrifttum keine diesbezügliche Korrelation feststellen können, ein auch für uns überraschendes Ergebnis.

N.N.: Mich erstaunen die Ergebnisse. Meine Frage geht dahin, ob es nicht doch bei den oft nicht so eindeutigen Ergebnissen sinnvoller ist, den Weg der Patellektomie als zweiten Weg zu wählen, also z.B. vorübergehend eine partielle Resektion vorzunehmen oder eine Gelenktoilette zu machen oder einen Gleitflächenersatz vorzunehmen und erst dann, wenn die Ergebnisse nicht befriedigen, die Patellektomie durchzuführen.

Breitner, München: Dem würde ich zustimmen. Natürlich ist es so, daß die Patellektomie bei jungen Patienten in Zeiträumen über 20, 30 und 40 Jahre noch Beschwerden machen kann. Wenn man also operationstechnisch die Möglichkeit hat, die Patella wieder herzustellen, ist dies mit Sicherheit die Therapie der Wahl. Wenn dies jedoch nicht gelingen sollte oder wenn eine Pseudarthrose die Folge ist oder die Patella nicht in eine Stellung gebracht werden kann, die den Ansprüchen genügt, dann ist der Zeitpunkt der Patellektomie gekommen. Dies sollte man dann nicht nochmals 10 oder 20 Jahre hinauszögern in Anbetracht dieser Ergebnisse.

N.N.: Ich sage dies gezielt aus folgendem Grund: Ich habe in der letzten Zeit einige Fälle gesehen, bei denen Patellektomien z.B. bei Chondromalazien bei jugendlichen Patienten durchgeführt wurden. Man hatte dann letztlich einen Zustand geschaffen, bei dem man nichts mehr weiter tun konnte. Ich glaube, daß doch davor gewarnt werden sollte, die Patellektomie als Eingriff der Wahl darzustellen.

Breitner, München: Das ist völlig richtig. Ich habe eingangs erwähnt, daß es ohnehin eine bedeutende Zahl von Orthopäden gibt, die die Patellektomie grundsätzlich ablehnen. Wenn man einen Kompromißweg finden kann und sich nicht prinzipiell gegen die Patellektomie entscheidet und auf ein eingegrenztes Indikationsgebiet beschränkt, hat man recht gute Erfolgsaussichten.

N.N.: Haben Sie auch Erfahrungen mit Patellektomien nach Totalprothesen?

Breitner, München: Das haben wir nicht durchgeführt, für Langzeitergebnisse wäre das Krankengut auch zu gering.

Ulrich, Kiel: Haben Sie die Patellektomien mit der Ventralisierung der Tuberositas tibiae kombiniert und haben Sie, bezogen auf das Streckdefizit, Unterschiede gesehen?

Breitner, München: Das haben wir nicht getan. Ich denke, Sie meinen den Vorschlag von Maquet, der, biomechanisch gesehen, völlig richtig ist. Biomechanisch gesehen, wäre die Vorverlagerung der Tuberositas sicher sinnvoll. Wir haben aber in unserer Klinik mit dieser Kombination keine Erfahrungen gemacht.

Kuś, Breslau: Wie sehen die Ergebnisse vom kosmetischen Standpunkt aus?

Breitner, München: Das hängt ein bißchen davon ab, wie der Patient die krankengymnastische Behandlung, also die Pflege seiner Muskulatur handhabt. Wenn es so ist, daß kein auffallender Unterschied zwischen den Muskelumfängen gewährleistet ist, dann spielt, abgesehen von einer möglicherweise etwas störenden Narbe, das kosmetische Moment sicher keine sehr bedeutende Rolle.

Ulrich, Kiel: Ich hätte noch eine Frage zur Nachbehandlung. Sie haben früher 6 Wochen ruhiggestellt und danach mobilisiert. War es jemals notwendig, in Narkose zu mobilisieren, oder sind alle Gelenke so wieder frei geworden?

Breitner, München: Alle Gelenke sind wieder frei geworden, allerdings sicher mit einem größeren zeitlichen Aufwand. Ich habe erwähnt, und dies ist eindeutig der Literatur zu entnehmen, daß man heutzutage der frühfunktionellen Behandlung, d. h. der Behandlung zwischen dem 4. und 14. Tag den Vorzug gibt. Das wäre vielleicht ein Punkt zur Selbstkritik. Wir wußten es damals auch noch nicht, es sind 15 oder 20 Jahre her. Heutzutage würden wir in jedem Fall früh behandeln.

Langzeitergebnisse nach Arthrolyse und Arthroplastik am Kniegelenk

J. M. Schmidt, C. J. Wirth und M. Jäger

Die Begriffe Arthrolyse (Wolff 1895) und Arthroplastik (Gluck 1902) wurden 1946 von Hackenbroch sen. inhaltlich dahingehend getrennt, daß mit der Arthroplastik eine Gelenkflächenresektion verbunden ist, während die Arthrolyse eine Gelenkentsperrung unter Erhaltung der Gelenkflächen bedeutet.

Bei den Gelenksteifen unterscheiden wir zwischen Ankylosen, fibrösen Steifen, Gelenksperren und Kontrakturen (Witt 1966). Die ersten beiden Steifen beinhalten eine Aufhebung des Gelenkspaltes; bei der Gelenksperre und Kontraktur ist es zu einer Aufhebung des Gleitvermögens gekommen (Bürkle de la Camp 1949).

Unser Krankengut

An der Orthopädischen Klinik der Universität München wurden von 1946 bis 1970 46 Arthrolysen und 5 Arthroplastiken am Kniegelenk durchgeführt. Der durchschnittliche Beobachtungszeitraum betrug nach Arthroplastiken 27 Jahre und nach Arthrolysen 13,5 Jahre. Der jüngste Patient war 10 und der älteste 59 Jahre zum Operationszeitpunkt alt.

Es handelte sich um 5 ossäre Ankylosen, 34 fibröse Steifen, 5 Gelenksperren und 7 Kontrakturen. Vom Ausprägungsgrad her waren es fast ausschließlich schwerste Extensionseifen (Tabelle 1) mit einem durchschnittlichen Streckdefizit von 10° und einer durchschnittlichen Beugefähigkeit von nur 30°.

Tabelle 1. Schweregrad (n = 51)

	Amplitude	Arthrolyse	Arthroplastik
Schwerste Steifen	$0° < A \leq 30°$	32	5
Schwere Steifen	$30° < A \leq 60°$	12	
Mittlere Steifen	$60° < A \leq 90°$	2	
Geringe Steifen	$90° < A$		

Ursachen der Gelenksteifen

Bei den Ankylosen war in 2 Fällen eine Gonitis tuberculosa die Ursache, einmal lag ein Zustand nach hämatogener Osteomyelitis am distalen Femur vor, bei einem Fall war eine komplette Kniegelenkzerreißung mit Empyem vorausgegangen und im letzten Fall führte eine infizierte Granatsplitterverletzung zu der Ankylose.

Als Ursache der übrigen Gelenksteifen konnte in der überwiegenden Mehrzahl eine distale Femurtrümmerfraktur angeschuldigt werden (Tabelle 2).

Tabelle 2. Ursachen (n = 51)

Nicht traumatisch (n = 6)		Traumatisch (n = 45)	
Gonitis tuberculosa	2	Femurfraktur	30
Hämatogene Osteomyelitis	1	Patellafraktur	6
Suprakondyläre Korrektur- osteotomie	2	Kapselbandverletzung	6
		Extensionsbehandlung nach Hüft- luxation	2
Fibrose des M. quadriceps	1	Granatsplitterverletzung	1

Indikation und Kontraindikation zur Arthrolyse

Die Indikation zur Arthrolyse war dann gegeben, wenn
- ein größeres Streckdefizit als 20° bestand und/oder die Beugefähigkeit weniger als 90° ausmachte;
- eine 6monatige effektive krankengymnastische Behandlung keinen Erfolg brachte;
- die Motivation des Patienten zur Mitarbeit gesichert erschien;
- ein infektfreies Intervall von mindestens 1 Jahr bestand und die parartikulären Ossifikationen ausgereift waren.

Bei Kindern ist man mit dem Entschluß zum operativen Vorgehen eher noch zurückhaltender, mit Ausnahme bei der Quadrizepsfibrose, da hier zur Erhaltung der Muskelfunktion die baldige Kniegelenkbeweglichkeit erforderlich ist.

Besteht lediglich ein Streckdefizit von 20–30° bei weitgehend erhaltener Beugefähigkeit, so bietet die Streckosteotomie eine alternative Behandlungsmethode.

Unzureichende Haut- oder Muskelverhältnisse können eine Kontraindikation darstellen oder präliminare Operationen erforderlich machen. Die Arthrogryposis multiplex congenita ist der operativen Behandlung nicht zugänglich. Durchblutungsstörungen, dystrophische Syndrome, schlaffe oder spastische Paresen stellen weitere Kontraindikationen dar.

Indikation und Kontraindikation der Arthroplastik

Im Gegensatz zur Arthroplastik am Ellbogengelenk, wo diese insbesondere bei der chronischen Polyarthritis noch eine gängige Methode darstellt, hat die Arthroplastik am Kniegelenk gegenüber der Arthrodese bzw. Alloarthroplastik kaum noch eine therapeutische Bedeutung. Dies macht deutlich, daß an unserer Klinik seit 1962 lediglich 1 Arthroplastik durchgeführt wurde. Eine Indikation kann u. U. bei postinfektiösen Ankylosen bzw. Teilankylosen gegeben sein, dann wenn vom Patienten einerseits der dringende Wunsch nach Wiedergewinnung der Gelenkbeweglichkeit geäußert wird, andererseits die Alloarthroplastik ein zu hohes Komplikationsrisiko beinhalten würde.

Operationstechnik

Bei den 46 Arthrolysen war in der überwiegenden Mehrzahl sowohl ein intra- als auch ein extraartikulärer Eingriff erforderlich. Das Vorgehen erfolgte in Anlehnung an das von Payr 1917 angegebene Verfahren. Bei $^2/_3$ der Fälle wurde eine Quadrizepssehnenverlängerung durchgeführt. Die Indikation hierfür wurde in den letzten Jahren strenger gefaßt und die Myolyse des M. intermedius und M. vastus lateralis nach Judet et al. (1956) bevorzugt.

Lediglich bei 5 Fällen war der Gelenkknorpel noch intakt. Bei 14 Arthrolysen war eine gleichzeitige Meniskektomie erforderlich. In 3 Fällen wurde wegen posttraumatischer Veränderungen eine Teil- und in 5 Fällen eine totale Patellektomie durchgeführt.

Die 5 Arthroplastiken erfolgten in Form von modellierenden Resektionen der Femurkondylen und des Tibiaplateaus mit Interposition von Fettgewebe (2 Fälle), Faszie (2 Fälle) oder Dura (Lange 1962).

Ergebnisse nach Arthrolyse

Subjektive Beurteilung

42 Patienten beurteilten den Zustand ihres Kniegelenks bei der Nachuntersuchung als gebessert, 2 als unverändert und 2 als verschlechtert. Die Tatsache, daß bereits präoperativ bei 41 Patienten teilweise schwere Knorpelschäden vorlagen, wirkte sich zwangsläufig aus. So waren fast die Hälfte der Patienten wegen belastungsabhängiger Schmerzen in ihrer Berufs- und Sportausübung beeinträchtigt. Bei $^2/_3$ der Fälle bestand eine deutliche Verminderung der Kraft des M. quadriceps, wobei jedoch nur 2 Patienten dadurch wirklich beeinträchtigt waren. Diese Zahl korreliert mit den durchgeführten Quadrizepssehnenverlängerungen.

Objektive Beurteilung

Bei der objektiven Beurteilung ist der erreichte Bewegungsgewinn von primärer Bedeutung. Zur Bewertung eignet sich als vergleichbarer Parameter insbesondere der relative Bewegungsgewinn (Cauchoix u. Deburge 1965; Jäger u. Wirth 1981):

$$\text{relativer Gewinn} = \frac{\text{absoluter Gewinn}}{\text{möglicher Gewinn}} \cdot 100.$$

Legt man das Bewertungsschema von Esteve et al. (1971) (Tabelle 3) zugrunde, so konnten in 74% der Fälle sehr gute und gute Ergebnisse erzielt werden. Bei 9 Fällen konnte das funktionelle Ergebnis nicht befriedigen (Tabelle 4).

Gegenüber der intraoperativ erreichten Bewegungsamplitude kam es in der postoperativen Phase zu einem bleibenden durchschnittlichen Bewegungsverlust von 20°.

Da bereits vor der Arthrolyse bei 41 Patienten arthrotische Veränderungen der Grade I–IV (Jäger u. Wirth 1978) bestanden, mußte mit einer weiteren Zunahme

Tabelle 3. Bewertungsschema (*r.G.* relativer Gewinn)

Sehr gut	r.G. $\geq$ 70%
Gut	70% > r.G. $\geq$ 40%
Befriedigend	40% > r.G. $\geq$ 20%
Schlecht	20% > r.G. $\geq$ 0%
Verschlechterung	Bewegungsverlust

Tabelle 4. Bewertung (n = 51)

	Fallzahl	Durchschnittlicher Gewinn	
		Absolut	Relativ [%]
Sehr gut	15	96°	82
Gut	19	62°	57
Befriedigend	3	31°	31
Schlecht	7	16°	13
Verschlechterung	2	Bewegungsverlust	

Tabelle 5. Arthroseentwicklung nach Arthrolyse (n = 46)

	Arthrosegrad				
	0	I	II	III	IV
Präoperativ	5	15	18	4	4
Postoperativ	2	4	14	18	8

im Beobachtungszeitraum gerechnet werden. In der Hälfte der Fälle hatte die Arthrose um 1°, bei 8 Patienten um 2° und bei 1 Patienten um 3° zugenommen (Tabelle 5).

Komplikationen

Die 9 Mißerfolge hatten in 4 Fällen ihre Ursache in einer postoperativ notwendigen längeren Ruhigstellung, bedingt durch 2 Gelenkinfekte, einer erneut aufflakkernden Femurosteomyelitis und einer Femurrefraktur, die zu der damaligen Zeit noch konservativ behandelt wurde. In 5 weiteren Fällen war die Indikation zur Arthrolyse nicht gegeben, da 3 Patienten zu einer Mitarbeit nicht motivierbar waren und in 2 Fällen bereits so erhebliche Gelenkdestruktionen bestanden, daß diese einen Erfolg von vornherein verhinderten (Blauth 1982).

Je eine 3 Monate postoperativ auftretende Ruptur des Lig. patellae und der Quadrizepssehne, die operativ behandelt wurden, beeinflußten das Operationsergebnis nicht nachhaltig. In einem Fall wurde nach 3 Monaten und in einem anderen nach 15 Monaten die Quadrizepsmuskulatur durch einen M.-sartorius-Transfer verstärkt. Bei 3 Patienten war in der postoperativen Phase eine Narkosemobilisation erforderlich, die jeweils einen Bewegungsgewinn von 50° erbrachte. Die Mobilisation erfolgte in Form eines Brisement modèrè. Das Brisement force ist wegen der erhöhten Komplikationsgefahr zu vermeiden (Blauth u. Hepp 1978; Schmidt u. Jäger 1981).

Einflüsse auf das Ergebnis nach Arthrolyse

Die Ergebnisse nach Arthrolyse zeigten eine Abhängigkeit von folgenden Punkten:
– Schweregrad der Steife,
– zeitliche Dauer der Steife,
– Nachbehandlungsart.

Tabelle 6. Dauer der Steife (n = 46)

	Fallzahl	Sehr gut	Gut	Befriedigend	Schlecht
Kürzer als 1 Jahr	16	6	9	1	
Länger als 1 Jahr	30	9	10	2	9

Tabelle 7. Beginn der Nachbehandlung (n = 46)

	Fallzahl	Sehr gut und gut	Befriedigend	Schlecht
1.– 3. postoperativer Tag	12	10	1	1
4.–15. postoperativer Tag	25	19	2	4
16.–30. postoperativer Tag	9	5	–	4

Der größte absolute und relative Bewegungsgewinn konnte bei den schwersten und schweren Steifen erzielt werden. Entsprechend den Angaben von Ramadier (1953) war auch bei unserem Krankengut die Prognose der Arthrolyse von der Dauer der Gelenksteife abhängig. Bestand die Kniegelenksteife weniger als 1 Jahr, so konnten fast ausschließlich sehr gute und gute Ergebnisse erzielt werden (Tabelle 6).

Heute hat sich die Sofortmobilisation allgemein durchgesetzt, d. h. unmittelbar nach der Arthrolyse wird häufig unter Periduralanästhesie die Extremität auf einer Bewegungsschiene mobilisiert. Die in den ersten Jahren unseres Nachuntersuchungsgutes praktizierte Spätmobilisation zeigte demgegenüber deutlich Nachteile (Tabelle 7) (Blauth u. Hassenpflug 1982).

Ergebnisse nach Arthroplastik

Subjektive Beurteilung

Aufgrund der geringen Fallzahl kann hierfür allenfalls eine Tendenz dargestellt werden. Von den 5 Patienten waren lediglich 2 mit dem Operationsergebnis zufrieden. In 2 Fällen war es zu einer Reankylosierung gekommen. Der 5. Patient war wegen erheblicher, belastungsabhängiger Schmerzen nur bedingt zufrieden.

Objektive Beurteilung

Bei der objektiven Beurteilung der Kniegelenkarthroplastik sind die Parameter Bewegungsausmaß, Kraft und Stabilität zu beurteilen. Hier hatten 3 Fälle befriedigende Ergebnisse. Bei 2 Patienten wurde ein Bewegungsausmaß von 0°/10°/90° erzielt, was jedoch bei 1 Fall mit einer geringen lateralen Instabilität erkauft werden mußte. Demgegenüber war beim 3. Patienten das Kniegelenk stabil, die Beugefähigkeit jedoch nur bis 70° möglich (Abb. 1). Die Kraft war in den 3 Fällen vermindert.

Die von Potter u. Kuhns (1958) festgestellte Tendenz zur Wiedereinsteifung zeigte sich auch in unserem Krankengut. Bei den 2 Reankylosen wurde das eigent-

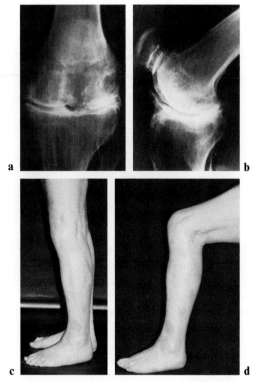

Abb. 1a–d. Patient mit 33 Jahre zurückliegender modellierender Kniearthroplastik. **a, b** Röntgenbefund, **c, d** Kniegelenkfunktion

liche Operationsziel, nämlich die Beweglichmachung des Gelenks, nicht erreicht und muß deshalb als Mißerfolg bewertet werden, obwohl gegenüber dem präoperativen Befund eine günstigere Funktionsstellung erreicht werden konnte.

Die kleine Fallzahl der Arthroplastiken läßt eine gültige Wertung nicht zu. In Übereinstimmung mit der Literatur (Payr 1912; Lacheretz 1953; Ramadier 1953) mag der Ausprägungsgrad der Ankylosen mitverantwortlich für die schlechten Ergebnisse gewesen sein. Die Kniegelenkarthroplastik ist heute nur noch bei wenigen Ausnahmefällen angezeigt.

Literatur

Blauth W (1982) Allgemeine Grundsätze und Techniken von Arthrolysen. Unfallchirurgie 8:279

Blauth W, Hassenpflug J (1982) Ergebnisse operativer Kniegelenksarthrolysen. Z Orthop 120:250

Blauth W, Hepp WR (1978) Die Arthrolyse in der Behandlung posttraumatischer Kniestrecksteifen. Z Orthop 116:220

Bürkle de la Camp H (1949) Wiederherstellung der Beweglichkeit versteifter Glieder. Arch Klin Chir 264:455

Cauchoix J, Deburge A (1965) Traitement des raideurs post-traumatiques du coude par la capsulectomie. Mem Acad Chir 91:926

Esteve P, Valentin P, Deburge A, Kerboull M (1971) Raideurs et ankyloses post-traumatiques de coude. Rev Chir Orthop [Suppl 1] 57:26
Gluck H (1902) Zur Behandlung der Ankylose des Kiefergelenkes. Verh Dtsch Ges Chir 1:167
Hackenbroch M (1946) Kontrakturen und Gelenksteifen. Z Orthop 76:79
Jäger M, Wirth CJ (1978) Kapselbandläsionen. Biomechanik, Diagnostik und Therapie. Thieme, Stuttgart
Jäger M, Wirth CJ (1981) Die Arthrolyse und Arthroplastik des Ellbogen- und Kniegelenkes. Huber, Bern Stuttgart Wien
Judet R, Judet J, Lagrange J (1956) Une technique de libération de l'appareil extenseur dans les raideurs du genou. Mem Acad Chir 82:944
Lacheretz M (1953) Traitement des ankyloses. Rev Chir Orthop 39:495
Lange M (1962) Orthopädisch-chirurgische Operationslehre. Bergmann, München
Payr E (1912) Über die operative Behandlung von Kniegelenksankylosen. Verh Dtsch Ges Chir 41:516
Payr E (1917) Über Wesen und Ursache der Versteifung des Kniegelenkes nach langdauernder Ruhigstellung und neue Wege zu ihrer Behandlung. Münch Med Wochenschr 21:673
Potter TA, Kuhns J (1958) Observations on arthroplasty of the knee. Surg Gynecol Obstet 107:159
Ramadier JO (1953) Traitement des raideurs du genou. Rev Chir Orthop 39:453
Schmidt JM, Jäger M (1981) Arthrolyse und Arthroplastik des Kniegelenkes. Hefte Unfallheilkd 153:460
Witt AN (1966) Die Gelenksteifen. Langenbecks Arch Klin Chir 316:398
Wolff J (1895) Über die Operation der Ellenbogengelenksankylose. Berl Klin Wochenschr 32:935

Langzeitergebnisse nach Kreuzbandersatzplastiken mit dem Meniskus 20–30 Jahre postoperativ

D. Gärtner

Die Diskussion über die adäquate Therapie der Kniebandverletzung bzw. Kreuzbandläsion währte lange und spaltete das Lager der Traumatologen und Orthopäden in das der Befürworter einer konsequenten Immobilisierung (Gipsruhigstellung) und in das der Verfechter einer operativen Rekonstruktion. Seit den 50er Jahren gibt es nach der Veröffentlichung entsprechender Tierversuche (Jack 1950; Clayton u. Weir 1959) keinen Zweifel mehr daran, daß jede Bandruptur operativ versorgt werden sollte. Dies gilt insbesondere für die frische, komplette Ruptur der Kreuzbänder. Gerade das vordere Kreuzband atrophiert bei völliger Durchtrennung im proximalen Anteil rasch. Dies wird mit der im Vergleich zum hinteren Kreuzband ungünstigen Blutversorgung begründet (Scapinelli 1968). Erfolgt die primäre Naht des rupturierten Bandes nicht innerhalb von 3 Wochen, so wird eine Adaptation der Bandenden infolge bereits eingesetzter Schrumpfungsvorgänge nicht mehr möglich sein (Marty 1970; Burri 1974). In den meisten Fällen wird dann der plastische Ersatz des Kreuzbandes notwendig werden.

Als Erstbeschreiber einer Kreuzbandersatzplastik wird in der Literatur Groves genannt, der 1917 ein verletztes vorderes Kreuzband durch einen Fascia-lata-Streifen ersetzte (Wirth et al. 1984). Seitdem wurde eine Vielzahl unterschiedlicher Operationstechniken zum Ersatz verletzter Kreuzbänder vorgeschlagen.

Wittek stellte 1927 die Kreuzbandplastik unter Verwendung des Meniskus vor. Im Jahre 1946 führte Niederecker in der Orthopädischen Universitätsklinik Würzburg die Ersatzplastik mit dem gestielten Meniskus ein (Niederecker 1955). Unabhängig davon, daß dieses Operationsverfahren seit 1962 an unserer Klinik von moderneren Verfahren (z. B. der sog. Brückner-Plastik) abgelöst wurde, war für uns von großem Interesse, ob die Patienten, die auf diese Weise operiert wurden, auf Dauer beschwerdefrei geblieben sind. Eine erste Nachuntersuchung zur Beurteilung der Spätergebnisse erfolgte durch Reichelt in unserer Klinik im Jahre 1976 (Reichelt 1977). Die damaligen Befunde sollen mit den jetzigen verglichen werden.

Operationstechnik

Die Kreuzbandplastik erfolgte mit dem meist dorsal gestielten Innenmeniskus, wobei der bis zum Hinterhorn freipräparierte Meniskus nach medial in die Fossa intercondylica eingeschlagen wurde. Es folgte dann die Vernähung des proximalen Kreuzbandstumpfes mit dem mittleren Anteil des Meniskus, der seinerseits durch einen Bohrkanal im Tibiakopf geführt und vernäht wurde. Eine postoperative Immobilisierung im Oberschenkelliegegips für 4–6 Wochen schloß sich an (Abb. 1).

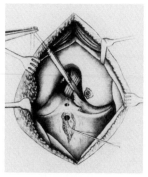 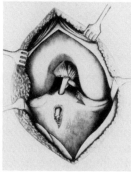

Abb. 1 a. Der mediale Meniskus ist vorn abgelöst, am oberen Rest des vorderen Kreuzbandes angenäht und mit Seidenfaden armiert. Bohrkanal im Tibiakopf. **b** Das vordere freie Ende des Meniskus ist durch den Bohrkanal geführt und vernäht worden. (Aus Niederecker 1955)

Kasuistik

In den Jahren 1947–1961 wurde in der Orthopädischen Universitätsklinik Würzburg bei insgesamt 34 Patienten wegen einer Kniebinnenverletzung die oben beschriebene Kreuzbandplastik angewandt. Von diesen Patienten waren 24 Männer und 10 Frauen. Das Durchschnittsalter betrug zum Operationszeitpunkt 31 Jahre, der Jüngste war 14 und der Älteste 60 Jahre alt.

Die Operation erfolgte in nur 5 Fällen wegen einer isolierten Kreuzbandruptur, die übrigen Patienten hatten sich eine komplexe Kniebinnenverletzung zugezogen.

Reichelt hatte 1976 – etwa 23 Jahre nach der Operation – 17 Patienten untersuchen können. Davon waren 3 Patienten durch Fragebogen erfaßt worden. Die jetzige Nachuntersuchung im Frühjahr 1985 – durchschnittlich 32 Jahre postoperativ – konnte nur noch bei 12 Patienten durchgeführt werden, von denen 2 am linken und 10 am rechten Kniegelenk operiert worden waren.

Nur bei einem dieser Patienten war die Verletzung im Jahr des Unfallereignisses operativ versorgt worden, bei den übrigen 11 Patienten durchschnittlich 2,5 Jahre nach dem Trauma. Es handelte sich also durchweg um sog. „veraltete" Bandinstabilitäten.

Intraoperativ waren neben der völligen Durchtrennung und Schrumpfung des vorderen Kreuzbandes alte Kapselnarben, Sehneneinrisse des M. sartorius bzw. Pes anserinus und Narben des inneren Kollateralbandes gefunden worden. 7mal hatte ein Korbhenkelriß des Innenmeniskus, 5mal nur leichtere Meniskusschädigungen vorgelegen, nur in einem Fall eine Außenmeniskusläsion.

Ergebnisse

Die Ergebnisse der ersten Nachuntersuchung 1976 wurden von Reichelt wie folgt angegeben: Von den damals erfaßten 17 Patienten waren 4 beschwerdefrei, 5 hatten geringe Beschwerden und 8 wiesen mittelgradige bis schwere Veränderungen im Sinne einer Gonarthrose und Bandinstabilität auf. Dennoch äußerten sich 13 der damals Befragten mit dem Zustand ihres Kniegelenks zufrieden. Die einzelnen Befunde von 1976 sind in den Tabellen 1–3 aufgeführt und denen von 1985 gegenübergestellt.

Von den jetzt nachuntersuchten 12 Patienten waren 3 beschwerdefrei; sie waren noch berufstätig (1 Bauarbeiter, 2 Büroangestellte) und übten gelegentlich Frei-

Tabelle 1. Klinische Befunde beim Bandapparat und Gelenkstatus

	1976		1985	
	n	[%]	n	[%]
Bandapparat				
Vordere Schublade ≤1 cm	11	65	12	100
Seitenbandinstabilität	0	0	5	42
Gelenkstatus				
Kniegelenkerguß	1	6	0	0
Kapselschwellung	2	12	10	83
Umfangsdifferenz	14	83	6	50
M.-quadriceps-Atrophie	14	83	12	100

Tabelle 2. Klinische Befunde bei der Achsenfehlstellung und Funktion

	1976		1985	
	n	[%]	n	[%]
Achsenstellung				
Genu varum	4	24	7	58
Genu valgum	1	6	2	17
Funktion				
Gute Beweglichkeit	7	42	3	25
Geringe Bewegungseinschränkung	4	24	6	50
Starke Bewegungseinschränkung	3	18	3	25

Tabelle 3. Klinische Befunde bei der Arthrose und Beurteilung

	1976		1985	
	n	[%]	n	[%]
Arthrose				
Keine	1	6	0	0
Geringe	4	24	1	8
Mittelschwere	10	58	5	42
Schwere	2	12	6	50
Beurteilung				
Subjektiv: Gut/zufrieden	13	77	3	25
Schlecht	4	23	9	75
Objektiv: Gut	4	24	1	8
Schlecht	13	76	11	92

zeitsport aus. 9 der Nachuntersuchten klagten über mäßige bis starke Beschwerden.

Bei allen 12 Patienten fand sich ein positiver Lachmann-Test (positives Schubladenphänomen bei annähernder Kniestreckung). Eine Instabilität der Seitenbänder wiesen 5 Patienten auf. Der Pivot-shift-Test (Subluxation des lateralen Tibiakondylus) war in 2 Fällen positiv.

Ein Kniegelenkerguß wurde bei keinem Patienten gesehen, eine Kapselschwellung jedoch bei über 80% der Patienten. In allen Fällen lag eine M.-quadriceps-

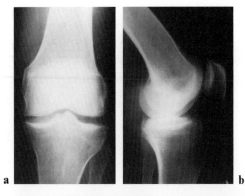

Abb. 2 a, b. Röntgenaufnahmen eines jetzt 58jährigen Mannes, der 1948 wegen einer isolierten vorderen Kreuzbandläsion operiert wurde. Er arbeitet noch als Bauarbeiter, spielt in seiner Freizeit sogar gelegentlich Fußball und ist bis heute zufrieden hinsichtlich seines operierten Kniegelenks

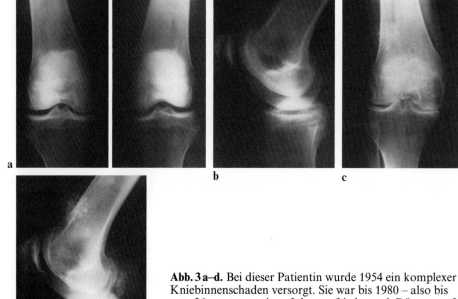

Abb. 3 a–d. Bei dieser Patientin wurde 1954 ein komplexer Kniebinnenschaden versorgt. Sie war bis 1980 – also bis zum 26. postoperativen Jahr – zufrieden. **a, b** Röntgenaufnahmen aus dem Jahre 1976. Bei der Nachuntersuchung 1985 imponierte ein Streckdefizit von 25°, deutliche Krepitationen und eine deutliche Bandinstabilität. **c, d** Röntgenaufnahmen 1985

Atrophie vor. Eine Achsenfehlstellung im entsprechenden Kniegelenk zeigte sich bei 9 Patienten. Eine zufriedenstellende Beweglichkeit wurde nur bei 3 Nachuntersuchten festgestellt.

Ausgeprägte oder mittelgradige arthrotische Veränderungen wiesen 11 Patienten auf. 6 der Nachuntersuchten berichteten, daß sich die Beschwerden erst in den letzten 5–6 Jahren eingestellt hätten.

Auf die Frage, ob sie sich derselben Operation noch einmal unterziehen würden, antworteten 75% der Befragten mit nein, obwohl sie über viele Jahre relativ beschwerdefrei gewesen waren. Lediglich 3 Patienten waren mit dem Operationsergebnis zufrieden (Abb. 2 und 3).

Schlußfolgerung

Die vergleichende Statistik zwischen den Nachuntersuchungen von 1976 und 1985 zeigt eine deutliche Verschiebung der erhobenen Befunde in den Negativbereich. Waren 1976 noch etwa 77% der Befragten trotz schon vorhandener initialer Arthrosezeichen mit dem Operationsergebnis zufrieden, so äußerten sich jetzt nur noch 25% positiv über den Zustand ihres Kniegelenks.

Die oben beschriebene Operationstechnik zum plastischen Ersatz des vorderen Kreuzbandes wird seit vielen Jahren als obsolet betrachtet. Zum einen ist man heute bestrebt, den gesunden Meniskus möglichst zu erhalten, da er bekanntlich 30–60% der axialen Kniegelenkbelastung trägt (Wirth et al. 1984); zum anderen wird ein auf Zugbelastung beanspruchter, zudem noch degenerativ veränderter Meniskus als untauglicher Kreuzbandersatz angesehen (Lange 1957). Dies fanden wir in den Ergebnissen unserer Nachuntersuchung bestätigt.

Bereits 1976 wurden in etwa 70% der Fälle erste arthrotische Veränderungen gesehen. 9 Jahre später war bei allen Nachuntersuchten eine Kniegelenkarthrose nachweisbar. Dies kann sowohl durch den Verlust des Meniskus bedingt sein, wie auch durch eine nicht einwandfreie Bandstabilität. Daß die Patienten dennoch über viele Jahre relativ beschwerdefrei waren, führen wir auf die aktive Kompensation der Instabilität durch eine gut ausgeprägte muskuläre Führung des Kniegelenks zurück.

Die heute angewandten moderneren Operationstechniken zum plastischen Ersatz verletzter Kreuzbänder sollten erst beurteilt bzw. bewertet werden, wenn Langzeitergebnisse vorliegen. Hierbei sollte ein genügend langer postoperativer Zeitraum berücksichtigt werden, da die Kompensationsfähigkeit einer evtl. vorhandenen Bandinstabilität durch die muskuläre Führung im fortgeschrittenen Alter des Patienten vermindert ist und erst dann eine endgültige Wertung des Operationsverfahrens erfolgen kann.

Literatur

Burri C, Helbing G, Rüter A (1974) Die Behandlung der posttraumatischen Bandinstabilität am Kniegelenk. Orthopäde 3:184
Clayton ML, Weir GJ (1959) Experimental investigations of ligamentous healing. Am J Surg 98:373
Jack EA (1950) Experimental rupture of the medial collateral ligament of the knee. J Bone Joint Surg [Br] 32:396
Jäger M, Wirth CJ (1978) Kapselbandläsionen. Thieme, Stuttgart
Lange M (1957) Erfahrungen bei Kniebandplastiken. Wiederherstellungschir Traumatol 4:197
Marty A (1970) Frische Kniebinnenverletzungen / Differentialdiagnose und Therapie. Z Unfallmed Berufskr 63:4
Niederecker K (1955) Behandlung der Kreuzbandverletzungen und des Schlotterknies. Z Orthop [Suppl] 86:227
Reichelt A (1977) Klinische und röntgenologische Spätergebnisse nach Kreuzbandplastiken mit dem Meniskus. Arch Orthop Unfallchir 88:37–48
Rütt J, Thelen E (1983) Arthroseentwicklung nach bandplastischen Maßnahmen am Kniegelenk – Langzeitergebnisse. Z Orthop 121:480
Scapinelli R (1968) Studies of the vasculature of the human knee joint. Acta Anat (Basel) 70:305
Wirth CJ et al. (1984) Die komplexe vordere Knie-Instabilität. Thieme, Stuttgart
Witt AN et al. (1977) Das instabile Kniegelenk – aktuelle Gesichtspunkte in Grundlagenforschung, Diagnostik und Therapie. Arch Orthop Unfallchir 88:49–63
Wittek A (1927) Zur Naht der Kreuzbandverletzung im Kniegelenk. Zentralbl Chir 54:1538

Diskussion

N. N.: Herr Schmidt hat mitgeteilt, daß er die „alte" Arthrolyse, wie sie Payr gemacht hat und wie sie wohl auch sein Lehrer Witt ausgeführt hat, nun verlassen hat zugunsten der Myolyse von Judet. Ich hätte gern gewußt, warum. Er sagte, daß eine Quadrizepsschwäche eintritt, und ich glaube, daß der Nachteil des Payr-Verfahrens darin liegt, daß die Patella disloziert wird. Sie wird zu weit nach distal verschoben, und das bringt eine Schwäche des Quadrizeps mit sich. Ich hätte doch gerne einmal gefragt, weshalb er das Judet-Verfahren in München verwendet.

Schmidt, München: Ja, das sind im wesentlichen die Gründe. Wir haben insbesondere die Kraft der Streckmuskulatur nachuntersucht und dabei in $^2/_3$ der Fälle eine deutliche Minderung festgestellt, allerdings nur bei 2 Patienten mit einer wesentlichen Beeinträchtigung. Bei diesen 2 Patienten wurde dann nach ca. 12 Monaten ein M.-sartorius-Transfer durchgeführt. Wir haben bei $^2/_3$ der Patienten eine Quadrizepsverlängerung durchgeführt, also diese Zahlen korrelieren. Das ist der Hauptgrund, warum wir dazu übergegangen sind, eine Myolyse nach Judet durchzuführen. Ich meine, daß diese allein nicht ausreichend ist, man wird sie immer kombinieren müssen, meistens mit intra- oder extraartikulären Arthrolysen.

N. N.: Sie wird ja auch von Judet mit einer Arthrolyse verbunden; es ist ein sehr aufwendiger, großer Eingriff, verglichen mit dem Verfahren nach Payr. Es sind viel mehr Schnitte und auch viel mehr Risiken dabei, das muß man schon dazu sagen.

Schmidt, München: Größere Risiken eigentlich nicht. Sicherlich ist der Schnitt sehr viel länger, man macht lateral den hochgezogenen Schnitt und zusätzlich meist noch medial parapatellar. Was wir bei der Quadrizepssehnenverlängerung doch zumindest einmal gesehen haben, war nach 3 Monaten eine Ruptur, die operativ versorgt werden mußte. Auch die Sehnenverlängerung hat ihre Risiken.

Schlepckow, Freiburg: Könnten Sie mir noch Angaben darüber machen, in welchem Gelenkkompartiment Sie hauptsächlich arthrolysieren mußten?

Schmidt, München: Der intraartikuläre Eingriff spielte sich an erster Stelle sicher im Rezessus suprapatellaris ab, an zweiter Stelle in den seitlichen Recessus. Die femoropatellare Gelenkfläche war häufiger betroffen als das femoro-tibiale Gelenk.

N. N.: Haben Sie genügend Zahlen, um die offenen Verfahren der Arthrolyse mit dem jetzt ja möglichen arthroskopischen Arthrolyseverfahren vergleichen zu können?

Schmidt, München: Das kann ich nicht vergleichen. Ich meine, daß man vielleicht arthroskopisch etwas erreichen kann, wenn lediglich die Bursa suprapatellaris verklebt ist. Wenn aber wirklich starke Strecksteifen vorliegen, und das war in un-

Diskussion

serem Krankengut bei 41 von 46 Fällen so, mit erheblichen Gelenkdestruktionen, dann kann man mit der Arthroskopie nichts erreichen, da kommt man kaum in das Gelenk hinein, weil alles so verklebt ist.

N. N.: Inwieweit wurden bei Streckhemmungen Beugesehnenverlängerungen durchgeführt und welche Sehnen werden dabei verlängert?

Schmidt, München: Sie haben sicherlich an den Dias gesehen, daß es sich hier ausschließlich um *Strecksteifen* gehandelt hat. Die durchschnittliche Einschränkung der Streckung betrug lediglich 10°. Bei sämtlichen Fällen war es nicht notwendig, eine Verlängerung der Beugesehnen durchzuführen. Dies wäre sicher mehr bei Spastikern erforderlich, aber das ist eine andere Problematik.

N. N.: Herr Gärtner, mich würde die Art der Untersuchungen 1976 interessieren und die der jetzt erfolgten. Ist es nicht so, daß wir wesentlich kritischer geworden sind in der Beurteilung von Kniegelenken?

Gärtner, Würzburg: Reichelt war damals schon sehr detailliert vorgegangen und hatte seine Untersuchungen auf das genaueste fixiert. Ich hatte somit das große Glück und die Möglichkeit, mich an seine Untersuchungsmethoden direkt zu halten und lediglich neuere Untersuchungsmethoden, z. B. den Lachman-Test oder das Pivot-shift-Zeichen hinzuzunehmen. Wenn Sie direkt fragen, den Lachman-Test habe ich in allen Fällen positiv gefunden, das Pivot-shift-Zeichen in 2 Fällen.

Spätergebnisse nach Meniskektomie im Kindes- und Jugendalter

J. Heisel und B. Schwarz

Vorbemerkungen

Meniskusverletzungen werden im Kindesalter nur selten beobachtet (Springorum 1959; Barucha 1967; Schulitz 1973; Cotta 1976; u. a.). *Morphologische und feingewebliche Besonderheiten,* wie höhere Elastizität des Kapsel-Band-Apparates des Kniegelenks und des Meniskus selbst, eine schwächere Muskelentwicklung in diesem Lebensalter sowie die Tatsache, daß Kinder häufiger direkte Traumen des Kniegelenks erleiden als Erwachsene, werden hierfür als wesentliche Gründe angeführt. Darüber hinaus ist aufgrund der besseren Gefäßversorgung und damit günstigeren Reparationspotenz des Meniskusfaserknorpels eine konservative Behandlung kleinerer Verletzungen oft erfolgreich.

Die *Hauptindikation zur Meniskektomie im Kindesalter* stellen dysplastische Veränderungen wie ein Scheibenmeniskus mit dem klinischen „Schnappphänomen" dar (Schlüter u. Becker 1954; Virenque et al. 1960; Chigot et al. 1964; Rojko u. Kerenyi 1964; Saffar u. Beck 1970; Heisel u. Schwarz 1984 u.a.). Primäre schwere Degenerationen wie z. B. bei ausgeprägten Achsenfehlern mit Raummangelsyndrom des Gelenkkompartiments (Biehl et al. 1981; u.a.) sind in diesem Lebensalter selten.

Mit dem *Jugendalter* werden dann traumatische Schädigungen, hier überwiegend beim Betreiben von Kampfsport (Fußball etc.), häufiger festgestellt (Heisel et al. 1984). Auch die Entwicklung degenerativer Meniskopathien in diesem Alter wird teilweise der sportlichen Belastung zugeschrieben (Zippel 1964).

Beim Fehlschlagen einer konservatien Behandlung mit persistierendem klinischen Beschwerdebild wird i. allg. die *Indikation zum operativen Vorgehen* gestellt, wobei in Zweifelsfällen eine diagnostische Arthroskopie vorangestellt werden sollte. In Anbetracht der Kniestabilität mit Begünstigung einer möglichen Sekundärarthrose wird meist eine *subtotale Resektion* des geschädigten Meniskus mit Belassen einer schmalen Randleiste empfohlen. Andererseits wird nach unvollständiger Meniskektomie nicht selten ein Fortbestehen von Beschwerdebildern mit der Notwendigkeit der Rearthrotomie und Entfernung des Meniskusrestes beschrieben (Schilling 1953; Schäfer 1953; Streli 1958; Schwarz et al. 1985; u. a.).

Verlaufsbeobachtungen nach Meniskektomien wurden von Streli (1955), Scheibe (1963), Herschmann (1965) sowie Rothascher (1966) u. a. veröffentlicht. Springorum (1959) und Barucha (1967) analysierten die Ursache der Meniskusläsion im Kindes- und Jugendalter. Schulitz (1973) stellte bei Nachuntersuchungen nach Meniskektomie im Kindesalter eine *Arthroseentstehung* in 50% der Fälle fest und war der Meinung, daß der Zeitraum zwischen Operation und Nachuntersuchung der ausschlaggebende Faktor gewesen sei. Der laterale Kniegelenkanteil würde eher zu einer Arthrose prädisponieren als der mediale. Heisel u. Schwarz (1984) veröffentlichten Verlaufsbeobachtungen nach Meniskektomie im Kindes- und Jugendalter in 242 Fällen. Ein Teil dieses Krankengutes liegt der vorliegenden Arbeit zugrunde.

Kasuistik

In dem 11jährigen Zeitraum von 1964–1974 wurden an der orthopädischen Universitätsklinik Homburg/Saar insgesamt 908 Meniskektomien durchgeführt. Nur 12 dieser Patienten (1,3%) waren zum Operationszeitpunkt zwischen 5 und 12 Jahre, 56 (6,2%) zwischen 13 und 18 Jahre alt. Im Kindesalter war die *Geschlechtsverteilung* ausgeglichen, im Jugendalter waren Knaben häufiger betroffen. Das rechte Knie wurde deutlich häufiger operiert als das linke. Bei den Kindern überwog der laterale, bei den Jugendlichen der mediale Gelenkspalt jeweils deutlich (Tabelle 1, Abb. 1).

Tabelle 1. Kasuistik (1964–1974)

	Gesamt (n=68)	Kindesalter (n=12)	Jugendalter (n=56)
Geschlechtsverteilung			
Jungen	40	6	34
Mädchen	28	6	22
Seitenverteilung			
Rechts	45	11	34
Links	23	1	22
Medial	40	2	38
Lateral	28	10	18

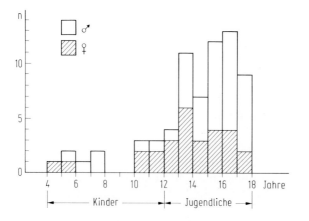

Abb. 1. Alters- und Geschlechtsverteilung zum Zeitpunkt des operativen Eingriffs (Kasuistik der Jahre 1964 bis 1974, n=68)

Tabelle 2. Anamnestische Angaben

Kindesalter (5–12 Jahre (n=12)	
Adäquates Trauma (Skiunfall)	2
Kein adäquates Trauma	10
Jugendalter (13–18 Jahre) (n=56)	
Adäquates Trauma	37
– Häuslicher Unfall	3
– Verkehrsunfall	2
– Sportunfall (Fußball 18)	32
Kein adäquates Trauma	19

Spätergebnisse nach Meniskektomie im Kindes- und Jugendalter

Nach der Analyse der *anamnestischen Angaben* handelte es sich im Kindesalter 2mal um ein adäquates Kniegelenkdistorsionstrauma beim Skifahren, 10mal jedoch um spontan aufgetretene Beschwerden bzw. um ein Bagatelltrauma. Bei den jugendlichen Patienten wurde 37mal ein erhebliches Knietrauma, hier ganz überwiegend beim Ball- und Kampfsport angegeben. Nur in 19 Fällen wurde über kein wesentliches Unfallereignis berichtet (Tabelle 2).

Bei den 12 operierten *Kindern* wurde einmal ein Hinterhornabriß des Innenmeniskus, kombiniert mit einer vorderen Kreuzbandruptur, ein medialer Meniskusbasiseinriß, 8 laterale Scheibenmenisken (Abb. 2) (davon 4 Rupturen) sowie je ein Korbhenkelriß und ein Hinterhornriß des äußeren Meniskus vorgefunden. Im *Jugendalter* handelte es sich um 33 Rupturen des Innenmeniskus unterschiedlicher Lokalisation (Abb. 3) sowie um 5 schwere Degenerationen ohne größere makroskopische Rißbildung (Abb. 4). Im lateralen Gelenkspaltbereich

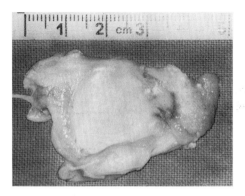

Abb. 2. Operationspräparat: Typischer lateraler Scheibenmeniskus ohne Zeichen einer Verletzung. Klinisch bestand ein erhebliches Beschwerdebild mit rezidivierender Ergußbildung

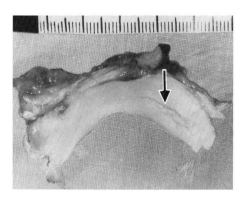

Abb. 3. Operationspräparat: Hinterhornlängsriß des linken Innenmeniskus bei 15jährigem Fußballspieler (adäquates Trauma)

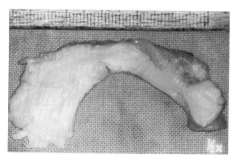

Abb. 4. Operationspräparat: degenerativ veränderter Innenmeniskus mit Auswalzung im Hinterhornbereich (Raummangelsyndrom bei Genua vara). Die 17jährige Patientin litt unter erheblichen Belastungsbeschwerden und einer rezidivierenden Ergußbildung

Tabelle 3. Intraoperative Befunde

Kindesalter (5–12 Jahre) (n = 12)	
Medial	2
Hinterhornabriß und vorderer Kapsel-Band-Riß	1
Basisabriß	1
Lateral	10
Scheibenmeniskus	8
– mit Ruptur	4
Korbhenkelriß	1
Hinterhornriß	1
Jugendalter (13–18 Jahre) (n = 56)	
Medial	38
Vorderhornriß	7 ⎫
Basisriß	8 ⎪ 33 Rupturen
Hinterhornriß	8 ⎬
Korbhenkelriß	10 ⎭
Schwere Degeneration	5
Lateral	18
Vorderhornriß	2 ⎫
Basisriß	4 ⎪ 10 Rupturen
Hinterhornriß	3 ⎬
Korbhenkelriß	1 ⎭
Scheibenmeniskus	5
– mit Ruptur	4
Schwere Degeneration	3
– mit Ganglion	2

Tabelle 4. Durchgeführte operative Behandlung

	Gesamt (n = 68)	Kindesalter (n = 12)	Jugendalter (n = 56)
Subtotale Meniskektomie	16	5	11
Totale Meniskektomie	52	7	45
Zusätzliche Bandnaht bzw. Bandplastik	4	1	3

Tabelle 5. Postoperative Komplikationen (n = 68)

Oberflächliche Wundheilungsstörung	–
Tiefe Infektion (Empyem)	–
Reizerguß	15
– danach abpunktiert	6
Thrombose/Embolie	–
Gelenkeinsteifung (Narkosemobilisation erforderlich)	–

war der Außenmeniskus 10mal gerissen. 5mal handelte es sich um einen Scheibenmeniskus (4mal rupturiert) sowie 3mal um eine schwere Degeneration (2mal mit lateralem Meniskusganglion) (Tabelle 3).

Im Kindesalter wurde 5mal eine subtotale, 7mal eine totale, im Jugendalter 11mal eine subtotale, 45mal eine totale Meniskektomie vorgenommen. Nur in Einzelfällen waren eine Bandnaht bzw. bandplastische Maßnahmen erforderlich (Tabelle 4).

Wesentliche *postoperative Komplikationen* traten nicht auf (keine Wundheilungsstörung, keine Infektion, keine Thrombose oder Embolie). In 15 Fällen kam es zu einem Reizerguß, der 6mal abpunktiert werden mußte. Nach frühfunktioneller Übungsbehandlung ab dem 4. postoperativen Tag wurde eine Gelenkeinsteifung nicht beobachtet (Tabelle 5).

Ergebnisse

35 unserer 68 operierten Patienten (7 von 12 Kindern, 28 von 56 Jugendlichen) konnten im Durchschnitt 12,7 Jahre postoperativ klinisch und röntgenologisch nachuntersucht werden (minimaler Beobachtungszeitraum 10 Jahre, maximal 19 Jahre).

Subjektiv waren 10 Patienten (2 mit Operation im Kindesalter, 28 im Jugendalter) völlig beschwerdefrei. 14mal (3 Kinder, 11 Jugendliche) wurde über leichte, 7mal (2 Kinder, 5 Jugendliche) über mäßige Beschwerden geklagt. 4 junge Männer gaben starke Kniegelenkbeschwerden an, überwiegend bei Belastung und mit der Unfähigkeit, Sport zu treiben (Tabelle 6).

Bei der *klinischen Untersuchung* wurde in keinem Fall eine Kapselschwellung, ein Gelenkerguß oder eine funktionelle Bewegungseinschränkung vorgefunden. 17mal bestand ein leichtes, 4mal ein deutliches monokompartimentäres Gelenkreiben. Bei 6 Patienten wurde eine leichte, muskulär jedoch immer voll kompensierte mediale Kollateralbandschwäche festgestellt (Tabelle 7).

Röntgenologisch (immer im Seitenvergleich) wurde 14mal ein unauffälliger Befund erhoben. Eine minimale (<1 mm) Gelenkspaltverschmälerung wurde 12mal, eine leichte (<2 mm) 6mal und eine deutliche Verschmälerung über 2 mm

Tabelle 6. Subjektives Beschwerdebild bei Nachuntersuchung

	Gesamt (n=35)	Operation im Kindesalter (n=7)	Operation im Jugendalter (n=28)
Beschwerdefrei	10	2	8
Leichte Beschwerden	14	3	11
Mäßige Beschwerden	7	2	5
Starke Beschwerden	4	–	4

Tabelle 7. Objektiver klinischer Befund bei Nachuntersuchung

	Gesamt (n=35)	Operation im Kindesalter (n=7)	Operation im Jugendalter (n=28)
Schwellung/Erguß	–	–	–
Bewegungseinschränkung	–	–	–
Gelenkreiben			
Leicht	17	2	15
Deutlich	4	1	3
Kollateralbandschwäche			
Leicht	6	1	5
Deutlich	–	–	–

Tabelle 8. Röntgenologischer Befund bei Nachuntersuchung (im Seitenvergleich)

	Gesamt (n = 35)	Operation im Kindesalter (n = 7)	Operation im Jugendalter (n = 28)
Unauffällig	14	4	10
Gelenkspaltverschmälerung			
Minimal (<1 mm)	12	2	10
Leicht (<2 mm)	6	1	5
Deutlich (>2 mm)	3	–	3
Randwulstbildung			
Minimal	12	1	11
Leicht	6	1	5
Deutlich	2	–	2

3mal vorgefunden. Nahezu ausschließlich waren hiervon Knie nach totaler Meniskektomie betroffen. Ein Einfluß auf das subjektive Beschwerdebild konnte durch diese röntgenologische Auffälligkeit nicht ausgemacht werden. Knöcherne Ausziehungen im Bereich der Gelenkumschlagfalten waren 12mal minimal, 6mal leicht und 2mal deutlich nachweisbar (Tabelle 8, Abb. 5 und 6). Die Ausprägung dieses röntgenologischen Befundes korrelierte im wesentlichen mit den subjektiven Belastungsbeschwerden.

Reoperationen waren in diesem Krankengut nicht vorgenommen worden, die Indikation zu einem erneuten operativen Vorgehen wurde im Rahmen der Nachuntersuchung ebenfalls nicht gestellt.

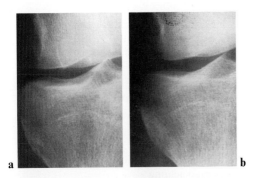

Abb. 5 a, b. P. K.; ♀; geb. 1962. Im Alter von 11 Jahren laterale Meniskektomie rechts wegen Scheibenmeniskus. Nachuntersuchung der 22jährigen Patientin 1984 (über 11 Jahre postoperativ). **a** Deutliche degenerative Veränderungen des lateralen Gelenkspaltes rechts im Seitenvergleich zu links. **b** Linkes Knie im Seitenvergleich. Klinisch bestand ein geringes Gelenkreiben bei subjektiver Beschwerdefreiheit

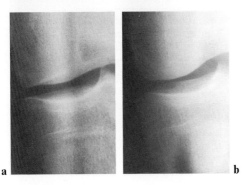

Abb. 6. a, b. F. K.; ♂; geb. 1960. Im Alter von 14 Jahren mediale Meniskektomie rechts wegen basisnahem Korbhenkelabriß (adäquates Trauma beim Fußballsport). Nachuntersuchung des 24jährigen Patienten 1984, über 10 Jahre postoperativ. **a** Leichte degenerative Veränderungen des medialen Gelenkspaltes rechts im Seitenvergleich zu links. **b** Linkes Knie im Seitenvergleich. Klinisch unauffälliger Befund bei subjektiver Beschwerdefreiheit

Schlußfolgerungen

Ein operatives Vorgehen wegen einer Meniskusverletzung im Kindes- und Jugendalter stellt im Krankengut unserer Klinik eine Ausnahme dar, während Meniskektomien im Erwachsenenalter mit zu den häufigsten Eingriffen gehören.

Im *Kindesalter* stellen dysplastische Veränderungen wie laterale Scheibenmenisken die häufigste Indikation zur Meniskektomie dar. Im *Jugendalter* waren traumatische Meniskusverletzungen wesentlich häufiger anzutreffen. Ursächlich waren hier im wesentlichen schwere Kniegelenkdistorsionen beim Kampfsport, in erster Linie beim Fußball, verantwortlich. Auch primäre degenerative Veränderungen, teilweise bei Beinachsenfehlstellungen, zwangen in Einzelfällen zur Meniskusexstirpation.

Eine degenerative und noch mehr eine traumatische Meniskusschädigung führt zu einer vermehrten Belastung der femorotibialen Gelenkanteile mit entsprechenden klinischen Beschwerdebildern. Trotz größerer Regenerationspotenz des kindlichen und jugendlichen Gelenkknorpels läßt sich eine operative Entfernung geschädigter Menisken in diesem Alter oft nicht umgehen. Die *Indikation* hierzu sollte jedoch streng und erst nach arthroskopischer Abklärung gestellt werden.

Da nach einer Meniskektomie eine gewisse Gelenkinkongruenz resultiert, wird auf längere Sicht sicherlich die *Entwicklung sekundärarthrotischer Veränderungen begünstigt*, wie die klinischen und röntgenologischen Ergebnisse unseres Krankengutes belegen. Während dem häufig vorgefundenen Symptom der Gelenkspaltverschmälerung offenbar keine wesentliche klinische Bedeutung zukommt, führen die nicht selten vorgefundenen beginnenden bis mäßigen Randwulstbildungen im Bereich des betroffenen Gelenkkompartiments zu belastungsabhängigen Beschwerdebildern.

Wenn möglich sollte im Kindes- und Jugendalter eine *subtotale Meniskusentfernung* angestrebt werden, so z. B. beim Korbhenkelriß, Lappenriß oder bei kleineren Querrissen. Der kapselnahe, in diesem Lebensalter nur selten veränderte Meniskusanteil ist für die Gelenkstabilität bei stärkeren Belastungen von großer Bedeutung. Bei multiplen bzw. ausgeprägten Rißbildungen, bei schweren Degenerationen, beim Scheibenmeniskus und bei Meniskusganglien ist eine totale Exstirpation des Meniskus meist nicht zu umgehen. Das Belassen einer degenerativ geschädigten Meniskusrandleiste führt in vielen Fällen zum Fortbestehen des Beschwerdebildes mit Gelenkreizzuständen, was nach unseren Erfahrungen dann nicht selten zur Rearthrotomie Anlaß gibt (Schwarz et al. 1985).

Nach Entfernung eines geschädigten Meniskus im Kindes- und Jugendalter ist das operierte Kniegelenk schon kurze Zeit nach dem Eingriff wieder voll belastungsfähig. Auf lange Sicht wird die Entstehung einer Sekundärarthrose nach Meniskusentfernung sicherlich begünstigt, auch wenn im Einzelfall die Prognose nie exakt abzuschätzen ist. Die Einsatzfähigkeit des meniskektomierten Kniegelenks, vor allen Dingen beim Betreiben von Leistungssport, bleibt in gewissem Umfang eingeschränkt. Da gerade im Kindes- und Jugendalter eine starke sportliche Kampf- und Einsatzbereitschaft besteht, sollte diesem Gesichtspunkt, v. a. bei der Trainingsgestaltung, mehr Aufmerksamkeit gewidmet werden.

Zusammenfassung

Es wurde über 12 Kinder und 56 Jugendliche berichtet, die im Zeitraum von 1964 bis 1974 an der Orthopädischen Universitätsklinik Homburg/Saar operativ behandelt wurden. Bei Kindern standen dysplastische Meniskusveränderungen, bei Jugendlichen traumatische Schädigungen, meist nach Sportverletzungen, im Vordergrund.

Nachuntersucht wurden 35 Patienten im Durchschnitt 12,7 Jahre nach der Meniskusentfernung. Die subjektiven und objektiven Ergebnisse waren insgesamt zufriedenstellend. Röntgenologisch zeigten sich in mehr als der Hälfte der Fälle beginnende degenerative Aufbrauchserscheinungen.

Die Indikation zur Meniskektomie im Kindes- und Jugendalter sollte sehr streng gestellt werden. Wenn möglich sollte dann eine subtotale Meniskusentfernung angestrebt werden.

Literatur

Ankerhold J (1967) Der Scheibenmeniskus. Pädiatr Praxis 10:611
Barucha E (1967) Meniskusriß bei Kindern. Z Orthop 102:430
Biehl G, Harms J, Heretsch P (1981) Meniskusschäden im Kindesalter. Prakt Orthop 11:335
Chigot PL, Djian A, Elbaz JS (1964) Morphologie et lésions des ménisques du genou chez l'enfant. Rev Chir Orthop 50:193
Cotta H (1976) Kindlicher Meniskusschaden. Hefte Unfallheilkd 128:59
Hagemeier F (1955) Meniskusresektion oder Exstirpation. Zentralbl Chir 80:1087
Heisel J, Schwarz B (1984) Meniskusschäden im Kindes- und Jugendalter. Ursachen – Behandlung – Ergebnisse. Aktuel Traumatol 14:108
Heisel J, Schwarz B, Schmitt E (1985) Sportschäden der Kniegelenksmenisci bei Kindern und Jugendlichen. In: I. W. Franz, H. Mellerowicz, W. Nowak (Hsgb.): Training und Sport zur Prävention und Rehabilitation in der technisierten Umwelt
Herschmann H (1965) Ergebnisse nach Meniskusentfernung. Zentralbl Chir 90:393
Mittelmeier H (1973) Meniskusverletzungen. Z Orthop 111:386
Nathan P, Cole S (1969) Discoid Meniscus. Clin Orthop 64:101
Pfeil E (1967) Meniskusläsion und Alter. Z Orthop 102:308
Refior HJ (1971) Altersabhängige Veränderungen der Meniskusoberfläche. Arch Orthop Unfallchir 71:316
Ritchie D (1965) Meniscectomie in children. J Bone Joint Surg [Br] 47:596
Rojko A, Kerenyi K (1964) Über die diskoidale Deformation der Menisken. Z Orthop 98:528
Rothascher H (1966) Ergebnisse nach vollständiger Meniskusentfernung. Langenbecks Arch Klin Chir 294:118
Saffar H, Beck W (1970) Der Scheibenmeniskus als Ursache juveniler Kniegelenksbeschwerden. Z Orthop 108:217
Schäfer HG (1953) Rearthrotomie des Kniegelenkes nach Meniskusentfernung. Zentralbl Chir 86:1029
Scheibe J (1963) Spätergebnisse nach Meniskusoperationen. Monatsschr Unfallheilkd 66:330
Schilling H (1953) Rearthrotomien nach Meniskusoperationen. Monatsschr Unfallheilkd 66:424
Schlüter K, Becker R (1954) Fehlform des äußeren Meniskus als Ursache des schnappenden Kniegelenkes. Chirurg 25:499
Schneider J (1969) Meniskusregenerate. Z Unfallmed 62:113
Schultitz KP (1973) Meniskusverletzungen im Kindes- und Jugendalter. Arch Orthop Unfallchir 76:195

Schulitz KP, Geldhäuser H (1973) Der Aufbrauchsschaden am Kniegelenk nach Entfernung dysplastischer Menisken. Z Orthop 111:127
Schwarz B, Heisel J, Mittelmeier H (1984) Scheibenmeniskus. MMW 126:151
Schwarz B, Heisel J, Mittelmeier H (1985) Ursachen von Rearthrotomien des Kniegelenkes. Aktuel Traumatol 15:52
Smillie JS (1948) The congenital discoid meniscus. J Bone Joint Surg [Br] 30:671
Springorum PW (1959) Meniskusrisse bei Jugendlichen. Zentralbl Chir 84:1581
Springorum PW (1962) Alter und Meniskusschaden. Monatsschr Unfallheilkd 65:464
Springorum PW (1966) Die totale Meniskusexstirpation und ihre Berechtigung. Zentralbl Chir 91:1265
Streli R (1955) Spätergebnisse nach partieller Meniskusresektion bei 82 Fällen. Chirurg 26:97
Streli R (1958) Rearthrotomie nach partieller Meniskusresektion. Zentralbl Chir 17:952
Trillat A (1962) Lésions traumatiques du ménisque interne du genou. Rev Chir Orthop 48:551
Virenque J, Pasquie M, Gaubert J, Escrieut M (1960) Des lésions méniscales chez l'enfant. Rev Chir Orthop 46:319
Zippel H (1964) Meniskusschaden und Meniskusverletzungen. Arch Orthop Unfallchir 56:236

Spätergebnisse nach Meniskektomie

P. Schlepckow

Einleitung

Sutton hat 1897 dem Meniskus noch keinerlei Funktion beigemessen. Die heutigen Kenntnisse basieren auf experimentellen Untersuchungen (Bourne et al. 1984; Cox et al. 1975; Cox u. Cordell 1977; Krause et al. 1976; Shapiro u. Glimcher 1980) und klinischen Studien über Spätergebnisse (Allen et al. 1984; Appel 1970; Gear 1967; Johnson et al. 1974; Jones et al. 1978; Lotke et al. 1981; Medlar et al. 1979; Tapper u. Hoover 1969). Danach stellt die Meniskektomie einen präarthrotischen Faktor dar ("meniscectomy is not a benign procedure", Di Stefano 1980). Die Zusammenhänge sind von vielen Autoren beschrieben worden (Allen et al. 1984; Appel 1970; Cox et al. 1975; Cox u. Cordell 1977; Di Stefano 1980; Fahmy et al. 1983; Fairbank 1948; Gear 1967; Huckell 1965; Jackson 1968; Johnson et al. 1974; Jones et al. 1978; Krause et al. 1976; Mc Ginty et al. 1977; Medlar et al. 1979; Noble u. Erat 1980; Shapiro u. Glimcher 1980). Kontrovers wird die Frage beantwortet, ob die belassene Meniskusläsion oder die Meniskektomie den größeren Schaden verursacht (Helfet 1959, 1970, 1974; O'Donoghue 1970; Smillie 1970). Die Kenntnisse der Meniskusfunktionen (Kreuzbandagonismus, Verteilung von Druckkräften, Verteilung der Synovialflüssigkeit, Limitierung der Bewegungen, Schutz der Synovialis) hat einen Wandel in der Meniskuschirurgie nach sich gezogen. Die Befürworter resezierender Verfahren wie Smillie berufen sich auf die Schutzfunktion eines „Regenerates" (Burr u. Radin 1982; Ellner et al. 1977; Smillie 1944). Daneben haben aber die konservierenden Verfahren mehr und mehr an Bedeutung gewonnen. Sowohl die partielle Meniskektomie (Cox et al. 1975; Mc Ginty et al. 1977; Tapper u. Hoover 1969) als auch die Meniskusrefixation (Hughston 1975; Krackow u. Vetter 1980; Price u. Allen 1978; Wirth 1981) soll den degenerativen Gelenkschaden wesentlich eindämmen. Die Interpretation der schlechten klinischen Resultate ist uneinheitlich; insbesondere werden nur selten Angaben über den Anteil von Kreuzbandinstabilitäten im nachuntersuchten Krankengut gemacht. Die vorliegende Arbeit zeigt den Einfluß dieser Instabilitäten auf das Gesamtergebnis.

Material und Methoden

Von 1970 bis 1973 wurden in der Orthopädischen Abteilung der Universitätskliniken Freiburg 314 Meniskektomien durchgeführt. Diese Zahl bezieht sich nicht auf die Zahl der Arthrotomien bei Verdacht auf Meniskusläsion. Das Geschlechtsverhältnis Männer zu Frauen beträgt 3:1. Von diesen Patienten konnten 71 vom Autor nachuntersucht werden, 81 Fragebogen wurden ausgewertet. Die restlichen Patienten waren unbekannt verzogen, gestorben oder erschienen nicht zur Nachuntersuchung. Alle Hausärzte der unbekannt Verzogenen wurden nach etwaigen neuen Adressen befragt. Der durchschnittliche Nachbeobachtungszeitraum beträgt 12 Jahre. Die Krankenblattaufzeichnungen beziehen sich auf die präoperativen Symptome, die klinische Untersuchung, den Operationsbericht sowie den postoperativen Verlauf. Vereinzelt wurden Arthrographien angefertigt. Die Arthroskopie stand noch nicht zur Verfügung. Die Operationen wurden in Form der „subtotalen Meniskektomie" durchgeführt. Von allen Kniegelenken wurden präoperativ anterior-posteriore und laterale Röntgenaufnahmen angefertigt. Die Befunde standen bei der Auswertung zur Verfügung, die Originalbilder nicht. Einige Patienten wurden auch ambulant weiterkontrolliert.

Bei der Nachuntersuchung wurden die Kniegelenke nach einem einheitlichen Schema untersucht: Umfangmaße, Beinachsen im Stand, Seitenstabilität, Kreuzbandstabilität in verschiedenen Beuge- und Rotationsstellungen, dynamische Subluxationstests, synovialitische Zeichen, Meniskuszeichen, Zeichen der Chondropathia patellae und Nervus-saphenus-Irritationen. Der Fragebogen enthielt Angaben über den Entstehungsmechanismus, die präoperativen Symptome und deren Änderung nach dem Eingriff sowie über die weitere berufliche und sportliche Einsatzfähigkeit. Zur radiologischen Beurteilung wurden anterior-posteriore, laterale und Tunnelaufnahmen nach Frick (zit. nach Schoen 1955) angefertigt. Die degenerativen Veränderungen wurden in isolierte Gelenkspaltverschmälerungen und in Arthrosen eingeteilt, wobei die Röntgenzeichen nach Fairbank (1948) zugrundegelegt wurden. Die statistische Beurteilung erfolgte nach dem – mit dem SPSS errechneten – x^2-Test für 2×2 Tabellen mit Stetigkeitskorrektur nach Yates (zit. nach Siegel 1956).

Ergebnisse

Die Häufigkeitsverteilung der klinischen Symptome vor Beginn der Therapie in den Gruppen „mediale Meniskusläsion" und „laterale Meniskusläsion" ist in Tabelle 1 dargestellt. Die Gelenkblockade bestätigte sich als häufiges und verläßliches Meniskuszeichen. Eine Giving-way-Symptomatik war bei den medialen und lateralen Läsionen prozentual etwa gleich häufig vertreten. 21 von 71 Patienten wiesen Kreuzbandinstabilitäten auf (20 Patienten mit vorderer, 1 mit hinterer Instabilität). Die Auswertung der 81 Fragebögen zeigte, daß in 59 Fällen ein Unfallereignis für die Verletzung angeschuldigt wurde. 31 Verletzungen ereigneten sich beim Fußballsport. Diese Sportart war für 75% der Kreuzbandverletzungen verantwortlich. Bei 68 Patienten wurden anläßlich der Nachuntersuchung Röntgenaufnahmen angefertigt. Degenerative Veränderungen wies die Hälfte der Fälle

Tabelle 1. Häufigkeitsverteilung der klinischen Symptome in den beiden Gruppen vor Beginn der Therapie

Klinische Symptome	Mediale Meniskusläsion	Laterale Meniskusläsion
Gesamt	56	15
Schmerzen	31	7
Schwellungen	37	10
Blockaden	29	10
"Giving way"	13	4

Tabelle 2. Degenerative Veränderungen in den beiden Gruppen bei der Nachuntersuchung

Radiologische Gruppe	Meniskusläsion (n=48)	Instabilität (n=20)
Keine Veränderungen	28	6
Gelenkspaltverschmälerung	10	6
Arthrose	10	8 (s=0,038)

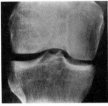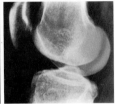

Abb.1. Präoperatives Bild einer 27jährigen Frau

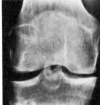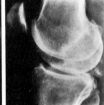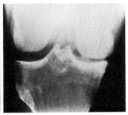

Abb. 2. Die Aufnahme $11^3/_{12}$ Jahre später mit den deutlichen degenerativen Veränderungen bei vorderer Kreuzbandinsuffizienz

Tabelle 3. Degenerative Gelenkveränderungen in Beziehung zum Alter bei der Operation, zu der Symptomdauer und zu der Varusdeformität bei der Nachuntersuchung

Radiologische Gruppe	n	Alter bei Operation (Jahre)	Symptomdauer (Monate)	Varusdeformität
Keine Veränderungen	34	28,5	17	3
Gelenkspaltverschmälerung	16	35,5	19	2
Arthrose	18	33,5	15	8 (s=0,028)

auf (Tabelle 2). Bei den Instabilitäten treten signifikant häufiger Arthrosen auf als bei den reinen Meniskusläsionen (Abb. 1 und 2). Die ipsilaterale Gelenkspaltverschmälerung war als erstes Zeichen der Arthrose bei den medial und lateral Meniskektomierten etwa gleich häufig vertreten. Die Ursachen degenerativer Gelenkveränderungen sind jedoch vielschichtiger. Ihr Auftreten wurde daher zusätzlich mit den Parametern Alter bei Operation, Intervall zwischen Beginn der Symptome und Operation und Achsenabweichung in der Frontalebene in Verbindung gesetzt. Die Zahlen sind in Tabelle 3 dargestellt. In der Arthrosegruppe sind Varusfehler signifikant häufiger. Im übrigen unterscheiden sich die radiologischen Gruppen hinsichtlich der Kriterien Durchschnittsalter bei Operation und Symptomintervall nur unwesentlich. 32% der Patienten sind langfristig mit dem Operationsergebnis unzufrieden. Als schlecht wird es von 42% der lateral Meniskektomierten und von 57% der Patienten mit Instabilitäten eingestuft. 18 der 21 Patienten mit Instabilitäten fühlen sich behindert. Nur die Hälfte der Patienten betreibt nach dem Eingriff noch dieselben Sportarten. Bei 13 Patienten liegen ipsilaterale Seitenbandlockerungen vor, die meistens nicht als störend empfunden werden. Der Anteil der Patienten mit konstanten Zeichen der Chondropathia patellae ist klein (6 von 72). Über nachhaltige Nervenirritationen des Ramus infrapatellaris klagen 11 Patienten. 34 Operationsberichte machen Angaben über begleitende Kreuzbandverletzungen. Von den 27 als intakt beurteilten Kreuzbändern waren bei der Nachuntersuchung 6 klinisch eindeutig instabil, von den 7 als verletzt beurteilten nur 4.

Diskussion

Das Verfahren der subtotalen Meniskektomie stellt einen präarthrotischen Faktor dar. Der Anteil degenerativer Gelenkschäden schwankt bei Autoren, die Spätergebnisse mitteilen, zwischen 18% und 85% (Johnson et al. 1974; Jones et al. 1978; Medlar et al. 1979; Noble u. Erat 1980; Tapper u. Hoover 1969). Wir unterschieden zwischen isolierten ipsilateralen Gelenkspaltverschmälerungen und Arthrosen, wobei die radiologischen Zeichen nach Fairbank (1948) erfüllt sein mußten. Der hohe Anteil instabiler Kniegelenke (29% Kreuzbandinstabilitäten, 18% Seitenbandinstabilitäten) beeinflußt unsere Arthroserate. So betrafen 44% der Arthrosen instabile Gelenke, während der Anteil in der Gruppe „Zustand nach medialer Meniskektomie und stabiles Gelenk" nur 16,2% betrug. Das Durchschnittsalter dagegen war in den 3 radiologischen Gruppen annähernd gleich.

32% der Patienten sind mit dem Operationsergebnis langfristig unzufrieden. Auch hier überwiegen die lateral meniskektomierten und instabilen Kniegelenke. Die schlechten Ergebnisse nach lateraler Meniskektomie sind bekannt (Allen et al. 1984; Johnson et al. 1974; Yocum et al. 1979). Geschlechtsunterschiede fanden wir nicht; sie sind auch aufgrund der kleineren Zahl operierter Frauen schwer statistisch nachzuweisen. Bei Lotke et al. (1981) weist die Gruppe mit unauffälligem präoperativen Röntgenbild 90% gute und sehr gute Resultate auf, während nur 21% der Patienten mit präexistentem Gelenkschaden zufrieden sind. Da uns in der Regel lediglich die präoperativen Röntgenbefunde, nicht aber die Originalaufnahmen zur Verfügung standen, können wir hierüber keine Angaben machen. Als instabil wurden nur solche Kniegelenke eingestuft, bei denen sowohl das Schubladenzeichen und/oder der Lachmann-Test als auch das Pivotshiftphänomen positiv waren und die nach dem Eingriff keine weiteren Verletzungen erlitten hatten. Einige Autoren (Johnson et al. 1974; Jones et al. 1978; Medlar et al. 1979; Noble u. Erat 1980; Tapper u. Hoover 1969) teilen ebenfalls Instabilitätsraten mit. Der Anteil vorderer Instabilitäten liegt zwischen 12% und 26%. Dabei wird oft zwischen vorderen, anteromedialen, medialen und lateralen Instabilitäten unterschieden. Der Anteil echter Kreuzbandinsuffizienzen ist hieraus nicht ersichtlich, zumal die dynamischen Subluxationstests nicht beschrieben werden. Die Pathogenese des Bandschadens ist multifaktoriell. Asymptomatische präoperative Schäden, Kreuzbandteilrupturen und -distensionen, die intraoperativ nicht erkannt wurden, sowie schleichende Verschlechterungen der Kreuzbandfunktion bei Fehlen des agonistisch wirkenden Meniskusgewebes sind denkbar (Tauber et al. 1979). Die Beurteilung der Kreuzbandsituation von einer kleinen medialen oder lateralen Arthrotomie aus ist bekanntlich schwer. Dies zeigt auch der hohe Anteil unserer falsch-negativen intraoperativen Beschreibungen. Interessant ist der Hinweis von Johnson et al. (1974), daß die Resultate unabhängig von der Qualifikation des Operateurs waren.

Aus der Diskussion um den postoperativen Gelenkschaden ziehen die meisten Autoren den Schluß, nur noch Korbhenkelläsionen und Lappenrisse zu operieren. In allen anderen Fällen sei der Schaden durch die Läsion kleiner als durch den Eingriff (Cox u. Cordell 1977; Jones et al. 1978). Die meniskuserhaltenden Eingriffe werden einheitlich immer häufiger durchgeführt. Die alleinige Meniskektomie bei einer nicht erkannten komplexen Bandinstabilität ist genauso verantwortungslos wie die sog. Probearthrotomie, bei der ein regelrechter intraartikulärer Befund erhoben wird. Es muß daher besonderer Wert auf eine subtile klinische Untersuchung sowie auf eine arthroskopische Diagnosestellung gelegt werden. Die Zukunft gilt den arthroskopischen Operationsverfahren.

Zusammenfassung

Im letzten Jahrzehnt waren im Krankengut der Orthopädischen Abteilung der Universitätskliniken Freiburg sinkende Zahlen von Meniskektomien und steigende Zahlen von Kniebandrekonstruktionen zu verzeichnen. Dies gab Anlaß, durch eine Nachuntersuchung die Spätergebnisse nach Meniskektomie zu analysieren.

Von den 314 in den Jahren 1970–1973 meniskektomierten Patienten konnten 71 klinisch und radiologisch nachuntersucht werden. 81 Fragebögen wurden ausgewertet. Die Rate der Kreuzbandinstabilitäten beträgt 29%. 22% der Patienten fühlen sich hierdurch behindert. 51% der Röntgenaufnahmen weisen degenerative Veränderungen auf, 27% wurden als Arthrose, 24% als isolierte Gelenkspaltverschmälerungen eingestuft. 32% der Patienten sind langfristig unzufrieden. Die Ergebnisse weisen auf die häufigen komplexen Verletzungen und die Bedeutung ihrer präoperativen Erfassung hin. Weiterhin unterstreichen sie erneut die mechanische Funktion des Meniskus und rechtfertigen die heutigen meniskuserhaltenden Operationsverfahren.

Literatur

Allen PR, Denham RA, Swan AV (1984) Late degenerative changes after meniscectomy. J Bone Joint Surg [Br] 66:666
Appel H (1970) Late results after meniscectomy in the knee joint. Acta Orthop Scand [Suppl] 133
Bourne RB, Finlay JB, Papadopoulos P, Andreae P (1984) The effect of medial meniscectomy on strain distribution in the proximal part of the tibia. J Bone Joint Surg [Am] 66:1431
Burr DB, Radin EL (1982) Meniscal function and the importance of meniscal regeneration in preventing late medial compartment osteoarthrosis. Clin Orthop 171:121
Cox JS, Cordell LD (1977) The degenerative effects of medial meniscus tears in dogs' knees. Clin Orthop 125:236
Cox JS, Nye CE, Schaeffer WW, Woodstein IJ (1975) The degenerative effects of partial and total resection of the medial meniscus in dog's knees. Clin Orthop 19:178

Di Stefano VJ (1980) Function, posttraumatic sequelae and current concepts of management of knee meniscus injuries: Review article. Clin Orthop 151:143

Ellner RM, Moskowitz RW, Frankel VH (1977) Meniscal regeneration and postmeniscectomy degenerative joint disease. Clin Orthop 124:304

Fahmy NRM, Wiliams EA, Noble J (1983) Meniscal pathology and osteoarthritis of the knee. J Bone Joint Surg [Br] 65:24

Fairbank TJ (1948) Knee joint changes after meniscectomy. J Bone Joint Surg [Br] 30:646

Franke J (1966) Arthrosis deformans und Meniskusoperation. Beitr Orthop Traumatol 13:89

Gear NWL (1967) The late results of meniscectomy. Br J Surg 54:270

Helfet AJ (1959) Mechanism of derangements of the medial semi-lunar cartilage and their management. J Bone Joint Surg [Br] 41:319

Helfet AJ (1970) Osteoarthritis of the knee and its early arrest. AAOS Int Course Lect 20:219

Helfet AJ (1974) Disorders of the knee. Lippincott, Philadelphia

Huckell JR (1965) Is meniscectomy a benign procedure? Can J Surg 8:254

Hughston JC (1975) Simple meniscectomy. J Sports Med Phys Fitness 314:179

Jackson JP (1968) Degenerative changes in the knee after meniscectomy. Br Med J II:525

Johnson RJ, Kettelkamp DB, Clark W, Leaverton P (1974) Factors affecting late results after meniscectomy. J Bone Joint Surg [Am] 56:719

Jones RE, Smith EC, Reisch JS (1978) Effects of medial meniscectomy in patients older than fourty. J Bone Joint Surg [Am] 60:783

Krackow KA, Vetter WL (1980) Surgical reimplantation of the medial meniscus and repair of meniscal lacerations. Proc Orthop Res Soc 26:128

Krause WR, Pope MH, Johnson RJ, Wilder DG (1976) Mechanical changes in the knee after meniscectomy. J Bone Joint Surg [Am] 58:599

Lotke PA, Lefkoe RT, Ecker ML (1981) Late results following medial meniscectomy in an older population. J Bone Joint Surg [Am] 63:115

Marty A (1975) Zur Problematik der Spätfolgen nach Meniscectomie. Helv Chir Acta 42:489

McGinty JB, Guess LF, Marvin LA (1977) Partial or total meniscectomy. J Bone Joint Surg [Am] 59:763

Medlar RC, Mandiberg JJ, Lyne ED (1979) The long term follow up of meniscectomies in children. Presented to the American Orthopaedic Society of sports medicin, San Francisco

Noble J, Erat K (1980) In defence of the meniscus: A prospective study of 200 meniscectomy patients. J Bone Joint Surg [Br] 62:7

O'Donoghue DH (1970) Treatment of injuries to athletes. Saunders, Philadelphia

Price CT, Allen WC (1978) Ligament repair in the knee preservation of the meniscus. J Bone Joint Surg [Am] 60:61

Ricklin P (1976) Spätergebnisse nach Meniscectomie. Hefte Unfallheilkd 128:51

Shapiro F, Glimcher MJ (1980) Induction of osteoarthrosis in the rabbit knee joint. Clin Orthop 147:287

Schoen H (1955) Röntgeneinstelltechnik. Thieme, Stuttgart

Siegel S (1956) Nonparametric statistics for the behavioral sciences. McGraw-Hill, New York

Smillie IS (1944) Observations on the regeneration of the semi-lunar cartilages in man. Br J Surg 311:398

Smillie IS (1970) Injuries of the knee joint. Livingstone, Edinburgh

Sutton JB (1897) Ligaments, their nature and morphology. Levis, London

Tapper WM, Hoover NW (1969) Late results after meniscectomy. J Bone Joint Surg [Am] 51:517

Tauber C, Heim M, Horoscowski H, Farin I (1979) Tear of the anterior cruciate ligament as late complication of meniscectomy. Injury 10:223

Wirth CR (1981) Meniscus repair. Clin Orthop 157:153

Yocum LA, Kerlan RK, Jobe SW, Carter VS, Shields CL, Lombardo SJ, Collins HR (1979) Isolated lateral meniscectomy: A study of 26 patients with isolated tears. J Bone Joint Surg [Am] 61:338

Diskussion

Rütt, Würzburg: Ich möchte zum *Vortrag von Herrn Heisel* eine Bemerkung machen. Ich kann mir nicht vorstellen, daß es richtig ist, wenn man den *Scheibenmeniskus,* der eine angeborene Anomalie ist, unter Meniskusschäden und Meniskusverletzungen einordnet und darüber eine klinische Studie macht. Zweitens hätte ich eine Frage: Wie definieren und objektivieren Sie das sog. *Raummangelsyndrom?*

Heisel, Homburg: Zunächst galt es zu zeigen, daß *im Kindesalter bis zum 12. Lebensjahr* tatsächlich Dysplasien der Menisken die weitaus häufigste Ursache für die Durchführung einer Arthrotomie sind. Bei Jugendlichen spielen dysplastische Meniskusveränderungen im Hinblick auf operative Eingriffe keine wesentliche Rolle mehr, hier stehen dann die traumatischen Schädigungen deutlich im Vordergrund. Dies sollte gegenübergestellt werden.

Als *Raummangelsyndrom* wird ein Befund bezeichnet, der bei Achsenfehlstellungen röntgenologisch sehr oft beobachtet wird. Die dann sekundär auftretenden Meniskusveränderungen wurden dieser anatomischen Besonderheit zugeordnet.

N. N.: Halten Sie eine konservative Behandlung beim Meniskusschaden für sinnvoll? Mir ist die Operationsmethode zu wenig differenziert worden. Ich glaube, wir brauchen nicht darüber zu reden, daß die subtotale Meniskektomie – das haben Sie ja auch gesagt – der totalen vorzuziehen ist. Was jedoch nicht erwähnt wurde, ist die arthroskopisch kontrollierte Operation. Ich glaube, damit wird die Wertung der Aussagen anders. Sie kommen ja letztendlich zu dem Ergebnis, daß die Operation beim Kind möglichst vermieden werden sollte. Einhellige Meinung ist doch wohl, daß der atraumatischen Operation bei nachgewiesener Meniskusläsion der Vorzug zu geben ist. Und daraus ergibt sich letztendlich auch die Sportfähigkeit. Ich glaube, wir würden einen Großteil unserer Patienten verlieren, wenn wir ihnen sagen würden, z. B. als 14jährigen, sie würden ihr restliches Leben keinen Sport mehr treiben dürfen. Das wäre m. E. zu weit gegangen. Wenn man wenig reseziert, nämlich nur die Läsion selbst, dann ist die Arthrosegefahr nicht so eklatant erhöht, daß eine Sportfähigkeit nicht mehr gegeben ist.

Heisel, Homburg: Zur Frage der *konservativen Behandlung:* In der Minderzahl der Fälle lagen echte Einklemmungen mit Bewegungsblockierung vor. Hier kann man versuchen, den Meniskus einzuschütteln und nach Abschwellung bzw. Punktion eines Ergusses für 3 Wochen einen Tutor anzulegen.

N. N.: Und was erwarten Sie danach?

Heisel, Homburg: Daß sich das Gelenk beruhigt.

N. N.: Und der Meniskus auch?

Heisel, Homburg: In diesem Alter kann man vereinzelt – bei kleineren Einrissen des Meniskus – nach 3–4 Wochen damit rechnen, daß die Rupturstelle verklebt ist.

N. N.: Das widerspricht unseren Erfahrungen. Haben Sie histologische Nachuntersuchungen darüber?

Heisel, Homburg: Nein, nur im Rahmen der Arthrotomie entfernte Meniskusanteile wurden histologisch untersucht. Hierbei zeigten sich teilweise ältere Einrisse, die dann sekundär vernarbt waren. Wichtig erscheint der Hinweis, daß es im Jahre 1974 in unserem Hause noch keine Arthroskopie gab. Die von Ihnen vorgeschlagenen arthroskopischen Untersuchungen und Operationen konnten somit seinerzeit noch nicht durchgeführt werden. Wie eingangs erwähnt, wurden im Rahmen der Nachuntersuchungen nur Fälle beobachtet mit einem zumindest 10jährigen postoperativen Verlauf nach der Meniskektomie.

N. N.: Darf ich dazu noch einmal fragen: Konservative Behandlung, Sie reponieren. Und dann?

Heisel, Homburg: Wenn ein eingeklemmter Meniskus im Kindesalter vorliegt, ist die Chance, daß man mit einer Reposition und Ruhigstellung das Gelenk saniert, zwar nicht sehr groß. Liegt der Riß jedoch kapselnah im Bereich des gefäßführenden Stieles, so kann in einigen Fällen eine Verklebung und auch Ausheilung erreicht und damit eine Operation vermieden werden.

N. N.: Das meine ich ja, ich will auf folgendes hinaus: Wenn Sie reponieren, ist dann die später gebildete Narbe belastungsfähig?

Heisel, Homburg: Es ist nicht erforderlich, daß man unbedingt ruhigstellt, aber das Bein muß selbstverständlich für längere Zeit noch geschont werden. Keine größere Belastung für etwa 3 Monate.

N. N.: Nein, ich meine, auf weitere Sicht gesehen, was wird mit dem reponierten Meniskus und aus der „reponierten" Läsion?

Heisel, Homburg: Nachuntersuchungen hierzu haben wir leider nicht. Ob die konservativ behandelten Meniskusläsionen eindeutig gesichert waren, muß dahingestellt bleiben, weil wir nicht arthroskopiert haben oder eine Probearthrotomie durchgeführt haben.

Hedtmann, Bochum: Wir überblicken mittlerweile eine Zahl von etwa 15 Jugendlichen, bei denen arthroskopisch basisnahe Läsionen gesichert wurden. Wir haben auf die Refixation verzichtet und ruhiggestellt in der Position, in der sich der Meniskus optimal anlegte. Etwa die Hälfte der Fälle wurde arthroskopisch nachkontrolliert, und alle sind fest geworden. Die Patienten sind beschwerdefrei und sportfähig. Bei jungen Leuten, keiner war älter als 16 oder 17 Jahre, können wir das machen, wenn basisnahe Läsionen vorliegen, die sich üblicherweise zur Refixation anbieten. Man muß dann einfach in der optimalen Position, die man während der Arthroskopie bestimmen kann, ruhigstellen.

Ulrich, Kiel: Wie lange haben Sie danach ruhiggestellt?

Hedtmann, Bochum: Anfänglich wurde 6 Wochen, später sogar nur noch 4 Wochen ruhiggestellt, mit anschließender Schonungsphase von etwa 4 Wochen. Das geht völlig problemlos. Vielleicht kennen Sie auch die amerikanische Studie von

Henning, der sogar in der basisfernen Zone den Meniskus refixiert hat. Bei Patienten unter 20 Jahren wurden die Menisken fast zu 100% fest, arthroskopisch nachkontrolliert.

Heisel, Homburg: Bis Ende 1981 umfaßt unser Krankengut 242 Fälle, die jünger als 19 Jahre waren. Die Analyse dieses Kollektives, welche im Jahre 1983 durchgeführt wurde, hat uns insofern zum Umdenken gezwungen, als daß *totale Meniskektomien im Kindes- und Jugendalter* nur noch in Einzelfällen durchgeführt werden. Eine *subtotale Meniskektomie* sollte hier angestrebt werden. Die Gelenkstabilität bleibt weitgehend erhalten, die verbesserte Gelenkkongruenz begünstigt weit weniger die Entwicklung sekundärer Aufbrauscherscheinungen des Gelenkknorpels.

Kirgis, Ulm: Ich hätte gern gewußt, inwieweit die Meniskusläsionen mit vorderen Kreuzbandrupturen oder anderen Bandläsionen kombiniert waren.

Heisel, Homburg: Wir haben – bis 1974 – im Kindesalter lediglich eine einzige vordere Kreuzbandschädigung im Rahmen eines Skiunfalles gesehen. Bei den Jugendlichen waren es insgesamt 3 Fälle. Wenn man das Gesamtkrankengut bis zum Jahre 1981 überblickt, dann nehmen die Bandschädigungen, vor allem die Beteiligung des vorderen Kreuzbandes, doch in gewissem Umfange zu. Wir schreiben dies sowohl der vermehrten sportlichen Beanspruchung, aber auch einer verbesserten Diagnostik (Arthroskopie) zu.

Kirgis, Ulm: Es ist ja die Frage, inwieweit die schlechten Erfahrungen mit Ihren Restmenisken nicht durch Bandinstabilitäten bedingt sind.

Heisel, Homburg: In dem Krankengut, das ich hier vorgestellt habe, ist kein Patient nachoperiert worden. Deutliche operationsbedürftige Bandinsuffizienzen wurden bei der Nachuntersuchung nicht vorgefunden.

Kirgis, Ulm: Haben Sie die Bandinstabilität bei allen Nachuntersuchten überprüft?

Heisel, Homburg: Ja, es erfolgte eine klinische, jedoch keine arthroskopische Nachkontrolle.

Rütt, Würzburg: Vielleicht eine Feststellung: Zur Debatte stehen ja eigentlich 2 Fragen, die schon seit ewigen Zeiten diskutiert werden. 1. Gibt es überhaupt eine konservative Behandlung eines geschädigten Meniskus?, 2. Wenn man operiert, soll man ganz operieren oder partiell? Konservativ heißt ja im Grunde genommen, ich warte ab und mache keine differente Therapie. Bei Kindern und Jugendlichen ist das in jedem Fall, wenn keine echte Einklemmung vorliegt, die Methode der Wahl, wobei ich eines sagen muß: Ich halte eine Gipsruhigstellung für schlecht und überholt. Wir wissen heute, daß für die physiologische Ernährung des Knorpels, auch des Faserknorpelmeniskus, die Bewegung wichtig ist. Man muß sie nur bremsen, und darum glaube ich, daß es besser ist, einen Elastoplastverband zu machen. Das machen wir seit vielen Jahren so, früher haben auch wir einen Tutor gemacht. Das zweite ist, wenn man schon partiell operiert, muß man damit rechnen, daß man nachoperieren muß, und dann macht man immer ein schlechtes Gesicht, weil der Patient oder zumindest der nachbehandelnde Arzt sagt, „es ist ja etwas dringeblieben".

Heisel, Homburg: Hier fehlen exakte Gegenüberstellungen unterschiedlich therapierter Patientenkollektive. Eine klinische Nachuntersuchung von Patienten, welche in unserer Klinik im Bereich des Kniegelenkes rearthrotomiert werden mußten (insgesamt 178 Fälle) belegen, daß belassene Meniskusanteile in ganz überwiegender Anzahl für persistierende Beschwerdebilder verantwortlich waren. Nach Entfernung der Meniskusreste war dann in der überwiegenden Anzahl eine deutliche subjektive Besserung zu verzeichnen.

N. N.: Zur Knieinstabilität im Zusammenhang mit Meniskusläsionen doch noch eine Feststellung: Wir haben im letzten Jahr rund 200 Knie nachuntersucht und darüber auch schon berichtet. Bei 20% fanden sich klinisch stumme Kreuzbandläsionen. Die Spätergebnisse nach Meniskektomien sind doch sehr abhängig vom Zustand des Bandapparats und speziell des vorderen Kreuzbandes.

Heisel, Homburg: Da haben Sie recht, wir haben *keine arthroskopischen Nachuntersuchungen* durchgeführt. Wir haben schon große Schwierigkeiten, ambulante Nachuntersuchungen durchzuführen, da die Krankenkassen sich hier gegen eine Kostenübernahme sträuben.

Kuś, Breslau: Die Spätergebnisse von operierten Kindern und Jugendlichen hängen von vielen Faktoren ab. Ich möchte fragen, ob die Spätergebnisse nach Meniskektomie auch von der Schwere des Traumas abhängig waren. Ich denke z. B. an Bagatelltraumen und ein schweres Sporttrauma. Gibt es bei den Spätergebnissen da Unterschiede? Ich könnte mir vorstellen, daß die Ergebnisse bei Bagatelltraumen schlechter sind als nach mittelschweren Sporttraumen.

Heisel, Homburg: Diese Erfahrungen haben wir auch gemacht, obwohl die Anzahl der Patienten mit komplexen Kniebinnenverletzungen im Kindes- und Jugendalter doch gering war, um eine difinitive Aussage zu treffen.

N. N.: Sie haben einige Patienten erwähnt, die sportlich nicht mehr voll aktiv bleiben konnten oder doch deutlich eingeschränkt waren. Andererseits sind diese Patienten auch nicht nachoperiert worden. Was haben Sie mit diesen Patienten gemacht, wenn man daran denkt, daß es doch gerade für einen Leistungssportler eine mittlere Katastrophe bedeutet, wenn er seine Aktivitäten nicht mehr ausführen kann.

Heisel, Homburg: Das waren dann meist Patienten Ende des 20. Lebensjahres, die äußerten: „Ich mache mit dem Sport jetzt Schluß. Wenn ich etwa 90 min Fußball spiele, habe ich danach 3–4 Tage Beschwerden, während ich im normalen Leben doch im wesentlichen beschwerdefrei bin."

Unter diesen Voraussetzungen sahen wir dann keine Indikation zu einem weiteren operativen Eingriff.

Ulrich, Kiel: Herr Schlepckow, Sie haben Bilder eines jungen Patienten gezeigt, bei dem schon zum Zeitpunkt der Operation eine Beinachsenverbiegung im Varussinn vorlag. Sie haben dann das Spätergebnis mit Zunahme der Achsenverbiegung gezeigt. Haben Sie bei allen Fällen bereits zum Zeitpunkt der Operation die Beinachsen gemessen, oder wie sind Sie hier vorgegangen?

Schlepckow, Freiburg: Exakte Messungen liegen nicht vor. Ich war auf die Krankenblattaufzeichnungen angewiesen. Gerade bei dem angesprochenen Fall sind keine Achsenabweichungen notiert. Vor allem der Unterschied zum postoperativen Bild war ja deutlich.

Diskussion

N. N.: Sie machen die Feststellung, daß selbstverständlich Korbhenkelläsionen und Hinterhornzungenluxationen zu resezieren seien, daß jedoch basisnahe Längsrisse nicht zu resezieren sind. Ich hätte gerne dazu Literaturangaben, woher diese Feststellungen kommen, denn das wäre ja eine wichtige Sache für die Zukunft.

Schlepckow, Freiburg: Da müßte ich noch einmal in meinem Literaturverzeichnis nachsehen. Einhellig ist man jedoch der Meinung, daß Korbhenkelläsionen und Lappeneinrisse operiert werden sollten, weil die Beschwerden und die postoperative Arthroserate in diesen Fällen größer ist, als wenn man den Schaden beläßt. Bei allen anderen Fällen, Querrissen, Hinterhornveränderungen und kleineren Rissen, sei der Schaden durch die Operation größer, als wenn man die Läsion beläßt.

N. N.: Querrisse sicherlich oder kleine Läsionen, aber was ist mit dem basisnahen Längsriß in der Pars intermedia?

Schlepckow, Freiburg: Was wir damit heute machen? Beim jüngeren Patienten muß der Meniskus refixiert werden.

N. N.: Das Gelenk wird doch instabil durch die basisnahe Läsion, z. B. des Innenmeniskus. Wenn Sie in der Hauptbelastungszone eine Läsion haben, dann kann der Meniskus erstens nicht vernarben und zum anderen das Gelenk nicht stabil werden. Oder habe ich davon falsche Vorstellungen?

Schlepckow, Freiburg: Ich glaube, wir sind nicht unbedingt unterschiedlicher Meinung. Ich würde versuchen, diese Fälle zu refixieren. Es ist ja jetzt auch wieder von Jacob gezeigt worden, daß man durchaus weiter peripher gelegene Risse refixieren kann, und man hat arthroskopisch zeigen können, daß suffiziente Narben entstanden sind. Man kann die Indikation relativ weit stellen, ich würde auch beim älteren Menschen, wenn er Beschwerden hat, durchaus noch refixieren.

Ulrich, Kiel: Würden Sie Empfehlungen geben, bis zu welchem Alter Sie diese Eingriffe machen und ab wann Sie dies nicht mehr tun?

Schlepckow, Freiburg: Es ist die gleiche Frage wie bei der Kreuzbandkonstruktion. Nämlich, was erwarte ich von der muskulären Rehabilitation des Patienten? Ich erinnere mich an einen Fall mit einem präoperativ so schlechten Muskelzustand, daß man nicht erwarten konnte, daß das große Defizit wieder aufgeholt wird. Andererseits haben wir unlängst einen knapp 50jährigen Patienten mit Kreuzbandersatz operiert, der sich ausgezeichnet erholt hatte. Man kann also keine absolute Altersgrenze setzen, aber ich würde sagen, etwa bis 40–45 Jahre, danach würde ich doch eher den Meniskus resezieren.

Komplikationen einer arteriovenösen Fistel nach Schußverletzung der Kniekehle. Eine Beobachtung von 46 Jahren

H. Kuś

Eine direkte Verletzung der Kniekehle kann sowohl zu Knochenläsionen am Kniegelenk, als auch zu Verletzungen von Gefäßen und Nerven führen (Beal et al. 1963; Hughes and Jahnke 1958; Holman 1937, Kuś 1966; Kuś et al. 1972; Kuś et al. 1963; Seeley et al. 1952; Spencer and Grove 1955; Vollmar 1964; Węgłowski 1922). Wir möchten einen solchen Fall bei einem Patienten, der vor 46 Jahren eine derartige Verletzung erlitten hat und den wir seit 24 Jahren behandeln und beobachten, beschreiben.

Der Kranke E. P., geboren 1914, erlitt am 03. 09. 1939 eine Schußverletzung der linken Kniekehle. Es ist eine kurz dauernde Blutung aus den Schußwunden entstanden. Die Verletzung wurde konservativ behandelt. Als Folgen der Verletzung wurde eine Peronaeusparese und nach einigen Wochen auch eine arteriovenöse Fistel mit Schwellung des Unterschenkels festgestellt. Der Kranke hat als polnischer Soldat gekämpft und lehnte eine chirurgische Behandlung ab.

1947 traten trophische Störungen und 1956 chronische Ulzerationen im distalen Anteil des Unterschenkels auf. Erst in diesem Jahr wurde der Kranke berentet. 1961 machten sich dann Zeichen einer Kreislaufinsuffizienz bemerkbar, so daß sich der Kranke in unsere Klinik zur Behandlung begab (Abb. 1-4).

Durch klinische und apparativ-technische Untersuchungen wie Aortographie, Pletysmographie und Phonographie konnte eine breite arteriovenöse Fistel in Kniegelenkshöhe mit folgenden sekundären Veränderungen festgestellt werden:

1) Elongation und aneurysmatische Veränderungen der linken A. iliaca und A. femoralis.

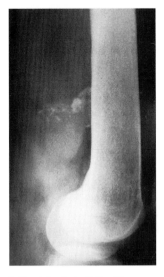

Abb. 1. Verkalkung der arteriovenösen Fistel in der Kniekehle 23 Jahre nach einer Schußverletzung

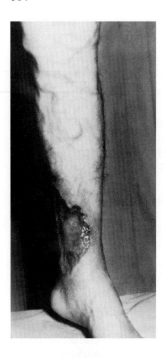

Abb. 2. Trophische Ulzeration des Unterschenkels mit einer arteriovenösen Fistel in der Kniekehle

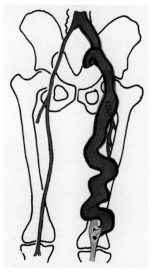

Abb. 3. Arteriographie 23 Jahre nach einer Schußverletzung der Kniekehle mit einer darauf folgenden arteriovenösen Fistel. Es wurde eine aneurysmatische Erweiterung und Verlängerung der A. iliaca und A. femoralis festgestellt

2) Erweiterung der oberflächlichen und tiefen Venen des linken Oberschenkels mit Arterialisation des venösen Blutes.
3) Hypertrophische Störungen und Ulzeration des Unterschenkels.
4) Vergrößerung des Herzens mit positivem Branham-Nicodaloni-Test und klinischen Zeichen einer Kreislaufinsuffizienz.
5) Peronaeusläsion rechts.

In Anbetracht dieser vielfältigen Störungen haben wir einen zweizeitigen Eingriff vorgenommen. Zunächst wurde die arteriovenöse Fistel angegangen, wobei

Komplikationen einer arteriovenösen Fistel nach Schußverletzung der Kniekehle 515

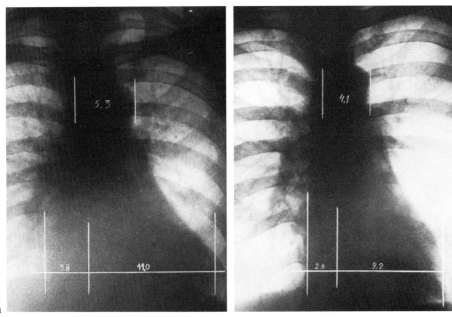

Abb. 4. a Erweiterung des Herzens als ein Zeichen der Dekompensation infolge einer arteriovenösen Fistel der Femoralgefäße. **b** Radiologisches Bild nach der ersten Operation, d. h. nach der Beseitigung der arteriovenösen Fistel. Es könnte eine Besserung der Herzfunktion festgestellt werden

eine direkte Anastomose zwischen der erweiterten A. femoralis und der durchtrennten A. poplitea möglich war, es wurde auch eine Rekonstruktion mit V. poplitea mit V. femoralis durchgeführt. So wurde eine gute Durchblutung des Unterschenkels erreicht mit raschem Abheilen der seit 6 Jahren bestehenden Ulzeration. Vor allem aber konnte eine deutliche Besserung der Hämodynamik und eine Verkleinerung des zuvor verbreiterten Herzens und eine volle Kompensation der Kreislaufinsuffizienz erreicht werden. Vor der Operation betrug das Herzminutenvolumen 6314 und nach der Operation 2574. Die Blutdruckwerte betrugen vor der Operation 115/50 und nach der Operation 120/80 mm Hg.

Zusätzlich konnte auch eine deutliche Besserung des Allgemeinzustandes verzeichnet werden. 3 Monate nach dem Eingriff hat der Kranke seine Arbeit wieder aufgenommen und die von uns vorgeschlagene zweite Operation verweigert. Dieser Eingriff sollte eine plastische Operation der erweiterten aneurysmatischen A. iliaca und A. femoralis betreffen. Im Laufe unserer Beobachtungen haben sich alle sekundären Veränderungen nach dem Ersteingriff zurückgebildet bis auf die aneurysmatischen Erweiterungen der A. iliaca und A. femoralis.

1970 kam der Kranke wieder zu uns mit klinischen Zeichen einer Ruptur der aneurysmatisch erweiterten A. femoralis.

Durch einen transrektalen Schnitt ohne Durchtrennung des Lig. inguinale wurden die Gefäße von der Aorta bis zur A. femoralis freigelegt (Abb. 5).

Dabei zeigten sich eine aneurysmatische Erweiterung der A. iliaca, sowie auch eine aneurysmatische Erweiterung der A. femoralis mit thrombotischen Veränderungen. Es wurde eine Gefäßplastik an der A. iliaca durchgeführt mit einer Ver-

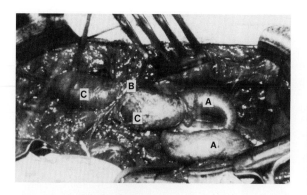

Abb. 5. Erweiterte verlängerte aneurysmatische Erweiterungen der A. iliaca (*A*) und A. femoralis (*B*). Während der sofortigen Operation wurde eine gedeckte Perforation der A. femoralis festgestellt

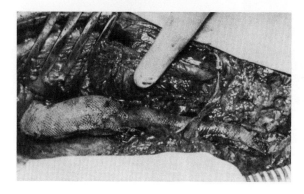

Abb. 6. 1970 wurde eine Resektion der erweiterten und elongierten A. femoralis und A. iliaca durchgeführt. Danach wurden die rekonstruierten Arterien mit einem porösen Polyesternetz umhüllt

kürzung der elongierten Arterie. Zur Sicherung erfolgte eine Umhüllung mit einem porösen Polyesternetz (Abb. 6).

Durch diesen Eingriff wurde eine anatomische und gute funktionelle Rekonstruktion der linken Gefäßstrombahn mit guter Durchblutung der linken unteren Extremität erreicht. Der postoperative Verlauf war komplikationslos.

2 Monate nach diesem zweiten Eingriff hat der Kranke seinen Beruf wieder aufgenommen. 10 Monate danach war ein guter Allgemein- und auch lokaler Zustand zu verzeichnen.

Der Patient kam im Jahre 1978 wegen einer Dupuytren-Kontraktur beider Hände erneut zu uns in gutem Allgemeinzustand, und wir haben eine typische Behandlung durchgeführt.

Zusammenfassung

Die Folgen einer direkten Verletzung der Kniekehle können nicht nur Läsionen von Knochen und des Kniegelenks, sondern auch Verletzungen von Gefäßen und Nerven sein. Eine Beobachtung einer traumatischen arteriovenösen Fistel in der Kniekehle kann als Beispiel der vielfältigen Komplikationen der pathophysiologischen lokalen und allgemeinen Veränderungen dienen.

Dieser klinische Fall, eine Schußverletzung der linken Kniekehle, hat sich vor 46 Jahren ereignet und ist von uns seit 24 Jahren beobachtet und behandelt worden. Eine konservative Behandlung hat kein positives Ergebnis ergeben.

Wegen der allgemeinen und lokalen Komplikationen wurde die arteriovenöse Fistel mit plastischer Operation der A. femoralis im Jahre 1961 angegangen. So wurde eine gute Durchblutung des Unterschenkels erreicht mit raschem Abheilen der seit 6 Jahren bestehenden Ulzeration des Unterschenkels, aber v. a. auch mit einer deutlichen Besserung der Hämodynamik des Kreislaufs und vollen Kompensation der Kreislaufinsuffizienz. Bei unserer Beobachtung gingen alle sekundären Komplikationen nach der Operation zurück mit Ausnahme der aneurysmatischen Erweiterungen der A. iliaca und A. femoralis. Der Kranke hat aber einen zweiten Eingriff verweigert.

Nach 8 Jahren erlebte der Kranke eine Ruptur der erweiterten A. iliaca und A. femoralis und wir operierten den Kranken sofort mit einer Resektion der A. femoralis und einer plastischen Operation der erweiterten A. iliaca. Der Kranke meldete sich bis 1984 mit gutem Allgemein- und Lokalzustand.

Literatur

Beal AC Jr, Harrington OB, Crawford ES, DeBakey ME (1963) Surgical management of traumatic arterio-venous aneurysms. Am J Surg 106:610–617

Hughes CW, Jahnke EJ Jr (1958) The surgery of traumatic arteriovenous fistules and aneurysms. Ann Surg 148/5, 790–797

Holman E (1937) Arteriovenous aneurysm. MacMillan Co., New York

Kuś H (1966) Prostheses vasculaires composées. Bull Soc Int Chir 4:1–5

Kuś H, Rozenblit J, Witkowski J (1972) Plastyka tętnicy biodrowej i udowej z powodu tętniaka. Arterioplasty of the iliac and femoral artery for an aneurysm. Pol Przeg Chir 44, 12, 1815–1817

Kuś H, Szewczak E, Kornaszewski W (1963) Urazowa przetoka tętniczo-żylna. Traumatic arterovenous fistula. Chir Narz Ruchu i Ort. Pol 28, 6, 585–591

Seeley SF, Hughes CW, Cooke FN, Elkin DC (1952) Traumatic arteriovenous fistules and aneurysms in war wound. Am J Surg 83:471–478

Spencer FC, Grove RV (1955) The management of arterial injuries in battle casualties. Ann Surg 141:304–310

Vollmar J (1964) Traumatische arteriovenöse Fisteln. Erfahrungsbericht über 190 Fälle. Zbl Chir 50:1930–1939

Węgłowski R (1922) Urazy naczyń krwionośnych i ich leczenie chirurgiczne. Traumatic lesion of vessels and their surgical treatment. Pol Przeg Chir 1:193–196

Die homologe Knorpeltransplantation in der Behandlung des Knorpeldefektes am Kniegelenk

L. Zichner

Die operative Behandlung des lokalisierten Knorpel-Knochen-Defektes, der sowohl posttraumatisch, überwiegend aber bei der Osteochondrosis dissecans des Kniegelenks und der Osteonekrose auftritt, kennt je nach Lage und Ausdehnung des Herdes vielfältige Maßnahmen. Sind jedoch größere Defekte entstanden, die nicht durch ein belastungsfähiges Ersatzgewebe aufgefüllt worden sind, und bestehen bewegungs- und belastungseinschränkende und schmerzhafte Reizzustände, so ist die Transplantation eines Knorpel-Knochen-Blocks in den Defekt angezeigt. Diese Indikation ist immer dann gegeben, wenn die Patienten für den endoprothetischen partiellen Gelenkersatz zu jung sind.

Autologes Gewebe, z. B. von der hinteren Femurrolle, steht nicht immer in ausreichender Größe und insbesondere nicht in zufriedenstellender Kongruenz zur Verfügung. In diesen Fällen haben wir in den letzten Jahren die Transplantation homologer Knorpel-Knochen-Blöcke durchgeführt.

Seit der Jahrhundertwende wird versucht, Gelenkknorpel zu verpflanzen (Axhausen 1912, Lexer 1914). Pap u. Krompecher (1961) berichteten über die Homotransplantation halber Gelenke. Das Schicksal dieser Transplantate war die fortschreitende Deformierung der Gelenkkörper mit Zusammenbruch der spongiösen Abschnitte und Zerstörung oder Umbau des hyalinen Knorpelbelags.

Klinische und röntgenologische Ergebnisse nach Ersatz kleinerer lokalisierter Defekte waren dagegen ermutigend (Ehalt 1968; Wagner 1976). Störig (1968, 1976) beschrieb, daß im Tierexperiment homologer Gelenkknorpel mit knöcherner Basis sich als biomechanisch günstiges Füllmaterial eignet. Erst relativ langsam wird die Knorpelregion bindegewebig bzw. faserknorpelig ersetzt. Der Gelenkflächendefekt bleibt damit weitgehend ausgefüllt, wenn auch das Gewebe weniger verschleißfest ist.

Methodik

Die Transplantate entnehmen wir entweder frisch verstorbenen adulten Leichen innerhalb der 6-h-Grenze nach Eintritt des Todes, wenn das 25. Lebensjahr nicht überschritten war, oder Nieren- bzw. Herzspendern noch lebend frisch. Wir entnehmen steril in der Gerichtsmedizin bzw. im Spenderoperationssaal das ganze Kniegelenk einschließlich Kapselbandapparat und eröffnen das Gelenk selbst erst im eigenen Operationssaal. Parallel hierzu wird das Kniegelenk des Empfängers eröffnet und der Herd mit einer innen angeschliffenen Stanze (nach Wagner 1976) kreisförmig ausgestanzt, bis der Knochengrund von allseits durchblutetem Gewebe begrenzt ist. Dann wird aus dem Spenderknie an entsprechender Stelle mit der außen angeschliffenen Stanze ein im Durchmesser etwas größerer Knochen-Knorpel-Block von identischer Kongruenz entnommen. Die Höhe des anhaftenden Knochenteils entspricht der Tiefe des Stanzdefektes. Das Transplantat wird dann in den Defekt eingebracht und auf Preßsitz impaktiert. Es resultiert eine primär feste Verankerung. Fibrinklebung oder andere Fixationsmethoden erfolgen nicht.

Postoperativ führen wir nach Entfernung der Redondrainagen eine Wechsellagerung des Kniegelenks durch und mobilisieren die Patienten nach Wundheilung im Dreipunktegang. Eine völlige Entlastung erfolgt über 3 Monate, danach wird zu zunehmender Teilbelastung übergegangen.

6 Monate postoperativ führen wir eine Arthroskopie durch und geben dann die Extremität zur Vollbelastung frei. Vereinzelt haben wir kleine Knorpelstanzen aus dem Transplantat hierbei entnommen.

Material

In den zurückliegenden 18 Jahren haben wir 14 solcher Knorpel-Knochen-Transplantationen durchgeführt (Abb. 1). 12 Männer und 2 Frauen im Alter von 19–42 Jahren (im Durchschnitt 26,5 Jahre) wurden durchschnittlich 1,5 Jahre nach einem nicht zufriedenstellenden Ersteingriff bei Osteochondrosis dissecans operiert (Tabelle 1). Als Primäreingriffe waren eine Pridie-Bohrung in 10 Fällen und eine Refixation des Dissekates 4mal vorgenommen worden. 10mal war der mediale, 4mal der laterale Femurkondylus betroffen. Im Durchschnitt 8,5 Jahre nach der Operation (Intervall von 1–18 Jahren) wurden die Patienten nachuntersucht.

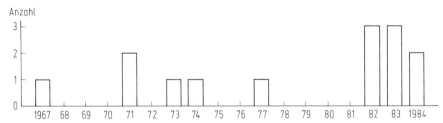

Abb. 1. Verteilung der Eingriffe auf die zurückliegenden Jahre

Tabelle 1. Homologe Knorpel-Knochen-Transplantation (n = 14)

	Jahre
Alter	19–42
Durchschnitt	26,5
Intervall zur 1. Operation	0– 4
Durchschnitt	1,5
Nachuntersuchung	1–18
Durchschnitt	8,5
Männlich	12
Weiblich	2
Medialer Kondylus	10
Lateraler Kondylus	4

Ergebnisse

Radiologie

In einem Zeitraum von 6 Monaten gewinnt das knöcherne Transplantat röntgenologisch einen sicheren Anschluß an den Wirtsknochen. Ein fortgeschrittener Umbau ist noch nicht zu erkennen. Auch in den folgenden Jahren kann der knöcherne Block radiologisch noch ausgemacht werden. Erst nach 10 Jahren und danach ist eine deutliche Abgrenzung nicht mehr sichtbar. Die subchondrale Knochenbegrenzung bleibt als klare Kontur zu erkennen. Eine Umstrukturierung im Sinne des Welligwerdens oder der Anpassung an die Höhe der Knochenlamelle des Empfängerknochens tritt nicht ein. So bleiben Koktursprünge, bedingt durch die unterschiedliche Dicke der Knorpelschicht von Spender und Empfänger, erhalten (Abb. 2).

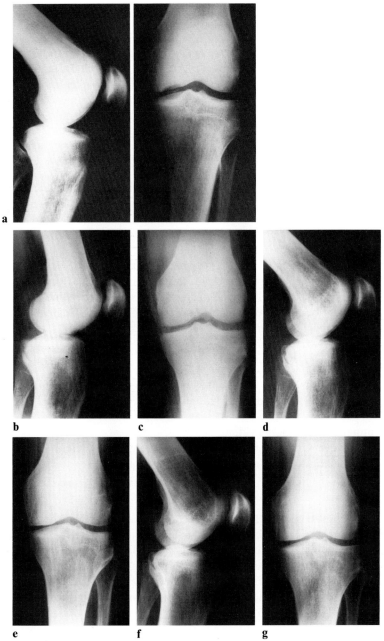

Abb. 2 a–g. Patient B. A., 33- bis 42jährig. Röntgenologische Verlaufsserie nach Knorpel-Knochen-Transplantation bei Osteochondrosis dissecans. **a** Ausgangsbefund, **b, c** direkt postoperativ (**b** links, **c** rechts), **d, e** nach 3jähriger Implantationszeit (**d** links, **e** rechts), **f, g** nach 9jähriger Implantationszeit (**f** links, **g** rechts)

Tabelle 2. Arthrosezunahme im Verlauf der Röntgenuntersuchungen (n = 14)

0– 5 Jahre	0
6–10 Jahre	0
11–18 Jahre	2

Der röntgenologische Verlauf zeigte für die ersten 10 Jahre keine auffallende Akzeleration der degenerativen Veränderungen. 1 Patient zeigte eine Zunahme der Arthrose um 1° nach 10 Jahren (Tabelle 2). Bei den älteren Fällen ist dann eine gewisse Zunahme der umformenden Veränderungen zu erkennen. Diese führten jedoch noch nicht zu Behinderungen oder Einschränkungen von Funktionen und Belastbarkeit.

Arthroskopie

Seit 1977 haben wir die Kniegelenke routinemäßig arthroskopiert. Alle Gelenke konnten etwa 6 Monate nach dem Eingriff inspiziert werden. In 2 Fällen war es möglich, 1,5 Jahre und einmal 2,5 Jahre später nochmals zu arthroskopieren. Der transplantierte Knorpel, bei der Operation noch glänzend und fest, stellt sich 6 Monate später im arthroskopischen Bild etwas gelblich verfärbt und geringfügig aufgetrieben dar. Er überragt den Wirtsknorpel wenig. Danach geht die Knorpelschwellung jedoch zurück. Eine Verbindung von bodenständigem zu transplantiertem Knorpel wird nicht hergestellt. Auch nach Jahren ist die Grenzlinie deutlich zu erkennen, wie wir bei einer neuerlichen Arthrotomie (11 Jahre später) wegen Meniskusläsion beobachten konnten.

Klinik

Die klinischen Verlaufskontrollen zeigen, daß Reizzustände nach dem operativen Eingriff nicht gehäuft auftreten. Erkennbar laufen Antigen-Antikörper-Reaktionen nicht ab.

Kapselschwellungen waren nicht evident.

Der Bandapparat der Gelenke war stabil, die Beweglichkeit nicht eingeschränkt. Die körperliche Aktivität wurde als gut eingeschätzt.

Histologie

Die histologischen Schnitte von 9 Stanzen, welche anläßlich der Nacharthroskopie rund 6 Monate nach der Transplantation angefertigt wurden, zeigen, daß der Knochen zu diesem Zeitpunkt weitestgehend integriert ist. Reguläre Knochenbälkchen bilden die subchondrale Knochenlamelle. Umbauvorgänge sind noch zu erkennen. Die Knorpelschicht weist in einzelnen Bezirken eine Demaskierung der Knorpelgrundsubstanz auf sowie einen Fasergewebeumbau. Hier kommt es zur deutlichen Zellproliferation.

Diskussion

Die Befunde der histologischen Untersuchungen von Stanzzylindern aus dem Transplantat bestätigen die tierexperimentellen Ergebnisse u. a. von Störig

(1968). Der hyaline verpflanzte Knorpel wird in den oberen Schichten zellarm, und das kollagene Grundgerüst wird oberflächlich infolge des Matrixverlustes demaskiert. Der Knorpel erlangt keine Verbindung zum umgebenden Gewebe. Die Grenzfläche bleibt deutlich zu erkennen.

Die röntgenologischen Verlaufsserien zeigen, daß die Einheilung des Transplantats knöchern nach Jahren komplett erfolgt. Der allmähliche Ersatz des übertragenen Knochengewebes durch Wirtsknochen führt nicht zu einer Zusammensinterung des Knochengerüstes. Die Knochenhöhe bleibt unverändert.

Der weitere Verlauf bestätigt die klinisch zufriedenstellenden Ergebnisse. Die andernfalls zu erwartende rasche Zunahme der Arthrose tritt nicht ein. Die Entwicklung der degenerativen Veränderungen nimmt ihren schicksalhaften Weg. Ein Unterschied der nicht betroffenen Gegenseite ist erst und dann geringgradig nach 10 Jahren zu erkennen.

Aufgrund dieser Ergebnisse kann die Transplantation homologer Knochen-Knorpel-Bezirke zum Ersatz lokalisierter Defekte der Femurkondylen des Kniegelenks als eine Therapiealternative in ausgesuchten Fällen angesehen werden. Sie ist zu erwägen, wenn andere operative Maßnahmen nicht erfolgreich waren und endoprothetische Maßnahmen noch nicht angezeigt sind.

Zusammenfassung

Anhand von 14 Fällen mit homologer Knorpel-Knochen-Transplantation bei lokalisierten Femurrollendefekten ist festzuhalten:
– Der knöcherne Transplantatanteil heilt langsam ohne Substanzverlust fest ein.
– Der knorpelige Transplantatanteil wird nach Demaskierung der Grundsubstanz faserknorpelig organisiert. Ein Anschluß an den Wirtsknorpel kommt nicht zustande.
– Augenfällige Abstoßungsreaktionen treten nicht auf.
– Klinisch kommt es in der Regel zu reizfreien und voll funktionsfähigen Gelenken.
– Der Verlauf der degenerativen Veränderungen unterscheidet sich in den ersten 10 Jahren nach der operativen Intervention nicht.

Der Ersatz lokalisierter Defekte des Kniegelenks mit homologen Knorpel-Knochen-Transplantaten bereichert die Therapiepalette in der Behandlung der Osteochondronekrosen.

Literatur

Axhausen G (1912) Über den histologischen Vorgang bei der Transplantation von Gelenkenden. Arch Klin Chir 99:1–50
Ehalt W (1968) Gelenkknorpelplastiken. Arch Orthop Unfallchir 63:213
Lexer E (1914) Die freien Transplantationen. Verhandlungsber. d. intern. Chirurgenkongr. 1914, New York. Hayez, Brüssel
Pap K, Krompecher S (1961) Arthroplasty of the knee. J Bone Joint Surg [Am] 43:523
Störig E (1968) Die Aussichten der Transplantation von Gelenkknorpel. Bücherei des Orthopäden. Bd 4. Enke, Stuttgart, S 79–84
Störig E (1976) Homologe Knorpeltransplantation im Tierexperiment. Nova Acta Leopoldina 22B:531–537
Wagner H (1976) Ergebnisse der Knorpeltransplantation. Callus, Deutsche Akademie der Naturforscher Leopoldina Halle (Saale)

Diskussion

Rettig, Gießen: Herr Zichner, Sie teilen sehr gute Ergebnisse mit. Zum Glück konnten Sie auch einen Patienten beobachten, bei dem das Knochentransplantat histologisch untersucht werden konnte. Sie sagten, der Knorpel hätte Umstrukturierungen erkennen lassen. Meinen sie nicht, daß bei der sehr trägen Stoffwechsellage des Knorpels ein Beobachtungszeitraum von 6–9 Monaten doch etwas kurz ist? Wahrscheinlich wird nur ein faserknorpeliger Ersatz zustandekommen, und dies wird auf Dauer die gesamten Ergebnisse beeinflussen. Leider entsteht ja kein hyaliner Knorpel.

Zichner, Frankfurt: Ich gebe Ihnen recht. Von den 8 Patienten, bei denen wir homologe Transplantate vorgenommen haben, konnten 7 arthroskopisch kontrolliert werden. Exzisate zur Biopsie wurden in diesen Fällen nicht entnommen. Die Arthroskopien fanden ausnahmslos nur in einem Zeitraum bis zu einem Jahr nach der *Operation* statt. Anschließend ist es schwer, die Patienten noch zu einer arthroskopischen Untersuchung zu motivieren, weil ihre Gelenke reizlos und belastungsfähig sind. Einen Patienten haben wir 12 Jahre nach der Transplantation wegen eines Meniskusrisses reoperiert. Dabei wurde leider der Herd nur angesehen und beschrieben, jedoch nicht gestanzt, um ein Biopsat zu gewinnen. Man hat faseriges Ersatzgewebe beschrieben. Im übrigen haben ja die Tierexperimente von Wagner, Störig, Pap, Krompecher u. a. gezeigt, daß der transplantierte Knorpel sich zu einem Faserersatzgewebe umbaut. Ähnliche Umbauvorgänge erhoffen wir uns auch vom alleinigen Anbohren solcher Herde. Bei der homologen Knorpeltransplantation nehmen wir einen Knochen-Knorpel-Block und ersetzen damit auch den Knochendefekt. So erreichen wir eine gewisse Kongruenz und einen belastungsfähigen Knochen.

Friedebold, Berlin: Nehmen Sie an Ihren Transplantaten besondere Untersuchungen vor? Blutgruppenbestimmungen o. ä.?

Zicher, Frankfurt: Nein.

N. N.: Wie lange entlasten Sie nach der Operation?

Zichner, Frankfurt: Ich möchte ergänzen, daß wir *keine Untersuchungen auf Kompatibilität* vornehmen, weil bei den geringen Mengen von Fremdsubstanz nicht zu erwarten ist, daß schädliche Reaktionen einsetzen. Wir haben solche auch nicht gesehen. Zwei Reizzustände, die nach Operationen auftraten, hingen mit dem Knieschaden zusammen und nicht mit der Transplantation.

Wir *entlasten* konsequent 3 Monate lang und behandeln in dieser Zeit krankengymnastisch. Die Patienten erreichen nach etwa 3 Wochen wieder die volle Gelenkbeweglichkeit. Nach 3 Monaten lassen wir teilweise belasten. Nach 6 Monaten arthroskopieren wir und entscheiden dann über die volle Belastbarkeit. Nach etwa 9 Monaten dürfen die Patienten leichte sportliche Tätigkeiten ausführen.

Schwimmen und Radfahren erlauben wir übrigens schon etwa nach dem 4. Monat.

Stock, Braunschweig: Herr Zichner, Ihre guten Ergebnisse regen an, die Methode in größerem Umfang auszuführen. Dazu noch einige Fragen: Teilen Sie uns doch noch einmal mit, wie Sie das *Transplantat vorbereiten.* Wo sehen Sie die Grenzen für die Größe eines Transplantats? Welche *Vorteile* sehen Sie gegenüber anderen Verfahren, z. B. der Umkehrbolzung oder der Umkehrbolzung und Anheftung von Dissekaten mit einem Fibrinkleber?

Zichner, Frankfurt: Wir führen den Eingriff der homologen Knorpel-Knochen-Transplantation nur dann durch, wenn zuvor eine andere Operation fehlgeschlagen ist, wie z. B. eine Refixation des Dissekats oder eine Spongiosaumdrehplastik. Die *homologe Knorpeltransplantation* ist also immer ein *sekundärer* oder tertiärer *Eingriff.* Die Größe des Transplantats sollte wohl nicht über *Fünfmarkstückgröße* hinausgehen. Bisher haben wir keine größeren Herde operiert. Wir wissen auch aus den Untersuchungen von Krompecher, daß es notwendig ist, die Größe des Transplantats zu begrenzen.

Wir entnehmen das Transplantat frisch von Herz- und Nierenspendern und haben mit unseren Nephrologen eine entsprechende Absprache. Das Gewebe sollte *innerhalb der ersten 6 h* nach dem Tod entnommen werden. Es hat sich nicht bewährt, das Transplantat über einen längeren Zeitraum in Flüssigkeiten oder in der Tiefkühltruhe aufzubewahren. Im Anschluß an solche Konservierungsmaßnahmen wird der Knorpel rasch umgewandelt.

Stock, Braunschweig: Wie lange würden Sie, Herr Zichner, warten, bis Sie nach einer Pridie-Bohrung eine Transplantation vornehmen würden? Welche Vorbehandlung ist bei den von Ihnen gezeigten Patienten durchgeführt worden?

Zichner, Frankfurt: *Nach Pridie-Bohrungen* warten wir etwa *6–9 Monate,* bis wir das Ergebnis beurteilen. Bestehen die tiefen Krater fort, was wir arthroskopisch kontrollieren, empfehlen wir den Patienten die Transplantation. Im allgemeinen dauert es etwa 1 Jahr nach der Pridie-Bohrung, bis der Eingriff mit der homologen Knochentransplantation vorgenommen wird.

Die Vorbehandlung aller Patienten, die ich Ihnen zeigen konnte, bestand in einer Arthrotomie. Bei 5 Patienten wurde das Dissekat refixiert, bei den übrigen nahmen wir Pridie-Bohrungen vor.

Stock, Braunschweig: Gibt es eine *Altersgrenze* nach unten? Würden Sie den Eingriff schon beim Jugendlichen vornehmen?

Zichner, Frankfurt: Vor Wachstumsabschluß haben wir eine homologe Transplantation bisher noch nicht durchgeführt. Die jugendlichen Patienten sprachen auf unsere anderen Behandlungsmaßnahmen an, weil sie offenbar ein gut regenerationsfähiges Gewebe besitzen. Unser jüngster Patient, bei dem wir transplantiert haben, war 19 Jahre, der älteste 46 Jahre alt. Im übrigen kommt es auf den Gesamtzustand eines Gelenks an, wenn man sich für dieses oder jenes Vorgehen entscheidet. Bei älteren Patienten kommt man bereits in den Indikationsbereich des endoprothetischen Teilersatzes, z. B. durch eine Schlittenprothese.

Erfahrungen mit der Walldius-Knieprothese.
Ergebnisse nach 10–15 Jahren

G. O. Hofmann u. F.-W. Hagena

Einleitung

Die funktionellen Anforderungen an ein normales funktionstüchtiges Kniegelenk sind Stabilität, Mobilität und Schmerzfreiheit. Die Kniegelenkarthrodese als "second line of defense" bei schwerst destruierten Kniegelenken erfüllt die Minimalerfordernisse „Schmerzbeseitigung" und „Stabilität". An diesen absoluten Kriterien muß sich die Kniegelenkendoprothetik messen lassen. Sie muß als letzter Rettungsversuch für das Kriterium „Mobilität" in fortgeschrittenen Stadien rheumatischer und arthrotischer Gelenkzerstörungen angesehen werden (Baumann et al. 1978; Freeman 1973; Küsswetter u. Baumann 1977; Phillips u. Taylor 1975; Riley 1976; Walldius 1960). In der Literatur über die frühen Ergebnisse herrscht Einvernehmen über die hohe Komplikationsrate nach totalendoprothetischem Kniegelenkersatz (Bain 1973; Blauth 1971; Freeman 1973; Haberman et al. 1973; Jackson u. Elson 1973; Jones 1968, 1973; König et al. 1975; Küsswetter u. Baumann 1977; Merryweather u. Jones 1973; Phillips u. Taylor 1975; Walldius 1960, 1968; Wilson u. Venters 1976). Deshalb wird eine sehr strenge Indikationsstellung gefordert (Baumann et al. 1978; Jones 1968; Phillips u. Taylor 1975). Grundsätzlich sollten die gelenkerhaltenden Maßnahmen, wie Spätsynovektomie bei chronischer Polyarthritis und Umstellungsosteotomie bei der Gonarthrose, ausgeschöpft werden, ehe man diese Verfahren zugunsten der Totalendoprothetik ganz verläßt. Solange noch umfangreiche Spätergebnisse fehlen, muß mit großer Zurückhaltung die Indikationsstellung für eine Kniegelenkprothese eingeengt bleiben (Baumann et al. 1978; Cracchiolo 1976; Freeman 1973; Jones 1973).

1953 veröffentlichte Walldius erstmals Frühergebnisse mit einem Kniegelenkmodell aus Acryl, welches er in den Jahren 1951 und 1952 an 4 Patienten mit schwersten rheumatischen Destruktionen des Kniegelenks zur Anwendung gebracht hatte. Insgesamt wurde dieses Modell 58mal von Walldius eingesetzt, ehe er es selbst zugunsten seiner neuen Metall-Metall-Prothese verließ (Walldius 1960).

Im Rahmen einer multizentrischen Studie des Bundesministeriums für Forschung und Technologie (BMFT) über die Endoprothetik am Kniegelenk in der Bundesrepublik aus dem Jahre 1984 waren von 3879 Knieprothesenimplantationen insgesamt 203 Walldius-Knieprothesenoperationen erfaßt worden (Preussner u. Seebauer 1984). Über 25% dieser erfaßten Prothesen waren an der Staatlichen Orthopädischen Klinik in München implantiert worden. Während es an kurz- und mittelfristigen Nachuntersuchungen in der Literatur insbesondere über das Walldius-Kniegelenk nicht mangelt, wird hier anhand der noch lebenden nachuntersuchten Patienten die Problematik der Scharnierprothese der ersten Generation als Langzeitstudie nochmals aufgegriffen.

Patientengut und Methodik der Nachuntersuchung

An der Staatlichen Orthopädischen Klinik in München wurde die erste Walldius-Prothese 1967 einer 28jährigen Patientin mit schwersten Kniegelenkdestruktionen im Rahmen eines M. Still implantiert. Bis zum Jahr 1975 waren an unserem Haus 52 Patienten mit 58 Prothesen vom Walldius-Typ versorgt worden. Im Oktober 1975 wurde das Walldius-Knie zugunsten der GSB-Knieprothese aufgegeben (Abb. 1).

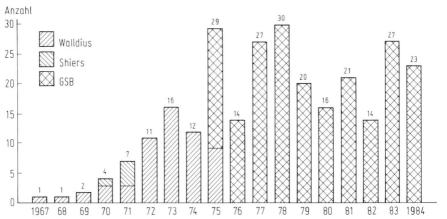

Abb. 1. Implantierte Kniegelenkendoprothesen in den Jahren 1967–1984 an der Staatlichen Orthopädischen Klinik München-Harlaching

Das Alter der Patienten bei Implantation erstreckte sich in einem weiten Spektrum von 16 bis 79 Jahren mit einem mittleren Operationsalter von 61,1 Jahren. Die Indikation zum alloplastischen Gelenkersatz durch ein Walldius-Knie war aufgrund der in Tabelle 1 genannten Diagnosen gestellt worden. In allen Fällen waren starke Schmerzen, eingeschränkte Beweglichkeit und verminderte Gehleistung aufgrund schwerer Kniegelenkdestruktionen die ausschlaggebenden Faktoren für die Indikationsstellung.

Unser Patientengut wurde global 2mal nachuntersucht und zwar im Jahr 1975 und 1985. Für die Nachuntersuchungsergebnisse aus dem Jahr 1975 haben wir auf die Unterlagen zu den Arbeiten von Baumann und Küsswetter (Baumann et al. 1978; Küsswetter u. Baumann 1977) zurückgegriffen (Tabelle 2). Zum jetzigen Zeitpunkt (Nachuntersuchung 1985) sind alle Kniegelenke mindestens seit 10 Jahren implantiert, ein Patient trägt seine Walldius-Prothese seit nunmehr 16 Jah-

Tabelle 1. Diagnosen für die Indikation zur Walldius-Knieprothesenimplantation

	Patienten	Prothesen
Chronische Polyarthritis	30	36
Idiopathische Gonarthrose	15	15
Posttraumatische Gonarthrose	3	3
Polyarthrose	3	3
Osteonekrose M. Ahlbäck	1	1

Tabelle 2. Nachuntersuchung 1975

Nachuntersuchte Patienten	40
Nachuntersuchte Walldius-Kniegelenke	45
Durchschnittlicher Nachuntersuchungszeitraum	3 Jahre

Tabelle 3. Nachuntersuchung 1985

Mittlerweile gestorbene Patienten	35
Infizierte Kniegelenke	
– amputiert	2
– entfernt mit Arthrodese	2
Nachuntersuchte Patienten	13
Nachuntersuchte Walldius-Kniegelenke	13
Durchschnittlicher Nachuntersuchungszeitraum	11 Jahre und 8 Monate

ren. Von den ursprünglich 52 Patienten mit 58 Prothesen konnten jetzt noch 13 Patienten mit 13 Prothesen nachuntersucht werden (Tabelle 3). 35 Patienten mit 41 Prothesen waren zwischenzeitlich verstorben. In 4 Fällen mußte amputiert bzw. die Prothese entfernt werden, in einem weiteren Fall erfolgte ein Austausch der femoralen Prothesenkomponente. Der durchschnittliche Nachuntersuchungszeitraum betrug 11 Jahre und 8 Monate.

Als Nachuntersuchungskriterien wurden erhoben: Schmerzen, Beweglichkeitsumfang und Gehvermögen. Die Einteilung der Schmerzkategorien sowie der Gehfähigkeit erfolgte wegen der Vergleichbarkeit mit den Arbeiten von Küsswetter und Baumann (Baumann et al. 1978; Küsswetter u. Baumann 1977) nach dem Schema von Merle d'Aubigné, die der Funktion nach Gschwend (Küsswetter u. Baumann 1977).

Ergebnisse

Gegenübergestellt werden:
1) die präoperativen Befunde,
2) die Nachuntersuchungsbefunde aus dem Jahr 1975,
3) die Nachuntersuchungsbefunde aus dem Jahr 1985.

Tabelle 4 stellt Häufigkeit und Schweregrad der Schmerzen präoperativ und bei der Nachuntersuchung 1975 gegenüber. Die Ergebnisse aus dem Jahr 1985

Tabelle 4. Vergleich der Schmerzen im operierten Knie präoperativ und zum Zeitpunkt der Nachuntersuchung 1975 (n=45). (Nach Baumann et al. 1978; Küsswetter u. Baumann 1977)

Schmerzkategorie	Vor Op.	NU 1975
Keine Schmerzen	0	4
Leichte Schmerzen	1	19
Leichte Schmerzen beim Gehen	0	10
Starke Schmerzen	19	6
Keine Aktivität mehr möglich	16	3
Schlafraubende Schmerzen	9	3

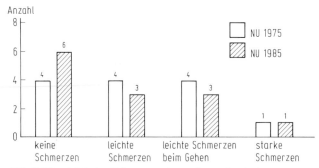

Abb. 2. Vergleich der Schmerzen im endoprothetisch versorgten Kniegelenk zum Zeitpunkt der Nachuntersuchungen 1975 und 1985

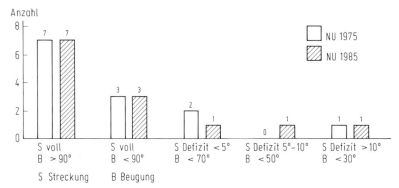

Abb. 3. Vergleich des Beweglichkeitsumfangs im endoprothetisch versorgten Kniegelenk zum Zeitpunkt der Nachuntersuchungen 1975 und 1985

Tabelle 5. Vergleich des Beweglichkeitsumfangs im operierten Knie präoperativ und zum Zeitpunkt der Nachuntersuchung 1975 (n=45). (Nach Baumann et al. 1978; Küsswetter u. Baumann 1977)

Streckung	Beugung	Vor Op.	NU 1975
Voll	90°	14	17
Voll	70–89°	6	12
Defizit −5°	50–69°	6	9
Defizit 5–10°	30–49°	14	2
Defizit >10°	Unter 30°	5	5

werden den individuellen Resultaten aus dem Jahre 1975 gegenübergestellt. Während präoperativ fast alle Patienten über starke und sehr starke Schmerzen klagten, fand sich 1975 der Häufigkeitsgipfel bei den Zuständen mit leichten Schmerzen oder völliger Schmerzfreiheit (Tabelle 4). Bezogen auf die 13 im Jahre 1985 erneut nachuntersuchten Patienten ergibt sich kaum eine Veränderung im Verteilungsmuster auf die verschiedenen Gruppen (Abb. 2).

Gleiches trifft für den mit dem implantierten Walldius-Knie möglichen Bewegungsumfang zu. Tabelle 5 dokumentiert die durch die Protheseimplantation er-

Tabelle 6. Vergleich der Gehfähigkeit mit dem endoprothetisch ersetzten Kniegelenk präoperativ und zum Zeitpunkt der Nachuntersuchung 1975 (n = 45). (Nach Baumann et al. 1978; Küsswetter u. Baumann 1977)

Gehfähigkeit	Vor Op.	NU 1975
Normal, unbegrenzt	0	13
1500–3000 m, mit Stock	1	12
400–1500 m, mit Stock und Hinken	2	5
100– 400 m, mit 1–2 Stöcken	21	6
Bis 100 m, mit 2 Stöcken	13	7
Rollstuhl	8	2

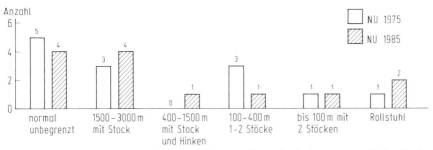

Abb. 4. Vergleich der Gehfähigkeit mit dem endoprothetisch ersetzten Kniegelenk zum Zeitpunkt der Nachuntersuchungen 1975 und 1985

reichte Verbesserung im Bewegungsausmaß bei der Nachuntersuchung 1975, verglichen mit den präoperativen Befunden. Auch hier hat sich der postoperativ erreichte, bei der Nachuntersuchung 1975 dokumentierte Status bis jetzt kaum mehr verändert (Abb. 3). Die Hälfte der Patienten kann auch heute noch das Knie mit einem von der Prothese ermöglichten Winkel von 90° beugen. ¾ der Kniegelenke weisen kein Streckdefizit auf.

Tabelle 7. Komplikationen nach Implantation der Walldius-Knieprothese (n = 38)[a]

Hämarthros	7
Hautnekrosen	8
Paresen des N. peronäus (temporär)	3
Frühinfektionen (mit Fistel)	1
Spätinfektionen (mit Fistel)	5
Lockerungen (klinisch)	4
Stielperforationen (femoral/tibial)	2
Quadrizepsruptur	1
Fraktur	1
Parese des N. tibialis (temporär)	1
Lig.-patellae-Ausriß	1
Lungenembolien (davon 1 tödlich)	2
Fettembolien	1
Thrombophlebitis	1

[a] Mehrfachnennungen ein und derselben Prothese sind möglich.

Einen Vergleich zwischen dem prä- und postoperativen Gehvermögen liefert Tabelle 6. Die in einem relativ kurzen Zeitraum nach der Implantation erreichte oder auch nicht mehr erreichte Gehfähigkeit ändert sich im weiteren Langzeitverlauf nur noch geringfügig (Abb. 4). Gute Kniegelenke bleiben in der Regel gut, Knie mit primär schlechten Knieprothesen haben wenig Aussicht auf Verbesserung im weiteren Verlauf. Über die Hälfte der Kniegelenke besitzt eine gute oder doch zumindest ausreichende Gehfähigkeit.

Tabelle 7 zeigt einen Überblick über alle in unserem Krankengut mit Walldius-Knieprothese aufgetretenen Komplikationen. Abgesehen von anderen Komplikationen, die bei Patienten auftraten, welche zwischen 1975 und 1985 verstarben, und die folglich nicht mehr miterfaßt werden konnten, haben sich nach 1975 noch 4 Kniegelenke spätinfiziert. In einem Fall kam es ausgehend von einer Interdigitalmykose am gleichseitigen Fuß zum Infekt der Prothese. Trotz 2maliger Revision, Fistelexzision und anschließender Saug-Spül-Drainage konnte der Infekt nicht beherrscht werden. Um eine drohende Sepsis abzuwenden, mußte das Bein im Oberschenkelbereich amputiert werden. In einem anderen Fall kam es nach mehrfacher Revision (Austauschoperation, Patellarevision mit Duraunterfütterung) auch zum Infekt und in der Folge zur Amputation.

Diskussion

1953 veröffentlichte Walldius erstmals die Ergebnisse mit seinem ersten Kniegelenk aus Acryl, welches er bei 4 Rheumapatienten zur Anwendung gebracht hatte. Insgesamt wurde dieses Modell 58mal implantiert, ehe es von Walldius selbst zugunsten seiner Metall-Metall-Prothese verlassen wurde. 1960 wurden dann die ersten Achtjahresergebnisse mit dem Metallmodell publiziert (Walldius 1960). Während Jones 1968 dem massiven Metallfremdkörper des Walldius-Knies eine gute Tolerierung durch den Knochen attestierte, wurden bald einige konstruktionsbedingte, spezifische Nachteile der Walldius-Prothese deutlich erkennbar: eine Beugung mit dem Walldius-Knie ist nur bis 90° möglich. Dies beinhaltet für die Patienten Schwierigkeiten beim Aufstehen aus sitzender Position (Jackson u. Elson 1973; Jones 1968; Phillips u. Taylor 1975). Der Mangel der fehlenden Schlußrotation bei der Extension verhindert eine Abbremsung der rotatorischen Kräfte auf elastische Weise. Der abrupte Stopp bei der Schlußrotation prädisponiert somit zur Lockerung (Blauth 1971; Jones 1973; Phillips u. Taylor 1975), welche auch durch den Implantateinbau unter Verwendung von Knochenzement nicht verhindert wird. Die Walldius-Prothese ist relativ groß und wird dadurch nur von einem dünnen Weichteilmantel umgeben. Diese schlechte Weichteildeckung erhöht die Infektionsanfälligkeit (Baumann et al. 1978; Blauth 1971). Hinzu kommt, daß die Rückzugsmöglichkeit der Arthrodese nach Ausbau einer Walldius-Prothese bei der hier verwendeten Operationstechnik mit Resektion der tibialen Gelenkfläche ("Inlaytechnik") eine nicht unerhebliche Beinlängenverkürzung von 4–6 cm mit sich bringt (Baumann et al. 1978; Blauth 1971). Der Metall-Metall-Kontakt der Walldius-Prothese wirft tribologische Probleme auf, was Reibung und Schmierung der Gleitflächen betrifft (Blauth 1971). Außerdem fehlt der Walldius-Prothese eine physiologische Valgusstellung von 6–7°. Möglicherweise prädestiniert dieser Verzicht auf eine leichte Valgisierung die femoralen und tibialen Stielperforationen, besonders an der Medialseite beider Knochen (Jackson u. Elson 1973). Walldius selbst hat für den Operationszugang die Abmeißelung der Tuberositas tibiae empfohlen (Jackson u. Elson 1973; Jones 1968; Walldius 1953), was in vielen Fällen zur postoperativen Dehiszenz der Tuberositas von der Tibia führte (Blauth 1971; Jackson u. Elson 1973; König et al. 1975; Küsswetter u. Baumann 1977; Wilson u. Venters 1976). Die allgemeine Problematik des Einsinkens von Teilen der Prothese und des Ausbruchs der Kondylen wird durch die Mißachtung der Implantationskontraindikation Osteoporose wohl mehr gefördert (Baumann et al. 1978), als durch die große Ausführung der Walldius-Prothese. Zur passageren Peronäusparese kommt es vornehmlich bei Patienten, die präoperativ starke Beugekontrakturen aufwiesen (Freeman 1973). Freeman (1973) berichtet von 3 Fällen mit präoperativen Beugekontrakturen von nahezu 90°, welche diese Komplikation postoperativ aufwiesen. Es wird deshalb empfohlen, bei stärkeren Gelenkfehlstellungen und Beugekontrakturen zur Vermeidung von Peronäusläsionen präoperativ physikalische Behandlungsmaßnahmen (z.B. Quengelverbände, Etappengipsverbände, Extensionen) durchzuführen (Blauth 1971). Obgleich die Walldius-Prothese nach eigenen Untersuchungen (Tabelle 7) und auch nach Literaturangaben mit einer hohen Komplikationsrate belastet ist (Bain 1973; Blauth 1971; Freeman 1973; Haberman et al. 1973; Jackson u. Elson 1973; Jones 1968, 1973; König et al. 1975; Merryweather u. Jones 1973; Phillips u. Taylor 1975; Riley 1976; Walldius 1960, 1968; Wilson u. Venters 1976), stellt sie doch einen Meilenstein in der Entwicklungsgeschichte der Kniegelenkendoprothetik dar. Sie kann heute als der Prototyp der totalen Kniegelenkendoprothese angesehen werden. Auch hat diese Untersuchung die Bedeutung der richtigen Indikationsstellung für die Endoprothetik sowie die Notwendigkeit einer einwandfreien Implantationstechnik verdeutlicht. Der operative Erfolg oder Mißerfolg einer Knieprothesenimplantation verifiziert sich in der frühen postoperativen Phase der ersten 3 Jahre. Was in dieser Zeitspanne an Funktionsverbesserung oder Schmerzerleichterung nicht erreicht ist, läßt sich im weiteren Verlauf nicht mehr einholen. Der wider Erwarten nur sehr diskrete Unterschied zwischen den Ergebnissen von kurz- und langfristigen Nachuntersuchungen unterstreicht die Bedeutung und das Gewicht der peri- und frühen postoperativen Phase in der Kniegelenkendoprothetik. Der Faktor Zeit jedenfalls kann Fehler in der Operationstechnik und Versäumnisse in der krankengymnastischen Nachbehandlung nicht mehr wettmachen.

Zusammenfassung

Im Rahmen einer multizentrischen Studie des BMFT aus dem Jahre 1984 über die Endoprothetik am Kniegelenk waren von insgesamt 3879 Knieprothesenimplantationen 203 Walldius-Knieprothesenoperationen erfaßt worden. 58 Walldius-Implantationen waren davon im Zeitraum von 1967 bis 1975 an der Staatlichen Orthopädischen Klinik in München durchgeführt worden. Während es an kurz- und mittelfristigen Nachuntersuchungen in der Literatur nicht mangelt, soll diese Arbeit anhand von 13 noch lebenden Patienten (25% der Gesamtzahl) die Problematik der Scharnierprothesen der ersten Generation unter dem langfristigen Aspekt nochmals aufgreifen. Um den Unterschied im individuellen Verlauf jeder Knieprothese kurzfristig (0–3 Jahre postoperativ) und langfristig (10–16 Jahre postoperativ) zu verdeutlichen, standen uns 2 Nachuntersuchungszyklen (1975 und 1985) zur Verfügung. Die retrospektive Auswertung befaßt sich auch mit der relativ hohen Komplikationsrate und Reoperationsfrequenz.

Literatur

Bain AM (1973) Replacement of the knee joint with the Walldius prosthesis using cement fixation. Clin Orthop 94:65–71

Baumann D, Küsswetter W, Witt AN (1978) Komplikationen nach Knietotalendoprothesen vom Scharniertyp. Unfallheilkunde 81:145–154

Blauth W (1971) Zur Kniegelenk-Totalendoprothese nach Walldius. Z Orthop 109:417–435

Brussatis F, Plaass U, Steeger D (1975) Erfahrungen mit der Scharnierprothese am Kniegelenk. Z Orthop 113:523–524

Cracchiolo A III(1976) Statistics of total knee replacement (Editorial Comment). Clin Orthop 120:2–3

Freeman PA (1973) Walldius arthroplasty. Clin Orthop 94:85–91

Haberman ET, Deutsch SD, Rovere GD (1973) Knee arthroplasty with the use of the Walldius total knee prosthesis. Clin Orthop 94:72–84

Jackson JP, Elson RA (1973) Evaluation of the Walldius and other prosthesis for knee arthroplasty. Clin Orthop 94:104–114

Jones GB (1968) Arthroplasty of the knee by Walldius prosthesis. J Bone Joint Surg [Br] 50:505–510

Jones GB (1973) Total knee replacement – the Walldius hinge. Clin Orthop 94:50–57

König G, Blauth W, Skripitz W (1975) Erfahrungen mit der Kniegelenktotalprothese nach Walldius. Z Orthop 113:513–515

Küsswetter W, Baumann D (1977) Totaler Kniegelenkersatz durch die Walldius-Prothese. Arch Orthop Unfallchir 88:199–215

Merryweather R, Jones GB (1973) Total knee replacement – The Walldius arthroplasty. Orthop Clin North Am 4/2:585–596

Phillips H, Taylor JG (1975) The Walldius hinge arthroplasty. J Bone Joint Surg [Br] 57:59–62

Preussner B, Seebauer R (1984) Therapieergebnisse der Endoprothetik am Kniegelenk. Ergebnisbericht „Forschung und Entwicklung im Dienste der Gesundheit", DFVLR Köln NT 84/2

Riley CH (1976) The evolution of total knee arthroplasty. Clin Orthop 120:7–10

Walldius B (1953) Arthroplasty of the knee joint employing an acrylic prosthesis. Acta Orthop Scand 23:121–131

Walldius B (1960) Arthroplasty of the knee using an endoprosthesis. Acta Orthop Scand 30:137–148

Walldius B (1968) Prosthetic replacement of the knee joint. J Bone Joint Surg [Br] 50:221

Wilson FC, Venters GC (1976) Results of knee replacement with the Walldius prosthesis. Clin Orthop 120:39–46

Langzeiterfahrungen mit verschiedenen Schlittenprothesen (Zehnjahresergebnisse)

D. Tönnis, K. J. Gerstmann, A. Heinecke und K. Kalchschmidt

Bei den Schlittenprothesen des Kniegelenks handelt es sich um schmale Überkleidungen der beiden Gelenkflächen (Engelbrecht 1971, 1974; Engelbrecht u. Zippel 1973). Sie stellen deshalb nur kleine Fremdkörper dar, erhalten Form und Funktion des Kniegelenks weitgehend und ermöglichen unkomplizierte Nachoperationen bei Lockerungen.

An der Orthopädischen Klinik der Städtischen Kliniken Dortmund wurde Anfang 1974 die Schlittenprothese nach Marmor (1973, 1976a, b, 1979) (Abb. 1) eingeführt und 1977 eine eigene Modifikation[1] (Tönnis 1977a, b, 1979, 1985). Insgesamt wurden bis jetzt 425 Kniegelenke mit Schlittenprothesen versorgt, *davon 19 vor mehr als 10 Jahren. Von diesen konnten 10 Kniegelenke nachuntersucht werden* (Tabelle 1). Nur bei einem Gelenk war ein Tibiaplateauwechsel medial vorgenommen worden.

Von den *9 anderen Gelenken* wurde ein Gelenk vor Erreichen der Zehnjahresgrenze mit einer Totalprothese versorgt, 2 weitere wegen chronischer Synovitis versteift. Von den 6 anderen Patienten erfuhren wir, daß 4 verstorben waren. Eine

---
[1] Hersteller: Fa. Waldemar Link, Hamburg.

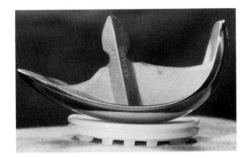

Abb. 1. Prothese nach Marmor in der 1974 von uns benutzten Form. Sie wurde bei dem hier ausgewerteten Krankengut mit Spätergebnissen ausschließlich verwandt

Tabelle 1. Spätergebnisse

Mehr als 10 Jahre in Funktion	Vorzeitiger Übergang auf andere Versorgungen	Gestorben	Nicht erfaßt
10 Kniegelenke, dabei 1 Plateauwechsel	1 Totalprothese 2 Arthrodesen	4 Patienten	2 Patienten

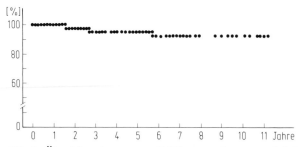

Abb. 2. Überlebenskurve von Schlittenprothesen nach Marmor (1974–1977 implantiert) und Tönnis (ab 1977). Die Zahl der zu verschiedenen Zeitpunkten untersuchten Patienten geht aus der Dichte der Punkte hervor. Es überlagern sich hier 359 Werte. Eine Verringerung des Prozentsatzes findet bei Nachoperationen mit Übergang auf Totalprothesen und Arthrodesen statt, nicht jedoch bei einem Tibiaplateauwechsel

Patientin konnte wegen nachlassendem Sehvermögen nicht zur Nachuntersuchung kommen.

Wenn die Zahl dieser meist sehr alten Patienten auch klein ist, so läßt sich doch sagen, *daß mehr als die Hälfte von ihnen nach 10 Jahren noch mit Schlittenprothesen lebte und keiner Totalprothese bedurfte.*

Aufschlußreich ist in diesem Zusammenhang eine sog. *Überlebenskurve* unseres gesamten Krankengutes. In dieser Darstellung (Abb. 2) ist in der Ordinate der Prozentsatz *der* Patienten angegeben, die zu *verschiedenen* Zeitpunkten nachuntersucht werden konnten und noch mit Schlittenprothese versorgt waren. Erfolgte ein Übergang auf eine Totalprothese oder eine Gelenkversteifung, so sinkt der Prozentsatz ab. Nur insgesamt 5,9% unserer Kniegelenke wurden in dieser Form nachoperiert. Die Auswechselung von Tibiaplateaus wurde in dieser Kurve nicht berücksichtigt, es ging nur um die Frage, wie lange Schlittenprothesen überhaupt vertragen werden und belastbar sind.

Ganz rechts in der Kurve finden sich die Patienten mit Zehnjahresergebnissen. Die Anzahl der Patienten hat sich hier schon gelichtet, aber die zu dieser Zeit Erfaßten sind noch mit Schlittenprothesen versorgt. Der Übergang zu einer Totalprothese oder Versteifung hat sich im wesentlichen in den ersten 5 Jahren vollzogen.

Fragt man nun, wie die Patienten nach mehr als 10 Jahren noch mit ihren Schlittenprothesen zufrieden sind, so läßt sich folgendes sagen:

6 Gelenke wiesen keinerlei Schmerzen auf, 3 nur einen geringfügigen und zeitweisen, 1 Gelenk einen mittelgradigen und 1 Gelenk einen starken Schmerz. Alle

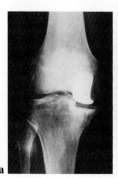
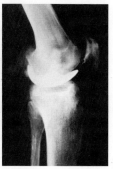

Abb. 3a, b. Kniegelenk eines 79jährigen Mannes 10,8 Jahre nach Schlittenprothesenimplantation. Einzelheiten im Text

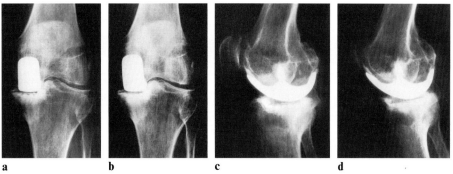

Abb. 4a–d. Röntgenbilder eines 80jährigen Mannes. **a**, 2,5 Jahre, **b** 11 Jahre nach Prothesenimplantation. **c, d** Entsprechende Seitansichten. Einzelheiten im Text

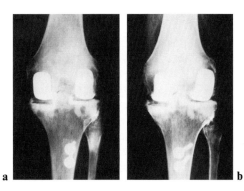

Abb. 5a, b. Doppelseitige Schlittenprothesenversorgung bei einem jetzt 74jährigen Mann **a** Röntgenbild 2, **b** 10,6 Jahre nach der Operation angefertigt. Einzelheiten im Text

Patienten waren jedoch mit dem Ergebnis der Operation zufrieden und hielten ihre frühere Entscheidung auch für richtig. Von den 10 Gelenken waren 5 medial, 2 lateral und 3 medial und lateral mit Schlittenprothesen versorgt worden.

An den Röntgenbildern dieser Patienten lassen sich interessante Befunde erheben. Abbildung 3 zeigt das Kniegelenk eines 79jährigen Mannes, der vor 10,8 Jahren mit einer Marmor-Prothese nach Inlaytechnik versorgt wurde. Er ist sehr aktiv und macht täglich mehrstündige Spaziergänge. Das 9 mm hohe Tibiaplateau hat sich nicht wesentlich abgerieben. Die Achsenstellung in 2°-Valgusstellung liegt gegenüber der Normalstellung von 6° Valgus nur geringfügig im Varusbereich.

In Abb. 4a, b sind die Röntgenbilder eines 80jährigen Mannes wiedergegeben, bei dem vor 11 Jahren eine Marmor-Prothese medial implantiert wurde. Abbildung 4a wurde 2,5 Jahre nach der Operation angefertigt, Abb. 4b 11 Jahre. Es ist überraschend, daß sich das nur 6 mm hohe Tibiakunststoffplateau nicht weiter abgerieben oder verformt hat, obwohl auch dieser Mann oft mehrere Stunden läuft oder Rad fährt und sehr aktiv ist. Er hat keine nennenswerten Schmerzen. Die Achsenstellung liegt hier bei 1° Varus und damit gerade an der Toleranzgrenze. Die Seitenaufnahmen zeigen die von Marmor zuerst angewandte Inlaytechnik.

Nicht schlechter sind die Ergebnisse auch bei doppelseitigen Schlittenprothesenversorgungen, obwohl das im Schrifttum angezweifelt wird. Die in Abb. 5 gezeigten Bilder – 2 und 10,6 Jahre nach der Operation angefertigt – stammen von

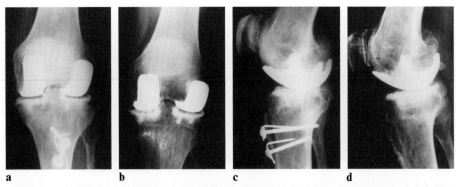

Abb. 6 a–d. Doppelseitige Schlittenprothesenversorgung im Alter von 61 Jahren und bei einem Körpergewicht von 103 kg. **a** Röntgenbilder kurz nach Operation, **b** nach 10,2 Jahren. **c, d** Entsprechende Seitansichten. Einzelheiten im Text

einem jetzt 74jährigen Mann. Die Tibiaplateauhöhe beträgt medial 9 mm, lateral 6 mm, die Achsenstellung 1° Valgus. Die Höhe der Plateaus hat sich kaum verringert, es bestehen keine Lockerungssäume. Vielleicht trägt zu diesem Ergebnis die sehr flache Rundung der Marmor-Prothese bei, die Punktbelastungen stärker vermeidet als Prothesen mit mehr Krümmung der Lauffläche.

Ein weiteres Beispiel ist in Abb. 6 dargestellt. Dieser z. Z. seiner Operation nur 61jährige Mann von 103 kg Körpergewicht wurde nach unserer eigenen Onlaytechnik auf der Tibiakortikalis mit 6 mm hohen Kunststoffplateaus versorgt. Medial ist nach 10,2 Jahren nicht mehr als eine angedeutete Saumbildung zu erkennen. Es bestehen keine Kniegelenkschmerzen. Die Achsenstellung liegt mit 6° Valgus hier exakt im Normbereich.

Diskussion

Diese Fälle und die anderen Patienten mit Zehnjahresergebnissen stellen sicherlich ein gutes Ergebnis dar. Wenn man nach den Ursachen fragt, so muß neben individuellen Faktoren sicher die exakte Implantationstechnik und die weitgehend normale Achsenstellung hervorgehoben werden. An unserem gesamten Krankengut von 360 nachuntersuchten Gelenken konnten wir zahlreiche Faktoren statistisch in Abhängigkeit von Schmerz, Lockerungszeichen und Nachoperationshäufigkeit setzen.

Als wichtigsten Faktor möchten wir die *postoperative Achsenstellung* nennen. Mit *zunehmendem Grad der Varusstellung* stieg der Prozentsatz der *Saumbildung am Tibiaplateau*. Die *Rate der Nachoperationen* steigerte sich ab *7° Achsabweichung,* d. h. 1° Varusstellung *zunehmend*. Die Höhe des Kunststoffplateaus war nur bei einer sehr flachen Variante von 4 mm von nachteiligem Einfluß, nicht bei 6 mm und mehr. Allerdings weist das von uns modifizierte Plateau einen Verstärkungsriegel gegenüber den Modellen von Marmor (1973, 1976a, b, 1979) auf.

Vor der Versorgung mit Schlittenprothesen sollte daher geprüft werden, ob sich aufgrund der Bandlockerung ein genügender Achsenausgleich bei Fehlstellungen erreichen läßt oder Umstellungsosteotomien gleichzeitig oder vorher durchzuführen sind.

Schlußfolgerung

Zusammenfassend läßt sich sagen, daß Schlittenprothesen bei exakter Implantationstechnik sehr gute Dauerergebnisse zeigen können und der Versuch, mit diesen Teilprothesen auszukommen, immer dann gerechtfertigt ist, wenn keine extremen, nicht ausgleichbaren Achsenfehlstellungen oder Synovitiden vorliegen.

Zusammenfassung

Seit Anfang 1974 wurden 425 Kniegelenke mit Schlittenprothesen versorgt, davon 19 vor mehr als 10 Jahren. 10 Patienten konnten nachuntersucht werden. Von den 9 anderen waren 2 Kniegelenke wegen chronischer Synovitis versteift worden, 1 war mit Totalprothese versorgt. 6 Patienten waren verstorben oder nicht erreichbar.

Die 10 noch mit Schlittenprothesen lebenden Patienten waren alle mit dem Ergebnis der Operation zufrieden. 5 wiesen keinerlei Schmerz auf, 3 geringfügigen, 1 Patient hatte mittelgradigen, 1 Patient starken Schmerz. Unter ihnen waren 3 Patienten auch medial und lateral mit Schlittenprothesen versorgt.

Für ein gutes Ergebnis ist eine korrekte Achsenstellung Voraussetzung. Läßt sich diese durch entsprechende Bandaufdehnung nicht erreichen, so muß vorher eine Achsenumstellung erfolgen. Auch die Implantationstechnik muß sorgfältig sein und sollte die Tibiakortikalis als Tragefläche erhalten. Die Auffassung, daß nur sehr dicke Kunststoffplateaus im Hinblick auf die Verformbarkeit und den Abrieb geeignet seien, ließ sich nicht bestätigen. Die Ergebnisse sprechen für eine längere Haltbarkeit der Schlittenprothesen.

Literatur

Engelbrecht E (1971) Die Schlittenprothese, eine Teilprothese bei Zerstörung im Kniegelenk. Chirurg 42:510–514
Engelbrecht E (1974) Erfahrungen mit den Knieendoprothesen „Modell St. Georg". Zentralbl Chir 99:171–178
Engelbrecht E, Zippel J (1973) The sledge prosthesis "model St. Georg". Acta Orthop Belg 39:209
Marmor L (1973) The modular knee. Clin Orthop 94:242–248
Marmor L (1976a) Results of single compartment arthroplasty with acrylic cement fixation. Clin Orthop 122:181–188
Marmor L (1976b) The modular (Marmor) knee. Clin Orthop 120:86–94
Marmor L (1979) Marmor modular knee in unicompartmental disease. J Bone Joint Surg [Am] 61:347–353
Tönnis D (1977a) Erfahrungen bei der Verwendung verschiedener Kniegelenksprothesen in 142 Fällen. Med Orthop Tech 97:15–16
Tönnis D (1977b) Die Implantatauswechselung bei verschiedenen Formen von Kniegelenksprothesen. Orthop Prax 13:318–321
Tönnis D (1979) Eine abgeänderte Schlittenprothese für den Aufsitz auf Kortikalisfläche. Z Orthop 117:833–836
Tönnis D (1985) Die Schlittenprothese (Modell nach Tönnis), Implantationstechnik, Indikation, Ergebnisse. Med Orthop Tech 105:49–53

Diskussion

Walldius, Stockholm: Ich baue nach wie vor meine Kniegelenkprothese ein. Die letzte Implantation liegt 2 Monate zurück. Ich möchte einige Hinweise zur Technik geben: Die Prothese stützt sich gut auf der subchondralen Kortikalis ab. Deshalb sollte man diese Zone nicht weiter als nötig resezieren. Der spongiösen Auflage kann man nicht vertrauen. Eine Prothese wie die Guepar-Prothese sitzt der Spongiosa auf und wird einzementiert. Es kommt so häufig zu Lockerungen in sagittaler und in frontaler Richtung, es entsteht ein Schlottergelenk. Nach solchen Verläufen ist es sehr schwierig, eine Arthrodese zu machen. Durch den Zement wird viel Knochengewebe zerstört. In solchen Fällen muß man den Zement ausräumen und den Prothesenstiel mit einem Marknagel verlängern. Die Auflagefläche des Tibiaprothesenteils kann man vergrößern, damit sie auf der Kortikalis aufliegt. So kommt man doch noch zu einer guten Einheilung und Stabilität.

v. Salis-Soglio, Lübeck: Ich möchte eine Frage an Herrn Hofmann stellen: Die Entwicklung geht ja in die Richtung der scharnierlosen, nicht gekoppelten Totalprothesen. Es ist erstaunlich, wie gut diese Gelenke funktionieren. Ich möchte Sie fragen, ob Ihnen bei Ihren Nachuntersuchungen von Patienten mit Walldius-Knien keine Nachteile seitens der Funktion des Kapsel-Band-Apparats oder der Muskulatur aufgefallen sind.

Hofmann, München: Die Einschränkung der Funktion liegt in der Konstruktion des Walldius-Knies begründet. Unsere Patienten hatten sowohl bei den Nachuntersuchungen im Jahr 1975 als auch 10 Jahre später Probleme, weil sie nur bis 90° beugen konnten. Diese Einschränkung der Beugefähigkeit macht Schwierigkeiten beim Aufstehen vom Stuhl, beim Zubinden der Schnürsenkel u. a. Verrichtungen. Seitens des Kapsel-Band-Apparats haben wir in einem Zeitraum von 10 Jahren keine Verschlechterung beobachten können. Ein Rollstuhlpatient, der bereits vor 1975 operiert worden war, kam nicht mehr zum Stehen und Gehen. Ein zweiter Rollstuhlpatient, bei dem wir keine Verbesserung seiner Situation erreichen konnten, kam im Jahr 1985 hinzu, wobei allerdings die Destruktionen in den Nachbargelenken für seine Abhängigkeit vom Rollstuhl verantwortlich waren.

Nun noch zur Frage: „Prothesenimplantation mit oder ohne Zement?"
Im Schrifttum sind die Ergebnisse meines Wissens gleich. Es sind größere Serien von Walldius-Prothesen mit und ohne Zement implantiert worden, die Resultate wichen nur wenig voneinander ab.

Stock, Braunschweig: Ich möchte Herrn Walldius noch einmal um eine Stellungnahme bitten. Er hat ja kürzlich erst sein letztes Kniegelenk eingebaut und beabsichtigt, dieses Modell weiter zu implantieren. Im allgemeinen ist aber das Walldius-Knie verlassen worden, weil viele Komplikationen, wie Infektionen, Lockerungen, Peronäusparesen etc. aufgetreten waren.

Welche Erfahrungen haben Sie, Herr Walldius, bei Ihren über 300 implantierten Prothesen gemacht? Wie waren die Langzeitergebnisse?

Walldius, Stockholm: Zunächst muß ich betonen, daß ich schon lange Zeit keinen Zement mehr verwende. Die Implantation unter Zuhilfenahme von Knochenzement war ein Fehler.

Seither vertraue ich nur noch auf die Konstruktion der Prothese. Die Markraumschäfte wurden verlängert. Dabei kommt es auch zu einer Art von Lockerung, die röntgenologisch durch eine Hofbildung um den Prothesenschaft herum imponiert. Diese „fibröse Zone" stellt eine elastische Fixation des Schafts dar, wie etwa ein Zahn im Kiefer. Wichtig ist aber, daß die Aufhellungszone gleichmäßig um den Schaft herum verläuft. Liegt eine trichterförmige Aufhellungszone vor, so bedeutet dies eine Lockerung und ein schlechtes Resultat. Ich habe Fälle über 25–30 Jahre verfolgt und gesehen, daß sich an der Fixationsart nichts änderte. Gute Resultate erzielte ich in etwa 75–80% der Fälle. Es waren meistens sehr weit fortgeschrittene Krankheitsbilder mit starken Valgus- oder Varusdeformitäten und Patienten, die viele Jahre im Rollstuhl saßen. Man muß die Ausgangssituation bedenken, wenn man über Ergebnisse berichtet.

v. Salis-Soglio, Lübeck: Vielen Dank, Herr Walldius, für Ihren interessanten Beitrag nach Ihren langjährigen Erfahrungen.

Ich möchte noch zu dem *Vortrag* von Herrn *Gerstmann* einige Fragen stellen: Zunächst zur *Operationstechnik.* Haben Sie wesentliche Unterschiede zwischen der *Onlay-* und der *Inlay-Technik* gesehen? Verwenden Sie unterschiedliche *Zugänge?*

Gerstmann, Dortmund: Wir gehen von einem *medialen Payr-Schnitt* aus vor. Anfangs, in den Jahren 1974 und 1975, haben wir verschiedene Zugänge ausprobiert. Die Tuberositas tibiae lösen wir dann ab, wenn eine mediale und eine laterale Schlittenprothese implantiert werden soll und die Kniescheibe nicht genügend verschieblich ist.

Wir *bevorzugen* ausnahmslos die *Onlay-Technik,* haben aber keine Unterschiede zur Inlay-Technik gesehen. Wir haben nur anfangs wenige Male die Inlay-Technik benutzt. Das Auflegen der Kunststoffplateaus auf die Spongiosafläche erscheint uns nicht so sicher wie das Auflegen auf die Kortikalis.

v. Salis-Soglio, Lübeck: Haben Sie nachteilige Wirkungen von Fehlstellungen der femoralen oder tibialen Komponente gesehen? Führt eine nicht exakte Kongruenz z. B. zu einer vorzeitigen Lockerung oder zu einem vorzeitigen Verschleiß?

Gerstmann, Dortmund: Es ist klar, man muß exakt implantieren. Wir streben eine Valgusstellung von 6° an. Von dieser Idealstellung kann man bis zu 1° Varus implantieren, ohne daß dies größere Nachteile hat. Kommt man damit nicht zurecht, müßte man eine Umstellungsosteotomie vornehmen.

v. Salis-Soglio, Lübeck: Nehmen Sie bitte noch zur Kippung des Tibiaplateaus nach dorsal Stellung. Wie beeinflußt sie die Streckfähigkeit im Kniegelenk?

Gerstmann, Dortmund: Wir haben keine erheblichen Kippstellungen gesehen. Leichte Kippungen kamen vor. Neigungen von 2–5° sind nach unseren Erfahrungen unerheblich.

Stock, Braunschweig: Das Problem der nicht gekoppelten Prothesen, u. a. der Schlittenprothese ist doch die Stabilität. Können Sie dazu noch etwas sagen? Haben Sie z. B. bei Ihren Nachuntersuchungen sog. Streßprüfungen gemacht mit gehaltenen Aufnahmen in Abduktion und Adduktion? Wie haben Sie die Distanz gemessen, um eine gute Stabilität der Bänder zu erreichen?

Gerstmann, Dortmund: Vor der Operation müssen lange Achsenaufnahmen gemacht werden. Sie werden vermessen und man plant entsprechend.

Bei den Nachuntersuchungen werden keine gehaltenen Aufnahmen gemacht. Das läßt sich bei der Vielzahl der Patienten nicht durchführen. Wir haben aber Stehaufnahmen vorgenommen und klinisch untersucht. Dabei hat sich gezeigt, daß bekannte und intraoperativ gefundene vordere Kreuzbandrupturen keine Auswirkungen auf das Ergebnis hatten. Dies hat uns überrascht. Bei den Seitenbändern trifft man auf verschiedene Situationen. Es gibt Patienten, die etwas gelockerte Seitenbänder aufweisen, aber über wenig Beschwerden klagen. Sie kommen mit Kniebandagen zurecht. Patienten, bei denen man größere Korrekturen vornehmen mußte und die bei den Untersuchungen eine sehr straffe Bandführung aufwiesen, waren, entgegen unserer Annahme, allerdings wesentlich zufriedener.

Rütt, Würzburg: Herr Gerstmann, bei der Implantation von Schlittenprothesen ist es doch ein Nachteil, daß man 4 Einzelteile einpflanzen muß. Sie sprechen von einer exakten Implantation, wobei man sich fragt, wie Sie die 4 Teile genau miteinander abstimmen. Diese Schwierigkeiten sind doch ein großer Nachteil der Schlittenprothese.

Gerstmann, Dortmund: Ich teile im Prinzip Ihren Einwand. Die Implantationstechnik bedarf einer großen Erfahrung und Routine.

Stock, Braunschweig: Ich meine, daß man auch die Vorteile der Schlittenprothese sehen muß. Durch die fehlende Koppelung sind ihre Toleranzen größer, technische Operationsfehler werden wohl eher „verkraftet". Ich denke, daß dieser Gesichtspunkt trotz schwieriger Operationstechnik für die Schlittenprothesen spricht.

Spätergebnisse nichtoperierter Epiphysenlösungen

J. Zilkens, F. Löer und K.-W. Zilkens

Die Epiphyseolysis capitis femoris (ECF) ist – wie der M. Perthes – die wichtigste, nicht traumabedingte präarthrotische Deformität des Hüftgelenks. Es hat seit Beginn dieses Jahrhunderts viele Untersuchungen darüber gegeben, welche Folgen eine Epiphysendislokation für das Hüftgelenk im Erwachsenenalter hat. Wegen der regelwidrigen Stellung des koxalen Femurendes in der Pfanne wurde zunächst mit konservativen, später mit operativen Mitteln versucht, die Epiphysendislokation zu korrigieren.

Dabei war das Ziel jeder Therapie, die Fehlstellung der Epiphyse zu beheben, so daß anschließend der Formschluß des Hüftgelenks, das Containment, ungestört war und damit die Gefahr der Hüftarthrose geringer wurde.

Wir haben untersucht, welche Form- und Funktionsstörungen die konservative Behandlung der Hüftkopfepiphysenlösung auf lange Dauer ergibt und in welcher Beziehung sie zu einer späteren Hüftarthrose steht.

Eigenes Krankengut

An der Rheinischen Orthopädischen Landesklinik Viersen-Süchteln besteht ein Krankenblatt- und Röntgenarchiv, dessen Anfänge bis zum Jahre 1922 zurückreichen.

In dieser Anfangszeit wurde an unserer Klinik die Hüftkopfepiphysenlösung durch Ruhigstellung im Becken-Bein-Gipsverband behandelt.

Erst in den 30er Jahren wurde zusätzlich eine Extensionsbehandlung dem Repositionsversuch vorgeschaltet.

Seit den ersten Veröffentlichungen von Imhäuser zu diesem Thema wurden in den 50er Jahren Epiphysenlösungen an unserer Klinik z.T. operativ versorgt und später die stärkeren Dislokationen auch durch eine Umstellungsosteotomie nach Imhäuser aufgerichtet.

Aus dem großen Krankengut konservativ behandelter Epiphysenlösungen haben wir – mit ausdrücklicher Genehmigung der letzten beiden Direktoren dieser Klinik – 18 Patienten mit 24 Epiphysendislokationen nachuntersucht. Berücksichtigt wurden nur diejenigen Epiphysenlösungen, bei denen die Epiphyse nach dorsal und kaudal oder nach medial, dorsal und kaudal abgeglitten war. Einen Aufschluß über das Patientengut gibt Tabelle 1.

Es wurde außerdem der Versuch gemacht, anhand der alten sowie auch der heute gemachten Röntgenaufnahmen den Dislokationsgrad in etwa zu bestimmen, wobei verständlich ist, daß bei der Röntgentechnik der 30er und 40er Jahre eine *genaue Dislokationsbestimmung* in den meisten Fällen nicht durchgeführt werden konnte. Bei den jetzigen Nachuntersuchungen wurden alle Patienten in der Standardtechnik nach Imhäuser geröntgt.

Wegen der Ungenauigkeiten in der Winkelmessung wurden 3 Gruppen von Patienten je nach Dislokationsgrad gebildet (Tabelle 2). Die nachuntersuchten Pa-

Tabelle 1. Langzeitverläufe nicht operierter ECF

Patienten	18
– ♂	14
– ♀	4
Beidseitige ECF	6 von 18 Patienten
Rechts zu links	15 zu 9 Patienten
Nachuntersuchte Hüftgelenke insgesamt	24
Kürzester Nachuntersuchungszeitraum	20 Jahre
Längster Nachuntersuchungszeitraum	42 Jahre
Mittelwert	28,9 Jahre

Tabelle 2. Dislokations- und Arthrosegrad (klinischer gleich-röntgenologischer Arthrosegrad) bei der ECF (n = 24)

Dislokationsgrad	
< 30°	3 Hüftgelenke
30–60°	13 Hüftgelenke
> 60°	8 Hüftgelenke
Arthrosegrad	
I	10 Hüftgelenke
II	6 Hüftgelenke
III	8 Hüftgelenke

tienten wurden je nach ihrer klinischen oder röntgenologischen Arthrose einer Einteilung zugeführt, wobei der klinische und röntgenologische Arthrosegrad gleichgesetzt wurde (Hackenbroch 1982).

Erwartungsgemäß war der Arthrosegrad bei den Patienten mit einer Dislokation unter 30° (Meßtechnik nach Imhäuser) niedrig. Andererseits hatten von 8 Hüftgelenken mit einer ECF von mehr als 60° 5 Hüftgelenke auch eine drittgradige Arthrose (insgesamt waren 8 Hüftgelenke mit einer drittgradigen Arthrose gesehen worden).

Im Gegensatz zu den Untersuchungen von Engelhardt (1984) war bei unserem Patientengut das rechte Hüftgelenk häufiger von der ECF betroffen als das linke (15:9).

Beidseitige Hüftkopfepiphysenlösungen hatten wir bei 6 von 18 Patienten ($^1/_3$). Dies stimmt gut mit der Aussage von Engelhardt (1984) überein.

Der CCD-Winkel konnte wegen fehlender orthograder Bilder nicht exakt bestimmt werden. Die Morphologie der Pfanne war röntgenologisch bei keinem der von uns nachuntersuchten Patienten z. Z. der Epiphysenlösung krankhaft verändert. So konnten bei diesen Patienten keine radiologisch prädisponierenden Faktoren für eine ECF angenommen werden.

Sogenannte Einrollungsformen des Hüftkopfes sahen wir bei allen stärkergradigen Epiphyseolysen (Abb. 1).

Bei keinem der von uns nachuntersuchten Patienten war eine manuelle Reposition oder ein Repositionsversuch ausgeführt worden. Abbildung 2 zeigt das Beispiel einer schweren Epiphysendislokation aus dem Jahre 1955, die nicht reponiert und 1985 nachuntersucht wurde. Trotz der erheblichen Dislokation hatte sich kaum eine Spätarthrose entwickelt. Als Formstörung ließ sich im wesentli-

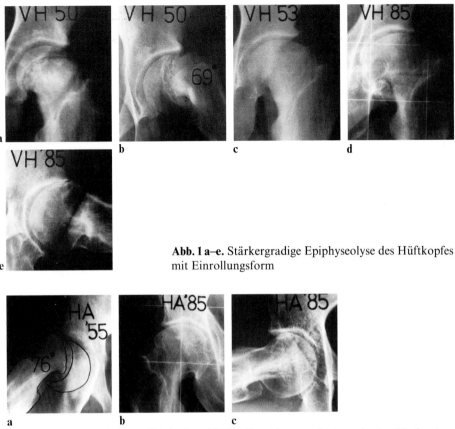

Abb. 1 a–e. Stärkergradige Epiphyseolyse des Hüftkopfes mit Einrollungsform

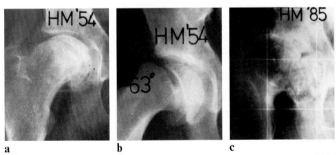

Abb. 2 a Schwere Epiphysendislokation (1955), die nicht reponiert wurde. b, c Nachuntersuchung 1985. Trotz erheblicher Dislokation hat sich kaum eine Spätarthrose entwickelt. Im wesentlichen ist eine Kragenbildung des Kopfes zu erkennen

Abb. 3. a, b. *Im Jahre 1954 stattgefundene Epiphysenlösung.* c 1985 hat sich eine starke Arthrose entwickelt

chen eine Kragenbildung des Kopfes erkennen. Abbildung 3 zeigt dagegen eine Epiphysenlösung, bei der sich innerhalb von 31 Jahren eine starke Arthrose entwickelt hat. Abbildung 4 zeigt eine beidseitige Epiphysendislokation, die als Spätergebnis auf der einen Seite nur zu einer leichten Formstörung geführt hat und auf der anderen Seite – bei etwa seitengleicher Dislokation – zu einer Koxarthrose III. Grades.

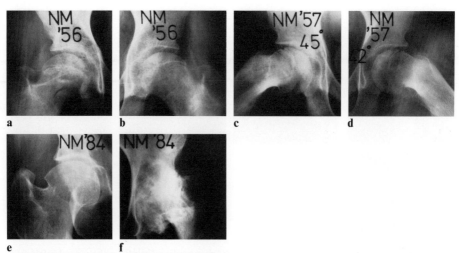

Abb. 4. a, b Beidseitige Epiphysendislokation (1956). **c, d** Untersuchungsbefund 1957. **e, f** Untersuchungsbefund 1984. Auf der einen Seite eine leichte Formstörung, auf der anderen Seite eine Koxarthrose III. Grades

Diskussion

Bei früheren Untersuchungen zu der Frage, ob und wann die Epiphyseolysis capitis femoris (ECF) eine „präarthrotische Deformität" im Sinne Hackenbrochs (1974) darstellt, sind die Autoren bemüht gewesen, klinisch und röntgenologisch die Fehlstellung der Hüftkopfepiphyse zur Metaphyse darzustellen und die Folgen dieses Formfehlers zu dokumentieren.

Bereits Sprengel (1898) hatte 2 Spätfälle einer ECF untersucht und dabei die Vermutung aufgestellt, daß die ECF traumatisch bedingt sei.

Muelli (1938) hat die damals übliche Therapie mit einer Längsextension und Bettruhe und damit die geschlossene Reposition insofern als erfolgreich angesehen, als er röntgenologisch eine Verbesserung der Stellung der Epiphyse sah.

Vorher hatte bereits Mau (1926) darauf hingewiesen, daß je nach Röntgenprojektion ein falsch-positives Ergebnis einer Repositionstherapie entstehen könnte.

Imhäuser hat 1957 durch eine spezielle Röntgentechnik den Dislokationsvorgang sowie auch die Dislokationsrichtung exakt definiert. Später hat Gekeler (1977) eine exakte Radiometrie und Korrekturplanung der Hüftkopfepiphysenlösung ausgearbeitet.

Imhäuser konnte 1977 nachweisen, daß die Resultate 1–2 Jahrzehnte nach Imhäuser-Osteotomie den Schluß zulassen, stärkergradige Dislokationen, die über einem Kippwinkel von 30° liegen, mit seiner Korrekturosteotomie aufzurichten und dadurch eine Spätarthrose zu verhindern.

In dieser Arbeit weist Imhäuser auch auf Francillon (1967) hin, der das Problem der Präkoxarthrosen im Kindesalter, auch im Hinblick auf die Epiphysenlösung, bereits untersucht hatte.

Schultiz u. Hamacher (1974) und Schultiz et al. (1977) haben „die Epiphysenlösung als präarthrotische Deformität" untersucht. Schultiz u. Hamacher kommen (1974) zu der Auffassung, daß die Frage diskutiert werden müsse, ob Abrutschgrade bis 60° überhaupt korrigiert werden müßten, da auch solche Patienten über einen sehr langen Zeitraum beschwerdefrei bleiben könnten. Schulitz u. Hamacher untersuchten insgesamt 324 operierte Patienten mit ECF und zeigten, daß die Arthrose bei einer Dislokation von 30–60° nur gering war und erst bei Dislokationsgraden über 60° signifikant stärker wurde.

In jüngster Zeit hat Engelhardt (1984) die Morphologie und Prognose der ECF im Langzeitverlauf (1922–1982) umfassend dargestellt.

Auch wir sahen bei stärkergradiger Epiphysendislokation (über 30°) die charakteristische präarthrotische Deformität mit einer Einrollung des kaudalen Kopfpols und einem Wulst, der die ehemalige Schenkelhalsmetaphyse in ihrer Position kennzeichnete.

In Übereinstimmung mit Imhäuser u. Engelhardt (1984) stellten auch wir bei dem relativ kleinen Patientenkollektiv fest, daß sich die Spätergebnisse im wesentlichen am Dislokationsgrad orientierten: So sahen wir bei den 8 Hüftgelenken mit einer Dislokation von über 60° insgesamt 5 Hüftgelenke mit einem klinischen und röntgenologischen Arthrosegrad von III, wobei immerhin bemerkenswert ist, daß 3 von den 8 Hüftgelenken mit einer Dislokation von über 60° einen klinischen und röntgenologischen Arthrosegrad von I–II hatten.

Zur Frage der Chondrolyse während des floriden Gleitvorgangs konnten wir nicht Stellung beziehen, da in unserer Klinik z. Z. der Erkrankung nicht engmaschig genug röntgenkontrolliert worden war.

Epikritisch müssen wir aufgrund unserer Untersuchungen der Ansicht Imhäusers u. Engelhardts (1984) zustimmen, daß eine stärkergradige Epiphysendislokation *korrigiert werden sollte.* Der kritische Winkel liegt dabei um 30°.

Zusammenfassung

Angeregt durch die Arbeiten von Imhäuser, Schulitz und Engelhardt haben wir aus dem Patientengut unserer Klinik mit Epiphyseolysis capitis femoris 18 Patienten mit insgesamt 24 Hüftgelenken nachuntersucht, die keiner Operation oder gedeckten Reposition unterzogen worden waren.

Es zeigte sich bei der Häufigkeit, der Geschlechtsverteilung und den Dislokationswinkeln eine weitgehende Übereinstimmung mit den Voruntersuchern. Auffallend war, daß auch bei stärkergradigen Epiphysendislokationen z. T. keine schwerwiegende Arthrose entstanden war. Dennoch scheint sich das Gesetz zu bewahrheiten, daß Epiphysenlösungen mit einem Kippwinkel von über 30° korrigiert werden sollten, um die „präarthrotische Deformität" und damit das Koxarthroserisiko möglichst gering zu halten.

Literatur

Engelhardt P (1984) Juvenile Hüftkopflösung und Coxarthrose. Bücherei des Orthopäden. Bd 39. Enke, Stuttgart
Francillon MR (1967) Präcoxarthrosen im Kindesalter. Schweiz Med Wochenschr 97:770
Gekeler J (1977) Die Hüftkopfepiphysenlösung. Bücherei des Orthopäden, Bd 19. Enke, Stuttgart
Hackenbroch M (1974) Über funktionelle Insuffizienz, Arthrose und Präarthrose. Z Orthop 112:23

Hackenbroch MH (1982) Degenerative Gelenkerkrankungen. Orthopädie in Praxis und Klinik. Bd 4/1.26–1.27. Thieme, Stuttgart

Imhäuser G (1957) Zur Pathogenese und Therapie der jugendlichen Hüftkopflösung. Z Orthop 88:3

Imhäuser G (1960) Über das Wesen der Epiphysendislokation am coxalen Femurende und ihre operative Spätbehandlung. Wiederherst Chir Traumatol 5:203

Imhäuser G (1962) Therapie der Epiphysenlösung unter Zugrundelegung ihrer Pathogenese. Verh Dtsch Orthop Ges 49. Kongreß, S 241

Imhäuser G (1977) Spätergebnisse der sog. Imhäuser Osteotomie bei Epiphysenlösung. Z Orthop 115:716–725

Imhäuser G (1979) Das Schicksal von Epiphysennekrosen bei der jugendlichen Hüftkopflösung. Z Orthop 117:714–723

Mau C (1926) Zur Frage der Reposition der traumatischen Epiphysenlösung am Oberschenkelhals. Arch Orthop Unfallchir 24:54

Muelli A (1938) Zur Therapie der Epiphyseolysis Capitis Femoris. Schweiz Med Wochenschr 68:346

Schulitz KP, Hamacher P (1974) Die Epiphyseolyse als präarthrotische Deformität. Z Orthop 112:595

Schulitz KP, Hamacher P, Spier F (1977) Beitrag zur Epiphyseolysis Capitis Femoris. Z Orthop 115:133–145

Sprengel O (1898) Über die traumatische Lösung der Kopfepiphyse des Femur und ihr Verhältnis zur Coxa vara. Arch Klin Chir 57:805

Diskussion

Hedtmann, Bochum: Ich möchte zunächst an Herrn Schwetlick eine Frage richten: Haben Sie die Imhäuser-Weber-Osteotomie grundsätzlich zweizeitig oder einzeitig durchgeführt, oder haben Sie beide Eingriffe variabel vorgenommen? Haben Sie Unterschiede gesehen zwischen primären Verschraubungen, sekundären Umstellungen oder der kombinierten Technik in einer Sitzung?

Schwetlick, Gießen: Wir haben in der Regel einzeitig operiert.

Hedtmann, Bochum: Haben Sie in Ihrem Krankengut irgendwelche Hinweise auf Chondrolysen oder Kopfnekrosen gefunden?

Schwetlick, Gießen: Ich habe gestern mit meinem früheren Chef, Herrn Prof. Imhäuser, über dieses Problem gesprochen. Er meinte, daß die Chondrolysen um so häufiger auftreten, je mehr man die abgerutschten Epiphysen gewaltsam reponiert und je nachdem ob man die Hüftgelenkkapsel eröffnet oder nicht. Bei akuten Epiphysenlösungen, beim akuten Abrutsch also, nehme ich in Narkose einen vorsichtigen Repositionsversuch vor und eröffne auch die Kapsel. Im Kölner Krankengut, das ich vor 10 Jahren einmal nachuntersucht habe, zeigten sich insgesamt bei etwa 5% der Patienten Komplikationen im Sinne von Chondrolysen oder Kopfnekrosen.

Rettig, Gießen: Man muß bedenken, daß es spontane Nekrosen nach Epiphysenlösungen gibt. Diese Fälle sind zwar selten. Sie betrafen in unserem Krankengut vorwiegend Patienten, bei denen man in der Vorstellung einer Epiphysiolysis capitis femoris lenta in Innenrotations-/Abduktionsstellung fixierte und sich vorstellte, daß eine Reposition möglich ist. Diese Fälle haben alle zu einer Versteifung geführt.

Bei der akuten Epiphysenlösung sollte man nur in den ersten Tagen eine Reposition versuchen, keinesfalls nach 8 oder 10 Tagen. Bei verspäteten Fällen sollte man lieber entweder verschrauben oder eine Umstellungsosteotomie machen. Bei stärkerem Abrutsch über 50–60° ist eine subkapitale Osteotomie anzuraten. Diese schwierige Technik muß man natürlich lernen. Nach anfänglichen Schwierigkeiten haben wir bei den letzten 30 Patienten nur gute Resultate erzielt. Nach der Imhäuser-Weber-Osteotomie haben wir eigentlich keine Hüftkopfnekrosen beobachtet.

Zilkens, Viersen: Herr Prof. Rettig, ich widerspreche Ihnen eigentlich nur ungern. Ich war vor 2 Jahren bei Salter in Toronto, der ein großes Kollektiv von Kindern behandelt hat. Herr Salter lehnt die subkapitale Osteotomie bei der Epiphysendislokation strikt ab. Er sagt, ihm sei dies zu riskant.

Rettig, Gießen: Ich stimme Ihnen zu, Herrn Zilkens, daß der Eingriff Risiken in sich birgt. Nur wer Routine hat, sollte diese Operation machen. Im übrigen gibt es Patienten, bei denen z. B. Außenrotationsfehlstellungen von 80° bestehen und deren Gangbild ganz schlecht ist. Mit der Osteotomie nach Imhäuser kann man diese Deformitäten nicht beheben.

Zilkens, Viersen: Ich möchte an das „Remodeling" erinnern, das bei den bajonettförmigen koxalen Femurenden nach Imhäuser-Osteotomie nach Jahrzehnten doch zu einer erstaunlichen Formänderung führen kann.

Rettig, Gießen: Das Problem liegt nicht im „Remodeling", sondern darin, daß der Imhäuser-Osteotomie Grenzen gesetzt sind, und zwar bei sehr starkem Abrutsch. Hier bleibt nur die Resignation oder eine Teilkorrektur oder die subkapitale Osteotomie, die die besten Korrekturergebnisse bringt, aber eben einen schwierigen Eingriff darstellt.

Friedebold, Berlin: Natürlich ist die subkapitale Osteotomie ein riskanter Eingriff. Trotz der Einwände von Salter sollte man die subkapitale Osteotomie nicht verketzern. Ich halte sie für berechtigt. Sie korrigiert an der Stelle, an der die Hauptfehlstellung liegt. Man muß die Kapsel sehr sorgfältig behandeln und darf sie nicht dort durchtrennen, wo die Blutgefäße verlaufen. Außerdem muß man den Sporn unten abtragen und exakt reponieren. Je mehr Boden man mit dieser Osteotomie unter den Füßen hat, desto besser sind auch die Ergebnisse.

Zilkens, Viersen: Man sollte bei den Korrekturen auch bedenken, daß nicht jede Deformität zur Idealstellung voll auskorrigiert werden muß. Ich meine, eine Restdeformität kann akzeptiert werden und hat, wie unsere Spätergebnisse zeigen, keine Bedeutung für die Gelenkfunktion.

v. Salis-Soglio, Lübeck: Ich möchte noch einmal zur Reposition der akuten Form der Epiphysenlösung etwas fragen. Wie stehen Sie, Herr Schwetlick, zur Frage der Reposition? Verschrauben Sie, wenn Sie reponiert haben, oder verschrauben Sie nicht?

Schwetlick, Gießen: Das akute Ereignis darf, darauf hat Herr Prof. Rettig schon hingewiesen, höchstens 8 Tage zurückliegen. Es imponiert wie eine Schenkelhalsfraktur. Wenn wir reponiert haben, verschrauben wir auch.

Stock, Braunschweig: Wann sollte man das Metall nach der Epiphysenverschraubung entfernen?

Rettig, Gießen: Es bleibt kein anderer Weg, als das Metall dann zu entfernen, wenn die Epiphysenscheibe weitgehend durchgebaut ist. Entfernt man zu früh, so kann es zu einem „Nachrutschen" des Hüftkopfs kommen. Es gibt allerdings Probleme bei der Schraubenentfernung. Sie können beim Zurückdrehen am Übergang vom Gewinde zum Schaft an der Schwachstelle abbrechen.

Stock, Braunschweig: Sehen Sie nach der Epiphyseodese Wachstumsstörungen?

Rettig, Gießen: Selbstverständlich ja. Beim einseitigen Abrutschen können Längendifferenzen bis zu 1 cm erwartet werden. Beim beidseitigen spielt die Wachstumsstörung keine Rolle.

Stock, Braunschweig: Wenn eine Wachstumsstörung mit Sicherheit eintritt, könnte man doch eigentlich auch einen längeren Zeitraum bis zur Operation verstreichen lassen, gleichgültig, ob die Epiphysenfuge durchgebaut ist oder nicht.

Rettig, Gießen: Sie müssen bedenken, daß dann aber das Risiko des Nachgleitens größer ist. Der Prozeß ist nach einem halben oder einem Dreivierteljahr noch nicht abgeschlossen.

Stock, Braunschweig: Ich möchte noch etwas zur Operationstechnik sagen: Bei einer akuten Abscherung der Epiphyse kann es beim Einschrauben durch das große Gewinde der Epiphysenschrauben zu einer Drehung der Epiphyse kommen. Deshalb ist es besser, Spickdrähte einzubringen.

Rettig, Gießen: Wenn Sie korrekt vorgehen, müssen Sie zunächst 2 Steinmann-Nägel einbohren, die den Kopf vor Verdrehung schützen.

Stock, Braunschweig: Noch eine letzte Frage: Die Fixation mit Kirschner-Drähten ist nur kurz erwähnt worden. Bis zu welchem Alter verwenden Sie Kirschner-Drähte und wann die Schrauben?

Rettig, Gießen: Kleine Patienten behandeln wir selbstverständlich mit der Kirschner-Draht-Spickung. Ab dem 12. Lebensjahr etwa kann man verschrauben, es sei denn, es handelt sich um einen sehr kleinen Patienten.

Fußdeformitäten

Langzeitergebnisse in der Behandlung des kongenitalen Klumpfußes

P. Moulin und F. Hefti

Obwohl der Klumpfuß neben der kongenitalen Hüftgelenkluxation die häufigste angeborene Skelettdeformität ist und eine unübersehbare Zahl von Publikationen existiert, so herrscht dennoch keine Klarheit über das optimale therapeutische Vorgehen. Der Wert einer Therapie erweist sich erst im Langzeitverlauf. Die Mehrzahl der Arbeiten über Langzeitverläufe nach Klumpfußbehandlungen sind schon älteren Datums; aus den vergangenen 15 Jahren sind uns nur die Arbeiten von Björness (1975), Imhäuser (1980), Harrold u. Walker (1983), Laaveg u. Ponseti (1980) sowie die Monographie von Somppi (1984) bekannt. Wir stellen deshalb die Langzeitverläufe der in den vergangenen 30 Jahren in Basel behandelten Klumpfußpatienten vor, wobei in diese retrospektive Studie nur Patienten mit Verläufen von mehr als 10 Jahren aufgenommen wurden.

Patientengut und Methoden

Es wurden 104 Patienten nachkontrolliert, deren Behandlung zwischen 1954 und 1974 in Basel begonnen worden war. Die Zeit seit Behandlungsbeginn betrug im Durchschnitt 17,7 Jahre (zwischen 10,0 und 29,4 Jahre). 60 Patienten hatten einseitige Klumpfüße, 44 Patienten waren auf beiden Seiten betroffen, so daß insgesamt 148 Klumpfüße berücksichtigt wurden. 82 Patienten (79%) waren männlichen, 22 (21%) weiblichen Geschlechts. Alle Patienten wurden persönlich nachkontrolliert, und es wurden Fußabdrücke hergestellt.

In allen Fällen war die Diagnose bei der Geburt gestellt worden. Die konservative Behandlung begann meist in den ersten Tagen oder spätestens innerhalb des 1. Lebensmonats. Bei 10 Füßen war die Behandlung ausschließlich konservativ. Bei den restlichen Patienten waren 431 Eingriffe notwendig, wobei die Achillessehnenverlängerung und der "medial release" bis zu 3mal angewendet wurden (Tabelle 1).

Bei der Nachkontrolle fragten wir nach der Art von eventuellen Beschwerden mit ihrer genauen Lokalisation, nach sportlicher Betätigung, nach Militärdienst-

Tabelle 1. Art und Anzahl der durchgeführten Operationen

Achillessehnenverlängerung (mit oder ohne hintere Kapsulotomie)	169
"Medial release"	76
Verlagerung der Tibialis-anterior-Sehne	59
Tibiadetorsionsosteotomie	52
Operation nach Steindler (Tenotomie der Plantaraponeurose)	38
Kalkaneusosteotomie nach Dwyer	13
Kuboidotomie	11
Doublearthrodese (unteres Sprung- und Chopart-Gelenk)	10
Insgesamt durchgeführte Operationen	428

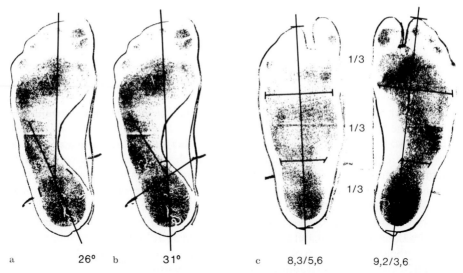

Abb. 1 a–c. Auswertung der Podogramme; **a** Vorfuß-Rückfuß-Winkel: Es wird das Zentrum des Kreissegments des Rückfußes bestimmt; die Projektionspunkte der beiden Malleolen werden miteinander verbunden. Die Verbindung des Rückfußzentrums mit der Mitte zwischen den beiden Malleolen bildet die Rückfußachse. Vom gleichen Punkt auf der Malleolenachse bildet die Verbindung zur Mitte des 2. Zehs die Vorfußachse. Der Winkel zwischen diesen beiden Linien bildet den Vorfuß-Rückfuß-Winkel; **b** Fußachse-Malleolen-Winkel: Das Zentrum des Rückfußes wird mit der Mitte des 2. Zehs verbunden, die Projektionspunkte der beiden Malleolen werden miteinander verbunden; der Winkel zwischen diesen beiden Linien bildet den Fußachsen-Malleolen-Winkel; **c** Koeffizient aus Vorfußbreite und Mittelfußbreite: Die in **b** gebildete Fußachse wird gedrittelt. Am Übergang distales mittleres Drittel und mittleres proximales Drittel wird senkrecht zur Achse die Breite des Abdrucks gemessen; der Quotient aus den Meßwerten im Bereich des Vorfußes und des Mittelfußes bildet den Koeffizienten

tauglichkeit und Schuhversorgung. Die sorgfältige klinische Untersuchung wurde jeweils durch ein Podogramm beider Füße im Stehen ergänzt.

Alle Podogramme wurden systematisch vermessen. Entsprechend dem in Abb. 1 a–c gezeigten Vorgehen wurden jeweils die Rückfußachse, Vorfußachse, Gesamtfußachse und Malleolenachse eingezeichnet. Aus diesen Achsen wurden folgende Winkel berechnet: Vorfuß-Rückfuß-Winkel und Fußachsen-Malleolen-Winkel (Abb. 1 a, b). Neben der Fußlänge wurde auch die Vorfuß- und Mittelfußbreite gemessen. Aus den beiden Werten wurde ein Koeffizient errechnet (Abb. 1 c).

Die Auswertung erfolgte nach 5 allgemeinen Gesichtspunkten:

Beschwerden, funktionelle Leistungsfähigkeit, Beweglichkeit, klinischer Aspekt und Meßwerte des Fußabdrucks.

Bezüglich *Beschwerden* wurde das Resultat als sehr gut beurteilt bei völligem Fehlen von Beschwerden, als gut bei nur seltenem Auftreten nach großen Anstrengungen, als mäßig bei häufigen Beschwerden und als schlecht bei ständigen Schmerzen.

Für die Auswertung der *funktionellen Leistungsfähigkeit* wurde mit einem Punktesystem gleichzeitig die Gehfähigkeit, die sportliche Betätigung und die Militärdiensttauglichkeit berücksichtigt.

Die Beurteilung der *Beweglichkeit* betraf v. a. das obere Sprunggelenk: Bei mehr als 5° Dorsalextension wurde das Resultat als sehr gut eingestuft, bei 5° noch als gut, bei Erreichen der Neutralstellung ohne Dorsalextension als mäßig und bei Nichterreichen der Neutralstellung als schlecht.

Für den *klinischen Aspekt* wurden nach einem Punktesystem die Stellung des Rückfußes (Varus/Valgus), die Achse des Vorfußes bezüglich Abduktion/Adduktion wie auch Pronation/Supination sowie die Fußachse im Vergleich zur Oberschenkelachse bezüglich Rotation berücksichtigt.

Für die Auswertung der Messungen aus den Fußabdrücken wurden zuerst die Werte der 60 gesunden gegenseitigen Füße bei den einseitigen Klumpfüßen ermittelt. Die so gefundenen Mittelwerte ergaben unsere „Normalwerte". Meßwerte bei Klumpfüßen, die innerhalb der einfachen Standardabweichung von diesen Normalwerten lagen, wurden als sehr gut gewertet, innerhalb der doppelten Standardabweichung als gut, innerhalb der 3fachen als mäßig und außerhalb der 3fachen Standardabweichung als schlecht.

Die gewonnenen klinischen, podographischen und anamnestischen Daten wurden mit einem Computer verarbeitet.

Besondere Fragestellungen betrafen den Einfluß des Zeitpunktes der 1. Operation auf das Gesamtresultat, den Einfluß der Verlagerung der Tibialis-anterior-Sehne auf den Koeffizienten aus Vorfuß- und Mittelfußbreite, den Einfluß der Tibiaderotationsosteotomie auf die Fußachse gegenüber der Oberschenkelachse und gegenüber der Malleolenachse und Korrelationen zwischen Anzahl der Operationen und Gesamtresultat sowie Anzahl der Operationen und Wadenumfangsdifferenz bei einseitigen Klumpfüßen.

Resultate

Abbildung 2 orientiert über das Gesamtresultat. Generell fanden sich gute oder sehr gute Resultate bezüglich Beschwerden bei 97% der Patienten, bezüglich

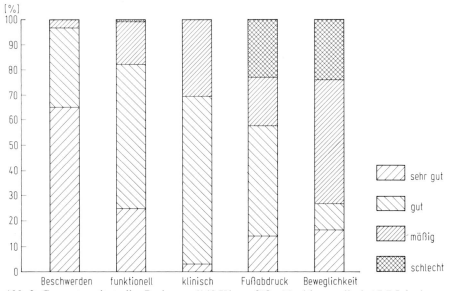

Abb. 2. Gesamtresultat aller Patienten (148 Klumpfüße, Nachkontrollzeit 17,7 Jahre)

funktioneller Leistungsfähigkeit bei 83%, bezüglich klinischem Aspekt des Fußes bei 69%, bezüglich Meßwerte des Fußabdrucks bei 58% und bezüglich Beweglichkeit bei 27%.

Einige Einzelheiten dieser generellen Auswertung sind:

Über häufigere *Beschwerden* klagten nur 3,4% der Patienten, 31,8% verspürten Schmerzen nur gelegentlich nach größeren Anstrengungen und 64,8% der Patienten waren vollständig beschwerdefrei.

Die *Gehfähigkeit* war bei 84,6% der Patienten uneingeschränkt. Bei jeweils 7,7% der Patienten war die Gehfähigkeit auf 2 h bzw. weniger als 2 h eingeschränkt. 49,0% der Patienten trieben regelmäßig *Sport*, 9,6% gar ambitioniert, 24,1% nur gelegentlich und 17,3% trieben gar keinen Sport.

Die *klinische Untersuchung* zeigte, daß der *Rückfuß* in der Mehrzahl der Fälle (58,1%) in Nullstellung stand und nicht einmal $1/3$ der Patienten den physiologischen Fußvalgus aufwiesen (27,7%), wenn auch nur wenige einen pathologischen Rückfußvarus zeigten (14,2%).

Meßwerte der Fußabdrücke

Die aus den gesunden gegenseitigen Füßen bei einseitig betroffenen Patienten gewonnenen „Normwerte" betrugen für den Vorfuß-Rückfuß-Winkel 10,8° (Standardabweichung ±5,1°), für den Fußachsen-Malleolen-Winkel 12,4° (±4,8°), und der Koeffizient aus Vorfuß- und Mittelfußbreite betrug im Mittel 2,6 (±0,9).

Bei den *Klumpfüßen* betrug der *Vorfuß-Rückfuß-Winkel* im Durchschnitt 19,5°; innerhalb des „Normbereichs" (10,8° ±5,1° = 5,7° bis 15,9°) befanden sich nur 25% der Patienten. Innerhalb der doppelten Standardabweichung waren weitere 29,1% der Patienten, so daß bei diesem Winkel 54,1% der Patienten ein gutes oder sehr gutes Resultat aufwiesen. Stark pathologische Werte fanden sich bei 16,2% der Patienten.

Beim *Fußachsen-Malleolen-Winkel* betrug der Wert bei den Klumpfüßen durchschnittlich 21,4°, auch hier waren nur 27% der Patienten im Normbereich, 37,2% innerhalb der doppelten Standardabweichung, und 22,3% wiesen stark pathologische Werte auf.

Beim *Koeffizienten aus Vorfuß- und Mittelfußbreite* wurde ein Wert unter 1,7 (Normwert von 2,6 minus einfache Standardabweichung) als Senkfuß und ein Wert über 3,5 als Hohlfuß gewertet. Wir fanden 13 „Hohlfüße" und 26 „Senkfüße".

Bei der Prüfung der *Beweglichkeit des oberen Sprunggelenks* konnten 17% der Patienten mit einem Winkel von 10° oder mehr nach dorsal extendieren, 10% hatten 5° Dorsalextension, 49% erreichten nur gerade die Nullstellung und 24% hatten einen fixierten Spitzfuß.

Es konnten keine Korrelationen festgestellt werden zwischen der Anzahl der durchgeführten Operationen und dem Gesamtresultat; bei einseitigen Klumpfüßen fand sich auch keine Korrelation zur Wadenumfangsdifferenz.

Den Einfluß des Zeitpunkts der Erstoperation illustriert Abb. 3. Die Resultate sind außer bei der Beweglichkeit im Durchschnitt besser, wenn die erste Operation innerhalb des 1. Lebensjahres erfolgte (n=68), wobei der Unterschied zu den erst später operierten Patienten bezüglich klinischem Aspekt des Fußes und bezüglich Meßwerte des Fußabdrucks signifikant zugunsten der Frühoperierten ist.

Langzeitergebnisse in der Behandlung des kongenitalen Klumpfußes 559

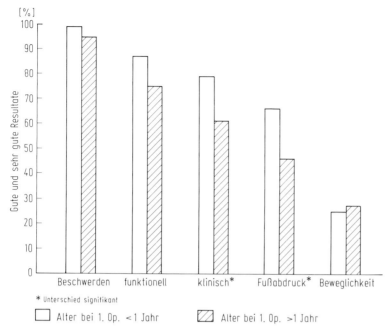

Abb. 3. Einfluß des Alters bei der 1. Operation auf das Resultat

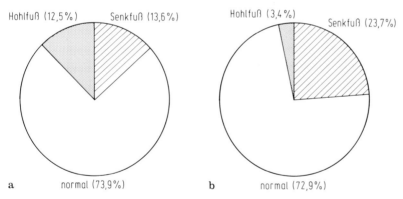

Abb. 4a, b. Einfluß der Verlagerung der Tibialis-anterior-Sehne auf den Koeffizienten aus Vorfuß- und Mittelfußbreite. Bei einem Senkfuß ist dieser Koeffizient unter 1,7, bei einem Hohlfuß ist er größer als 3,5. **a** Füße ohne Verlagerung der Tibialis anterior-Sehne (n = 88), **b** Füße mit Verlagerung der Tibialis-anterior-Sehne (n = 60)

Um den Einfluß der *Verlagerung der Tibialis-anterior-Sehne* auf die Ausbildung des Fußgewölbes zu beurteilen, wurde die prozentuale Verteilung der „Senkfüße" und „Hohlfüße" – wie sie aus dem Koeffizienten aus Vorfuß- und Mittelfußbreite ermittelt wird – untersucht (Abb. 4a, b). Bei den 60 Füßen mit erfolgter Verlagerung der Tibialis-anterior-Sehne fanden sich 23,7% „Senkfüße" und 3,4% „Hohlfüße"; bei den übrigen 88 Füßen fanden sich 12,5% Hohlfüße und 13,6% Senkfüße. Der Unterschied ist statistisch signifikant.

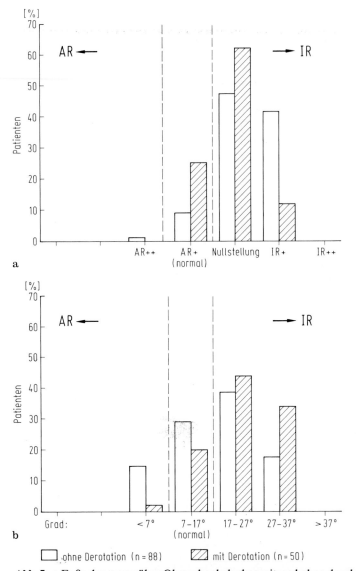

Abb. 5. a. Fußachse gegenüber Oberschenkelachse mit und ohne durchgemachte Tibiaderotationsosteotomie: bei Füßen mit Derotationsosteotomie häufiger „normale" Werte. **b** Fußachsen-Malleolen-Winkel mit und ohne durchgemachte Tibiaderotationsosteotomie: bei Füßen mit Derotationsosteotomie häufiger pathologische Werte

Schließlich haben wir den Einfluß der *Tibiadetorsionsosteotomie* auf die Stellung der Fußachse untersucht. Abbildung 5 erläutert die Resultate. Betrachten wir die Fußachse gegenüber der Oberschenkelachse, so stellen wir fest, daß nur wenige Patienten die physiologische leichte Außentorsion aufweisen und daß bei der Mehrzahl der Patienten der Fuß gegenüber dem Oberschenkel in Nullstellung steht. Eine echte Innentorsion ist aber bei Patienten, bei denen eine Tibiadetorsionsosteotomie durchgeführt worden war (n = 50), wesentlich seltener als bei denjenigen ohne diese Operation (n = 88). Betrachten wir jedoch den Winkel zwischen Fußachse und Malleolenachse (Abb. 5b), so stellen wir fest, daß der Anteil mit pathologischer Innentorsion nun bei der Gruppe mit Tibiadetorsion signifikant größer ist.

Diskussion

Unsere Untersuchung zeigte, daß das Resultat der Klumpfußbehandlung bei Erreichen des Erwachsenenalters je nach Aspekt sehr unterschiedlich ausfällt. Etwas vereinfachend kann man sagen, daß ein Patient mit einem Klumpfuß eine über 95%ige Chance hat, als Erwachsener weitgehend beschwerdefrei zu sein; die Wahrscheinlichkeit, daß der Fuß uneingeschränkt funktionsfähig ist, beträgt etwa 80%; diejenige, daß der Fuß aspektmäßig zufriedenstellend ist, beträgt noch etwa 60% und diejenige, daß der Fuß über die Neutralstellung hinaus nach dorsal extendiert werden kann, nur noch etwa 25%.

Die vergleichende Analyse zeigte, daß der Zeitpunkt der ersten operativen Korrektur das Spätergebnis beeinflussen kann, je nachdem ob dieser Eingriff vor oder nach Abschluß des 1. Lebensjahres durchgeführt wird. Es findet sich ein statistisch signifikanter Unterschied bezüglich des klinischen Resultats und desjenigen des Fußabdrucks. Für die anderen Parameter fand sich kein signifikanter Unterschied. Diese Ergebnisse stützen die in den letzten Jahren zunehmenden Argumente, daß die Operation möglichst früh durchgeführt werden sollte (Ryöppi u. Sairamen 1983).

Auch der Einfluß der Verlagerung der Tibialis-anterior-Sehne auf den Koeffizienten Vorfuß-/Mittelfußbreite wurde untersucht. Daraus ergab sich, daß der prozentuale Anteil normal ausgeprägter Längsgewölbe unverändert bleibt. Dagegen vermindert sich nach Verlagerung der Tibialis-anterior-Sehne der Anteil an Hohlfüßen signifikant, dabei erhöht sich aber im gleichen Ausmaß der Anteil an Senkfüßen. Dies deutet darauf hin, daß die Verlagerung der Tibialis-anterior-Sehne die Gefahr der Abflachung des Längsgewölbes in Richtung eines Senk-Platt-Fußes in sich birgt. Im weiteren wurde der Einfluß der Tibiadetorsionsosteotomie auf die Beinstatik studiert. Die schematisch dargestellten Resultate zeigen, daß die Osteotomie den Fuß gegenüber der Knieachse in Neutralstellung bringt und somit die sichtbare Innenrotationsstellung des Fußes verbessert. Hingegen zeigt sich keine Verbesserung der Fußstellung gegenüber der Malleolenachse, und die Schemadarstellung zeigt, daß dieser Eingriff die Fehlstellung innerhalb des Fußskeletts trotz klinisch besserer Fußstellung nicht beeinflußt.

Weitere Zusammenhänge fanden wir keine. Wir konnten keine Korrelation zwischen der Anzahl der durchgeführten Operationen und der Unterschenkelumfangsdifferenz bei einseitigen Klumpfüßen finden. Auch ließ sich keine Korrelation zwischen der Anzahl der durchgeführten Eingriffe und dem Resultat des Podogramms erstellen.

Insgesamt lassen sich unsere Resultate mit denjenigen anderer neuerer Berichte vergleichen (Somppi 1984; Björness 1975; Laaveg u. Ponseti 1980; Harrold u. Walker 1983). Die Tatsache, daß die Deformität im Erwachsenenalter meist noch deutlich sichtbar ist und die Beweglichkeit bei der überwiegenden Zahl der Patienten schlecht ist, hat keinen Einfluß auf subjektive Beschwerden, die kaum je vorhanden sind, und auf die in den meisten Fällen vorhandene volle Leistungsfähigkeit des Fußes. Die Verlagerung der Tibialis-anterior-Sehne sollte nur in Ausnahmefällen durchgeführt werden, und es sollte immer nur ein Teil der Sehne nach lateral verlagert werden, da sonst die Gefahr besteht, daß das Fußgewölbe absinkt. Die Detorsionsosteotomie der Tibia verbessert wohl äußerlich gesehen die Fußstellung, korrigiert jedoch nicht am Ort der eigentlichen Deformität. Die Innentorsion befindet sich im Fuß selbst aufgrund einer Deformierung des Talus (Bleck 1977; A. Victoria-Diaz u. J. Victoria-Diaz 1984). Idealerweise sollte die Korrektur am Ort der Deformität stattfinden. Mit der von Hjelmstedt u. Sahlstedt (1980 a, b) angegebenen Osteotomie des Talushalses haben wir allerdings keine Erfahrungen. Unsere Untersuchungen unterstützen auch die These, daß die operative Korrektur (die bei unseren Patienten meist in der Achillessehnenverlängerung und hinteren Kapsulotomie des oberen und unteren Sprunggelenks sowie oftmals einem "medial release" bestand) zu einem möglichst frühen Zeitpunkt stattfinden soll und nicht erst nach Ablauf des 1. Lebensjahres.

Zusammenfassung

Es wird über die Langzeitverläufe von 104 Patienten mit 148 Klumpfüßen berichtet. Die durchschnittliche Beobachtungszeit betrug 17,7 Jahre (zwischen 10 und 29,4 Jahren). Alle Patienten wurden persönlich nachkontrolliert. Neben der klinischen Untersuchung wurden Podogramme angefertigt und ausgewertet. Generell fanden sich gute oder sehr gute Resultate bezüglich Beschwerden bei 97% der Patienten, bezüglich funktioneller Leistungsfähigkeit bei 83%, bezüglich klinischem Aspekt des Fußes bei 69%, bezüglich Meßwerte des Fußabdrucks bei 58% und bezüglich Beweglichkeit bei 27%. Die Resultate waren bezüglich klinischem Aspekt des Fußes und der Meßwerte der Podogramme signifikant besser bei Patienten, bei denen die 1. operative Korrektur innerhalb des 1. Lebensjahres erfolgt war als bei solchen, bei denen sie später erfolgte. Bei Patienten, bei denen eine Verlagerung der Sehne des Tibialis anterior durchgeführt worden war, fanden wir einen etwas höheren Anteil von abgesunkenem medialen Fußgewölbe. Patienten, bei denen eine Detorsionsosteotomie der Tibia durchgeführt worden war, hatten gegenüber der Oberschenkelachse eine bessere und gegenüber der Malleolenachse eine schlechtere Fußstellung als solche, bei denen diese Operation nicht durchgeführt worden war.

Literatur

Bjoenness T (1975) Congenital clubfoot. Acta Orthop Scand 46:848–856
Bleck EE (1977) Congenital clubfoot. Clin Orthop 125:119–130
Ghali NN, Smith RB, Clayden AD, Silk FF (1983) The results of plantar reduction in the management of congenital talipes equinovarus. J Bone Joint Surg [Br] 65:1–7
Harrold AJ, Walker CJ (1983) Treatment and prognosis in congenital clubfoot. J Bone Joint Surg [Br] 65:8–11
Helmstedt A, Sahlstedt B (1980a) Talo-calcaneal osteotomy and soft tissue procedures in the treatment of clubfeet. I.: Indications, principles and technique. Acta Orthop Scand 51:335–347
Helmstedt A, Sahlstedt B (1980b) Talo-calcaneal osteotomy and soft tissue procedures in the treatment of clubfeet. II.: Results of 36 surgically treated feet. Acta Orthop Scand 51:349–357

Imhäuser G (1980) Follow-up examination: 30 years of Imhäuser club-foot treatment. Arch Orthop Trauma Surg 96:259–270

Laaveg SJ, Ponseti IV (1980) Long-term results of treatment of congenital clubfoot. J Bone Joint Surg [Am] 62:23–31

Ryoeppi S, Sairamen H (1983) Neonatal operative treatment of clubfoot. J Bone Joint Surg [Br] 65:320–325

Somppi E (1984) Clubfoot. Acta Orthop Scand [Suppl] 209, vol 55

Victoria-Diaz A, Victoria-Diaz J (1984) Pathogenesis of idiopathic clubfoot. Clin Orthop 185:14–24

Spätergebnisse nach operativer Klumpfußbehandlung

L. Löffler und B. Rosemeyer

Die operative Klumpfußbehandlung ist seit den 70er Jahren in unserer Klinik standardisiert. Während die Rückfußdeformität (Achillessehnenverkürzung mit Kalkaneushochstand) in der Regel mit einer Achillessehnenverlängerung und hinteren Kapseldiszision operativ nach Imhäuser (1984) korrigiert wird, wurde die Vorfußdeformität, wenn sie nicht konservativ zu beheben war, mit einer medialen „Entflechtung" operativ versorgt. Eine zusätzliche Supinationsfehlstellung wurde mit einer Tibialis-anterior-Versetzung auf den 4. bzw. 5. Mittelfußstrahl therapiert. In seltenen Fällen wurde die Arthrolyse des Lisfranc-Gelenks sowie die Osteotomie der Metatarsalia zur Behebung der Adduktus- und Supinatuskomponente im Vorfuß durchgeführt. Kontrakte, rezidivierende Klumpfüße nach dem 12. Lebensjahr wurden durch eine subtalare T-Arthrodese versorgt.

Aufgrund unserer vorliegenden Nachuntersuchung über Spätergebnisse nach 10 und mehr Jahren sollen jetzt die operativen Ergebnisse einer kritischen Bewertung unterzogen werden und Konsequenzen für das therapeutische Vorgehen gezogen werden.

Patientengut

In den Jahren 1970–1980 wurden in der Staatlichen Orthopädischen Klinik München 179 Klumpfüße bei 115 Patienten operiert (Tabelle 1). Bei der Nachuntersuchung 1984 wurden 106 Füße bei 66 Patienten klinisch und röntgenologisch nachuntersucht. Die Definition „Spätergebnis" (Operationen lagen mehr als 10 Jahre zurück) erfüllten 37 Patienten mit 61 Füßen. Das Durchschnittsalter bei der Nachuntersuchung betrug 18,2 Jahre, der durchschnittliche Nachuntersuchungszeitraum betrug 12,1 Jahre (10–14 Jahre). Anzahl und Art der verschiedenen Operationen sind aus Tabelle 2 zu entnehmen.

Es überwogen die Operationen am Rückfuß (Achillessehnenverlängerung und hintere Kapseldiszision), wobei dieser Eingriff in 45 Fällen als einzige Operation durchgeführt wurde. Am Vorfuß wurden verschiedene Operationen durchge-

Tabelle 1. Patientengut 1970–1980 (n = 115; 179 Füße)

	Patienten	Füße
Nachuntersucht	66	106
Spätergebnisse (10 Jahre und mehr)	37	61
	Jahre	
Nachuntersuchungszeit	12,1 (8–14)	
Durchschnittsalter	18,2 (12–28)	

Tabelle 2. Anzahl und Art der Operationen

	n	Art der Operation
Rückfuß	45	Achillessehnenverlängerung und hintere Kapseldiszision
Vorfuß	9	Mediale Entflechtung
	18	Tibialis-anterior-Versetzung
	9	Arthrolyse des Tarsometatarsalgelenks
	4	Osteotomie der Metatarsalia
Kombination	22	
Arthrodese	11	Subtalare Arthrodese

führt, wie die mediale Entflechtung, Tibialis-anterior-Versetzung, Arthrolyse des Tarsometatarsalgelenks sowie Osteotomien der Metatarsalia. In zahlreichen Fällen wurden Vorfuß- und Rückfußeingriffe kombiniert durchgeführt bzw. auch verschiedene Vorfußeingriffe, wie mediale Entflechtung und Tibialis-anterior-Versetzung (22 Fälle). Nur in 11 Fällen war wegen eines kontrakten Klumpfußes eine subtalare Arthrodese erforderlich.

Ergebnisse

65% der nachuntersuchten Spätergebnisse zeigten ein gutes bis sehr gutes, 23% ein mäßiges, 12% ein schlechtes Ergebnis (Tabelle 3).

Folgendes Bewertungsschema wurde benutzt (in Anlehnung an Imhäuser 1984):

I (sehr gut):

Form: Vorfuß leicht adduziert, planer Auftritt, Rückfuß unauffällig;
Funktion: flüssiges Gangbild, Beweglichkeit frei;
Röntgen: unauffällig;
Subjektiv: zufrieden.

II (gut):

Form: Vorfuß leicht adduziert/supiniert, planer Auftritt, Rückfuß neutral, Rotationsfehler der Tibia;
Funktion: planer Auftritt, Hohlfuß, leichte Adduktion, flüssiges Gangbild, Zehen- und Fersenstand gut, Beweglichkeit 10–20° eingeschränkt;
Röntgen: Talokalkanealwinkel 20–30°, Kalkaneusbodenwinkel über 30°, Adduktion 20°;
Subjektiv: zufrieden.

Tabelle 3. Beurteilung (Form, Funktion, Röntgen, subjektiver Befund)

	n	[%]
Sehr gut	24	39
Gut	16	26
Mittel	14	23
Schlecht	7	12

Tabelle 4. Lokalisation

	Sehr gut [%]	Gut [%]	Mittel [%]	Schlecht [%]
Einseitig	54	23	23	0
Beidseitig	30	27	27	16

Tabelle 5. Behandlungsbeginn

	n	Sehr gut [%]	Gut [%]	Mittel [%]	Schlecht [%]
1. Tag	27	53	33	7	7
1. Woche	14	36	14	50	
1. Monat	12	33	17	17	33
1. Jahr	4	0	0	75	25

III (mittel):

Form: Vorfuß adduziert und supiniert, Rückfuß Varusfehlstellung, Wadenatrophie, Rekurvatum, Rotationsfehler;
Funktion: Auftritt: Adduktion und Supination, Plattfuß (kein Spitzfuß), Gang innenrotiert, Zehenstand möglich, Fersenstand nicht möglich, Beweglichkeit ¼ eingeschränkt;
Röntgen: Talokalkanealwinkel 10–20°, Talus und Navikulare deformiert, Adduktion 20–30°;
Subjektiv: eingeschränkt.

IV (schlecht):

Form: passiv nicht redressierbar, Klump-Spitz-Fuß, schmerzhaft, Funktionsstörung, kein normales Gangbild, orthopädische Schuhe;
Röntgen: Adduktus über 30°, Platt- oder Spitzfuß, Arthrose, Deformierung der Gelenke;
Subjektiv: unzufrieden.

Die Anzahl der guten und sehr guten bzw. mäßigen und schlechten Ergebnisse entspricht etwa den Ergebnissen in der Literatur: Imhäuser (1984) hatte 69,2% gute, 22,75% befriedigende und 8,05% schlechte, Weickert u. Stein (1979) 74% gute, 21,2% befriedigende und 4,8% schlechte, Fredenhagen (1954) 53% gute, 30% befriedigende und 17% schlechte Ergebnisse.

Die Therapieergebnisse wurden in Abhängigkeit von Art, Zeitpunkt und Dauer der Therapie gesetzt.

Die Therapieergebnisse bei einseitigem Befall waren durchwegs besser als bei beidseitigem Befall (Tabelle 4).

Ganz wesentlich beeinflußt wurde das Therapieergebnis vom Behandlungsbeginn (Tabelle 5). Wenn die Therapie bereits am 1. Lebenstag einsetzte, überwogen gute und sehr gute Ergebnisse; nur noch jeder zweite Fuß zeigte ein gutes oder sehr gutes Ergebnis, wenn die Therapie mit einer Woche Verzögerung einsetzte. Kein gutes oder sehr gutes Ergebnis konnte erzielt werden, wenn die Therapie erst nach Ablauf eines Jahres einsetzte. Je später die Therapie begann, um so häufiger

Tabelle 6. Auftreten von Rezidiven

	n	Rezidivfrei [%]	Rezidiv [%]
1. Tag	26	62	38
Später	31	39	61

Tabelle 7. Vorbehandlung

	n	Sehr gut–gut [%]	Mittel [%]	Schlecht [%]
Mit Oberschenkelliegegips	45	70	23	7
Ohne Oberschenkelliegegips	9	44,5	44	11,5

Tabelle 8. Alter bei Rückfußoperation

	n	Sehr gut [%]	Gut [%]	Mittel [%]	Schlecht [%]
Bis 6 Monate	9	66	12	22	–
Bis 12 Monate	15	40	27	13	20
Bis 6 Jahre	20	40	15	25	20

Tabelle 9. Alter bei Vorfußoperation

	n	Sehr gut [%]	Gut [%]	Mittel [%]	Schlecht [%]
Bis 2 Jahre	4	0	0	75	25
3–6 Jahre	11	18	18	46	18
Über 6 Jahre	13	31	8	8	53

traten Rezidive auf (Tabelle 6). Die Art der Vorbehandlung (Tabelle 7) beeinflußt ganz wesentlich das Ergebnis. Wurde mit dem Oberschenkelliegegips die konservative Vorbehandlung durchgeführt, konnten in 70% der Fälle gute und sehr gute Ergebnisse erzielt werden, bei anderen Behandlungsmaßnahmen (nur 9 Fälle) überwogen die mittleren und schlechten Ergebnisse. Nach der entsprechend durchgeführten konservativen Vorbehandlung des Klumpfußes wurde die Rückfußkorrektur durch operative Maßnahmen in Form einer Achillessehnenverlängerung und hinteren Kapseldiszision durchgeführt. Der richtige Zeitpunkt der Operation beeinflußt ganz wesentlich das Ergebnis. Von 9 Füßen, die in den ersten 6 Monaten operiert wurden, zeigten 7 ein gutes und sehr gutes Ergebnis. Wurde die Rückfußoperation später durchgeführt, nahmen die mittleren und schlechten Ergebnisse auf Kosten der guten und sehr guten Ergebnisse zu (Tabelle 8).

Wenn sich die Vorfußdeformität konservativ nicht ausreichend korrigieren ließ, wurde sie operativ angegangen. Nur in seltenen Fällen war dieser operative Eingriff schon in den ersten 2 Jahren erforderlich (n = 4); hier konnten keine guten und sehr guten Ergebnisse erzielt werden (Tabelle 9). Wurde der Eingriff später

Tabelle 10. Mediale Entflechtung (n = 21, 33%)

	Sehr gut [%]	Gut [%]	Mittel [%]	Schlecht [%]
0–2 Jahre	0	25	50	25
3–6 Jahre	0	25	75	0
Über 6 Jahre	11	0	11	78

Tabelle 11. Tibialis-anterior-Versetzung

	n	Sehr gut [%]	Gut [%]	Mittel [%]	Schlecht [%]
2–3 Jahre	5	20	–	60	20
5–6 Jahre	4	50	50	–	–
6–7 Jahre	5	–	20	–	80
Über 7–10 Jahre	4	100	–	–	–

Tabelle 12. Behandlungsbedingter Plattfuß (n = 13, 21%)

	n
9 Vorfußoperationen (69%)	
Mediale Entflechtung und Tibialisversetzung (3–6 Jahre)	5
Mediale Entflechtung (3–5 Jahre)	2
Tibialisversetzung mit 12 Jahren	2

durchgeführt, zwischen dem 3. und 6. Lebensjahr, nahmen die mittleren und schlechten Ergebnisse zwar ab, es konnten aber auch nur in $1/3$ der Fälle gute und sehr gute Ergebnisse erzielt werden.

Bei jedem 3. Fuß (n = 21) war zur Korrektur des Vorfußes die mediale „Entflechtung" entweder als alleiniger Eingriff oder in Kombination mit einer Achillessehnenverlängerung und hinteren Kapseldiszision erforderlich (Tabelle 10). Besonders in den ersten Lebensjahren fanden sich nie sehr gute und selten gute Ergebnisse. Bei einer weiteren Aufschlüsselung der Ergebnisse fanden sich in 62% der Fälle noch eine verbliebene Adduktusfehlstellung, in 48% eine zusätzliche Supinatusfehlstellung. Bei den übrigen schlechten Ergebnissen fand sich eine „Überkorrektur" mit einer deutlichen Knicksenkfuß- oder sogar Plattfußkomponente. Durch die mediale Entflechtung kam es also entweder zu einer unzureichenden Korrektur der Vorfußdeformität oder zu einer Überkorrektur.

In 18 Fällen wurde die Tibialis-anterior-Versetzung als alleiniger Eingriff oder in Kombination mit einer medialen Entflechtung bzw. mit einer Achillessehnenverlängerung und hinteren Kapseldiszision durchgeführt (Tabelle 11). Hier zeigte sich, daß das Ergebnis um so besser war, je später der Eingriff durchgeführt worden war. Insbesondere im Vorschulalter führte er häufig zu mittleren und schlechten Ergebnissen. Eine Erklärung liegt in der häufigen Überkorrektur durch Plattfußbildung (Tabelle 12). In fast 70% der Fälle ging bei einem behandlungsbedingten Plattfuß eine Vorfußoperation voraus, sei es in Form einer medialen Entflechtung oder einer Tibialis-anterior-Versetzung oder in einer Kombination von beiden.

Tabelle 13. Spitzfuß (n = 15, 25%)

	n
Keine Achillessehnenverlängerung	3
Achillessehnenverlängerung nach dem 1. Lebensjahr	5
Talokalkanealwinkel nach Operation kleiner oder unverändert	8

Tabelle 14. Beeinflussung des Ergebnisses durch die Anzahl der Operationen

	n	Sehr gut [%]	Gut [%]	Mittel [%]	Schlecht [%]
1 Operation	34	59	21	17	3
2 Operationen	16	25	31	19	25
3 Operationen	7	–	14	57	29

Tabelle 15. Nachbehandlung (Schiene etc.)

	n	[%]	Ergebnis
12 Monate	7	71,5	Gut und sehr gut
36 Monate	11	100	Gut und sehr gut
Über 36 Monate	9	67	Gut und sehr gut

Tabelle 16. Ärztliche Kontrolle

	n	Sehr gut [%]	Gut [%]	Mittel [%]	Schlecht [%]
6 Jahre	3	33	–	67	–
12 Jahre	12	50	16,6	16,6	16,6
Über 12 Jahre	23	30	30	30	10

Bei 15 Fällen fand sich bei der Nachuntersuchung ein Spitzfuß (Tabelle 13). Spitzfüße wurden immer als mäßiges oder schlechtes Ergebnis eingestuft. Die Ursache lag häufig daran, daß entweder keine Achillessehnenverlängerung oder die Achillessehnenverlängerung zu spät und insuffizient durchgeführt worden war. Die Anzahl der Operationen hat keinen positiven Einfluß auf das Endergebnis (Tabelle 14). Die besten Ergebnisse zeigten die Füße, die nur einmal operiert wurden. Wurden 3 Operationen durchgeführt, überwogen eindeutig die mäßigen und schlechten Ergebnisse. Die postoperative Nachbehandlung mit Schienen etc. ist für das Endergebnis wichtig. Sie sollte mindestens über 3 Jahre durchgeführt werden (Tabelle 15). Die anschließende langjährige ärztliche Kontrolle in Verbindung mit Verordnung von Krankengymnastik und Einlagen etc. hat ebenfalls einen positiven Einfluß auf das Endergebnis der Klumpfußbehandlung. Die besten Ergebnisse fanden sich, wenn die ärztliche Kontrolle bis zur Pubertät andauerte (Tabelle 16). Die bekannten Probleme der Klumpfußbehandlung wie Wadenatrophie, Fußverkürzung und Krallenzehenbildung wurden gesondert analysiert

Tabelle 17. Analyse der Probleme der Klumpfußbehandlung

	n	[%]
Wadenatrophie	57	93
Füße ohne Atrophie: immer Ballett und Sport	4	
Fußverkürzung: Hohlfuß		50
Krallenzehe	10	16
Füße mit Spitzfuß	6	
Füße zu spät konservativ und operativ behandelt	7	

Tabelle 18. Rotationsfehler

	[%]		[%]
Mit Rotationsfehler (39 Füße, 63,9%)		Ohne Rotationsfehler (22 Füße, 36,1%)	
Insuffiziente Vorbehandlung (kurzer Gips, Schiene, Einlagen etc.)	62	Vom ersten Tag an konsequenter Oberschenkelgips bis zur Operation (6 Monate)	91
Keine Vorbehandlung	5		

Tabelle 19. Sehr schlechte Resultate (7 Füße)

1. Operation	85%, Durchschnitt 16 Monate
Art der 1. Operation	6 Achillessehnenverlängerungen mit hinterer Kapseldiszision, 9 mediale Entflechtungen
Operationsanzahl	2,1 (1 mal 1, 6 mal 2, 2 mal 3 Operationen)
Lokalisation	Beidseits (100%)
Therapiebeginn	15. Tag bei 80%
Therapieart	57% Gips, Durchschnitt 4 Monate
Schienenbehandlung	4 Jahre
Nebenerkrankung	2 Spastiker
	1 Myelomeningozele

(Tabelle 17). Die Wadenatrophie ist kaum beeinflußbar. Nur bei 4 Füßen fand sich keine Wadenatrophie, hier handelte es sich um Hochleistungssportler und Balettänzerinnen. Die Fußverkürzung erklärte sich in 50% der Fälle durch einen Hohlfuß. In anderen Fällen ging eine Osteotomie der Metatarsalia voraus.

Bei 10 Füßen wurden Krallenzehen beobachtet. In den meisten Fällen setzte die konservative und operative Therapie zu spät ein, so daß neben den Krallenzehen auch in 60% der Fälle ein Spitzfuß verblieb. Der Rotationsfehler (Tabelle 18) konnte nur in etwas mehr als $1/3$ der Fälle erfolgreich behandelt werden. Hier liegt eine ganz besondere Bedeutung in der konsequenten konservativen Frühbehandlung.

Auch bei der Gegenüberstellung der sehr guten Ergebnisse (n = 24) mit den sehr schlechten Ergebnissen (n = 7) zeigte sich die Bedeutung in der konservativen Frühbehandlung des Klumpfußes (Tabellen 19 und 20). Bei den schlechten Ergebnissen fiel auf, daß die Operation des Rückfußes in der Regel relativ spät durchgeführt worden war und mit einer medialen Entflechtung kombiniert wer-

Tabelle 20. Sehr gute Resultate (24 Füße)

1. Operation	60% mit 6 Monaten
Art der 1. Operation	21 Achillessehnenverlängerungen mit hinterer Kapseldiszision, 1 mediale Entflechtung und Achillessehnenverlängerung
Operationsanzahl	1,08 (bei 4 Füßen 2 Operationen)
Lokalisation	Beidseits (58%)
Therapiebeginn	1. Tag 95%
Therapieart	100% Gips, Durchschnitt 6 Monate
Schienenbehandlung	3 Jahre
Nebenerkrankung	Keine

den mußte. Von besonderer Bedeutung ist, daß in dieser Gruppe 3 Patienten mit neurologischen Nebenerkrankungen zu finden sind. Im Gegensatz dazu wurden bei der Gruppe mit sehr guten Ergebnissen in fast allen Fällen die Therapie vom 1. Tag an mit Oberschenkelgips durchgeführt. In $^2/_3$ der Fälle wurde mit 6 Monaten die Achillessehnenverlängerung und hintere Kapseldiszision durchgeführt. Nur in einem Fall war eine Vorfußoperation erforderlich.

Diskussion

Unsere Spätergebnisse der operativen Klumpfußbehandlung sind mit den Angaben in der neueren Literatur (Imhäuser 1984; Weickert u. Stein 1979) durchaus vergleichbar. In $^2/_3$ der Fälle konnte ein gutes bis sehr gutes Ergebnis erzielt werden, die mäßigen und schlechten Ergebnisse, wobei alle Patienten mit Spitzfuß in diese Gruppe gezählt wurden, waren in der Minderzahl. Obwohl es nur mit Einschränkungen erlaubt ist, aufgrund der z. T. niedrigen Fallzahlen bei dem unterschiedlichen Krankengut therapeutische Konsequenzen aus den Spätresultaten zu erzielen, so soll doch hier versucht werden, zu analysieren, welche therapeutischen Maßnahmen das Endergebnis bei der Klumpfußbehandlung beeinflussen. Eine ganz wesentliche Bedeutung hat hier die Frühdiagnose und Frühbehandlung, wie es seit Lange (1971) immer wieder gefordert wird. Aufgrund unserer Ergebnisse sollte vom 1. Tag an mit der Redressionsbehandlung in Form eines Oberschenkelgipses begonnen werden. Je später die Therapie einsetzte, um so eher resultierte ein mäßiges oder gar schlechtes Ergebnis. An die konservative Vorfußkorrektur sollte sich etwa im 6.–7. Monat die hintere Kapseldiszision mit Achillessehnenverlängerung anschließen. Die operative Behandlung des Rückfußes ist unerläßlich. Wird sie unzureichend durchgeführt oder gar unterlassen, bleibt ein Spitzfuß zurück, der ganz wesentlich das Ergebnis negativ beeinflußt (Imhäuser 1984). Die Vorfußdeformität sollte ausreichend konservativ behandelt werden. Gelingt dies nicht, so sollte die operative Vorfußkorrektur, sei es in einer medialen Entflechtung zur Korrektur der Adduktusfehlstellung oder in einer Tibialis-anterior-Versetzung zur Behandlung der Supinatusfehlstellung, nicht zu früh durchgeführt werden. Bei der operativen Vorfußkorrektur überwogen die mäßigen und schlechten Ergebnisse. Eine Erklärung hierfür liegt sicherlich z. T. daran, daß diese Eingriffe zu früh durchgeführt wurden und durch die Operation am medialen Fußrand z. T. Narben gesetzt haben, die ein Rezidiv der Vorfußadduktion zur Folge hatten. In anderen Fällen wurde die Vorfußkorrektur bei den noch sehr kleinen Füßen so radikal durchgeführt (Ablösung von Tibialis anterior und Tibialis posterior, Durchtrennung sämtlicher Kapseln und Bänder der medialen Fußwurzelknochen), daß das mediale Gewölbe einbrach und ein Plattfuß resultierte. Dies wurde auch beobachtet, wenn die mediale Entflechtung mit der Tibialis-anterior-Versetzung mit dem 5. Mittelfußstrahl kombiniert wurde und nicht zurückversetzt wurde. Wenn nun bei einer verbliebenen Vorfußdeformität in Form einer Supinatus- und Adduktusfehlstellung eine Vorfußoperation erforderlich ist, soll sie entsprechend differenziert durchgeführt werden, um eines Teils kein Rezidiv, anderen Teils aber keinen Plattfuß zu erzeugen.

Wir gehen mit Imhäuser (1984) konform, daß der Tibialis anterior, wenn er vor dem Schulalter auf den Fußaußenrand versetzt wird, nach der entsprechenden Korrektur der Supinatusfehlstellung wieder zurückversetzt werden sollte, um eine Plattfußbildung zu vermeiden. Die Ursache für die Plattfußbildung bei der Tibialis-anterior-Versetzung lag in einigen Fällen daran, daß die Operation zu früh durchgeführt wurde, der Muskel auf den 5. und nicht auf den 4. Strahl versetzt wurde und anschließend nach der Korrektur keine Rückversetzung durchgeführt wurde. Grundsätzlich sollte aber der Vorfuß zunächst konservativ durch einen entsprechenden Redressionsgips, Schienen und Krankengymnastik behandelt werden. Die besten Ergebnisse fanden sich immer dann, wenn am Vorfuß keine Operation erforderlich war. Eine unzureichende konservative Vorbehandlung läßt sich, wie unsere Ergebnisse zeigten, in den seltensten Fällen durch vielleicht sogar mehrere Operationen korrigieren. Scherers Theorie, je mehr Operationen, um so besser das Ergebnis, können wir aufgrund unserer Spätergebnisse nicht bestätigen (Scherer 1979). Wir fanden umgekehrt, daß das Ergebnis um so schlechter war, je mehr Operationen vorausgegangen sind, wobei hier zu berücksichtigen ist, daß in der Gruppe der sehr schlechten Ergebnisse 3 Patienten mit neurologischen Nebenerkrankungen (Zerebralparese, Myelomeningozele) vorlagen. Es ist bekannt, daß bei diesen Patienten die Klumpfußbildung zum einen konservativ schlecht zu behandeln ist, zum anderen eine hohe Rezidivrate besteht.

Der positive Einfluß der konsequenten Nachbehandlung auf das Endresultat der Klumpfußbehandlung ist bekannt (Imhäuser 1984; Rabel und Nyga 1982; Bösch 1953). Die Schienenbehandlung sollte mindestens für 3 Jahre durchgeführt werden, wenn möglich aber bis zum Schulalter. Es ist bekannt, daß gerade im Spielalter der Klumpfuß rezidivieren kann.

Eine unzureichende konservative Vorbehandlung bzw. nicht ausreichende operative Korrektur kann allerdings durch eine jahrelange Schienenbehandlung nicht kompensiert werden. So erklärt sich, daß bei einigen Patienten trotz jahrelanger Schienenbehandlung das Endresultat nur mäßig oder sogar schlecht war. Die laufende ärztliche Kontrolle bis zur Pubertät (erst dann kann von einem Endresultat gesprochen werden) hat einen positiven Einfluß auf das Ergebnis. Hier liegt v. a. die Bedeutung in der Verordnung von Krankengymnastik und Einlagen.

Inwieweit die Wadenatrophie durch intensive Krankengymnastik zu beeinflußen ist, läßt sich aufgrund unserer wenigen Fälle nicht sagen. Wir konnten allerdings beobachten, daß bei 2 Hochleistungssportlern und 2 Ballettänzerinnen keine Wadenatrophie beobachtet wurde.

Die Krallenzehenbildungen wurden in unserem Krankengut selten beobachtet. Wir führen dies darauf zurück, daß wir entsprechend den Forderungen von Imhäuser (1984) bei der Klumpfußbehandlung zur Extension der Zehen Filze unterlegen.

Der Rotationsfehler am Klumpfuß ist ein häufiges Problem und nur schwer zu beeinflussen. Auch in unserem Krankengut fand sich in $2/3$ der Fälle bei der Nachuntersuchung noch dieser Rotationsfehler. Einen positiven Einfluß auf die Fehlstellung scheint die konservative Vorbehandlung zu haben. Hier liegt sicherlich die Bedeutung in der Retention durch Oberschenkelgips.

Bei 9 Patienten (n = 12 Füße) war nach der Pubertät wegen eines erheblichen Klumpfußrezidivs eine subtalare Arthrodese erforderlich. Nur 4 Patienten waren mit dem Ergebnis zufrieden, $2/3$ waren beruflich und sportlich erheblich eingeschränkt. Dieser Eingriff sollte als Ultima ratio gelten. In einigen Fällen, insbesondere bei Lähmungsklumpfüßen, kann dieser Eingriff aber zu brauchbaren Ergebnissen führen.

Schlußfolgerung

Welche Ursachen haben nun die Fehlschläge bei der Klumpfußbehandlung?
Es sind dies:
– Insuffiziente Behandlung trotz Frühdiagnose,
– zu späte operative Korrektur,
– Insuffiziente konservative Korrektur des Vorfußes,

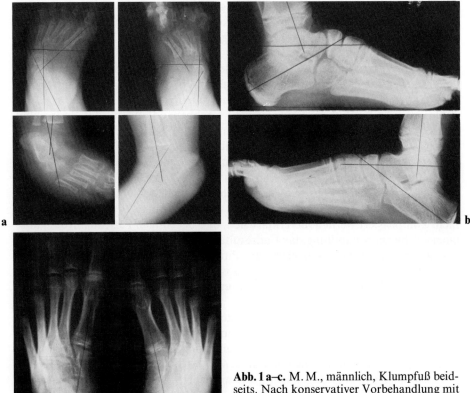

Abb. 1 a–c. M. M., männlich, Klumpfuß beidseits. Nach konservativer Vorbehandlung mit 7 Monaten Achillessehnenverlängerung und hintere Kapseldiszision beidseits. Nachuntersuchung mit 14 Jahren

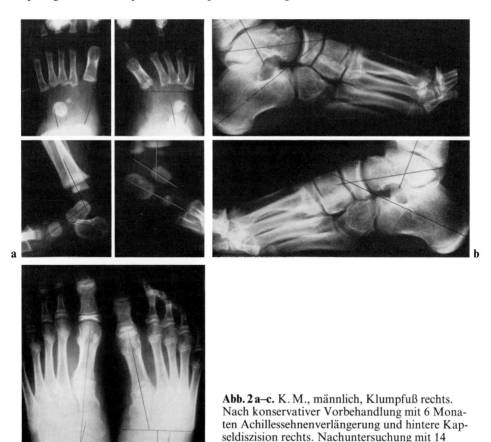

Abb. 2 a–c. K. M., männlich, Klumpfuß rechts. Nach konservativer Vorbehandlung mit 6 Monaten Achillessehnenverlängerung und hintere Kapseldiszision rechts. Nachuntersuchung mit 14 Jahren

- Nebenerkrankung,
- Lokalisation (100% beidseits).

In der Regel fand sich eine insuffiziente Behandlung trotz Frühdiagnose und eine zu späte operative Korrektur. Durch die insuffiziente konservative Korrektur des Vorfußes war eine operative Vorfußbehandlung notwendig, die in vielen Fällen entweder zu einer Überkorrektur oder zu einem Rezidiv führte. Nebenerkrankungen wie Zerebralparese und Myelomeningozele, aber auch die beidseitige Lokalisation haben einen negativen Einfluß auf das Ergebnis.

Daraus leitet sich folgender Therapievorschlag ab:
- Behandlungsbeginn 1. Tag (Oberschenkelliegegips),
- Gipsbehandlung für 6 Monate,
- mit 6 Monaten Achillessehnenverlängerung und hintere Kapseldiszision,
- 3 Jahre Nachbehandlung mit Schienen,
- ärztliche Kontrolle bis zur Pubertät.

Die Therapie sollte am Tag der Geburt sofort nach der Diagnosestellung erfolgen. Sie sollte in redressierenden Oberschenkelgipsen bestehen, die bis zur Korrektur des Vorfußes etwa bis zum 6. Lebensjahr in wöchentlichen Abständen gewechselt werden sollten. Anzuschließen ist die operative Behandlung des Rückfußes mit einer Achillessehnenverlängerung und hinteren Kapseldiszision.

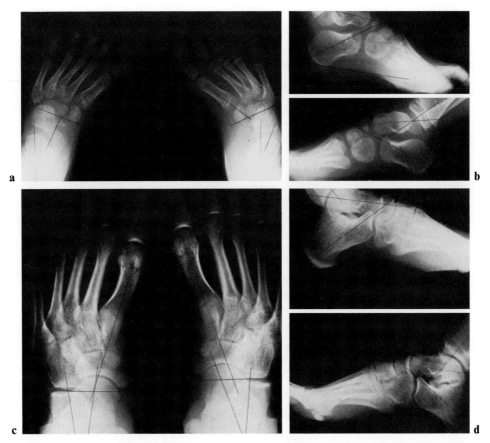

Abb. 3a–d. C. G., weiblich, Klumpfuß beidseits. Nach konservativer Vorbehandlung mit 3 Jahren Achillessehnenverlängerung und hintere Kapseldiszision sowie mediale Entflechtung beidseits. Nachuntersuchung mit 17 Jahren

Anschließend erfolgt Krankengymnastik, Einlagenversorgung und ärztliche Kontrolle bis zur Pubertät. Sollte es im einen oder anderen Fall zu einem Rezidiv der Vorfußdeformität kommen, ist hier im Spielalter mit gewisser Vorsicht die mediale Entflechtung ein hilfreicher Zusatzeingriff. Ist die Tibialis-anterior-Versetzung im Vorschulalter erforderlich, sollte nach der Korrektur der Supinationsfehlstellung die Rückversetzung erfolgen. Die subtalare Arthrodese gilt als Ultima ratio. Sie sollte erst nach der Pubertät erfolgen, kann aber dann in vereinzelten Fällen eine brauchbare Fußform schaffen (Abb. 1–3).

Zusammenfassung

In den Jahren 1970–1980 wurden an der Staatlichen Orthopädischen Klinik München-Harlaching 179 Klumpfüße bei 115 Patienten operativ korrigiert. 61 Füße wurden 10–14 Jahre postoperativ klinisch und röntgenologisch nachuntersucht. Die Ergebnisse wurden in Beziehung gesetzt zur Art und zum Zeitpunkt der verschiedenen operativen Maßnahmen, wie Achillessehnenverlängerung, hintere Kapseldiszision, mediale „Entflechtung", Tibialis-anterior-Versetzung, Arthrolyse des Tarsometatarsalgelenks sowie metatarsale Osteotomie und subtalare Arthrodese. Die klinischen und röntgenologischen Ergebnisse wurden in Anlehnung an das Schema von Imhäuser (Imhäuser 1984) in sehr gut und gut, mittel und schlecht unterteilt. Als sehr gutes Ergebnis galt ein in Form, Funktion und Röntgenbild, abgesehen von einer leichten Adduktionsfehlstellung, weitgehend unauffälliger Fuß. Ein kontrakter, in Form und Funktion erheblich eingeschränkter, Klumpfuß galt als schlechtes Ergebnis, Spitzfüße und Plattfüße wurden grundsätzlich in mittel und schlecht unterteilt.

Aufgrund der Spätergebnisse konnte gezeigt werden, daß die Prognose der Klumpfußbehandlung um so besser ist, je früher die Behandlung einsetzte. Die besten Ergebnisse konnten erzielt werden, wenn die konservative Therapie am Tag der Geburt einsetzte und konsequent durchgeführt wurde bis zum Zeitpunkt der operativen Rückfußbehandlung in Form einer Achillessehnenverlängerung und hinteren Kapseldiszision. Auf die ausreichende konservative Behandlung der Vorfußdeformität sollte geachtet werden, da sich aufgrund unserer Ergebnisse zeigte, daß die mediale Entflechtung und die Tibialis-anterior-Versetzung in den ersten Lebensjahren überwiegend mäßige und schlechte Ergebnisse zur Folge hatte aufgrund einer Überkorrektur oder eines Rezidivs der Vorfußdeformität. Die Wadenatrophie und der Rotationsfehler des Unterschenkels läßt sich therapeutisch in seltenen Fällen beeinflussen. Auf eine konsequente Nachbehandlung und ärztliche Kontrolle der Füße bis zur Pubertät sollte geachtet werden. Sollte dann noch ein erheblicher Klumpfuß bestehen, kann in vereinzelten Fällen als Ultima ratio die subtalare Arthrodese eine zufriedenstellende Fußform schaffen.

Literatur

Bernbeck C (1950) Zur Pathologie des angeborenen Klumpfußes. Z Orthop 79:521–545
Bösch J (1953) Operative oder konservative Klumpfußbehandlung. Z Orthop 83:8–23
Debrunner H (1936) Der angeborene Klumpfuß. Enke, Stuttgart
Fredenhagen H (1954) Der Klumpfuß. Vorkommen, Anatomie, Behandlung und Spätresultate. Z Orthop 85:305–321
Imhäuser G (1980) Follow-up examinations: 30 years of Imhäuser clubfoot treatment. Arch Orthop Trauma Surg 96:259–270
Imhäuser G (1984) Die Behandlung des idiopathischen Klumpfußes. Enke, Stuttgart
Kite JH (1964) The clubfoot. Grune & Stratton, New York London
Lange M (1962) Orthopädisch-chirurgische Operationslehre. Bergmann, München
Lange M (1971) Lehrbuch der Orthopädie und Traumatologie, Bd 1. Die Klumpfußbehandlung nach G. Imhäuser. Enke, Stuttgart, S 542–554
Mau C (1950) Die Entfächerung des Tibialis posticus als typische Operation des rebellischen und rezidivierenden angeborenen, kindlichen Klumpfußes. Zentralbl Chir 75:1312
Rabel/Nyga (1982) Orthopädie des Fußes, 6. Aufl. Enke, Stuttgart
Reimann J (1967) Congenital idiopathic club-foot. Munksgaard, Kopenhagen
Scheel PF (1950) Beobachtungen bei der Behandlung des angeborenen Klumpfußes. Z Orthop 79:546
Scherer H (1979) Zehn-Jahres-Resultate des Klumpfußes. Z Orthop 8:151–158
Weickert H, Stein V (1979) Grundsätze zur Behandlung des angeborenen Klumpfußes und Analyse der erreichten Ergebnisse. Beitr Orthop Traumatol 26:409–412

Spätergebnisse der Rückverlagerung des M. tibialis anterior (Operation nach Müller-Niederecker) beim kindlichen Pes planovalgus

W. Küsswetter, L. Zwack und A. Rütt

Zur Korrektur der Muskeldynamik beim Plattfuß sind verschiedene operative Verfahren angegeben worden. Der Grundgedanke, nämlich die fußgewölbehebende Wirkung des M. tibialis anterior durch die Rückversetzung des Sehnenansatzes zu erhöhen, stammt von Müller (1910) und wurde 1931 von Niederecker wieder aufgegriffen, der die Muskelimbalance infolge fehlerhafter Muskelansätze als ätiologischen Faktor des Plattfußes in den Vordergrund stellte.

Daß derartige Variationen beim kindlichen Plattfuß vorliegen können, konnte Niederecker vielfach nachweisen. So bedeutet das Vorliegen eines M. peronaeus tertius und M. peronaeus quartus ein Überwiegen der pronierenden Muskelkräfte gegenüber der tibialen, supinierenden Muskulatur.

Eine distale Ansatzanomalie des M. tibialis anterior im Bereich der proximalen Hälfte des Os metatarsale I oder noch weiter distal, wie sie Niederecker in seinem umfangreichen Krankengut in über 50% der Fälle nachweisen konnte, führt ebenfalls zu einer Schwächung der gewölbespannenden Kräfte.

Neben der Rückversetzung der Antikussehne, die mit einer Durchflechtungsnaht im Os naviculare fixiert wird, besteht die Niederecker-Operation beim Vorliegen eines M. peronaeus tertius und M. peronaeus quartus in deren Durchtrennung oder Transfer dieser Sehnenansätze nach medial.

Klinische Untersuchungen

Zwischen 1947 und 1970 wurden an der Orthopädischen Universitätsklinik König-Ludwig-Haus, Würzburg, an insgesamt 412 Patienten mit kindlichem oder juvenilem Plattfuß Operationen meist beidseits nach der Niederecker-Technik durchgeführt. Das Operationsalter lag zwischen 6,5 und 24 Jahren und betrug im Durchschnitt 11,5 Jahre. Um die Methode auf ihre klinische Langzeitrelevanz hin zu überprüfen, konnten wir aus diesem Operationszeitraum insgesamt 67 operierte Füße bei 34 Patienten nachuntersuchen. Das postoperative Nachuntersuchungsintervall lag zwischen 15 und 38 Jahren und betrug im Durchschnitt 22,5 Jahre. Präoperativ hatte in 52 Fällen ein mobiler, in 15 Fällen ein kontrakter Plattfuß bestanden.

Ergebnisse

Während 14 Füße eine Einschränkung der Beweglichkeit im oberen Sprunggelenk zeigten, wiesen 25 Füße eine Bewegungseinschränkung im unteren Sprunggelenk auf (Tabelle 1).

Eine klinisch ausgeprägte Abflachung des Fußlängsgewölbes ergab sich in 16 Fällen, während 18 Füße nur eine geringe und 33 Füße keine Absenkung des Längsgewölbes aufwiesen (Abb. 1).

Tabelle 1. Beweglichkeit (n = 67)

		n	[%]
OSG	Frei	53	79
	Eingeschränkt	14	21
USG	Frei	42	63
	Eingeschränkt	25	37

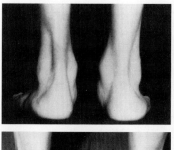
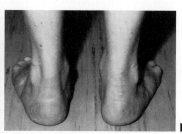
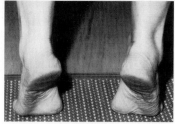

Abb. 1. a Kindlicher Pes planovalgus bei 13 jähriger Patientin. Eingesunkenes Längsgewölbe und Valgusstellung der Ferse beidseits. **b** 20 Jahre postoperativ. Klinisch einwandfreies Ergebnis. Orthograde Rückflußposition. **c** Beim Zehenspitzenstand aktive Varusposition des Fußes. Gut ausgebildetes Längsgewölbe

12 Fälle zeigten eine Abweichung des Rückfußes im Valgussinne, während bei 6 Füßen eine leichte Varusdeviation bestand. Das Gangbild war objektiv bei 26 Patienten unauffällig. Subjektiv empfanden jedoch 10 der Patienten ihr Gangbild als beeinträchtigt. 11 Patienten klagten zeitweise über Belastungsschmerzen, allerdings tragen nur 13 der untersuchten Patienten ständig Einlagen.

Tabelle 2. Talus-Boden-Winkel und Kalkaneus-Boden-Winkel (n = 67)

		n	[%]
Talus-Boden-Winkel			
28°	Plattfuß	–	
Norm	Normalfuß	56	86
16°	Hohlfuß	11	14
Kalkaneus-Boden-Winkel			
15°	Plattfuß	17	25
Norm	Normalfuß	50	75
28°	Hohlfuß	–	

Tabelle 3. Degenerative Veränderungen bei der Röntgenuntersuchung (n = 67)

	n	[%]
Talokalkanealgelenk	4	11
Talonavikulargelenk	16	14,5
Navikulokuneiformgelenk	17	15,5
USG	37	55
Keine Veränderungen	30	45

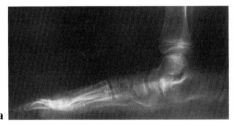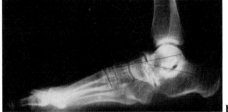

Abb. 2. a Kindlicher Pes planovalgus bei einem 10 jährigen Mädchen präoperativ. Es wurde eine Rückversetzung des M. tibialis anterior mit ausgedehnter Kapsulotomie und Talushalsosteotomie kombiniert. **b** 36 Jahre post operationem. Guter Aufbau des Längsgewölbes, jedoch bei schwerer Arthrose im Talonavikulargelenk, Talokalkanealgelenk und im geringeren Maße Kalkaneokuboidgelenk (linker Fuß)

Die objektive radiologische Beurteilung des Längsgewölbes mit Hilfe des Talus-Boden-Winkels und des Kalkaneus-Boden-Winkels nach Dennemann ergab bei 50 bzw. 56 Füßen Skelettverhältnisse des Normalfußes, während bei den übrigen Fällen die Plattfußkomponente gegenüber der Hohlfußkomponente etwas überwog (Tabelle 2).

Bei 30 Fällen ergaben sich keine degenerativen und röntgenologischen Veränderungen. 37 Füße wiesen degenerative Veränderungen auf, wobei solche beim Talonavikulargelenk und Talokuneiformgelenk überwogen (Tabelle 3). Inzidenz- und Ausprägungsgrad der degenerativen Veränderungen nahmen mit höherem Operationsalter über 14 Jahre zu und wiesen eine deutliche Abhängigkeit zum Umfang des durchgeführten operativen Eingriffes auf. Bis 1962 war die Rückversetzung der Antikussehne in unserer Klinik häufig mit ausgedehnten Kapsulotomien und Osteotomien der Fußwurzelknochen kombiniert worden. Bei diesen Fällen war die Arthrose des Talonavikulargelenks, des Talokalkanealgelenks und des Navikulokuneiformgelenks am ausgeprägtesten (Abb. 2).

Diskussion

Bei kritischer Überprüfung der Spätergebnisse zeigt sich, daß mit der operativen Rückversetzung des Ansatzes des M. tibialis anterior bei der Behandlung des kindlichen Pes planovalgus sehr gute Langzeitergebnisse erzielt werden können. Wie biomechanische Untersuchungen (Küsswetter et al. 1982) ergaben, besitzt die Originaltechnik nach Niederecker (1960) mit der Durchflechtung der Sehne durch das Os naviculare gegenüber der von Breitenfelder (1953) modifizierten Technik mit medialer Sehnenanlagerung an das Os naviculare Vorteile: Bei der transnavikularen Fixation ist die Kräfteeinleitung der Antikussehne auf das Fußgewölbe hinsichtlich der Längsgewölbespannung günstiger, während bei der medialen Anlagerung an das Os naviculare ein Teil der Zugwirkung der Sehne durch Rotationskräfte, die auf das Os naviculare wirken, verlorengeht.

Mit der Niederecker-Technik gelingt es, die dynamische Imbalance am Fuß zu korrigieren, so daß sich das Fußskelett normal zu entwickeln vermag (Abb. 3). Allerdings ergibt sich wegen der erhöhten Arthroserate eine Begrenzung des Operationsalters, die wir heute bei 14 Jahren sehen. Bei älteren Patienten stellen sich die Rückfußgelenke nicht mehr auf die veränderte Belastung ein, was zu mehr oder

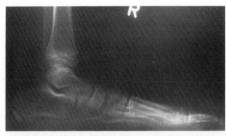 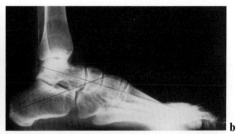

Abb. 3. a. Rechter Fuß der Patientin von Abb. 2. Präoperativ ausgeprägter Pes plano valgus, allerdings nicht so gravierend wie auf der linken Seite (vgl. Abb. 2). **b** 36 Jahre nach Operation. Hier war der Eingriff auf die reine M. tibialis-anterior-Rückversetzung ohne Kapsulotomie bzw. Osteotomie beschränkt geblieben. Das klinische Spätresultat ist sehr gut. Während die Patientin links über Belastungsschmerzen klagt, ist sie rechts völlig beschwerdefrei. Röntgenologisch gute Aufrichtung des Längsgewölbes ohne faßbare degenerative Veränderungen

weniger starken degenerativen Veränderungen im unteren Sprunggelenk führt. Außerdem sollte auf zusätzliche Eingriffe wie Kapsulotomien und Osteotomien, wie sie Niederecker selbst häufiger durchführte, verzichtet werden, da sie ebenfalls die Ausbildung einer Arthrose im Talokalkanealgelenk sowie im Chopart-Gelenk begünstigen. Wesentlich für den Operationserfolg ist eine gezielte, dauerhafte, krankengymnastische Nachbehandlung, mit der wir nach 6wöchiger Ruhigstellung im Oberschenkelgipsverband die Fußmuskulatur, insbesondere den versetzten M. tibialis anterior auftrainieren.

Wegen der postoperativ erforderlichen Mitarbeit des Patienten beim krankengymnastischen Übungsprogramm führen wir den Eingriff in der Regel nicht vor dem Abschluß des 5. Lebensjahres durch. Die Übungen sollten von den Kindern über mehrere Jahre fortgesetzt und in regelmäßigen Abständen von Krankengymnastin und Arzt kontrolliert werden. Eine längerjährige postoperative Kontrolle ist notwendig, um einer Fehlentwicklung des Fußes in Richtung eines überkorrigierten Hohlfußes gegebenenfalls rechtzeitig durch den Retransfer der Sehne des M. tibialis anterior entgegenzuwirken.

Zusammenfassung

Aus einem Gesamtkrankengut von 412 Patienten mit kindlichem oder juvenilem Plattfuß, bei denen zwischen 1947 und 1970 an der Orthopädischen Universitätsklinik König-Ludwig-Haus, Würzburg, eine Rückverlagerung des M. tibialis anterior in der Technik nach Niederecker (1960) durchgeführt worden war, wurden 67 Füße bei 34 Patienten nach einem Intervall von durchschnittlich 22,5 Jahren nachuntersucht.

Wie die Ergebnisse bestätigen, ist mit diesem Verfahren die Korrektur der dynamischen Imbalance am Fuß und damit eine normale Entwicklung des Fußskeletts möglich. Ein langfristiges, gezieltes krankengymnastisches Übungsprogramm ist für den Langzeiterfolg mitentscheidend. Bei älteren Patienten stellen sich die Rückfußgelenke nicht mehr auf die veränderte Belastung ein, was postoperativ zu einer mehr oder weniger starken Arthrose führt. Daraus ergibt sich ein Alterszeitraum für die Durchführung des Eingriffs zwischen dem 5. und 14.

Lebensjahr. Auf zusätzliche Eingriffe, wie Kapsulotomien und Osteotomien, sollte verzichtet werden, da sie langfristig ebenfalls eine erhöhte Arthroserate bedingen.

Literatur

Breitenfelder H (1953) Zur operativen Behandlung des Knick-Plattfußes Jugendlicher. Chirurg 24:311–316

Küsswetter W, Stuhler T, Rütt A (1982) Die biomechanische Wirkung der Anticussehnenrückversetzung auf das Fußgewölbe. Orthop Praxis 18:49–52

Müller E (1910) Neue Operation bei schwerem Plattfuß. Freie Vereinigung der Chir. Berlins, Berlin, S 12–14

Niederecker K (1959) Der Plattfuß. Enke, Stuttgart

Niederecker K (1960) Zur Plattfußoperation. Verh. Dtsch Orthop Ges 47:450–453

Diskussion

Plaaß, Damp: Wir kommen jetzt zum *Thema kindlicher Fußfehlformen*. Ich möchte ihm eine Bemerkung von Prof. Debrunner voranstellen, der einmal sagte, die vielfältigen Probleme, die seit Hippokrates bei der Behandlung des angeborenen Klumpfußes bestünden und scheinbar einfache Aufgaben seien, hätten bis heute noch keine befriedigende Lösung gefunden.

Zilkens, Viersen: Herr Löffler, ich möchte mir 2 Bemerkungen zu Ihrem Vortrag erlauben, denn 2 Gesichtspunkte, die Sie vorgetragen haben, haben mir nicht gefallen:

Sie haben gezeigt, daß Sie im wesentlichen nach den Richtlinien vorgehen, wie sie Imhäuser in seiner Monographie empfohlen hat. Sie sagen aber, die Behandlung mit Schienen oder Apparaten solle sich auf etwa 3 Jahre erstrecken. Dies halte ich für problematisch. Der muskuläre Klumpfuß hat doch in der präpubertären Zeit z. B. eine erhebliche Neigung zur Rückkehr in die alte Deformität.

Eine zweite Bemerkung: Sie haben darauf hingewiesen, daß die *Transposition des M. tibialis anterior* auf den Fußaußenrand u. U. Veränderungen am Fußgewölbe nach sich zieht, z. B. im Sinne einer Plattfußbildung. Dem kann ich nicht widersprechen. Wir nehmen aber diese Fehlform bewußt in Kauf, weil wir damit eine Pronation und Abduktion des Fußes erreichen und dem Fuß ein muskuläres Gleichgewicht geben. Dieses Gleichgewicht herzustellen, ist ein wichtiges Behandlungsziel. Die ungünstigen Einflüsse einer Imbalance können wir sehr gut an einem Lähmungsfuß, z. B. nach Unfallschäden, studieren. Hier kommt es schon innerhalb kürzester Zeit zu deutlichen Fehlformen.

Löffler, München: Die Behandlungsrichtlinien, die ich hier vorgetragen habe, wurden aufgrund unserer Ergebnisse festgelegt. Wir haben manche Füße sehr lange Zeit mit Schienen behandelt, ohne daß die Ergebnisse besser gewesen wären als bei den Fällen, die durchschnittlich etwa 3 Jahre mit Orthesen versorgt worden sind. Der Klumpfuß beruht ja nicht nur auf einer muskulären Imbalance, er stellt auch eine Kontraktur dar, die sich mit einer Schiene nicht korrigieren läßt. Entweder ist der Fuß ausreichend korrigiert und die Schiene kann nur halten, was an Korrektur erreicht worden ist, oder der Fuß muß wegen einer Kontraktur, die nicht korrigierbar ist, operativ behandelt werden. Ein ausreichend korrigierter Fuß mit muskulärem Gleichgewicht benötigt nur ein paar Jahre lang eine Schiene. Nach Weglassen der Schiene kann der Fuß normal belastet werden, er hat ja auch eine normale Form.

Küsswetter, Würzburg: Herr Löffler, ich möchte Ihnen in diesem Punkt beipflichten. Auch wir geben oft relativ lange Schienen nach der Operation, haben aber die gleichen Erfahrungen gemacht.

Eine Frage zu Ihren *Ergebnissen:* Haben Sie eigentlich später einmal den verpflanzten *M. tibialis anterior* wieder *zurückverpflanzt?* Die Wirkung des M. tibia-

Diskussion

lis anterior, der auch zum Gewölbesenker werden kann, ist ja von Niederecker klar herausgearbeitet worden. Aus meiner Erfahrung heraus gibt es Indikationen zur Rückverpflanzung dann, wenn sich mit der Zeit eine Valgusfehlform einstellt.

N. N.: Ich habe noch eine Frage zur *Technik* der *Verlagerung* der M.-tibialis-anterior-Sehne: Mir erscheint es oft schwierig, sie auf den 5. Strahl zu verpflanzen. Technisch ist uns dies fast unmöglich.

Zilkens, Viersen: Ich finde es nicht gut, den M. tibialis anterior auf das Keilbein zu versetzen oder auf den 4. Strahl, weil ja gerade die Verpflanzung nach lateral nicht nur eine Versetzung vor die quere Sprunggelenkachse darstellt, sondern auch eine Möglichkeit, den Fuß aus der Supinationsstellung in die Pronationsstellung hineinzuziehen. Die Originaltechnik nach Imhäuser ist so, daß die Sehne beim Kleinkind mit einem Stückchen Knorpel oder sogar mit einem Stückchen Knorpelknochen aus dem Insertionsgebiet abgelöst wird und sich dann an die Basis des Os metatarsale V vor die Insertion des kurzen Peronäus verlagern läßt.

Ulrich, Kiel: Ich habe noch eine Frage zur *Dosierung der M.-tibialis-anterior-Verpflanzung:* Haben Sie die Sehne immer vollständig verlagert, oder sind Sie auch nach dem Ausmaß der Klumpfußkomponente dosiert vorgegangen, indem Sie z. B. nur einen Teil der Sehne abgespalten und verlagert haben?

Löffler, München: Wir haben immer die ganze M.-tibialis-anterior-Sehne verlagert und sie nur in 4 Fällen zurückverlagert. Ich meine, wenn man zum 4. Strahl hin oder auf das Os cuneiforme intermedium oder das Os cuneiforme laterale hin inseriert, kommt es seltener zu ausgeprägter Plattfußentwicklung, als wenn man auf die Basis des 5. Strahls transferiert. Wir haben in solchen Fällen ausgeprägte Plattfüße gesehen.

Moulin, Basel: Wir haben in Basel nie die ganze Anteriussehne verpflanzt, sondern immer nur die Hälfte oder ein Drittel. Von unseren etwa 60 Fällen sind 3 oder 4 zurückverlagert worden.

Küsswetter, Würzburg: Wir variieren bei der Verpflanzung der Tibialis-anterior-Sehne und machen unser Vorgehen vom Grad der Fehlform abhängig. Je stärker die Fehlform, desto weiter verpflanzen wir nach lateral bis zur Basis des Os metatarsale V. Wir fixieren die Sehne am Periost, stellen lange im Gipsverband ruhig und haben mit der Einheilung eigentlich keine Schwierigkeiten gehabt.

Löffler, München: Auch wir fixieren am Periost und hatten damit keine Probleme. Die Kinder erhalten einen Gipsverband für 6 Wochen, anschließend üben sie krankengymnastisch und bekommen eine Nachtschiene.

N. N.: Ich möchte Herrn Küsswetter auf seine Ergebnisse ansprechen: 24% waren schlecht, 21% der Patienten hatten Schmerzen, 55% wiesen eine Arthrose auf. Welche Konsequenzen haben Sie aus diesen Resultaten gezogen?

Küsswetter, Würzburg: Unsere Konsequenzen habe ich Ihnen im letzten Diapositiv zusammengefaßt: Unsere Indikation ist begrenzter, wir haben das „Ausmaß" der Operation eingeschränkt und beschränken uns im wesentlichen auf den Transfer. Wir legen größeren Wert auf eine intensive gründliche Nachbehandlung. Die Kinder bekommen 6 Wochen einen Gipsverband in Korrekturstellung.

Die Gymnastik wird ein Jahr fortgesetzt. Regelmäßige Kontrollen sind eingeführt worden. Die Indikation wurde in den 50er Jahren von Niederecker selbst sehr weit gestellt. Im Krankengut sind also Patienten enthalten, bei denen wir heute nicht operieren würden.

Hoos, Hannover: Sie haben bei Ihrem Referat auch den kontrakten Plattfuß erwähnt und an ihm operative Maßnahmen vorgenommen. Wie waren denn diese Ergebnisse? Haben die Patienten später Arthrosen bekommen?

Küsswetter, Würzburg: Wir haben bei diesen Patienten in letzter Zeit zusätzlich eine Grice-Operation vorgenommen. Darüber liegen aber noch keine Langzeitergebnisse vor.

Langzeitergebnisse nach ambulanter operativer Behandlung fibularer Bandrupturen am oberen Sprunggelenk in Peroneus-Suralis-Blockade

F. Farid und T. Witwity

Einleitung

Hinter den Bagatellverletzungen des oberen Sprunggelenks wie Prellung, Zerrung oder Kontusion, insbesondere Distorsions-Supinations-Traumen, verbergen sich nicht selten verschiedenartige Rupturen des lateralen Kapsel-Band-Apparates, die bei nicht frühzeitiger Erkennung und dementsprechender operativer Therapie zu schwerwiegenden Folgezuständen bis zur Arthrosis deformans führen können.

Als Verletzungsmechanismus wurde ausschließlich das Supinations-Adduktions-Plantarflexions-Trauma angegeben, das meist beim Umknicken des oberen Sprunggelenks auf unebenem Boden entstanden war.

Nicht immer kann man schon klinisch die Diagnose stellen, weil die Untersuchung durch Hämatombildung, Muskelanspannung und erhebliche Schmerzen erschwert sein kann. Aus diesem Grunde ist zu empfehlen, schon beim geringsten Verdacht eine Peroneus-Suralis-Blockade anzulegen. Dadurch kann man mühelos gehaltene Aufnahmen in a. p.-Standardaufnahme (Güttner 1941) und in seitlichem Strahlengang nach Anderson u. Lecoqu (1954) anfertigen (Abb. 1 und 2). Zur Vereinfachung und Standardisierung sowie zum Strahlenschutz für den Untersucher sollte man das Haltegerät nach Scheuba et al. (1978) benutzen.

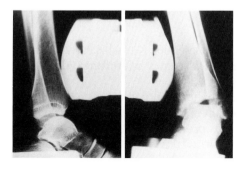

Abb. 1. Gehaltene Aufnahme in a. p.- und seitlichem Strahlengang bei Ruptur des Lig. fibulotalare anterius im Halteapparat nach Scheuba

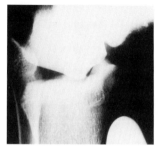

Abb. 2. a. p.-Aufnahme in Güttner-Technik. Man beachte die Aufklapparbeit von 22°!

Material und Methodik

In den beiden Jahren 1976 und 1977 wurden bei uns 215 Patienten mit Distorsions-Supinations-Traumen behandelt. Diese Zahl beinhaltet weder die Distorsions-Pronations-Traumen, noch die veralteten Bandverletzungen. Tabelle 1 gibt Aufschluß über Verteilung der verschiedenen Verletzungen in unserem Krankengut. Routinemäßig wurde bei diesen Patienten eine Untersuchung unter Bildverstärkerkontrolle in gehaltener Position durchgeführt. Durch Anfertigung von entsprechenden Röntgenaufnahmen wurde die Diagnose erhärtet.

Tabelle 1. Aufteilung der Verletzungen, die sich in der Diagnose Distorsions-Supinations-Trauma verbergen

Verletzungsart	n	[%]
Reine Distorsionen	88	40,9
Elongation des lateralen Bandapparats (Aufklappung weniger als 5°)	60	27,8
Rupturen des lateralen Bandapparats (Aufklappung mehr als 5°)	67	31,3
Gesamt	215	100

Tabelle 2. Tätigkeiten, bei denen die Verletzungen zustande gekommen waren

Art der Tätigkeit	n
Arbeits- und Wegeunfall	7
Bundeswehrsoldaten	23
Sportunfälle	37
Gesamt	67

Bei 67 Patienten konnten wir Rupturen des lateralen Kapsel-Band-Apparates feststellen. Tabelle 2 zeigt die Tätigkeiten, bei denen es zu Außenbandrupturen kam.

Bei allen Patienten wurde sowohl die gehaltene Aufnahme, als auch die anschließende Operation und primäre Bandnaht in Peroneus-Suralis-Blockade ambulant durchgeführt, wobei der N. peroneus profundus, der N. peroneus superficialis und auch der N. suralis im distalen Drittel des Unterschenkels mit jeweils 7 ml 2%iger Meaverinlösung umspritzt wurden (Abb. 3 und 4).

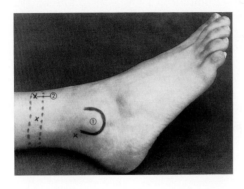

Abb. 3. Die Markierungen zeigen die Einstichstellen bei der Peroneus-Suralis-Blockade

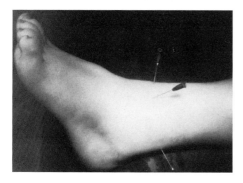

Abb. 4. Die Einstichstellen sind mit Injektionsnadeln markiert

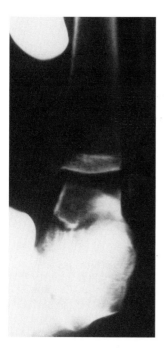

Abb. 5. Gehaltene Aufnahme im a. p.-Strahlengang der rechten gesunden Seite

Wir stellten die Indikation zur Operation bei einer vermehrten Aufklappbarkeit von mehr als 5° im Vergleich zur kontralateralen Seite (Abb. 5 und 6). Bei allen Patienten wurde eine primäre Bandnaht durch Vicryl-U-Nähte durchgeführt (Abb. 7 und 8). Auf die Einzelheiten der operativen Technik wird nicht näher eingegangen, da dies in der Literatur genügend beschrieben ist.

Wir sind der Meinung, daß die pathophysiologische Überlegung über enzymatische Abbauvorgänge, besonders bei intraartikulär liegenden Hämatomen, dieses Vorgehen gerechtfertigt erscheinen läßt (Jäger u. Wirth 1978).

Bei den 67 Patienten war kein einziger dabei, der wegen erheblicher Schwellung postprimär oder gar sekundär operiert werden mußte (Abb. 9). Postoperativ wurde bei allen Patienten das obere Sprunggelenk für 2 Wochen in Liegegips in Pronationsstellung und nach Fädenziehen für weitere 4 Wochen in Gehgips ruhiggestellt.

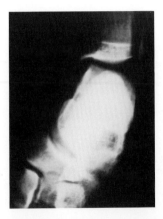

Abb. 6. Im Vergleich zur Abb. 5 zeigt die gehaltene Aufnahme des linken oberen Sprunggelenks eine vermehrte Aufklappbarkeit von 7°

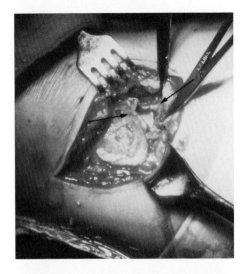

Abb. 7. Intraoperativer Situs bei einer Ruptur des Lig. fibulotalare anterius (*Pfeile*)

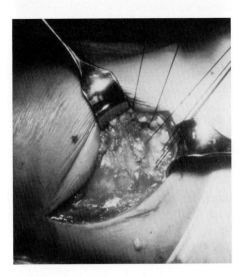

Abb. 8. Zustand nach primärer Bandnaht mit 3 Vicryl-U-Nähten

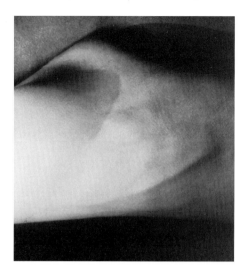

Abb. 9. Die geringe Schwellung sollte kein Grund sein, die Operation und Bandnaht zu verschieben

Ergebnisse

In den Jahren 1976 und 1977 wurden bei uns 67 Patienten wegen einer Außenbandruptur des oberen Sprunggelenks operiert. Es handelte sich ausschließlich um junge Patienten (Altersdurchschnitt knapp 21 Jahre). 56 Patienten konnten im Januar 1985, also 8 bzw. 9 Jahre nach der Operation nachuntersucht werden. Trotz intensiver Mühe und zahlreicher Korrespondenz konnten wir nur 83,6% unseres Kollektivs nachuntersuchen. Dadurch haben wir mit 16,4% eine relativ hohe Dunkelziffer.

Alle 11 Patienten, die nicht zur Nachuntersuchung kamen, waren Bundeswehrsoldaten, die unbekannt verzogen waren. Tabelle 3 gibt Aufschluß über die Beziehung zwischen dem Grad der vermehrten Aufklappbarkeit gegenüber der gesunden Seite und dem verletzten Bandanteil.

Als Frühkomplikationen waren 2 Sekundärheilungen, 1 Narbendysästhesie und 1 Beinvenenthrombose zu verzeichnen (Tabelle 4), während als Spätkomplikationen bei der Nachuntersuchung 2 Patienten mit Giving-way-Syndrom und 1 Arthrosis deformans zu beklagen waren (Tabelle 5).

Auf unsere Anfrage, wie die Patienten mit dem Operationsergebnis zufrieden seien, gaben sie Antworten, die in Tabelle 6 zusammengefaßt sind. Wir konnten

Tabelle 3. Beziehung zwischen dem Grad der vermehrten Aufklappbarkeit gegenüber gesunder Seite und verletztem Bandanteil

Grad der Aufklappbarkeit	Verletzter Bandanteil	Anzahl
Bis zu 15°	Lig. fibulotalare anterius	42
25°–30°	Lig. fibulotalare anterius und fibulocalcaneare	14
Mehr als 30°	Alle 3 Bandanteile	11
Gesamt		67

Tabelle 4. Frühkomplikationen

Sekundärheilung	2
Narbendysästhesie	1
Beinvenenthrombose	1
Gesamt	4

Tabelle 5. Spätkomplikationen

"giving way"	2
Arthrose des oberen Sprunggelenks	1
Gesamt	3

Tabelle 6. Subjektive Langzeitbeurteilung des Operationsergebnisses

Operationsergebnis	n	[%]
Sehr gut	31	55,4
Gut	18	32,1
Mäßig	5	8,9
Schlecht	2	3,6
Gesamt	56	100

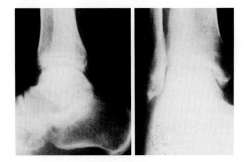

Abb. 10. Röntgenaufnahme eines Sprunggelenks präoperativ im Jahre 1976

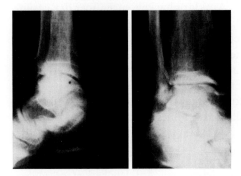

Abb. 11. Röntgenaufnahme des Sprunggelenks des gleichen Patienten; man erkennt deutliche Kantenausziehungen, subchondrale Sklerose und Gelenkspaltverschmälerung als Ausdruck einer Arthrosis deformans

nur bei einem Patienten eine wesentliche Beeinträchtigung des Bewegungsausmaßes im oberen und unteren Sprunggelenk feststellen.

Abbildung 10 zeigt das präoperative Röntgenbild, während Abbildung 11 die Aufnahme z. Z. der Nachuntersuchung im Januar 1985 zeigt. Hier ist deutlich zu sehen, daß es zu einer beginnenden Arthrosis deformans gekommen ist.

51 Patienten waren nach wie vor in ihrem Berufs- und Sportleben aktiv.

Diskussion

Obwohl in der Literatur noch keine Einigung besteht, ob man bei frischen lateralen Kapsel-Band-Verletzungen des oberen Sprunggelenks konservativ oder operativ vorgehen sollte (Nizard u. Biehl 1980), zeigen unsere Ergebnisse deutliche Richtlinien.

Wir konnten feststellen, daß eine Aufklappbarkeit von mehr als 5° im Vergleich zur gesunden Seite zumindest eine Ruptur einer der 3 Außenbandanteile bedeutet. In diesen Fällen sollte man unbedingt eine primäre Bandnaht durchführen, um späteren Problemen seitens der rezidivierenden Distorsionen ("giving way") bis zur Arthrosis deformans aus dem Wege zu gehen (Bartsch u. Weigert 1980).

Die Anwendung von Peroneus-Suralis-Blockaden ist technisch einfach, ambulant durchführbar, für den Patienten risikoarm und gestattet nicht zuletzt eine schmerzfreie klinische und radiologische Untersuchung. Die Operation selbst ist ambulant in Peroneus-Suralis-Blockade nicht aufwendig. Außerdem können radiologisch nicht diagnostizierbare "flake fractures" intraoperativ gesehen und dementsprechend therapeutischen Konsequenzen zugeführt werden.

Zusammenfassend kann festgestellt werden, daß die primäre ambulante Bandnaht in Peroneus-Suralis-Blockade bei frischen Verletzungen des lateralen Kapsel-Band-Apparates des oberen Sprunggelenks eine Bereicherung in der operativen Therapie darstellt. Die Langzeitergebnisse, insbesondere was die Früh- und Spätkomplikationen betrifft, sind durchaus mit denen stationär behandelter Patienten vergleichbar.

Letztlich sollte die kostendämpfende Bedeutung dieser eleganten Methode nicht außer acht gelassen werden.

Zusammenfassung

Hinter Distorsions-Supinations-Traumen des oberen Sprunggelenks verbergen sich sehr oft verschiedenartige Formen der lateralen Kapselbandrupturen. Von größter Bedeutung für die Prognose ist zweifelsohne die exakte klinische und radiologische Diagnostik, wobei besonderer Wert auf die vergleichende gehaltene Aufnahme beider oberer Sprunggelenke in a. p.- und seitlichem Strahlengang gelegt wird.

Bezüglich der Therapie hat sich gezeigt, daß die frühestmögliche Revision (primäre Bandnaht) der konservativen Therapie und der sekundären bandplastischen Maßnahme überlegen ist.

Die Ergebnisse von 56 in den Jahren 1976 und 1977 ambulant operierten und im Januar 1985 nachuntersuchten Patienten mit lateralen Kapsel-Band-Rupturen des oberen Sprunggelenks in Peroneus-Suralis-Blockade werden ausführlich dargestellt. Zusammenfassend wird dann festgestellt, daß die primäre Bandnaht ambulant bei Verletzungen des Lig. fibulotalare anterius, posterius und fibulocalcaneare, sei sie isoliert oder kombiniert, in Peroneus-Suralis-Blockade operationstechnisch einfach ist und letztendlich gerade in einer Zeit, in der überall im Gesundheitswesen von Sparmaßnahmen die Rede ist, eine vorteilhafte Alternative zur Allgemein- und Spinalanästhesie darstellt.

Literatur

Anderson KL, Lecoqu JF (1954) Operative treatment of injury to the fibular collateral ligament of the ankle. J Bone Joint Surg [Am] 36:825

Bartsch H, Weigert M (1980) Die Arthrose an den Gelenken der unteren Extremitäten beim Berufsfußballer. Sport- und Leistungsmedizin / Kongreßband. Dtsch Sportärztekongreß Saarbrücken, S 455–459

Güttner L (1941) Erkennung und Behandlung des Bänderrisses am äußeren Knöchel mit Teilverrenkung des Sprungbeines im Sinne der Supination (Subluxatio Supinatoria Pedis). Arch Orthop Unfallchir 41:287

Jäger M, Wirth CJ (1978) Kapselbandläsionen. Thieme, Stuttgart

Nizard M, Biehl G (1980) Indikation und Ergebnisse operativer Wiederherstellung von frischen und veralteten Bandverletzungen des Sprunggelenkes bei verschiedenen Sportdisziplinen. Sport- und Leistungsmedizin / Kongreßband. Dtsch Sportärztekongreß Saarbrücken, S 427–432

Scheuba E, Forster G, Weber G (1978) Die standardisierte „gehaltene Aufnahme" zur Diagnostik der Bandverletzungen an der unteren Extremität. Aktuel Probl Chir Orthop 13:239–252

Diskussion

N. N.: Ich möchte gerne Herrn Farid um eine Stellungnahme zur frühfunktionellen Nachbehandlung bitten.

Farid, Leverkusen: Wir haben damit keine Erfahrungen. Wir fixieren nach wie vor in Gipsverbänden für die Zeit von 6 Wochen. Eine frühfunktionelle Nachbehandlung z. B. in einem speziellen Schuh lehnen wir ab.

N. N.: Herr Farid, Sie haben auch über *Arthrosen* gesprochen. Bezogen sich diese auf das obere Sprunggelenk?

Farid, Leverkusen: Ja.

N. N.: Wollen Sie uns bitte noch Näheres zu Ihren *Komplikationen* sagen?

Farid, Leverkusen: Ich habe in unserem Krankengut lange suchen müssen, bis ich Komplikationen gefunden habe. Bei den Patienten mit der Arthrose war schon vor 9 Jahren ein präarthrotischer Zustand vorhanden.

N. N.: An welchem Ort betäuben Sie den N. suralis?

Farid, Leverkusen: Etwa 3 Querfinger oberhalb der Außenknöchelspitze.

Spätergebnisse bei der Hallux-valgus-Operation nach Brandes

R. Lücke und E. Schneider

Der menschliche Fuß ist durch den aufrechten Gang in besonderem Maße schwerkraftbedingten Formveränderungen unterworfen. Seine gewichttragende und fortbewegende Funktion ist zudem häufig behindert durch eine unphysiologische beengende Fußbedeckung. Er wird ständig durch Stehen und Gehen auf harter Unterlage gefordert, ist überlastet durch Übergewicht und oft geschwächt durch Bewegungsarmut.

Fußbeschwerden und v. a. Vorfußbeschwerden gehören daher wohl zu den häufigsten Zivilisationskrankheiten. Der Spreizfuß als Insuffizienz des Vorfußes steht an erster Stelle dieser Fußerkrankungen und darf sicherlich bei über 70% der Menschen angenommen werden. Überwiegend Patientinnen im mittleren und vorgerückten Alter klagen über Schmerzen im Vorfuß- und Zehenbereich mit mehr oder weniger starker Ballenbildung. Diese am häufigsten konstitutionell und statisch bedingte Vorfußdeformität manifestiert sich durch morphologische Veränderungen der Zehen im Sinne des Hallux valgus, der Hammerzehen, des Digitus quintus varus bzw. als Kombination all dieser Deformitäten (Bade 1940; Cotta 1958; Debrunner 1983; Hohmann 1951; Kelikan 1982; Rabe 1975).

Oft besteht durch diese Fuß- und Zehendeformität jahrelanges Leiden, Schmerzen werden unterdrückt und zunehmende Veränderungen der Zehen bewußt verharmlost.

Schließlich treiben dann doch diese unerträglichen Schmerzen, die zunehmende Immobilisation und v. a. auch das ästhetische Empfinden zu therapeutischen Maßnahmen, wobei eine langdauernde Besserung nur durch operative Eingriffe zu erreichen ist, wodurch es zu einer Entlastung des Vorfußes kommt (Cotta 1984; Hohmann 1923; Keller 1904).

Mögliche ätiologische Ursachen sind:
– konstitutionelle Bindegewebsschwäche,
– chronische entzündliche Reizzustände,
– angeborene Veränderungen,
– Lähmungen,
– posttraumatische Verhältnisse,
– Schuhmode.

Hervorzuheben ist sicherlich der letzte Punkt, dem eine wesentliche pathogenetische Bedeutung zukommt. Zu enge, zu schmale und im Absatz überhöhte Schuhe zwingen die Zehen und den Vorfuß in eine konstante Fehlhaltung (Abb. 1).

Klinisch vielfältig und in manchen Fällen grotesk sind die Abweichung der Großzehe, verbunden mit teilweise chronisch entzündlichen Schleimbeuteln und röntgenologisch schon deutlich sichtbaren arthrotischen Veränderungen des Großzehengrundgelenks (Abb. 2).

In vielen Kliniken kommen unzählige Operationsverfahren zur Anwendung (Brandes 1929; Colloff u. Weitz 1982; Hackenbroch u. Witt 1973; Lange 1965; Scholder 1982). An unserer Klinik beschränken wir uns seit Anfang der 70er Jah-

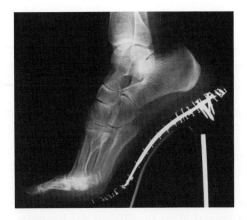

Abb. 1. Röntgenbild eines Fußes in einem typischen Damenschuh. Man beachte die extreme Hyperextensionsstellung der Zehen

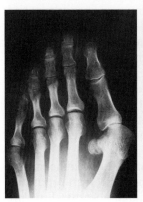 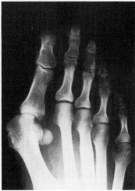

Abb. 2. Röntgenbild eines Fußes mit deutlichem Hallux valgus rechts und arthrotischen Veränderungen im Großzehengrundgelenk

re auf wenige erprobte und standardisierte Methoden, wobei Alter des Patienten, Schweregrad des Hallux valgus, Gelenkveränderungen und zusätzliche Zehenfehlstellungen unsere Indikation beeinflussen. Umfangreiche Nachkontrollen, sowie auch diese Langzeitstudie bestätigen unsere Indikation.

Unsere Indikation zur Operation nach Brandes (1929) stellen wir bei Patienten, die das 30. Lebensjahr überschritten haben und arthrotische Veränderungen des Großzehengrundgelenks aufweisen.

Diese Indikationen sind:
- Alter über 30 Jahre,
- arthrotische Gelenkveränderung,
- zusätzliche Zehenveränderung.

Wichtig ist die Bildung eines gestielten Weichteillappens, der als Interponat bei dieser Resektionsosteotomie eingeschlagen wird und somit auch als Distanzhalter wirkt. Eine ausreichende Resektion der Großzehengrundphalanx ist ebenfalls notwendig (Abb. 3).

Die konsequente tägliche postoperative Kontrolle, sowie die nach unserer Meinung notwendige stationäre Behandlung beeinflußt das Spätergebnis und ist für einen Erfolg dieser Operation wichtig.

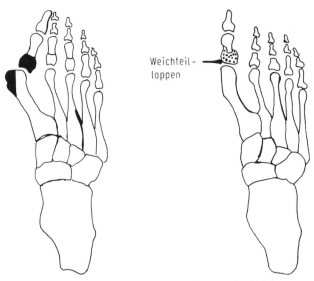

Abb. 3. Operation nach Brandes. (Nach Brandes 1929)

Folgende Nachbehandlung halten wir für angebracht:
- Gipsstiefel mit Extension für 12 Tage,
- Nachtschiene für ca. 0,5 Jahre,
- Einlage auf Dauer.

Eine ständige, immer wieder zu kontrollierende Extension ist entscheidend, da dadurch der häufige Verkürzungseffekt vermieden werden kann und das kosmetische Ergebnis verbessert wird (Abb. 4). Frühe Fuß- und Zehengymnastik sowie eine länger dauernde redressierende Schienenversorgung sollte erfolgen. Die spätere Einlagenversorgung ist bei in der Regel weiter bestehender Spreizfußkomponente ebenfalls angezeigt. Unsere Zehnjahresergebnisse der Hallux-valgus-Operation nach Brandes (1929) werden nachfolgend dargelegt. Zwischen 1972 und 1974 wurde das oben geschilderte Operationsverfahren mit konsequenter Nach-

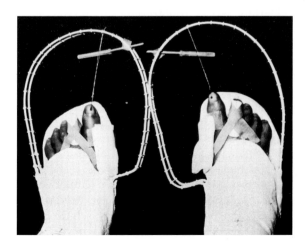

Abb. 4. Klinisches postoperatives Bild der Bügelextension, wie sie in unserem Hause durchgeführt wird

Tabelle 1. Patientengut

	n
Operierte Füße	79
Patienten	51
– Frauen	49
– Männer	2
Durchschnittsalter 52 Jahre	

Tabelle 2. Subjektive postoperative Beurteilung

	[%]
Beschwerdefrei	61
Leichte Beschwerden	31
Erhebliche Beschwerden	8

Tabelle 3. Kosmetische Beurteilung

	[%]
Sehr zufrieden	72
Zufrieden	12
Unzufrieden	16

behandlung bei 68 Patienten durchgeführt. Davon konnten insgesamt 51 Patienten mit 79 operierten Füßen in unsere Studie einbezogen werden (Tabelle 1).

Unsere wesentliche Indikation zur operativen Therapie des Hallux valgus war und bleibt der Grad der vom Patienten geklagten Beschwerden und der Bewegungseinschränkung. Somit war uns die postoperative subjektive Beurteilung durch die Patienten am wichtigsten. Die Auswertung dieser postoperativen Parameter, die Beschwerdeverbesserung oder Beschwerdefreiheit, das kosmetische Ergebnis sowie die Frage der Wiederholungsoperation ergaben befriedigende Ergebnisse.

Fast 90% der Patienten geben eine Beschwerdefreiheit oder nur leichte belastungsabhängige Spreizfußbeschwerden an, so daß die berufliche und sportliche Leistungsfähigkeit noch viele Jahre nach der Operation ohne Einschränkung gewährleistet ist (Tabelle 2).

Der bei über 50% der Patienten präoperativ bestehende Spreizfuß zeigt bei etwa 15% eine deutliche Verschlechterung, welche röntgenologisch und durch ein Podogramm objektiviert werden konnte. Die Patienten mit erheblichen Beschwerden fallen sämtlich in diese Gruppe. Korrekte Operation und Nachbehandlung können die gelegentlich zu beobachtenden kosmetischen Nachteile der Resektionsosteotomie verringern, was auch die insgesamt zufriedene Beurteilung der Patienten belegt (Tabelle 3).

Abbildung 5 zeigt ein klinisches Spätresultat mit insgesamt zufriedenstellendem ästhetischen Ergebnis, hingegen Abb. 6 die ästhetisch unbefriedigende starke Verkürzung der Großzehe sowie ein deutliches Rezidiv auf der linken Seite.

Eine positive Wertung bedeutet sicherlich auch die Aussage von fast 90% der Patienten, den operativen Eingriff nochmals durchführen zu lassen.

Abschließend sei bemerkt, daß fast 90% der Nachkontrollierten hauptsächlich bequemes Schuhwerk und in etwa 60% der Fälle Einlagen tragen. Bei entsprechenden Anlässen und Festlichkeiten können jedoch auch elegante Schuhe getragen werden, wie dies etwa 40% der befragten Patienten angaben.

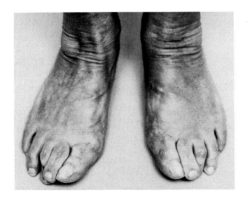

Abb. 5. Klinisches Spätresultat mit insgesamt zufriedenstellendem Ergebnis

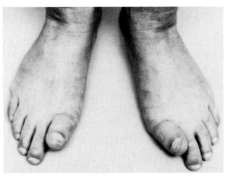

Abb. 6. Unbefriedigendes Spätresultat bei ausgeprägter Verkürzung beider Großzehen

Literatur

Bade P (1940) Der Hallux valgus. Orthopäde [Suppl] 71
Brandes M (1929) Zur operativen Therapie des Hallux valgus. Zentralbl Chir 56:2423–2440
Colloff B, Weitz EM (1982) Surgery in hallux valgus. Clin Orthop 164:312
Cotta H (1958) Die operative Behandlung des Hallux valgus. Chir Praxis 4:453–460
Cotta H (1984) Orthopäde, 4. Aufl. Thieme, Stuttgart New York
Debrunner A (1983) Orthopädie. Huber, Berlin, S 585–588
Hackenbroch M, Witt AN (1973) Orthopädisch-chirurgischer Operationsatlas, Bd 5. Thieme, Stuttgart, S 214–231
Hohmann G (1923) Über Hallux valgus und Spreizfuß. Arch Orthop Chir 21:525
Hohmann G (1951) Fuß und Bein, 5. Aufl. Bergmann, München, S 145–156
Kelikan H (1982) Hallux valgus. In: Jahss MH (ed) Disorders of the foot, vol 1. Saunders, Philadelphia London Toronto Mexico City Sydney Tokio
Keller WL (1904) The surgical treatment of bunion and hallux valgus. NY Med J 80:741–742
Lange M (1965) Lehrbuch der Orthopädie und Traumatologie, Bd 2. Enke, Stuttgart, S 336–339, 867–876
Rabe CRH (1975) Orthopädie des Fußes, 5. Aufl. Enke, Stuttgart
Rütt A (1961) Zehendeformitäten. In: Hohmann G, Hackenbroch M, Lindemann K (Hrsg) Handbuch der Orthopädie, Bd 4/2. Thieme, Stuttgart, S 1096–1118
Scholder P (1982) Gegenüberstellung der üblichsten chirurgischen Behandlungsmethoden beim Hallux valgus Syndrom. Orthopädie 11:154–161
Valentin B (1957) Geschichtliches. In: Hohmann G, Hackenbroch M, Lindemann K (Hrsg) Handbuch der Orthopädie, Bd 1. Thieme, Stuttgart, S 26–27
Thomsen M (1986) Hallux Valgus (Nachuntersuchungsstudie). Medizinische Dissertation, Universität Heidelberg

Diskussion

Zilch, Berlin: Herr Eltze sagte in seinem Beitrag, daß er die Fixation mit Kirschner-Draht nicht machen würde, weil sie unnötig sei. Wir haben von Herrn Lücke gehört, daß in Heidelberg eine Extension vorgenommen wird. Wir in Berlin führen ebenfalls für etwa 14 Tage eine Kirschner-Draht-Extension durch, um die Distanz zwischen der Resektionsfläche und den Mittelfußköpfchen zu halten. Die Großzehe soll ja nicht zu kurz werden. Wir betreiben damit auch eine Prophylaxe im Hinblick auf einen Hallux rigidus. Wenn ich recht gesehen habe, haben Sie, Herr Eltze, trotz Ihres Verzichts auf eine Kirschner-Draht-Spickung nie einen Hallux rigidus gesehen.

Eltze, Köln: Ein Hallux rigidus ist mir in meinem Krankengut nicht aufgefallen. Im übrigen glaube ich nicht, daß die Distanz, die man mit einer Extension z. B. herstellt, zur Verbesserung der Beweglichkeit führt.

Zilch, Berlin: Wir glauben auch nicht, daß der Kirschner-Draht die Großzehe auf Dauer in Korrekturstellung halten kann. Wir legen den Draht u. a. deshalb, weil wir die Distanz zum Köpfchen halten und einen Hallux rigidus verhindern wollen.

Eltze, Köln: Ich möchte noch kurz auf die Technik der postoperativen Behandlung eingehen. Der Patient erhält einen Gipsverband. Durch einen Tupfer zwischen der 1. und 2. Zehe wird die Großzehe in richtige Position gebracht. Der Verband bleibt 12 Tage liegen. Nach dem 3. postoperativen Tag darf der Patient voll belasten, falls keine Schmerzen mehr bestehen.

Zilch, Berlin: Ich denke, daß man das eine mit dem anderen nicht vergleichen kann. Ihre Polsterung, die Sie eben angeführt haben, dient ja nur der Zehenkorrektur. Wir sind uns aber einig darüber, daß die 14-Tage-Korrekturstellung nicht auf Lebzeiten gehalten werden kann.

Eltze, Köln: Das ist richtig, die Kirschner-Draht-Fixation kann das aber auch nicht. Schon in den 60er Jahren habe ich an der Kölner Universitätsklinik darüber gearbeitet und bin zu der Erkenntnis gekommen, daß eine Drahtfixation nicht nötig ist.

Perner, Göttingen: Ich möchte noch fragen, ob Sie Weichteile interponieren, um eine Berührung der Resektionsfläche mit dem Köpfchen des I. Mittelfußknochens zu verhindern?

Eltze, Köln: Ja, aus der medialen Gelenkkapsel bilde ich ein Interponat, das über das Köpfchen des Os metatarsale I genäht wird. Im übrigen wird auch die Strecksehne medialisiert.

Oppel, Bochum: Ich verstehe eines nicht. Einige Referenten haben darauf abgehoben, daß genügend lange extendiert werden soll. Herr Lücke aus Heidelberg

Diskussion

sagte, daß 8% der Patienten erhebliche Spreizfußbeschwerden aufgewiesen hätten. Wir haben bei unseren Nachuntersuchungen festgestellt, daß Beschwerden nach der Brandes-Operation eindeutig mit der Breite des verbleibenden Gelenkspalts zusammenhängen.

Lücke, Heidelberg: Wir haben im Rahmen unserer Arbeit die Differenzen genau ausgemessen. Auf den ersten Blick konnte ein wesentlicher Zusammenhang der von Ihnen genannten Art nicht gefunden werden.

Oppel, Bochum: Wenn dies so ist, warum befürworten Sie dann die Extension, oder warum benutzen Sie ein Interponat?

Lücke, Heidelberg: Wir sind der Meinung, daß wir durch die Bügelextension das ästhetische Ergebnis deutlich verbessern können.

N. N.: Herr Lücke, Sie haben gesagt, das Weichteilinterponat sei sehr wichtig. Sagen Sie uns doch noch bitte, wie Sie das Interponat bilden und wie Sie Ihre Nähte legen.

Lücke, Heidelberg: Das Interponat wird türflügelartig gebildet, und zwar aus der Gelenkkapsel. Wir vernähen diese Lappen über dem Metatarsalköpfchen mit sich selbst.

Zilch, Berlin: Dies ist manchmal nicht ganz so einfach.

Lücke, Heidelberg: Ja, Sie haben recht.

Zilch, Berlin: Beim Hallux rigidus hat man gelegentlich mit dem Interponat größere Schwierigkeiten. Dies ist beim Hallux valgus nicht so.

Spätergebnisse nach Arthrodese des Großzehengrundgelenks bei Hallux valgus oder Hallux rigidus

G. von Salis-Soglio

In der Klinik für Orthopädie der Medizinischen Universität Lübeck wird seit 1975 bei Erkrankungen des Großzehengrundgelenks (Hallux valgus und Hallux rigidus) nahezu ausschließlich die Arthrodese dieses Gelenks durchgeführt.

Bei hochgradigen Abweichungen sowie bei vorliegenden arthrotischen Gelenkveränderungen wird dieser Eingriff auch im jugendlichen Alter durchgeführt; ansonsten wird aber in diesem Lebensalter ein reiner Weichteileingriff bevorzugt.

Über die Operationstechnik wurde bereits an anderer Stelle berichtet (v. Salis-Soglio u. Thomas 1979; v. Salis-Soglio 1982); sie soll daher an dieser Stelle nur stichwortartig wiedergegeben werden:
- z-förmiger oder leicht bogenförmiger dorsomedialer Hautschnitt,
- laterales Beiseitehalten der Sehne des M. extensor hallucis longus,
- dorsale und seitliche Gelenkkapselresektion mit Abtrennung der Kapselbandansätze an den Gelenkpartnern,
- subperiostales Umfahren der gelenknahen Anteile von Os metatarsale I und Grundglied mit kleinen Hohmann-Hebeln. Das Gelenk läßt sich weit nach dorsal aufklappen, so daß die Gelenkflächen gut zugänglich werden,
- Abtragen der medialen „Pseudoexostose" in Fällen von Hallux valgus,
- Resektion der Gelenkflächen mit Säge, Meißel oder Knochenschere, dabei sichere Spongiosierung, besonders bei Hallux rigidus mit der starken subchondralen Sklerosierung. Wahl der Resektionsebene derart, daß sich eine Valgusposition von etwa 10° sowie ein seitlicher Arthrodesewinkel von etwa 20° ergeben,
- dorsales Anlegen einer DCP-Platte aus dem Kleinfragmentinstrumentarium, zunächst Befestigung der 2 Fixationsschrauben am Grundglied, anschließend Anlegen der 2 Spannschrauben am Metatarsale, wobei sich unter Sicht die gewünschte Kompression erzielen läßt. Besondere Vorsicht bei stark osteoporotischen Knochen,
- lockerer Wundverschluß, dabei meist Einlage einer Miniredondrainage.

Bis zum Jahre 1985 wurden knapp 200 Arthrodesen durchgeführt. Im Jahre 1983 erfolgte eine umfassende Analyse von 93 Operationen, wobei eine Nachuntersuchung durchschnittlich 3 Jahre nach der Operation stattfand. Im Jahre 1985 erfolgte eine erneute Analyse bei 12 Patienten, die vor 9 bzw. 10 Jahren operiert worden waren.

Im Vergleich mit der oben angeführten umfassenden Nachuntersuchung zeigte sich nun zunächst, daß 2 Jahre nach der Operation und später keine wesentliche Änderung in der Beurteilung und im objektiven Ergebnis mehr zu beobachten war.

Einige der Kriterien, die im Rahmen der Beurteilung von Spätergebnissen von Bedeutung sind, sollen hier erläutert werden.

Das *subjektive Ergebnis* der Operation wurde von allen 12 Patienten mit „sehr gut" und „gut" bewertet; im Vergleich hierzu waren etwa 80% der operierten Patienten 3 Jahre nach der Operation zufrieden. Das rein kosmetische Ergebnis wurde von 2 Patienten als mäßig bezeichnet (etwas hochstehende Zehe); die übrigen 10 Patienten äußerten sich sehr zufrieden.

Alle 12 Patienten gaben zumindest eine deutliche Beschwerdelinderung, wenn nicht sogar Beschwerdefreiheit an. Bestehende Restbeschwerden bestanden z.gT. in leicht schmerzhaftem Abrollvorgang, z. T. waren die Beschwerden aber auch auf die schmerzhafte plantare Beschwielung im Rahmen des bestehenden Spreizfußes zurückzuführen. Positiv hervorgehoben wurde insbesondere die geringere Schmerzhaftigkeit bei längeren Gehstrecken. 53,7% der 1983 nachuntersuchten Patienten klagten über Schuhprobleme; bei den jetzt analysierten 12 Patienten waren es immerhin 7. Die Schuhprobleme bestanden bei genauerer Befragung überwiegend im Anstoßen der großen Zehe nach dorsal oder medial, gelegentlich auch im zu starken Druck nach plantar. In der Mehrzahl der Fälle zeigte sich jedoch, daß diese Probleme durch kleine Korrekturen der Schuhgröße oder der Absatzhöhe bewältigt werden konnten.

Die Gehstrecke konnte erwartungsgemäß bei 10 der 12 Patienten deutlich verbessert werden (dementsprechend bei 90% des gesamten nachuntersuchten Krankengutes). 4 der vor 9 bzw. 10 Jahren operierten Patienten hatten vor der Operation regelmäßig Sport getrieben; die Sportfähigkeit war nach der Operation ohne Einschränkung wieder erreicht worden (Tennis, Langlauf, Handball).

Die röntgenologische Analyse ergab bei 94% aller Patienten den sicheren knöchernen Durchbau; bei den hier angesprochenen 12 Patienten kam es in keinem Fall zur Pseudarthrosenentwicklung.

Besondere Aufmerksamkeit wurde der Frage gewidmet, ob die Großzehengrundgelenkarthrodese nach vielen Jahren eine Arthrose des sicher stärker beanspruchten Endgelenks nach sich zieht.

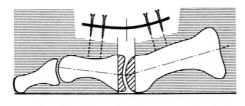

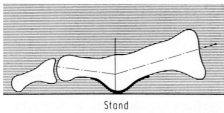
Stand

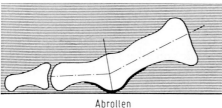
Abrollen

Abb. 1. Schematische Darstellung der Großzehengrundgelenkarthrodese mit Abrollvorgang

Spätergebnisse nach Arthrodese des Großzehengrundgelenks

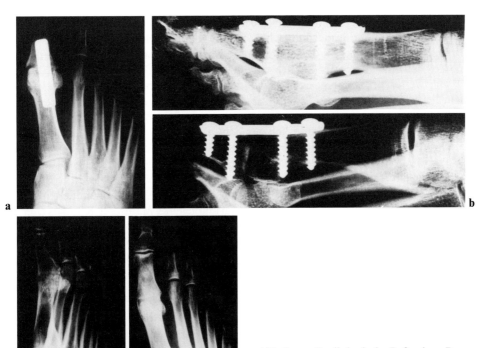

Abb. 2 a–c. Radiologische Befunde. **a** Befund postoperativ a. p., **b** Befund seit (*unten* postoperativ, *oben* nach knöchernem Durchbau), **c** Befund nach Metallentfernung

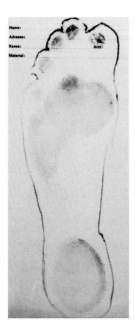

Abb. 3. Fußabdruck nach Großzehengrundgelenkarthrodese

Hier zeigten sich erfreulicherweise bei 96,7% der 3 Jahre postoperativ nachuntersuchten Patienten weder klinisch noch röntgenologisch arthrotische Veränderungen im Endgelenk; bei den 12 Patienten waren auch nach 9 und 10 Jahren keine Zeichen einer Endgelenkarthrose nachzuweisen.

Die weiter proximal gelegenen Fußwurzelgelenke sowie die Sprunggelenke wurden im Rahmen dieser Nachuntersuchung lediglich klinisch analysiert; hier ergaben sich keine Auffälligkeiten oder schmerzhaften Befunde, welche eine radiologische Abklärung erforderlich gemacht hätten.

Mit der Einschränkung der geringen Fallzahl kann an dieser Stelle aber bereits festgestellt werden, daß die sehr guten mittelfristigen Ergebnisse der Großzehengrundgelenkarthrodese durch die ersten vorliegenden Spätergebnisse ausnahmslos bestätigt werden. Unter dem besonderen Aspekt der Endgültigkeit des Ergebnisses wird die Arthrodese des Großzehengrundgelenks in unserer Klinik weiterhin das operative Verfahren der Wahl bleiben.

Die beigefügten Abbildungen zeigen das Operationsprinzip (Abb. 1), radiologische Befunde (Abb. 2) sowie einen typischen Fußabdruck nach durchgeführter Großzehengrundgelenkarthrodese (Abb. 3).

Zusammenfassung

In der Klinik für Orthopädie der Medizinischen Universität Lübeck wird seit 1975 bei Hallux valgus und hallux rigidus fast ausschließlich die Arthrodese des Großzehengrundgelenks durchgeführt. Es wird dabei eine dynamische Kompressionsplatte aus dem Kleinfragmentinstrumentarium verwendet. Bis zum jetzigen Zeitpunkt wurden nahezu 200 Patienten nach dieser Methode operiert.

Basierend auf einer Nachuntersuchung der vor 9 und 10 Jahren operierten Patienten soll über die Langzeitergebnisse nach Arthrodese des Großzehengrundgelenks berichtet werden.

Im Vergleich mit einer 1983 durchgeführten Nachuntersuchung bei 94 Arthrodesen zeigt sich, daß die subjektive Beurteilung des Operationsergebnisses 2 Jahre nach der Operation und später keine wesentliche Änderung mehr erfährt. In einem hohen Prozentsatz wird bei den Sport treibenden Patienten wieder uneingeschränkte Sportfähigkeit erzielt. Konsekutive arthrotische Veränderungen im Endgelenk konnten auch 9 und 10 Jahre nach durchgeführter Grundgelenkarthrodese nicht beobachtet werden.

Literatur

Salis-Soglio G v, Thomas W (1979) Arthrodesis of the metatarsophalangeal joint of the great toe. Arch Orthop Trauma Surg 95:7–12

Salis-Soglio G v (1982) 6 Jahre Arthrodese des Großzehengrundgelenkes – ein Erfahrungsbericht. Z Orthop 120:280–282

Langzeitergebnisse bei der Hallux-valgus-Operation nach Hüter-Gocht

D. Träger und E. Limmer

Indikation

Ausgeschlossen von diesem Eingriff sind Jugendliche bzw. Patienten bis zum 25. bis maximal 30. Lebensjahr, bei denen wir stets nach den Techniken nach Hohmann (1925) McBride (1928) oder Du Vries (1965) operieren.

Eine weitere Indikationseinschränkung ist der Hallux valgus beim älteren Erwachsenen mit sehr starken Metatarsalschmerzen oder mit auffällig kurzem Metatarsale I.

Technik

Es wird Wert darauf gelegt, nur eine partielle Köpfchenresektion durchzuführen, so daß unbedingt eine Auflagefläche auf den Sesambeinen erhalten bleibt (s. auch Abb. 1). Mediale oder laterale Verbreiterungen oder gar Randzacken am Köpfchen werden sorgsam vermieden. Die Osteotomiefläche verläuft angedeutet von dorsal proximal nach plantar distal und von proximal medial nach distal lateral. Es erfolgt die Interposition eines proximal gestielten Kapsellappens (Krause 1976).

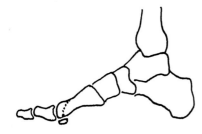

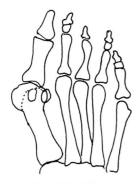

Abb. 1. Operationstechnik. Die gestrichelte Linie zeigt die Osteotomieführung an

Material und Methode

In der Zeit vom Januar 1967 bis Dezember 1974 wurden an der Orthopädischen Klinik Kassel 260 Patienten wegen eines Hallux valgus in der Technik nach Hueter-Gocht (Gocht, persönl. Mitteilung) operiert. Wegen unvollständiger oder fehlender alter Krankenunterlagen wurden nur 227 Patienten zu einer Nachuntersuchung einbestellt! 60 Patienten konnten nachuntersucht werden (11 Patienten waren nachweislich gestorben, 30 Patienten unbekannt verzogen und 126 Patienten trotz mehrfacher Aufforderung nicht zum Nachuntersuchungszeitpunkt erschienen).

So konnten bei 60 Patienten, 54 Frauen und 6 Männer, durchschnittlich 14 Jahre nach der Operation (Minimum 10 Jahre, Maximum 18 Jahre) 78 operierte Halluces nachuntersucht werden.

Bei 48 Patienten erfolgte die Nachuntersuchung persönlich, bei 12 Patienten wurde eine telefonische Befragung durchgeführt.

Das Alter der Patienten betrug zum Operationszeitpunkt durchschnittlich 50 Jahre; 42mal war der rechte Hallux, 36mal der linke Hallux operiert worden.

Die Operationsindikation lautete in allen Fällen Hallux-valgus-Bildung bei Spreizfuß.

An postoperativen Komplikationen waren bei den nachuntersuchten Patienten 10mal eine Schwellung im Operationsbereich, 2mal ein langfristiger postoperativer Schmerz, 8mal eine lokale Wundheilungsstörung und 1mal eine Unterschenkelvenenthrombose aufgetreten (Tabelle 1).

Tabelle 1. Postoperative Komplikationen (n = 21)

Schwellneigung	10
Lokale Wundheilungsstörung	8
Thrombose	1
Langer postoperativer Schmerz	2

Die postoperative Nachbehandlung zur damaligen Zeit gestaltete sich wie folgt:

Unterschenkelliegegips für 2–3 Wochen, Versorgung mit Thomsen-Schienchen sowie Walkledereinlagen mit Spreizfußpelotte nach präoperativem Gipsabdruck.

Die Patienten befanden sich bis zum Erhalt der Einlagen in stationärer Behandlung.

Ergebnisse

Die Patientenbeurteilung des Operationsergebnisses zum Zeitpunkt der Nachuntersuchung war in 18 Fällen sehr gut, in 45 Fällen gut, in 8 Fällen mäßig und in 7 Fällen schlecht. Unter diesen 7 Patienten befanden sich auch 3 Patienten mit Metatarsalgien, die sich von der Operation eine Beseitigung der schon präoperativ bestehenden Metatarsalgie versprochen hatten. 7mal wurde über metatarsalgische Beschwerden auf der nicht operierten Seite geklagt, 2mal fand sich eine ver-

Tabelle 2. Nachuntersuchungsergebnisse, die durchschnittlich 14 Jahre nach Operation von 78 Halluces bei 60 Patienten stattfanden

Patientenbeurteilung	
Sehr gut	18
Gut	45
Mäßig	8
Schlecht	7
Schmerzen	
Keine	64
Leicht	9
Mittel	2
Stark	3
Valgusstellung	
Keine	40
0–20°	30
20–45°	8
Beweglichkeit	
Frei	47
Leicht eingeschränkt	20
Stark eingeschränkt	9
Versteifung	2

mehrte Dorsalextension der Großzehe sowie 2mal eine starke Großzehenverkürzung. 9mal wurde über leichte, 2mal über mittelstarke und 3mal über starke Schmerzen im Großzehengrundgelenk geklagt.

30mal fand sich eine Valgusstellung der Großzehe zwischen 0 und 20°, 8mal eine Valgusstellung zwischen 20 und 45°. 5mal konnte eine leichte Ballenbildung festgestellt werden. 20mal fand sich eine leicht eingeschränkte Beweglichkeit im Großzehengrundgelenk (Mindestbeweglichkeit mit 20° Dorsalextension und 10° Plantarflexion möglich).

9mal lag eine starke Bewegungseinschränkung und 2mal eine Versteifung vor (Tabelle 2).

Diskussion

Die Metatarsale-I-Köpfchenresektion zur operativen Behandlung des Hallux valgus wird in der Literatur als durchaus zufriedenstellende und erfolgversprechende Methode vorgetragen, auch wenn diese Operationstechnik von einigen Autoren vollkommen abgelehnt wird.

Die Originaltechnik nach Hüter (1877) wurde erstmals von Mayo (1908) modifiziert durch Interposition eines Bursalappens.

Viele Autoren weisen auf die Notwendigkeit der Erhaltung der Gelenkfläche zwischen dem Metatarsale-I-Köpfchen und den Sesambeinen hin. Es wird also eine Teilresektion des Metatarsale-I-Köpfchens empfohlen (Becker 1951; Bingham 1960; Chapchal 1970; Kruimel 1931; Platzgummer u. Jud 1952).

Es gibt allerdings auch Hinweise, die dieser Gelenkflächenerhaltung keinerlei Bedeutung beimessen (Mayo 1908; Rix 1968; Platzgummer u. Jud 1952; Spiers 1920).

Die in unserer Klinik durchgeführte Operation nach Hueter-Gocht beruft sich auf eine persönliche Mitteilung von Gocht an Breitenfelder sen., den früheren Chef der Orthopädischen Klinik Kassel.

Die in unserem Patientenkollektiv gefundenen 9,6% schlechten Ergebnisse gleichen denen bisher in der Literatur veröffentlichten Nachuntersuchungsergebnissen bei Metatarsale-I-Köpfchenresektionen (Becker 1951; Bentzon 1935; Chapchal 1970; Krause 1967; Rix 1968; Platzgummer u. Jud 1952; Rode 1976).

In unserem Patientengut fällt auf, daß eine nicht beseitigte Metatarsalgie in erster Linie zu der schlechten Beurteilung durch die Patienten führte.

Ästhetisch unschöne Operationsergebnisse oder Bewegungseinschränkungen im Großzehengrundgelenk waren zweitrangig. Weiter fällt auf, daß Einlagen und Schuhzurichtungen, worauf damals postoperativ in unserer Klinik großer Wert gelegt wurde, nur sporadisch zum Zeitpunkt der Nachuntersuchung noch benutzt wurden. Nur 8mal wurde eine Schuhzurichtung im Sinne einer Ballenrolle getragen, mit Einlagen kamen zur Nachuntersuchung lediglich 12 Patienten.

Die 126 nicht zur Nachuntersuchung erschienenen Patienten stellen eine große Dunkelziffer in unserem Nachuntersuchungskollektiv dar. Eine Lösung des Problems war nicht möglich, da die Patienten trotz mehrfacher Aufforderung nicht zur Nachuntersuchung erschienen.

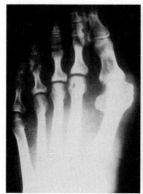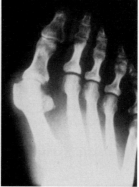

Abb. 2. 51 jährige Patientin mit Hallux valgus bei Spreizfüßen. Präoperativer Röntgenbefund

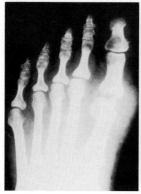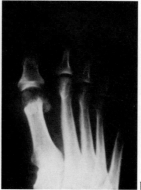

Abb. 3 a, b. Postoperativer Röntgenbefund. Das Metatarsale-I-Köpfchen ist zu großzügig reseziert

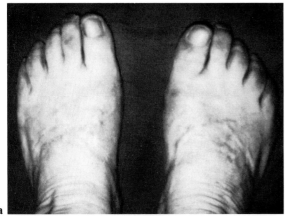
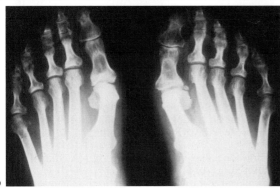

Abb. 4. a Klinischer, **b** röntgenologischer Nachuntersuchungsbefund 12 Jahre nach Operation. Die Patientin ist beschwerdefrei. Das Operationsergebnis wird als sehr gut bezeichnet

Fallbeispiel:
Es handelt sich um eine 51jährige Patientin mit Hallux valgus bei Spreizfüßen.
   Abbildung 2 zeigt den präoperativen Röntgenbefund. Der postoperative Röntgenbefund zeigt, daß das Metatarsale-I-Köpfchen zu großzügig reseziert wurde (Abb. 3). Eine klinische und röntgenologische Nachuntersuchung erfolgte 12 Jahre nach Operation (Abb. 4). Die Patientin ist beschwerdefrei, und das Operationsergebnis wird als sehr gut bezeichnet.

Zusammenfassung

In der Zeit von Januar 1967 bis Dezember 1974 wurden 260 Patienten mit der Technik nach Hueter-Gocht operiert. Von 227 zur Nachuntersuchung einbestellten Patienten konnten 78 operierte Halluces bei 60 Patienten durchschnittlich 14 Jahre nach der Operation nachuntersucht werden.
   Objektiv und subjektiv waren die Nachuntersuchungsergebnisse meist gut. In 9,6% der Fälle mußten die Ergebnisse als schlecht eingestuft werden.
   An der Orthopädischen Klinik Kassel wird nach persönlicher Mitteilung von Breitenfelder sen. seit etwa 30 Jahren die Operation nach Hueter-Gocht durchgeführt. Nach einer Mitteilung von Gocht beruht die Modifikation der Hueter-Operationstechnik auf der nur partiellen Köpfchenresektion unter sorgfältiger Erhaltung der Gelenkfläche mit den Sesambeinen.
   Diese Modifikation ist auch von anderen Autoren beschrieben worden (Becker 1951; Bentzon 1935; Bingham 1960; Chapchal 1970; Fessler 1926; Kruimel 1931).

Literatur

Becker F (1951) Hallux valgus Operation nach Hueter-Mayo. Verh Dtsch Orthop Ges 39:248–251

Bentzon PGK (1935) After-examination of hallux valgus patients treated with arthroplastic resection of the head of the first metatarsal bone. Acta Orthop Scand 6:195–206

Bingham R (1960) The Stone operation for hallux valgus. Clin Orthop 17:366–370

Chapchal G (1970) Erfahrungen mit der Operation nach Mayo. In: Scholder-Hegi (Hrsg) Der Vorfuß. Huber, Bern, S 79–83

Du Vries A (1965) Surgery of the foot, 2nd ed. Mosby, Saint Louis

Fessler J (1926) Die Operationen am Hallux valgus. Dtsch Med Wochenschr 52:2072–2074

Hohmann G (1925) Der Hallux valgus und die übrigen Zehenverkrümmungen. Ergeb Chir Orthop 18:308

Hüter C (1877) Klinik der Gelenkkrankheiten mit Einschluß der Orthopädie. F. C. W. Vogel, Leipzig

Krause W (1967) Erfahrungen mit einer Hallux valgus-Operation modifiziert nach Hueter. Verh Dtsch Orthop Ges 53:538–543

Krause W (1976) Die Hallux valgus-Operation nach Hueter-Gocht-Indikation und Technik. Orthop Prax 12:374–376

Kruimel JP (1931) Beitrag zu der operativen Behandlung des Hallux valgus. Zentralbl Chir 1:8–11

Mayo CH (1908) The surgical treatment of bunion. Ann Surg 48:300–302

McBride ED (1928) A conservative operation for bunions. J Bone Joint Surg 10:735

Platzgummer H, Jud H (1952) Ergebnisse der Mayo-Plastik bei Hallux valgus. Chirurg 23:391–392

Rix RR (1968) Modified Mayo-operation for hallux valgus and bunion – A comparison with the Keller-procedure. J Bone Joint Surg [Am] 50:1368–1378

Rode P (1976) Ergebnisse der Hallux valgus-Operation modifiziert nach Hueter-Gocht. Orthop Prax 12:377–378

Spiers HW (1920) End-result study of hallux valgus operations. JAMA 75:306–307

Spätergebnisse nach operativer Behandlung der Polydaktylie der Füße

A. T. Olason

Einleitung

Unter Polydaktylie der Füße versteht man eine angeborene Fehlbildung, die durch eine Überzahl der Zehen oder eines Zehenstrahls gekennzeichnet ist. Die Bezeichnung „Polydaktylie" wurde erstmals von dem Arzt Theodor Kerckring 1670 geprägt (zit. nach Pol 1958). Sie ist nach dem Klumpfuß die häufigste Fehlbildung der Füße (von Verschuer 1959) und wird oft von anderen Fehlbildungen begleitet (Meckel 1922; Fachenheim 1888; Greber 1964). Die Polydaktylie tritt als fakultatives oder obligates Merkmal bei einer großen Zahl von Syndromen auf, z. B. bei dem Laurence-Moon-Bardet-Biedl-Syndrom, Ellis-von-Creveld-Syndrom u. a. (Leiber u. Olbrich 1963). Die Polydaktylie wird am häufigsten am Kleinzehenstrahl, danach am Großzehenstrahl beobachtet (Förster 1861; Ballowitz 1905; Refior 1968). Sie kommt nur selten an den Binnenstrahlen vor. Die schwarze Bevölkerung ist 10mal häufiger als andere Rassen betroffen (Castilla et al. 1973; Wollf u. Myrianthopoulos 1973).

Eine operative Behandlung ist dann erforderlich, wenn die Schuhversorgung Schwierigkeiten bereitet und wenn störende ästhetische Gründe vorliegen. Im Schrifttum finden sich nur spärliche Berichte über die operative Behandlung der Polydaktylie an Füßen und kaum über deren Spätergebnisse (Cowan 1965; Franciosi et al. 1975; Venn-Watson 1976; Christensen et al. 1981; Knecht 1983; Blauth u. Olason 1984; Tachdjian 1985).

Ziel

Wir möchten deshalb in diesem Vortrag anhand unseres Materials
– die *Spätergebnisse* der 27 operierten Füße, bei denen die Operation 10 Jahre oder mehr zurückliegt, vorstellen,
– auf die Gründe der *Reoperationen* eingehen und
– auf die sich daraus ergebenden *Operationsrichtlinien* hinweisen.

Material und Methode

Im Rahmen einer Nachuntersuchung überblicken wir 107 Füße mit Polydaktylien bei 72 Patienten, die seit 1958 an der Orthopädischen Universitätsklinik in Kiel behandelt wurden. Davon wurden in den 17 Jahren von 1958 bis 1975 19 Patienten mit Polydaktylien an insgesamt 27 Füßen operiert, bei denen die Operation 10 Jahre oder mehr zurücklag. Davon kamen 5 Patienten (6 Füße) zur Reoperation nach primär operativer Behandlung in auswärtigen Krankenhäusern. Es mußten insgesamt 9 Füße erneut operiert werden. Bei 11 Patienten wurde eine beidseitige und bei 8 Patienten eine einseitige Operation durchgeführt. Der Klein-

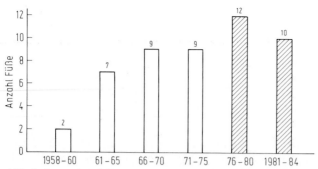

Abb. 1. Operationsfrequenz von 1958 bis 1975 für die operative Behandlung von Polydaktylien der Füße (n = 27). Die Operationsfrequenz ist leicht angestiegen

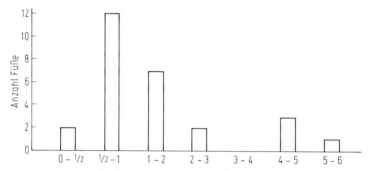

Abb. 2. Alter bei der Erstoperation (n = 27). Es lag zwischen 3 und 58 Monaten (durchschnittlich 19,1 Monate). Beachte: Die meisten Operationen wurden in den ersten Lebensjahren durchgeführt

zehenstrahl wurde 21mal und der Großzehenstrahl 9mal behandelt. Abbildung 1 zeigt, daß die Operationsfrequenz in den weiteren Jahren leicht angestiegen ist. Das Alter der Kinder bei der 1. Operation lag zwischen 3 und 58 Monaten, durchschnittlich bei 19,1 Monaten, bei der 2. Operation zwischen 43 und 103 Monaten, im Durchschnitt bei 63,5 Monaten. Es wurde meistens in den ersten 2 Lebensjahren der Kinder operiert, am häufigsten zwischen dem 6. und 12. Monat (Abb. 2). Die Operation bestand in der Resektion überzähliger Strahlen und einem zusätzlichen Weichteileingriff, wie z. B. Sehnen-, Kapsel- oder Hautplastik. Es traten keine intra- oder postoperativen Komplikationen auf, insbesondere keine Infektionen, Durchblutungsstörungen oder Nervenschädigungen. Wir konnten 18 Patienten (94,7%) nachuntersuchen. Die durchschnittliche Beobachtungszeit betrug 16,2 Jahre (minimal 10 Jahre, maximal 27 Jahre). Neben dem klinischen Befund wurden Röntgenaufnahmen der Füße in 2 Ebenen, Fotos und Podogramme angefertigt. Bei der Auswertung der Ergebnisse lagen auch die Krankenunterlagen sowie präoperative Röntgenaufnahmen und Operationsberichte vor.

Ergebnisse

Die 18 nachuntersuchten Patienten berichteten über keine subjektiven Beschwerden. Sie trugen alle Konfektionsschuhe und hatten keine Schmerzen beim Gehen.

Bei der klinischen Untersuchung konnten jedoch einige Auffälligkeiten beobachtet werden, die aber keine erneute operative Behandlung erforderlich werden ließen: Bei 3 Füßen lagen Fehlstellungen der Zehen, bei 2 ein Digitus quintus superductus und bei 1 eine vermehrte Dorsalextension im 1. Metatarsophalangealgelenk vor. Ein kurzes hypoplastisches Os metatarsale – „Brachymetatarsus" – wurde an 4 Füßen beobachtet. Bei 2 Polydaktylien am Großzehenstrahl entwickelte sich ein Fehlwuchs mit Varusfehlstellung im Interphalangealgelenk.

Reoperation

Bei 9 Füßen mußte eine Reoperation vorgenommen werden, da bei der primären Operation eine ungenügende Resektion an dem betroffenen Strahl durchgeführt wurde. Bei diesen Patienten kam es zu Schmerzen und Druckstellen, die durch ei-

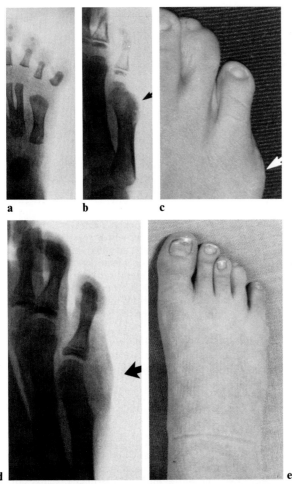

Abb. 3 a–e. N.C., geb. 14. 3. 1973, weiblich. Polydaktylie vom proximalen Phalanxtyp V. **a–c** Resektion der fibularen Doppelzehe *ohne* gleichzeitige Verschmächtigung des Metatarsaleköpfchens V. **a** Präoperativ, **b, c** nach der 1. Operation. **d, e** Nachresektion am Metatarsaleköpfchen V. Aufnahme 8 Jahre nach der 2. Operation

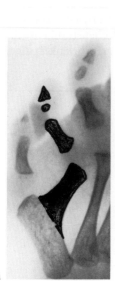
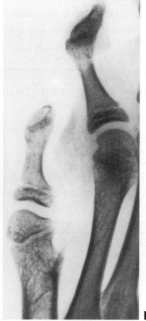
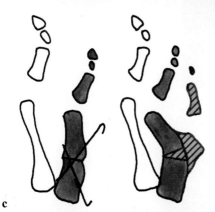

Abb. 4 a–c. S. M., geb. 1. 2. 1965, männlich. Polydaktylie vom metatarsalen Typ V. „Gabelknochen". **a, b** Der längere Doppelpartner wurde reseziert, was unnötigerweise zu einem kurzen Os metatarsale führte. **a** Präoperativ, **b** 12 Jahre nach der Operation. **c** Die Resektion des kürzeren Partners mit Korrekturosteotomie des Os metatarsale wäre sinnvoller gewesen

ne Reoperation beseitigt werden konnten. Es mußte 3mal eine Nagelbettrevision mit Nachresektion und 6mal eine Verschmächtigung des prominenten Knochens im metatarsalen und tarsalen Bereich vorgenommen werden. Diese Fälle werden jetzt genauer betrachtet.

Fallbeschreibungen

Fall 1: N. C., geb. 14. 03. 1972, weiblich.
Bei diesem Kind liegt eine Polydaktylie vom „proximalen Phalanxtyp" (Blauth u. Olason 1984) am Kleinzehenstrahl mit einer Doppelung der Phalangen und einem verbreiterten Metatarsaleköpfchen vor. Im Alter von 3 Monaten wurde in einem auswärtigen Krankenhaus operiert. Der fibular stehende Doppelpartner wurde im Metatarsophalangealgelenk exartikuliert. Das verbreiterte Metatarsaleköpfchen vergrößerte sich noch mit der Zeit. Das führte zu Schmerzen und Druckstellen im Schuhwerk, so daß es im Alter von 4,5 Jahren verschmälert werden mußte. Der fibulare Anteil wurde reseziert und eine stabilisierende Kapselnaht durchgeführt (Abb. 3).

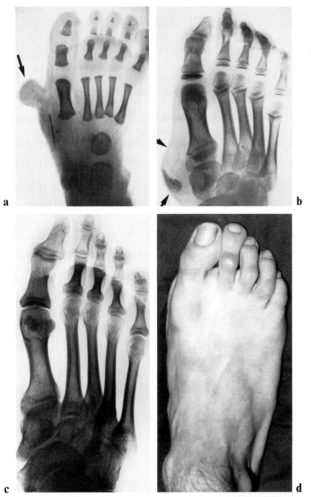

Abb. 5a–d. 3H. J., geb. 28. 1. 1964, männlich. Polydaktylie vom rudimentären Typ I. „Bürzelzehe I". **a, b** Bei der Entfernung der Bürzelzehe war der überzählige Tarsalknochen noch nicht sichtbar. **a** Präoperativ, **b** nach der 1. Operation. **c, d** Ein überzähliges Os cuneiforme wuchs nach und mußte reseziert werden

Fall 2: S. M., geb. 01. 02. 1965, männlich.
Bei diesem Patienten liegt eine Gabelbildung bis in das Os metatarsale V, eine Polydaktylie vom „metatarsalen Typ V" vor (Blauth u. Olason 1984). Im Alter von 4 Monaten wurde eine Resektion des längeren tibialen Partners vorgenommen. Dadurch wurde das verbliebene Os metatarsale unnötigerweise sehr kurz. Hier wäre die Resektion des kürzeren Partners mit Korrekturosteotomie des verbliebenen Os metatarsale sinnvoller gewesen (Abb. 4).

Fall 3: H. J., geb. 28. 11. 1964, männlich.
Der Großzehenstrahl weist ein vielfältigeres Erscheinungsbild als der Kleinzehenstrahl auf. Die therapeutischen Probleme sind dementsprechend auch schwieriger. Bei diesem Patienten liegt eine Verdoppelung des 1. Strahles in Form einer tibial gelegenen Bürzelzehe vor, entsprechend einer Polydaktylie vom „rudimentären Typ 1" (Blauth u. Olason 1984). Im Alter von 10 Monaten wurde der „Bürzel" entfernt. Zu dieser Zeit war ein überzähliger Tarsalknochen noch nicht sichtbar. Später wuchs in dem tarsalen Bereich ein überzähliges Os cuneiforme nach und führte zu Beschwerden über diesem Vorsprung beim Tragen von Schuhwerk, so daß eine Nachresektion vorgenommen werden mußte (Abb. 5).

Fall 4: W. S., geb. 27.06.1961, weiblich.
Bei dieser Patientin liegt eine Polydaktylie „höheren Grades" vor. Röntgenologisch können 7 Fußstrahlen mit vermehrter Anzahl der tarsalen Knochen – Hypertarsalie – erkannt werden. Im Alter von 4 Jahren wurden 2 Fußstrahlen reseziert. Bei der Nachuntersuchung war die Patientin zwar subjektiv beschwerdefrei, aber objektiv konnte ein hochstehender oder „schwebender" Brachymetatarsus festgestellt werden. Der tibial gelegene Metatarsus hatte keinen Bodenkontakt. Die mediale Abstützung des Fußes erfolgte über den 2. Fußstrahl, der auch deutlich hypertrophiert war. Die Patientin war bei der Nachuntersuchung beschwerdefrei und konnte Konfektionsschuhe tragen. Der Einbeinstand war aber unstabil (Abb. 6).

Diskussion

Die Nachuntersuchungen zeigten eindeutig, daß allgemein mit sehr guten Ergebnissen nach operativer Behandlung der Polydaktylie der Füße zu rechnen ist. Besonders gilt dies für die einfacheren Fälle. Bei den morphologisch und damit auch oft therapeutisch komplizierten Fällen, wie etwa bei der sog. Polydaktylie höhe-

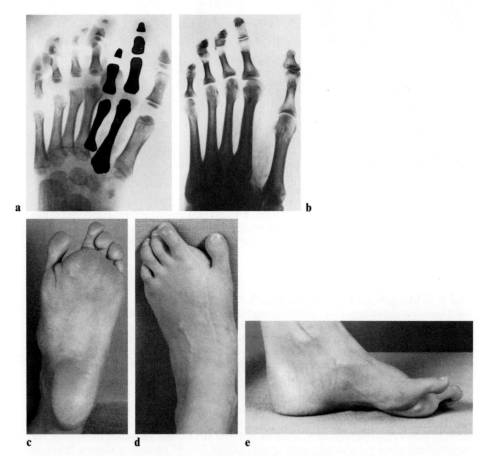

Abb. 6a–e. W. S., geb. 27. 6. 1961, weiblich. Polydaktylie höheren Grades vom tarsalen Typ I. **a** Im Alter von 4 Jahren wurden 2 zentral liegende Fußstrahlen reseziert (*schraffiert*). **b–e** Nachuntersuchungsergebnis. „Schwebender" Brachymetatarsus. Die mediale Abstützung erfolgte am 2. Strahl, der auch hypertrophiert ist (nun beschwerdefrei, trägt Kaufschuhe)

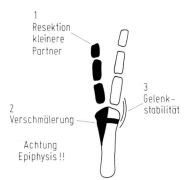

Abb. 7. Operationsrichtlinien für die operative Behandlung der Polydaktylie der Füße

ren Grades oder Fällen mit Begleitfehlbildungen, kann ein schmerzfreier funktionstüchtiger Fuß zustande kommen. Diese Patienten schienen mit weniger ästhetisch guten Resultaten zufrieden zu sein. So konnte oft eine Diskrepanz zwischen der subjektiven Zufriedenheit der Patienten und den objektiven, vom Arzt erhobenen Befunden festgestellt werden. Es wurden z. B. einige formale Auffälligkeiten beobachtet, wie etwa die im Großzehengrundgelenk hyperextendierte Großzehe, die durch eine Strecksehnenverlängerung korrigiert werden könnte. Bei dem hochstehenden, „schwebenden" Brachymetatarsus kann eine Distraktions-Flexions-Osteotomie diskutiert werden.

Neben diesen Befunden fanden wir andere Füße, bei denen postoperativ Komplikationen auftraten und eine Reoperation durchschnittlich 4 Jahre nach der 1. Operation notwendig machten. Bei diesen Fällen lag immer eine mangelhafte Planung und Durchführung der primären Operation vor.

Abschließend möchten wir die Erkenntnisse, die wir aus den Nachuntersuchungen gewonnen haben, in Form unserer Operationsrichtlinien zusammenfassen (Abb. 7).

Operationsrichtlinien

- Resektion des kleineren Partners.
- Verschmächtigung des restlichen, oft verbreiterten Fußstrahles. Dabei muß besonders eine Schädigung der Epiphyse vermieden werden.
- Gelenkstabilität gewährleisten durch arthroplastische, stabilisierende Maßnahmen an der Gelenkkapsel und an den Bändern.
- Nagelbett ausreichend resezieren und einen spannungsfreien Hautverschluß, nötigenfalls mit Hautplastik, durchführen.

Darüber hinaus empfiehlt es sich, die Patienten regelmäßig bis zum Wachstumsabschluß zu kontrollieren, um rechtzeitig Fehlentwicklungen zu erkennen und zu beseitigen.

Zusammenfassung

Im Rahmen einer Nachuntersuchung von 102 Füßen mit Polydaktylien, die seit 1958 an der Orthopädischen Universitätsklinik Kiel behandelt wurden, wird hier von den Veränderungen an 27 Füßen von 19 Patienten berichtet, bei denen die

Operation 10 Jahre oder mehr zurückliegt. Der Kleinzehenstrahl wurde 21mal operiert, der Großzehenstrahl 9mal. Die Kinder wurden meistens in den ersten 2 Lebensjahren operiert. 18 Patienten oder 94,7% konnten nachuntersucht werden. Die durchschnittliche Beobachtungszeit betrug 16,2 Jahre. Alle Patienten waren subjektiv zufrieden und konnten Konfektionsschuhe tragen.

Objektiv konnten Fehlstellungen der Zehen, Fehlwuchs mit „Hallux varus" im Interphalangealgelenk und Brachymetatarsien festgestellt werden. Eine Reoperation mußte wegen einer ungenügenden Resektion bei 9 Füßen durchgeführt werden, und zwar 6mal am Knochen und 3mal am Nagelbett. Die Fehlerquellen, die zur Reoperation führten, und die sich daraus ergebenden Operationsrichtlinien werden besprochen: Sie umfassen Resektion des kleineren Partners, Verschmälerung des verbreiterten restlichen Knochens und Stabilisierung der Gelenkkapsel und Gelenkbänder.

Literatur

Ballowitz E (1905) Welchen Aufschluß geben Bau und Anordnung der Weichteile hypertaktyler Gliedmaßen über die Ätiologie und die morphologische Bedeutung der Hypertaktylie des Menschen? Virch Arch Pathol Anat 178:1–25

Blauth W, Olason A (1984) Polydactyly of the feet. Acta Orthop Scand 55:687

Castilla E et al. (1973) Polydactyly: A genetic study in South America. Am J Hum Genet 25:405–412

Christensen J et al. (1981) Congenital polydactyly and polymetatarsalia: Classification, genetics, and surgical correction. J Foot Surg 3:151–158

Cowan R (1965) Surgical problems associated with congenital malformations of the forefoot. Can J Surg 8:29–41

Fachenheim J (1888) Über einen Fall von hereditärer Polydaktylie mit gleichzeitiger erheblicher Zahnanomalie. Jena Med Naturw 22:342–385

Förster A (1861) Die Mißbildungen des Menschen. Mauke, Jena

Franciosi R et al. (1975) The surgical management of polydactyly. J Foot Surg 14:103–107

Greber H (1964) Mißbildungen der Gliedmaßen. In: Becker P (Hrsg) Humangenetik. Thieme, Stuttgart (Handbuch, Bd 2)

Knecht J (1983) Polydactyly of the foot. J Foot Surg 1:23–28

Leiber B, Olbrich G (1963) Wörterbuch der klinischen Syndrome, 3. Aufl. Urban & Schwarzenberg, München Berlin

Meckel JM (1822) Beschreibung zweier, durch sehr ähnliche Bildungsabweichungen entstellter Geschwister. Dtsch Arch Physiol 7:99–173

Pol R (1958) Mißbildungen der Extremitäten. In: Schwalbe E, Gruber G (Hrsg) Die Morphologie der Mißbildungen des Menschen und der Tiere. Fischer, Jena, S 683–700

Refior H (1968) Die numerische Variationen des Fußes. Arch Orthop Unfallchir 63:225–237

Tachdjian M (1985) The childs foot. Saunders, Philadelphia London Toronto Mexico City Rio de Janeiro Sydney Tokyo, pp 323–333

Venn-Watson EA (1976) Problems in polydactyly of the foot. Orthop Clin North Am 7:909–927

Verschuer O von (1959) Genetik des Menschen. Urban & Schwarzenberg, München

Werthemann A (1952) Die Entwicklungsstörungen der Extremitäten. In: Henke F, Rössler R, Kehlinger E (Hrsg) Bewegungsapparat. Springer, Berlin Göttingen Heidelberg (Handbuch der speziellen pathologischen Anatomie und Histologie, Bd 9/6)

Woolf C, Myrianthopoulos N (1973) Polydactyly in American negros and whites. Am J Hum Genet 25:397–404

Diskussion

N. N.: Ich habe eine Frage zum *Vortrag* von Herrn *v. Salis-Soglio*. Mir sind seine *Indikationen zur Arthrodese* nicht ganz klar.

v. Salis-Soglio, Lübeck: Diese Frage kann ich ganz einfach beantworten: Die Indikation zur Arthrodese ist der Hallux valgus und der Hallux rigidus. Es handelt sich bei unserem Vorgehen nicht um eine Ausnahmelösung, sondern es ist die Regel. Auch in den USA steht die Arthrodese als Operationsmethode völlig gleichrangig neben der Brandes-Operation. Immer mehr Autoren neigen zu diesem Vorgehen.

Zilch, Berlin: Herr Rütt hat in seiner Zusammenfassung allerdings darauf hingewiesen, daß die Arthrodese nicht so sehr primär, sondern eher sekundär als Rückzug nach Fehlschlägen angewandt wird.

N. N.: Eine weitere Frage an Herrn v. Salis-Soglio: Haben Sie nicht einen einzigen Fehlschlag im Sinne einer Pseudarthrose erlebt?

v. Salis-Soglio, Lübeck: Die *Pseudarthroserate* lag bei 3,4%.

Perner, Göttingen: Haben Sie Ihre Patienten gefragt, ob sie die Operation wieder durchführen lassen würden?

v. Salis-Soglio, Lübeck: Diese Frage steckt wohl in der Frage nach der Zufriedenheit. 80% unserer Patienten waren sehr zufrieden, d. h., sie würden sich selbstverständlich wieder operieren lassen.

Olason, Kiel: Bei Operationen am 5. Strahl, das waren bei uns die häufigsten Fälle, liegt der günstigste Operationszeitpunkt um den Gehbeginn bis ins 2. Lebensjahr. Muß man schwierige und aufwendige Eingriffe machen, sollte man besser noch etwas zuwarten.

Perner, Göttingen: Versorgen Sie Patienten mit Fehlbildungen, die Schwierigkeiten mit normalem Schuhwerk haben, auch mit orthopädischen Schuhen?

Könnte man dadurch den Operationszeitpunkt hinausschieben und Zeit gewinnen?

Olason, Kiel: Wir geben keine orthopädischen Schuhe, sondern operieren in diesen Fällen frühzeitig.

Sachverzeichnis

AC-Winkel
- nach Beckenosteotomie nach SALTER 321

Acetabulumfrakturen
- Hüftkopfnekrose 359
- Nervenläsionen 378
- Operationsindikation 378
- Prognose 363
- Spätfolgen 359

Anti-CHIARI-Effekt 300
ARNOLD-CHIARI-Syndrom 67
Arteriovenöse Fistel
- nach Schußverletzung der Kniekehle. Beobachtungen nach 46 Jahren 513

Arthrodese
- des Großzehengrundgelenks bei Hallux valgus oder Hallux rigidus, Spätergebnisse 605

Arthrolyse
- Diskussionen 488, 489
- transarthroskopische 489

Arthrolyse und Arthroplastik 45
- – am Kniegelenk, Langzeitergebnisse 475
- – des Ellbogengelenkes, Langzeitergebnisse 47

Arthrose distales Radio-Ulnar-Gelenk
- nach Radiusköpfchenresektion 56

Autologes Knochentransplantat
- zur Defektüberbrückung nach Resektion von Knochentumoren im Kniegebiet 233

Autotransplantat
- gekochtes zur Rekonstruktion nach Resektion von Knochentumoren 233

Bandscheiben-Operation
- Hemilaminektomie 125
- Reoperationen 126
- Restbeschwerden 120
- Zwei-Etagen-Op. 127

Beckenosteotomie nach CHIARI
- Langzeitergebnisse der 293
- – Spätergebnisse 299

Beckenosteotomie n. SALTER
- AC-Winkel 345
- – Beinlängendifferenz 324
- – Bewegungseinschränkung 327
- – Entwicklung des AC-Winkels 321
- – Hüftkopfnekrose 348

- – Indikation 329, 333, 348, 351
- – Komplikationen 337
- – Operationsalter 336, 337, 352
- – Operationstechnik 348
- – Psoastenotomie 348
- – Skoliose 326
- – Spätergebnisse 333, 335, 336
- – und CE-Winkel 321
- – und Iliosacrolgelenke 330
- – und intertrochantere Osteotomie 321, 347
- – und offene Reposition 321
- – und sportliche Aktivitäten 327
- – und Trendelenburgzeichen 326
- – Zehn- und Zwanzigjahresergebnisse 319

Beckenosteotomien
- Diskussionen 316, 317

Beckenschiefstand
- nach Beckenosteotomie 299
- nach PEMBERTON-Osteotomie

Beckenteilprothese
- bei Knochentumoren 239

Behandlung der Oberschenkelschaftfraktur
- im Wachstumsalter (unter dem Aspekt der Effizienz) 433

Beinachsenfehler
- Hüftarthrodese 377

Beinverkürzung
- JUVARA-Plastik 209

Bewegungseinschränkung nach CHIARI-Osteotomie 296

CE-Winkel
- nach Beckenosteotomie nach SALTER 321

Charcot spine 115
Charcot-Wirbelsäule 109
- – Differentialdiagnose 109

CHIARI-Osteotomie
- Indikation
- und Femurosteotomie 305

CHIARI'sche Beckenosteotomie
- Langzeitergebnisse 293
- – Operationsindikation 296

Chondrosarkom
- Ergebnis der subtotalen Scapularsektion 219
- Rezidive 225
- Spätergebnisse 221

Chondrosarkome
- sekundäre 239
Chondromalazie der Patella
- Diskussionen 457–460
COLONNA-Plastik
- Diskussionen 291, 292
- - Komplikationen 279
- - Modifikation von DEGA 285
- - Operationstechnik 277
- - Spätergebnisse 275, 285
- - und Coxarthrose 282
- - und Hüftkopfnekrose 286
Coxarthrose
- nach COLONNA-Plastik 282
- - nach CHIARI-Osteotomie 296

Derotationsorthesen 84
Diskussion
- Hüftendoprothesen 157
- Radiusköpfchenresektion 74
Diskussionen
- Arthrodese bei Hallux valgus 623
- Arthrolyse 488, 489
- COLONNA-Plastik 291, 292
- Epiphysenlösungen 549–551
- hüftgelenknahe Osteotomien 423–426
- kindliche Fußfehlformen 587
- Langzeitergebnisse nach ambulanter operativer Behandlung fibularer Bandrupturen 587
- laterale Retinaculumspaltung 457–460
- Patellektomie 472, 473
- Polydaktylien der Füße 623
- Schlittenprothesen (Zehnjahresergebnisse) 540–542
- sog. Hüftwert 290
- Spätergebnisse Hallux-valgus-Operation nach BRANDES 602
- Spätergebnisse nach Menisektomien 507–511
- Tibiakopfpendelosteotomie 447
Doppelplattenosteosynthese
- und Materialentfernung 239

Elektrostimulation
- Langzeitergebnisse bei Skoliosen 89
- bei Skoliosen, Hautreizungen 96
- bei Skoliosen; Tagesstimulationsbehandlung 95
Ellbogenarthrolyse
- bei Knochentuberkulose 73
- Indikation 47
- Prognose 48
- und postop. Arthrose 50
- und Radiusköpfchenresektion 48
Ellbogenarthroplastik
- Operationstechnik 63
Ellbogenarthroplastiken
- bei Knochentuberkulose 73

Ellbogenarthrose
- nach Radiusköpfchenresektion 55
Endoprothesen
- Ergebnisse kraftflußorientierter, keramisch beschichteter 181
Endoprothesen des Hüftgelenks
- Langzeitergebnisse 147
Entspannte Weichteileingriffe an der Hüfte
- Langzeitergebnisse 399
Epiphysenhöhe
- nach CHIARI-Osteotomie 305
Epiphysenlösungen
- Diskussionen 549–551
- - Spätergebnisse nicht operierter 543

Fibröse Dysplasie
- Rezidive 216
Fibröse Knochendysplasie 245
- - und WEIL-ALBRIGHT-Syndrom 245
Fibulare Bandrupturen
- ambulante Behandlung 587
- - Langzeitergebnisse nach ambulanter operativer Behandlung in PERONEUS-SURALIS-Blockade 587
Fußfehlformen
- im Kindesalter, Diskussionen 584–586

Genu recurvatum
- nach Apophysenabtragung 429

Habituelle Schultergelenkluxation
- Spätergebnisse nach EDEN-HYBINETTE 33
Hämophilie
- und Arthrodese 252
- und Osteosynthese 251
- und Synovektomie 251, 255
Hallux valgus
- Diskussionen nach Arthrodese 623
- Spätergebnisse nach BRANDES'scher Operation 597
Halswirbelsäule – Schiefhals 8
Hautreizungen
- bei Elektrostimulation von Skoliosen 96
Hüftarthrodese
- Beinachsenfehler 377
- Beinverkürzung 366
- Hyperlordose 380
- Indikation 365, 379
- intraartikuläre 369
- Kniebeugekontraktur 370
- Knieinstabilität 370
- Komplikationen 367, 380
- Kontraindikation 365
- perikapsuläre 369
Hüftdysplasie
- Langzeitbeobachtungen mit Hilfe des Hüftwertes 261

Sachverzeichnis 627

Hüftendoprothesen
- Diskussionen 157
- Langzeitergebnisse von zementierten 153
- Spätinfektion 149
- Langzeitergebnisse Typ Brunswick 147
- Spätinfektion 149
- Langzeitergebnisse Typ St. Georg 131
- Operationstechnik 140
- Typ MÜLLER-CHARNLEY – Lockerungsrate 138
- vom Typ MÜLLER-CHARNLEY; 10-Jahresergebnisse 137
- Komplikationen 133
- Langzeitergebnisse Typ WITTEBOL 131
Hüftgelenk-Endoprothesenwechsel
- Antibiotikatherapie 169
Hüftgelenknahe Osteotomien
- Diskussionen 423–426
Hüftkopfnekrose nach Acetabulumfraktur 359
- nach COLONNA-Plastik 286
Hüftluxation
- hohe und subtrochantere Verkürzungsosteotomie 273
Hüftwert
- und Langzeitverlaufsbeobachtungen bei Hüftdysplasie 261
Homologe Knorpeltransplantation
- Diskussionen 524, 525
- – in der Behandlung des Knorpeldefektes am Kniegelenk 519
Humerusdefekt-Überbrückungsimplantate 181

Indikationen
- für das Milwaukee-Korsett 84, 86
Intertrochantere Femurosteotomie
- Spätergebnisse 383, 398

JUVARA-Plastik
- Beinverkürzung 209
- Indikation 207, 213
- präop. Diagnostik 208
- Rizidive 207

KLIPPEL-FEIL-Syndrom 67
- Schiefhals 3
Klumpfußbehandlung
- operative, Spätergebnisse 565
Knieprothese
- nach WALLDIUS, Ergebnisse nach 10–15 Jahren 527
- Diskussionen 540–542
Knochendefekte – Op. n. BRANDES und HAHN 197

Knochendefektüberbrückung
- Spätergebnisse 199
Knochendysplasie
- fibröse 245
Knochenrekonstruktion mit gekochtem Autotransplantat 233
Knochentumoren
- Resektion von 233
Knorpeldefekt
- am Kniegelenk und homologe Knorpeltransplantation 519
Kongenitaler Klumpfuß
- Langzeitergebnisse 555
Kontinuitätsdefekte
- großer Röhrenknochen 197
Kreuzbandersatzplastiken
- mit dem Meniskus, 20–30 Jahre postoperativ 483

Langzeitergebnisse
- bei muskulären Schiefhalsoperationen 15
- der Beckenosteotomie nach CHIARI 293
- nach Arthrolyse und Arthroplastik des Ellbogengelenkes 47
- nach Arthrolyse und Arthroplastik am Kniegelenk 475
- nach Bandscheiben-Op 119
- nach entspannenden Weichteileingriffen an der Hüfte 399
- nach HÜTER-GOCHT-Operation bei Hallux valgus 609
- nach Implantation von Kurzschafttotalendoprothesen 147
- mit verschiedenen Schlittenprothesen (Zehnjahresergebnisse) 535
- der valgisierenden Entspannungsosteotomie nach PAUWELS (P II) 407
- bei Hüftdysplasie mit Hilfe des Hüftwertes 261
Luxierter Hüftkopf
- offene Reposition jenseits des 4. Lebensjahres 267

Menisektomie
- im Kindes- und Jugendalter, Spätergebnisse 491
- Spätergebnisse nach 501
Milwaukee-Korsett
- Indikationen 84, 86, 97
- Endergebnisse 84
Modifizierte JUVARA-Plastik
- Spätergebnisse 207
Morbus SCHLATTER
- Genu recurvatum 429

Nervenläsion bei Acetabulumfrakturen 378

Neurogene Osteoarthropathie
- Wirbelsäuleninstabilität 109

Oberschenkelschaftfraktur
- Behandlung im Wachstumsalter (unter dem Aspekt der Effizienz) 433
- im Wachstumsalter, Schicksal und klinische Bedeutung des posttraumatischen Rotationsfehlers 437

Offene Reposition
- des luxierten Hüftkopfes jenseits des 4. Lebensjahres 267

Omarthrose nach Op. n. EDEN-HYBINETTE 41
Operation nach BRANDES
- Diskussionen der Spätergebnisse 602
- - Spätergebnisse 597

Operation nach GÜTER-GOCHT
- Langzeitergebnisse 609

Operation nach MÜLLER-NIEDERECKER
- Spätergebnisse 579

Op. n. EDEN-HYBINETTE
- Indikation 37
- - Omarthrose 41
- - Reluxationsrate 41

Operationen
- bei Hämophilie 247

Operationsindikation
- für die Beckenosteotomie nach CHIARI 296

Operationstechnik
- bei COLONNA-Plastik 275
- bei Schulterblatthochstand 68

Osteosynthese
- bei Hämophilie 251

Osteotomie nach PEMBERTON
- Spätergebnisse 309

OSTRUM-FURST-Syndrom 67

Patellaluxation
- Spätergebnisse nach operativer Behandlung der rezidivierenden oder habituellen 461

Patellektomie
- Diskussionen 472, 473
- Spätergebnisse 469

PEMBERTON-Osteotomie
- Komplikationen 313
- - Operationsalter 309, 313
- - Spätergebnisse 309

Peroneus-suralis-Blockade
- bei ambulanter operativer Behandlung fibularer Bandrupturen 587

Pfannenneigungswinkel
- Rezidivierende Schulterluxation 29

Polydaktylie der Füße
- Spätergebnisse nach operativer Behandlung 615
- Diskussionen 623

Radiusköpfchenresektion
- Arthrose distales Radio-Ulnar-Gelenk 56
- Diskussion 74

Resektionsarthroplastik n. GIRDLESTONE
- Beinlängendifferenz 163
- - Instabilität 163
- - Spätergebnisse 149

Retinaculumspaltung
- bei Chondromalazie der Patella, Spätergebnisse 449

Rezidivierende Schulterluxation
- Bewegungseinschränkung n. OP 29
- - OP nach LANGE-EDEN-HYBINETTE 30
- - Pfannenneigungswinkel 29
- - prädisponierende Faktoren 29

Rippenbuckelresektion
- bei Skoliose 105, 106

Rotationsfehler
- nach Oberschenkelschaftfrakturen im Wachstumsalter, Schicksal und klinische Bedeutung 437

Scapularesektion
- subtotale wegen Chondrosarkom 219

Schiefhals
- Ätiologie 4, 15
- begleitende Fehlbildungen und Fehlformen 20
- Differentialdiagnose 3, 4
- Gesichtsasymmetrie 3, 9, 10
- histologische Untersuchung 15
- KLIPPEL-FEIL-Syndrom 3
- knöcherne Veränderungen 3
- konservative Behandlung 12, 23
- lagerungsbedingt 3
- Operationsverfahren 17
- Röntgenbefunde 15
- Sekundärveränderungen 3
- Skelettbefunde 16
- Skoliose 3, 10, 16
- Torticollis rheumatica 3

Schiefhals-Operation
- biterminale Tenotomie 4, 7
- - Ergebnisse 8
- - Komplikationen 22
- - Langzeit-Ergebnisse 15, 17, 18
- - Nachbehandlung 16
- - offene Tenotomie 7
- - Operationsalter 7
- - Operationstechnik 12, 16
- - Operationszeitpunkt 23
- - Rezidive 12
- - subcutane Tenotomie 7

Schiefhals – Spina bifida 3

Schlittenendoprothesen
- Langzeiterfahrungen mit verschiedenen 537

Sachverzeichnis

- Diskussionen 540–542
Schulterblatthochstand
- Operationstechniken 68
- Spätergebnisse nach operativer Behandlung 67
Schulterendoprothesen
- Indikation 172
- Knochen-Implantat-Verbindung 186
- Komplikationen 174
- Kontraindikationen 176
- Operationstechnik 172
- Spätergebnisse 171
- Subluxation 185
Schußverletzung
- der Kniekehle und arteriovenöse Fistel 515
Skoliose
- Diskussionen 95, 105
- Elektrostimulation bei Nacht 95
- Konservative Behandlung mit dem Milwaukee-Korsett 77
- Langzeitergebnisse 105, 106
- Langzeitergebnisse der konservativen Behandlung durch Elektrostimulation 89
- Rippenbuckelresektion 105
Skoliose – Schiefhals 3
Spätergebnisse
- der Beckenosteotomie nach CHIARI 299
- der Beckenosteotomie nach SALTER 333
- der intertrochanteren Femurosteotomie 383
- der perikapsulären Iliumosteotomie nach PEMBERTON 309
- der Rückverlagerung des Tibialis anterior beim kindlichen Pes planovalgus 581
- intertrochantere Umstellungsosteotomien bei Coxarthrose (12–17 Jahre) 389
- mit der WALLDIUS-Knieprothese 527
- nach Arthrodese des Großzehengrundgelenks bei Hallux valgus oder Hallux rigidus 605
- nach COLONNA-Plastik 275, 285
- nach lateraler Retinaculumspaltung bei Chondromalazie der Patella 449
- nach Menisektomie 501
- nach Menisektomie im Kindes- und Jugendalter 491
- nach operativer Behandlung der rezidivierenden oder habituellen Patellaluxation 461

- nach operativer Behandlung von Polydaktylien der Füße 615
- nach operativer Klumpfußbehandlung 565
- nach Patellektomie 469
- nach Resektion von Knochentumoren im Kniegebiet und Rekonstruktion mit gekochtem Autotransplantat 233
- nicht operierter Epiphysenlösungen 543
- Diskussionen 507–511
SPRENGEL'sche Deformität 67
Syndrom
- von ARNOLD CHIARI 67
- von KLIPPEL-FEIL 67
- von OSTRUM-FURST 67

Tibiakopfpendelosteotomie
- Diskussionen 447
- zur Behandlung von Varus- und Valgus-Gonarthrosen, Zehnjahresergebnisse 443
TRENDELENBURG-Zeichen
- nach Beckenosteotomie nach SALTER 326

Valgisierende Entspannungsosteotomie nach PAUWELS (P II)
- Langzeitresultate 407
Verkürzungsosteotomie
- subtrochantere bei hoher Hüftluxation 273
Verlaufsbeobachtungen
- nach Wiederaufbau großer Röhrenknochen bei langstreckigen Defekten 197

Wachstumsstörungen nach Beckenosteotomie nach SALTER u.
- nach CHIARI-Osteotomie 305
WEIL-ALBRIGHT-Syndrom
- und fibröse Knochendysplasie 245
Wirbelsäuleninstabilität
- neurogene Osteoarthropathie 109

Zehnjahresergebnisse 443
- nach Tibiakopfpendelosteotomie zur Behandlung von Varus- und Valgus-Gonarthrosen des älteren Menschen 443
- von Hüftgelenktotalendoprothesen Typ MÜLLER-CHARNLEY 137
Zehn- und Zwanzigjahresergebnisse
- der Beckenosteotomie nach SALTER 319

Verlaufsbeobachtungen
- nach Wiederaufbau großer Röhrenknochen bei langstreckigen Defekten 197

Wachstumsstörungen nach Beckenosteotomie nach SALTER
- nach CHIARI-Osteotomie 305
Weil-Albright-Syndrom
- und fibröse Knochendysplasie 245

Wirbelsäuleninstabilität
- neurogene Osteoarthropathie 109

Zehnjahresergebnisse 443
- nach Tibiakopfpendelosteotomie zur Behandlung von Varus- und Valgus-Gonarthrosen des älteren Menschen 443
- von Hüftgelenktotalendoprothesen Typ Müller-Charnley 137
Zehn- und Zwanzigjahresergebnisse
- der Beckenosteotomie nach SALTER 319

Hallux Valgus

Herausgeber: **W. Blauth**

1986. 52 Abbildungen, 26 Tabellen
Etwa 180 Seiten. Gebunden DM 98,–
ISBN 3-540-16231-3

Inhaltsübersicht: Zum Hallux valgus in der Antike. – Einleitung. – Zur funktionellen und topographischen Anatomie des Vorfußes. – Biomechanik des Vorfußes unter besonderer Berücksichtigung des Hallux valgus. – Ätiologie und Pathogenese des Hallux valgus. – Der Hallux valgus: klinisches und röntgenologisches Bild. – Diskussion: Der Hallux valgus. – Der rheumatische Hallux valgus. – Der angeborene Hallux valgus. – Der Hallux valgus bei Zerebralparese. – Prophylaxe und konservative Behandlung des Hallux valgus. – Diskussion: Der rheumatische Hallux valgus. – Die operative Behandlung des Hallux valgus. – Fehlschläge nach Hallux-valgus-Operationen und ihre Behandlung. – Der Hallux valgus aus der Sicht des niedergelassenen Orthopäden. – Diskussion: Operative Verfahren, Fehler und Gefahren.

Ein umfassendes Buch über den Hallux valgus fehlte bisher im deutschsprachigen Schrifttum. Dieses Werk enthält den heutigen Wissensstand zu dieser häufigen Zehendeformität von der Ätiologie und Pathogenese über die Klinik einschließlich der Sonderformen des angeborenen, rheumatischen und spastischen Hallux valgus. Die konservativen und operativen Behandlungsverfahren einschließlich möglicher Behandlungsfehler und -gefahren werden dargestellt.
Der Leser erhält klare Richtlinien für eine optimale Behandlung der ihm anvertrauten Patienten.

Springer-Verlag
Berlin Heidelberg
New York Tokyo

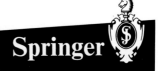

B. Regnauld

The Foot

Pathology, Aetiology, Semiology, Clinical Investigation and Therapy

Edited and translated from the French by R. Elson

1986. 266 figures in 2617 separate illustrations, some in color. XXII, 633 pages. Hard cover DM 392,-
ISBN 3-540-13222-8

Contents: Functional Structure, Diagnosis, and Cutaneous Infections. – Functional and Structural Disorders of the Forefoot. – Trauma and Arthrosis. – Congenital Abnormalities. – Trophic Disorders. – Entrapment Syndromes. – Rheumatic Diseases. – Treatment. – Historical Bibliography. – References. – Subject Index.

This volume is aimed not only at specialist surgeons, but at all those studying and practising podology. Rather than including acute traumatic conditions, it studies the pathogenesis, semiology, clinical investigation and therapy of conditions observed in the course of the author's work.
The book is divided into eight sections. After initial chapters on functional structure, diagnosis and mycoses, attention is focused in turn on functional and structural disorders of the forefoot, traumatic and iatrogenic arthrosis, congenital abnormalities, trophic disorders, entrapment syndromes, rheumatic diseases, and finally conservative and operative treatment. The text is lucidly illustrated by numerous outline drawings, sets of slides, some in colour, and plates of radiographs, which constitute an integral element of the book. The foreword is contributed by Professor J. Judet with an epilogue by Dr. H. Courriades. In addition to a comprehensive reference list there is a historical bibliography of the most significant works in the development of podology.

Springer-Verlag
Berlin Heidelberg
New York Tokyo

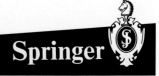